Peter C. Schmidt, Siegfried Lang, Jonas Pielenhofer

Pharmazeutische Hilfsstoffe

Eigenschaften, Anwendung und Handelsprodukte

2., vollständig überarbeitete Auflage

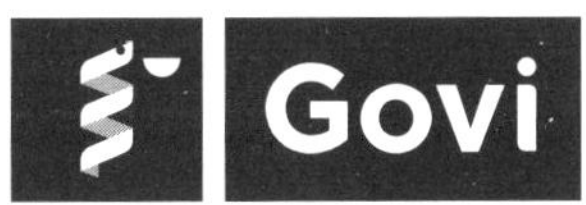

Peter C. Schmidt, Siegfried Lang, Jonas Pielenhofer

Pharmazeutische Hilfsstoffe

Eigenschaften, Anwendung und Handelsprodukte

2., vollständig überarbeitete Auflage

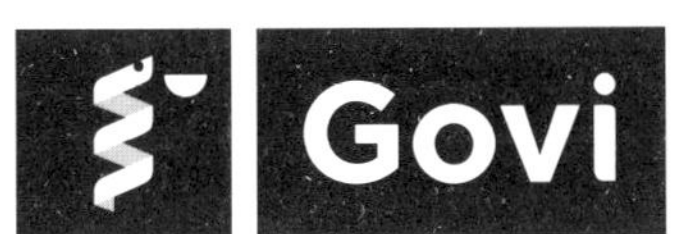

Bibliografische Information der Deutschen Nationalbibliothek
Die Deutsche Nationalbibliothek verzeichnet diese Publikation in der Deutschen Nationalbibliografie; detaillierte bibliografische Daten sind im Internet über http://dnb.d-nb.de abrufbar.

2., vollständig überarbeitete Auflage 2020

ISBN 978-3-7741-1451-7

Apothekerhaus, Eschborn, Carl-Mannich-Straße 26, 65760 Eschborn, www.avoxa.de

Druck und Verarbeitung: Medienhaus Plump GmbH, Rheinbreitbach
Printed in Germany

Vorwort zur 2. Auflage

„Pharmazeutische Hilfsstoffe" dient der raschen Information über Eigenschaften, Anwendungen und Handelsprodukte sowie deren Hersteller und Lieferanten von Stoffen, die in der Arzneiformung eingesetzt werden. Das Buch orientiert sich bei der Auswahl der Stoffe primär am Europäischen Arzneibuch, ergänzt durch das Amerikanische Arzneibuch USP/NF und die Japanische Pharmacopoe JP. Die einzelnen Stoffe sind entsprechend ihres Einsatzes in anwendungsorientierten Kapiteln, beginnend mit Antioxidantien und endend mit Zerfallhilfsmitteln, alphabetisch zusammengefasst. Die Beschreibung des Stoffes erfolgt jeweils in dem Kapitel, das die Hauptanwendung darstellt. Stoffe mit Nebenanwendungen sind in den jeweiligen Kapiteln mit Verweis auf diese Hauptanwendung aufgeführt. Der direkte Zugriff auf Arzneibuchnamen, Handelspräparate, Synomyma und Einsatzgebiete wird durch das Stichwortverzeichnis am Ende des Buches abgedeckt. Das Verzeichnis der Hersteller führt direkt zum Anbieter.

Für die 2. Aufl. wurden sämtliche Tabellen mit Handelsprodukten komplett überarbeitet und auf den neuesten Stand (2019) gebracht. Hierbei hat sich Herr Jonas Pielenhofer große Verdienste erworben. Weiterhin wurden alle Monographieangaben zu den Arzneibüchern überarbeitet. Neu aufgenommen wurden die Monographien für Diethylsebacat und Saccharin-Calcium. Die Einleitungen zu den meisten Kapiteln des Buches wurden mit Übersichts-Literaturangaben ergänzt, einige (zum Beispiel Farbstoffe) wurden den veränderten gesetzlichen Vorschriften entsprechend angepasst. Ältere elektronische Literaturzitate (DOI-Angaben) wurden überprüft, www.-Angaben letztmalig im Februar 2020 kontrolliert.

Die Autoren bedanken sich bei Herrn Professor Dr. Axel Helmstädter, Avoxa-Mediengruppe, und seinen Mitarbeitern für ihr Interesse und ihre Hilfe insbesondere in der Endphase der Herstellung des Buches. Wir haben immer ein offenes Ohr gefunden.

Nach wie vor ist „Pharmazeutische Hilfsstoffe" das einzige Werk dieser Art in deutscher Sprache und gleichzeitig die preisgünstige Alternative zu den sehr teuren englischsprachigen Handbüchern. Wir hoffen, dass die 2. Auflage genauso erfolgreich sein wird wie ihre Vorgängerin, die in Industrie, bei Rohstoffherstellern, an Universitäten, im Krankenhaus und teilweise in der Offizin Eingang gefunden hat.

Nürnberg, Ludwigshafen und Mainz, März 2020

Peter C. Schmidt *Siegfried Lang* *Jonas Pielenhofer*

Autoren:

Prof. Dr. Peter C. Schmidt: Studium der Pharmazie in Erlangen-Nürnberg, Promotion im Fach Pharmazeutische Technologie bei Professor Dr. H. Sucker an der Universität Hamburg. Nach 12 Jahren Tätigkeit in der Pharmaindustrie in Deutschland und der Schweiz Berufung auf eine C3-Professur an die Universität Marburg. Im Jahre 1988 folgte er einem Ruf auf ein Ordinariat für Pharmazeutische Technologie an der Universität Tübingen, das er bis zu seiner Pensionierung im Jahre 2005 innehatte. Anschließend übernahm er im Jahre 2005/2006 eine C4-Vertretungsprofessur an der Universität Leipzig. Arbeitsschwerpunkte: feste Arzneiformen, pflanzliche Arzneimittel und Extraktion mit überkritischen Gasen.

Dr. Siegfried Lang: Studium der Pharmazie an der Universität Erlangen-Nürnberg, Promotion im Fach Pharmazeutische Chemie bei Professor Dr. O. Dann. Nach seinem Militärdienst (Reserveoffizier) trat er in die Qualitätskontrolle der Firma Knoll AG, Ludwigshafen, ein und wechselte später zur BASF, wo er die Leitung der Abteilung Anwendungstechnik für Pharma-Chemikalien der BASF bis zum Jahre 2000 innehatte. Arbeitsschwerpunkte: Vitamine und Pharmahilfsstoffe, insbesondere Pharmapolymere wie Kollidon.

Jonas Pielenhofer: Studium der Pharmazie an der Universität Frankfurt. Nach Pharmaziepraktikum bei der Hoffmann – La Roche AG in Basel seit Dezember 2017 Doktorand am Institut für Pharmazeutische und Biomedizinische Wissenschaften (Pharmazeutische Technologie und Biopharmazie) an der Universität Mainz.

Inhaltsverzeichnis

1 Antioxidantien ... 1
- 1.1 Wässrige Systeme ... 2
- 1.2 Ölige Systeme ... 7

2 Antischaummittel ... 17

3 Bindemittel ... 21
- 3.1 Natürliche Polymere ... 22
- 3.2 Halbsynthetische Polymere ... 28
- 3.3 Synthetische Polymere ... 34
- 3.4 Polymere für verzögerte Wirkstofffreisetzung ... 37
- 3.5 Sonstige Bindemittel für verzögerte Wirkstofffreisetzung ... 37

4 Emulgatoren ... 39
- 4.1 Anionaktive Emulgatoren ... 40
- 4.2 Kationaktive Emulgatoren ... 44
- 4.3 Nichtionogene Emulgatoren ... 44
  - 4.3.1 Nichtionogene Emulgatoren ohne Ethylenoxid ... 44
    - 4.3.1.1. Fettalkohole ... 45
    - 4.3.1.2. Glycerol-Derivate ... 50
    - 4.3.1.3. Polyglycerol-Derivate ... 54
    - 4.3.1.4. Propylenglycol-Derivate ... 55
    - 4.3.1.5. Saccharose-Derivate ... 57
    - 4.3.1.6. Sorbitanderivate ... 59
    - 4.3.1.7. Sonstige nichtionogene Emulgatoren ... 62
  - 4.3.2 Nichtionogene Emulgatoren mit Ethylenoxid ... 68
    - 4.3.2.1 EO/PO-Blockpolymerisate ... 68
    - 4.3.2.2 Ether von Fettalkoholen ... 70
    - 4.3.2.3 Ester von Fettsäuren ... 73
    - 4.3.2.4 Glycerolderivate ... 77
    - 4.3.2.5 Sorbitan-/Sorbitolderivate ... 82
- 4.4 Amphotere Emulgatoren ... 87

5 Farbstoffe ... 95

6 Filmbildner ... 101
- 6.1 Wasserlösliche Filmbildner ... 102
- 6.2 Säurelösliche Filmbildner ... 108
- 6.3 Magensaftresistente Filmbildner ... 109
- 6.4 Filmbildner für modifizierte Wirkstofffreigabe ... 119

7 Füll- und Bindemittel für die Tablettierung ... 137
- 7.1 Anorganische Füll- und Bindemittel ... 138
- 7.2 Organische Füll- und Bindemittel ... 143
- 7.3 Co-Processed Materials ... 150

8 Gelbildner 153
8.1 Anorganische Gelbildner 154
8.2 Organische Gelbildner 157

9 Konservierungsmittel 167
9.1 Alkohole, Säuren und Ester 168
9.2 Phenolderivate und Organoquecksilberverbindungen 179
9.3 Quartäre Ammoniumverbindungen und Biguanide 188

10 Lösemittel 197
10.1 Hydrophile Lösemittel 199
10.2 Synthetische, hydrophobe Lösemittel 210

11 Öle 211
11.1 Natürliche Öle 212
11.2 Synthetische Öle 222

12 Pudergrundlagen 231

13 Salbengrundstoffe 235
13.1 Ester 236
13.2 Fettalkohole 237
13.3 Fette und Wachse 238
13.4 Kohlenwasserstoffe 240
13.5 Wasserlösliche Grundlagen 247
13.6 Sonstige 247

14 Säuren und Salze 249
14.1 Säuren 250
14.2 Salze 257

15 Schmiermittel 267
15.1 Wasserunlösliche Schmiermittel 269
15.2 Wasserlösliche Schmiermittel 280

16 Suppositoriengrundlagen 283
16.1 Wasserunlösliche Suppositoriengrundlagen 284
16.2 Wasserlösliche Suppositoriengrundlagen 287

17 Suspensionsstabilisatoren 291
17.1 Anorganische Suspensionsstabilisatoren 293
17.2 Organische Suspensionsstabilisatoren 297

18 Süßungsmittel 305
18.1 Zucker 306
18.2 Zuckeraustauschstoffe 313
18.3 Süßstoffe 324

19 Treibgase 331
19.1 Permanentgase 333
19.2 Verflüssigbare Treibgase 335

20 Weichmacher ... 339
20.1 Citrate ... 340
20.2 Phthalate und Sebacate ... 342
20.3 Sonstige Weichmacher ... 346

21 Zerfallhilfsmittel ... 349
21.1 Natürliche Zerfallhilfsmittel ... 350
21.2 Halbsynthetische Zerfallhilfsmittel ... 351
21.3 Synthetische Zerfallhilfsmittel ... 356

Hersteller- und Lieferantenverzeichnis ... 359

Stichwortverzeichnis ... 370

Abkürzungen und Einheiten

°C	Temperatur in Grad Celsius
ADI	Acceptable Daily Intake
AK	Anwendungskonzentration
BCS	Biopharmaceutical Classification System
BET	Spezifische Oberfläche nach Brunauer, Emmett und Teller (m2/g)
Bloom	Bloomwert: Wert für die Gallertfestigkeit einer Gelatine, gemessen über die Eindringtiefe eines Stempels in ein Gelatinegel
BP	British Pharmacopoeia
BPC	British Pharmaceutical Codex
CAS	Chemical Abstracts Service Number
CI	Color Index (gefolgt von einer fünfstelligen Nummer)
CMC	Kritische Mizellkonzentration
cSt	Kinematische Viskosität (Centistokes, alte Einheit) in mm2/s
DAB	Deutsches Arzneibuch
DAC	Deutscher Arzneimittel Codex
DMF	Drug Master File
DP	Durchschnittlicher Polymerisationsgrad
DS	Durchschnittlicher Substitutionsgrad
DSC	Differential Scanning Calorimetry
E	EU-Nummer für Lebensmittelzusatzstoffe
EC	European Commission Number (identisch mit EINECS-Nummer, wird angegeben, wenn keine EINECS-Nummer verfügbar ist)
EINECS	European Inventory of Existing Commercial Substances-Nummer
EP	Erstarrungspunkt (°C)
E-Wert	Natriumchlorid-Äquivalent für die Berechnung der Osmolarität
EZ	Esterzahl
FCC	Food Chemical Codex
g	Gramm
GMO	Genetically Modified Organism
GMP	Godd Manufacturing Practice
GMS	Glycerolmonostearat
HLB-Wert	Hydrohpilic/Lipophilic-Balance
INCI	International Nomenclature of Cosmetic Ingredients
IPEC	International Pharmaceutical Excipients Council
IZ	Iodzahl
JP/JPE	The Pharmacopoeia of Japan/ Japanese Pharmacopoeia Excipients
K	Temperatur in Kelvin
kcal	kCalorie (Energieeinheit); 1 kcal = 4,1868 kJ
kg	Kilogramm
kJ	kJoule (Energieeinheit); 1 kJ = 0,239 kcal
LM	Lösemittel
MFT	Mindestfilmbildetemperatur
Mn	mittleres Molekulargewicht, Zahlenmittel
mPa·s	Einheit der dynamischen Viskosität (mPascal Sekunde)
Mr	Relatives Molekulargewicht
Mv	mittleres Molekulargewicht (Viskositätsmessung)

Mw	mittleres Molekulargewicht (Gewichtsmittel)
MS	Molarer Substitutionsgrad
nD20	Brechungsindex bei 20 °C
NRF	Neues Rezeptformularium
OHZ	Hydroxylzahl
PEG	Polyethylenglycol
PhEur	Pharmacopoea Europaea/Europäisches Arzneibuch
PZ	Peroxidzahl
rF	Relative Fuchte (%)
SD	Schüttdichte (g/cm3)
SEC	Size Exclusion Chromatography (zur Molgewichtsbestimmung von Polymeren)
SLN	Solid-Lipid-Nanoparticles
Sdp	Siedepunkt (K resp. °C)
Smp	Schmelzpunkt (K resp. °C)
SZ	Säurezahl
Tg	Glasübergangstemperatur
TG	Teilchengröße
TS	Trockensubstanzgehalt (%)
USP/NF	The United States Pharmacopeia/National Formulary
VZ	Verseifungszahl

Hinweise zum Gebrauch des Buches

Die Hilfsstoffmonographien sind nach einem einheitlichen Schema aufgebaut, zu dem nachfolgend einige Erläuterungen gegeben werden. Die Zuordnung der Stoffe erfolgt nach ihrem Hauptanwendungsgebiet. Hat ein Stoff mehrere Funktionen, so wird beim Nebenanwendungsgebiet auf die entsprechende Monographie verwiesen. Dabei gibt es Grenzfälle, deren markantester die Macrogole sind, die neben dem Einsatz in Suppositorien sowohl Bindemittel in der Schmelzgranulation als auch Bestandteil von Salben, Schmiermittel für Brausetabletten, Träger für feste Lösungen und Weichmacher sein können.

Arzneibücher

Wegen der weltweit überragenden Bedeutung werden die folgenden Arzneibücher berücksichtigt: Europäisches Arzneibuch 9.2 (2018), Deutsche Ausgabe, teilweise ergänzt durch die englischsprachige online-Version der PhEur 9.5 (2018); USP 41/NF 36 (2018) und JP 17th ed. 2016 (elektronische Version) in Verbindung mit JPE 2018 (Japanese Pharmaceutical Excipients), von dem allerdings nur die elektronische Version in Japanischer Sprache mit englischen Untertiteln der Monographien verfügbar war. Für einige Monographien wurde das Deutsche Arzneibuch (DAB) 2017 herangezogen. Die Angaben werden durch die INCI-Bezeichnungen, die für Kosmetika bindend sind, ergänzt. Die CAS-Nummern ermöglichen den direkten Substanzzugriff auf die Literatur. In Fällen, wo mehrere CAS-Num¬mern auf die im Arzneibuch beschriebene Substanz zutreffen, werden alle angegeben. Die EINECS-Nummern sind mit den EC-Nummern identisch.

Synonyma/Definitionen

Es werden nur die wichtigsten Synonyma aufgeführt, ergänzt durch die chemische Bezeichnung, die Summenformel, das Molekulargewicht und die Strukturformel.

Eigenschaften

Die Arzneibücher beschreiben Substanzen hinsichtlich ihrer Zusammensetzung sowie des Gehalts und der Verunreinigungen. Die technologisch relevanten Eigenschaften werden eher zurückhaltend behandelt. So fehlen häufig organoleptische Angaben, eine Beschreibung der Kristallform, Löslichkeits- und Dichteangaben, Angaben zur Polymorphie u. a. m. Es wurde deshalb besonderer Wert auf eine Stoffsammlung zu diesen Substanzeigenschaften gelegt.

Die Angaben zur **Löslichkeit von Stoffen** orientieren sich am Schema der PhEur und beziehen sich, wenn nicht anders angegeben, auf eine Temperatur von 20 °C.

Abk.	Bezeichnung	Ungefähre Anzahl Volumenteile Lösungsmittel in ml/g Substanz
sll	sehr leicht löslich	weniger als 1Teil
ll	leicht löslich	von 1 Teil bis 10 Teile
l	löslich	von 10 Teilen bis 30 Teile
wl	wenig löslich	von 30 Teilen bis 100 Teile
sl	schwer löslich	von 100 Teilen bis 1 000 Teile
ssl	sehr schwer löslich	von 1 000 Teilen bis 10 000 Teilen
ul	praktisch unlöslich	mehr als 10 000 Teile

Stehen quantitative Angaben zur Verfügung, so werden diese in unveränderter Form aus der Literatur übernommen. Bei Löslichkeitsangaben für andere Temperaturen ist die jeweilige Temperatur in Klammern vermerkt.
Generell wird den Angaben der PhEur der Vorzug gegeben, gefolgt von USP/NF und JP. Alle nicht durch Literaturstellen einzeln belegten Angaben zu Eigenschaften stammen entweder aus Standardwerken der Pharmazie oder (seltener) von Herstellern.

Stabilität, Inkompatibilitäten und Toxizität
Zu allen drei Punkten werden nur grundlegende Angaben aufgenommen.

Anwendung
Die Anwendung der Hilfsstoffe wird in der Reihenfolge ihrer Bedeutung für die einzelnen Arzneiformen beschrieben. Wenn möglich werden Spannen für die Anwendungskonzentrationen angegeben. Literaturzitate beschränken sich in der Regel auf Übersichtsarbeiten. Wo dies nicht möglich ist, wird für die einzelnen Anwendungen Spezialliteratur zitiert.

Handelsprodukte
Die Angabe von Handelsprodukten erfolgt in alphabetischer Reihenfolge der Herstellerfirmen. Es werden nur solche Firmen berücksichtigt, die konkrete Angaben zu den Produkten zur Verfügung stellten oder im Internet oder der Literatur allgemein zugänglich machten. Dabei ist zu berücksichti-gen, dass Internetangaben einem häufigen Wechsel unterworfen sind, wobei davon auszugehen ist, dass sich nicht das Produkt ändert, sondern das Publikationsverhalten der Herstellerfirma, wobei eine Tendenz festzustellen ist, dass Firmen mit ihren Angaben zu einzelnen Produkten immer zurückhaltender werden. Die Angaben sind weiterhin dann einem Wechsel unterworfen, wenn Produkte transferiert oder Firmen verkauft werden. Die Tabellen der Handelspräparate stellen den aktuellen Stand der Jahre 2018 bis 2019 dar und führen, wann immer möglich, die alten Bezeichnungen neben den neuen auf. Bei der Angabe von Eigenschaften wurde versucht, diejenigen Eigenschaften, die die einzelnen Produkte charakterisieren bzw. von den Angaben unter „Eigenschaften" in allgemeinen Teil abweichen, aufzunehmen. Gleiches gilt für die Anwendungen, bei denen Substanzen, die zum Beispiel in Injektabilia eingesetzt werden, eine besondere Reinheit (Pyrogenfreiheit) aufweisen müssen, oder die aufgrund ihrer unterschiedlichen Teilchengrößen verschiedene Einsatzgebiete abdecken.

1. Antioxidantien

Antioxidantien sind leicht oxidierbare Verbindungen, die in sehr kleinen Konzentrationen in der Lage sind, oxidationsempfindliche Stoffe gegen Luftoxidation (Autoxidation) eine Zeit lang zu schützen (List 1985). Die Autoxidation ist ein durch Luftsauerstoff hervorgerufener Oxidationsprozess. Sie ist eine Kettenreaktion, die nach folgendem Schema abläuft:

$RH \rightarrow R\cdot + H\cdot$ *(Schritt 1)*

$R\cdot + O_2 \rightarrow ROO\cdot$ *(Schritt 2)*

$ROO\cdot \rightarrow ROOH + R\cdot$ (Schritt 3).

Im ersten Schritt wird durch den Verlust eines H-Atoms ein freies Radikal gebildet, das im zweiten Schritt mit einem Molekül Sauerstoff reagiert, wobei ein Peroxid-Radikal gebildet wird. Die Kettenreaktion wird aufrechterhalten, indem das Peroxid-Radikal mit einem weiteren Ausgangsmolekül ein Hydroperoxid und ein freies Radikal bildet, das erneut in Schritt 2 der Kette eintreten kann. Die Kettenreaktion wird so lange fortgesetzt, bis die Ausgangskomponente vollständig verbraucht ist. Ungesättigte Fettsäuren und deren Ester sind die durch Lufteinfluss am meisten gefährdeten Substanzen.

Zur Abschätzung der Wirksamkeit eines Antioxidans dient das Standard-Oxidationspotential E^0 nach Nernst. Diese Potentiale sind für eine Reihe von Substanzen in Tab. 1 aufgeführt.

Tab. 1: *Standard-Oxidationspotentiale für einige Substanzen (Akers 1982)*

Substanz	pH-Wert	E^0 (V)	Temp. (°C)
Riboflavin	7,0	+0,208	30
Natriumthiosulfat	7,0	+0,050	30
Thioharnstoff	7,0	+0,029	30
Ascorbinsäure	7,0	+0,003	256
Ascorbinsäure	5,2	-0,115	30
Ascorbinsäure	4,58	-0,136	30
Methylenblau	7,0	-0,011	30
Natriummetabisulfit	7,0	-0,114	25
Natriumbisulfit	7,0	-0,117	25
Propylgallat	7,0	-0,199	25
Acetylcystein	7,0	-0,293	25
Vitamin K	-	-0,363	20
Ephedrin	7,0	-0,380	30
Hydrochinon	-	-0,673	-
Resorcin	-	-1,043	-
Phenol	-	-1,089	-

Die Regel für die Anwendung der Tabelle lautet: je weiter oben in der Tabelle eine Substanz steht, desto eher wird sie oxidiert und desto besser ist ihre Wirkung als Antioxidans. Riboflavin, das ganz oben steht, wird durch keine der darunter stehenden Substanzen geschützt, Vitamin K dagegen wird durch alle darüber stehenden Substanzen vor Oxidation geschützt, d. h., es kann sowohl mit Natriummetabisulfit als auch mit Ascorbinsäure als Antioxidans versetzt werden. Bemerkenswert ist, dass das Standard-Oxidationspotenzial vom pH-Wert abhängig ist, wie am Beispiel der Ascorbinsäure gezeigt ist. Das Antioxidans soll den Sauerstoff abfangen, bevor er mit der zu schützenden Komponente reagieren kann. Neben der oben dargestellten Möglichkeit über das Nernst'sche Potential kann dies auch dadurch geschehen, dass die Radikale einer Kettenreaktion abgefangen werden. Dies ist der Hauptwirkungsmechanismus der Gallate und von Butylhydroxyanisol sowie Butylhydroxytoluol. Die dritte Möglichkeit ist das Abfangen von Schwermetallspuren mit Ethylendiamintetraessigsäure, die als Promotoren der Kettenreaktion gelten.

Antioxidantien sollen physikalisch und chemisch indifferent sein und keine physiologischen Wirkungen entfalten. Man unterscheidet zwischen Antioxidantien für hydrophile Systeme und solchen für lipophile Zubereitungen. Zu den Ersteren zählen Ascorbinsäure, ihr Natrium- und Calciumsalz, Kaliummetabisulfit, Natriummetabisulfit und Natriumsulfit. Zur Gruppe der öligen Antioxidantien werden Ascorbylpalmitat (Palmitoylascorbinsäure), Butylhydroxyanisol, Butylhydroxytoluol, Dodecylgallat, Octylgallat, Propylgallat, *d-α*-Tocopherol und *d,l-α*-Tocopherol gerechnet. Eine Übersicht zum Einsatz von Antioxidantien in Arzneiformen geben Waterman et al. (2002).

Literatur

List PH (1985): Arzneiformenlehre, Wiss Verlagsges mbH, Stuttgart, 324-330. Akers M (1982): Antioxidants in pharmaceutical products, J Parent Sci Technol **36**(5), 222-228. Waterman KC et al (2002): Stabilization of Pharmaceuticals to Oxidative Degradation, Pharm. Dev. And Technol. **7**(1): 1-32.

1.1. Wässrige Systeme

Ascorbinsäure, Calciumascorbat, Natriumascorbat

Arzneibücher

PhEur: Ascorbinsäure, Calciumascorbat, Natriumascorbat; USP/NF: Ascorbic Acid, Calcium Ascorbate, Sodium Ascorbate; JP/JPE: Ascorbic Acid, Sodium L-Ascorbate; INCI: Ascorbic Acid, Calcium Ascorbate, Sodium Ascorbate. CAS- und EINECS- Nummern siehe Tab. 1.

Tab. 1: *Ascorbinsäure und ihre Salze*

Bezeichnung PhEur	CAS-NR.	EINECS-Nr.	E-Nr.
Ascorbinsäure	50-81-7	200-066-2	E 300
Calciumascorbat	5743-27-1	227-261-5	E 301
Natriumascorbat	134-03-2	205-126-1	E 302

Synonyma/Definitionen

Acidum ascorbicum, (5*R*)-5-[(1*S*)-1,2-Dihydroxyethyl]-3,4-dihydroxyfuran-2(5*H*)-on, Vitamin C, $C_6H_8O_6$, M_r 176,1, Calciumascorbat, $C_{12}H_{14}CaO_{12}$, M_r 426,3, Natriumascorbat, $C_6H_7NaO_6$, M_r 198,1.

Ascorbinsäure

Natriumascorbat

Eigenschaften

Ascorbinsäure: Weißes bis schwach gelbliches, kristallines, nicht hygroskopisches, geruchloses, fruchtig-sauer schmeckendes Pulver oder Granulat. *Löslichkeit:* **ll:** Wasser (1 g in 3,5 g); **l:** Ethanol 95 % (1 g in 25 g), Propylenglykol (1 g in 20 g); **l:** Methanol, **wl:** Aceton, Ethanol (1 in 50); **sl:** Glycerol; **ul:** Chloroform, Ether, Paraffinöl. Dichte 1,688 g/cm³, Schüttdichte 0,7-0,9 g/cm³ (kristalline Produkte) bzw. 0,5-0,7 g/cm³ (Pulver), Stampfdichte 1,0-1,2 g/cm³ (kristalline Produkte), 0,9-1,1 g/cm³ (Pulver). Wassergehalt <0,1 %, spezifische Drehung +20,5 bis +21,5° (10%ig in Wasser). Dissoziationskonstanten pK_{a1}: 4,17, pK_{a2}: 11,57, pH der wässrigen Lösung 2,1-2,6 (5%ige wässrige Lösung), Smp 190 °C (Zersetzung). *Natriumascorbat:* weißes bis gelblich weißes, nicht hygroskopisches, geruchloses Pulver oder Kristalle von angenehmem salzartigem Geschmack. *Löslichkeit:* **sll:** Wasser (1 g in 1,6 g); **ssl:** Ethanol 95 %; **ul:** Chloroform, Ether und andere lipophile organische Lösungsmittel. Dichte 1,826 g/cm³, Schütt- und Stampfdichte siehe Ascorbinsäure. Wassergehalt <0,1 %, spezifische Drehung +104,4 (10%ig in Wasser), Smp 218 °C (Zersetzung). *Calciumascorbat:* weißes bis schwach gelbliches, kristallines, nicht hygroskopisches, geruchloses, salzig-säuerlich schmeckendes kristallines Pulver. *Löslichkeit:* **ll:** Wasser (1 g in 2 g); **ul:** Ethanol 96 %. Smp 165 °C (Zersetzung), pH-Wert der Lösung 7,2-8,2 (5%ige wässrige Lösung).

Stabilität

A. und ihre Salze verfärben sich als Substanzen am Licht, an der Luft und in Gegenwart von Feuchtigkeit gelb bis braun. Wässrige Lösungen müssen vor Licht geschützt, unter Schutzbegasung und in Gegenwart eines Antioxidans aufbewahrt werden. Erfolgt die Zersetzung der Lösung unter aeroben Bedingungen, wird A. oxidiert und die Endprodukte sind Kohlendioxid und Oxalsäure; das Stabilitätsoptimum der Lösung liegt in diesem Fall zwischen pH 2 und 3. Herrschen anaerobe Bedingungen vor, entstehen als Zersetzungsprodukte Kohlendioxid und Furfural, das braun gefärbte, harzartige Produkte bildet (Schmidt 1982). In diesem Fall liegt das Optimum der Stabilität bei pH 6,3 (Hajratwala 1985). Dieser pH-Wert kann bei Injektionslösungen, in denen durch die Kohlendioxid-Begasung anaerobe Bedingungen herrschen, zum Beispiel durch die Kombination von A. und Natriumascorbat eingestellt werden. Ein Zusatz von Ethylendiamintetraessigsäure stabilisiert die Lösungen gegen den Einfluss von Schwermetallionen. Die Haltbarkeit von A. ist in den Lösungsmitteln Glycerol und Propylenglycol und deren Mischungen besser als in Wasser. In Tabletten führt bereits eine 1%ige Zersetzung der A. zur Braunfärbung der Tablette.

Inkompatibilitäten

A. ist unverträglich mit Schwermetallen, insbesondere Eisen und Kupfer. In Gegenwart von Alkali und/oder Oxidationsmitteln erfolgt rasche Zersetzung. Weitere Unverträglichkeiten bestehen mit Hexamethylentetramin, Natriumnitrit, Natriumsalicylat, Phenylephrin·HCl und Theobrominsalicylat. Tablettier-Hilfsstoffe, die bei niedrigen Temperaturen Kristallwasser abgeben, wie Citronensäure-Monohydrat oder Calciumhydrogenphosphat-Dihydrat sind ebenfalls mit A. unverträglich.

Anwendung

A. wird als Antioxidans in wässrigen Systemen in Konzentrationen von 0,02-0,5 % eingesetzt (Akers 1982). Ihre antioxidative Wirkung beruht auf der Oxidation von Ascorbinsäure zu Dehydro-Ascorbinsäure. Sie wird vornehmlich in flüssigen Arzneiformen wie Injektionen, Säften, Emulsionen und Tropfen eingesetzt. In Arzneiformen, in denen A. als Wirkstoff enthalten ist, muss sie selbst vor Oxidation geschützt werden. Dies kann zunächst durch die Einstellung eines optimalen pH-Wertes, durch den Zusatz von Chelatbildnern wie Ethylendiamintetraessigsäure, durch den Ausschluss von Sauerstoff und durch die Wahl eines geeigneten Lösungsmittels erreicht werden. Als Lösungsmittel für **Peroralia** sind Zuckersirup, Sorbitol-Lösung und Fructose-Sirup geeignet, die durch Zusätze wie Ethylendiamintetraessigsäure (AK 1 %), Natriumsulfit (AK 1 %) oder Citronensäure (AK 10 %) zusätzlich stabilisiert werden können (Bühler 1988). Eine Verbesserung der Stabilität kann weiterhin durch Polymerzusätze, die ein hohes Wasserbindevermögen aufweisen, wie Agar oder Hydroxypropylmethylcellulose erreicht werden. Bei der Formulierung von **Injektabilia** ist auf die Komplexierung von Schwermetallen (Ethylendiamintetraessigsäure), den Sauerstoffausschluss (Kohlendioxid-Begasung) und die Einstellung des pH-Wertes (ca. pH 6,3) besonderer Wert zu legen. Für die **Herstellung fester Arzneiformen**, in denen Ascorbinsäure zum Teil in Mengen bis zu 1000 mg/Tablette enthalten ist, wurden spezielle, direkttablettierbare Zubereitungen in Form von Granulaten oder Pellets entwickelt (Abramovici 1987 und Podczek et al 2008).

Toxizität

A. ist Bestandteil von Nahrungsmitteln und zählt zu den essentiellen Vitaminen. Als Referenzwert für die Nährstoffzufuhr wird bei Vitamin C für Personen ab 13 Jahren eine tägliche Zufuhr von 100 mg empfohlen. Dieser Wert erhöht sich bei Schwangeren ab dem vierten Monat auf 110 und bei Stillenden auf 150 mg pro Tag (DGE 2012). Toxikologisch ist A. unbedenklich. Die WHO hat den ADI-Wert auf 15 mg/kg Körpergewicht festgesetzt. LD_{50} 3,37 g/kg (Maus, oral), LD_{50} 0,52 g/kg (Maus, i. v.), LD_{50} 11,9 g/kg (Ratte, oral).

Literatur

Abramovici C (1987): Comparative study of the compressibility of different grades of vitamin C, S.T.P. Pharma **1**(1), 16-22. Akers M (1982): Antioxidants in pharmaceutical products, J Parent Sci Technol **36**(5), 222-228. Bühler V (1988): Vademecum for Vitamin formulations, Wiss Verlagsges mbH, Stuttgart, 2nd ed., 9-12. DGE (2012): Referenzwerte für die Nährstoffzufuhr, Deutsche Gesellschaft für Ernährung, 1. Auflage, 4. Korrigierter Nachdruck 2012, www.dge.de (zuletzt aufgerufen am 16.02.2020). Hajratwala B (1985): Stability of ascorbic acid, S.T.P. Pharma **1**(4), 281-286. Podczeck et al (2008): The evaluation of modified microcrystalline cellulose for the preparation of pellets with high drug loading by extrusion/spheronization, Int J Pharm **350**(1-2), 145-154. Schmidt PC (1982): Vitamine - Galenische Probleme bei pharmazeutischen Zubereitungen, Dtsch Apoth Ztg **122**, 103-113.

Handelsprodukte

Tab.: 2: *Ascorbinsäure*

Hersteller	Produktname/Lieferform
DSM	Quali C, Pulver
Hebei Qiulin	Ascorbic acid , kristallines Pulver
Parchem	Ascorbic acid , kristallines Pulver, USP
Spectrum Chemicals	Ascorbic acid crist., USP/FCC, Pulver, Ascorbic acid granular, USP
TNN	Vitamin C fine powder, USP/EP, Pulver

Tab. 3: *Ascorbinsäure – Vorstufen für die Direkttablettierung*

Produkt/ *Hersteller*	Eigenschaften/ Charakteristika	Lieferformen
Ascorbic acid/*Hebei Qiulin*		
Ascorbic Acid DC90 Starch	10 % Stärke, TG >95 % <850 µm, <25 % <150 µm	Granulat
Ascorbic Acid 97% Granulation	3 % HPMC, TG >95 % <850 µm, <25 % < 150 µm	Granulat
Ethyl Cellulose Coated Ascorbic Acid 97%	TG <5 % >850 µm, 20 % >425 µm, 60 % >250 µm, 10 % <180 µm, 5 % <150 µm	Granulat

Produkt/ *Hersteller*	**Eigenschaften/ Charakteristika**	**Liefer-formen**
Ascorbic acid/*Parchem*		
Ascorbic acid DC-97	3 % (Bindemittel beim Händler nicht angegeben)	Granulat

Tab. 4: *Natrium- und Calciumascorbat*

Hersteller	**Produktname/Lieferform**
EGC Reliant	
Fagron	Natriumascorbat, PhEur, auf Basis nichttierischer Hilfsstoffe
Parchem	Calciumascorbate, kosher, Sodiumascorbate, kosher, Pulver
Fraken Biochem	Calcium ascorbate, Pulver
Spectrum	Natriumascorbat, Pulver

Edetinsäure

Arzneibücher

PhEur: Edetinsäure; USP/NF: Edetic acid; INCI: EDTA. CAS 60-00-4, EINECS 200-449-4.

Synonyma/Definitionen

Acidum edeticum, EDTA, Ethylendiamintetraessigsäure, (Ethylendinitrilo)tetraessigsäure. $C_{10}H_{16}N_2O_8$, M_r 292,2. Strukturformel siehe Natriumedetat.

Eigenschaften

Weißes bis fast weißes, kristallines, geruchloses Pulver oder farblose Kristalle von leicht saurem Geschmack. *Löslichkeit:* **l:** verdünntes Alkali; **sl:** Wasser (1 g in 500 g, bzw. 0,5 g/l bei 25 °C); **ul:** Ethanol 96 %. Smp 242-245 °C (Zersetzung). Dissoziationskonstanten pK_{a1} 2,00, pK_{a2} 2,67, pK_{a3} 6,16, pK_{a4} 10,26, pH der wässrigen Lösung 2,2 (0,2%ig in Wasser).

Stabilität

E. ist als Substanz stabil, decarboxyliert jedoch bei Temperaturen >150 °C. Das Dihydrat verliert ab ca. 110 °C sein Kristallwasser. Lösungen können autoklaviert werden und sollen in Behältnissen der Glasklasse I aufbewahrt werden.

Inkompatibilitäten

E. ist unverträglich mit starken Oxidationsmitteln und Schwermetallen, insbesondere Eisen, Kupfer und Nickel. E. kann durch Komplexierung des Zinks Zink-Insulin inaktivieren. Beim Einsatz von Lösungen zur parenteralen Ernährung ist darauf zu achten, dass zugesetzte Spurenelemente mit E. Komplexe bilden können.

Anwendung

A. wird als Antioxidans in wässrigen Systemen in Konzentrationen von 0,05-0,1 % eingesetzt. Zum Wirkungsmechanismus siehe Natriumedetat. E. besitzt antimikrobielle Eigenschaften gegen gramnegative Bakterien, einige Hefen und Schimmel; seine Aktivität reicht jedoch zur alleinigen antimikrobiellen Konservierung nicht aus (Whalley 1991). Wegen seiner synergistischen Wirkung wird es jedoch häufig in einer Konzentration von 0,05-0,15 % mit anderen antimikrobiellen Stoffen wie Benzalkoniumchlorid, Cetrimid, Parabenen und Phenolen kombiniert. In der Kosmetik werden E. und ihre Salze in Konzentrationen von 0,02-2 % eingesetzt. Die Hauptanwendungsgebiete sind Haarpflege- und Färbemittel, Shampoos und Hautpflegemittel (Lanigan 2002).

Hinweis: von E. sind neben Natriumedetat weitere Alkali- und Erdalkali-Salze gebräuchlich. Die wichtigsten sind Calciumdinatriumedetat (CAS 62-33-9, E 385), Dikaliumedetat (CAS 2001-94-7), Tetranatriumedetat (CAS 64-02-8) und Trinatriumedetat (CAS 150-38-9).

Toxizität

E. wird nach oraler Gabe teilweise resorbiert und über Nieren und Darm ausgeschieden. Nach Haut- und Schleimhautkontakt erfolgt keine oder nur schwache Reizung. E. war in mikrobiellen Testsystemen schwach mutagen. Der in Tierversuchen beobachtete teratogene Effekt konnte auf die komplexierende Wirkung von EDTA mit Zink zurückgeführt werden. Es wurde festgestellt, dass E. in den in der Kosmetik üblichen Konzentrationen von 0,2-2,0 % als sicher gilt (Lanigan 2002). LD_{50} 0,513 g/kg (Ratte, i. p.).

Literatur

Lanigan RS et al (2002): Final report on the safety assessment of EDTA, calcium disodium EDTA, diammonium EDTA, dipotassium EDTA, disodium EDTA, TEA-EDTA, tetrasodium EDTA, tripotassium EDTA, trisodium EDTA, HEDTA, and trisodium HEDTA, Int J Toxicol 21(Suppl. 2), 95-142. Whalley G (1991): Preservatives properties of EDTA, Manuf Chem **62**(9), 22-23.

Handelsprodukte

Produkt/ *Hersteller*	Eigenschaften/ Charakteristika	Lieferformen
EDTA/*Alfa Aesar*		
EDTA	Gehalt 99 %	weißes Pulver
EDTA/*Ava Chemicals*		
EDTA	Gehalt ≥ 99 %	weißes Pulver
Trilon/*BASF*		
BS	Gehalt 100 %, Schüttdichte 0,82 g/cm³, Smp 245° C	weißes Pulver
Versene/*Dow*		
Acid	SD 0,87 g/cm³, Gehalt >99 %, Erstarrungspunkt 240 °C	weißes, kristallines Pulver
EDTA/*Finoric LLC*		
EDTA	Gehalt 100 %	weiße Kristalle
EDTA/*Gongyi Yuqing*		
EDTA	Gehalt 99 %	weißes Pulver
EDTA/*Mubychem*		
EDTA	Gehalt 98 %	weißes, kristallines Pulver
EDTA/*New Alliance Dye*		
EDTA	Gehalt ≥ 99 %	weißes, kristallines Pulver
EDTA/*Spectrum Chemicals*		
EDTA NF	Gehalt 98,0-100,5 %	Pulver

Natriumedetat

Arzneibücher

PhEur: Natriumedetat; USP/NF: Edetate Disodium; INCI: Disodium EDTA. CAS 139-33-3, EINECS 205-358-3 .

Synonyma/Definitionen

Dinatrii edetas, Dinatriumedetat, Dinatrium-EDTA, Ethylendiamintetraessigsäure-Dinatriumsalz, Natrium edetatum, Dinatriumdihydrogen[(ethylendinitrilo)tetraacetat]-Dihydrat. $C_{10}H_{14}N_2Na_2O_8$, M_r 336,2 (wasserfrei), $C_{10}H_{18}N_2Na_2O_{10}$, M_r 372,2 (Dihydrat).

$$Na^+\,^-OOC{-}CH_2\backslash N{-}CH_2{-}CH_2{-}N/CH_2{-}COO^-\,Na^+ ;\quad HOOC{-}CH_2/ \quad \backslash CH_2{-}COOH \cdot 2H_2O$$

Eigenschaften

Weißes bis fast weißes, kristallines, geruchloses Pulver von leicht saurem Geschmack. *Löslichkeit:* **l:** Wasser (100 g/l); **sl:** Ethanol 95 %; **ul:** Chloroform, Ether. N. gibt bei 110 °C sein Kristallwasser ab, Smp 252 °C (Zersetzung). Trocknungsverlust 8,7-11,4 % (USP/NF); pH-Wert der wässrigen Lösung 4,3-4,7, Gefrierpunktserniedrigung 0,14 °C, Brechungsindex 1,33 (alle Werte 1 % in Wasser).

Stabilität

N. ist stabiler als die freie Edetinsäure. Die Lösungen können autoklaviert werden, sollten aber in Gläsern der Glasklasse Typ I aufbewahrt werden.

Inkompatibilitäten

N. ist unverträglich mit Schwermetallen, insbesondere Eisen und Kupfer, Oxidationsmitteln und starken Basen. Siehe auch Edetinsäure.

Anwendung

N. wird als Chelatbildner in wässrigen Systemen in Konzentrationen von 0,005-0,1 % eingesetzt. Die Substanz bildet mit Ionen der Erdalkali- und höherwertiger Metalle stabile Komplexe und entzieht damit einer Lösung diejenigen Ionen, die als Katalysatoren für Autoxidationsreaktionen gelten. Diese Wirkung kann insbesondere an Lösungen der Ascorbinsäure gezeigt werden (Kassem et al. 1972). Die optimale Konzentration von N. muss für jede Formulierung aufgrund der Variabilität der Inhaltsstoffe und der Konzentration der in der Formulierung vorhandenen Schwermetallionen optimiert werden (Agnihotri und Panpalia 2004). Weitere Anwendungen siehe Edetinsäure.

Toxizität

Siehe Edetinsäure. LD_{50} 3,7 g/kg (Ratte, oral).

Literatur

Agnihotri SA und Panpalia SM (2004): Optimization of disodium edetate and few potent antioxidants requirement for the stabilization of vitamin C in solution, Indian J Pharm Sci **66**(1), 56-62. Kassem MA et al (1972): Stability of injectable L-ascorbic acid solutions. III. Effect of metal-complexing agents, Pharm Acta Helv **47**(2-3), 89-97.

Handelsprodukte

Produkt/ *Hersteller*	Eigenschaften/ Charakteristika	Liefer-formen
Natriumedetat/*Ava Chemicals*		
Na_2 Edetat	Gehalt 99 ± 1 %	weißes Pulver
Trilon/*BASF*		
BD	Schüttdichte 0,96 g/cm^3	weißes Pulver
Versene/*Dow*		
NA, Dihydrat	Schüttdichte 0,98 g/cm^3	
Natriumedetat/*Fagron*		
Na_2 Edetat	Kristallwasserabspaltung bei 145°C	weißes Pulver
Natriumedetat/*Finoric LLC*		
Na_2 Edetat		
Natriumedetat USP/*Mubychem*		
Na_2 Edetat USP, Dihydrat	Gehalt: 99 – 101 %	weißes Pulver
Natriumedetat/*New Alliance Dye*		
Na_2 Edetat Dihydrat	Gehalt ≥ 99 %	weißes, kristallines Pulver
Natriumedetat/*Sigma Aldrich*		
Dihydrat	Reinheit > 99 %, Smp 248 °C (Zersetzung)	weißes Pulver

Natriummetabisulfit, Natriumsulfit, Kaliummetabisulfit

Arzneibücher

PhEur: Natriummetabisulfit, wasserfreies Natriumsulfit und Natriumsulfit-Heptahydrat, Kaliummetabisulfit; USP/NF: Sodium Metabisulfite, Sodium Sulfite; Potassium Metabisulfite; INCI: Sodium Metabisulfite, Sodium Sulfite, CAS- und EINECS- Nummern siehe Tab. 1.

Tab. 1: *Natriummetabisulfit, Natriumsulfit, Kaliummetabisulfit*

Bezeichnung	CAS-NR.	EINECS-Nr.	E-Nr.
Natriummeta-bisulfit	7681-57-4	231-673-0	E 223
Natriumsulfit, wasserfrei	7757-83-7	231-821-4	E 221
Natriumsulfit-Heptahydrat	10102-15-5	806-204-3	E 221
Kaliummetabi-sulfit	16731-55-8	240795-3	E 224

Synonyma/Definitionen

Natrii metabisulfis, Natrii disulfis, Natriummetadisulfit. *Natrii sulfis anhydricus* und Natrii sulfis *heptahydricus*. *Kalium metabisulfis*, Kaliumdisulfat, Kalium pyrosulfit, Kalium pyrosulfurosum. Summenformeln und Molekulargewichte siehe Tab. 2.

Tab. 2: *Summenformeln und Molekulargewichte der Sulfite*

Bezeichnung	Summen-formel	Molgew.	Gehalt (%)
Natriummeta-bisulfit	$Na_2S_2O_5$	190,1	95 – 100,5
Natriumsulfit, wasserfrei	Na_2SO_3	126,0	95 – 100,5
Natriumsulfit-Heptahydrat	$Na_2SO_3 \cdot 7H_2O$	252,2	48 – 52,5
Kaliummetabi-sulfit	$K_2S_2O_5$	222,3	95 – 101

Eigenschaften

Alle Substanzen sind weiße bis fast weiße kristalline, hygroskopische Pulver oder farblose Kristalle mit einem leichten Schwefel-Geruch und einem sauer-salzigen Geschmack. Natriumsulfit-Heptahydrat kommt vornehmlich als farblose Kristalle in den Handel. *Löslichkeit:* **sll:** Glycerol, Wasser; **sl:** Ethanol 95 %. Dichte ca. 2,63 g/cm^3, Schüttdichte 1,1-1,3 g/cm^3 (typabhängig), Stampfdichte 1,2-1,5 g/cm^3 (typabhängig); pH der wässrigen Lösung 3,0-5,0 (5%ige wässrige Lösung).

Stabilität

Die Substanzen werden an der Luft und in Gegenwart von Feuchte zu den entsprechenden Sulfaten oxydiert. Oberhalb von 150 °C erfolgt Zersetzung.

Inkompatibilitäten

Die Substanzen sind unverträglich mit starken Säuren, Schwermetallen und Substanzen, die in der Lage sind, Sulfonsäuren zu bilden. Weitere Unverträglichkeiten bestehen mit Ephedrin und seinen Derivaten, Chloramphenicol, Cisplatin sowie Aminosäuren. In Augentropfen dürfen die Substanzen nicht mit Phenylquecksilbersalzen kombiniert werden.

Anwendung

Antioxidantien in wässrigen Systemen in Konzentrationen von 0,01-1,0 % (Akers 1982). Die antioxidative Wirkung beruht auf ihrer Oxidation zu Sulfat. Einsatzgebiete sind flüssige Arzneiformen wie Injektionen und Augentropfen. Obwohl die antioxidative Wirksamkeit weitgehend unabhängig vom pH-Wert ist, wird Natriummetabisulfit vornehmlich im sauren Bereich, Natriumsulfit dagegen für alkalische Zubereitungen verwendet. Neben der antioxidativen haben diese Substanzen eine antimikrobielle, konservierende Wirkung, die auf der Hemmung von Enzymsystemen mit SH-Gruppen beruht. Die Wirkung ist gegen Pilze besser als gegen Bakterien. Bei genügend langer Einwirkungszeit kann auch das bakterielle Spektrum beherrscht werden. Dabei ist zu beachten, dass nur die undissoziierte Säure wirksam ist, weshalb für diese Anwendung nur der pH-Bereich 3-5 infrage kommt (Kramer und Reichwagen 2008). In der Kosmetik werden die Substanzen als Antioxidantien in Konzentrationen von 0,01-0,7 %, in Haarfärbemitteln bis zu 3 % sowie in Präparaten für Dauerwellen mit bis zu 14 % eingesetzt (Andersen 2003).

Toxizität

Die Substanzen werden in Arzneimitteln, in der Kosmetik und in Lebensmitteln eingesetzt. Im Körper werden sie zu Sulfat oxidiert und im Urin ausgeschieden. Der ADI-Wert in Europa beträgt, berechnet als Schwefeldioxid, 3,5 mg/kg Körpergewicht. In Tierversuchen waren die Substanzen nicht teratogen, gentoxisch oder mutagen, in klinischen Versuchen nicht hautreizend oder sensibilisierend. Positive Reaktionen können bei Patienten mit Hauterkrankungen auftreten (Andersen 2003).

Literatur

Akers M (1982): Antioxidants in pharmaceutical products, J Parent Sci Technol **36**(5), 222-228. Andersen FA (2003): Final report on the safety assessment of sodium sulfite, potassium sulfite, ammonium sulfite, sodium bisulfite, ammonium bisulfite, sodium metabisulfite, and potassium metabisulfite, Int J Toxicol **22**(Suppl 2), 63-88. Kramer A und Reichwagen S (2008): Anorganische Säuren, deren Salze und Anhydride, in Kramer und Assadian (Hrsg), Wallhäußers Praxis der Sterilisation, Desinfektion, Antiseptik und Konservierung, Thieme-Verlag, 687-688.

Handelsprodukte

Produkt/ *Hersteller*	**Charakteristika**	**Lieferformen**
Natriummetabisulfit		
Birlasulf SM/ *Aditya Chemicals*	Lebensmittelqualität	Pulver
BASF	Lebensmittelqualität	Pulver
Grillo	Schüttdichte 1,1 – 1,2 g/cm^3, Pharma- und Lebensmittelqualität	weißes, kristallines Pulver
CSC Jäklechemie	Lebensmittelqualität	Pulver
Jay Dinesh Chemicals	Lebensmittelqualität	Pulver
Nilkanth Organics	Lebensmittelqualität	Pulver
Oxyvit	Lebensmittelqualität	weißes kristallines Pulver
Tangshan Huizhong Chemical	Lebensmittelqualität	weißes oder gelbliches kristallines Pulver
Natriumsulfit, wasserfrei		
Birlasulf SS/ *Aditya Chemicals*	Lebensmittelqualität	Pulver
BASF	Lebensmittelqualität	Pulver
Carl Roth	Gehalt ≥ 98 %	Pulver
Henan Premtec		Pulver
Tangshan Huiz hong Chemical	Lebensmittelqualität	weißes, kristallines Pulver
Zhengzhou Qiongjin Science	Gehalt 97 %	Kristalle oder - Pulver
Natriumsulfit-Heptahydrat		
Zhengzhou Qiongjin Science		kristallines Pulver
Kaliummetabisulfit		
BÜFA Chemikalien GmbH & Co KG		Pulver
Carl Roth	KALIUMMETABISULFIT Gehalt > 95 %	Pulver
Erbslöh	Kadifit, zur Weinbehandlung	Pulver
Jay Dinesh Chemicals	Lebensmittelqualität	Pulver
STOCKMEIER CHEMIE		Pulver
Vintage/ Aditya Chemicals	Lebensmittelqualität	Pulver

1.2. Ölige Systeme

Butylhydroxyanisol

Arzneibücher

PhEur: Butylhydroxyanisol; USP/NF: Butylated Hydroxyanisole; INCI: BHA. CAS 25013-16-5, EINECS 246-563-8, E 320.

Synonyma/Definitionen

Butylhydroxyanisolum, tert-Butyl-4-methoxyphenol, 2-(1,1-Dimethylethyl)-4-methoxyphenol, das höchstens 10 % 3-(1,1-Dimethylethyl)-4-methoxyphenol enthält.

$C_{11}H_{16}O_2$, M_r 180,25.

Eigenschaften

Weißes bis gelblich-weißes oder schwach rosarotes, kristallines Pulver oder gelblich-weiße wachsartige Substanz mit einem schwachen, charakteristischen, aromatischen Geruch. *Löslichkeit:* **sll:** Dichlormethan; **ll:** Baumwollsamenöl, Chloroform, Ethanol ≥50 %, Ether, Hexan, Erdnussöl, Glycerol Monooleat, Methanol, Schweineschmalz, Sojabohnenöl; **ul:** Wasser (0,0154 g pro 100 ml, 24 °C). Dichte 1,117 g/cm³, Smp 62-65 °C (kommerzielle Produkte können je nach Gehalt an 3-(1,1-Dimethylethyl)-4-methoxyphenol einen Schmelzbereich von 48-55 °C zeigen), Sdp 264-270 °C, Flammpunkt 130 °C.

Stabilität

B. ist in trockenem Zustand stabil, verfärbt sich jedoch in Gegenwart von Licht. Die Bulkware soll in dicht verschlossenem Behältnis unter Lichtabschluss gelagert werden.

Inkompatibilitäten

B. ist unverträglich mit Oxidationsmitteln, Eisensalzen und Spuren anderer Schwermetalle. Es tritt Verfärbung und Aktivitätsverlust ein.

Anwendung

B. wird als Antioxidans in öligen Systemen in Konzentrationen von 0,005-0,02 % allein oder in Kombination mit Butylhydroxytoluol eingesetzt (Akers 1982). In der Lebensmittelindustrie wird es zur Konservierung von Fetten verwendet. In pharmazeutischen Zubereitungen ist es in ätherischen Ölen, öligen i. m.-Injektionen, Salben und Cremes, Weichgelatinekapseln, Badeölen, Tabletten und Filmtabletten enthalten (Rote Liste 2012). Die antioxidative Wirkung beruht auf der Radikalfänger-Funktion von B. In der Kosmetik wird P. in Fette und Öle enthaltenden Zubereitungen eingesetzt.

Toxizität

In Tierversuchen hat B. ein krebserzeugendes und tumorpromovierendes Potential, das jedoch an eine Dosierungsschwelle, die über der Anwendungskonzentration liegt, gebunden ist. Es gilt deshalb für den Menschen als nicht toxisch und nicht reizend (Kahl und Kappus 1993). Einzelheiten zum Metabolismus und zu Wirkungen siehe Verhagen et al (1991). Der ADI Wert beträgt 125 µg/kg Körpergewicht. Es ist als Lebensmittelzusatzstoff zugelassen. LD_{50} 0,65 g/kg (Maus, oral), LD_{50} 0,89 g/kg (Ratte, oral), LD_{50} 0,18 g/kg (Maus, i. v.), LD_{50} 0,14 g/kg (Maus, i. p.).

Literatur

Akers M (1982): Antioxidants in pharmaceutical products, J Parent Sci Technol **36**(5), 222-228. Kahl R und Kappus H (1993): Toxicology of the synthetic antioxidants BHA and BHT in comparison with the natural antioxidant vitamin E, Zeitschr Lebensmittel-Unters Forsch **196**(4), 329-338. Rote Liste (2012): Arzneimittelverzeichnis für Deutschland, Rote Liste Service GmbH, Frankfurt, www.rote-liste.de. Verhagen H et al (1991): Butylated hydroxyanisole in perspective, Chemico-Biological Interact **80**(2), 109-34.

Handelsprodukte

Produkt/ *Hersteller*	**Charakteristika**	**Lieferformen**
BHA/Camlin/*Dulcette*		
BHA	Smp 48 – 63 °C, Gehalt > 98,5 %, kosher, halal	wachsartig
BHA/*Crysta Quinone*		
BHA	Smp 48 – 63 °C, Gehalt > 98,5 %,	wachsartig
Finoric LLC/*Finoric LLC*		
BHA	Smp. 48 – 63 °C Gehalt ≥ 98,5 %	wachsartig
Tenox/*Eastman*		
BHA	Smp 48 – 63 °C, kosher	Schuppen
BHA/*Merck Millipore*		
BHA PhEur		wachsartig
BHA/*Moellhausen*		
BHA	Smp 48 – 55 °C, Gehalt > 98 %	Pulver
BHA/*TBHQ*		
BHA	Smp. 48 – 63 °C Gehalt ≥ 98,5 %	wachsartig

Butylhydroxytoluol

Arzneibücher

PhEur: Butylhydroxytoluol; USP/NF: Butylated Hydroxytoluene; INCI: BHT. CAS 128-37-0, EINECS 204-881-4, E 320.

Synonyma/Definitionen

Butylhydroxytoluenum, tert-Butyl-4-methoxyphenol, 2,6-Bis-(1,1-Dimethylethyl)-4-methylphenol. $C_{15}H_{24}O$, M_r 220,4.

Eigenschaften

Weißes bis gelblich-weißes, kristallines Pulver mit einem schwachen, charakteristischen, phenolischen Geruch. *Löslichkeit:* **ll:** Aceton, Benzol, Ethanol 95 %, Ether, Fette und pflanzliche Öle (besser löslich als Butylhydroxyanisol), Methanol, Paraffinöl, Schweineschmalz, Toluol; **ul:** Glycerol, Propylenglykol, verdünntes Alkali, Wasser. Dichte 1,03-1,06 g/cm³, Schüttdichte 0,48-0,60 g/cm³ (typabhängig). Brechungsindex 1,4859 (75 °C), Smp 70-71 °C, Sdp 263-267 °C, Flammpunkt 127 °C. n-Octanol/Wasser-Verteilungskoeffizient 4,17-5,80.

Stabilität

Siehe Butylhydroxyanisol.

Inkompatibilitäten

Siehe Butylhydroxyanisol.

Anwendung

B. wird als Antioxidans in öligen Systemen in Konzentrationen von 0,01 0,05 % allein oder in Kombination mit Butylhydroxyanisol eingesetzt. In der Lebensmittelindustrie wird es vorzugsweise zur Konservierung von Fetten verwendet, da es besser löslich als Butylhydroxyanisol ist. In pharmazeutischen Zubereitungen ist es in etherischen Ölen, öligen i. m.-Injektionen, Salben und Cremes, Weichgelatinekapseln, Badeölen, Tabletten und Filmtabletten enthalten (Rote Liste 2012). Die antioxidative Wirkung beruht auf der Radikalfänger-Funktion von B. In der Kosmetik wird B. in Fette und Öle enthaltenden Zubereitungen eingesetzt.

Toxizität

In Tierversuchen hat B. wie Butylhydroxyanisol an Ratten ein krebserzeugendes und tumorpromovierendes Potential. Es ist jedoch beim Menschen nicht krebserregend (Williams et al. 1999). B. wird aus dem Gastrointestinaltrakt resorbiert und nach Metabolisierung (nur 1 % der Substanz bleibt unverändert) im Urin ausgeschieden (El-Rashidy und Niazi 1983). Der ADI Wert beträgt 0,05 mg/kg Körpergewicht und Tag. Die Substanz ist als Lebensmittelzusatzstoff zugelassen. LD_{50} 0,65 g/kg (Maus, oral), LD_{50} 0,89 g/kg (Ratte, oral), LD_{50} 0,18 g/kg (Maus, i. v.), LD_{50} 0,14 g/kg (Maus, i. p.).

Literatur

El-Rashidy R und Niazi S (1983): A new metabolite of butylated hydroxyanisole in man, Biopharm Drug Dispos **4**, 389-396. Williams GM et al (1999): Safety assessment of butylated hydroxyanisole and butylated hydroxytoluene as antioxidant food additives, Food Chem Toxicol **37**(9/10), 1027-1038. Rote Liste (2012): Arzneimittelverzeichnis für Deutschland, Rote Liste Service GmbH, Frankfurt, www.rote-liste.de.

Handelsprodukte

Produkt/ *Hersteller*	**Charakteristika**	**Lieferformen**
Tenox/*Eastman*		
BHT	Kosher, Smp 69,5 °C	weißes, kristallines Pulver
BHT/*Ecochem*		
BHT		
Butylhydroxytoluene/*Merck Millipore*		
BHT, PhEur, JPE, NF	Smp 69-70 °C, Schüttdichte 0,45 g/cm³	Pulver
BHT/*Moellhausen*		
BHT	Gehalt > 99 %	weißes Pulver
BHT/*Mubychem*		
BHT	Gehalt ≥ 99,5 %	weißes, kristallines Pulver
BHT/*Nanjing Datang*		
BHT	Gehalt > 99,9 %	weiße Kristalle
BHT/*Shandong Reipu*		
BHT	Smp 69,0 – 70,0 °C	weiße Kristalle
BHT/*SysKem Chemie*		
BHT	Gehalt ≥ 99,7 %	weiße Kristalle
Vulkanox/*Lanxess*		
BHT	GMP Grade	

Dodecylgallat

Arzneibücher

PhEur: Dodecylgallat; INCI: Dodecyl Gallate. CAS 1166-52-5, EINECS 214-620-6, E 312.

Synonyma/Definitionen

Dodecylis gallas, Gallensäuredodecylester, n-Dodecyl(3,4,5-trihydroxybenzoat), Laurylgallat, 3,4,5-Trihydroxybenzoesäuredodecylester. $C_{19}H_{30}O_5$, M_r 338,4.

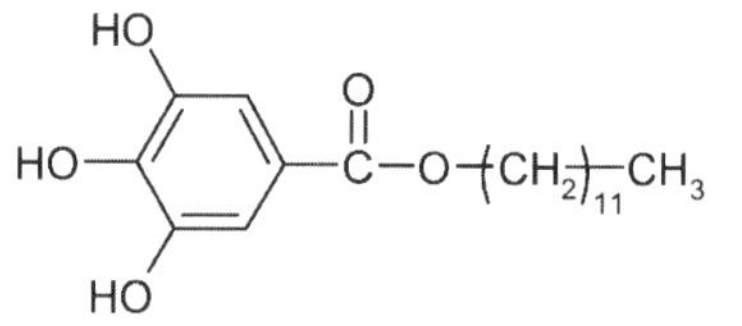

Eigenschaften

Weißes bis fast weißes, kristallines, geruchloses Pulver von leicht bitterem Geschmack. *Löslichkeit:* **ll:** Fette und Öle sowie etherische Öle; **ul:** Wasser 0,006 % (Wan und Hwang 1969). Dichte 1,112 g/cm³, Smp 94-96 °C, Flammpunkt 180 °C, Trocknungsverlust ≤0,5 % (André et al. 2010). HLB-Wert 7,4, kritische Mizellkonzentration 0,0041 mMol/l, Oberflächenspannung 64,1 mN/m bei einer Konzentration von 0,0041 mMol/l (Maldonado et al. 2011).

Stabilität

D. ist als Substanz stabil. Siehe auch Propylgallat.

Inkompatibilitäten

Keine bekannt.

Anwendung

D. wird als Antioxidans in öligen Systemen, in mizellaren Lösungen und in Emulsionen in Konzentrationen von 0,01-0,05 % eingesetzt. Bei der Anwendung in mizellaren Lösungen verteilt sich D. zwischen der Wasserphase und den Mizellen, wobei das Gleichgewicht umso stärker in Richtung der Mizellen verschoben ist, je länger die hydrophobe Seitenkette des Gallats ist. D. lagert sich von allen Gallaten am stärksten in die Mizellen ein (Wan und Hwang 1969). Der Einsatz in rein wässrigen Lösungen ist wegen der schlechten Löslichkeit von D. kaum möglich. D. zeigt eine antibakterielle Aktivität gegen grampositive Bakterien, insbesondere Methicillin-resistente Stämme von *Staphylococcus aureus* (Kubo et al. 2003). Zur Grenzflächenaktivität von D. siehe Octylgallat.

Toxizität

Siehe Octylgallat und die Übersicht von Van der Heijden (1986). Die meisten Arbeiten zur Toxikologie von D. stammen aus den sechziger Jahren des vergangenen Jahrhunderts, neuere Arbeiten existieren nicht. LD_{50} 1,6 g/kg (Maus, oral), LD_{50} 6,5 g/kg (Ratte, oral).

Literatur

André et al (2010): Analytical strategies to evaluate antioxidants in food: a review, Trends Food Sci Technol **21**(5), 229-246. Kubo I et al (2003): Non-antibiotic antibacterial activity of dodecyl gallate, Bioorgan Medicin Chem **11**(4), 573-580. Maldonado OS et al (2011): Synthesis and characterization of phenolic antioxidants with surfactant properties: glucosyl- and glucuronosyl alkyl gallates, Tetrahedron **67**(38), 7268-7279. Van der Heijden et al (1986): Toxicology of gallates: A review and evaluation, Fd Chem Toxic, **24**(10/11), 1067-1070. Wan LSC und Hwang CL (1969): Antioxidant solubility and efficiency, J Pharm Sci **58**, 889-891.

Handelsprodukte

Hersteller	Produkt/Lieferform
Alfa Aesar	Dodecylgallate 98 %, Smp 95 – 98 °C, Pulver
Hangzhou Dayang	Dodecylgallate 98 %, Pulver
Merck Millipore	Dodecyl-3,4,5-trihydroxybenzoat, Smp 94-97 °C, Gehalt ≥ 97 %
Shanghai Dezhao	Dodecylgallate Gehalt ≥ 99 %, Pulver
Sigma Aldrich	Dodecylgallate Gehalt ≥ 99,
Vosun Chem.	Dodecylgallate, Pulver

Octylgallat

Arzneibücher

PhEur: Octylgallat; CAS 1034-01-1, EINECS 213-853-0, E 311.

Synonyma/Definitionen

Octylis gallas, Gallensäureoctylester, n-Octyl(3,4,5-trihydroxybenzoat). $C_{15}H_{22}O_5$, M_r 282,3. Struktur siehe Dodecylgallat.

Eigenschaften

Weißes bis fast weißes, kristallines, geruchloses oder nahezu geruchloses Pulver. *Löslichkeit:* **ll:** Ethanol 96 %, Ether, Propylenglycol; **ul:** Dichlormethan, Wasser (0,014 %), (Wan und Hwang 1969). Dichte 1,185 g/cm³, Smp 101-104 °C, Sdp 522 °C, Flammpunkt 177 °C (André

2010). Trocknungsverlust ≤0,5 %. Octanol/Wasser-Verteilungskoeffizient 4570, Oleylalcohol/Wasser-Verteilungskoeffizient 116 (Boyd und Beveridge 1979). HLB-Wert 8,9, kritische Mizellkonzentration 0,05 mMol/l, Oberflächenspannung 42,2 mN/m bei einer Konzentration von 0,05 mMol/l (Maldonado et al. 2011).

Stabilität

Die Hydrolyse der Seitenkette erfolgt gegenüber Propylgallat verlangsamt (Van der Heijden et al. 1986). Siehe auch Propylgallat.

Inkompatibilitäten

Keine bekannt.

Anwendung

O. hat sowohl antioxidative als auch antimikrobielle Eigenschaften. Als Antioxidans wird es in Lebensmitteln und pharmazeutischen Zubereitungen in Konzentrationen von 0,01-0,04 % empfohlen (Van der Heijden et al. 1986). Die antimikrobielle Wirkung wurde gegen Keimisolate aus Lebensmitteln vom Typ Staphylococcus aureus nachgewiesen. O. hat dabei eine minimale Hemmkonzentration von 40,84 µg/ml und ist damit 10-12 mal so wirksam wie Carvacol und Thymol (Rua et al. 2011). O. besitzt grenzflächenaktive Eigenschaften; die kritische Mizellkonzentration beträgt 0,05 mMol/l und die Oberflächenspannung 42,2 mN/m. Diese Eigenschaften können durch eine Glucosylierung des Moleküls und damit eine höhere Wasserlöslichkeit wesentlich verbessert werden, wofur die Länge der Seitenkette eine entscheidende Rolle spielt. Glucosyloctylgallat stellt mit einem HLB-Wert von 12,9, einer kritischen Mizellkonzentration von 0,5 mMol/l und einer Oberflächenspannung von 31,0 mN/m das Optimum dar (Maldonado et al. 2011).

Toxizität

O. gilt in den angewendeten Konzentrationen als nicht toxisch und nicht reizend. Es ist als Lebensmittelzusatzstoff zugelassen. Der ADI-Wert beträgt 0,5 mg/kg Körpergewicht und gilt bei kombinierter Anwendung für die Summe aller Gallate. Nach peroraler Aufnahme wird O. im Körper teilweise hydrolysiert und verstoffwechselt oder nach Methylierung und Konjugation über den Urin ausgeschieden. In Langzeitstudien wurden keine negativen Effekte beobachtet (Van der Heijden et al. 1986). LD_{50} 1,96 g/kg (Maus, oral), LD_{50} 4,7 g/kg (Ratte, oral).

Literatur

André et al (2010): Analytical strategies to evaluate antioxidants in food: a review, Trends Food Sci Technol **21**(5), 229-246. Boyd I und Beveridge EG (1979): Relationship between the antibacterial activity towards E. coli NCTC 5933 and the physico-chemical properties of some esters of 3,4,5-trihydroxybenzoic acid (gallic acid), Microbios **24**(97-98), 173-184. Maldonado OS et al (2011): Synthesis and characterization of phenolic antioxidants with surfactant properties: glucosyl- and glucuronosyl alkyl gallates, Tetrahedron **67**(38), 7268-7279. Rua J et al (2011): Antibacterial activity against foodborne staphylococcus aureus and antioxidant capacity of various pure phenolic compounds, Foodborne Pathogens Disease **8**(1), 149-157. Van der Heijden CA et al (1986): Toxicology of gallates: A review and evaluation, Fd Chem Toxic, **24**(10/11), 1067-1070.

Handelsprodukte

Hersteller	Produkt/Lieferform
Alfa Aesar	Octylgallate > 98 %, Smp 96 – 102 °C, Pulver
Chromadex	Octylgallate, Pulver
Dudley Chem	Octylgallate, Pulver
Merck Millipore	Octylgallat, Smp 100 – 101 °C, Pulver
Sigma Aldrich	Octylgallate > 98 %, Smp 101 – 103 °C

Palmitoylascorbinsäure

Arzneibücher

PhEur: Palmitoylascorbinsäure; USP/NF: Ascorbyl Palmitate ; JP/JPE: Ascorbic Acid Palmitate; INCI: Ascorbyl Palmitate. CAS 137-66-6, EINECS 205-305-4, E 304.

Synonyma/Definitionen

Ascorbylis palmitas, Ascorbinsäurepalmitat, Ascorbyl-6-Palmitat. $C_{22}H_{38}O_7$, M_r 414,5.

OH
O O O $(CH_2)_{14}$ CH_3
H O
HO OH

Eigenschaften

Weißes bis gelblich-weißes Pulver, nahezu geruchlos oder schwacher citrusähnlicher Geruch. *Löslichkeit:* **II:** Ethanol (1 g in 8 g), Ethanol 95 % (1 in 9,3), Methanol (1 in 5,5); **I:**

Aceton (1 in 15), i-Propanol (1 in 20); **sl:** Ether (1 in 132); **ssl:** pflanzliche Öle (1 in 3300); **ul:** Chloroform, Wasser (1 in >1000 ml), 1 in 100 bei 100 °C). Schüttdichte 0,15-0,25 g/cm³. Trocknungsverlust < 1,0 %, spezifische Drehung +21 bis +24 ° (10%ig in Methanol). Smp 107-117 °C, Sdp <250 °C.

Stabilität

P. ist in trockenem Zustand stabil, verfärbt sich jedoch in Gegenwart von Licht und Feuchtigkeit gelb bis braun. Die Haltbarkeitsfrist der Bulk-Ware beträgt ≥12 Monate bei Lagerung in dicht verschlossenem Behältnis bei 8-15 °C unter Lichtabschluss.

Inkompatibilitäten

P. ist unverträglich mit Schwermetallen, insbesondere Eisen und Kupfer. In Gegenwart von Alkali und/oder Oxidationsmitteln erfolgt Zersetzung.

Anwendung

P. wird als Antioxidans in öligen Systemen in Konzentrationen von 0,01-0,05 % allein oder in Kombination mit α-Tocopherol eingesetzt. Sein Haupteinsatzgebiet liegt in der Lebensmittelindustrie (Akers 1982). In pharmazeutischen Zubereitungen ist es in Badezusätzen, Augensalben, Salben, Cremes und Gelen sowie Kapselpräparaten mit leicht oxidierbaren Wirkstoffen enthalten (Rote Liste 2012). Die antioxidative Wirkung beruht auf der Oxidation von Ascorbinsäure zu Dehydroascorbinsäure. In der Kosmetik wird P. in Konzentrationen von 0,01-0,2 % vornehmlich in Lippenstiften, Lidschatten und Augen-Make-up-Präparaten eingesetzt (Lanigan 1999).

Toxizität

P. ist nicht reizend und nicht toxisch. Es ist als Lebensmittelzusatzstoff zugelassen. Der ADI-Wert beträgt 1,25 mg/kg Körpergewicht. In klinischen Studien zeigt P. keine Hautreizung oder Sensibilisierung und minimale Augenreizung. LD_{50} >2 g/kg (Maus, oral), LD_{50} >5 g/kg (Ratte, oral).

Literatur

Akers M (1982): Antioxidants in pharmaceutical products, J Parent Sci Technol **36**(5), 222-228. Lanigan RS, Cosmet Ingred Rev Expert Panel (1999): Final report on the safety assessment of ascorbyl palmitate, ascorbyl dipalmitate, ascorbyl stearate, erythorbic acid, and sodium erythorbate, Int J Toxicol **18**(Suppl. 3), 1-26. Rote Liste (2012.)

Handelsprodukte

Produkt/ *Hersteller*	**Charakteristika**	**Liefer-formen**
Ascorbylpalmitate/Bajaj Healthcare		
Ascorbylpal-mitate	USP/PhEur/IP/FCC/BP	Pulver
Ascorbylpalmitate/*Camlin/Dulcette*		
Ascorbylpal-mitate	GMO-frei, BSE-frei, kosher, halal	Pulver
Ascorbylpalmitat/*Chemos*		
Ascorbylpal-mitate		Pulver
Ascorbylpalmitat/*DSM*		
Ascorbylpal-mitate	Nahrungsmitteleinsatz	Pulver
Ascorbylpalmitat/*Merck Millipore*		
L(+)-Ascorbyl-palmitat Emprove	SD 0.25 g/cm³, Smp 107 – 117 °C	Pulver
Ascorbylpalmitate/*Surya Life Sciences*		
Ascorbylpal-mitate		

Propylgallat

Arzneibücher

PhEur: Propylgallat; USP/NF: Propyl Gallate; JP/JPE: Propyl Gallate; INCI: Propyl Gallate. CAS 121-79-9, EINECS 204-498-2, E 310.

Synonyma/Definitionen

Propylis gallas, Gallensäurepropylester, n-Propyl(3,4,5-trihydroxybenzoat). $C_{10}H_{12}O_5$, M_r 212,2.

HO
HO—(C₆H₂)—C(=O)—O—CH₂—CH₂—CH₃
HO

Eigenschaften

Weißes bis fast weißes, kristallines, geruchloses oder nahezu geruchloses Pulver mit einem bitteren, adstringierenden Geschmack. *Löslichkeit:* **ll:** Ethanol 95 % (1 g in 3 ml, 25 °C), Ether (1 in 3, 25 °C), Propylenglycol (1 in 2,5, 25 °C), Ricinusöl (1 in 4,5, 25 °C), wässrige Lösungen von Polyethylenglycol-Fettalkoholethern; **l:** Lanolin (1 in 16,7, 25 °C); **wl:** Baumwollsaatöl (1 g in 81 ml, 30 °C), Mandelöl (1 in 44), Schweineschmalz (1 in 88, 45 °C), Sojabohnenöl (1 in 100, 25 °C); **sl:** Paraffinöl (1 in 200), Wasser (0,34 g/100 ml); **ssl:** Erdnussöl (1 in 2000). Dichte 1,363 g/cm³, Smp 146-150 °C, Sdp 448 °C, Flammpunkt 181 °C, Trocknungsverlust ≤0,5 %. Octanol/Wasser-Verteilungskoeffizient 63, Oleylalcohol/Wasser-Verteilungskoeffizient 18 (Boyd und Beveridge 1979), pH-Wert der 0,05-prozentigen wässrigen Lösung 6,3 (0,1 % pH 5,9, 0,2 % pH 5,7), pK_a 8,11 (Anonymus 2007).

Stabilität

P. ist als Substanz stabil. Selbst nach Lagerung über 14 Tage bei 140 °C blieb die Zersetzung unter 1 % (Patrunky und Wollmann 1982).

Inkompatibilitäten

P. ist unverträglich mit Oxidationsmitteln, Eisensalzen und anderen Metallsalzen, mit denen es gefärbte Komplexe bildet. Die Komplexbildung kann durch die Zugabe von Citronensäure verhindert werden.

Anwendung

P. wird als Antioxidans in öligen Systemen in Konzentrationen von 0,05-0,1 % eingesetzt (Akers 1982). In mizellaren Systemen und in Emulsionen wird der oxidative Effekt durch die Verteilung von P. zwischen der wässrigen und der mizellaren bzw. der Wasserphase und der Ölphase der Emulsion beeinflusst (Wan und Hwang 1969). In der Lebensmittelindustrie wird es zur Konservierung von Fetten verwendet. Mit BHA und BHT besteht eine synergistische Wirkung. In pharmazeutischen Zubereitungen ist es in Salben und Cremes, Weichgelatinekapseln, wässrig-ethanolischen Tropflösungen, Tabletten und Filmtabletten eingesetzt (Rote Liste 2012). Die antioxidative Wirkung beruht auf der Radikalfänger-Funktion von P. In der Kosmetik wird P. in Fette und Öle enthaltenden Zubereitungen in Konzentrationen bis zu 0,1 % eingesetzt. P besitzt eine gewisse antimikrobielle Wirkung gegen gramnegative und grampositive Bakterien sowie Pilze, die minimalen Konzentrationen liegen jedoch im Bereich von mehreren 100 mg/ml.

Toxizität

P. gilt in den angewendeten Konzentrationen als nicht toxisch und nicht reizend. Es besitzt GRAS-Status. Nach peroraler Aufnahme wird es im Körper methyliert, konjugiert und über den Urin ausgeschieden. In Konzentrationen bis 0,1 % verursacht es keine Allergien. Es werden keine Reizungen am Auge bis zu einer Konzentration von 1 % in der Zubereitung beobachtet. P. ist nicht carcinogen, reproduktionstoxisch oder mutagen (Van der Heijden et al. 1986). Als Obergrenze für kosmetische Zubereitungen wird eine Konzentration von 0,1 % empfohlen (Anonymus 2007). LD_{50} 1,7 g/kg (Maus, oral), LD_{50} 2,1 g/kg (Ratte, oral), LD_{50} 0,38 g/kg (Ratte, i. p.).

Literatur

Akers M (1982): Antioxidants in pharmaceutical products, J Parent Sci Technol **36**(5), 222-228. Anonymus (2007): Final report on the amended safety assessment of propyl gallate, Int J Toxicol **26** (Suppl 3), 89-118. Boyd I und Beveridge EG (1979): Relationship between the antibacterial activity towards E. coli NCTC 5933 and the physico-chemical properties of some esters of 3,4,5-trihydroxybenzoic acid (gallic acid), Microbios **24**(97-98), 173-184. Patrunky M und Wollmann H (1982): Stability testing of some drugs containing ester groups: benzyl benzoate, benzyl mandelate and propyl gallate. Part 11: Stability of drugs and preparations containing the drugs, Zentralbl Pharm Pharmakotherap Laboratoriumsdiagn **121**(9), 851-856. Rote Liste (2012): Arzneimittelverzeichnis für Deutschland, Rote Liste Service GmbH, Frankfurt, www.rote-liste.de. Van der Heijden CA et al (1986):Toxicology of gallates: A review and evaluation, Fd Chem Toxic, **24**(10/11), 1067-1070. Wan LSC und Hwang CL (1969): Antioxidant solubility and efficiency, J Pharm Sci **58**, 889-891.

Handelsprodukte

Produkt/ *Hersteller*	**Charakteristika**	**Lieferformen**
Maranox/*AAKO*		
PG	PhEur/USP, Smp 148 – 151 °C	weißes bis cremefarbenes Pulver
Propylgallate/*Prayosha Health Care*		
Propylgallate	USP Smp. 146 – 150 °C	weißes, kristallines Pulver
Propylgallae/*Ralington Pharma*		
Propylgallate	USP/PhEur/BP/IP/JP	Pulver
Propylgallate/*Rexler*		
Propylgallate	USP/BP/PhEur	Pulver
Propylgallate/*Sigma Aldrich*		
Propylgallate	Smp 146 – 149 °C	Pulver

Tocopherol

Arzneibücher

PhEur: ***RRR*-α-Tocopherol** (entspricht *d-α*-Tocopherol) und **all-*rac*-α-Tocopherol** (entspricht *d,l-α*-Tocopherol); **USP/NF: Vitamin E** (umfasst *d-α*-Tocopherol, *d,l-α*-Tocopherol, *d-α*-Tocopherol acetat, *d,l-α*-Tocopherol acetat, *d-α*-Tocopherol succinat und *d,l-α*-Tocopherol succinat) sowie **Tocopherols Excipient**, eine Lösung pflanzlicher Öle mit ≥ 50 % Gesamttocopherol; **JP/JPE: Tocopherol** (entspricht *d,l-α*-Tocopherol) und ***d-δ*-Tocopherol**; **INCI: Tocopherol** (umfasst *α*-Tocopherol und *δ*-Tocopherol), Vitamin E. Tab. 1 gibt die CAS-, EINECS- und E-Nummern für die Tocopherole der PhEur an.

Tab. 1: *CAS- und EINECS-Nummern der Tocopherole der PhEur*

Bezeichnung	CAS-NR.	EINECS-Nr.	E-Nr.
RRR-α-Tocopherol	59-02-9	200-412-2	E 307
all-*rac-α*-Tocopherol	10191-41-0	233-466-0	E 307

Kommentar: das Arzneibuch-Chaos ist perfekt. Es gibt zwar zwischen dem Europäischen Arzneibuch und der japanischen Pharmacopoe eine Übereinstimmung bei *d,l-α*-Tocopherol, aber *d-α*-Tocopherol wird nur von PhEur als eigenständige Monographie geführt. USP/NF fasst unter Vitamin E alles zusammen, was als *α*-Tocopherol und -Derivate vorkommt. INCI führt *α*-Tocopherol und *δ*-Tocopherol ohne nähere Kennzeichnung. Im Folgenden wird deshalb auf die beiden Monographien der PhEur fokussiert.

Synonyma/Definitionen

All-*rac-α*-Tocopherol, int-*rac*-α-Tocopherolum, *d,l-α*-Tocopherol synthetisches Tocopherol und R,R,R-α-Tocopherol, R,R,R-α-Tocopherolum, *d-α*-Tocopherol, Tocopherol natürlichen Ursprungs. $C_{29}H_{50}O_2$, M_r 430,7.

D, L-α-Tocopherol

D-α-Tocopherol

L-α-Tocopherol

D-β-Tocopherol, M_r 416,7

D-γ-Tocopherol, M_r 416,7

D-δ-Tocopherol, M_r 402,7

Tocopherole kommen vor allem in Weizenkeimöl (ca. 250 mg Gesamttocopherole pro 100 g Substanz), Roggenöl (ca. 250 mg pro 100 g), Gerstenöl (ca. 240 mg pro 100 g), Sojabohnenöl (ca. 120 mg pro 100 g) und Maisöl (ca. 100 mg pro 100 g) vor.

Eigenschaften

Klare, farblose bis gelblich braune, viskose, ölige Flüssigkeit. *Löslichkeit:* **ll:** Aceton, Chloroform, Ethanol 96 %, Ether, pflanzliche Öle; **ul:** Wasser. Dichte 0,935-0,950 g/cm³, Brechungsindex 1,503-1,507 (25 °C), Smp 2,5-3,5 °C, Sdp 200-220 °C (0,1 mm Hg), Flammpunkt ca. 260 °C, Zersetzung bei 350 °C (alle Werte für *d,l-α*-Tocopherol). Spezifische Drehung +24° (2 % in Isooctan, 25 °C), +65° (Ethanol), (Werte für *d-α*-Tocopherol); AV ≤1-2 (Angaben nach Fiume 2002).

Stabilität

Alle T. sind empfindlich gegen Sauerstoff, insbesondere in Gegenwart von Schwermetallionen wie Eisen, Kupfer und Silber sowie gegenüber Alkali, wobei eine braune Verfärbung auftritt. Die Ester sind stabiler als das freie T.. Wegen seiner Oxidationsempfindlichkeit muss T. unter Stickstoff in dicht schließenden Behältnissen und unter Lichtausschluss aufbewahrt werden.

Inkompatibilitäten

Unverträglich mit Peroxiden und Metallionen. T. kann von Plastikmaterial absorbiert werden.

Anwendung

T. wird als Antioxidans in öligen Systemen in Konzentrationen von 0,001-0,02 % allein oder in Kombination mit Estern der Gallussäure eingesetzt. Es wird in Lebensmitteln, Kosmetika und Pharmazeutika angewendet. In pharmazeutischen Zubereitungen ist es als Hilfsstoff in Salben, Cremes und Gelen sowie Weichgelatinekapseln, Suppositorien, Tabletten, Kau- und Brausetabletten enthalten (Rote Liste 2012). Die antioxidative Wirkung beruht auf der Oxidation des T. zu Tocopheryl-p-chinon nach dem unten aufgeführten Schema. Für die Wirksamkeit als Antioxidans ist aufgrund dieses Formelschemas die freie OH-Gruppe in Position C_6 am Chromanring essenziell, weshalb sowohl α- als auch β-, γ- und δ-Tocopherol antioxidativ wirksam sind. Ist diese Gruppe mit Essigsäure oder Bernsteinsäure verestert (Tocopherolacetat bzw. Tocopherolsuccinat), so muss zuerst eine Hydrolyse erfolgen, bevor die Substanz antioxidativ wirksam werden kann. Diese Konstellation bedingt gleichzeitig eine höhere Stabilität der Tocopherol-Ester. In der Kosmetik wird T. als Antioxidans und Hautkonditionierungsmittel in Konzentrationen von 0,01-0,8 % vornehmlich in Parfümzubereitungen, Haarpflegemitteln, Shampoos, Lippenstiften, Lidschatten und Badeölen eingesetzt (Fiume 2002).

Toxizität

T. ist Bestandteil von Nahrungsmitteln und Diätetika. Die DGE-Empfehlung für Erwachsene bis 25 Jahre lautet 15 mg-Äquivalente pro Tag (männliche Personen) bzw. 12 mg-Äquivalente pro Tag (weibliche Personen) und sinkt später auf Werte von 12 bzw. 11 mg-Äquivalente pro Tag (ab 65 Jahre). Therapeutisch wird T. vornehmlich als natürlich vorkommendes R,R,R-α-Tocopherol in Mengen bis zu 500 (1000) mg/Tag als protektives Antioxidans eingesetzt. Der ADI-Wert beträgt 0,15-2,0 mg/kg Körpergewicht. Die Substanz gilt toxikologisch als vollkommen unbedenklich und ist nicht reizend und nicht sensibilisierend (Fiume 2002). LD_{50} >4 g/kg (Ratte, oral).

Literatur

DGE (2012): Referenzwerte für die Nährstoffzufuhr, Deutsche Gesellschaft für Ernährung, 1. Auflage, 4. Korrigierter Nachdruck 2012. Fiume MZ (2002): Final report on the safety assessment of tocopherol, tocopheryl acetate, tocopheryl linoleate, tocopheryl linoleate/oleate, tocopheryl nicotinate, tocopheryl succinate, dioleyl tocopheryl methylsilanol, potassium ascorbyl tocopheryl phosphate, and tocophersolan, Int J Toxicol **21**(Suppl. 3), 51-116. Rote Liste (2012): Arzneimittelverzeichnis für Deutschland, Rote Liste Service GmbH, Frankfurt, www.rote-liste.de.

Handelsprodukte

Hersteller	Produkt/ Charakteristika	Liefer-formen
***RRR-α*-Tocopherol**		
ADM/ Parmentier	Novatol 1490, Gehalt 960 mg/g d-α-Tocopherol, USP/FCC, kosher	bernstein-farbenes Öl
BTSA	Nutrabiol E GMP, aus Sojaöl extrahiert	Öl
Cognis/BASF	Covitol F-1370, Gehalt > 91.9 %, aus Sojaöl extrahiert	bernstein-farbenes Öl
Matrix Fine Sciences	d-alpha-Tocopherol, aus Soja- und Sonnen-blumenöl extrahiert	Öl, Pulver
Parmentier	d-alpha-Tocopherol Typ 5 67, Gehalt ≥67 %	Öl
all-*rac-α*-Tocopherol		
Alfa Aesar	Gehalt > 97 %,	klares, farbloses bis blass gelbes, viskoses Öl
BASF	Gehalt > 96 %, USP/PhEur/FCC	farbloses bis gelbes, viskoses Öl
Merck Millipore	all-rac-Tocopherol, Dampfdruck 13 hPa (155 °C)	Öl

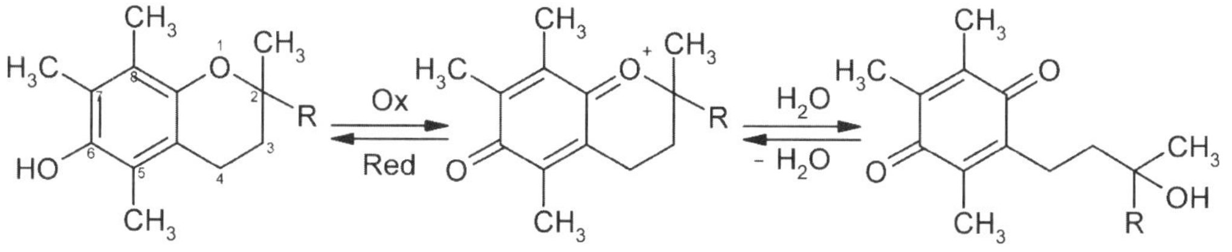

2. Antischaummittel

Pharmazeutisch verwendete Schäume sind disperse Systeme "gasförmig" in "flüssig". Es wird zwischen einem "Kugelschaum" und einem "Polyederschaum" unterschieden. Ist die Volumenkonzentration des Gases bei homodisperser Verteilung desselben <74 %, so sind die Gasblasen aufgrund der Grenzflächenspannung kugelförmig. Oberhalb dieser Grenze werden sie zu polyedrischen Lamellen deformiert, die von ca. 4-600 nm dünnen Häutchen begrenzt werden (Falbe und Regitz 1993). Diese bilden über Knoten ein zusammenhängendes Netz, das als geschlossenzelliger Schaum bezeichnet wird. Werden die Schaumlamellen zerstört, entsteht ein offenzelliger Schaum. Die Bildung eines Schaums kann erwünscht sein (Bier, Schlagsahne, Zahnpasta), sie kann aber auch eine unerwünschte Erscheinung darstellen (Einengen von Extrakten, Schaumbildung beim Auflösen von Brausetabletten, bei Lösungen und beim Schütteln von Suspensionen und Emulsionen). Die Schaumbildung kann durch Alkohole (z. B. n-Octanol) verhindert werden. Die als sogenannte Entschäumer verwendeten Silikonöle lagern sich an der Oberfläche der Luftblasen an, verdrängen die wässrige Flüssigkeit und führen so zum Platzen der Blasen. Als Folge davon bricht der Schaum zusammen (List 1985). Die AK der Silikonöle liegt im niederen ppm-Bereich. Wegen ihrer hohen Lipophilie werden sie häufig als O/W-Emulsionen eingesetzt, um in wässrigen Systemen dosierbar und gleichmäßig verteilbar zu sein.

Literatur

Falbe J und Regitz M (Hrsg.) (1993): Römpp Chemie Lexikon, Georg Thieme Verlag, Stuttgart und New York, Bd. 9,4014. List PH (1985): Arzneiformenlehre, Wiss Verlagsges mbH, Stuttgart, 4. Aufl, 182.

Cyclomethicone

→ Salbengrundstoffe

Dimeticon

Arzneibücher

PhEur: Dimeticon; USP/NF: Dimethicone; JP/JPE: Dimethylpolysiloxane und Dimethylpolysiloxane (Oral use); INCI: Dimethicone. CAS 9006-65-9 (PhEur, USP/NF) und CAS 9016-00-6, und CAS 63148-62-9, E 900.

Synonyma/Definitionen

Dimeticonum, Dimethylpolysiloxan, Dimethylsilicon, Methylsiliconöl, Polydimethylsiloxan, ein durch Hydrolyse und Polykondensation von Dichlormethylsilan und Chlortrimethylsilan erhaltenes Polydimethylsiloxan. Es stellt eine Mischung aus vollständig methylierten Siloxanen mit endständigen Trimethylsilylgruppen dar. Der Polymerisationsgrad n beträgt 20-400 (PhEur) bzw. 20-30.000 (USP/NF), entsprechend einer kinematischen Viskosität von 20-1300 bzw. 20-30.000 mm^2/s (Centistokes, cSt). D. mit einer nominalen kinematischen Viskosität von ≤50 mm^2/s ist nach PhEur nur zur äußerlichen Anwendung bestimmt.

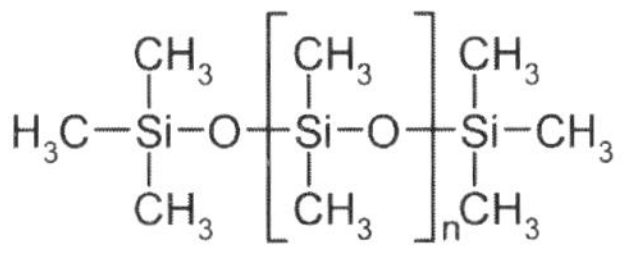

$$H_3C-Si(CH_3)_2-O-\left[Si(CH_3)_2-O\right]_n-Si(CH_3)_2-CH_3$$

Eigenschaften

Farblose, klare, ölige Flüssigkeiten von unterschiedlicher Viskosität, geruchlos und praktisch geschmacklos. *Löslichkeit:* **sll:** Chloroform, Cyclohexan, Ether, Ethylacetat, Methylethylketon, Methylisobutylketon, Paraffinöl, Toluol und Xylol; **l:** n-Heptan, n-Hexan und andere aliphatische und aromatische Kohlenwasserstoffe, Isopropylmyristat und andere Fettsäure-Ester; **ssl:** Ethanol 95 %; **ul:** Glycerol, Propylenglycol und Wasser. Dichten: 0,951-0,973 g/cm^3 (25 °C, typabhängig), kinematische Viskosität 20 bis 30.000 mm^2/s (25 °C, typabhängig), Brechungsindex 1,400-1,4055 (25 °C, typabhängig), flüchtige Anteile 2,0-0,01 % (typabhängig), Flammpunkt >100 °C, SZ <0,02 (Dow Corning 2011). Oberflächenspannung 20-21,5 mN/m, 25 °C. Die Produkte sind untereinander mischbar, so dass jede gewünschte Viskosität eingestellt werden kann.

Stabilität

D. zählt aufgrund seiner chemischen Indifferenz zu den stabilsten Substanzen, die in der Pharmazie verwendet werden. Es ist bei 160 °C/2 h hitzesterilisierbar. Temperaturen >200 °C sollen wegen der Möglichkeit der Bildung kleiner Mengen von Formaldehyd vermieden werden. Lediglich in Gegenwart von konzentrierten Säuren wie Schwefelsäure und Salpetersäure und starken Basen sowie von Chlorgas erfolgt in der Wärme allmähliche Zersetzung. Wird D. unter Luftabschluss erhitzt, ist es bis zu 350-400 °C stabil.

Inkompatibilitäten

Keine bekannt.

Anwendung

D. wirkt als **Antischaummittel** in dermalen Zubereitungen wie Salben und Cremes, wobei es der Ölphase zugesetzt wird (AK 10-50 ppm je nach Art des Produktes). Seine Wirkung beruht auf der sehr niedrigen Oberflächenspannung und als Folge davon auf seiner hohen Spreitungsfähigkeit, was zum Zusammenbruch des Schaum-Gerüstes führt. Daneben ist D. Bestandteil von **flüssigen O/W-Emulsionen** (AK 0,5-5 %) und **Salben, Cremes und Lotionen**, in denen es als schützendes Hautkonditionierungsmittel wirkt (AK 10-30 %). In der Kosmetik wird D. in Konzentrationen bis zu 20 % verwendet. Haupteinsatzgebiete sind Haarfestiger (0,2-10 %), Shampoos (0,08-4 %) Baby-Körperpflegemittel (0,5-10 %), Feuchtigkeitscremes (0,5-10 %) und Lippenstifte (bis zu 20 %), (Nair 2003). D. wird ferner zur **Hydrophobierung von Glasoberflächen**, vornehmlich bei Spritzen, eingesetzt. Dafür werden vorzugsweise D.-Typen mit einer kinematischen Viskosität zwischen 1000-30000 mm²/s verwendet (z. B. Dow Corning 360 Medical Fluid). Bei der Öl-Silikonisolierung wird das Öl gleichmäßig auf die Glasoberfläche aufgebracht, die Schichtdicke beträgt im Mittel 500-1000 nm. Bei der sogenannten Einbrenn-Silikonisierung wird D. in Form einer Emulsion eingesetzt und auf der Glasfläche bei Temperaturen zwischen 250 und 350 °C unter Luftabschluss eingebrannt. Dabei bilden sich sowohl Wasserstoffbrücken- als auch kovalente Bindungen zwischen D. und der Glasoberfläche aus. Die Schichtdicke beträgt dann 15-50 nm (Reuter und Petersen 2012). Therapeutisch wird D. aufgrund seiner schaumzerstörenden Wirkung als **Mittel gegen Flatulenz** eingesetzt. Die Tagesdosis beträgt 250-500 mg (Rote Liste 2012).

Toxizität

D. wird weder nach peroraler Aufnahme noch nach dermaler Applikation resorbiert. In Tierversuchen wurden auch nach 90 Tagen Anwendung keinerlei toxische Effekte beobachtet. D. ist nicht allergen und am Kaninchenauge nur minimal reizend. Es ist weder gentoxisch noch carcinogen. Es gilt in den in der Kosmetik angewendeten Konzentrationen (bis zu 20 %) als sicher (Nair 2003).

Literatur

Dow Corning (2011): Dow Corning Q7-9120 Silicone Fluid Product Information , Form No 52-1024C-01, 11. Dezember 2011. Nair B (2003): Final report on the safety assessment of stearoxy dimethicone, dimethicone, methicone, amino bispropyl dimethicone, aminopropyl dimethicone, amodimethicone, amodimethicone hydroxystearate, behenoxy dimethicone, C24-28 alkyl methicone, C30-45 alkyl methicone, C30-45 alkyl dimethicone, cetearyl methicone, cetyl dimethicone, dimethoxysilyl ethylenediaminopropyl dimethicone, hexyl methicone, hydroxypropyldimethicone, stearamidopropyl dimethicone, stearyl dimethicone, stearyl methicone, and vinyldime, Int J Toxicol **22**(Suppl. 2), 11-35. Reuter B und Petersen C (2012): Die Silikonisierung von Spritzen, TechnoPharm **2**(4), 238-244. Rote Liste (2012): Arzneimittelverzeichnis für Deutschland, Rote Liste Service GmbH, Frankfurt, www.rote-liste.de.

Handelsprodukte

Produkt/ *Hersteller*	**Eigenschaften**	**Anwendung**
Dimethicone/*Anmol Chemicals*		
Dimethylsiloxane BP/USP Grade	Kinemat. Viskosität 20/50/100/200/350/500/1000/12500/ 30 000 mm²/s	Pharma
Dimethsil Fluids/*Chemsil*		
Dimethsil DM Grades	kinemat. Visk. 5 bis 1 Mio mm²/s	Kosmetik
Dimethicone/*Dow Corning*		
DOW CORNING Q7-9180 SILICONE FLUID	kinemat. Visk. 0,65 und 1 mm²/s	Pharma-Lösemittel

Produkt/ *Hersteller*	Eigenschaften	Anwendung
DOW CORNING Q7-9120 SILICONE FLUID	kinemat. Visk. 20/100/350/1000 /12 500 mm²/s	Pharma, topische Anwendung, erweichender Zusatz in Cremes und Lotionen, Schmiermittel
Dow Corning 360 Medical Fluid	kinemat. Visk. 30/100/350/1000 /12 500 mm²/s	silikonisierendes Schmiermittel
Dimethicone/*Elkay Silicons*		
Dimethicone USP/BP Grade Fluids	kinem. Viskosität 200/350/1000 mm²/s	silikonisierendes Schmiermittel
Abil/*Evonik Nutrition & Care*		
350	kinemat. Visk. 350 mm²/s	Feuchtigkeitssperre in topischen Präparaten
Dimethicone/*Mubychem*		
Dimethylsiloxane BP/USP Grade	Kinemat. Viskosität 20/50/100/200/350/500/1000/12 500/ 30 000 mm²/s	Pharma
Dimethicone/*SiF Fine Chemicals*		
Biomethicone 962	Kinem. Viskosität 20 – 1000 mm²/s	Entschäumer, oral in Kombination mit Simethicon zur Behandlung von Flatulenz
Cosmethicone SF-906	Dynam. Viskosität 60 000 – 1 000 000 cP	Haar- und Hautpflegemittel
Dimethicone/*SiSiB Silicone Fluids*		
SiSiB MF2010	kinem. Viskosität 50 – 60 000 mm²/s	Entschäumer
Dimethicone/*TNJ Chemical*		
Dimethicone	kinem. Viskosität 50/100/200/350/ 400/500 mm²/s	Entschäumer
Silfar/*Wacker*		
100	kinemat. Visk. 95 – 105 mm²/s	Entschäumer, Pharma
350	kinemat. Visk. 333 – 363 mm²/s	Entschäumer, oral in Kombination mit Simethicon zur Behandlung von Flatulenz und in Antacida
500	kinemat. Visk. 475 – 525 mm²/s, Dichte 0,967 – 0,975 g/cm³	
1000	kinemat. Visk. 950 – 1050 mm²/s	Entschäumer, Pharma, parenterale Anwendung ausgeschlossen

Simeticon

Arzneibücher

PhEur: Simeticon; USP/NF: Simethicone; JP/JPE: Polydimethylsiloxane Silicon Dioxide Mixture; INCI: Simethicone. CAS 8050-81-5.

Synonyma/Definitionen

Simeticonum, Polydimethylsiloxan mit einem Polymerisationsgrad zwischen 20 und 400, aktiviert durch den Einbau von 4-7 % Siliciumdioxid (PhEur). Gehalt 90,5-99,0 % Polydimethylsiloxan. USP/NF gibt keinen Polymerisationsgrad für das Polydimethylsiloxan an. Zur Struktur siehe Dimeticon.

Eigenschaften

Viskose, grau-weiße, opaleszierende Flüssigkeit von unterschiedlicher Viskosität, geruchlos und praktisch geschmacklos. *Löslichkeit:* **l:** Benzol, Chloroform, Ether, wobei Siliciumdioxid als unlöslicher Rückstand bleibt; **ul:** Ethanol 95 %, Glycerol und Wasser. Dichte: 0,975 g/cm³ (25 °C), kinematische Viskosität 410 mm²/s (25 °C), Brechungsindex 1,404 (25 °C), flüchtige Anteile 1,0 % (alle Werte Dow Corning Q7-2243 LVA).

Stabilität

S. ist aufgrund seiner chemischen Indifferenz weitgehend stabil. Eine Instabilität besteht gegenüber starken Oxidationsmitteln. Es kann bei 160 °C/4 h hitzesterilisiert werden. Leichte Trübungen während der Lagerung gehen auf das Siliciumdioxid zurück und können durch Schütteln wieder verteilt werden. Weitere Angaben siehe Dimeticon. S. ist im pH-Bereich 3-10 einsetzbar.

Inkompatibilitäten

Keine bekannt.

Anwendung

S. wirkt als Antischaummittel (AK 1-50 ppm). Wegen der Wasserunlöslichkeit der Substanz wird es normalerweise als Emulsion in den Handel gebracht. Solche Emulsionen können weitere Zusatzstoffe wie zum Beispiel Methylcellulose enthalten. Zum Wirkungsmechanismus siehe Dimeticon. Der Einsatz als Antischaummittel erstreckt sich auf nahezu alle peroral einzunehmenden Arzneiformen: Dragiersuspensionen und Suspensionen für das Filmcoating, peroral einzunehmende Suspensionen, Brausetabletten sowie dermale Produkte wie Salben und Cremes. Therapeutisch wird S. aufgrund seiner schaumzerstörenden Wirkung als Mittel gegen Flatulenz eingesetzt; Tagesdosis 250-500 mg (Rote Liste 2012).

Toxizität

Siehe Dimeticon.

Literatur

Rote Liste (2012). Weitere Angaben siehe Dimeticon.

Handelsprodukte

Produkt/ *Hersteller*	Eigenschaften	Anwendung
SIMETHICONE/*Basildon*		
C100EP	Ph.Eur., Geh. 90,5 – 99,0 %, Siliziumdioxidgehalt 4-7 %	Antiflatulenzmittel
C100F	USP, dynamische Viskosität 3000 mPa·s, Siliziumdioxidgehalt 5 %	Antiflatulenzmittel
C100LV	dynamische Visk. 600-700 mPa·s, Siliziumdioxidgehalt 4-7 %	Antiflatulenzmittel und Antacidum in Tablettenform
PD 30S	30%ige Emulsion	Antiflatulenzmittel
Chemburst/*Chemsil*		
A 20 FG	20 % Feststoffgehalt, dynamische Visk. 2000 mPa·s	Nahrungsmitteleinsatz, Entschäumer
Simethicone/*Dow Corning*		
Q7-2243 LVA, USP	Siliziumdioxidgehalt 4,8 %, Simeticongehalt 95,1 %, kinemat. Visk. 410 mm^2/g	Entschäumer, Antiflatulenzmittel
Simethicone/*Elkay Silicones*		
Simethicone 30 %	milchig, weiße 30%ige Emulsion, USP Grade	Entschäumer
Simethicone/*Nusil*		
MED 340	dynam. Visk. 1400 mPa·s	Antiflatulenzmittel
MED 342	Simeticone GS, granular solid 30 % Simethicone	Antiflatulenzmittel
Simethicone/*RioCare India*		
Filix 110	USP/Ph.Eur./Bp Grade	Entschäumer, Antiflatulenzmittel
Simul 73	30 %ige Simethicon Emulsion USP	
Biomethicone/*SiF Fine Chemicals*		
990	Siliziumdioxidgehalt 4,0 – 6,0 %, kosher, halal	Entschäumer, Antiflatulenzmittel
991	cremig-weiße Emulsion, 30 % Simeticongehalt, kosher, halal	
Simethicone/*Ralington Pharma*		
Simethicone	USP/Ph.Eur./BP Grade	Entschäumer, Antiflatulenzmittel
Simeticon/Wacker		
Silfar S 184 USP/EP	100 % Wirkstoffgehalt	Entschäumer, Antiflatulenzmittel
Silfar SE 4	Emulsion, 30%ig	
Simethicon/Wellona Pharma		
Simethicone	USP/IP Grade	Antiflatulenzmittel

3. Bindemittel

Pharmazeutische Bindemittel sind technologisch gesehen "Klebstoffe", die folgende Aufgaben erfüllen sollen: Vergrößerung der Partikel und als Folge davon Verbesserung der Fließfähigkeit, Verkleinerung des Schüttvolumens und Reduktion des Staubanteils der zu verarbeitenden Masse selbst sowie im Falle der Weiterverarbeitung zu Tabletten oder Pellets die Verbesserung der plastischen Verformbarkeit. Durch die Wahl des Bindemittels können außerdem die Benetzbarkeit, die Porosität, die Zerfallszeit und die Löslichkeit einer Arzneiform im Sinne einer Verbesserung der Bioverfügbarkeit beeinflusst werden. Durch die Agglomeration wird der Wirkstoff bei niedrig dosierten Produkten gleichmäßig in der Trägermischung verteilt und damit die Gehaltseinheitlichkeit verbessert und einer Entmischungstendenz vorgebeugt.

Technologisch kann die Einarbeitung von Bindemitteln nach unterschiedlichen Kriterien eingeteilt werden: Feucht- und Trockengranulation, auf- und abbauende Granulierung oder nach dem Typ der eingesetzten Geräte und Verfahren. Eine zusammenfassende Darstellung geben Bauer et al. (2012). An der Ausbildung der Bindung zwischen den Partikeln sind elektrostatische Kräfte, van der Waals- und Kapillarkräfte sowie Feststoffbrückenbindungen (in steigender Reihenfolge) beteiligt (Sommer 2000).

Der Einsatz von Zuckern oder Zuckeralkoholen (siehe dort) führt zur Ausbildung von Feststoffbrücken aus zunächst gelösten und beim Trocknen auskristallisierenden Anteilen dieser Stoffe (**Lösungsgranulate**). Eine Verbesserung der Tablettierfähigkeit ist nur dann gegeben, wenn diese Stoffe selbst eine ausreichende Komprimierfähigkeit aufweisen. Im Gegensatz dazu führen die polymeren Bindemittel zu nicht auskristallisierenden, amorphen Brücken zwischen den zu verbindenden Partikeln (**Klebstoffgranulate**).

Natürliche Polymere werden als wässrige Lösungen, Schleime oder Pasten verarbeitet. Die Einarbeitung gelingt umso leichter, je niedriger die Viskosität ist. Bei Stoffen wie Natriumalginat und Tragant, die nur in Konzentrationen von 1 bis 3 % eine pumpfähige Lösung ergeben, beschränkt sich der Einsatz deshalb meistens auf die Wirbelschichtgranulation, bei der grundsätzlich größere Lösungsmittelmengen verwendet werden.

Halbsynthetische Polymere werden normalerweise als wässrige Lösungen eingesetzt. Die Anwendungskonzentrationen richten sich nach dem Polymerisationsgrad. Von höhermolekularen Verbindungen wird eine geringere Menge benötigt als von niedermolekularen. Allerdings ist dabei zu berücksichtigen, dass die Viskositätsschwankungen bei höhermolekularen Polymeren größer sind, weshalb man sinnvollerweise eine größere Menge einer niedermolekularen Verbindung bevorzugen wird, um gleichmäßige Granulateigenschaften zu erreichen.

Bei den wasserlöslichen **synthetischen Polymeren** ist Povidon dominierend. Es dürfte heute weltweit das am meisten eingesetzte Bindemittel in der Granulation sein. Neben seiner hohen Bindekraft sind die niedrige Viskosität auch höher konzentrierter Lösungen und sein Newton'sches Fließverhalten bei der Verarbeitung von Vorteil.

Polymere mit verzögerter Wirkstofffreisetzung werden für die Herstellung retardierter Zubereitungen eingesetzt. Sie sind nur in organischer Lösung oder als wässrige Dispersionen verarbeitbar. Die Anwendungskonzentrationen liegen im Bereich 2-10 %.

Bei der Gruppe der **sonstigen Bindemittel mit verzögerter Wirkstofffreisetzung** handelt es sich um Stoffe, die aufgrund ihrer Lipophilie eine Retardierung bewirken. Sie werden in Anwendungskonzentrationen von 10-30 % in organischer Lösung, vornehmlich Ethanol eingesetzt. Übersichten über Bindemittel in der phamazeutischen Granulation geben Dürig (2008) und Morkhade (2017).

Literatur

Bauer KH et al (2012): Pharmazeutische Technologie, Wiss. Verlagsges, mbH, Stuttgart, 484. Sommer K (2000): Size enlargement, in Ullmann's Encyclopedia of Industrial Chemistry, published online 15 June 2000, DOI: 10.1002/14356007.b02_07. Dürig T (2008), in Parikh DM, Handbook of Pharmaceutical Granulation Technology, CRC Press, Boca Raton, 78-97. Morkhade DM (2017); Comparative impact of different binder addition methods , binders and diluents on resulting granule and tablet attributes via high shear wet granulation, Powder Technology **320**, 114-124.

3.1. Natürliche Polymere

Arabisches Gummi
→ Suspensionsstabilisatoren

Gelatine

Arzneibücher

PhEur: Gelatine; USP/NF: Gelatin; JP/JPE: Gelatin; INCI: Gelatin. CAS 9000-70-8, EINECS 232-554-6.

Synonyma/Definitionen

Gelatina, Gelatina alba, gebleichte Gelatine, Colla animalis, Glutin, Leim. G. ist ein Polypeptid, das durch Hydrolyse des in Knochen und Haut enthaltenen Kollagens von Rindern, Schweinen und Fischen unter sauren (Typ A) bzw. alkalischen (Typ B) Bedingungen gewonnen wird. G. besteht aus 19 Aminosäuren, wovon Glycin mit 33,0-33,5 %, Prolin und Hydroxyprolin mit zusammen 21,5-22,5 % und Alanin mit 11,2-11,7 % am häufigsten vorkommen (Babel et al. 2000). Die Typen A und B der Gelatine unterscheiden sich in ihrem Gehalt an Asparagin und Glutamin. Während bei der sauren Hydrolyse, die zum Typ A führt, diese beiden erhalten bleiben, werden bei der alkalischen Hydrolyse die Säureamidgruppen zu Asparagin- bzw. Glutaminsäure verseift. Die Molmasse der Gelatine beträgt je nach Typ und Aufschlussverfahren 60.000-90.000.

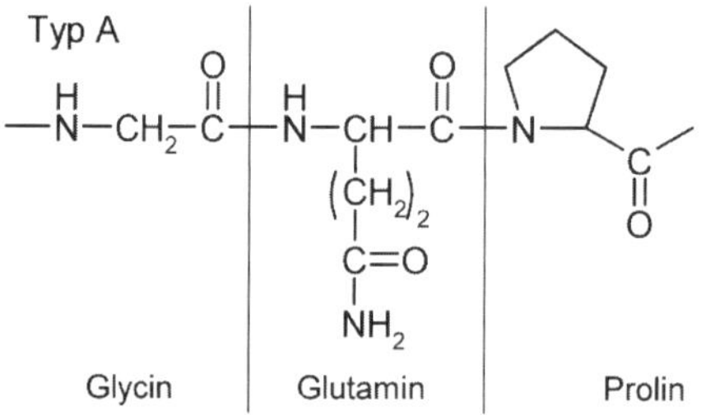

Typ A

Glycin | Glutamin | Prolin

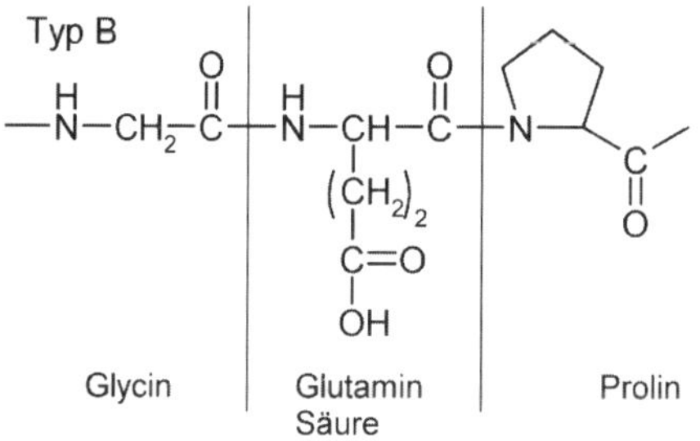

Typ B

Glycin | Glutamin Säure | Prolin

Gebräuchlich sind auch Mischungen der Typen A und B, die nach pH-Wert, Viskosität und Gelfestigkeit eingestellt werden.

Eigenschaften

Dünne, blass gelbe bis gelblich-braune durchscheinende, sprödbrüchige Blätter oder gelblich-weiße Stücke, Granulate oder Pulver von schwachem charakteristischem Geruch, nahezu geschmacklos. *Löslichkeit:* **Verhalten in Wasser:** in kaltem Wasser quillt und erweicht G. unter Aufnahme des Zehnfachen ihres Gewichts, ab 40 °C ist G. löslich unter Bildung kolloidaler Lösungen, die bei 35-40 °C thermoreversibel gelieren, bei 80 °C löst sich 1 Teil in 5 Teilen Wasser; **l:** Glycerol, Propylenglycol, Sorbitol, Säuren und Alkali; starke Säuren und Alkali führen zur Präzipitation; **ul:** Aceton, Chloroform, Ethanol, Ether, Methanol, Petrolether und andere organische Lösungsmittel. Dichte 1,32 g/cm^3 (Typ A), 1,28 g/cm^3 (Typ B). Die Dichte von G.-Lösungen steigt mit der Konzentration linear an. Schüttdichte: 0,2-0,35 g/cm^3 (sprühgetrocknete Ware), 0,5-0,65 g/cm^3. G. ist hygroskopisch und nimmt bei 90 % rF 40 % Wasser auf. Die Desorptionsisotherme von G. verläuft oberhalb der Sorptionsisotherme, was auf ein Wasserrückhaltevermögen der G. schließen lässt; pH-Wert der Lösung: 3,8-5,5 (Typ A), 5,0-7,6 (Typ B), für 1%ige wässrige Lösungen bei 25 °C. Isoelektrischer Punkt (Ph Eur): 6,0-9,5 (Typ A) und 4,7-5,4 (Typ B). Wassergehalt (% m/m): 9-11, Trocknungsverlust ≤15 %. Leitfähigkeit: ≤1 $mS{\cdot}cm^{-1}$ (1%ige Lösung in kohlendioxidfreiem Wasser/30 °C.); Gallertfestigkeit: 75-300 Bloom (Typ A) bzw. 75-275 Bloom (Typ B). Die Viskosität von Gelatinelösungen hängt vom G.-Typ ab und steigt mit der Konzentration; Temperaturerhöhung erniedrigt die Viskosität der Lösungen.

Stabilität

G. ist als Substanz stabil. Trockene Gelatine zersetzt sich bei Temperaturen von 150-170 °C ohne zu schmelzen. Wässrige Lösungen sind in der Kälte stabil, unterliegen jedoch einem mikrobiellen Befall. Bei Temperaturen ab 50 °C unterliegen G.-Lösungen einem thermischen Abbau, der umso rascher vonstattengeht, je niedriger das Molgewicht der G. ist. G. ist hitzesterilisierbar, Lösungen von G. sind autoklavierbar (120 °C/20 min).

Inkompatibilitäten

Formaldehyd (Vernetzung), Quecksilbersalze (Fällung), Gerbstoffe (Fällung); ferner: Aldehyde, anionische und kationische Polymere, Elektrolyte in höherer Konzentration, mehrwertige Metallionen, einige Weichmacher und Konservierungsmittel. Fällungen treten ferner mit Alkoholen, Chloroform und Ether auf. G.-Gele können durch mikrobiellen Befall verflüssigt werden, eine Konservierung ist notwendig.

Anwendung

Weichgelatinekapseln: G. ist das bevorzugte Wandmaterial zur Herstellung von Weichgelatinekapseln, die vorzugsweise zur Formulierung von Wirkstoffen der BCS-Klassen II bzw. IV eingesetzt werden. Die Kapselhüllen enthalten 40-46 % Gelatine, 20-30 % Weichmacher und 30-34 % Wasser (Gullapalli 2010). **Hartgelatinekapseln:** H. waren lange Zeit die Domäne für das Abfüllen von Pulvern, Granulaten und Pellets. (Hutchinson und Viswanath 2008). Flüssige und halbfeste Kapsel-Rezepturen haben einen steigenden Anteil bei der Formulierung von schwer löslichen Arzneistoffen (Cole et al. 2008). **Mikroverkapselung:** G. ist der häufigste Hilfsstoff bei der Mikroverkapselung mittels einfacher oder auch komplexer Koazervation. Auf diesem Wege können Pellets, Mikrokapseln und Nanokapseln mit unterschiedlichsten Wirkstoff-Freigabecharakteristiken hergestellt werden (Banerjee S et al. 2010, Dong et al 2011, Singh V und Chaudhary AK 2010). **Granulation** (AK 5-20 % als wässrige Lösung): G. war aufgrund ihrer hohen Bindekraft und Hydrophilie lange Zeit das Bindemittel Nummer eins in der Granulation (Finholt P et al. 1966). Nachteilig sind dabei die Notwendigkeit der Verarbeitung einer heißen Lösung und die begrenzte Stabilität derselben, weshalb die Verwendung von G. als Granulierlösung stark zurückgegangen ist. Ähnliches gilt für Vaginal-Globuli, bestehend aus 1 Teil Gelatine, 2 Teilen Wasser und 5 Teilen Glycerol (85 %), die nicht zuletzt wegen der Notwendigkeit einer Konservierung heute kaum noch Bedeutung haben.

Toxizität

G. ist untoxisch und Bestandteil zahlreicher Lebensmittel. Bei G. enthaltenden parenteralen Zubereitungen kann es bei der Anwendung zu Schock-Reaktionen kommen, was im Falle einer Diphtherie-Pertussis-Tetanus-Zubereitung zur Elimination der G. aus der Formulierung führte (Sakaguchi und Inouye 2000).

Literatur

Babel W et al (2000): Gelatin, in Encyclopedia of Industrial Chemistry, Wiley-VCH Verlag, DOI: 10.1002/14356007.a12_307, published June 15, 2000. Banerjee et al. (2010): Development of novel ibuprofen loaded gelatin microcapsules by single emulsion solvent evaporation technique from an aqueous system PHARMBIT **21**(1), 33-41. Cole ET et al. (2008): Challenges and opportunities in the encapsulation of liquid and semi-solid formulations into capsules for oral administration, Advan Drug Deliv Rev (6), 747-756. Dong Z et al. (2011): Morphology and release profile of microcapsules encapsulating peppermint oil by complex coacervation, J Food Engin 104(3), 455-460. Finholt P et al. (1966): Effect of different factors on the dissolution rate of drugs from powders, granules, and tablets, Meddelelser fra Norsk Farmaceutisk Selskap **28**(2;3), 17-30;31-47. Gullapalli RP (2010): Soft gelatin capsules (soft gels), J Pharm Sci **99**(10), 4107-4148. Hutchison KG und Viswanath V (2008): Recent advances in hard capsule dosage forms, Yakuzaigaku **68**(5), 356-360. Sakaguchi M und Inouye S (2000): IgE sensitization to gelatin: the probable role of gelatin-containing diphtheria-tetanus-acellular pertussis (DTaP) vaccines, Vaccine **18**(19), 2055-2058. Singh V und Chaudhary AK (2010), Development and characterization of rosiglitazone loaded gelatin nanoparticles using two step desolvation method, Int J Pharm Sci Rev Res 5(1), 100-103.

Handelsprodukte

Produkt/ *Hersteller*	**Eigenschaften**	**Anwendung**
Gelatine/*Abalone*		
Gelatine		Produktion von Hart- und Weichgelatinekapseln
Gelatine/*CJ Gelatine*		
Gelatine	basisch hydrolysierte Gelatine	Produktion von Hart- und Weichgelatinekapseln, Granulier- und Tablettierhilsstoff
Gelatine/*Croda*		
Byco M	hydrolysierte Fischgelatine, pH-Wert 5,0 – 6,5 (10 %ige wässrige Lösung), M_r 8000 – 30000.	Granulier- und Tablettierhilfsstoff
Gelatine/*Gelita*		
Gelita Pharmagelatinen	0,1 mm Staubmahlung, 0,5 mm feine Mahlung, 0,8 mm, normale Mahlung, 3 mm grobe Mahlung	Hartkapselgelatine, Weichkapselgelatine, Gelatine zur Herstellung von Blutersatzmitteln, Gelatine zur

Produkt/ *Hersteller*	Eigenschaften	Anwendung
GELITA® RXL	Spezialprodukt für Weichgelatine-kapseln, reduzierte Vernetzungsneigung	Tablettierung und Dragierung, Kollagenhydrolysate für pharmazeutisch-technische Anwendungen
Gelatine/*Juncà Gelatines*		
Gelatine		Herstellung von Hart- und Weichgelatinekapseln, Granulier- und Tablettierhilfsstoff, Hilfsstoff für die Mikroverkapselung, Plasmaexpander
Gelatine/*Lapi Gelatine*		
Fischgelatine	Hydrolisierte Fischgelatine, pH 3,8 – 7,6 (10g/l, H_2O), Bloom-Wert 100 – 280 g, IEP 6,0 – 9,5	Herstellung von Hart- und Weichgelatinekapseln, Granulier- und Tablettierhilfsstoff, Hilfsstoff für die Mikroverkapselung
Gelatine Typ B	Basisch hydrolysierte Rindergelatinbe, pH 3,8 – 7,6 (10g/l,H_2O), IEP 4,7 – 5,6	
Gelatine/*Merck*		
Gelatine	Quellung bei 20 °C, pH 3,8 – 7,6 (10 g/l,H_2O,25 °C)	für die Mikrobiologie
Gelatine/*Raymon Patel Gelatine*		
Gelatine	*Hartkapseln:* Bloom-Wert 200 – 270 g *Weichkapseln:* Bloom-Wert 150 – 160 g	Herstellung von Hart- und Weichgelatinekapseln, Granulier- und Tablettierhilfsstoff, Hilfsstoff für die Mikroverkapselung, Hilfsstoff für chirurgische Schwämme

Produkt/ *Hersteller*	Eigenschaften	Anwendung
Gelatine/*Rousselot/Parmentier*		
Rousselot 150LB, 160LB/B/LP/SH, 180H/PS, 200AH/PS/FG	mit Ausnahme von 200 FG und 275 FG (Fish) sind die übrigen Typen aus Rind oder Schwein hergestellt, die Zahl gibt den Bloom-Wert an	Weichgelatinekapseln, 200PS zusätzlich für dieTablettierung
Rousselot 200LB/220LB/SH, 275FG, 280PS		Hartgelatinekapseln

Natriumalginat → Gelbildner

Pullulan

Arzneibücher

PhEur: Pullulan; USP/NF: Pullulan; JP/JPE: Pullulan; INCI: Pullulan. CAS 9057-02-7, EINECS 232-945-1.

Synonyma/Definitionen

P. ist ein α-D-Glucan aus α-1,6-glykosidisch verknüpften D-Maltotriose-Einheiten (α-1,4-glykosidisch verknüpftes Trimer der Glucose), daneben kommen Maltotetrose und einige α-1,3-Verknüpfungen vor. P. wird enzymatisch aus Stärke unter Einsatz des Pilzes Aerobasidium pullulans (ältere Bezeichnung Pullularia pullulans) gewonnen. M_r = 5.000-5.000.000 (FDA-Angabe: 8.000-2.000.000). Strukturformel s. u. mit n = 10-10.000.

Eigenschaften

Weißes oder gelblich-weißes, geruch- und geschmackloses, nicht hygroskopisches Pulver. *Löslichkeit:* **ll:** kaltes und heißes Wasser; **sl:** Dimethylsulfoxid, Dimethylformamid; **ul:** sonstige organische Lösungsmittel. Schmelzpunkt 250-280 °C unter Zersetzung, pH-Wert der Lösung 5-7, Wassergehalt ≤6 %, spezifische Drehung ≥160°. Lösungen von P. zeigen einen konzentrationsabhängigen Viskositätsanstieg;

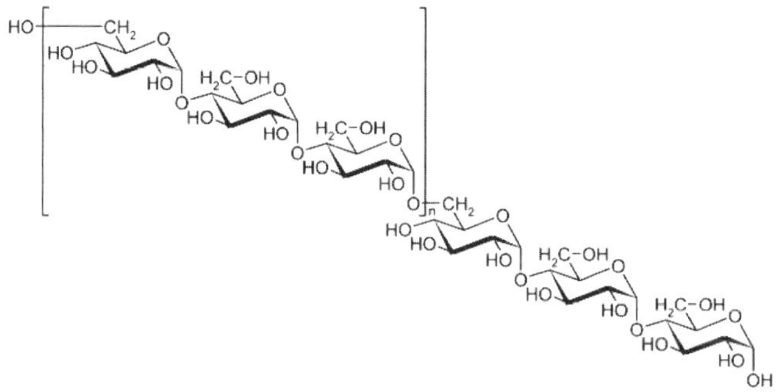

die Viskosität der Lösung wird durch Temperatur, pH-Wert und Metallionen nicht beeinflusst. Das Viskositätsverhalten ist vergleichbar mit Gummi arabicum.

Stabilität

S. ist als Substanz und in Lösung stabil.

Inkompatibilitäten

Derzeit sind keine bekannt.

Anwendung

Granulation: in Form von Lösungen als Bindemittel in der Granulation in AK von 5-10 %. **Hartgelatinekapseln:** vorgeschlagen als Ersatz für Gelatine zur Herstellung der Kapseln. P. bildet beim Trocknen von 5-10%igen Lösungen transparente, mechanisch stabile und essbare Filme von 5-60 µm Dicke, die eine sehr geringe Sauerstoffdurchlässigkeit aufweisen. Hilfsstoff für die Herstellung von **Nanopartikeln** und **Liposomen** (Singh et al. 2008).

Toxizität

P. ist nicht toxisch und nicht mutagen oder carcinogen (Kimoto et al. 1997 und Leathers 2003). P. besitzt seit 2002 GRAS-Status (Dixon et al. 2006). Im Körper wird P. zu Glucose abgebaut, die weiter verstoffwechselt wird.

Literatur

Dixon B et al (2006): Pullulan, WHO Food Additives Series 56(Safety Evaluation of Certain Food Additives), 45-62. Kimoto T et al (1997): Safety studies of a novel starch, pullulan: chronic toxicity in rats and bacterial mutagenicity, Food Chem Toxicol **35**(3-4), 323-329. Leathers TD (2003): Biotechnological production and applications of pullulan, Appl Microbiol Biotechnol **62**, 468-473. Singh RS et al (2008): Pullulan: Microbial sources, production and applications, Carbohydr Polym **73**(4), 515-531.

Produkt/ *Hersteller*	**Eigenschaften**	**Anwendung**
Pullulan/*B&K: Natural Preservative Co., Ltd*		
Pullulan	TG ≤ 1,700 mm	Tablettencoating, Kapselherstellung, Bindemittel
Pullulan/*Hayashibara*		
Pullulan		Bindemittel, Hartkapseln
Pullulan/*Kumar Organic Products*		
Kopulan		Tablettencoating, Kapselherstellung, Bindemittel

Stärke

Arzneibücher

PhEur: Erbsen-, Kartoffel-, Mais-, Reis- und Weizenstärke; USP/NF: Corn Starch, Maize Starch, Potato Starch, Tapioka-Starch, Wheat Starch; JP/JPE: Corn Starch, Potato Starch, Rice Starch und Wheat Starch; INCI: Oryza sativa (Rice) Starch, Solanum Tuberosum (Potato) Starch, Triticum vulgare (Wheat) Starch, Zea Mays (Corn) Starch. CAS 9005-25-8, EINECS 232-679-6.

Synonyma/Definitionen

Amylum, Stärkemehl, Pisi amylum, Mayidis amylum, Oryzae amylum, Solani amylum, Tritici amylum. S. ist ein Polysaccharid, aufgebaut aus D-Glucose-Einheiten, bestehend aus Amylose und Amylopektin. Amylose besteht aus α-1,4-glykosidisch gebundenen Glucose-Molekülen, während Amylopektin ein verzweigtes Polysaccharid darstellt, das neben der α-1,4-glykosidisch gebundenen Kette zusätzlich Seitenketten in α-1,6-Bindung enthält. S. enthält normalerweise 70-80 % Amylopektin und 20-30 % Amylose.

Unter "Amylopektin C" versteht man eine Stärke-Fraktion, die mit 5-10 % enthalten ist und eine gering verzweigte Amylose darstellt. Durch Züchtung kann eine reine Amylopektin-Stärke (Wachsstärke) oder eine amylosereiche Stärke hergestellt werden.

Eigenschaften

Weiße oder fast weiße, geruch- und geschmacklose Pulver, die beim Reiben zwischen den Fingern knirschen. *Löslichkeit:* **Verhalten in Wasser:** in kaltem Wasser quillt und erweicht S. unter Aufnahme von 5-10 % Wasser, in heißem Wasser ist S. oberhalb ihrer Verkleisterungstemperatur kolloidal löslich; **sl:** Dimethylsulfoxid, Dimethylformamid; **ul:** Ethanol. Größe der Stärkekörner (mittlerer Durchmesser): Erbsenstärke 25-45 (30) µm; Kartoffelstärke 10-100 µm (35 µm); Maisstärke 2-32 µm (15 µm); Reisstärke 2-10 µm (5 µm); Weizenstärke 2-45 µm (25 µm). Verkleisterungstemperaturen (Rein 2005): Erbsenstärke 62 °C; Kartoffelstärke 58-64 °C; Maisstärke 70 °C; Reisstärke 68-72 °C; Tapiokastärke 52-63 °C, Weizenstärke 50-59 °C. Dichte 1,478 g/cm^3. Schüttdichte (typabhängig): 0,45-0,80 g/cm^3, Stampfdichte (typabhängig) 0,69-0,90 g/cm^3. Trocknungsverlust (PhEur): Erbsenstärke ≤16 %; Kartoffelstärke ≤20 %; Maisstärke ≤15 %; Reisstärke ≤15 %; Weizenstärke ≤15 %. Stärken können bei höheren Feuchten Wasser aufnehmen. Die Desorptionsisotherme verläuft oberhalb der Sorptionsisotherme, was auf ein Wasserrückhaltevermögen hindeutet; pH-Wert der Lösung: 4,5-7,0 (20%ige Suspension in kohlendioxidfreiem Wasser). Eine ausführliche Darstellung der Eigenschaften von Stärke geben Newman et al. 2007 und Daniel et al. 2008.

Stabilität

S. ist als Substanz stabil, sofern sie trocken gelagert wird. Lösungen und Suspensionen sind mikrobiologisch anfällig und müssen konserviert werden.

Inkompatibilitäten

S. formt aufgrund des Amyloseanteils mit Jod blau gefärbte Einschlussverbindungen, was auch zum Stärkenachweis verwendet wird. S ist unverträglich mit starken Oxidationsmitteln.

Anwendung

Granulation: in Form des meistens 10 %igen Stärkekleisters als Bindemittel in der Granulation in AK-Konzentrationen von 3-20 %, vorzugsweise 5-10 %. **Tabletten:** Füllmittel und Zerfallhilfsmittel in Konzentrationen von 3-25 % (vorzugsweise 15 %). **Hartgelatinekapseln:** Träger und zerfallsförderndes Mittel (AK 3-10 %). **Puder:** flüssigkeitsaufsaugender Träger mit Erhöhung der Gleitwirkung des Puders. **Dermale Zubereitungen:** Grundlage für Hydrogele und Schleimsalben. **Kapseln:** Füllstoff für

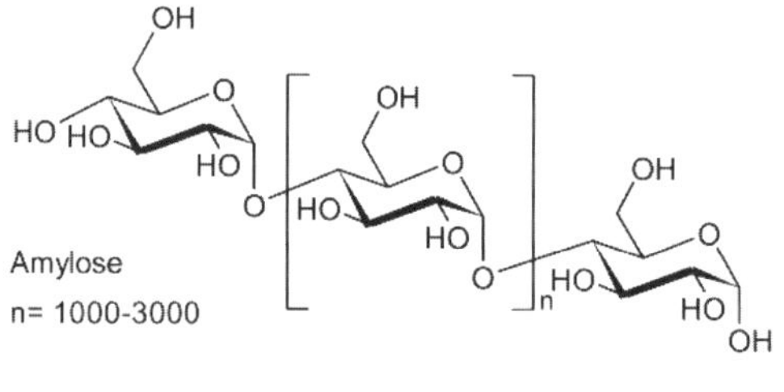

Amylose
n= 1000-3000

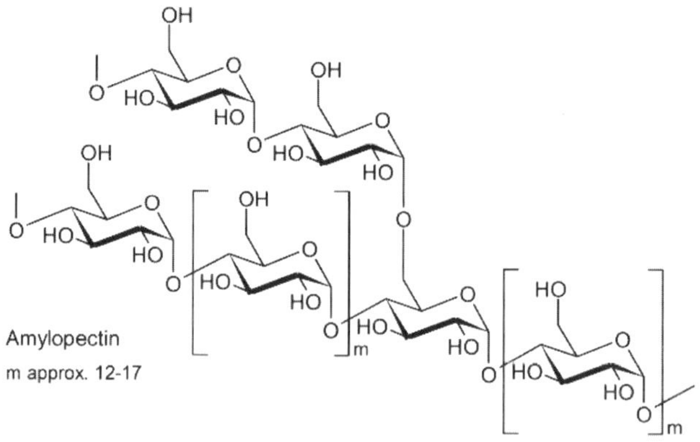

Amylopectin
m approx. 12-17

Hartgelatine-Steckkapseln sowie Grundstoff für die Herstellung von Stärkekapseln und Oblaten. **Extrusion:** die Extrusion von Stärke führt zu transparenten, harten, brüchigen Formlingen aus amorpher Stärke, die für perorale Retardformulierungen eingesetzt werden können (Rein 2003). Ferner ist S. Ausgangsstoff für die Herstellung von Glucose, Dextrin und anderen Stärke-Hydrolysat-Produkten sowie von Stärkederivaten.

Toxizität

S. ist untoxisch; Lebensmittelbestandteil.

Literatur

Daniel JR et al. (2008): Starch, in Ullmann's Encyclopedia of Industrial Chemistry, Wiley-VCH-Verlag, Weinheim, DOI 10.1002/14356007.a25_001.pub3. Newman AW et al (2007): Starch and Starch Derivatives, in Swarbrick J (ed), Encyclopedia of Pharmaceutical Technology, 3rd ed, Vol **5**, 3476-3482. Rein H (2005): Kartoffelstärke, in Bracher F et al, Arzneibuch-Kommentar, Wissensch Verlags Ges Suttgart und Govi-Verlag Frankfurt, 4.03/0355. Rein H (2003): Starch extrusion as a new production method for slow-release preparations, Pharm Ind **65**(1), 69-75.

Handelsprodukte

Produkt/ *Hersteller*	Eigenschaften	Anwendung
Stärke/*Agrana*		
MAISITA 21.003	native Maisstärke	Füllstoff für Tabletten und Kapseln
STÄRKINA 20.013	native Kartoffelstärke	
AGENASORB	vernetzte Maisstärke	Gleitmittel für Operationshandschuhe
Maisstärke/*Cargill*		
C*PharmGel	native Maisstärke	Füllstoff für Tabletten und Kapseln
Kartoffelstärke/*DMV-Fonterra*		
Solani Amylum	native Kartoffelstärke	Füllstoff für Tabletten und Kapseln, Zerfallhilfsmittel
Maisstärke/*Everest Starch*		
Maisstärke		Füllstoff für Tabletten und Kapseln
Maisstärke/*Gulshan Polyols*		
Maisstärke	native Maisstärke	Bindemittel für Tabletten- und Kapselherstellung
Stärke/*Roquette*		
Maisstärke	mittl.TG 5 – 25 µm	Füllstoff für Tabletten und Kapseln, Tablettensprengmittel
Extra weiße Maisstärke	mittl.TG 5 – 25 µm	

Produkt/ *Hersteller*	Eigenschaften	Anwendung
Stärke/*Roquette*		
Weizenstärke TB	TG 2 – 40 µm	Füllstoff für Tabletten und Kapseln, Tablettensprengmittel
Kartoffelstärke TB	TG 15 – 100 µm	
Maisstärke/*Tereos Starch & Sweeteners*		
Meritena	native Maisstärke	Zerfallhilfsmittel

Stärke, vorverkleisterte

Arzneibücher

PhEur: Stärke, vorverkleisterte; USP/NF: Pregelatinized Starch; JP/JPE: Pregelatinized Starch. CAS 9005-25-8, EINECS 232-679-6.

Synonyma/Definitionen

Amylum pregelificatum, komprimierbare Stärke; kalt quellbare Stärke, walzengetrocknete Stärke; wird aus Stärke, mit Ausnahme von Weizenstärke, durch mechanische Verarbeitung in Gegenwart von Wasser mit oder ohne Anwendung von Hitze, wobei alle oder ein Teil der Stärkekörner platzen, und anschließendes Trocknen hergestellt. Sie enthält keine Zusätze, kann aber modifiziert sein, um sie kompakt zu machen und ihre Fließeigenschaften zu verbessern (PhEur). Nach USP kann die Vorverkleisterung auch durch einen chemischen Prozess erfolgen.

Eigenschaften

Weißes oder gelblich-weißes, geruch- und geschmackloses, frei fließendes Pulver. *Löslichkeit:* **Verhalten in Wasser:** in kaltem Wasser quillt S. unter Bildung einer viskosen Paste. Vollständige Vorverkleisterung führt zu einer in kaltem Wasser löslichen Stärke; **ul:** organische Lösungsmittel. TG 30-150 µm. Dichte 1,516 g/cm^3, Schüttdichte (typabhängig): 0,58-0,61 g/cm^3, Stampfdichte (typabhängig) 0,72-0,88 g/cm^3, Böschungswinkel 41°. Trocknungsverlust (PhEur): ≤15 %; S. ist hygroskopisch; pH-Wert der Lösung: 4,5-7,0 (10%ige Suspension in kohlendioxidfreiem Wasser). Viskosität 8-10 mPa·s (2%ige wässrige Dispersion).

Stabilität

S. ist als Substanz stabil, aber hygroskopisch.

Inkompatibilitäten

Bisher keine bekannt.

Anwendung

Granulation: in Form einer meistens 10 %igen Lösung als Bindemittel in der Granulation in AK-Konzentrationen von 5-10 %. **Tabletten:** Füll- und Bindemittel in der Direkttablettierung (Bolhuis und Chowhan 1996) mit geringen Schmiermitteleigenschaften, wodurch der Zusatz an Magnesiumstearat reduziert werden kann (AK 5-20 %). Als Zerfallhilfsmittel AK 5 bis 10 %. S aus Mais ergibt härtere Tabletten mit einer niedrigeren Friabilität als S. aus Reis oder Yucca (Rojas et al. 2012). **Retard-Matrixtabletten:** S. verstärkt die retardierende Wirkung von Hydroxypropylmethylcellulose in hydrophilen Matrixtabletten (Levina 2004). **Hartgelatinekapseln:** Träger und Füllstoff (AK 5-75 %).

Toxizität

S. Stärke.

Literatur

Bolhuis GK, Chowhan ZK (1996): Materials for direct compression, in Alderborn G und Nyström C, Pharmaceutical powder compaction, Marcel Dekker Inc., New York, Basel und Hong Kong, S. 419-500. Levina M (2004): Influence of fillers, compression force, film coatings & storage conditions on performance of hypromellose matrices, Drug Del Technol **4**, 34, 36, 38, 40, 42. Rojas J et al (2012): Powder compaction characteristics of pregelatinized starches, Pharmazie **67**, 513-517.

Handelsprodukte

Produkt/ *Hersteller*	**Eigenschaften**	**Anwendung**
Vorverkleisterte Stärke/*Asahi Kasei*		
PC-10	mittl. TG 70 µm, Böschungswinkel 38 – 40 °, Wasserbindefähigkeit 3,7 cm³/g, Quellvolumen 8 – 9 cm³/g	Stabilisierung von feuchtigkeitsempfindlichen Wirkstoffen, Bindemittel, Tablettensprengmittel
Vorverkleisterte Stärke/*Cargill*		
C*PharmGel		Bindemittel
Vorverkleisterte Stärke/*Colorcon*		
Starch 1500	TG 30 – 150 µm	Bindemittel, Fließregulierungsmittel, Tablettensprengmittel
Starch 1500 G	teilweise vorverkleisterte Stärke	
Starch 1500 LM	Produkt mit niedriger Feuchte (unter 7 %)	
StarCap 1500	Kombination von Stärke und vorverkleisterter Stärke, SD 0,47 g/cm³	freifließender, direktkomprimierbarer Hilfsstoff (Fließfähigkeit 5,1-6,1 g/sec)
Vorverkleisterte Stärke/*DMV-Fonterra*		
Prejel PA5 PH	vorverkleisterte Kartoffelstärke	Bindemittel
SuperStarch® 200	teilw. verkleisterte Maisstärke, TG < 425 µm ≥ 99,5 %, < 150 µm ≥ 90,0 %, < 52 µm ≥ 25,0 %	Füllstoff für die Direkttablettierung, Kapselfüllstoff
Vorverkleisterte Stärke/*Paramesu Biotech*		
Maisstärke	pH 5-7 (10%ige Lösung)	Tablettenbinde- und Sprengmittel
Vorverkleisterte Stärke/*Roquette*		
Lycatab C	teilw. verkleisterte Maisstärke, TG 100 µm	Tablettenbinde- und Sprengmittel, Kapselfüllmittel
Lycatab PGS	vorverkl. Maisstärke, TG > 80 µm ≥ 50 %, > 315 µm ≤ 20 %	Bindemittel für Feuchtgranulierung
Lycatab DSH	teilweise hydrolysierte Stärke, TG > 50 µm mind. 80 %, > 200 µm max. 15 %	Bindemittel für Feuchtgranulierung, Füllstoff für Direkttablettierung
Vorverkleisterte Stärke/*Seppic*		
SEPISTAB ST200	Mischung von nativer Stärke mit vorverkl. Stärke	Direkttablettierhilfsmittel
Vorverkleisterte Stärke/*Visco Starch*		
VS-PSP		Bindemittel für Granulate, Tablettenbinde- und Sprengmittel, Kapselfüllmittel

Tragant → Gelbildner

3.2. Halbsynthetische Polymere

Carmellose-Natrium

Arzneibücher

PhEur: Carmellose-Natrium; USP/NF: Carboxymethylcellulose Sodium, ; Carboxymethylcellulose Sodium 12 und Carboxymethylcellulose Sodium Paste;; JP/JPE: Carmellose-Sodium; INCI: Cellulose Gum. CAS 9004-32-4, E 466.

Synonyma/Definitionen

Carboxymethylcellulose-Natriumsalz, Carmellosum natricum, Cellulose Carboxymethyl-

ether-Natriumsalz, CMC-Natrium, Natrium-Carboxymethylcellulose, Natrium Cellulose Glykolat, Natrium-CMC, Poly(O-carboxymethyl)cellulose-Natriumsalz, das Natriumsalz einer teilweise O-carboxymethylierten Cellulose, die 6,5-10,8 % Natrium enthält (PhEur). M_r 80.000-600.000.
Der durchschnittliche Substitutionsgrad (DS) entspricht der Anzahl Methoxylgruppen pro Mol Glucose und liegt im Bereich 0,35-1,22 (PhEur). Er beeinflusst die physikalischen Eigenschaften von C., wie z. B. die Löslichkeit in Wasser (Thielking und Schmidt 2006).

Eigenschaften

Weißes oder fast weißes, geruch- und geschmackloses Pulver oder Granulat, nach Trocknung hygroskopisch. *Löslichkeit:* **Verhalten in Wasser:** C. ist in kaltem und warmem Wasser dispergierbar und bildet klare, kolloidale Lösungen; niedrig substituierte Typen sind quellbar, höher substituierte löslich; **l:** Ethanol (40 %); **ul:** Aceton, Chloroform, Ethanol (95 %), Ether, Toluol und andere lipophile organische Lösungsmittel. Schüttdichte (typabhängig): ca. 0,5-0,6 g/cm³, Stampfdichte (typabhängig) 0,7-0,8 g/cm³. Schmelzverhalten: Bräunungsreaktion ab 220-230 °C, die Substanz verkohlt bei 250-255 °C. Trocknungsverlust (PhEur): ≤ 10 %. pH-Wert der Lösung: 6,0-8,0 (1%ige, wässrige Lösung, PhEur). Die Viskosität von C.-Lösungen ist typabhängig und umfasst eine Spanne von ca. 10-2000 mPa·s. Der Wert der scheinbaren Viskosität soll im Bereich 75-140 % der Deklaration liegen (PhEur). Die Viskosität von Lösungen ist im pH-Bereich 4-10 stabil. Lösungen höherer Konzentration und Gele haben eine Fließgrenze und zeigen pseudoplastisches bis thixotropes Fließverhalten.

Stabilität

C. ist bei trockener Lagerung als Substanz stabil. Bei feuchter Lagerung nimmt die Substanz bei 80 % rF ca. 25 % Wasser auf. Die Substanz ist mit Hitze sterilisierbar (160 °C/1h). Lösungen sind im pH-Bereich 3-10 stabil, unterhalb von pH 3 Ausflockung der freien Glykolsäure. Sie sind mikrobiologisch anfällig und müssen konserviert werden. Wegen des anionischen Charakters von C. sollten keine kationischen Konservierungsmittel verwendet werden. Beim Autoklavieren der Lösungen tritt ein Viskositätsverlust von ca. 25 % ein.

Inkompatibilitäten

Unverträglich mit Oxidationsmitteln, Aluminium- und anderen Schwermetall-Ionen, Bildung schwer löslicher Verbindungen mit kationischen Arznei- und Hilfsstoffen, mit Netzmitteln (Viskositätserniedrigung), Acetylsalicylsäure, Gerbstoffen und Phenolen.

Anwendung

Granulation*:* in Lösung als Bindemittel in AK von 1-5 %. Niedrigviskose Typen werden bevorzugt verarbeitet, da ihre absolute Viskosität geringeren Schwankungen unterworfen ist. Die Verarbeitung erfolgt entweder als niedrigviskose Lösung im Wirbelschichtverfahren oder als höher viskose Zubereitung in Schnellmischern. **Tabletten***:* Trockenbindemittel in Konzentrationen von 10-25 %. Höherviskose Typen wirken auch als Zerfallhilfsmittel (AK 1 %). **Retardzubereitungen***:* Retardierendes Agens in hydrophilen Matrixtabletten in Konzentrationen von 5-10 %. **Suspensionen***:* viskositätserhöhender Zusatz. **Gele, Salben, Cremes:** viskositätserhöhender Zusatz, Gelbildner (AK 1-5 %) sowie viskositätserhöhender Emulgator. In **Augenzubereitungen** werden zur Viskositätserhöhung niedrigviskose Typen in Konzentrationen zwischen 0,1 und 1 % eingesetzt (Dolder und Skinner 1990).

Toxizität

C. ist physiologisch inert, wird nicht resorbiert und mit den Faeces ausgeschieden. C. ist untoxisch, nicht allergen und nicht reizend (Anonymus 1986). Eine Tagesdosis von 4-10 g hat einen laxativen Effekt (Wapnir et al. 1997).

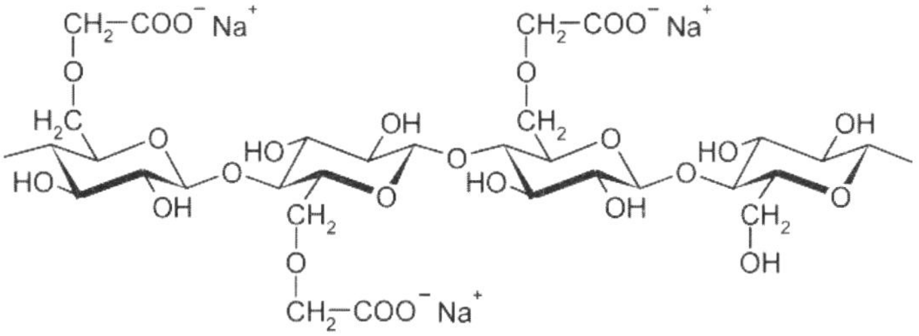

$CH_2-COO^- Na^+$ … $CH_2-COO^- Na^+$ … $CH_2-COO^- Na^+$ (Strukturformel: HO, OH, O, H_2C, CH_2, OH)

Literatur

Anonymus (1986): Final report on the safety assessment of hydroxypropylethylcellulose, hydroxypropylcellulose, methylcellulose, hydroxypropylmethylcellulose and cellulose gum, J Am Coll Toxicol **5**(3), 1-60. Dolder R und Skinner FS (1990): Ophthalmika, 4. Aufl, Wissensch Verlagsges Stuttgart, 400. Thielking H und Schmidt M (2006): Cellulose ethers, in Ullmann's Encyclopedia of Industrial Chemistry, Wiley-VCH, Weinheim, DOI: 10.1002/14356007.a05_461.pub2, published online: 15 APR 2006. Wapnir RA et al (1997):Cellulose derivatives and intestinal absorption of water and electrolytes: potential role in oral rehydration solutions, Proc Soc Exp Biol Med **215**(3), 275-280.

Handelsprodukte

Produkt/ *Hersteller*	**Eigenschaften**	**Anwendung**
Carmellose-Natrium/ *Ashland Aqualon*		
Aqualon CMC Hohe Visk.	1000-3000 mPa · s (1 % Lösung)	Verdickungsmittel in Salben und Cremes, Filmbildner, Suspendiermittel
Aqualon CMC Mittl. Visk	300-3100 mPa · s (2 % Lösung)	
Aqualon CMC Niedr.Visk./e xtra niedrig	25-50 mPa · s (2 % Lösung), 50-200mPa · s (4 % Lös.)	
Blanose CMC Hohe Visk.	1000-4500 mPa · s (1 % Lösung)	Filmbildner, Suspendiermittel, Verdickungsmittel in Salben und Cremes
Blanose CMC Mittl. Visk.	200-3100 mPa · s (2 % Lösung)	
Blanose CMC Hohe Visk.	1000-4500 mPa · s (1 % Lösung)	
Blanose CMC Mittl. Visk.	200-3100 mPa · s (2 % Lösung)	
Blanose CMC. Niedrige Visk.	50-100 mPa · s (2 % Lösung)	
Carmellose-Natrium/ *Cellulose Solutions*		
Celsol-DVPS Celsol-DVP Celsol-HVP Celsol-MVP Celsol LVP	1000-6000 mPa · s 600-900 mPa · s 200-400 mPa · s 80-120 mPa · s 40-60 mPa · s (1 % Lösung)	
Carmellose-Natrium/ *Daffodil Pharma*		
FM 01 FM12 FM24	100 mPa · s 120-250 mPa · s 250-400 mPa · s	Tablettenbindemittel, Zerfallshilfsmittel, Bindemitel für Feuchtgranulierung
FM812 FM1220 FMSH20	800-1200 mPa · s 1200-2000 mPa · s Min. 2000 mPa · s (1 % Lösung)	

Produkt/ *Hersteller*	**Eigenschaften**	**Anwendung**
Carmellose-Natrium/*Dipti Cellulose*		
UVP PP	25-100 mPa · s 300-600 mPa · s (2% Lösung, 25 °C)	Zerfallhilfsmittel für Tabletten, Tablettenbindemittel, Bindemitel für die Feuchtgranulierung
LVP MVP HVP DVP	25-50 mPa · s 80-150 mPa · s 250-350 mPa · s 600-1200 mPa · s (1 % Lösung, 25 °C)	
Carmellose-Natrium/*Dow/DuPont*		
Walocel C	Ph.Eur/USP Grade, Granulat oder Pulver mit Viskositäten von 23-3360 mPas (2 % Lösung, 20 °C)	Suspendiermittel, Verdickungsmittel für halbfeste Formen, Filmbildner
Carmellose-Natrium/*Dow Wolff Cellulosics*		
Walocel CRT	Viskositätsbereich 10-100000 mPa · s	Verwendung in Food als Verdickungsmittel, Bindemittel und Retardierungsmittel für Tabletten
Carmellose-Natrium/*Jiangsu Shangyong New Material*		
PH6	800-1200 mPa · s (2 % Lösung)	Verdickungsmittel
PM6	300-800 mPa · s (2 % Lösung)	
Carmellose-Natrium/*CP Kelco*		
Cekol 150 Cekol LVD Cekol 700 Cekol HVD Cekol 2000	150-300 mPa · s 350-700 mPa · s 500-900 mPa · s 1000-2000 mPa · s 1500-2500 mPa · s (in 2 %iger Lösung)	Verdickungsmittel Suspendier und Gelbildner in halbfesten Formen, Tablettenbindemittel, Matrix für Retardformen
Cekol 4000, Cekol 10000, Cekol 20000, Cekol 30000, Cekol 40000, Cekol 50000, Cekol 100000	300-700 mPa · s 1000-1500 mPa · s 1500-2500 mPa · s 2500-3500 mPa · s 3000-4500 mPa · s 4500-7500 mPa · s 7500-10000 mPa · s(in 1 %iger Lösung)	
Carmellose-Natrium/*Patel Chem Specialties*		
Rheollose CMC		Suspensionsstabilisator

Dextrin

Arzneibücher

PhEur: Dextrin; USP/NF: Dextrin; JP/JPE: Dextrin; INCI: Dextrin. CAS 9004-53-9, EINECS 232-675-4.

Synonyma/Definitionen

Dextrinum, Stärkegummi. D. ist ein aus Mais-, Kartoffel- bzw. Cassava-Stärke durch Hydrolyse gewonnenes Stärke-Hydrolysat, das durch Erhitzen mit oder ohne Säuren, Alkali oder den pH-Wert kontrollierenden Substanzen gewonnen werden kann (PhEur). Man unterscheidet **Weissdextrine**, hergestellt durch Rösten von Stärke bei 79-120 °C für 3-8 h in Gegenwart von Säure, **Gelbdextrine**, hergestellt durch Rösten bei 150-220 °C für 6-18 h in Gegenwart von Säure und gelbbraune Dextrine (sog. **British gums**), die stärker gefärbt sind, und durch Rösten von Stärke bei Temperaturen von 130-220 °C für 10-20 h bei neutralem pH-Wert hergestellt werden (Alvani et al. 2011). Der molekulare Aufbau entspricht dem der Stärke. Die M_r liegen je nach Herstellungsverfahren zwischen 2000 und 30.000 (Newman et al. 2007).

Eigenschaften

Weiße bis gelblich-weiße oder bräunliche, geschmacklose, amorphe, oft frei fließende, schwach hygroskopische Pulver. Mais-Dextrine sind geruchlos, Kartoffel-Dextrine haben einen schwach gurkenartigen Geruch. *Löslichkeit:* **ll:** in heißem Wasser, unter Bildung eines Schleims; in kaltem Wasser langsam löslich, am besten löslich sind die British gums, von denen sich 1 T. in weniger als 1 T. Wasser löst; **ul:** Chloroform, Ethanol (96 %), i-Propanol und viele organische Lösungsmittel. Dichte 1,495-1,598 g/cm^3. Schüttdichte (typabhängig): ca. 0,80 g/cm^3, Stampfdichte (typabhängig) ca. 0,91 g/cm^3. Trocknungsverlust (PhEur): ≤13 %. pH-Wert der Lösung: 2,0-8,0 (5%ige Lösung bzw. Dispersion). Smp 178 °C unter Zersetzung.

Stabilität

D. ist als Substanz stabil, sofern sie trocken gelagert wird. Lösungen und Suspensionen sind mikrobiologisch anfällig und müssen konserviert werden.

Inkompatibilitäten

Unverträglich mit starken Oxidationsmitteln. Nur hochmolekulare D. ergeben mit Jod blau gefärbte Einschlussverbindungen. D. mittleren Molekulargewichts ergeben rot gefärbte Einschlussverbindungen, während niedermolekulare D. keine Farbreaktion zeigen.

Anwendung

Granulation: in Form der meistens 10 %igen Lösung als Bindemittel in AK-Konzentrationen von 5-15 %, vorzugsweise 5-10 %. **Tabletten und Hartgelatinekapseln:** Füllmittel und Trockenbindemittel in Konzentrationen von 5-25 %. **Überzogene Tabletten:** Klebemittel in zuckerbasierten Dragiersuspensionen. **Extrakte***:* Trägerstoff für Trockenextrakte (bis zu 90 %), häufig in Kombination mit Lactose.

Toxizität

D. ist untoxisch und und besitzt den GRAS-Status.

Literatur

Alvani K et al (2011): Use of carbohydrates, including dextrins, for oral delivery, Starch/Stärke 63, 424-431.
Newman AW et al (2007): Starch and Starch Derivatives, in Swarbrick J (ed), Encyclopedia of Pharmaceutical Technology, 3rd ed, Vol **5**, 3476-3482.

Handelsprodukte

Produkt/ *Hersteller*	Eigenschaften	Anwendung
Dextrine/*Ferdinand Kreutzer Sabamühle*		
Dextrine	Ph.Eur. grade, Gewinnung aus Mais	

Hydroxyethylcellulose → Gelbildner

Hydroxypropylcellulose → Filmbildner

Hypromellose → Filmbildner

Maltodextrin

Arzneibücher

PhEur: Maltodextrin; USP/NF: Maltodextrin; INCI: Maltodextrin. CAS 9050-36-6, EINECS 232-940-4.

Synonyma/Definitionen

Maltodextrinum, eine Mischung aus Glucose, Di- und Polysacchariden, die durch partielle enzymatische oder säurekatalysierte Hydrolyse von Stärke, vornehmlich Maisstärke, Reinigung und Sprühtrocknung erhalten wird. Der DE-Wert ist <20 (DE = prozentualer Gehalt an reduzierenden Zuckern in der Trockensubstanz, berechnet als Glucose). Produkte mit einem höheren DE-Wert enthalten mehr Di-, Tri- und Tetrasaccharide (Mollan und Celik 1996, Blanchard und Katz 2006). Chemisch ist M. wie Stärke eine α-1,4 gebundene Glucose mit geringen Anteilen von α-1,6-Bindungen. Der molekulare Aufbau entspricht dem der Stärke, Strukturformel siehe dort. Die M_r liegen je nach Herstellungsverfahren zwischen 900 und 9000, bei Polymerisationsgraden n= 5-50.

Eigenschaften

Weißes bis fast weißes, geruchloses Pulver oder Granulat ohne Geschmack bis schwach süßlich schmeckend. *Löslichkeit:* **ll:** Wasser: die Löslichkeit steigt mit steigendem DE-Wert von 35-45 g/100ml (DE = 5) bis auf 60-75 g/100ml (DE = 20); **wl**: Ethanol (95 %); **ul:** Chloroform, i-Propanol und viele organische Lösungsmittel. Dichte 1,335-1,425 g/cm^3. Schüttdichte (typabhängig): 0,25-0,60 g/cm^3, Stampfdichte (typabhängig) 0,3-0,6 g/cm^3. Trocknungsverlust (PhEur): ≤ 6 %. pH-Wert der Lösung: 4,0-7,0 (20%ige, wässrige Lösung, PhEur). Die Viskosität von M.-Lösungen ist auch in höheren Konzentrationen niedrig und der von Gummi-arabicum –Lösungen ähnlich.

Stabilität

D. ist bei trockener Lagerung unterhalb von 30 °C als Substanz stabil. Lösungen sind mikrobiologisch anfällig und müssen konserviert werden.

Inkompatibilitäten

Unverträglich mit starken Oxidationsmitteln. Es besteht die Gefahr von Maillard-Reaktionen.

Anwendung

Granulation: in Form der meistens 10 %igen Lösung als Bindemittel in AK-Konzentrationen von 3-10 %. **Tabletten:** Füllmittel und Trockenbindemittel in Konzentrationen von 10-25 % (Bolhuis und Chowhan 1996). Wegen seiner guten Wasserlöslichkeit ist Maltodextrin als Bindemittel für Brausetabletten geeignet (Schmidt und Brögmann 1988). **Überzogene Tabletten:** Klebemittel in zuckerbasierten Dragiersuspensionen. **Extrakte:** Trägerstoff für Trockenextrakte, häufig in Kombination mit Lactose.

Toxizität

M. ist untoxisch und und besitzt den GRAS-Status.

Literatur

Blanchard PH und Katz FR (2006): Starch hydrolysates, Food Sci Technol **160,** 119-145. Bolhuis GK und Chowhan ZT (1996): Materials for direct compression, in Alderborn G und Nyström C (eds), Pharmaceutical powder compaction technology, Marcel Dekker Inc., New York, Basel, Hong Kong, 419-500. Mollan MJ Jr. und Celik M (1996): Maltodextrin, Anal Profiles Drug Subst and Excip **24**, 307-349, Academic Press. Schmidt PC und Brögmann B (1988): Effervescent tablets: choice of a new binder for ascorbic acid, Acta Pharm Technol **34**, 22-26.

Handelsprodukte

Produkt/ *Hersteller*	**Eigenschaften**	**Anwendung**
Maltodextrin/*Cargill*		
C*Pharm Dry	DE < 20	Bindemittel und Füllstoff für Tabletten und Kapseln, Kristallisationsverzögerer und Verdickungsmittel in Liquida
Maltodextrin/*Ferdinand Kreutzer Sabamühle*		
Maltodextrin	variable DE Werte, Ph.Eur./USP grade	
Maltodextrin/*JRS*		
EMDEX	Dextrates NF	Tablettenfüllstoff, Geschmacksmaskierung
Maltodextrin/*Roquette*		
Glucidex DE 1,2,6,9,12,17, 19	TG > 40 µm ≥ 50 %, > 250 µm ≤ 10 %	Träger für Sprühtrocknung, Bindemittel für Direkttablettierung
Glucidex IT	TG > 40 µm ≥ 95 %, > 500 µm ≤ 5 %, gute Fließeigenschaften	
Lycatab DSH	TG > 50 µm ≥80 %, >200 µm ≤15 %	Bindemittel, Füllstoff für Direkttablettierung von weichen Tabletten
Maltodextrin/*Tate & Lyle*		
STAR-DRI 1	DE 1	Speiseeis, Suppen, Kindernahrung
STAR-DRI 5	DE 5	
STAR-DRI 101 5A	DE 10	

Produkt/ ***Hersteller***	**Eigenschaften**	**Anwendung**
Maltodextrin/*Tereos*		
Maldex 120	DE 0,2, SD 0,425-0,600 g/cm^3, TG 90-150 µm	Bindemittel für Feucht- und Trocken-granulierung, Kapselfüllstoff, Füllstoff für Direkttabkettierung
Maldex 170	DE 15, SD 0,425-0,600 g/cm^3, TG 90-150 µm	
Maldex 190	DE 18, SD 0,425-0,600 g/cm^3, TG 90-150 µm	
Maldex G 120/170/190	granulierte Maltodextrine, TG 180-280 µm, SD 0,36-0,48 g/cm^3	s.o. mit geringerer Staubbildung, bessere Fließfähigkeit, höhere Löslichkeit

Methylcellulose

Arzneibücher

PhEur: Methylcellulose; USP/NF: Methylcellulose; JP/JPE: Methylcellulose; INCI: Methylcellulose. CAS 9004-67-5, E 461.

Synonyma/Definitionen

Methylcellulosum, Cellulosemethylether, eine partiell methylierte Cellulose, die 26-33 % Methoxylgruppen (-OCH_3) enthält (PhEur). Die M_r liegen zwischen 10.000-220.000, bei Polymerisationsgraden n= 50-1000.

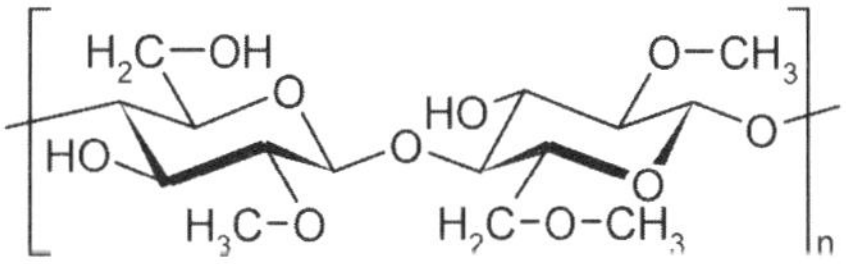

Der durchschnittliche Substitutionsgrad (DS) entspricht der Anzahl Methoxylgruppen pro Mol Glucose und liegt normalerweise im Bereich 1,7-2,3 (Thielking und Schmidt 2006). Er beeinflusst die physikalischen Eigenschaften von M., wie z. B. die Löslichkeit in Wasser.

Eigenschaften

Weißes bis gelblich-weißes oder grau-weißes, nach Trocknung hygroskopisches, geruchloses Pulver oder Granulat ohne Geschmack. *Löslichkeit:* **Verhalten in Wasser:** M. ist in kaltem Wasser löslich (DS 1,4-2,0) oder dispergierbar (andere DS) und bildet klare bis opaleszierende viskose, kolloidale Lösungen oder Dispersionen; M. ist in heißem Wasser unlöslich; **l:** Eisessig und Mischung aus gleichen Teilen Ethanol und Chloroform; **ul:** Aceton, Chloroform, Ethanol (95 %), Ether, gesättigte Salzlösungen, Methanol, Toluol und andere lipophile organische Lösungsmittel. Dichte 1,341 g/cm^3. Schüttdichte (typabhängig): ca. 0.275 g/cm^3, Stampfdichte (typabhängig) 0,46 g/cm^3. Schmelzverhalten: Bräunungsreaktion ab 190-200 °C, die Substanz verkohlt bei 225-230 °C. Für einige Typen wird eine Glasübergangstemperatur im Bereich 190-200 °C angegeben. Trocknungsverlust (PhEur): ≤ 5 %. pH-Wert der Lösung: 4,0-8,0 (2 bzw. 4%ige, wässrige Lösung, PhEur). Die Viskosität von M.-Lösungen ist typabhängig und umfasst eine Spanne von 600 bis ≥99500 mPa·s (PhEur). Lösungen höherer Konzentration und Gele haben eine Fließgrenze und zeigen pseudoplastisches bis thixotropes Fließverhalten. Oberflächenspannung 50 mN/m (1 %ige wässrige Lösung), Grenzflächenspannung gegen Paraffinum liquidum 20-28 mN/m, Brechungsindex 1,3355-1,3368 (2%ige wässrige Lösung).

Stabilität

M. ist bei trockener Lagerung als Substanz stabil. Lösungen sind im pH-Bereich 2-12 stabil, unterhalb von pH 2 erfolgt säurekatalysierte Hydrolyse. M.-Lösungen gelieren beim Erhitzen bei 50-60 °C; sie sind mikrobiologisch anfällig und müssen konserviert werden.

Inkompatibilitäten

Unverträglich mit einer Reihe von kationischen Wirk- und Hilfsstoffen sowie Phenol und Phenolderivaten wie Resorcinol, Chlorcresol, p-Hydroxybenzoesäureestern und Quecksilbersalzen.

Anwendung

Granulation: in Lösung als Bindemittel in AK-Konzentrationen von 1-5 %. Niedrigviskose Typen werden bevorzugt, da ihre absolute Viskosität niedriger und damit geringeren Schwankungen unterworfen ist. Die Verarbeitung erfolgt entweder als niedrigviskose Lösung im Wirbelschichtverfahren oder als höher viskose Zubereitung in Schnellmischern. **Tabletten:** Trockenbindemittel in Konzentrationen von 10-25 %. Höherviskose Typen wirken auch als Zerfallhilfsmittel (AK 2-10 %). **Retardzubereitungen:** retardierendes Agens in hydrophilen Matrixtabletten in Konzentrationen von 15-80 %. **Überzogene Tabletten:** M. bildet klar durchsichtige Filme und wird deshalb als Isolierschicht in der Zuckerdragierung und in Filmüberzügen eingesetzt; Klebemittel in zuckerbasierten Dragiersuspensionen. **Suspensionen:** viskositätserhöhender Zusatz für eine zuckerfreie Sirupgrundlage. **Gele, Salben, Cremes:** viskositätserhöhender Zusatz. Der Einsatz in Augenzubereitungen zur Viskositätserhöhung ist weitgehend durch Hydroxypropylmethylcellulose abgelöst worden.

Toxizität

M. ist physiologisch inert, wird nicht resorbiert und mit den Faeces ausgeschieden. M. ist untoxisch, nicht allergen und nicht reizend (Anonymus 1986).

Literatur

Anonymus (1986): Final report on the safety assessment of hydroxypropylethylcellulose, hydroxypropylcellulose, methylcellulose, hydroxypropylmethylcellulose and cellulose gum, J Am Coll Toxicol **5**(3), 1-60.
Thielking H und Schmidt M (2006): Cellulose ethers, in Ullmann's Encyclopedia of Industrial Chemistry, Wiley-VCH, Weinheim, DOI: 10.1002/14356007-.a05_461.pub2, published online: 15 APR 2006.

Handelsprodukte

Produkt/ ***Hersteller***	**Eigenschaften**	**Anwendung**
Methylcellulose/*Ashland Aqualon*		
Benecel A4M PHARM	nominelle Viskosität 4000 mPa · s	Tablettenbindemittel, Viskositätsregulierer
Benecel A15C PHARM	nominelle Viskosität 1500 mPa · s	
Benecel A15 LV PH PRM	nominelle Viskosität 15 mPa.s	
Methocel/*Dow Wolff Cellulosics/Colorcon/DuPont*		
Methocel	verfügbar in verschiedenen Viskositäten von 5 bis 75000 mPa · s (2 %, 20 °C)	Verwendung in Abhängigkeit von der Viskosität als Tablettenbindemittel, Filmbildner, Verdickungsmittel, zur Retardierung
Methylcellulose/*Shin-Etsu*		
Metolose SM 4, 15, 25, 100, 400, 1500, 4000	verfügbar in verschiedenen Viskositäten von 4-4000 mPa · s	Verdickungs- und Tablettenbindemittel
Methylcellulose/*Zhejiang Kehong Chemical*		
Methylcellulose	verfügbar in verschiedenen Viskositäten von 5 bis 4000 mPa · s und von 8000 bis 200000 mPa · s (2 %, 20 °C)	Verdickungsmittel, Filmbildner, Suspensionsstabilisator

3.3. Synthetische Polymere

Copovidon

Arzneibücher

PhEur: Copovidon; USP/NF: Copovidone; JP/JPE: Copolyvidone; INCI: VP/VA Copolymer. CAS 25086-89-9.

Synonyma/Definitionen

Copolyvidon, PVP/VA, PVP/VA-Copolymer, Copovidonum, ein Copolymer aus 1-Vinyl-2-Pyrrolidon und Vinylacetat im Mengenverhältnis 60:40. M_r 45.000-70.000.

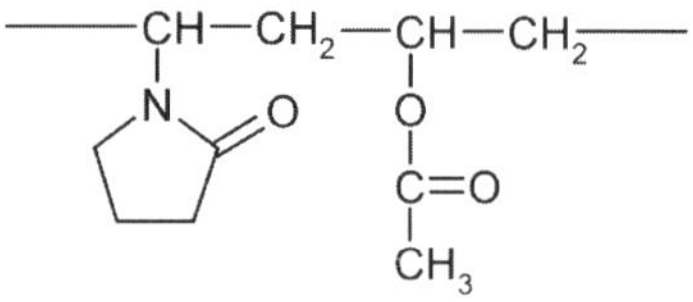

60 : 40 % (m/m)

Das Molekulargewicht wird über die Bestimmung der relativen Viskosität in wässriger Lösung als K-Wert bestimmt; je niedriger der K-Wert, desto niedriger das Molekulargewicht. Die K- Werte der Handelsprodukte liegen in der Größenordnung von 25-34.

Eigenschaften

Weißes bis gelblich-weißes, geruch- und geschmackloses, hygroskopisches Pulver oder Plättchen. *Löslichkeit:* **ll:** Wasser, 1,4-Butandiol, Chloroform, Dichlormethan, Ethanol (95 %), Glycerol, Methanol, Polyethylenglycol 400, i-Propanol, n-Propanol, Propylenglycol; **sl:** Cyclohexan, Ether, flüssiges Paraffin, Pentan. Schüttdichte (typabhängig): 0,24-0,28 g/cm³, Stampfdichte 0,35-0,45 g/cm³. C. nimmt bei 50 % rF ca. 6 % Wasser auf; pH-Wert der Lösung: 3,0-5,0 (5%ige, wässrige Lösung). Trocknungsverlust (% m/m): ≤5 %. Eine detaillierte Darstellung der Eigenschaften von C. gibt Bühler (2008).

Stabilität

C. ist als Substanz stabil. Der Peroxidgehalt kann in Gegenwart von Sauerstoff leicht ansteigen, bleibt jedoch unterhalb 400 ppm und ist damit niedriger als bei Povidon.

Inkompatibilitäten

Keine Inkompatibilitäten bekannt.

Anwendung

C. ist Bindemittel für Tabletten und Granulate (AK 2-5 % in der Granulation und 2-5(10) % in der Direkttablettierung). C. kann in der Feucht- und Trockengranulation eingesetzt werden. Filmbilder für überzogene Tabletten (AK 2-5 %), Matrixbildner in der Schmelz-Extrusion (AK ca. 50 %), (Bühler 2008 und Kolter et al. 2010).

Toxizität

C. ist untoxisch. Es zeigt keine Hautreizung oder Sensibilisierung. Langzeitstudien an Ratten und Hunden zeigten keinerlei unerwünschte Effekte.

Literatur

Bühler V (2008): Kollidon, 9th revised edition, BASF, Ludwigshafen, 19-42, 83-139, 231-254. Kolter K et al (2010): BASF Hot-Melt Extrusion with Pharma Polymers, 1-111.

Handelsprodukte

Produkt/ *Hersteller*	**Eigenschaften**	**Anwendung**
Copovidon/*Ashland ISP*		
Plasdone S 630	SD 0,3 g/cm³, Stampfdichte 0,4 g/cm³, Böschungswinkel 46 °, mittlere TG 65-85 µm	siehe Kollidon VA 64
Copovidon/*BASF*		
Kollidon VA 64	TG <50 µm 15-25 %, > 250 µm < 5 %, SD 0,2-0,3 g/cm³, Stampfdichte 0,3-0,45 g/cm³, T_g 106 °C	Trockenbindemittel, Feuchtgranulierhilfsmittel, Bindemittel für Walzenkompaktierung, Filmbildner für Tablettenüberzüge, Matrix für Schmelzextrusion
Kollidon VA 64 Fine	TG < 50 µm > 80 %, > 250 µm < 1 %, SD 0,08-0,15 g/cm³, Stampfdichte 0,14-0,20 g/cm³	Trockenbindemittel, Bindemittel für Walzenkompaktierung
Copovidon/*BOAI NKY*		
KoVidone VA 64	s.o.	Trockenbindemittel, Feuchtgranulierhilfsmittel, Filmbildner für Tablettenüberzüge
Copovidone/*Sunflower Technology*		
Sunvidone VA	K-Wert 25,4-34,2	Filmbildner für Tablettenüberzüge, Trockenbindemittel, Feuchtgranulierhilfsmittel

Macrogole → Suppositoriengrundlagen

Poly(vinylalkohol) → Gelbildner

Povidon

Arzneibücher

PhEur: Povidon; USP/NF: Povidone; JP/JPE: Povidone; INCI: PVP. CAS 9003-39-8, E 1201.

Synonyma/Definitionen

Povidonum, Polyvidonum, Poly-N-vinylpyrrolidone, 1-Vinyl-2-pyrrolidon Polymer, 1-Ethenyl-2-pyrrolidon Homopolymer, α-Hydro-ω-hydropoly[1-(2-oxopyrrolidin-1-yl)ethylen], M_r 2.500-1.360.000.

Die verschiedenen P.-Typen werden über das Molekulargewicht charakterisiert, das über die Bestimmung der relativen Viskosität in wässriger Lösung als K-Wert bestimmt wird; je niedriger der K-Wert, desto niedriger das Molekulargewicht. Die K-Werte laufen von 10 bis 90.

Eigenschaften

Weiße bis gelblich-weiße, frei fließende, fast geruch- und geschmacklose, hygroskopische, sprühgetrocknete oder walzengetrocknete Pulver oder Plättchen. *Löslichkeit:* **ll:** Wasser, 1,4-Butandiol, n-Butanol, Chloroform, Diethylenglycol, Essigsäure, Ethanol, Glycerol, Macrogol 400, Methanol, Methylenchlorid, i-Propanol, n-Propanol, Propionsäure, 1,2-Propylenglycol, 2-Pyrrolidon, Triethanolamin; **sl:** Cyclohexan, Cyclohexanol, Diethylether, Dioxan, Ethylacetat, flüssiges Paraffin, Pentan, Tetrachlorkohlenstoff, Toluol, Xylol. Schüttdichte (typabhängig): 0,40-0,65 g/cm³, Stampfdichte 0,5-0,75 g/cm³. P. ist hygroskopisch und nimmt bei 50 % rF 15 % und bei 75 % rF 45 % Wasser auf; pH-Wert der Lösung: 3,0-5,0 (5%ige, wässrige Lösung). Wassergehalt (% m/m): ≤5 % (Karl-Fischer-Titration). Eine detaillierte Darstellung der Eigenschaften von P. gibt Bühler (2008).

Stabilität

P. ist als Substanz stabil. Lediglich sehr hoch molekulares P. kann eine leichte Abnahme des K-Wertes zeigen, was durch eine geeignete Verpackung vermieden werden kann. Der Peroxidgehalt kann in Gegenwart von Sauerstoff leicht ansteigen, bleibt jedoch unter 400 ppm. Gammastrahlen schädigen das Produkt in Pulverform nicht. Lösungen von niederem und mittlerem K-Wert sind autoklavierbar.

Inkompatibilitäten

P. bildet mit Sulfathiazol, Natriumsalicylat, Salicylsäure, Phenobarbital und Tannin Komplexe. Konservierungsstoffe (Thiomersal) können in ihrer Wirkung beeinträchtigt werden. Generell sind Komplexe mit phenolischen Stoffen zu erwarten, die in alkalischem Medium reversibel sind.

Anwendung

P. hat folgende Anwendungsgebiete: Bindemittel für Tabletten, Kapseln und Granulate (AK 5-20 % in wässriger oder alkoholischer Lösung); Erhöhung der Bioverfügbarkeit von Wirkstoffen in Tabletten, Kapseln, Granulaten, Pellets, Zäpfchen und transdermalen Systemen; Filmbildner in Augenarzneien und Tablettenüberzügen; Lösungsvermittler für perorale, parenterale und dermale Lösungen; Geschmackskaschierung in peroralen Lösungen und Kautabletten, Hilfsstoff in der Gefriertrocknung von Injektionen und peroralen Produkten; Suspensionsstabilisator in peroralen und parenteralen Suspensionen sowie im Film Coating; Hydrophilierungsmittel in Granulaten und Suspensionen; Haftmittel für transdermale Systeme und Gele (Bühler 2008). P. ist extrudierbar und kann zur Verbesserung der Bioverfügbarkeit schwer löslicher Substanzen als Bindemittel bei der Herstellung von Pellets durch Extrusion von z. B. Indomethacin eingesetzt werden (Wang et al. 2008 und Kolter et al. 2010).

Toxizität

P. ist untoxisch und höhermolekulare Typen werden aus dem Magen-Darm-Trakt nicht resorbiert. Es zeigt keine Hautreizung oder Sensibilisierung. Von der FDA wurde ein ADI-Wert von 0-50 mg/kg Körpergewicht festgelegt. Eine Übersicht über alle toxikologischen Daten geben Robinson et al. (1990). Akute Toxizität: P. K 12: LD_{50} >11 g/kg (Maus, i. v.); P. K 17: LD_{50} >15 g/kg (Maus , i. v.); K25/30: LD_{50} >10 g/kg (Ratte, oral).

Literatur

Bühler V (2008): Kollidon, 9th revised edition, BASF, Ludwigshafen, 19-42, 83-139, 231-253. Kolter K et al (2010): BASF Hot-Melt Extrusion with Pharma Polymers, 1-111. Robinson BV et al (1990): A critical review of the kinetics and toxicology of polyvinylpyrrolidone (Povidone), Lewis Publishers, Michigan USA, ISBN 0-87371-288-9. Wang J et al (2008): Indomethacin immediate release capsules produced by hot-melt extrusion, Zhongguo Yaoye **17**(15), 47-49, CAN150:456156.

Handelsprodukte

Produkt/ *Hersteller*	**Eigenschaften**	**Anwendung**
Povidon/*Ashland ISP*		
Plasdone C 12 Plasdone K 12	M_w 4000, Glasübergangstemp. 120 °C, Typ C ist pyrogenfrei	Dispergiermittel, Schutzkolloid
Plasdone K 17 Plasdone C 17	M_w 10000, T_g 126 C, Typ C ist pyrogenfrei	
Plasdone K 25	M_w 34000	Filmbildner, Bindemittel, Dispergiermittel, Verdickungsmittel
Plasdone K 29/32	M_w 5800, T_g 164 °C	
Plasdone K 90, K 90 D	M_w 1300000, T_g 174 °C	
Povidon/*BASF*		
Kollidon 12 PF, Kollidon 17PF	M_w 2500-10000	Lösungsvermittler oder Suspensionsstabilisator in Injektionspräparaten, Kryoprotektivum, Schutzkolloid
Kollidon 25	M_w 32000, SD 0,4-0,5 g/cm^3, Stampfdichte 0,5-0,6 g/cm^3, TG < 50 µm < 10 %, > 250 µm < 5 %	Tablettenbindemittel, Bindemittel für Trinkgranulate, Träger für feste Lösungen
Kollidon 30	M_w 49000, SD 0,4-0,5 g/cm^3, Stampfdichte 0,5-0,6 g/cm^3, TG < 50 µm < 10 %, > 250 µm < 5 %	Tablettenbindemittel für Feucht- und Trockengranulierung, Träger für feste Lösungen
Kollidon 30 LP	s. Kollidon 30, LP = low peroxide grade,	s.o. für oxidationsempfindliche Wirkstoffe

Produkt/ *Hersteller*	**Eigenschaften**	**Anwendung**
Kollidon 90 F	M_w 1000000 – 1500000, SD 0,4-0,55 g/cm^3, TG < 50 µm < 10 %, > 250 µm < 20 %	Tablettenbindemittel, Bindemittel für Feucht- und Trockengranulierung, Suspensionsstablisator, Verdickungsmittel für wässrig-alkoholische Lösungen
Povidon/*Boai NKY Pharmaceuticals*		
KoVidone 12	K-Wert 10,2-13,8	Lösungsvermittler, Suspensionsstabilisator in Injektionspräparaten
KoVidone 15	K-Wert 12,7-17,2	
KoVidone 17	K-Wert 15,3-18,3	
KoVidone 25	K-Wert 22,5-27,0	Filmbildner, Bindemittel, Dispergiermittel, Verdickungsmittel
KoVidone 30	K-Wert 27,0-32,4	
KoVidone 60	K-Wert 54,0-64,8	
KoVidone 90	K-Wert 81,0-97,2	
Povidon/*JRS*		
Vivapharm PVP K30		Bindemittel für Feuchtgranulierung
Povidon/*Jiaozu Zhongwei Special Products*		
Povidone K15	K-Wert 12,75-17,25	Tablettenbindemittel, Filmbildner, Verdickungsmittel, Lösichlichkeitsverbesser für schlecht wasserlösliche Wirkstoffe
Povidone K17	K-Wert 15,3-18,36	
Povidone K25	K-Wert 22,5-27,0	
Povidone K30	K-Wert 27,0-32,4	
Povidone K60	K-Wert 54,0-64,8	
Povidone K90	K-Wert 81,0-97,2	
Povidon/*Sunflower Technology*		
Sunvidone K 15/K 17	s.o.	s.o.
Sunvidone K 25/30	s.o.	Filmbildner, Bindemittel, Verdickungsmittel
Sunvidone K 90	s.o.	

3.4. Polymere für verzögerte Wirkstofffreisetzung

Ammoniummethacrylat-Copolymer (Typ A) → Filmbildner

Ammoniummethacrylat-Copolymer *(Typ B)* → *Filmbildner*

Celluloseacetat → *Filmbildner*

Celluloseacetatbutyrat → *Filmbildner*

Chitosan → *Filmbildner*

Ethylcellulose → *Filmbildner*

Polyacrylat-Dispersion 30 % → *Filmbildner*

Poly(vinylacetat) → *Filmbildner*

Poly(vinylacetat)-Dispersion 30 % → *Filmbildner*

Schellack → *Filmbildner*

Zein → *Filmbildner*

3.5. Sonstige Bindemittel für verzögerte Wirkstofffreisetzung

Fettalkohole→ *Emulgatoren*

Fette und Wachse→ *Salbengrundstoffe, Suppositoriengrundlagen*

Hydriertes Riziniusöl→ *Salbengrundstoffe*

Stearinsäure→ *Schmiermittel*

4. Emulgatoren

Emulgatoren sind Stoffe, die die Grenzflächenspannung zwischen zwei nicht mischbaren Flüssigkeiten herabsetzen. Sie reichern sich in der Grenzfläche an und gehören zur großen Gruppe der **Tenside**. Unter diesem Begriff werden allgemein grenzflächenaktive Verbindungen zusammengefasst. Es handelt sich um bipolare, amphiphile Stoffe, die einen hydrophilen und einen lipophilen Teil aufweisen. Die Anreicherung in der Grenzfläche kommt dadurch zu Stande, dass sich die hydrophilen Teile des Moleküls der Wasserphase zuwenden, während sich die lipophilen Anteile zur Ölphase hin orientieren. Dadurch wird die Grenzflächenspannung zwischen Öl und Wasser herabgesetzt, was zu einer Stabilisierung der inneren Phase der Emulsion führt. Emulgatoren werden in vier Klassen eingeteilt.

Anionaktive Emulgatoren sind Verbindungen, bei denen das Anion den grenzflächenaktiven Teil des Moleküls darstellt. Das Kation als Gegenion ist mitbestimmend für die physikochemischen Eigenschaften (z. B. Löslichkeit) der Verbindung. So sind die Erdalkalisalze höherer Fettsäuren wie Calciumstearat und Magnesiumstearat wasserunlösliche Verbindungen, die deshalb vornehmlich als Schmiermittel in der Tablettierung eingesetzt werden. Die entsprechenden Alkalisalze dagegen sind wasserlöslich und werden als Seifen genutzt. Die bekannteste Verbindung dieser Klasse, Natriumdodecylsulfat, dürfte das weltweit am meisten verwendete Tensid sein. Beispielsweise ist es in fast allen Zahnpasten vertreten. Anionaktive Emulgatoren haben im Bereich der Wasch- und Reinigungsmittel sowie in technischen Anwendungen eine überragende Bedeutung. Dagegen sind Verbindungen wie Docusat-Natrium und Natriumcetylstearylsulfat Stoffe, die vor allem pharmazeutisch genutzt werden.

Kationaktive Emulgatoren, auch als Invertseifen bezeichnet, sind Verbindungen, bei denen das Kation den grenzflächenaktiven Teil des Moleküls darstellt. In den meisten Fällen handelt es sich um Ammoniumverbindungen, die am Stickstoff mindestens eine längere Kohlenwasserstoffkette als lipophilen Anteil des Moleküls tragen. Sie werden pharmazeutisch vor allem als Konservierungsmittel genutzt. PhEur führt Benzalkoniumchlorid, Benzethoniumchlorid, Cetrimid und Cetylpyridiniumchlorid. Kationaktive Tenside haben ein hohes Adsorptionsvermögen an Oberflächen und werden deshalb zum Beispiel zur wasserabweisenden Imprägnierung von Stoffen verwendet.

Nichtionogene Emulgatoren sind die größte Gruppe innerhalb der Tenside. Von wenigen Ausnahmen abgesehen, enthalten sie als lipophilen Anteil entweder einen Fettalkohol- oder einen Fettsäurerest, während die hydrophilen Gruppen neben der reinen Alkohol- bzw. Säurefunktion unterschiedlichen Stoffklassen wie Diethylenglykol, Glycerol, Polyglycerol, Propylenglykol, Saccharose, Sorbit/Sorbitolan und ihren Ethylenoxid-Addukten angehören können. Diese Vielfalt schlägt sich auch in PhEur nieder.

Amphotere Emulgatoren können sich je nach pH-Wert der Zubereitung sowohl als kationaktive als auch als anionaktive Verbindungen verhalten. Sie haben mit Ausnahme des Lecithins pharmazeutisch eine relativ geringe Bedeutung.

Standardwerke zu Emulgatoren siehe unten stehende Literatur.

Literatur

NPCS Board of Consultants and Engineers (2014): The Complete Book on Emulsifiers with Uses, Formulae and Processes (2nd Revised Edition), 428 Seiten, ISBN 9788190568531. Tadros TF (2016): Selection of emulsifiers, in Emulsions, De Gruyter Textbook, 73-94, ISBN 978-3-11-045221-2.

4.1. Anionaktive Emulgatoren

Calciumstearat → Schmiermittel

Docusat-Natrium

Arzneibücher

PhEur: Docusat-Natrium; USP/NF: Docusate Sodium; INCI: Diethylhexyl Sodium Sulfosuccinate. CAS 577-11-7, EINECS 209-406-4.

Synonyma/Definitionen

Natrii docusas, Dioctyl-Natriumsulfosuccinat, Dioctylsulfosuccinat-Natrium, Docusatum natricum, Natrium[1,4-bis[(2-ethylhexyl)oxy]-1,4-dioxobutan-2-sulfonat], Bis(2-ethylhexyl)oxy-1,4-dioxobutan-2-sulfonsäure. $C_{20}H_{37}NaO_7S$, M_r 444,56.

```
O         C2H5
 \        |
  C—O—CH2—CH—(CH2)3—CH3
  |
  CH—SO3⁻  Na⁺
  |
  CH2
  |
  C—O—CH2—CH—(CH2)3—CH3
 //       |
O         C2H5
```

Eigenschaften

Weiße oder fast weiße, weiche Masse, Pellets, Zylindergranulate oder Flocken, wachsartig, hygroskopisch mit einem charakteristischen octanolähnlichen Geruch und bitteren Geschmack. *Löslichkeit:* **sll:** Chloroform (1 g in 1 ml), Ethanol 95 % (1 in 3), Ether (1 in 1), Glycerol; **l:** Aceton, Dibutylphthalat, Ethanol, Naphtha, Petrolether, Petroleum, pflanzliche Öle, Tetrachlorkohlenstoff und Xylol; **wl:** Wasser (1,5 g/100 ml bei 25 °C; 2,3 g/100 ml bei 40 °C, 3,0 g/100 ml bei 50 °C, 5,5 g/100 ml bei 70 °C); sehr gut löslich in Wasser/Ethanol-Gemisch und in anderen wassermischbaren organischen Lösungsmitteln. D. bildet in höherer Konzentration mit Wasser Gele; mit geradzahligen unverzweigten Kohlenwasserstoffen werden mesomorphe flüssigkristalline Systeme ausgebildet. Dichte 1,16 g/cm³, Smp 153-157 °C, Flammpunkt >205 °C, Brechungsindex 1,461-1,491. IZ ≤0,25; OHZ 6.0-8,0; SZ ≤2,5; VZ 240-153, Wassergehalt ≤3 %; pH-Wert 6-9 (1%ige wässrige Lösung), kritische Mizellkonzentration 0,2365 % (w/v); diese sinkt in Gegenwart von 0,1 Mol/l Natriumchlorid auf einen Wert von 0,042 %. Oberflächenspannung 25,2 mN/m (0,05%ige wässrige Lösung bei 30 °C); die Oberflächenspannung ist im Bereich der kritischen Mizellkonzentration mit ca. 20 mN/m am niedrigsten (Lippold und Ohm 1986). HLB-Wert ca. 40.

Stabilität

D. ist als Substanz bei Raumtemperaturlagerung stabil, wässrige Lösungen sind im Bereich pH 1-10 stabil, Hydrolyse erfolgt außerhalb dieses pH-Bereiches.

Inkompatibilitäten

Der Zusatz von Natriumchlorid in Konzentrationen von ≥3 % führt zur Trübung einer wässrigen Lösung. D. ist mit Calcium-, Magnesium- und anderen mehrwertigen Ionen besser verträglich als andere Tenside.

Anwendung

D. wird als Netzmittel in der Granulation und zur Herstellung von Kapseln und Tabletten zur Verbesserung der Benetzung und der Lösungsgeschwindigkeit eingesetzt (Simons et al. 2005). In der Extrusion dient es in Verbindung mit Polymeren der Verbesserung der Lösungsgeschwindigkeit schwer löslicher Arzneistoffe (Ghebremeskel et al. 2007). Der Zusatz von D. ermöglicht die Herstellung kleinster Mikrokapseln (2-5 µm) nach dem Verfahren der Sprühtrocknung (Giunchedi et al. 2001). D. bildet in unpolaren Lösungsmitteln ohne den Zusatz eines Co-Tensids sog. „reverse micelles“ (umgekehrte Mizellen) und/oder Mikroemulsionen (De und Maitra 1995). D. wird therapeutisch als Laxativum angewendet, Dosierung: 2-3 mal täglich 0,1 g (peroral), 0,1 g täglich (rektal).

Toxizität

Bei der Anwendung als Laxativum können Nebenwirkungen wie Diarrhoe, Übelkeit und Erbrechen sowie Hautrötung auftreten. D. wird im Magen-Darm-Trakt resorbiert und über die Galle ausgeschieden. D. soll nicht zusammen mit Paraffinöl gegeben werden, da es die Resorption des Öles erhöht. LD_{50} 1,9 g/kg (Ratte, oral), LD_{50} 0,59 g/kg (Ratte, i. p.), LD_{50} 2,64 g/kg (Maus, oral), LD_{50} 0, 06 g/kg (Maus, i. v.).

Literatur

De TK und Maitra A (1995): Solution behavior of Aerosol OT in non-polar solvents, Adv Colloid Interf Sci **59**, 95-193. Ghebremeskel A et al (2007): Use of surfactants as plasticizers in preparing solid dispersions of poorly soluble API: Selection of polymer-surfactant combinations using solubility parameters and testing the processability, Int J Pharm **328**(2), 119-129. Giunchedi P et al (2001): Emulsion spray-drying for the preparation of albumin-loaded PLGA microspheres, Drug Dev Ind Pharm **27**(7), 745-750. Lippold BC und Ohm AM (1986): Effects of surfactants, polymers, and gastric juice on contact angle of drugs, Acta Pharm Technol **32**(1), 20-25. Simons SJR et al (2005): The relationship between surface properties and binder performance in granulation, Chem Engin Sci **60**(14), 4055-4060.

Handelsprodukte

Produkt/ *Hersteller*	**Charakteristika/ Arzneibücher**	**Liefer-formen**
Docusate/*Badrivishal Chem.*		
Docusate	USP/PhEur	Pulver
Docusate/*Cameo Health*		
Docusate	BP	Pulver
Docusate/*Cytec Solvay*		
Docusate	USP, Gehalt 99,0 – 100,5 %, Gehalt Pulver 85%	Rollen wachsartiger Plastikfolien/ Pulver
Docusate/*Laxachem Organics*		
Docusate	USP/PhEur/BP	
Geropon/*Solvia Novecare*		
SDS	Schüttdichte 0,2 g/cm^3, Gehalt 85 %	Pulver
Docusate/*Vignesh Life Sciences*		
Docusate Sodium	USP	
Docusate/*Wuhan Chemical*		
SDS	Gehalt 99 %, USP/NF	Pulver

Magnesiumstearat → Schmiermittel

Natriumcaprylat

Arzneibücher

PhEur: Natriumcaprylat; USP/NF: Sodium Caprylate; JP/JPE: Sodium Caprylate; INCI: Sodium Caprylate. CAS 1984-06-1, EINECS 217-850-5.

Synonyma/Definitionen

Natrii caprylas, Natriumoctanoat, $C_8H_{15}NaO_2$, M_r 166,2.

$$H_3C-(CH_2)_6-C(=O)-O^- \; Na^+$$

Eigenschaften

Weißes bis fast weißes, kristallines, geruchloses Pulver. *Löslichkeit:* **sll**: Wasser; **ll:** Essigsäure; **wl:** Ethanol 96 %; **ul:** Aceton. Smp ca. 243-245 °C, Wassergehalt ≤3 %. Kritische Mizellkonzentration 24,0 mMol/l (Alawi und Akhter 2011); pH-Wert der wässrigen Lösung 8,0-10,5 (10%ig).

Stabilität

N. ist bei Raumtemperaturlagerung stabil.

Inkompatibilitäten

Keine bekannt.

Anwendung

N. ist aufgrund seiner relativ kurzen C-Kette weniger grenzflächenaktiv als vergleichbare Alkalisalze von Fettsäuren höherer Kettenlänge. Dies äußert sich z. B. in der gegenüber Natriumstearat erhöhten kritischen Mizellbildungskonzentration. N. kann als Netzmittel eingesetzt werden. Sein Haupteinsatzgebiet ist die Stabilisierung von Human-Serumalbumin (HSA), das es gegen hitzeinduzierten Stress während der bei der Herstellung von HSA notwendigen Pasteurisation schützt (Hawe und Frieß 2006).

Toxizität

N. ist haut- und augenreizend.

Literatur

Alawi SM und Akhter MS (2011): Effect of N,N-dimethyl acetamide on the critical micelle concentration of aqueous solutions of sodium surfactants, J Molecular Liquids **160**(2), 163-168. Hawe A und Frieß W (2006): Physico-chemical lyophilization behavior of mannitol, human serum albumin formulations, Eur J Pharm Sci **28**, 224–232.

Handelsprodukte

Produkt/ *Hersteller*	Charakteristika	Liefer-formen
Natriumcaprylat/*Merck Millipore*		
Emprove exp PhEur, NF	Smp > 225 °C, Gehalt 99 – 101 %, Endotoxine ≤ 20 IU/g	weißes, kristallines Pulver
Natriumcaprylat/*Anmol Chemicals*		
Natrium-caprylat USP/BP Grade	Gehalt 99-101%	weißes, kristallines Pulver

Natriumcetylstearylsulfat

Arzneibücher

PhEur: Natriumcetylstearylsulfat; USP/NF: Sodium Cetostearyl Sulfate; INCI: Sodium Cetearyl Sulfate. CAS 59186-41-3 und CAS 8045-77-0 (Kolliphor CSS).

Synonyma/Definitionen

Natrii cetylo- et stearylosulfas, ein Gemisch von Natriumcetylstearylsulfat und Natriumcetylsulfat. Die Substanz kann einen geeigneten Puffer enthalten. Gehalt Natriumcetylstearylsulfat: ≥90 % ($C_{18}H_{37}NaO_4S$, M_r 372,5), Gehalt Natriumcetylsulfat: ≥40 % ($C_{16}H_{33}NaO_4S$, M_r 344,5) (PhEur).

$$H_3C\text{-}(CH_2)_{14\text{-}16}\text{-}CH_2\text{-}O\text{-}SO_3^-\ Na^+$$

Eigenschaften

Weißes bis blassgelbes, kristallines oder amorphes Pulver mit einem schwachen charakteristischen Geruch und Geschmack. *Löslichkeit:* **l:** heißes Wasser unter Bildung einer opaleszierenden Lösung; **wl:** Ethanol 96 % ; **ul:** kaltes Wasser.

Stabilität

N. ist bei Raumtemperaturlagerung stabil.

Inkompatibilitäten

Unverträglich mit starken Säuren und Basen, quartären Ammoniumsalzen, Acriflavin, Ephedrin, Antihistaminika und anderen stickstoffhaltigen Verbindungen sowie Salzen höherer Kationen (Aluminium, Blei, Zink und Zinn).

Anwendung

N. ist Emulgator und Stabilisator für O/W-Emulsionen sowie Bestandteil von Komplex-Emulgatoren. Die Verbesserung der Stabilität von O/W-Emulsionen durch den Einsatz von N. kann auch in Verbindung mit Gelbildnern wie Hydroxyethylcellulose gezeigt werden (Proenca 2006). Daneben wird N. als Zusatz bei der Herstellung von Suppositorien zur Senkung des Schmelzpunktes insbesondere bei hochdosierten nichtsteroidalen Antirheumatika empfohlen (Orlova und Pankrusheva 2010).

Toxizität

Siehe Emulgierender Cetylstearylalkohol.

Literatur

Orlova TV und Pankrusheva TA (2010): Melting point and softening time of suppositories containing non-steroidal anti-inflammatory drugs, Pharm Chemistry J **44**(7), 401-403. Proenca KS (2010): Evaluation of emulsion stability using different consistency agents, Revista Brasil Farmacia **87**(3), 74-77.

Handelsprodukte

Produkt/ *Hersteller*	Charakteristika	Liefer-formen
Kolliphor/*BASF*		
CSS (früher Lanette E PH)	Natrium cetylstearylsulfat PhEur, O/W-Emulgator für Cremes und Lotionen	Pulver

Natriumdodecylsulfat

Arzneibücher

PhEur: Natriumdodecylsulfat ; *(Sodium Laurilsulfate)* USP/NF: Sodium Lauryl Sulfate; JP/JPE: Sodium Lauryl Sulfate; INCI: Sodium Lauryl Sulfate. CAS 151-21-3, EINECS 205-788-1.

Synonyma/Definitionen

Natrii laurilsulfas, Dodecyl Natriumsulfat, Monododecyl Natriumsulfat, NaLS, Natrium laurylsulfuricum, Sodium dodecyl sulfate (SDS), ein Gemisch von Natriumalkylsulfaten, das hauptsächlich aus Natriumdodecylsulfat ($C_{12}H_{25}NaO_4S$, M_r 288,4) besteht. Gehalt ≥85 % Natriumalkylsulfate ber. als $C_{12}H_{25}NaO_4S$.

$$H_3C\text{-}(CH_2)_{10}\text{-}CH_2\text{-}O\text{-}SO_3^-\ Na^+$$

Eigenschaften

Weißes bis blassgelbes Pulver, Kristalle oder Flocken mit einem schwachen charakteristischen, fettähnlichen Geruch und einem seifigbitteren Geschmack. *Löslichkeit:* **sll:** Wasser (15 g/100 ml) unter Bildung einer opaleszierenden Lösung; **l:** Ethanol, Methanol; **wl:** Ethanol 96 %; **ul:** Chloroform, Ether. Dichte 1,07-1,1 g/cm³, Schüttdichte 0,49-0,56 g/cm³ (typabhängig), Smp 204-207 °C, Sdp 380 °C (unter Zersetzung), Flammpunkt >205 °C, Brechungsindex 1,461-1,491, pH-Wert 6-9 (1%ige wässrige Lösung), kritische Mizellkonzentration 0,2365 % (w/v); diese sinkt in Gegenwart von 0,1 Mol/l Natriumchlorid auf einen Wert von 0,042 %. Oberflächenspannung 25,2 mN/m (0,05%ige wässrige Lösung bei 30 °C), die Oberflächenspannung ist im Bereich der kritischen Mizellkonzentration mit ca. 20 mN/m am niedrigsten (Lippold und Ohm 1986). HLB-Wert ca. 40.

Stabilität

N. ist bei Raumtemperaturlagerung stabil. In stark saurer Lösung erfolgt Hydrolyse zu Laurylalkohol und Natriumhydrogensulfat.

Inkompatibilitäten

Unverträglich mit starken Säuren und Basen, kationischen Tensiden, quartären Ammoniumsalzen, Acriflavin, Ephedrin, Antihistaminika und anderen stickstoffhaltigen Verbindungen sowie Salzen höherer Kationen (Aluminium, Blei, Zink und Zinn). Das Kaliumsalz ist schlechter löslich als das Natriumsalz, was zu Ausfällungen führen kann.

Anwendung

N. ist ein anionischer Emulgator, der mit Fettalkoholen selbstemulgierende Systeme bildet (AK 0,5-2,5 %). N. stabilisiert O/W-Emulsionen und ist Bestandteil von Komplex-Emulgatoren (siehe emulgierender Cetylstearylalkohol, Typ B). N. verbessert die Stabilität von O/W-Emulsionen auch in Verbindung mit Gelbildnern wie Hydroxyethylcellulose (Proenca et al. 2006). In Konzentrationen oberhalb der kritischen Mizellkonzentration kann N. zur Solubilisierung schwer löslicher Wirkstoffe eingesetzt werden. Daneben wird N. in der Herstellung von Suppositorien zur Senkung des Schmelzpunktes insbesondere bei hochdosierten nichtsteroidalen Antirheumatika empfohlen (Orlova und Pankrusheva 2010). Da N. aufgrund seiner hervorragenden Wasserlöslichkeit und drastischen Senkung der Oberflächenspannung in niedriger Konzentration ein sehr gutes Netzmittel ist, wird es zur Verbesserung der Benetzung insbesondere lipophiler Arzneistoffe in der Granulation eingesetzt. Randwinkelmessungen an den Wirkstoffen Chloramphenicolpalmitat Polymorph A, Salicylamid, Theophyllin und Phenazon zeigen, dass die Benetzung durch N. im Bereich der kritischen Mizellkonzentration am besten ist (Lippold und Ohm 1986). Mit einer solchen Hydrophilierung verbessert sich auch die Lösungsgeschwindigkeit und die Bioverfügbarkeit schwer löslicher Substanzen. In der Kosmetik wird N. u. a. in Hautreinigungsmitteln, Shampoos, Badeölen und Haarfärbemitteln eingesetzt. Die überwiegende Mehrzahl von Zahnpasten enthält N. als Netzmittel.

Toxizität

N. wird als schwach toxisch und reizend für Haut, Schleimhäute, Augen, Magen und den Respirationstrakt beschrieben. Dauerhafte Inhalation von N. kann zu Lungenschäden führen. N. ist nicht mutagen. LD_{50} 0,8-1,2 g/kg (Ratte, oral), LD_{50} 0,21 g/kg (Ratte, i. p.), LD_{50} 0,12 g/kg (Ratte, i. v.), LD_{50} 0,25 g/kg (Maus, i. p.), LD_{50} 0,12 g/kg (Maus, i. v.).

Literatur

Beyer KH et al (1983): Final report on the safety assessment of sodium lauryl sulfate and ammonium lauryl sulfate, J Am College Toxicol **2**(7), 127-181. Lippold BC und Ohm AM (1986): Beeinflussung der Benetzung von Arzneistoffen durch Tenside, Polymere und Magensaft, Acta Pharm Technol **32**, 20-25. Orlova TV und Pankrusheva TA (2010): Melting point and softening time of suppositories containing nonsteroidal anti-inflammatory drugs, Pharm Chemistry J **44**(7), 401-403. Proenca KS et al. (2006): Evaluation of emulsion stability using different consistency agents, Revista Brasil Farmacia **87**(3), 74-77.

Handelsprodukte

Produkt/ ***Hersteller***	**Charakteristika/ Anwendung**	**Liefer-formen**
Natriumlaurylsulfat/*Alpha Chemicals*		
SDLS	Kosmetik, Pharma für die Tablettierung, Wirkstoffgehalt 90 – 93 %	Pulver
Kolliphor/*BASF*		
SLS (früher Texapon K 12G PH)	Wirkstoffgehalt ≥ 94 %	Pulver
SLS fine (früher Texapon K 12P PH)	pflanzliche Herkunft, Nahrungsmittel und Pharma (Cremes, Lotionen, Tabletten)	weißes Pulver
Galaxy/*Galaxy Surfactants*		
/6	Wirkstoffgehalt 96 %	Pulver
789/789SP	Wirkstoffgehalt 95 %/95 %	Nadeln/ Nadeln
796G	Wirkstoffgehalt 95 %	Granulat
799//799SP	Wirkstoffgehalt 90 %//95 %	Nadeln// Nadeln

Produkt/ *Hersteller*	Charakteristika/ Anwendung	Liefer- formen
Emal/*Kao Global Chemicals*		
0	Pharma, Kosmetik, Wirsktoffgehalt 99 %	Pulver
10G	Pharma, Kosmetik, Wirsktoffgehalt 98 %	Granulat
10PT	Pharma, Kosmetik, Wirsktoffgehalt 99 %	Granulat
Micolin/*Miwon*		
S 530	Kosmetik	flüssig
Rhodapon/*Solvay Novecare*		
LX-28/HA	Kosmetik, dynam. Viskosität 100 mPa · s	klare bis gelblich, trübe Flüssigkeit
LX-28/AF3	Kosmetik, dynam. Viskosität ≤ 500 mPa · s	klare Flüssigkeit
SB-8208/S STD	Kosmetik, dynam. Viskosität 50 – 300 mPa · s	klare Flüssigkeit
UB STD	Kosmetik, Zahnpasta, dynam. Viskosität ≤ 100 mPa · s	klare Flüssigkeit
Stepanol/*Stepan*		
ME-Dry	Kosmetik	sprühgetrocknetes Pulver
DX-AS165P	Kosmetik, Wirkstoffgehalt 94 %, kosher	Pulver
DX-AS165N	Kosmetik, Wirkstoffgehalt 94 %, kosher	Nadeln
WA-Extra E/HA/HP/K/PC/ PCK	Kosmetik, Wirkstoff 29 %/29 %/29 %/ 30 %/29 %/29 %/	flüssig
WA-90	Kosmetik, Wirkstoffgehalt 94 %	Nadeln
WA- Paste	Kosmetik, Wirkstoffgehalt 30 %	flüssig
WA-100 NF/USP	Mundpflege, Wirkstoffgehalt 98 %	Pulver
WA-200 Needles	Kosmetik, Wirkstoffgehalt 93 %	Nadeln

4.2. Kationaktive Emulgatoren

Benzalkoniumchlorid
→ Konservierungsmittel

Benzethoniumchlorid
→ Konservierungsmittel

Cetrimid → Konservierungsmittel

Ceylpyridiniumchlorid
→ Konservierungsmittel

4.3. Nichtionogene Emulgatoren

4.3.1 Nichtionogene Emulgatoren ohne Ethylenoxid

Während bei ionischen Emulgatoren die hydrophile Kopfgruppe durch das An- bzw. Kation festgelegt ist, bilden bei nichtionogenen Emulgatoren ohne Ethylenoxid hydrophile Verbindungen wie Alkohole, Diethylenglycol, Glycerol und Polyglycerole, Propylenglycol, Saccharose und Sorbitol/Sorbitan den hydrophilen Teil des Emulgatormoleküls. Die HLB-Werte liegen im Bereich ≤10, lediglich mit Polyglycerol und Saccharose können hydrophilere Emulgatoren hergestellt werden. Die Variation des HLB-Wertes innerhalb einer Reihe wird allein durch die Anzahl der C-Atome in der Fettalkohol- bzw. der Fettsäurekette, welche den hydrophoben Teil des Moleküls bildet, bestimmt. Für die anwendungstechnischen Eigenschaften eines Emulgators spielt dabei auch die Reinheit des hydrophoben Anteils eine Rolle. So differenziert PhEur drei verschiedene Typen von Stearinsäure mit Gehalten von 40-60 %, 60-80 % bzw.≥ 90 %, während bei Stearylalkohol lediglich ein Produkt mit einem Fettalkohol-Gesamtgehalt von ≥95 % Stearylalkohol beschrieben wird. Setzt man eine andere Qualität des Stearylalkohols ein, z. B. einen C_{16}/C_{18}-Alkohol, wie er in der Kosmetik üblich ist, so resultieren Emulgatoren mit anderen Eigenschaften trotz gleichen Ethoxylierungsgrades. Für die Anwendung können solche Unterschiede durchaus von Bedeutung sein, wobei die reinere Ausgangskomponente nicht zwingend den besseren Emulgator ergibt.

4.3.1.1. Fettalkohole

Cetylalkohol

Arzneibücher

PhEur: Cetylalkohol; USP/NF: Cetyl Alcohol; INCI: Cetyl Alcohol. CAS 124-29-8 und 36653-82-4, EINECS 253-149-0.

Synonyma/Definitionen

Alcohol cetylicus, Cetanol, Cetanolum, Hexadecylalcohol, 1-Hexadecanol, ein Gemisch fester Alkohole, hauptsächlich Hexadecan-1-ol, tierischen oder pflanzlichen Ursprungs. Gehalt: mindestens 95 % (PhEur), $C_{16}H_{34}O$, M_r 242,45.

$$H_3C-(CH_2)_{14}-CH_2-OH$$

Eigenschaften

Pulver, Schuppen, Körner oder Masse, weiß bis fast weiß, geruchlos oder von leichtem charakteristischem Geruch, fadem Geschmack und fettig anzufühlen. *Löslichkeit:* **l:** Aceton, Benzol, Chloroform, Ethanol 96 %, Ether, Hexan und pflanzliche Öle; **ul:** Wasser. Dichte 0,818 g/cm^3, Smp 46-52 °C (PhEur), Sdp 344°C. IZ ≤2, OHZ 218-238, SZ ≤1, VZ ≤2 (PhEur). C. zeigt Polymorphie. Die in Handelspräparaten vorliegende β_0-Phase wandelt sich bei 44-45 °C über eine intermediär kaum in Erscheinung tretende γ^4-Modifikation in die α-Phase um, die bei 50 °C aufschmilzt (Schmid et al. 2000).

Stabilität

C. ist stabil gegen Säure und Alkali.

Inkompatibilitäten

Unverträglich mit starken Säuren und Basen. C. bildet mit 33 Mol% Ibuprofen ein Eutektikum, das bei 40,5 °C schmilzt und bei der Granulatherstellung in der Wirbelschicht zum Zusammenbruch des Wirbelbetts führt (Schmid et al. 2000).

Anwendung

C. wird wie Stearylalkohol zur Stabilisierung von Salben und Cremes, für die Herstellung von SLN und als lipophiler Retard-Matrixbildner in der Entwicklung von peroralen Retard-Arzneiformen verwendet (Einzelheiten siehe Stearylalkohol).

Toxizität

C. wird als nicht toxisch und nicht sensibilisierend bezeichnet. Wie bei Stearylalkohol sind auch für C. seltene Hautreaktionen beschrieben. In der Kosmetik wird C. nach der Erfassung von 2391 Produkten aus den Jahren 2005/2006 mit den dort verwendeten Konzentrationen als sicher eingestuft (Andersen 2008).

Literatur

Andersen FA (2008): Annual review of cosmetic ingredient safety assessments: 2005/2006, Int J Toxicol **27**(Suppl. 1), 77-142. Schmid S et al (2000): Interactions during aqueous film coating of ibuprofen with aquacoat ECD, Int J Pharm **197**(1-2), 35-39.

Handelsprodukte

Produkt/ *Hersteller*	**Eigenschaften**	**Anwendung**
Cetylalkohol/*AppliChem*		
Cetylalkohol reinst, Pharmaqualität	USP-NF, BP, Ph.Eur. grade, weißer Feststoff	Pharma
Cetylalkohol/*BASF*		
Kolliwax CA (früher Speziol C 16 PH)	freifließende Mikroperlen	Viskositätsregulator für Emulsionen
Cetylalkohol/*Carlo Erba Reagents*		
Cetyl alcohol ERBApharm	Ph.Eur. grade, weiße Flocken	Pharma
Cetylalkohol/*Croda Oleochemicals*		
Crodacol C95	USP, NF, weiße Pastillen	Emulsionsstabilisator, Viskositätsverstärker, Retard-Tabletten
Cetylalkohol/*Ecogreen*		
Ecorol 16/98	Pastillen	Emulsionsstabilisator
Cetylalkohol/*Evonik Nutrition & Care*		
Tego Alkanol 16	Pellets	Überwiegend Kosmetikanwendung
Cetylalkohol/*Loba Chemie*		
Cetyl alcohol extra pure	weiße, wachsartige Flocken, Gehalt min. 98%	
Cetylalkohol/*Merck Millipore*		
Emprove Essential Ph.Eur, BP,NF,JP	Feststoff, SD 0,41-0,45 g/cm^3	Stabilisierung von halbfesten Darr.-Formen, Überzug für feste Darr.-F.

Produkt/ *Hersteller*	Eigenschaften	Anwendung
Cetylalkohol/*Mosselman Oleochemicals*		
Cetyl alcohol		Verdickungsmittel
Cetylalkohol/*P&G Chemicals*		
Co-1695	wachsartiger Feststoff	Kosmetik-anwendungen
Cetylalkohol/*Rita*		
Rita CA	wachsartige Flocken	Kosmetik-anwendung

Cetylstearylalkohol

Arzneibücher

PhEur: Cetylstearylalkohol; USP/NF: Cetostearyl Alcohol; JP/JPE: Cetostearyl Alcohol; INCI: Cetearyl Alcohol. CAS 8005-44-5 und 67762-27-0, EINECS 267-008-6.

Synonyma/Definitionen

Alcohol cetylicus et stearylicus, Cetostearolum, ein Gemisch fester, aliphatischer Alkohole, hauptsächlich von Octadecan-1-ol und Hexadecan-1-ol, tierischen oder pflanzlichen Ursprungs. Gehalt: Stearylalkohol ≥40 % ($C_{18}H_{38}O$, M_r 270,5), Summe der Gehalte von Stearylalkohol und Cetylalkohol ≥90 % ($C_{16}H_{34}O$, M_r 242,4) (PhEur). Zur Struktur siehe Cetylalkohol und Stearylalkohol.

Eigenschaften

Wachsartige Masse, Tafeln, Schuppen oder Körner, weiß bis blassgelb, geruchlos oder von leicht charakteristischem, süßlichem Geruch, fadem Geschmack und fettig anzufühlender Oberfläche. *Löslichkeit:* **l:** Aceton, Benzol, Chloroform, Ether, Hexan und pflanzliche Öle; **sl:** Ethanol; **ul:** Wasser. Dichte 0,816 g/cm³ (60 °C). Smp 49-56 °C (PhEur), Sdp > 300 °C (Zersetzung). IZ ≤2, OHZ 208-228, SZ ≤1, VZ ≤2 (PhEur). C. Kommt in drei polymorphen Formen vor. Handelsprodukte zeigen im DSC-Experiment bei 28 °C eine Phasentransformation der β_0-Phase in die α-Modifikation, die dann bei 52 °C schmilzt. Die Abkühlungskurve lässt neben der zunächst auskristallisierenden α-Phase noch einen kleinen endothermen Peak bei ca. 35 °C erkennen, welcher der γ^4-Phase zuzuordnen ist, bevor die β_0-Phase auskristallisiert (Junginger et al. 1979).

Stabilität

C. ist stabil gegen schwache Säuren und Alkali.

Inkompatibilitäten

Unverträglich mit starken Säuren und Basen. Aufgrund des relativ niedrigen Schmelzbereiches ist auch hier mit der Bildung von Eutektika zu rechnen (siehe Cetylalkohol).

Anwendung

C. ist in Konzentrationen von 5-10 % Stabilisator und Emulgator für W/O- und O/W-Emulsionen. Zusätzlich hat er konsistenzgebende und viskositätserhöhende Eigenschaften (Fukushima und Yamaguchi 1983). Seine größte Bedeutung hat C. als Bestandteil von Komplex-Emulgatoren wie Emulgierender Cetylstearylalkohol (siehe dort und de Vringer et al. 1986).

Toxizität

C. wird als nicht toxisch und nicht sensibilisierend eingestuft, obwohl in einigen Fällen über eine schwache Hautreizung und Urticaria berichtet wird. In der Kosmetik gilt C. in den dort verwendeten Konzentrationen als sicher (Cosmetic, Toiletry and Fragrance Assoc. 1988).

Literatur

Cosmetic, Toiletry and Fragrance Assoc. (1988): Final report on the safety assessment of cetearyl alcohol, cetyl alcohol, isostearyl alcohol, myristyl alcohol, and behenyl alcohol, J Am College Toxicol **7**(3), 359-413. De Vringer T et al (1986): A study of the gel structure in a nonionic O/W cream by differential scanning calorimetry, Colloid Polym Sci **264**, 691-700. Fukushima S und Yamaguchi M (1983): The effect of cetostearyl alcohol in cosmetic emulsions, Cosmet Toiletr **98**(5), 89-94, 96, 99-102. Junginger H et al (1979): Polymorphie bei Salben – 1. Mitt: Polymorphes Verhalten der Hydrophilen Salbe DAB 7, Pharm Ind **41**, 380-385.

Handelsprodukte

Produkt/ *Hersteller*	Eigenschaften	Anwendung
Cetylstearylalkohol/*BASF*		
Kolliwax CSA 50 (früher Speziol C16-18 Pharma)	Smp 49 – 56 °C	Als Co-Emulgator für O/W Emulsionen, Viskositäts-regulator, Konsistenzgeber für Lotionen & Cremes, Suppositorien
Kolliwax CSA 70 (früher Speziol D Pharma)	Smp 49 – 56 °C	
Cetylstearylalkohol/*Caelo*		
Cetylstea-rylalkohol (vormals: Lanette O)	Smp 48 – 53 °C, Dichte 0,82 g/cm³	Emulsions-stabilisator

Produkt/ *Hersteller*	Eigenschaften	Anwendung
Cetylstearylalkohol/*Croda Oleochemicals*		
Crodacol C90	Smp 46 – 51 °C	Emulsionsstabilisator, Viskositätsverstärker, Retardtabletten
Crodacol CS50	Smp 49 – 54 °C	s.o.
Crodacol CS90	Smp 49 – 56 °C	s.o.
Cetylstearylalkohol/*Mosselman Oleochemicals*		
Cetostearylalkohol 30/70; 50/50		Verdickungsmittel
Tego Alkanol/*Evonik Nutrition & Care*		
1618	Smp 49 – 56 °C	Emulsionsstabilisator, Deostickgrundlage
Cetylstearylalkohol/*Parchem*		
Cetylstearylalkohol	Smp 50 – 54 °C	Emulsionsstabilisator, Deostickgrundlage
Cetylstearylalkohol/*P & G Chemicals*		
CO-1650	Smp 50 °C,	Kosmetik
TA-1618M	Smp 48-50 °C	s.o.

Emulgierender Cetylstearylalkohol

Arzneibücher

PhEur: Emulgierender Cetylstearylalkohol Typ A und Emulgierender Cetylstearylalkohol Typ B; *(Cetostearyl Alcohol Emulsifying [Type A and Type B])*; JP/JPE: Cetostearyl Alcohol Sodium Cetostearyl Sulfate Mixture; INCI: Cetearyl Alcohol (and) Sodium Cetearyl Sulfate. CAS 8038-28-6.

Synonyma/Definitionen

Alcohol cetylicus et stearylicus emulsificans (A und B), Anionic emulsifying Wax, Cera emulsificans, Cetostearolum emulsificans, Cetylanum, Cetylan, Emulsifying Wax, ein Gemisch Cetylstearylalkohol und Natriumcetylstearylsulfat. Die Substanz kann einen geeigneten Puffer enthalten. Gehalt Typ A: Cetylstearylalkohol ≥80 % und ≥7 % Natriumcetylstearylsulfat (wasserfreie Substanz). Gehalt Typ B: Cetylstearylalkohol ≥80 % und ≥7 % Natriumdodecylsulfat (wasserfreie Substanz). Zur Struktur siehe Cetylalkohol und Stearylalkohol sowie Natriumcetylstearylsulfat und Natriumdodecylsulfat.

Eigenschaften

Körner, Schuppen, Tafeln oder wachsartige Masse von weißer bis blassgelber Farbe, geruchlos oder von leicht charakteristischem, süßlichem Geruch und fadem Geschmack mit fettig anzufühlender Oberfläche. Beim Erwärmen erweicht die Substanz, bevor sie schmilzt. *Löslichkeit:* **l:** Chloroform, Ether, in der Wärme in fetten und pflanzlichen Ölen sowie unter Bildung einer opaleszierenden Lösung in Wasser; **sl:** Ethanol 96% ; **ul:** kaltes Wasser. Dichte 0,97 g/cm³. Smp 49-54 °C, Flammpunkt >205 °C. IZ ≤3, SZ ≤2, VZ ≤2 (PhEur); Wasser ≤3 %.

Stabilität

E. ist stabil gegen schwache Säuren und Alkali. Die Stabilität von Prednisolon wird durch E. negativ beeinflusst (Christen et al 1990).

Inkompatibilitäten

Unverträglich mit starken Säuren und Basen. Aufgrund des relativ niedrigen Schmelzbereiches ist auch hier mit der Bildung von Eutektika zu rechnen (siehe Cetylalkohol). Die beiden anionischen Komponenten sind unverträglich mit quartären Ammoniumsalzen, Acriflavin, Ephedrin, Antihistaminika und anderen stickstoffhaltigen Verbindungen sowie Salzen höherer Kationen (Aluminium, Blei, Zink und Zinn).

Anwendung

E. ist mit 30 % Bestandteil der hydrophilen Salbe DAB, die als Absorptionsgrundlage nach der Einarbeitung von Wasser die Wasserhaltige Hydrophile Salbe DAB ergibt. Absorptionsgrundlagen sind emulgierende Fettgrundlagen, die neben den Fettstoffen Emulgatoren enthalten. Sie eignen sich zur Herstellung von wasserfreien und wasserhaltigen Salben. Neben E. und ähnlichen Verbindungen werden auch andere Emulgatoren wie Wollfett, Wollwachsalkohole oder Cholesterol in Kombination mit hydrophilen Emulgatoren zur Herstellung von Absorptionsgrundlagen eingesetzt (Ullmann 1971). Es handelt sich in allen Fällen um sog. Komplex-Emulgatoren, die aus einem lipophilen und einem hydrophilen Emulgator bestehen und eine Mischemulgatorphase ergeben. Untersuchungen zeigen, dass in O/W-Cremes zwei kolloidale Gelstrukturen vorliegen: eine hydrophile und eine lipophile Gelphase, die jede für sich ein zusammenhängendes Netzwerk bilden. Die hydrophile Gelphase ist durch interlamellare Wasserschichten charakterisiert, die in einem dynamischen Gleichgewicht mit dem Wasser der Bulkphase stehen. Die lipophile Gelphase stabilisiert vornehmlich die Öl-Phase der Emulsion. Die Eigenschaften solcher Emulsionen können durch das Verhältnis von interlamellar gebundenem Wasser zum Wasser der Bulkphase variiert werden (Junginger et al. 1979 und Junginger 1985). Die AK solcher Emulgatorsysteme liegt im Bereich von 5-10 %. Zusätzlich haben sie konsistenzgebende und viskositätserhöhende Eigenschaften (Fukushima und Yamaguchi 1983).

Toxizität

E. wird als nicht toxisch und nicht sensibilisierend eingestuft, obwohl über Kontaktallergien berichtet wird (Lindemayr und Drobil 1985).

Literatur

Christen P et al (1990): Stability of prednisolone and prednisolone acetate in various vehicles used in semi-solid topical preparations, J Clin Pharm Therap **15**(5), 325-329. Fukushima S und Yamaguchi M (1983): The effect of cetostearyl alcohol in cosmetic emulsions, Cosmet Toiletr **98**(5), 89-94, 96, 99-102. Junginger H et al (1979): Polymorphie bei Salben – 1. Mitt: Polymorphes Verhalten der Hydrophilen Salbe DAB 7, Pharm Ind **41**, 380-385. Junginger HE (1985): Colloidal structures of O/W creams, Pharm Weekbl, Scientific Ed **6**(4), 141-149. Lindemayr H und Drobil M (1985): Eczema of the lower leg and contact allergy, Hautarzt; Zeitschr Dermatol Venerologie Verwandte Gebiete (1985), **36**(4), 227-231. Ullmann E (1971): Salben, in List PH und Hörhammer L, Hagers Handbuch der pharmazeutischen Praxis, Springer Verlag, Berlin, Heidelberg, New York, **Bd. 7** Teil A, 536-560.

Handelsprodukte

Produkt/ *Hersteller*	**Eigenschaften**	**Anwendung**
Kolliphor/*BASF*		
CS A (früher Lanette N PH)	Pellets, Typ A PhEur, 0,12 % Phosphatpuffer als Stabilisator	Emulgator für O/W-Cremes und Lotionen
Emulgierender Cetylstearylalkohol/*Caelo*		
Cetylstearylalkohol, emulgierender Typ A (vormals Lanette N)	feste, wachsartige Masse	Emulgator für O/W-Cremes
Crodex/*Croda*		
A	Typ B, weißes Wachs	Kosmetik

Oleylalkohol

Arzneibücher

PhEur: Oleylalkohol; USP/NF: Oleyl Alcohol; JP/JPE: Oleyl Alcohol; INCI: Oleyl Alcohol. Der Begriff O. ist in den Arzneibüchern weit gefasst, siehe Tab. 1.

Tab. 1: *Chemie des „Oleylalkohols"*

Bezeichnung	**CAS**	**EINECS**
(Z)-Octadecen-1-ol, Oleylalkohol	143-28-2	205-597-3
9-Octadecen-1-ol	593-47-5	–
(E)-9-Octadecen-1-ol, Elaidylalkohol	506-42-3	209-791-9

Synonyma/Definitionen

Alcohol oleicus, Ocenol, Octadecenylalcohol, 9-Octadecen-1-ol, Oleylalcohol, ein Gemisch von ungesättigten und gesättigten langkettigen Fettalkoholen, das hauptsächlich aus Octadec-9-enol (Oleylalkohol und Elaidylalkohol) pflanzlichen oder tierischen Ursprungs besteht (PhEur). $C_{18}H_{36}O$, M_r 268,5.

$CH_3(CH_2)_7$–CH=CH–$(CH_2)_7$–CH_2–OH (cis, H / H)

Oleylalkohol

$H_3C(CH_2)_7$–CH=CH–$(CH_2)_7$–CH_2–OH (trans, H / H)

Elaidylalkohol

$CH_3(CH_2)_7HC{=}CH(CH_2)_7CH_2OH$

9-Octadecen-1-ol

Eigenschaften

Farblose bis schwach gelbe Flüssigkeit von charakteristischem, schwachem Geruch und fettigem Geschmack. *Löslichkeit:* **l:** Aceton, Ethanol 95 %, Ether, flüssiges Paraffin, Fette und Wachse sowie pflanzliche Öle; **ul:** Wasser. Dichte 0,847±0,06 g/cm^3, Brechungsindex 1,458-1,460 (25 °C, PhEur), Flammpunkt 120±15 °C, Smp (7,5)13-19 °C, Sdp 333 °C, Verdampfungsenthalpie 66,72±6,0 kJ/mol. IZ 45-98, OHZ 205-215, SZ ≤1, VZ ≤2 (PhEur).

Stabilität

S. ist stabil bei trockener, dunkler und kühler Lagerung.

Inkompatibilitäten

Keine.

Anwendung

In dermalen Zubereitungen stabilisiert O. Emulsionen und wirkt fettend durch Ausbildung eines Fettfilms auf der Haut; Träger für ölige Dermatika. O. wird als Penetrationsbeschleuniger in transdermalen Systemen eingesetzt (Fetih et al. 2011); Wirkstoffbeispiele sind Estradiol, Fentanyl, Ketorolac, Melatonin, Norestradiol, Subitramin, Zolmitriptan u.a.

Toxizität

O. wird als nicht toxisch und nicht sensibilisierend eingestuft, obwohl in einigen Fällen über eine schwache Hautreizung und Urticaria berichtet wird. In der Kosmetik gilt O. in den dort verwendeten Konzentrationen von 1-25(50) % als sicher (Cosmetic, Toiletry and Fragrance Assoc. 1985).

Literatur

Cosmetic, Toiletry and Fragrance Assoc. (1985): Final report on the safety assessment of stearyl alcohol, oleyl alcohol, and octyldodecanol, J Am College Toxicol **4**(5), 1-29. Fetih G et al (2011): Design and characterization of transdermal films containing ketorolac tromethamine, Int J Pharm Tech Res **3**(1), 449-458.

Handelsprodukte

Produkt/ *Hersteller*	**Eigenschaften**	**Anwendung**
Oleylalkohol/*BASF*		
Kollicream OA (früher HD Eutanol V PH)	Brechungsindex 1,458 – 1,460, Zusätze gegen Autoxidation	wenig fettende Emulsionen und Hautöle
Novol/*Croda*		
Novol	Smp 0 –5 °C, Dichte 0,849 g/cm³, Brechungsindex 1,46 (20 °C)	Co-Lösungsmittel, Schmiermittel
Super Refined Novol NF	s.o.	Resorptionsbeschleuniger und Lösungsmittel für TTS
Oleylalkohol/*Ecogreen*		
Rofanol 90/95 V	Erstarrungspunkt 2 – 12 °C	Konsistenzgeber, Ölkomponente, Rückfettungsmittel, Co-Emulgator
Oleylalkohol/*Kokyu Alcohol*		
Oleylalcohol		Konsistenzgeber, Ölkomponente, Rückfettungsmittel, Co-Emulgator

Stearylalkohol

Arzneibücher

PhEur: Stearylalkohol; USP/NF: Stearyl Alcohol; JP/JPE: Stearyl Alcohol; INCI: Stearyl Alcohol. CAS 112-92 5, EINECS 204-0 17-6.

Synonyma/Definitionen

Alcohol stearylicus, Octadecylalcohol, 1-Octadecanol, Stearinalkohol, ein Gemisch fester Alkohole, hauptsächlich Octadecan-1-ol, tierischen oder pflanzlichen Ursprungs. Gehalt: mindestens 95 % (PhEur), $C_{18}H_{38}O$, M_r 270,5.

$$H_3C-(CH_2)_{16}-CH_2-OH$$

Eigenschaften

Schuppen, Körner oder Masse, weiß bis fast weiß, geruchlos oder von leichtem charakteristischem Geruch, fadem Geschmack und fettig anzufühlen. *Löslichkeit:* **l:** Aceton, Benzol, Chloroform, Ethanol 95 %, Ether, Hexan und pflanzliche Öle; **ul:** Wasser. Dichte 0,81-0,90 g/cm³, Viskosität 9,82 mPa·s (64 °C), Brechungsindex 1,4388 (60 °C), Flammpunkt 191 °C, EP 55-57 °C, Smp 57-60 °C (PhEur), Sdp 210 °C (15 hPa). IZ ≤2, OHZ 197-217, SZ ≤1, VZ ≤2 (PhEur). S. zeigt Polymorphie. Die Reinsubstanz liegt in der α-Modifikation vor, die bei 58-59 °C schmilzt. Beim Abkühlen der Schmelze kristallisiert zunächst die α-Modifikation bei ca. 58 °C aus, die sich dann bei ca. 50 °C in die γ^4-Modifikation umwandelt. Handelsprodukte, die neben S. vor allem Cetylalkohol enthalten, schmelzen bei etwas tieferen Temperaturen und zeigen bereits beim Aufheizen die beschriebene Phasenumwandlung (Junginger et al. 1979).

Stabilität

S. ist stabil gegen Säure und Alkali.

Inkompatibilitäten

Unverträglich mit starken Säuren und Basen. Wegen des niedrigen Schmelzpunkts und der Festphasenumwandlung unterhalb des Schmelzpunktes kann es zur Bildung eines Eutektikums mit Wirkstoffen kommen (s. Cetylalkohol).

Anwendung

S. ist in Konzentrationen von 5-10 % Konsistenzgeber und stabilitätserhöhender Zusatz in Salben und Cremes (de Vringer et al. 1986), wobei es auch als Ersatz für natürlichen Walrat eingesetzt wird, ferner für Lippenstifte sowie als Träger in der Herstellung von SLN. Wirkstoffbeladene SLN können sowohl in der Pharmazie als auch in der Kosmetik eingesetzt werden (Mehnert et al 1997). Sie sind durch Autoklavierung bzw. γ-Strahlen sterilisierbar (Schwarz und Mehnert 1999). S. kann auch als lipophiler Matrixbildner oder Überzugsmittel in der Retardierung von Wirkstoffen eingesetzt werden. Gut wasserlösliche Wirkstoffe wie Verapamil·HCl können auf dem Wege der Sprüherstarrung mit S. als Träger in retardierte Mikropartikel überführt werden (Passerini et al. 2003).

Toxizität

S. wird als nicht toxisch und nicht sensibilisierend eingestuft, obwohl in einigen Fällen über eine schwache Hautreizung und Urticaria berichtet wird. In der Kosmetik gilt S. in den dort verwendeten Konzentrationen als sicher (Cosmetic, Toiletry and Fragrance Assoc. 1985).

Literatur

Cosmetic, Toiletry and Fragrance Assoc. (1985): Final report on the safety assessment of stearyl alcohol, oleyl alcohol, and octyldodecanol, J Am College Toxicol **4**(5), 1-29. De Vringer T et al (1986): A study of the gel structure in a nonionic O/W cream by differential scanning calorimetry, Colloid Polym Sci **264**, 691-700. Junginger H et al (1979): Polymorphie bei Salben – 1. Mitt: Polymorphes Verhalten der Hydrophilen Salbe DAB 7, Pharm Ind **41**, 380-385. Mehnert W et al (1997): Solid lipid nanoparticles (SLN). A novel carrier system for cosmetics and pharmaceutics. 2nd communication. Drug incorporation, drug liberation, sterilization, Pharm Ind **59** (6), 511-514. Passerini N et al (2003): Controlled release of verapamil hydrochloride from waxy microparticles prepared by spray congealing, J Control Rel **88**(2), 263-275. Schwarz C und Mehnert W (1999): Solid lipid nanoparticles (SLN) for controlled drug delivery II. Drug incorporation and physicochemical characterization, J Microencapsul **16** (2), 205-213.

Handelsprodukte

Produkt/ *Hersteller*	Eigenschaften	Anwendung
Kolliwax/*BASF*		
Kolliwax SA (früher SPEZIOL C 18 PHARMA)	freifließende Mikroperlen, Smp 57 – 60 °C	Viskositätseinstellung in pharm. Emulsionen
Stearylalkohol/*Croda*		
Crodacol S95	Pastillen, Smp 57 – 60 °C	Retard-Tablettten, Viskositätseinstellung in Emulsionen, Deosticks
Ecorol/*Ecogreen*		
Ecorol 18/98/Ecorol 18/98 P	Block bzw. Pastillen	s.o.
Stearyl Alcohol/*Emery Oleochemicals*		
Stearyl Alcohol		Kosmetik
Stearyl Alcohol/*P&G Chemicals*		
CO-1897	weißer, wachsartiger Feststoff, Smp 57 °C	Kosmetik
Stearyl Alcohol/*Spectrum Chemicals*		
Stearyl Alcohol NF		Viskositätseinstellung in Emulsionen

4.3.1.2. Glycerol-Derivate

Glyceroldibehenat → Schmiermittel

Glyceroldistearat → Schmiermittel

Glycerolfettsäureester

Arzneibücher

PhEur: Glycerolfettsäureester, siehe Tab. 1; USP/NF: Glyceryl Behenate, Glyceryl Dibehenate, Glyceryl Distearate, Glyceryl Monocaprylocaproate, Glyceryl Monocaprylate, Glyceryl Monolinoleate, Glyceryl Monooleate, Glyceryl Monostearate ; Glyceryl Tristearate, JP/JPE: Glyceryl Monomyristate, Glyceryl Monooleate, Glyceryl Monostearate, Glyceryl Monostearate, self emulsifying; INCI: s. Tab. 1. CAS-Nummern und EINECS-Nummern siehe Tab. 1.

Tab. 1: *Glycerolfettsäureester der PhEur*

Bezeichnung PhEur	INCI-Bezeichnung	CAS/EINECS
Glyceroldibehenat	siehe Einzelmonographie	
Glyceroldistearat	siehe Einzelmonographie	
Glycerolmonocaprylat	Glyceryl Caprylate	26402-26-6/247-668-1
Glycerolmonocaprylocaprat	Glyceryl Caprylate/Caprate	11140-04-8[1)] 11139-88-1[2)]
Glycerolmonolinoleat	Glyceryl Linoleate	18465-99-1/242-347-2
Glycerolmonooleat	Glyceryl Oleate	25496-72-4/247-038-6
Glycerolmonostearat	siehe Einzelmonographie	

[1)]CAS-Nr. für Glyceryl Caprate; [2)]CAS-Nr. für Glyceryl Caprylate, EINECS 234-398-4.

Synonyma/Definitionen

Fettsäureester des Glycerols, Gemische der namensgebenden Komponente mit Di- und Triacylglycerolen der jeweiligen Hauptfettsäure. Begleitende Fettsäuren sind in ihrem Gehalt limitiert. Die Substanzen werden entweder durch direkte Veresterung von Glycerol mit den entsprechenden Fettsäuren oder durch Glycerolyse pflanzlicher Öle oder nach beiden Verfahren hergestellt. In einigen Fällen erfolgt nach der Veresterung ein Destillationsschritt (Glycerolmonocaprylat, Glycerolmonocaprylocaprat).

Eigenschaften

Glycerolmonocaprylat, Glycerolmonocaprylocaprat: ölige Flüssigkeiten oder weiche Massen, farblos bis schwach gelb. *Glycerolmonolinoleat, Glycerolmonooleat:* bernsteinfarbene Flüssigkeit, bei Raumtemperatur teilweise fest. *Löslichkeit:* **l**: Chloroform, Dichlormethan, Ethanol 95 %, Ether, Mineralöle, pflanzliche Öle; **ul:** n-Hexan, Wasser, selbstemulgierende Typen sind in Wasser dispergierbar (siehe Glycerolmonostearat). Dichte 0,92-0,98 g/cm^3 (produktabhängig), Brechungsindex 1,43-1,48 (produktabhängig), Wassergehalt (%): ≤0,5-1,0 (produktabhängig). HLB-Wert: Glycerolmonooleat 2,8-4 (typabhängig). Selbstemulgierende Typen enthalten bis zu 5 % anionische Tenside. Kennzahlen siehe Tab. 2.

Tab. 2: *Fettkennzahlen von Glycerolfettsäureestern*

Glycerolmono	IZ	PZ	SZ	VZ
Caprylat	–	–	≤ 3,0	–
Caprylocaprat	–	–	≤ 3,0	–
Linoleat	100 – 140	≤ 12	≤ 6,0	160 – 180
Oleat	65 – 95	≤ 12	≤ 6,0	150 – 175

Stabilität

G. sind bei trockener Lagerung in dicht geschlossenen Gefäßen als Substanz stabil. Starke Säuren und starke Basen führen zu Hydrolyse. Verbindungen mit ungesättigten Fettsäuren sind oxidationsempfindlich. Geeignete Antioxidantien sind z. B. Butylhydroxytoluol in Verbindung mit der synergistisch wirkenden Citronensäure.

Inkompatibilitäten

Keine.

Anwendung

G. werden als W/O-Emulgatoren und als Stabilisatoren in O/W-Emulsionen eingesetzt. G. bilden in Kombination mit Gallensalzen Mischmizellen, die lipophile Substanzen solubilisieren und zu einer Erhöhung der Bioverfügbarkeit peroral verabreichter Substanzen führen. In Gegenwart eines Überschusses von Wasser bilden G. Gele, die zur Retardierung wasserlöslicher Wirkstoffe eingesetzt werden können. G. haben penetrationsfördernde Eigenschaften auf der Haut (Ganem-Quintanar 2000).

Toxizität

G. gelten generell als nicht toxisch und nicht reizend. Glycerololeat ist in Konzentrationen bis zu 5 % schwach hautreizend, wobei die Reizung reversibel ist. Die Substanz ist nicht phototoxisch (Cosmet Toilet Fragrance Assoc 1986). Für die anderen hier diskutierten G. sind toxikologische Übersichten in der Literatur nicht verfügbar. Eine allgemeine Übersicht über die Toxizität von G.-Typen, die in der Kosmetik verwendet werden, gibt Johnson (2004).

Literatur

Cosmet Toilet Fragrance Assoc (1986): Final report on the safety assessment of glyceryl oleate, American College Toxicol **5**(5), 391-413. Ganem-Quintanar A (2000): Monoolein: A review of the pharmaceutical applications, Drug Dev Ind Pharm **26**(8), 809–820. Johnson W Jr (2004): Final report of the amended safety assessment of glyceryl laurate, glyceryl laurate se, glyceryl laurate/oleate etc., Int J Toxicol **23**(Suppl. 2), 55-94.

Handelsprodukte

Produkt	*Hersteller*	Eigenschaften/ Anwendung
Glyceroldibehenat		
Siehe Einzelmonographie		
Glyceroldistearat		
Siehe Einzelmonographie		
Glycerolmonocaprylat		
Capmul MCM C8 EP	***Abitec***	Typ I(EP), ≥ 90 % Caprylsäure, Lösungsvermittler, Emulgator, Erhöhung der Bioverfügbarkeit und Hautpenetration
Imwitor 308	***IOI Oleo GmbH***	weisse, kristalline Masse, Monoester > 80 %, Smp 30 – 34°C, Lösungsvermittler, Co-Emulgator, Konsistenzgeber

Produkt	*Her-steller*	Eigenschaften/ Anwendung
Glycerolmonocaprylat		
Imwitor 988		Monoester 47 – 57 %, Smp 25°C, Emulgator für Suppositorien, Cremes und Vaginalzubereitungen, Haupteinsatz: Nahrungsmittel
Glycerolmonocaprylocaprat		
Capmul MCM NF	***Abitec***	Monoester 49,5 – 60,5 %, Caprylsäure 82 – 88 %, Co-Emulgator, Lösungsvermittler, Erhöhung d. Bioverfügbarkeit
MCM EP (Type I)		Monoester 45 – 75 %, Caprylsäure 50 – 90 %, Co-Emulgator, Lösungsvermittler, Erhöhung der Bioverfügbarkeit
Miglyol 810 N	***IOI Oleo GmbH***	Caprylester 65 – 80 %, Caprinester 20 – 35 %, Emulgator in Fettemulsionen für parenterale Ernährung, Ölkomponente in topischen Produkten, Dispergiermittel für Wirkstoffe in Suppositorien
Miglyol 812		Caprylester 50 – 65 %, Caprinester 35 – 50 %, Anwendung wie Miglyol 810
Drewmulse GMC 810	***Stepan***	Monoester 42 %, HLB 4,8, kosher, GRAS-Status, Lebensmitteleinsatz
Glycerolmonolinoleat		
Maisine CC EP/NF	***Gatte-fossé***	Ölbestandteil für perorale Zubereitungen und selbstemulgierende Lipidformulierungen, Erhöhung der Bioverfügbarkeit
Glycerolmonooleat		
Capmul GMO-50EP/NF	***Abitec***	Monoester 55 – 65 %, Dermatika, Suppositorien, selbstemulgierende Systeme
Cithrol GMO 90	***Croda***	GMO-Geh. > 92 %, flüssig, W/O-Emulgator
Peceol NF/EP	***Gatte-fossé***	flüssig, HLB 3
Imwitor 948	***IOI Oleo GmbH***	Monoester > 40 %, W/O-Emulgator, flüssig
Drewmulse GMO	***Stepan***	kosher, HLB 3,4, flüssig, Nahrungsmittelanwendung
Glycerolmonostearat		
siehe Einzelmonographie		

Glycerolmonostearat 40-55

Arzneibücher

PhEur: Glycerolmonostearat 40-55; USP/NF: Glyceryl Monostearate, Mono- and Diglycerides; JP/JPE: Glyceryl Monostearate und Glyceryl Monostearate Self emulsifying Type; INCI: Glyceryl Stearate. CAS- und EINECS-Nummern siehe Tab. 1.

Tab. 1: *CAS- und EINECS-Nummern für Glycerolmonostearat*

Bezeichnung	CAS	EINECS
Glycerolmonostearat	31566-31-1	250-705-4
Glycerol-1-Monostearat	123-94-4	204-664-4
Glycerolstearat	11099-07-3	234-325-6

Synonyma/Definitionen

Glyceroli monostearas, Octadecansäure-Glycerol Monoester, Stearinsäure-Glycerolmonoester, 2,3-Dihydroxypropyloctadecanoate, Monostearin, ein Gemisch von Monoacylglycerolen, hauptsächlich Monostearoylglycerol, mit unterschiedlichen Mengen von Di- und Triacylglycerolen. Durch Veresterung von Glycerol mit Stearinsäure oder durch partielle Glycerolyse pflanzlicher Öle, die hauptsächlich Triacylglycerole der Palmitinsäure- und Stearinsäuresäure enthalten, hergestellt. Gehalt (PhEur): Monoacylglycerole 40-55 %, Diacylglycerole 30 bis 45 %, Triacylglycerole 5-15 %. PhEur führt drei verschiedene Fettsäuretypen für G.: Typ I (Stearinsäure 40-60 %, Summe Palmitin- und Stearinsäure: ≥90 %); Typ II (Stearinsäure 60-80 %, Summe Palmitin- und Stearinsäure: ≥90 %) und Typ III (Stearinsäure 80-99 %, Summe Palmitin- und Stearinsäure: ≥96 %). USP/NF definiert ein Glycerolmonostearat mit ≥90 % Monoglyceriden, hauptsächlich der Stearin- und Palmitinsäure; daneben gibt es in USP/NF eine Monographie Mono- und Diglyceride, die einen Mindestgehalt von 40 % Monoglyceriden vorschreibt, wobei der Gehalt an Monoglyceriden angegeben werden und innerhalb von 90-110 % der Deklaration liegen muss (auch als Glycerolpalmitostearat bezeichnet). JP/JPE definiert G. als eine Mischung von α- und β-Glycerolmonostearat und anderen Fettsäureestern des Glycerols. $C_{21}H_{42}O$, M_r358,6.

$$\begin{array}{l} H_2C-O-C(=O)-(CH_2)_{16}-CH_3 \\ \quad | \\ HC-OH \\ \quad | \\ H_2C-OH \end{array}$$

Kommentar: schon die unterschiedlichen Definitionen der drei wichtigsten Arzneibücher lassen den Schluss zu, dass es große Unterschiede bei G.-Handelsprodukten geben muss.

Diese kommen dadurch zustande, dass die eingesetzten Fettsäuren bzw. Triglyceride Gemische darstellen, die je nach Herkunft unterschiedliche Zusammensetzungen haben und dass bei der Veresterung zum Beispiel von 1 Mol Glycerol mit 1 Mol Stearinsäure zwei unterschiedliche Mono-, zwei verschiedene Di- und ein Triglycerid neben freiem Glycerol entstehen. Werden G. durch **Molekulardestillation** aufgereinigt, so entstehen dabei Produkte mit 90-95 % α-Monoglyceriden, 2-6 % β-Monoglyceriden, 1 bis 2 % Diglyceriden sowie kleinen Anteilen freier Fettsäuren und Glycerin (Hoffmann 1978). Bei dieser Art der Betrachtung sind die stereochemischen Aspekte (L-α-M. und D-α-M.) noch nicht berücksichtigt (Rieger 1990). Hinzu kommen **selbstemulgierende Glycerolmonostearate (SE-Typen)**. Diese werden durch Veresterung von Glycerol mit einem Überschuss an Stearinsäure in Gegenwart von Natrium- oder Kalium-Ionen oder durch den Zusatz von 2-5 % anderer grenzflächenaktiver Substanzen hergestellt (Hoffmann 1978) und dadurch in eine wasserdispergierbare Form überführt, die selbstemulierend ist. Dieser Effekt kommt durch die starke Erniedrigung der Grenzflächenspannung zwischen Öl und Wasser zustande, wobei einige Autoren auch vom Auftreten einer negativen Grenzflächenspannung sprechen. SE-Glycerolmonostearate sind in JPE und BPC beschrieben. Zusammenfassend kann man G. als das Chamäleon unter den Emulgatoren bezeichnen.

Eigenschaften

Harte, wachsartige Masse oder Pulver oder weiße bis fast weiße, fettig anzufühlende Schuppen. G. besitzt einen schwachen, charakteristischen, fettähnlichen Geruch und Geschmack. *Löslichkeit:* **l:** heißes Aceton, Benzol, Chloroform, heißes Ethanol, Ether, Mineralöl, Petrolether und fette Öle; **ul:** Wasser (selbstemulierendes G. ist in Wasser dispergierbar). Dichte 0,92 bis 0,98 g/cm^3 (typabhängig), HLB-Wert 2-3,8 (typabhängig), Brechungsindex 1,4385 bis 1,4477, Flammpunkt ca. 190-220 °C, Wassergehalt (%): ≤1; IZ ≤3, SZ ≤3, VZ 158-177, Smp ≥55 °C, kommerzielle Produkte 56-58 °C. Polymorphie: in einer Übersicht (Anon 1982) werden eine β-Form (Smp 81 °C), eine β'-Form (Smp 79 °C) und eine α-Form (Smp 74 °C) beschrieben. Für reines G. werden eine β Form (Smp ca. 85 °C, Peakmaximum), eine α-Form (Smp 75 °C), eine sub-α_1-Form (Smp 51-52 °C) sowie eine sub-α_2-Form (Smp im Bereich 30 °C) angegeben (Vereecken et al. 2009). Eine kommerzielle Probe von M. mit 58,64 % Palmitin- und 39,03 % Stearinsäure ergibt für die β-Form einen Schmelzpeak bei 66-67 °C. Die DSC-Ergebnisse werden durch die mit denselben Produkten erstellten Röntgenbeugungsdiagramme bestätigt (Vereecken et al. 2009). Die Angabe der PhEur für den Smp von M. mit ≥55 °C in Verbindung mit den Schmelzpunkten kommerzieller Proben zeigt demnach, dass es sich bei Glycerolmonostearat um ein Substanzgemisch handelt, das sehr unterschiedliche Zusammensetzungen aufweisen kann. Die DSC-Kurve gibt Auskunft über die Reinheit des Produktes, was sich auch aus den Untersuchungen zur Umwandlung polymorpher Formen von G. ableiten lässt (Yajima et al. 2002).

Stabilität

G. ist, abgesehen vom Übergang der α-Form in die stabile β-Form während der Lagerung (siehe unter Eigenschaften/Polymorphie), als Substanz stabil. Hydrolyse in Gegenwart starker Säuren und starker Basen. Antioxidantien wie Butylhydroxytoluol können zugesetzt werden. Selbstemulgierende G.-Typen sind nicht säurestabil.

Inkompatibilitäten

Magnesium- und Calcium-Ionen können zum Brechen G.-haltiger Emulsionen führen.

Anwendung

Nichtionischer **Emulgator und Stabilisator** für W/O-Emulsionen in Pharmazie und Kosmetik (AK 5- 15 %); Seltener **Schmiermittel** für Tabletten- und Kapsel-Formulierungen (AK 1-3 %). Zur **Retardierung peroraler Zubereitungen** wie lipophile Matrixtabletten oder lipophile Überzüge auf Tabletten, Pellets oder Granulaten wird G. in Konzentrationen von ≥10 % oft in Kombination mit anderen Glyceriden oder Fettalkoholen verwendet. **Granulate** können in der Wirbelschicht mit G. in einem Schmelzprozess überzogen werden (Knezevic et al. 2009). Breiten Raum nimmt G. in der Entwicklung von **Nanopartikeln** ein. Dabei wird G. in Mischung mit anderen Glyceriden oder Wachsen wie Cetylpalmitat (Shenoy et al. 2012), Fettsäuren (Chen et al. 2012) oder Tensiden (Mulla et al. 2009) eingesetzt. Die Wirkstoffpalette, die auf diese Weise verarbeitet wird, reicht von 5-Fluorouracil über Diazepam, Griseofulvin, Methotrexat, Miconazol und Ramipril bis zu Sirolimus und Paclitaxel. Die Vergleichbarkeit der erzielten Ergebnisse verschiedener Arbeitskreise dürfte aufgrund der Heterogenität von G. unsicher sein.

Toxizität

G. ist bei peroraler Aufnahme in den Körper nicht toxisch und nicht reizend. Es wird im Magen-Darm-Trakt in die entsprechenden Fettsäuren und Glycerol gespalten und verstoffwechselt. Für die Verwendung in der Kosmetik und in Lebensmitteln ist G. zugelassen. Ausführliche Angaben zur Toxikologie sind im Report des American College of Toxicology enthalten (Anon 1982). LD_{50} >6 g/kg (Ratte, oral).

Literatur

Anon (1982): Final report on the safety assessment of glyceryl stearate and glyceryl stearate/SE, J Am College Toxicol **1**(4), 169-192. Chen J et al (2012): Glucosamine derivative modified nanostructured lipid carriers for targeted tumor delivery, J Materials Chem **22**(12), 5770-5783. Hoffmann K (1978): Glycerin monostearate - an overview, SÖFW **104**(1), 3-6. Knezevic Z et al (2009): Application of hot-melt coating process for designing a lipid based controlled release drug delivery system for highly aqueous soluble drugs, Chem Pharm Bull **57**(5), 464-471. Mulla JA et al (2009): Formulation, characterization and in vitro evaluation of methotrexate solid lipid nanoparticles, Res J Pharm Technol **2**(4), 685-689. Rieger M (1990): Glyceryl stearate: chemistry and use, Cosmetics & Toilet **105**(11), 51-54, 56-57. Shenoy VS et al (2012): In vitro anticancer evaluation of 5-fluorouracil lipid nanoparticles using B16F10 melanoma cell lines, Int Nano Letters **2**(1), 14-24. Vereecken J et al (2009): Comparing the crystallization and polymorphic behaviour of saturated and unsaturated monoglycerides, Food Research Int. **42**(10), 1415-1425. Yajima T et al (2002): Determination of optimum processing temperature for transformation of glyceryl monostearate, Chem Pharm Bull **50**(11), 1430-1433.

Handelsprodukte

Produkt/ *Hersteller*	**Eigenschaften/ Anwendung**	**Liefer-formen**
Capmul/*Abitec*		
GMS-50 K	Monoester > 50 %, Stearinsäure ≥ 85 %, Emulgator, Trübungsmittel, Schmiermittel	weiße Perlen
Kolliwax/*BASF*		
GMS II (früher Cutina GMS V PH)	Stearinsäure 60 – 80 %, Steigerung der Viskosität in O/W Emulsionen	Pulver
Cithrol/*Croda*		
GMS 30	selbstemulgierender Monoester, HLB 4,4	fest
GMS 40 (früher Estol 1474)	Matrixbildner für verzögerte Freisetzung, Stabilisator von W/O- und O/W-Emulsionen, Smp 56 – 60 °C	fest und Pulver
Geleol/*Gattefosse*		
Mono-/ Diglycerides NF	Stearinsäure Typ I, HLB 3	Pellets
Glycerolmonostearat/*Mosselman*		
Glycerolmonostearat 40/60/90 %	Monoester 40/60/90 %, HLB 3-5, Emulgatoren (auch SE-Typen)	fest
Imwitor/IOI Oleo GmbH		
491	Monoester >90 %, Smp~75 °C, HLB ~4 , lipophile Matrix für feste orale Arzeniformen (Granulierung, Schmelzextrusion), Weichmacher, Schmiermittel , Retardierungsmittel, Bindemittel	Pulver
Drewmulse/*Stepan*		
200K Flake	Monoester 42 %, HLB 2,8, kosher, Emulgator für Salben und Suppositorien, Nahrungsmittel	Schuppen

4.3.1.3. Polyglycerol-Derivate

Triglyceroldiisostearat

Arzneibücher

PhEur: Triglyceroldiisostearat; USP/NF: Polyglyceryl 3 Diisostearate; INCI: Polyglyceryl-3 Diisostearate. CAS 66082-43-7 und 63705-03-3 (allgemein).

Synonyma/Definitionen

Triglyceroli diisostearas, Triglycerindiisostearat, Polyglycerin-3 diisostearat, Diisooctansäureester von Triglycerol, ein Gemisch von Polyglyceroldiestern, hauptsächlich der Isostearinsäure, hergestellt durch Veresterung von Polyglycerol mit Isostearinsäure. Das Polyglycerol besteht hauptsächlich aus Triglycerol. Gehalt an Fettsäuren: Summe der Gehalte an Fettsäuren, die zwischen Palmitin- und Stearinsäure evaluiert werden ≥60 %, Summe der Gehalte an Myristinsäure, Palmitinsäure und Stearinsäure ≤11 %.

```
           OH            O
           |             ||
H2C—O—CH2—CH—CH2—O—C—C17H35-iso
 |
HC—OH
 |
H2C—O—CH2—CH—CH2—O—C—C17H35-iso
           |             ||
           OH            O
```

Eigenschaften

Klare, gelbliche, viskose Flüssigkeit von charakteristischem Geruch. *Löslichkeit:* **l:** Chloroform, Dichlormethan, Ethanol 96 %, Mineralöl, pflanzliche Öle; **ul:** Wasser. Dichte 0,984 g/cm^3 (Pluroldiisstearique), HLB-Wert 4,5; Wassergehalt (%): ≤0,5, Brechungsindex 1,469-1,475 (Pluroldiisstearique).

Stabilität

Als Ester unterliegt T. im alkalischen Bereich der Hydrolyse, unter Bildung von Isostearinsäure und Triglycerol als Hauptkomponenten.

Inkompatibilitäten

Keine.

Anwendung

W/O-Emulgator für kosmetische und pharmazeutische Emulsionen. In der Kosmetik gebräuchlich in Lippenstiften. T. kann in Kaltemulgierprozessen verarbeitet werden. In Versuchen zur Steigerung der Penetration von 5-Fluorouracil durch die Haut war T. im Vergleich zu Glycerylmonocaprylat/caprat unterlegen (Cornwell et al. 1998). Dies wird auf die optimale, die Polarität beeinflussende Kettenlänge der Fettsäuren zurückgeführt. Nanoemulsionen (TG 50-200 nm) zur s.c.-Applikation von Morphin und Morphinpropionat mit verzögerter Wirkstofffreigabe mit T. als Emulgator werden von Wang et al. (2008) beschrieben.

Toxizität

T. wirkt nicht haut- und augenreizend sowie nicht allergisierend. Die Substanz ist für die Verwendung in der Kosmetik zugelassen. LD_{50} >2150 mg/kg (Ratte, oral, Plurol diisostearique).

Literatur

Cornwell PA et al (1998): Glyceryl monocaprylate/caprate as a moderate skin penetration enhancer, Int J Pharm **171**(2), 243-255. Wang JJ et al (2008): The release and analgesic activities of morphine and its ester prodrug, morphine propionate, formulated by water-in-oil nanoemulsions, J Drug Target **16**(4), 294-301.

Handelsprodukte

Produkt/ *Hersteller*	Eigenschaften	Anwendung
Lameform/*BASF*		
TGI	flüssig, gelbliche Farbe	W/O-Emulgator
Cithrol/*Croda*		
PG 32 IS (früher Prisorine 3700)		W/O-Emulgator, Emollient, Dispergiermittel
Plurol Diisostearique/*Gattefosse*		
CG	HLB 4,5; pflanzlich, viskose Flüssigkeit	W/O-Emulgator
Imwitor/*IOI Oleo GmbH*		
PG3 DIS	HLB 5, flüssig	W/O-Emulgator
Dowin/*Jinan Dowin*		
DR ST-302-1	HLB 5,5	W/O-Emulgator, Emollient, Dispergiermittel

4.3.1.4. Propylenglycol-Derivate

Propylenglycolfettsäureester

Arzneibücher

PhEur: Propylenglycolfettsäureester, siehe Tab. 1; USP/NF: Propylene Glycol Dicaprylate/Dicaprate, Propylene Glycol Dilaurate, Propylene Glycol Monocaprylate, Propylene Glycol Monolaurate, Propylene Glycol Monostearate; JP/JPE: Propylene Glycol Monostearate, Propylene Glycol Monostearate – self emulsifying; INCI: s. Tab. 1. CAS-Nummern und EINECS-Nummern siehe Tab. 1.

Tab. 1: *Propylenglycolfettsäureester der PhEur*

Bezeichnung PhEur	INCI-Bezeichnung	CAS/EINECS
Propylenglycol-dicaprylocaprat	Propylene Glycol Dicaprylate/Dicaprate	68583-51-7/ 271-516-3
Propylenglycol-dilaurat	Propylene Glycol Dilaurate	22788-19-8/ 245-217-3
Propylenglycol-monolaurat	Propylene Glycol Laurate	27194-74-7 248-315-4
Propylenglycol-monopalmitostearat	–	–

Synonyma/Definitionen

Gemisch von Mono- und Diestern des Propylenglycols mit der/den namensgebenden Fettsäure(n). Begleitende Fettsäuren sind in ihrem Gehalt limitiert. Die Substanzen werden durch direkte Veresterung von 1,2-Propylenglycol mit den entsprechenden Fettsäuren hergestellt.

$$\begin{array}{l} O \\ \| \\ H_2C-O-C-(CH_2)_{10}-CH_3 \\ | \\ HC-O-C-(CH_2)_{10}-CH_3 \\ |\| \\ CH_3O \end{array}$$

Eigenschaften

Klare, farblose bis schwach gelbe, viskose Flüssigkeiten. Propylenglycolmonopalmitostearat ist eine weiße bis fast weiße, wachsartige, feste Substanz. *Löslichkeit:* **l**: Aceton, Chloroform, Dichlormethan, Ethanol 95 % (vorzugsweise in der Wärme), Ether, Methanol; **ul:** Wasser. Dichte 0,90-0,95 g/cm^3 (produktabhängig), Brechungsindex 1,42-1,48 (produktabhängig), Wassergehalt (%): ≤0,1-1,0 (produktabhängig).

Tab. 2: *Fettkennzahlen von Propylenglycolfettsäureestern*

Produkt	IZ	SZ	VZ
Propylenglycoldicaprylocaprat[1), 2)]	≤ 1	≤ 0,2	320 – 340
Propylenglycol-dilaurat	≤ 1	≤ 4	230 – 250
Propylenglycol-monolaurat[3)]	≤ 1	≤ 4	210 – 245 (Typ I) 200 – 230 (Typ II)
Propylenglycol-monopalmitostearat	≤ 3	≤ 4	170 – 185

[1)]PZ ≤1,0, [2)]OHZ ≤10, [3)]Typ I: 45-70 % Monoester und 30-55 % Diester, Typ II: ≥90 % Monoester und ≤10 % Diester

Stabilität

P. sind bei trockener Lagerung in dicht geschlossenen Gefäßen als Substanz stabil. Starke Säuren und starke Basen führen zu Hydrolyse.

Inkompatibilitäten

Keine.

Anwendung

P. werden als W/O-Emulgatoren und als Stabilisatoren eingesetzt. Sie sind Trägeröle für i. m.-Injektionspräparate, Weich- und Hartgelatinekapseln (bei Letzteren im sog. Liquifill-Verfahren) und in der Kosmetik für Badeöle. Bei Anwendung auf der Haut bewirken sie durch ihre hauterweichende Wirkung eine Resorptionsbeschleunigung.

Toxizität

Für P. gibt es eine toxikologische Zusammenfassung einer Vielzahl von Estern des Propylenglycols (Johnson 1999). Die für die Kosmetik zusammengestellte Arbeit kommt zu dem Schluss, dass alle Ester in den für die Anwendungen vorgesehenen Konzentrationen verwendet werden können.

Literatur

Johnson W Sr (1999): Final report on the safety assessment of propylene glycol (PG) dicaprylate, PG dicaprylate/dicaprate, PG dicocoate, PG dipelargonate, PG isostearate, PG laurate, PG myristate, PG oleate, PG oleate se, PG dioleate, PG dicaprate, PG diisostearate, and PG dilaurate, Int J Toxicol **18**, 35-52.

Handelsprodukte

Produkt	***Hersteller***	**Lieferformen/ Eigenschaften**
Propylenglycoldicaprylocaprat		
Crodamol PC	***Croda***	niedrig viskoses Basislösungsmittel, HLB 8, für Kosmetika
Rofetan PGCC	***Ecogreen***	flüssig, Emollient
Labrafac PG	***Gattefossé***	flüssig, HLB 1, Trägeröl für i.m. Injektabilia i.d. Veterinärmedizin, Lösungsvermittler für lipophile Wirkstoffe
Pelemol P 810	***Phoenix***	pflanzlich, hypoallergen, Viskosität 11 mPa·s
Miglyol 840	***IOI Oleo GmbH***	n_D^{20} 1,440 – 1,442, Dichte 0,91-0,93 g/cm^3, Viskosität 9 – 12 mPa·s, Trägeröl für i. m.-Injektabilia, Hauterweichungszusatz
Neobee M-20	***Stepan***	Viskosität 6 mPa·s (40 °C), pflanzlichen Ursprungs, EP <20 °C, Hauterweichungszusatz für topische Produkte
Propylenglycoldilaurat		
Capmul PG-2L PhEur/NF	***Abitec***	Diester 70 %, freies Propylenglycol < 2 %, Lösungsvermittler, Trägersubstanz, Emollient, Resorptionsbeschleuniger auf der Haut
Propylenglycolmonolaurat		
Capmul PG-12 EP/NF	***Abitec***	Monoester > 90 %, Dichte 0,92 g/cm^3 (25 °C), Visk. 24 mPa·s (25 °C), Lösungsvermittler für schwerlösliche Wirkstoffe, Träger für Hart- und Weichgelatinekapseln, Resorptionsbeschleuniger für transdermale Systeme, W/O-Emulgator
Lauroglycol 90 (TypII)	***Gattefossé***	HLB 3, Dichte 0,916 – 0,926 g/cm^3, 90 – 97 % Monoester, Tensid für selbstemulgierende Systeme, W/O-Emulgator

Produkt	*Hersteller*	Lieferformen/ Eigenschaften
Propylenglycolmonolaurat		
Lauroglycol FCC(TypI)		HLB 5, Dichte 0,900 – 0,930 g/cm^3, 45 – 70 %, Monoester, Anwendung s. Lauroglycol 90
Scherce-mol PGML	***Lubrizol***	W/O-Emulgator, Verbesserung der Bioverfügbarkeit
Emalex PG-ML	***Nihon Emulsion***	schwach gelbliches Öl, W/O-Emulgator für kosm. Zwecke
Imwitor 412	***IOI Oleo GmbH***	Monoester > 50 %, Propylenglycol < 1,5 %, W/O-Emulgator, Verbesserung der Bioverfügbarkeit
Propylenglycolmonopalmitostearat		
Mono-steol	***Gatte-fossé***	halbfeste Pellets, Smp 33 – 40 °C, Tropfpunkt 34,0 – 37,5 °C, Palmitin- und Stearinsäure je 40 – 60 %, Summe > 90 %, HLB 4, Verwendung in Rectal- und Vaginalzubereitungen, in topischen Präparaten als Verdickungsmittel

4.3.1.5. Saccharose-Derivate

Saccharosefettsäureester

Arzneibücher

PhEur: Saccharosemonopalmitat, Saccharosestearat; USP/NF: Sucrose Palmitate, Sucrose Stearate; JP/JPE: Sucrose Ester of Fatty Acids; INCI: Sucrose Palmitate, Sucrose Stearate. CAS-Nummern und EINECS-Nummern siehe Tab. 1, E473.

Tab. 1: *Nomenklatur Saccharosefettsäureester*

Bezeichnung PhEur	CAS-Nr.	EINECS-Nr.
Saccharose-monopalmitat	26446-38-8	247-706-7
Saccharose-palmitat	39300-95-3	254-410-1
Saccharose-dipalmitat	25637-97-2	247-147-9
Saccharose-monostearat	31566-31-1	250-705-4
Saccharose-stearat	25168-73-4	246-705-9
Saccharose-distearat	27195-16-0	248-317-5

Synonyma/Definitionen

Fettsäureester der Saccharose, hauptsächlich Monoester, erhalten durch Umesterung von Fettsäuremethylestern der namensgebenden Fettsäuren pflanzlicher Herkunft mit Saccharose. Begleitende Fettsäuren sind in ihrer Menge begrenzt. Das Herstellverfahren der Fettsäuremethylester schließt einen Destillationsschritt ein. Die Substanzen enthalten unterschiedliche Mengen an Mono-, Di-, Tri- und Polyestern. Die Umesterung der Methylester wird in Gegenwart von Kaliumcarbonat als Katalysator mit einem Überschuss an Saccharose durchgeführt und führt primär zu Monoestern. Die weitere Veresterung findet am Fructosering statt und leitet zu den Diestern und zu höheren Estern über. Theoretisch stehen 8 Hydroxylgruppen zur Veresterung zur Verfügung. Die Zahl der Fettsäuren pro Mol Saccharose bestimmt den HLB-Wert; der Einfluss des Typs der Fettsäure ist vergleichsweise gering. Durch Steuerung des Anteils an Monoestern im Verhältnis zu höheren Estern können Produkte mit HLB-Werten zwischen 1 und 16 realisiert werden. PhEur führt bei Saccharosemonopalmitat ein Produkt mit ≥55 % Monoestern, ≤40 % Diestern und ≤20 % Tri- und Polyestern. Solche Produkte weisen HLB-Werte von 11-16 auf. Für Saccharosestearat gibt PhEur drei verschiedene Typen an (siehe Tab. 2).

Tab. 2: *Saccharosestearat-Typen der PhEur*

Saccharo-sestearat	Esterzusammensetzung (%)			
	Mono-	Di-	≥Tri	HLB-Bereich[1)]
Typ I[2)]	≥ 50	≤ 40	≤ 25	≥ 11
Typ II[2)]	20 – 45	30 – 40	≤ 30	3 – 8
Typ III	15 – 25	30 – 45	35 – 50	2 – 4

[1)]Ungefähre Bereichsangabe; [2)]auch in USP/NF enthalten

O‖ O–C–(CH$_2$)$_{16}$–CH$_3$ ... CH$_2$–O–C(=O)–(CH$_2$)$_{16}$–CH$_3$; HO, HO, HO, O, OH, HO–CH$_2$, OH

Saccharosedistearat

Eigenschaften

Weiße bis fast weiße, fettige Pulver, geruch- und geschmacklos. *Löslichkeit (alle Angaben für Ryoto* Zuckerester*):* **I**: Ethanol (75 °C), Propylenglycol (75 °C), Wasser (75 °C); **wl:** Baumwollsaatöl (25 °C), Kokosnussöl (25 °C und 75 °C), flüssiges Paraffin (25 °C), Glycerol (25 °C), Propylenglycol (25 °C), Sojabohnenöl (25 °C); **ul:** Baumwollsaatöl (75 °C), Ethanol (25 °C), flüssiges Paraffin (75 °C), Sojabohnenöl (75 °C). SZ ≤6,0, Wassergehalt (%): ≤4,0. Anwendungstechnische Eigenschaften siehe Tab. 3:

Tab. 3: *Anwendungstechnische Eigenschaften ausgewählter Saccharosefettsäureester (Soultani et al. 2003 und Ryoto-Zuckerester)*

Produkt	Monoester (%)[1]	HLB	CMC[2] (mg/l)	σ[3] (mN/m)
P1670[4]	75	16	0,01	36
S1670[4]	80	16	0,03	36
S1570[5]	70	15		34,7
S1170[5]	55	11		34,8
S970[5]	50	9		35,8
S770[5]	40	7		37,4
S570[5]	30	5		38,1

[1]Gehalt Monoester im Produkt, [2]Kritische Mizellkonzentration [3]Oberflächenspannung (0,01%ige wässrige Lösung/20 °C), [4]Soultani et al. 2003, [5]Ryoto-Sugar Ester (siehe Literatur)

Smp 48-56 °C für Produkte mit einem Monoester-Anteil von ≥50 % (HLB-Werte 9-16) sowie Smp 58-69 °C für Monoester-Anteile von 20-50 % (HLB Werte 3-9) (Szüts et al. 2007).

Stabilität

S. sind bei trockener Lagerung in dicht geschlossenen Gefäßen als Substanz stabil. Starke Säuren und starke Basen führen zu Hydrolyse.

Inkompatibilitäten

Keine.

Anwendung

S. werden je nach HLB-Wert als W/O-Emulgatoren, O/W-Emulgatoren und Solubilisatoren eingesetzt. Aufgrund ihres günstigen Preises werden sie als Lebensmittelzusatzstoffe verwendet. Die Einsatzgebiete reichen von Schokolade über Kaugummi, Eiscreme und Kuchen bis hin zu Saucen. Ein Vorteil von S. Ist die Tatsache, dass es sich um EO-freie Verbindungen handelt. Damit entfällt die Problematik der Rest-Monomeren. In der Pharmazie können S. zur Verbesserung der Bioverfügbarkeit von schwer löslichen Wirkstoffen wie Cyclosporin und Nifedipin eingesetzt werden. S. bilden in niedrigen Konzentrationen stabile Emulsionen (Luu et al. 2010). S. werden für die Schmelzextrusion vorgeschlagen, da sie relativ niedrige Schmelzpunkte im Bereich von 50 °C, aber hohe Zersetzungstemperaturen von mehr als 230 °C aufweisen und somit einen weiteren Verarbeitungsbereich haben. Diese Tatsache hat bisher nur Eingang in Patentanmeldungen gefunden.

Toxizität

S. sind nicht toxisch und nicht reizend und physiologisch gut verträglich, da sie im Körper in die entsprechenden Fettsäuren und Saccharose gespalten und verstoffwechselt werden. Eine Übersicht über toxikologische Daten geben Drummond et al. (2003).

Literatur

Aguilar F et al (2010): Scientific opinion on the safety of sucrose esters of fatty acids prepared from vinyl esters of fatty acids and on the extension of use of sucrose esters of fatty acids in flavourings, EFSA Journal **8**(3), 1512-1548. Drummond CJ et al (2003): Sugar fatty acid esters, Surfactant Science Series **114**(Novel Surfactants), 95-128. Luu MT et al (2010): Sucrose ester multilamellar emulsifiers for skin moisturization, Cosmet Toiletr **125**(10), 48, 50-52. Ryoto Sugar Ester – Technical Information, Mitsubishi Chemical Europe, Prinzenallee 30, D-40549 Düsseldorf. Soultani S et al (2003): Comparative study of some surface active properties of fructose esters and commercial sucrose esters, Coll Surf A: Physicochem Eng Aspects **227**, 35–44. Szüts a et al (2007): Study of thermal behaviour of sugar esters, Int J Pharm **336**, 199–207.

Handelsprodukte, Saccharosepalmitat

Produkt/ *Hersteller*	Eigenschaften	Anwendung
Surfhope SE Pharma/*Mitsubishi Kagaku*		
D-1616	Pulver, HLB 16, Monoester 80 %	O/W und W/O Emulgator, Feuchthaltemittel
Sucrosepalmitate/*Carbosynth*		
Sucrose-palmitate		s.o.
Ryoto/*Mitsubishi Kagaku/Harke*		
P 170	HLB 1, Monoester 1 %, Pulver	Schmiermittel und Bindemittel in Süsswarentabletten, Emulgatoren für Nahrungsmittel
P 1570	HLB 15, Monoester 70 %, Pulver	
P 1670	HLB 16, Monoester 80 %, Pulver	
Sisterna/*MMP Inc*		
PS 750-C	HLB 16, Monoester > 75 %	Emulgator

Handelsprodukte, Saccharosestearat

Produkt/ *Hersteller*	Eigenschaften	Anwendung
Surfhope SE Pharma/*Mitsubishi Kagaku*		
C 1816	HLB 16, Monoester 70 %, Pulver	Emulgator

Produkt/ *Hersteller*	Eigenschaften	Anwendung
Sucrose stearate/*Carbosynth*		
70%	Monoester > 70 %	s.o.
Sucrose-stearate	Monoester 25 – 33 %	
Crodesta/*Croda*		
F 160	weißes bis schwach gelbes Pulver	O/W-Emulgator, Benetzungs- und Schaummittel
Sucrosestearat/*Daiichi Seiyaku*		
DK Ester	Substanzreihe, HLB-Werte 1-15	Emulgator, Schmiermittel, Überzugsmittel
Ryoto/*Mitsubishi Kagaku*		
S-070	HLB < 1, Monoester < 1 %, Pulver	Schmiermittel und Bindemittel in Süsswarentabletten, überwiegend in Nahrungsmitteln als Emulgatoren
S-170	HLB 1, Monoester 1 %, Pulver	
S-270	HLB 2,Monoester 10 %, Pulver	
S-370 und S-370 F	HLB 3, Monoester 20 %, Pulver; F = ultrafeines Pulver	
S-570	HLB 5, Monoester 30 %, Pulver	
S-770	HLB 7, Monoester 40 %, Pulver	
S-970	HLB 9, Monoester 50 %, Pulver	
S-1170	HLB 11, Monoester 55 %, Pulver	
S-1570	HLB 15, Monoester 70 %, Pulver	
S-1670	HLB 16, Monoester 75 %, Pulver	
Sisterna/*MMP Inc*		
SP 50-C	HLB 11, Monoester 50 %	Emulgator
SP 70-C	HLB 15, Monoester 70 %	

4.3.1.6. Sorbitanderivate

Sorbitanfettsäureester

Arzneibücher

PhEur: Sorbitanmonolaurat/Sorbitan laurate, , Sorbitanmonooleat/Sorbitan oleate, Sorbitanmonopalmitat/Sorbitan palmitate, Sorbitansesquioleat/Sorbitan sesquioleate, Sorbitanmonostearat/Sorbitan stearate und Sorbitantrioleat/Sorbitan trioleate; USP/NF: Sorbitan Monolaurate, Sorbitan Monooleate, Sorbitan Monopalmitate, Sorbitan Monostearate, Sorbitan Sesquioleate und Sorbitan Trioleate; JP/JPE: Sorbitan Monolaurate, Sorbitan Monooleate, Sorbitan Monopalmitate, Sorbitan Monostearate Sorbitan Sesquioleate und Sorbitan Trioleate; INCI: Sorbitan Laurate, Sorbitan Oleate, Sorbitan Palmitate, Sorbitan Sesquioleate, Sorbitan Stearate und Sorbitan Trioleate. CAS-, EINECS und E-Nummern siehe Tab. 1.

Tab. 1: *Sorbitanderivate, CAS-, EINECS- und E-Nummern*

Sorbitan-	CAS	EINECS	E-Nr
-monolaurat	1338-39-2	215-663-3	493
-monooleat	1338-43-8	215-665-4	494
-monopalmitat	26266-57-9	247-568-8	495
-monostearat	1338-41-6	215-664-9	491
-sesquioleat	8007-43-0	232-360-1	–
-trioleat	26266-58-0	247-569-3	–

Synonyma/Definitionen

Sorbitani lauras, -oleas, -palmitas, -stearas, -sesquioleas, -trioleas. Die Monoester sind Gemische aus Partialestern des Sorbitols und seiner Mono- und Dianhydride mit den entsprechenden Fettsäuren, die durch Veresterung von einem Mol Sorbitol und/oder seiner Mono- und Dianhydride mit einem Mol der entsprechenden Fettsäure gewonnen werden. Bei Sorbitansesquioleat beträgt das Molverhältnis Sorbitol/-anhydride zu Fettsäure 2:3, bei Sorbitantrioleat 1:3. Die namensgebende Fettsäure stellt jeweils den Hauptanteil der Fettsäuren dar, begleitende andere Fettsäuren sind in ihrer Menge begrenzt. Bei S.-monostearat wird zwischen einem Typ I mit 40-60 % Stearinsäure und einem Typ II mit 60-80 % Stearinsäure unterschieden (PhEur).

Das Sorbitan-Grundgerüst liegt hauptsächlich als 1,4-Sorbitan vor. Zur Chemie der Sorbitane siehe Sorbitol-Lösung. *Hinweis:* in der Kosmetik werden wesentlich mehr Sorbitanfettsäureester, teilweise als Monoester, Di- und Triester auch mit anderen Fettsäuren wie Isostearinsäure und Undecylensäure eingesetzt.

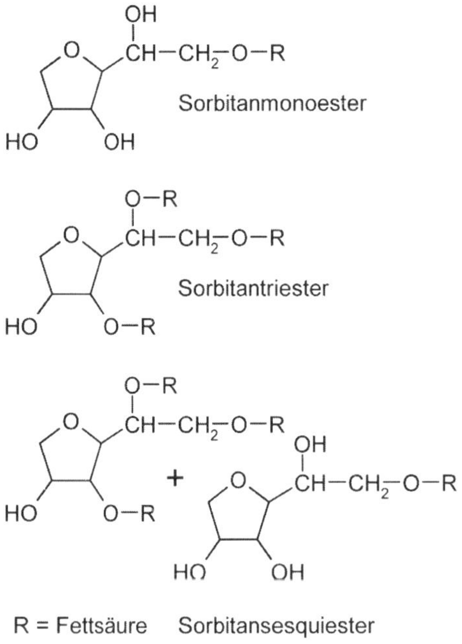

Sorbitanmonoester

Sorbitantriester

R = Fettsäure Sorbitansesquiester

Eigenschaften

Sorbitanmonolaurat und Sorbitanmonooleat: bräunlich gelbe, viskose Flüssigkeiten. *Sorbitanmonopalmitat:* gelbes bis gelbliches Pulver, wachsartige Schuppen oder feste Massen. *Sorbitanmonostearat*: blassgelbe, wachsartige, feste Substanz. *Sorbitansesquioleat und Sorbitantrioleat:* blassgelbe bis schwachbräunlich-gelbe Pasten oder feste Substanzen, die bei etwa 25° zu einer viskosen, öligen, bernsteinfarbenen Flüssigkeit werden. Die Substanzen haben einen charakteristischen Geruch und einen schwach bitteren, später butterähnlichen Geschmack. *Löslichkeit:* **ul:** Wasser (jedoch dispergierbar), Propylenglycol; **l:** Chloroform, Ether, Tetrachlorkohlenstoff, Toluol. Löslichkeitsunterschiede der einzelnen Typen siehe Tab. 2.

Tab.2: *Löslichkeitsunterschiede einzelner Sorbitanfettsäureester (Cosmetic, Toiletry and Fragrance Assoc 1985)*

	Löslichkeit in	
Sorbitan-	**Ethanol 96 %**	**sonstige LM**
-monolaurat (SML)	mischbar	**wl:** Baumwollsamenöl (1 in 100 ml), Ethylacetat, Ethylenglycol, i-Propanol, Methanol, Paraffinöl
-monooleat (SMO)	mischbar	**l:** i-Propanol, Paraffinöl, tierische und pflanzliche Öle
-monopalmitat (SMP)	sl	**l:** i-Propanol, fette Öle
-monostearat (SMS)	sl (1 in 120)	organ. Lösemittel
-sesquioleat (SSO)	sl	**ll:** Ethylenglycolethylether, fette Öle, Paraffinöl
-trioleat (STO)	sl bei RT, l in der Wärme	**l:** Baumwollsamenöl, fette Öle, Maisöl, Methanol, i-Propanol, Paraffinöl

Dichte 0,98-0,99 g/cm^3, Wassergehalt (%): ≤1,5 (PhEur). Fettkennzahlen siehe Tab. 3, anwendungstechnische Kennzahlen siehe Tab. 4.

Tab. 3: *Fettkennzahlen einzelner Sorbitanfettsäureester*

Sorbitan-	IZ	OHZ	PZ	SZ	VZ
-monolaurat	≤ 10	330-358	≤ 5	≤7,0	158-170
-monooleat	62-76	190-210	≤ 10	≤8,0	145-160
-monopalmitat	–	270-305	≤5	≤8,0	140-155
-monostearat	–	235-260	≤5	≤10	147-157
-sesquioleat	70-95	180-215	≤10	≤16	145-166
-trioleat	76-90	55-75	≤10	≤16	170-190

Tab. 4: *Anwendungstechnische Kennzahlen einzelner Sorbitanfettsäureester*

Sorbitan-	σ (mN/m)[1)]	η (mPa · s)[2)]	HLB[3)]
-monolaurat	28	ca. 4500	8,6
-monooleat	30	950-1500	4,3
-monopalmitat	36	Smp 43-54 °C	6,7
-monostearat	46	Smp 49-65 °C	4,7
-sesquioleat	37-40	1200-2000	3,7
-trioleat	32	170-250	1,8

[1)]Oberflächenspannung (1%ig in Wasser, 20 °C), [2)]Viskosität (25 °C), [3)]HLB-Wert nach Griffin

Stabilität

S. sind in schwach sauren, neutralen und schwach alkalischen Zubereitungen stabil. Eine Esterspaltung findet nur in Gegenwart starker Säuren oder starker Basen statt. Für S.-oleate ist die Oxidationsempfindlichkeit der Doppelbindung der Ölsäure zu beachten.

Inkompatibilitäten

Keine.

Anwendung

S. sind Emulgatoren vom Typ W/O und können als alleinige **Emulgatoren** in Wasser-in-Öl-Emulsionen eingesetzt werden (AK bis 15 %). Die Auswahl erfolgt anhand des für das jeweilige Öl erforderlichen HLB-Wertes. Der für W/O-Emulsionen erforderliche HLB-Bereich von 3-8 wird von den S.-Typen Sorbitansesquioleat (HLB 3,7) bis Sorbitanmonolaurat (HLB 8,6) vollständig abgedeckt. Wesentlich häufiger werden S. in Kombination mit Polysorbaten zur Herstellung von O/W-Emulsionen eingesetzt (HLB-Bereich 8-18, AK bis 10 %). Da HLB-Werte sich additiv verhalten, kann jeder gewünschte HLB-Wert durch Mischen eines S.-Typs mit einem Polysorbat-Typ eingestellt werden (Jaques 1999). S.-haltige Emulsionen werden dermal und peroral verwendet. S., insbesondere Sorbitanmonolaurat, werden zur Herstellung von **Mikroemulsionen** eingesetzt (Kogan und Garti 2006). Mikroemulsionen sind stabile, klare bis opake, isotrope Mischungen von Öl, Wasser und Tensid, wobei der Tensidanteil höher liegt als in Emulsionen und in den meisten Fällen aus einer Kombination eines Tensids und eines Cotensids besteht. Aufgrund des hohen Tensidanteils bilden sich diese Systeme spontan aus, da beim Zusammengeben der Komponenten die Grenzflächenspannung auf Werte nahe null abfällt (von einigen Autoren wird auch das Auftreten einer negativen Grenzflächenspannung postuliert). Die Teilchengrößen liegen im Bereich 30-200 nm. Mikroemulsionen verbessern die Bioverfügbarkeit schwer löslicher Substanzen wie Cyclosporin, Vitamin-A-Säure, 5-Fluorouracil, Ascorbinsäure, Diclofenac und Lidocain (Kogan und Garti 2006). Die Anwendung von Mikroemulsionen ist wegen des hohen Tensidanteils auf perorale und topische Systeme beschränkt. In der **Kosmetik** werden S. hauptsächlich in Hautpflegemitteln in Konzentrationen von 0,1-5 %, vereinzelt bis zu 25 %, eingesetzt (Cosmetic, Toiletry and Fragrance Assoc 1985).

Toxizität

S. werden sowohl in Lebensmitteln, Arzneimitteln und Kosmetika verwendet. Sie gelten generell als nicht toxisch und nicht reizend. Vereinzelt sind Hautreaktionen berichtet worden. Der ADI Wert beträgt 25 mg/kg Körpergewicht. Studien zur Cancerogenität mit Sorbitanmonostearat und Sorbitanmonolaurat waren negativ. In Konzentrationen von mehr als 10 % war Sorbitanmonolaurat ein Tumor-Promoter auf der Haut der Maus. S. werden in den in der Kosmetik angewendeten Konzentrationen von üblicherweise ≤5 % als sicher angesehen (Cosmetic, Toiletry and Fragrance Assoc 1985). LD_{50} 33,6 g/kg (Sorbitanmonolaurat, Ratte, oral).

Literatur

Cosmetic, Toiletry and Fragrance Assoc (1985): Final report on the safety assessment of sorbitan stearate, sorbitan laurate, sorbitan sesquioleate, sorbitan oleate, sorbitan tristearate, sorbitan palmitate, and sorbitan trioleate [in cosmetic products], J Am College Toxicol **4**(3), 65-121. Jaques A (1999): Emulsions, in Broze G (ed), Handbook of detergents, Part A,: Properties, Marcel Dekker Inc., New York, 181-251. Kogan A und Garti N.(2006): Microemulsions as transdermal drug delivery vehicles, Advan Colloid Interf Sci **123-126**, 369-385.

Handelsprodukte

Produkt/ *Hersteller*	Eigenschaften/ Charakteristika	Anwendung
Dehymuls/*BASF*		
SML[1)]		Kosmetik
SMO		Kosmetik
Span/*Croda*		
Span 20 (SML)	flüssig	Emulgator und Solubilisator
Span 40 (SMP)	wachsartig	W/O-Emulgator in Baby- und Körperpflegemitteln
Span 60 (SMS)	fest, Pastillen, Paste, verfügbar in gebleichter und ungebleichter Qualität	O/W-Coemulgator für Mineralöle und Siliconöle, Cremes und Lotionen
Span 65 (STS)[2)]	Pulver, gebleicht und ungebleicht	Netz- und Dispergiermittel
Span 80/Span 80 HP (SMO)	bernsteinfarbene Flüssigkeit; HP = high purity, zeichnet sich durch geringere PZ und SZ aus	W/O-Emulgator, O/W-Emulsionsstabilisator
Span 83, S.-sesquioleat (SSO)	flüssig, auch auf pflanzlicher Basis verfügbar	Dispergiermittel, Emulgator
Span 85 (STO)	flüssig	Dispergiermittel in Aerosolen, W/O-Emulgator, O/W-Emulsionsstabilisator
Vykamol 37 (STS)	Pastillen, kosher	Lebensmittelhilfsstoff, Emulgator

Produkt/ ***Hersteller***	**Eigenschaften/ Charakteristika**	**Anwendung**
Span/*Croda*		
Crill 1 (SML)	flüssig, auf pflanzlicher Basis	Lebensmittelhilfsstoff, Emulgator
Crill 3 (SMS)	Pastillen oder Pulver, auf pflanzlicher Basis	
Crill 4 (SMO)	flüssig, auf pflanzlicher Basis	
Crill 36E/41/45 (STS)	Verfügbar als Pulver (Crills 36E,41), Pastillen (Crill 36E), oder flüssig (Crill 45), auf pflanzlicher Basis	
Grinsted/*Danisco*		
SMS	pflanzliche Basis	Lebensmittelhilfsstoff
STS		
Rofetan/*Ecogreen*		
SMS	Pastillen	W/O-Emulgator, Co-Emulgator
SMO	flüssig	
STS	Pastillen	
Tego/*Evonik Nutrition & Care*		
SML	flüssig	W/O-Emulgator, Co-Emulgator
SMO V	Pulver, pflanzlich	
SMS	flüssig	
STO V	flüssig, pflanzlich	
Kosteran/*Kolb*		
S/1G (SMS)	fest, pflanzlich	W/O-Emulgator, Co-Emulgator
S/3G (STS)	fest, pflanzlich	
O/1VL (SMO)	flüssig, pflanzlich	
O/3VH (STO)	flüssig, pflanzlich	
Liposorb/*Lipo*		
O (SMO)	flüssig	Kosmetik, Badeöle, Cremes
SQO (SSO)	flüssig	
P (SMP)	Pastillen	Kosmetik
S (SMS)	Pastillen	
Glycomul/*Lonza*		
S, KFG (SMS) TS KFG (STS)	alle Produkte sind kosher und GMO-frei	hauptsächlich Lebensmitteleinsatz und Kosmetik
Lonzest/*Lonza*		
SML/SMO/SOC (SSO)/STO	flüssig, pflanzlich	Kosmetik, W/O-Emulgator und CO-Emulgator
Protachem/*Protameen*		
SML/SMO/SMP/SMS-NF/SSO/STO/STS		Verwendung in Kosmetika
Montane/*Seppic*		
20 PHA Prem. (SML)	hergestellt nach IPEC GMP	oral, topisch
60 PHA Prem. (SMS)		
80 PHA Prem. (SMO)	hergestellt nach IPEC GMP	s.o.
80 PPI (SMO)	GMP	s. o. sowie in Injektionen
Montane/*Seppic*		
85 PPI (STO)	GMP	s.o.
Span/*TCI Europe*		
20 (SML)	flüssig,	W/O Emulgator
40 (SMP)	fest	
60 (SMS)	fest	
80 (SMO)	flüssig	
83 (SSO)	siehe Span 83 Croda	Dispergiermittel, Emulgator
85 (STO)	siehe Span 85 Croda	W/O-Emulgator, O/W-Emulsionsstabilisator

[1)]Legende: SML = Sorbitanmonolaurat
SMO = Sorbitanmonooleat
SMP = Sorbitanmonopalmitat
SMS = Sorbitanmonostearat
SSO = Sorbitansesquioleat
STO = Sorbitantrioleat

[2)]STS = Sorbitantristearat, E 492, CAS 26658, EINECS 247-891-4, in den zitierten Arzneibüchern nicht enthalten.

4.3.1.7. Sonstige nichtionogene Emulgatoren

Cholesterol

Arzneibücher

PhEur: Cholesterol; USP/NF: Cholesterol; JP/JPE: Cholesterol; INCI: Cholesterol. CAS 57-88-5, EINECS 200-353-2.

Synonyma/Definitionen

Cholesterolum, Cholesterin, Cholesterinum, Cholest-5-en-3β-ol. $C_{27}H_{46}O$, M_r 386,7.

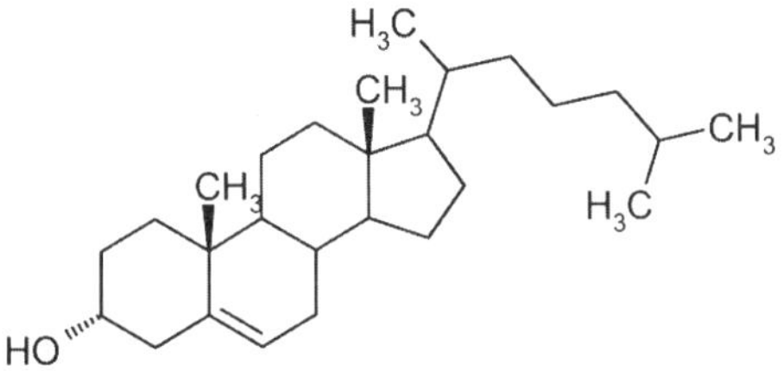

Eigenschaften

Weiße bis fast weiße, kristalline Plättchen, Nadeln oder Granulate oder weißes bis gelblich-weißes, kristallines Pulver, geruch- und geschmacklos. *Löslichkeit:* **sll**: Benzol (14,24 g/100 g), Chloroform (22,2 g/100 g), Ether (35,7 g/100 g); **l:** Aceton, Amylalcohol (9,45 g/100 g), Isopropylmyristat (5,2 g/100 g), Petrolether, pflanzliche und tierische Öle und Fette (3-4 g/100 g); **wl:** Ethanol (1,29 g/100 g /20 °C; 3,40 g/100 g /40 °C; 5,25 g/100 g /50 °C; 7,85 g/100g /60 °C); **sl:** Methanol (0,65 g/100 g /20 °C; 1,88 g/100 g /40 °C; 2,94 g/100 g /50 °C; 4,42 g/100 g /60 °C); **ul:** Wasser (Cosmet, Toiletry and Fragrance Assoc 1986). Dichte 1,067 g/cm³, Sdp 360 °C, spezifische Drehung -39,5° (2 % w/v in Chloroform), -31,5° (2 % w/v in Ether). Polymorphie: C. weist bei 35-37 °C eine endotherme Phasenumwandlung auf, die jedoch nur bei der wasserfreien Form und nicht beim Monohydrat auftritt (Tajima und Gershfeld 1975); der Smp beträgt 146-150 °C, hochreine Produkte schmelzen bei 147-148 °C; die DSC kann zur Reinheitsanalyse von Cholesterol eingesetzt werden. *Cholesterol-Monohydrat:* Weiße bis farblose Plättchen, die bei 70-80 °C ihr Kristallwasser abgeben und in die wasserfreie Form übergehen. Dichte 1,03 g/cm³.

Stabilität

C. ist unter Licht- und Sauerstoffausschluss stabil, verfärbt sich aber an Licht und Luft langsam gelb-braun.

Inkompatibilitäten

Ausfällung in Gegenwart von Digoxin.

Anwendung

C. wird als O/W-Emulgator und Stabilisator in Salben und Cremes eingesetzt. Besondere Bedeutung hat C. bei der Entwicklung und Herstellung von Liposomen erlangt. C. stabilisiert die Lipidmembranen und gibt Liposomen die erforderliche mechanische Stabilität (Taylor et al. 2007). Daneben hat C. in den letzten Jahren Bedeutung als Bestandteil von Adjuvantien bei der Herstellung von Impfstoffen erlangt (Alving und Rao 2008). In der Kosmetik wird C. als Emulgator in Produkten zur Haut- und Haarpflege in Konzentrationen von 0,1 bis 1 %, in Einzelfällen bis zu 5 % eingesetzt.

Toxizität

C. ist als körpereigene Substanz toxikologisch unbedenklich. Die Substanz ist nicht haut- und augenreizend und weder gentoxisch, mutagen noch teratogen. Positive Befunde zur Teratogenität sind nur bei Ratten bekannt. Cholesterol wird als Promoter für carcinogene Substanzen eingestuft.

Literatur

Alving CR und Rao M (2008): Lipid A and liposomes containing lipid A as antigens and adjuvants, Vaccine **26**(24), 3036-3045. Cosmet, Toiletry and Fragrance Assoc (1986): Final report on the safety assessment of cholesterol, J Amer College Toxicol **5**(5), 491-516. Tajima K und Gershfeld NL (1975): Latent heat of transition between crystalline polymorphic states of cholesterol by equilibrium spreading pressures, J Coll Interf Sci **52**(3), 619-620. Taylor KGM et al (2007): Preparation of liposomes for pulmonary delivery using medical nebulizers, in Gregoriadis G (ed.), Liposome Technology (3rd Edition) **1**, 67-84.

Handelsprodukte

Produkt/ *Hersteller*	**Eigenschaften**	**Anwendung**
Cholesterol/*Carbogen Amcis*		
Cholesterol HP	Hergestellt gemäß cGMP	Liposomenherstellung, Carrier für Diagnostika/ transdermalen Transport
Cholesterol/*Croda*		
USP/NF/PhEur/ JP	Pulver	Emulgator, Feuchthaltemittel
Cholesterol/*Deutsche Lanolin/NK*		
NK CHOLESTEROL NF/PhEur	SD 0,26 – 0,48 g/cm³	Emulgator, Feuchthaltemittel
Cholesterol/*Merck Millipore*		
Reinst, Pulver NF/PhEur/JP	SD 0,26 g/cm³	halbfeste Formen
Cholesterol/*Nippon Fine Chemicals*		
JP	weißes Pulver	Co-Emulgator, Cremes, Lotionen Haarpflegeprodukte
SyntheChol/*Sigma Aldrich*		
Cholesterol Ph.Eur, USP/NF grade	Gehalt ≥ 98 %, pflanzlich	Liposomenherstellung
Cholesterol/*Erhard Wagner*		
Cholesterol 95 %, PhEur/NF	Gehalt > 95 %	Emulgator
Cholesterol HP 99 %	Gehalt > 99 %	

Hydriertes Wollwachs

Arzneibücher

PhEur: Hydriertes Wollwachs; USP/NF: Hydrogenated Lanolin; JP/JPE: Lanolin, Hydrogenated ; INCI: Hydrogenated Lanolin.

Synonyma/Definitionen

Adeps lanae hydrogenatus, hydriertes Wollfett, ein Gemisch von Sterolen und höheren aliphatischen Alkoholen, das durch direkte Hydrierung von Wollwachs bei hohem Druck (180-350 bar) und hoher Temperatur (ca. 330 °C) unter Bedingungen, die die Ester und Säuren zu den entsprechenden Alkoholen reduzieren, erhalten wird. Die Substanz darf Butylhydroxytoluol enthalten. Das durch Hydrierung entstehende Produkt enthält ca. 48-62

% Dihydroxy-, 18-30 % Monohydroxyalkohole sowie 10-15 % Kohlenwasserstoffe und 2-4 % Ester (Barnett 1986).

Eigenschaften

Weiße bis blassgelbe Substanz von salbenartiger Konsistenz, nahezu geruchlos. *Löslichkeit:* **l**: Ethanol 95 % (in der Wärme), Petrolether; **ul:** Wasser. Trocknungsverlust ≤3,0 %. OHZ 140-180, SZ ≤1,0, VZ ≤8.

Stabilität

Obwohl durch die Hydrierung die Gefahr einer Autoxidation weitgehend gebannt ist, wird ein Zusatz von Butylhydroxytoluol erlaubt. Die Substanz kann bei 140 bis 150 °C/2 h in der Hitze sterilisiert werden.

Inkompatibilitäten

Siehe Wollwachs.

Anwendung

H. wird zur Herstellung wasseraufnehmender Salben und hydrophober Cremes eingesetzt, in denen auf Geruchsfreiheit Wert gelegt wird.

Toxizität

Siehe Wollwachs.

Literatur

Barnett G (1986): Lanolin and derivatives, Cosmetics & Toiletr **101**(3), 21, 23-27, 30-44.

Handelsprodukte

Produkt/ *Hersteller*	Eigen-schaften	Anwendung
Satulan/*Croda*		
Satulan		W/O Emulgator, Konditionierungsmittel (Kosmetik)
Hydriertes Wollwachs/*Deutsche Lanolin/NK*		
Hydrogenated Lanolin	Tropfpunkt 44 – 50 °C, wachsartige Konsistenz	W/O Emulgator, Antistatikum, Weichmacher für Salben/Cremes/ Lotionen in pharmaz. & kosm. Produkten
Hydriertes Wollwachs/*IOI Import*		
Lanis HYD	Tropfpunkt 45 – 55 °C, wachsartige Konsistenz	Emulgator für Babycreme, Lotionen
Ewalan/*Erhard Wagner*		
HY	Tropfpkt. 44 – 50 °C	Emulgator für Cremes

Wollwachs

Arzneibücher

PhEur: Wollwachs; USP/NF: Lanolin, Modified Lanolin; JP/JPE: Refined Lanolin; INCI: Lanolin. CAS 8006-54-0, EINECS 232-348-6, E 913.

Synonyma/Definitionen

Adeps lanae, Adeps lanae anhydricus, Cera Lanae, gereinigtes Lanolin, Lanolin anhydricum, Wollfett, gereinigte, wachsartige, wasserfreie Substanz, welche aus der Wolle des Schafs gewonnen wird. Die Substanz darf höchstens 200 ppm Butylhydroxytoluol enthalten. Chemisch besteht Wollwachs zu 95 % aus Estern höherer Fettsäuren (C_{10} bis C_{26}), Hydroxysäuren (C_{14} und C_{16}), Isopropylfettsäuren (C_{10} bis C_{28}) und Isobutylfettsäuren (C_9 bis C_{31}) mit aliphatischen Alkoholen (einwertige, unverzweigte Alkohole (C_{18} bis C_{30}), 1,2-Diolen (C_{16} bis C_{24}), Isoalkoholen (C_{17}-C_{27}) und cyclischen Alkoholen (Cholesterol und anderen Cholestanderivaten, Lanosterol und Lanostanderivaten). Hauptbestandteile sind die Cholesterolfettsäurenester. Daneben enthält W. 2-2,5 % freies Cholesterol und 0,5-1 % freie Alkohole sowie 1-2 % Kohlenwasserstoffe, von denen etwa die Hälfte hoch verzweigte Isoparaffine sind, und Wollwachssäuren (Motiuk 1979a, 1979b, 1980). Im deutschen Sprachgebrauch steht die Bezeichnung "Lanolin" für wasserhaltiges Wollwachs, PhEur, das aus 75 % Wollwachs und 25 % Wasser besteht. *Gewinnung:* Schafwolle enthält 3-24 % Wachs. Beim Verfahren der **Emulsionswäsche** wird die Wolle mit Seifen-, Soda- oder Tensidlösungen gewaschen, gegebenenfalls neutralisiert und aufgereinigt. Bei der **Lösungsmittelwäsche** wird aus der wässrigen Wollwachs-Rohemulsion der ersten Wäsche das Wachs mit Säure ausgefällt und anschließend mit Lösungsmitteln extrahiert. Nach dem Abziehen des Lösungsmittels wird das mit Fettsäuren verunreinigte Rohwollwachs mit Soda neutralisiert und von den entstandenen Seifen befreit. Dieses als Neutralwachs bezeichnete Produkt wird mit Aktivkohle, Bleicherden oder Peroxiden gebleicht, mit Wasserdampf desodoriert und anschließend getrocknet (Gernert 1951). Die Aufarbeitung der Waschflotte wird heute hauptsächlich durch Zentrifugation, Neutralisation und Behandlung mit Bleichmitteln vorgenommen, wobei Pestizidrückstände und geruchsbeeinträchtigende Substanzen durch Hochvakuum-Destillation entfernt werden. Eine sehr wirksame Reduktion von Pestizidrückständen kann durch selektive Extraktion mit überkritischem Kohlendioxyd erreicht werden (Margenat et al. 2008). USP/NF führt unter der Bezeichnung "Modified Lanolin" eine W.-Qualität mit reduziertem Gehalt an freien Wollwachsalkoholen (≤6 %), Detergentien- und Pestizidrückständen („foreign substances") ≤3 ppm für Pestizide insgesamt und ≤1 ppm für jedes spezifizierte Pestizid). PhEur erlaubt ≤1 ppm für die Summe aller Pestizide, ≤0,05 ppm für jedes Organochlor-Pestizid und ≤0,5 ppm für jedes andere Einzel-Pestizid.

Eigenschaften

Gelbe Substanz von salbenartiger bis wachsweicher Konsistenz und charakteristischem Geruch. Geschmolzenes W. ist eine klare, gelbe Flüssigkeit. *Löslichkeit:* **sll:** Benzol, Chloroform, Ether, Ethylacetat, Petrolether; **wl**: Ethanol 95 % (in der Wärme); **sl:** Ethanol 95 % (in der Kälte); **ul:** Wasser; W. kann bis zu 200-300 % Wasser aufnehmen, ohne seine salbenartige Konsistenz zu verlieren. Dichte 0,932-0,945 g/cm³ (15 °C), Brechungsindex 1,478-1,482 (40 °C), Smp 38-42 °C, Flammpunkt 238 °C, Trocknungsverlust ≤0,5 %. PZ ≤20, SZ ≤1,0, VZ 90-105. HLB-Wert 4,0, spez Wärme 2,3 J/g, Schmelzwärme 5,4 J/g (Parmentier 2012).

Stabilität

W. unterliegt einer Autoxidation, die durch Metallspuren katalysiert wird, weshalb der Zusatz von Antioxidantien empfohlen ist (Butylhydroxytoluol). Langfristige Hitzeeinwirkung führt zu einer Farbintensivierung, dennoch kann die Substanz bei 140 bis 150 °C/2 h in der Hitze sterilisiert werden.

Inkompatibilitäten

W. ist ein Vielstoffgemisch, so dass in Einzelfällen, insbesondere mit den zugesetzten Antioxidantien, Unverträglichkeiten auftreten können.

Anwendung

W. wird zur Herstellung wasseraufnehmender Salben und hydrophober Cremes eingesetzt. Ein Beispiel ist Lanolin DAB, das aus 15 % dickflüssigem Paraffin, 20 % Wasser und 65 % Wollwachs besteht. Solche und ähnliche Zubereitungen zeichnen sich durch eine schnelle Aufnahme durch die Haut, gute Verstreichbarkeit und Feuchtigkeitsretention aus. Ein Zusatz von W. zu Vaseline erhöht ihre plastische und Strukturviskosität, wirkt also konsistenzerhöhend. Eine Übersicht über die Anwendung von W. und seinen Derivaten gibt Banham (2002).

Toxizität

Obwohl W. in dermatologischen Rezepturen sehr weit verbreitet ist und allgemein als nicht toxisch und nicht reizend gilt, gibt es eine nicht enden wollende Diskussion um die so genannte Wollwachs-Allergie. Der neueste Stand dazu ist in hervorragender Weise in einer Arbeit von Lee und Warshaw (2008) zusammengefasst. Darin wird nicht nur die gesamte Historie dieser Allergie aufgerollt, sondern es werden auch detailliert alle Versuche zur Allergisierung durch Wollwachs, Fraktionen desselben bis hin zu einzelnen Substanzgruppen dargestellt. Patienten mit chronischer Dermatitis insbesondere der unteren Extremitäten sind besonders gefährdet. Auch scheint die Reduzierung des Anteils freier Alkohole in Wollwachs die Allergisierungsrate zu verringern. In der Diskussion ist auch die Reinheit der zum Auswaschen von Wollwachs aus der Schafwolle verwendeten Tenside. Eine ältere Übersicht zur Toxikologie von W. gibt Elder (1980). LD_{50} >16 bis >64 g/kg (Ratte, oral).

Literatur

Banham A (2002): Lanolin and its derivatives, Chemistry and Manufacture of Cosmetics (3rd Edition) **3**(Bk. 2), 559-574. Elder RL (1980): Final report of the safety assessment for acetylated lanolin alcohol and related compounds, J Environmental Pathol Toxicol **4**(4), 63-92. Gernert G (1951): Recovery of lanolin and its applications; working up laundering and textile-mill wastes, SÖFW **77**, 388-392. Lee B und Warshaw E (2008): Lanolin allergy: History, epidemicology, responsible allergens and management, Dermatits **19**(2), 63-72. Margenat L et al (2008): Lanolin purification by selective extraction of pesticides using supercritical CO_2, J Supercrit Fluids **45**(2), 177-180. Motiuk K (1979a): Wool wax acids: a review, J Am Oil Chem Soc **56**(2), 91-97 und (1979b): Wool wax alcohols, ibid **56**(6), 651-658 und (1980): Wool wax hydrocarbons, ibid **57**(4), 145-146. Parmentier G (2012): Wollwachs –kleine Monographie, www.lanolin.de (zuletzt aufgerufen am 16.02.2020).

Handelsprodukte

Produkt/ *Hersteller*	Eigenschaften	Anwendung
Wollwachs/*Croda*		
Medilan Marken	Wool Fat PhEur; Modified Lanolin NF; Purified Lanolin JP, spezielle Type ohne BHT verfügbar	ophthalmische Zubereitungen und Vaginalpräparate, Verbesserung der Wundheilung
Wollwachs/*Deutsche Lanolin*		
LANOLAN EP ELP	BHT-frei	Lösungsvermittler, Verbesserung der Wundheilung, Weichmachenden Wirkung
LANOLAN WAX	fest, entöltes W., Aufreinigung durch fraktionierte Kristallisation	W/O-Salben und Cremes, ergibt stabilere Emulsionen, kosher
LANOLAN OIL	flüssig, niedermolekulare Anteile des W., gewonnen durch fraktionierte Kristallisation	W/O-Cremes und Salben mit verbesserter Stabilität
Wollwachs/*Imperial Oil Import*		
Lanis EP	Lanolin wasserfrei	Konsistenzgeber, Hilfsstoff für wasseraufnehmede Salben
LANIS USP 23	Smp 38 – 44°C, Pestizidgehalt < 40 ppm	
LANIS USP 35		
Lanolin/*Lubrizol*		
USP AAA	USP, fremde Substanzen < 40 ppm, GMO-frei	Emollient und Feuchthaltemittel
Wollwachs/*NK Chemicals*		
Anhydrous Lanolin EP8	Farbe nach Gardener 8	Konsistenzgeber, Hilfsstoff für wasseraufnehmede Salben, W/O Cremes
Anhydrous Lanolin EP10	Farbe nach Gardener 10	
Anhydrous Lanolin EP ELP	Pestizide reduziert (<1 ppm)	
Anhydrous Lanolin EP ELP 3%	hypoallergen, freie Alkohole ≤ 3,0 %	
Anhydrous Lanolin USP	normale Pharmacopoe-Qualität	
Anhydrous Lanolin USP, Modified	Pestizide ≤ 3,0 ppm, freie Alkohole <6,0 %	
Wollwachs/*NK Ingredients*		
Anhydrous Lanolin EP8		Kosmetik, Sonnenschutz
Anhydrous Lanolin EP10		Kosmetik
Anhydrous Lanolin EP ELP	Pestizide reduziert (< 1 ppm)	pharmaz. Cremes & Lotionen, Kosmetik
Wollwachs/*NK Ingredients*		
Anhydrous Lanolin EP ELP 3%	hypoallergen, Pestizide reduziert (<1 ppm), freie Alkohole ≤ 3,0 %	pharmaz. Cremes & Lotionen, Kosmetik
Anhydrous Lanolin USP 89	Erfüllt Anforderungen d. USP 22	Kosmetik
Anhydrous Lanolin USP 93	Erfüllt Anforderungen d. aktuellen USP, Pestizide reduziert (< 40 ppm)	pharmaz. Cremes & Lotionen, Kosmetik
Anhydrous Lanolin USP, Modified	Pestizide ≤ 3,0 ppm, freie Alkohole < 6,0 %	pharmaz. Cremes & Lotionen, Kosmetik
Wollwachs/*Protameen*		
PROTALAN ANHYDROUS	Ware stammt von Tieren aus Non-BSE-Ländern	Emollient und Hilfssotff für wasseraufnehmende Salben u. W/O-Cremes (vor allem in Kosmetika)
Lanolin/Stella Lanolines		
Stellux	Ph.Eur/USP, Smp 36 – 42 °C, Gesamtpestizide ≤ 1ppm, ohne BHT verfügbar	Pharma und Kosmetik
Stellux USP	USP, Smp 36 – 42 °C, Gesamtpestizide ≤ 1ppm, ohne BHT verfügbar	
Stellux HA	Ph.Eur/USP, Smp 36 – 42 °C, Gesamtpestizide ≤ 1ppm, freie Alkohole ≤ 6 %, ohne BHT verfügbar, Allergen-frei	
EWALAN/*Erhard Wagner*		
30-PA, Premium	extra hell, geruchsarm	Konsistenzgeber, W/O-Co-Emulgator
35-PA-S	geruchsarm, schadstoffreduziert, kosher, BHT-frei	
38	BHT-frei	
42-PA	JP/USP-Qualität	
65	hell, geruchsarm	
Lanolin/*Wellman*		
Lanolin USP	Farbe nach Gardener 9, kosher, fremde Substanzen <40 ppm, Smp 38 – 44 °C	Kosmetik, Cremes, Verbesserung der Wundheilung, Suppositorien

Wollwachsalkohole

Arzneibücher

PhEur: Wollwachsalkohole; USP/NF: Lanolin Alcohols; JP/JPE: Lanolin Alcohol; INCI: Lanolin Alcohol. CAS 8027-33-6, EINECS 232-430-1.

Synonyma/Definitionen

Alcoholes adipis lanae, Lanae alcoholes, Lanolin alcohol, ein Gemisch von Sterinen und höheren aliphatischen Alkoholen aus Wollwachs. Die Substanz kann bis zu 200 ppm Butylhydroxytoluol enthalten. Gehalt ≥30 % Cholesterol. W. werden durch alkalische Verseifung von Wollwachsestern und anschließende Abtrennung der unverseifbaren Anteile (ca. 45 %) mit organischen Lösungsmitteln (z. B. Petrolether) von den Alkalisalzen der Fettsäuren (ca. 55 %) gewonnen (Parmentier 2012). Chemisch besteht W. aus Cholesterol (34 %), Lanosterol und Dihydrolanosterol (38 %), einwertigen, unverzweigten Alkoholen (C_{14} bis C_{34}, ca. 2 %), 1,2-Diolen (C_{16} bis C_{24}, ca. 6-7 %) und Isoalkoholen (C_{17}-C_{35}, ca. 13 %), Kohlenwasserstoffen (ca, 1 %), Übersichten bei Motiuk (1979) und Barnett (1986).

Eigenschaften

Hellgelbe oder bräunlich-gelbe, spröde Masse von schwachem, charakteristischem Geruch, die beim Erwärmen knetbar wird. *Löslichkeit:* **ll:** Chloroform, Dichlormethan, Ether und Petrolether, Tetrachlorkohlenstoff; **l:** Ethanol, in der Wärme (1 g in 25 ml); **sl:** Ethanol (in der Kälte); **ul:** Wasser. Dichte 0,965 g/cm³, Smp ≥58 °C, Trocknungsverlust ≤0,5 %. OHZ 120-180, PZ ≤15, SZ ≤2,0, VZ ≤12. HLB-Wert 4,0 (Parmentier 2012).

Stabilität

Siehe Wollwachs.

Inkompatibilitäten

Siehe Wollwachs.

Anwendung

W. werden zur Herstellung von hydrophoben Salben und Cremes eingesetzt. In O/W-Emulsionen werden sie in Konzentrationen von bis zu 2 % als Co-Emulgator und Stabilisator verwendet. Hohe Anteile von W. in Wollwachs reduzieren dessen Wasseraufnahmefähigkeit, ähnlich wirken Seifen und hydrophile Detergentien vom EO-Typ. Der Zusatz von W. erhöht die Wasseraufnahmefähigkeit von Vaseline (Clark 1971). Das Phasenverhalten von W. wurde mittels Röntgenbeugung untersucht und dabei in Abhängigkeit von der Temperatur eine lamellare flüssigkristalline Phase, eine kristalline α-Phase und eine hexagonale Phase gefunden (Hoppe und Larsson 1981).

Toxizität

W. ist in Tierversuchen nicht toxisch und nicht hautreizend. Klinische Versuche deuten jedoch auf eine Sensibilisierung der Haut hin. Dieser Verdacht wurde schon früh geäußert (Elder 1980) und scheint sich durch neuere Untersuchungen zu bestätigen (Lee und Warshaw 2008). LD_{50} >16 bis >42 g/kg (Ratte, oral).

Literatur

Barnett G (1986): Lanolin and derivatives, Cosmet Toiletr **101**, 21-44. Clark EW (1971): Water absorption properties of lanolin, J Soc Cosm Chem **22**(7), 421-437. Elder RL (1980): Final report of the safety assessment for acetylated lanolin alcohol and related compounds, J Environmental Pathol Toxicol **4**(4), 63-92. Hoppe U und Larsson K (1981): Water-in-oil emulsions - a study of wool-wax alcohol systems, J Dispersion Sci Technol **2**(4), 433-441. Lee B und Warshaw E (2008): Lanolin allergy: History, epidemiology, responsible allergens and management, Dermatitis **19**(2), 63-72. Motiuk K (1979): Wool wax alcohols: A review, J Am Oil Chem Soc **56**, 651-658. Parmentier G (2012): Wollwachs – kleine Monographie, www.lanolin.de.

Handelsprodukte

Produkt/ *Hersteller*	**Eigenschaften**	**Anwendung**
Wollwachsalkohole/*Deutsche Lanolin/NK Chemicals*		
Lanowax EP	Platten oder Stücke, PhEur, auf Wunsch ohne BHT, Pestizidgehalt < 3 ppm, Smp 58 °C, Dichte 0,98 g/cm³	W/O- Emulgator
Lanis/*IOI Import*		
AL EP Plus	hypoallergen, wachsartige Festsubstanz	Emollient, W/O-Emulgator
Ewacerin/*Erhard Wagner*		
Type K	Pastillen, BHT-Gehalt ≤ 200 ppm	W/O Emulgator, Co-Emulgator

4.3.2 Nichtionogene Emulgatoren mit Ethylenoxid

Während es sich bei nichtionogenen Emulgatoren ohne Ethylenoxid, von Ausnahmen abgesehen, um W/O-Emulgatoren handelt, können bei EO-haltigen Emulgatoren durch die Wahl der Länge der Ethylenoxid-Seitenkette sowohl W/O- als auch O/W-Emulgatoren hergestellt werden. Je länger die Ethylenoxid-Seitenkette gewählt wird, desto hydrophiler werden die Emulgatoren und überstreichen damit ausgehend von W/O-Emulgatoren (HLB 6 bis 8) über Netzmittel (HLB 7-9), O/W-Emulgatoren (HLB 8-18), waschaktive Substanzen (HLB 13-15) bis hin zu Lösungsvermittlern (HLB 15-18) nahezu den gesamten HLB-Bereich für nichtionogene Emulgatoren von 0-20 (Griffin 1949). Die Angabe des Ethylenoxidanteils erfolgt normalerweise durch den Polymerisationsgrad n, der einen Mittelwert darstellt und einer Molgewichtsverteilung, deren Breite von den Herstellbedingungen abhängt, folgt. Zusammen mit der Molgewichtsverteilung der hydrophoben Komponente (Reinheit zum Beispiel des Fettalkohols) ergeben sich somit zwei sich überlagernde Verteilungen für das Gesamtmolgewicht des Emulgators. Im Falle des Stearylalkoholpolyglycolethers, hergestellt mit einem Stearylalkohol der PhEur resultiert ein relativ homogener Emulgator, beim Einsatz von Sorbitol/Sorbitolan-Fettsäureestern oder von Rizinusöl ergeben sich nach Ethoxylierung kompliziert zusammengesetzte Gemische, die selbst mit modernsten analytischen Methoden (z.B. MALDI-TOF) nicht vollständig aufgeschlüsselt werden können. Hinzu kommt, dass die Arzneibücher zum Beispiel bei der Herstellung von Macrogolglycerolstearat bis zu drei unterschiedliche Herstellungswege (Alkoholyse von Triglyceriden mit Macrogol, Veresterung von Glycerol und Macrogol mit Fettsäuren und Mischen von Glycerolestern und Kondensaten von Ethylenoxid mit Fettsäuren) zulassen. Damit entstehen Produkte, die unterschiedliche Gebrauchseigenschaften aufweisen, obwohl sie nominell alle der gleichen Arzneibuchmonographie entsprechen.

Literatur

Griffin WC (1949): Classification of surface active agents by HLB, J Soc Cosmet Chem **1**, 311-326.

4.3.2.1 EO/PO-Blockpolymerisate

Poloxamere

Arzneibücher

PhEur: Poloxamere; USP/NF: Poloxamer; JP/JPE: Polyoxyethylene(x)Polyoxypropylene(y)Glycol; INCI: Poloxamer. CAS 9003-11-6.

Synonyma/Definitionen

Poloxamera, Polyoxyethylen-Polyoxypropylen-Blockpolymerisate, POE-POP-Blockpolymerisate, ethoxyliertes und propoxyliertes 1,2-Propylenglycol, synthetische Block-Copolymere aus Ethylenoxid und 1,2-Propylenoxid. Ein geeignetes Antioxidans kann zugesetzt sein.

$$HO{-}\left[CH_2{-}CH_2{-}O\right]_a{-}\left[\underset{CH_3}{\underset{|}{CH}}{-}CH_2{-}O\right]_b{-}\left[CH_2{-}CH_2{-}O\right]_a{-}H$$

Der POP-Anteil (b) bildet den hydrophoben Teil des Moleküls, während die POE-Anteile (a) den hydrophilen Teil darstellen. Die in PhEur und gleichlautend in USP/NF aufgenommenen P.-Typen zeigt Tab. 1.

Tab 1: *Poloxamer-Typen der PhEur und USP/NF*

P.-Typ	$n_{EO}(a)$[1)]	$n_{PO}(b)$[2)]	EO (%)[3)]	M_r[4)]
124	10-15	18-23	44,8-48,6	2090-2360
188	75-85	25-30	79,9-83,7	7680-9510
237	60-68	35-40	70,5-74,3	6840-8830
338	137-146	42-47	81,4-84,9	12.700 17.400
407	95-105	54-60	71,5-74,9	9480-14.600

[1)]Anzahl EO-Einheiten pro Mol P., [2)]Anzahl PO-Einheiten pro Mol P., [3)]EO-Anteil im Molekül in % (g/g), [4)]mittlere Molmasse des Gesamtmoleküls. . JP/JPE beschreibt eine Vielzahl von Typen, die in ihrer Zusammensetzung teilweise von PhEur/USP/NF abweichen.

Herstellung und Nomenklatur: die Herstellung erfolgt durch Polymerisation von 1,2-Propylenoxid zu Polypropylenoxid und anschließende Umsetzung mit Ethylenoxid, wobei symmetrische Blockpolymere vom Typ A-B-A entstehen. Sowohl die B-Kette als auch die A-Ketten sind in ihrer Länge nahezu frei wählbar und bestimmen zusammen die Gesamtgröße des Moleküls. Da das Verhältnis zwischen dem lipophilen B-Teil und dem hydrophilen A-Teil frei wählbar ist, können maßgeschneiderte Tensidmoleküle hergestellt werden, die den gesamten HLB-Bereich überstreichen. Davon wird in der Kosmetik mit ca. 50 verschiedenen Typen, welche die unterschiedlichsten Polaritäten aufweisen, reichlich Gebrauch gemacht (Mc Lain 2008). Den Sprung in die Arzneibücher haben aufgrund von Anforderungen zur Toxikologie und Reinheit nur die in Tab. 1 angeführten 5 Typen geschafft. Jeder Typ ist durch eine dreistellige Nummer charakterisiert. Die ersten beiden Ziffern, multipliziert mit 100, ergeben das mittlere Molekulargewicht des Polypropylenoxid-Anteils, die dritte Ziffer, multipliziert mit 10, ergibt den Gewichtsanteil an EO-Einheiten in Prozent. P. waren vor ihrer Aufnahme in die Arzneibücher unter ihrem Warenzeichen-Namen Pluronic (BASF) bekannt. Eine Gegenüberstellung der Arzneibuch-Bezeichnungen mit den Warenzeichennamen der Pluronic-Typen zeigt Tab. 2.

Tab. 2: *Gegenüberstellung der Poloxamer-Typen der Arzneibücher mit den Pluronic-Handelsprodukten*

P.-Typ	Pluronic-Typ	Molgewicht	EO-Gehalt (%, w/w)
124	L 44[3]	2200[1]	40
188	F 68[4]	8400[1]	80
237	F 87	7700[1]	70
338	F 108	14600[2]	80
407	F 127	12600[2]	70

[1]BASF 2004, [2]Sagrado et al. 1994, [3]L=flüssig, [4]F=fest

Die letzte Ziffer der Pluronic-Typen multipliziert mit 10 ergibt wiederum den EO-Gehalt der Verbindung. Die erste bzw. die ersten beiden Ziffern sind ein grobes Maß für das Molekulargewicht.

Eigenschaften

P. sind – mit Ausnahme von P. 124 – weiße bis fast weiße, wachsartige, praktisch geruch- und geschmacklose Pulver, Kügelchen oder Schuppen. P. 124 ist eine farblose bis fast farblose geruch- und geschmacklose Flüssigkeit. *Löslichkeit:* **sll:** Ethanol 95 %, Wasser, i-Propanol (P. 124 und P. 407), Propylenglycol (P. 124), Xylol (P. 124); **wl:** i-Propanol (P. 237), Propylenglycol (P. 338), Xylol (P. 237). Dichte 1,04-1,06 g/cm^3 (typabhängig), Flammpunkt 260 °C, Wassergehalt (%): ≤ 1,0, der pH-Wert liegt im Bereich 5,0-7,5 (2,5%ige wässrige Lösung), Trübungspunkt der 1%igen wässrigen Lösung >100 °C (Ausnahme: P. 124 mit 65 °C). Anwendungstechnische Kennzahlen siehe Tab. 3.

Tab. 3: *Anwendungstechnische Kennzahlen der P.-Typen der Arzneibücher*

P.-Typ	Smp (°C)	σ_{CMC}[1] (mN/m)	HLB[2]
124	16	45	12-18
188	52-57	50	> 24
237	49	44	> 24
338	57	41	> 24
407	52-57	41	18-23

[1]Oberflächenspannung 0,1 % in Wasser (BASF 2004 und Sagrado et al. 1994), [2]HLB-Wert.

Stabilität

P. sind aufgrund der Etherstruktur gegenüber Säuren und Basen stabil. Keine Wechselwirkungen mit Metallionen. Wässrige Lösungen sollen konserviert werden.

Inkompatibilitäten

P. 188 ist unverträglich mit PHB-Estern und Phenolen (konzentrationsabhängig).

Anwendung

Alle P.-Typen der Arzneibücher sind hydrophile Tenside, die als O/W-Emulgatoren und Solubilisatoren eingesetzt werden können. Sie werden in peroralen, topischen und parenteralen Arzneiformen verwendet (Strickley 2004). Darüber hinaus können sie zur Genexpression eingesetzt werden (Kubanov et al 2005). P. 407 bildet thermoreversible Gele, die bei Körpertemperatur gelförmig vorliegen, bei Raumtemperatur jedoch flüssig sind. Dies ermöglicht die Schaffung von Arzneiformen, die am Applikationsort eine verlängerte Wirkung aufweisen. Der Effekt wird durch Kombination mit P. 188 oder mucoadhäsiven Polymeren verstärkt (Dumortier et al. 2006). P. in mikronisierter Form wird auch als Tablettenschmiermittel insbesondere bei Brausetabletten eingesetzt (Wang et al. 2010).

Toxizität

P. werden nach peroraler Gabe nicht resorbiert, nach i. v.-Injektion jedoch rasch im Urin ausgeschieden. Sie werden im Körper nicht metabolisiert und gelten als nicht toxisch und nicht reizend. Sie zeigen keine hämolytische Aktivität. In der Kosmetik werden P. in Konzentrationen bis zu 20 % in dermalen Zubereitungen eingesetzt und gelten dabei als sicher (McLain 2008).

Literatur

BASF (2004): Technical Bulletin Pluronic block copolymer NF grades, BASF Corporation, 1-2. Dumortier G et al (2006): A review of poloxamer 407 pharmaceutical and pharmacological characteristics, Pharm Res **23**(12), 2709-2728. Kubanov A et al (2005): Pluronic block copolymers for gene delivery, Advanc Genetics (2005), **53**(Non-Viral Vectors for Gene Therapy, 2nd Ed, Part 1), 231-261. McLain, VC (2008): Safety assessment of Poloxamers 101, 105, 108, 122, 123, 124, 181, 182, 183, 184, 185, 188, 212, 215, 217, 231, 234, 235, 237, 238, 282, 284, 288, 331, 333, 334, 335, 338, 401, 402, 403, and 407, Poloxamer 105 benzoate, and Poloxamer 182 dibenzoate as used in cosmetics, Int J Toxicol **27**(Suppl. 2), 93–128. Sagrado FG et al (1994): Pluronic copolymers – characteristics, properties and pharmaceutical applications . Part I, Pharm Technol **6**(5), 46-56. Strickley RG (2004): Solubilizing excipients in oral and injectable formulations, Pharm Res **21**(2), 201-230. Wang J et al (2010): Lubrication in tablet formulations, Eur J Pharm Biopharm **75**, 1-15.

Handelsprodukte

Produkt/ *Hersteller*	**Eigenschaften**	**Anwendung**
ADEKA NOL/*Asahi Denka*		
ADEKA NOL L/P/F/R/TR-series	EO/PO-Block-poymere	kosmetische Zubereitungen
Kolliphor/*BASF*		
P 407 (früher Lutrol F 127)	Prills, BHT-Gehalt 50-125 ppm, Smp 56 °C, HLB 18-23	Verdickungsmittel, Gelbildner
P 407 micro (früher Lutrol micro 127)	feines Plv., BHT-Gehalt 50-125 ppm, TG: < 10 % > 160 µm, < 50 % > 59 µm	Lösungsvermittler, Tablettenschmiermittel auch für Brausetabletten
P 188 (früher Lutrol F 68)	Prills, BHT-Gehalt 50-125 ppm, Smp 52 °C, HLB >24	Lösungsvermittler, Emulgator
P 188 micro (früher Lutrol micro 68)	feines Plv., BHT-Gehalt 50-125 ppm, TG: < 10 % > 160 µm, < 50 % > 59 µm	Lösungsvermittler, Tablettenschmiermittel auch für Brausetabletten
P 338 (früher Lutrol F 108)	Prills, HLB > 24, Smp 57 °C, BHT-Gehalt 50-125 ppm	Verdickungsmittel, Gelbildner
P 237 (früher Lutrol F 87)	Prills, HLB > 24, Smp 49 °C, BHT-Gehalt 50-125 ppm	Lösungsvermittler, Emulgator
Genapol PF/*Clariant*		
Genapol PF	EO/PO-Block-polymer mit 10/20/40/80 % EO	Kosmetik und Reinigungsmittel
Synperonic/*Croda*		
PE F 127	Schuppen, Smp 52 °C	Emulgator, Gelbildner
PE F 87	Schuppen	Emulgator, ophthalmische Zubereitungen
PE F 68	Schuppen, Smp 50 °C, Viskosität 1.325 mPa·s (77 °C)	O/W-Emulgator, Solubilisator
Poloxamer/*Merck Millipore*		
188 PhEur/NF	Smp 52 °C, SD 1.05 g/cm^3	Verwendung in biopharm. Produkten
Poloxamer/*Sigma Aldrich*		
407		Emulgator für Zellkulturen, Liposomen
Poloxamer/*Spectrum Chemicals*		
188 NF	M_w 8400, Smp 52 °C, Prills	Lösungsvermittler, Emulgator
407 NF	Prills, Smp 53 °C	Verdickungsmittel, Gelbildner

4.3.2.2 Ether von Fettalkoholen

Fettalkoholpolyglykolether

Arzneibücher

PhEur: Lauromacrogol 400 (9 mol EO/mol Laurylalkohol, Verwendung als Wirkstoff), Macrogolcetylstearylether (2-33 mol EO), Macrogollaurylether (3-23 mol EO), Macrogololeylether (2-20 mol EO), Macrogolstearylether (2-20 mol EO); USP/NF: Polyoxyl 10 Oleylether, Polyoxyl 20 Cetostearylether, Polyoxyl Laurylether, Polyoxyl Stearylether; JP/JPE: Cetomacrogol 1000, Lauromacrogol, Polyoxyethylene Stearylether, Polyoxyethylene Alkyl Ether, Polyoxyethylene Behenyl Ether, Polyoxyethylene Cetyl Ether und Polyoxyethylene Cetyl Ether (23 mol EO)), Polyoxyethylene Oleylether; INCI-Bezeichnungen und CAS-Nr. siehe Tab. 1.

Tab.1: *INCI-Bezeichnungen, Zusammensetzung und CAS-Numern für Fettalkoholpolyglykolether*

INCI-Bez.	Fettalkohol	n (EO)[1)]	CAS-Nr.
Beheneth-n	Behenyl-	5-25	26636-40-8
Ceteareth-n	Cetostearyl-	2-100	68439-49-6
Ceteth-n	Cetyl-	1-150	9004-95-9
Laureth-n	Lauryl-	3-40	9002-92-0
Myreth-n	Myristyl-	2-10	27306-79-2
Oleth-n	Oleyl-	2-106	9004-98-2
Steareth-n	Stearyl-	2-100	9005-00-9

[1)]Mittlere Anzahl Mol EO pro Mol Fettalkohol. Beispiel: Laureth-4 bedeutet Laurylalkohol-Polyglykolether mit 4 Mol EO, wobei unterschiedliche Typen mit 3-40 Mol EO pro Mol Laurylalkohol im Handel sind.

Synonyma/Definitionen

Macrogoli aether cetostearylicus, Macrogoli aether laurylicus, Macrogoli aether oleicus, Macrogoli aether stearas, Macrogolpolyglykolether, Polyethylenglycol-Fettalkoholether, Polyoxyethylen-Alkylether, Polyoxyethylen-Fettalkoholether, POE-Fettalkoholether. Die F. PhEur sind Gemische von Ethern verschiedener Macrogole mit linearen Fettalkoholen, wobei der namensgebende Fettalkohol die Hauptkomponente darstellt. Sie können freie Fettalkohole und freie Macrogole enthalten.

$$R{-}O{+}CH_2{-}CH_2{-}O{+}_nH$$

R = Fettsäure-Alkyl Rest

Eigenschaften

Macrogollaurylether, Macrogololeylether: mit 3-5 Mol EO: farblose bis gelblich weiße Flüssigkeiten; mit 10-20 (23) Mol EO: weiße bis fast weiße oder gelbliche wachsartige Massen. *Macrogolcetylstearylether und Macrogolstearylether*: weiße bis gelblich weiße, wachsartige, fettige Massen, Plätzchen, Mikrokügelchen oder Schuppen. F. haben einen schwachen, charakteristischen Geruch oder sind nahezu geruchlos. *Löslichkeit:* die Angaben zu Löslichkeit von F. in der Literatur sind unvollständig und teilweise widersprüchlich. Generell gilt: die Löslichkeit/Dispergierbarkeit hängt hauptsächlich vom Ethoxylierungsgrad ab, der Einfluss der Kettenlänge des Fettalkohols ist vergleichsweise gering. In Wasser nimmt die Löslichkeit mit steigendem Ethoxylierungsgrad zu. Verbindungen mit 2-5 Mol EO sind wasserunlöslich. Es folgt ein Übergangsbereich mit ca. 5-10 Mol EO, in dem die Verbindungen in Wasser dispergierbar sind. Bei höherem Ethoxylierungsgrad sind F. wasserlöslich. Für die meisten F. sind Ethanol und Dichlormethan gute Lösungsmittel.
Dichte 0,93-1,00 g/cm^3 (typabhängig), Wassergehalt (%): ≤0,5-3,0 (typabhängig), der pH-Wert liegt im Bereich 5-8 (10%ige wässrige Lösung). SZ ≤1,0, VZ ≤3,0 (alle Typen), PZ ≤10 (nur Macrogololeylether), sonstige Fettkennzahlen siehe Tab. 2, anwendungstechnische Kennzahlen siehe Tab. 3.

Tab. 2: *Fettkennzahlen der Fettalkoholpolyglykolether der PhEur*

F.-Typ	IZ	OHZ
Macrogolcetylstearylether	≤ 2,0	–
Macrogollaurylether	≤ 2,0	165-180[1)]/40-60[2)]
Macrogololeylether	48-74[3)]/ 14-24[4)]	158-178[3)]/40-65[4)]
Macrogolstearylether	≤ 2,0	150-180[3)]/40-60[4)]

[1)] n_{EO}=3; [2)] n_{EO}=23 [3)] n_{EO}=2; [4)] n_{EO}=20

Tab. 3: *Anwendungstechnische Kennzahlen ausgewählter Fettalkoholpolyglykolether (Samanta und Ghosh 2011)*

Substanz	σ_{CMC}[1)] (mN/m)	CMC[2)] (mol/m^3)	HLB[3)]
Brij L4[4)]	29,3	0,025	9,0
Brij L 23[5)]	42,0	0,09	16,9
Brij O 20[6)]	39,4	0,025	15,0

[1)] Oberflächenspannung bei der Konzentration der CMC, [2)] Kritische Mizellkonzentration, [3)] HLB-Wert nach Griffin, [4)] Polyoxyethylen(4)lauryl ether, [5)] Polyoxyethylen(23)laurylether, [6)] Polyoxyethylen(20)oleyl ether.

Die Erhöhung des EO-Anteils von 4 auf 23 Mol EO pro Mol Fettalkohol ergibt nicht nur eine Erhöhung des HLB-Wertes von 9,0 auf 16,9, sondern auch eine deutliche Erhöhung der Oberflächenspannung von 29,3 auf 42,0 mN/m. Gleichzeitig steigen die kritischen Mizellkonzentrationen von 0,025 auf 0,09 mol/m^3. Der Einfluss des Fettalkohols (Vergleich Brij 35 vs. Brij 98) auf die Oberflächenspannung und die kritische Mizellkonzentration ist bei etwa gleichem EO-Gehalt gering.

Stabilität

F. sind aufgrund der Etherstruktur auch gegenüber starken Säuren und Basen stabil. Lediglich die Autoxidation von Doppelbindungen enthaltenden Fettalkoholen ist zu beachten, was durch den Zusatz von Antioxidantien (z. B. 0,001 % Butylhydroxyanisol und 0,005 % Citronensäure) verhindert werden kann.

Inkompatibilitäten

Unverträglichkeiten sind mit Jodiden, Quecksilbersalzen, phenolischen Substanzen, Salicylaten, Sulfonamiden und Tannin beschrieben.

Anwendung

F. sind universell einsetzbare Tenside, da sie je nach EO-Anteil einen HLB-Bereich von 4,9 (2 Mol EO pro Mol Fettalkohol, z. B. Polyoxyethylen(2)oleylether) bis ca. 17 (≥20 Mol EO pro

Mol Fettalkohol, z. B. Polyoxyethylen(23)laurylether) überstreichen. Die niedrig ethoxylierten Produkte (n_{EO} 2-4, HLB 4,5-6) sind W/O-Emulgatoren, Produkte mit n_{EO} 5-6 und HLB-Werten von 6,5-8 wirken als Netz-und Dispergiermittel, die Gruppe der O/W-Emulgatoren reicht von HLB 8-18 (n_{EO} 10-≥20) und Produkte mit einem HLB-Wert ≥15 (n_{EO} ≥20) sind Lösungsvermittler für ätherische Öle, fettlösliche Vitamine, Chlordiazepoxid, Cholesterol, Cortisonacetat, Griseofulvin und andere schwer lösliche Arzneistoffe. F. sind Resorptionsbeschleuniger, die auf verschiedenen Applikationswegen eingesetzt werden können. So wird die Penetration von Timolol und Aciclovir durch die Cornea durch Brij 78 (POE-20-stearylether) erhöht (Montenegro et al. 2003). Die buccale Resorption von Insulin wird von demselben Hilfsstoff verbessert und ergibt Blutspiegelwerte von ca. 1/4 bis 1/5 der Werte nach s.c.-Injektion (Yang et al. 2001). Auch bei der pulmonalen Anwendung von Insulin hat Brij 78 einen positiven Effekt (Shen et al. 2000). In Suppositorien verbessert Brij L23 (POE-23-laurylether) die Resorption von Chloroquin (Onyeji et al. 1999).

Toxizität

F. werden hauptsächlich als nichtionische Tenside in dermalen Zubereitungen in Pharmazie und Kosmetik eingesetzt. In diesem Bereich gelten sie als nicht toxisch und nicht reizend, sofern die Konzentration in der Zubereitung unter 20 % liegt. Als Nachteil wird der hämolytische Effekt der F. angesehen. In einer Untersuchung mit vier verschiedenen Brij-Typen zeigt Brij C 10 (POE-10-cetylether) die höchste und Brij S 2 (POE-2-stearylether) die niedrigste Hämolyserate bei roten Blutkörperchen (Deghan Noudeh et al. 2011), was wahrscheinlich auf die schlechtere Penetration von Brij 72 in die Blutkörperchen zurückgeführt werden kann. Der hämolytische Effekt von F. kann durch die Kombination mit Eilecithin minimiert werden (Gould et al. 2000).

Literatur

Dehghan Noudeh G et al (2011): Evaluating the toxicity of permeability enhancers of polyethylene glycol brij ethers surfactants group on cellular membranes and some of their physicochemical properties, African J Biotechnol **10**(48), 9931-9938. Gould LA et al (2000): Mitigation of surfactant erythrocyte toxicity by egg phosphatidylcholine, J Pharm Pharmacol **52**, 1203-1209. Montenegro L et al (2003): Enhancer effects on in vitro corneal permeation of timolol and acyclovir, Pharmazie **58**(7), 497-501. Onyeji CO et al (1999): Effects of absorption enhancers in chloroquine suppository formulations: I. In vitro release characteristics, Eur J Pharm Sci **9**(2), 131-136. Samanta S und Ghosh P (2011): Coalescence of bubbles and stability of foams in Brij surfactant systems, Ind Engin Chem Res (2011): **50**(8), 4484-4493. Shen Z et al (2000): Pulmonary delivery of insulin: Absorption enhancement of insulin by various absorption promoters in rats, J Chinese Pharm Sci **9**(1), 22-25. Yang TZ et al (2001): Comparison of the effects of various transmucosal absorption enhancers on buccal insulin delivery: In vitro and in vivo studies, S.T.P. Pharma Sci **11**(6), 415-419.

Handelsprodukte

Produkt/ *Hersteller*	**FA[1]**	**n_{EO}[2]**	**HLB[3]**	**Lieferformen**
Brij[4]/*Croda*				
Brij-L 4	C_{12}	4	9,7	flüssig
Brij-L 9	C_{12}	9	14,3	flüssig
Brij-L 23	C_{12}	23	16,9	fest, Pellets
Brij-L 23-25	C_{12}	23	16,9	flüssig
Brij-L 23-69	C_{12}	23		flüssig, halbfest
Brij-C 2	C_{16}	2	5,3	wachsartig, fest
Brij-C 10	C_{16}	10	12,9	wachsartig, fest
Brij-C 20	C_{16}	20	15,7	fest, Pellets
Brij-S 2	C_{18}	2	4,9	halbfest, fest, Pellets
Brij-S 10	C_{18}	10	12,4	wachsartig, fest
Brij-S 20	C_{18}	20	15,3	fest, Pastillen, Plv.
Brij-S 721	C_{18}	21	15,5	fest, Pellets
Brij-S 100	C_{18}	100	18,5	fest, Pellets
Brij-S 200	C_{18}	200		halbfest, Pastillen
Brij-O 2	$C_{18/1}$	2	4,9	flüssig mit susp. Feststoffen
Brij-O 3	$C_{18/1}$	3	6,6	pastös
Brij-O 5	$C_{18/1}$	5	9,1	flüssig, halbfest
Brij-O 10	$C_{18/1}$	10	12,4	halbfest
Brij-O 20	$C_{18/1}$	20	15,3	flüssig, halbfest, fest
Brij-CS 12	$C_{16/18}$	12	13,4	fest
Brij-CS 17	$C_{16/18}$	17		Flocken, fest
Brij-CS 20	$C_{16/18}$	20	15,7	fest, halbfest, Schuppen, Pastillen

Produkt/ *Hersteller*	**FA[1]**	**n_{EO}[2]**	**HLB[3]**	**Liefer-formen**
Brij[4]/*Croda*				
Brij-CS 25	$C_{16/18}$	25	16,2	Pastillen
Brij-CS 50	$C_{16/18}$	50		Pastillen
Brij-CS 80 GT	$C_{16/18}$	80		Pastillen
Bio-Soft/*Stepan*				
EC-600	C_{12}	7	12,2	flüssig
EC-639	C_{12}	8,2	13,3	flüssig
EC-690	C_{12}	7	12,2	flüssig
Cremophor/*BASF*				
A 25	$C_{16/18}$	25	16	Mikro-perlen
Kolliphor CS 12(früher Eumulgin B1)	$C_{16/18}$	12	13	fest
Kolliphor CS 20(früher Eumulgin B2)	$C_{16/18}$	20	15	fest
Genapol/*Clariant*				
T 150	C_{16}	15	14	Wachs
T 250P	C_{16}	25	16	Wachs
T 500P	C_{16}	50	18	Pulver
T 680 p	C_{16}			
T 800P	C_{16}	80	19	Wachs
LA 030	C_{12}	3	8	flüssig
LA 040	C_{12}	4	9	flüssig
LA 070	C_{12}	7	12	flüssig
LA 070-S	C_{12}	7		flüssig bis pastös
LA 080	C_{12}	8	13	flüsig
O 020	$C_{18/1}$	2	5	flüssig
O 080	$C_{18/1}$	8	11	klare, viskose Flüssigkeit, Paste
O 100	$C_{18/1}$	10	12	weiches Wachs
O 150	$C_{18/1}$	15	14	wachsartig
O 230	$C_{18/1}$	23		Wachs
HS 020	C_{18}	2	5	Wachs
HS 200	C_{18}	20	15	Wachs
Emulsogen LP	$C_{18/1}$	5	9	flüssig
Hostacerin CS 200	$C_{16/18}$	20		Schuppen
Hostacerin T3	$C_{16/18}$	3	6	Wachs
Emulgen/*Kao*				
103	C_{12}	3	8,1	flüssig
104 P	C_{12}	4	9,6	flüssig
105	C_{12}	4	9,7	flüssig
106	C_{12}	5	10,5	flüssig
108	C_{12}	6	12,1	flüssig
109P	C_{12}	9	13,6	flüssig
120	C_{12}	12	15,3	fest
123 P	C_{12}	23	16,9	fest
130 K	C_{12}	41	18,1	fest, Flocken
147	C_{12}	19	16,3	fest
150	C_{12}	47	18,4	fest
210P	C_{16}	7	10,7	fest
220	C_{16}	13	14,2	fest
306P	C_{18}	6	9,4	Wachs
320P	C_{18}	13	13,9	fest
350	C_{18}	50	17,8	fest
404	$C_{18/1}$	4	8,8	flüssig
408	$C_{18/1}$	8	10	flüssig
4085	C_{14}	85	18,9	fest
409 PV	$C_{18/1}$	9	12	flüssig
420	$C_{18/1}$	12	13,6	fest
430	$C_{18/1}$	30	16,2	fest
Ethosperse/*Lonza*				
LA-4	C_{12}	4	10	flüssig
LA-23	C_{12}	23	17	Wachs
Emalex/*Nihon Emulsion*				
BHA-5	C_{23}	5	7	Wachs
BHA-10	C_{23}	10	9	Wachs
BHA-20	C_{23}	20	12	Wachs
BHA-30	C_{23}	30	14	Wachs
Galenol/*Sasol*				
2100	$C_{16/18}$	20	13	Wachs
2800	$C_{16/18}$	28		Wachs
Alfonic1412-3	C_{14}	3	8	flüssig
Alfonic1412-7	C_{14}	7	12	trüb flüssig
Alfonic1412-9	C_{14}	9	13,2	fest
Nikkol BM/*Nikko Chemicals*				
SY3	C_{14}	3		fest
SY4	C_{14}	4		fest
SY6	C_{14}	6		
SY8	C_{14}	8		

[1]C-Zahl der Fettalkoholkomponente; 18=Stearylalkohol, 18/1= Oleylalkohol; [2]n_{EO}= Anzahl Mol EO pro Mol Fettalkohol, [3]HLB-Wert nach Griffin, [4]alte Bez. für Brij-Marken s. www.croda.com/Ethoxylated fatty alcohols (zuletzt aufgerufen am 16.2.2020).

4.3.2.3 Ester von Fettsäuren

Fettsäurepolyglykolester

Arzneibücher

PhEur: Macrogololeat (5-6/10 mol EO), Macrogolstearat (6-100 mol EO); USP/NF: Polyoxyl Oleate (5-6/10 mol EO), Polyoxyl 40 Stearate (40 mol EO); JP/JPE: Polyoxyl 45 Stearate (45 mol EO), Polyoxy 55 Stearate (55 mol EO), Polyethylene Glycol Monolaurate, Polyethylene Glycol Monooleate, Polyethylene Glycol Monostearate; INCI-Bezeichnungen und CAS-Nummern siehe Tab. 1.

Tab.1: *INCI-Bezeichnungen[1], Zusammensetzung und CAS-Numern für Fettalkoholpolyglykolester*

Name	**n_{EO}[2]**	**CAS**
PEG-5 Oleate	5	9004-96-0 23336-36-9
PEG-6 Oleate	6	9004-96-0 60344-26-5

Name	n_{EO}[2)]	CAS
PEG-10 Oleate	10	9004-96-0
PEG-40 Stearate	40	9004-99-3

[1)]In der Kosmetik werden weitere zahlreiche Fettsäurepolyglykolester verwendet, [2)]Mittlere Anzahl Mol EO pro Mol Fettsäure.

Synonyma/Definitionen

Macrogoli oleas, Macrogoli stearas, Macrogolpolyglycolester, Polyethylenglycol-Fettsäureester, Polyoxyethylen-Fettsäureester, POE-Fettsäureester. Die F. der PhEur sind Gemische von Mono- und Diestern der namensgebenden Fettsäuren mit Macrogolen; sie können freie Macrogole enthalten. Ph Eur lässt für die einzelnen Substanzen die in Tab. 2 angegebenen unterschiedlichen Herstellmethoden zu.

Tab. 2: *Herstellmethoden für Fettsäurepolyglykolester der PhEur*

Produkt	Herstellmethode
Macrogololeat	Ethoxylierung von Ölsäure oder Veresterung von Macrogolen mit Ölsäure
Macrogolstearat	Ethoxylierung von Stearinsäure oder Veresterung von Macrogolen mit Stearinsäure; Typ I: Stearinsäure 50; Typ II: Stearinsäure 95

Hinweis: Beide Substanzen werden auf zwei verschiedenen Wegen hergestellt. Sie entsprechen zwar einer einheitlichen Arzneibuchmonographie, in ihren anwendungstechnischen Eigenschaften können sie jedoch differieren. Dies ist insbesondere für Macrogolstearat, für das zwei unterschiedliche Qualitäten von Stearinsäure eingesetzt werden, von Bedeutung. Beim Wechsel von Lieferanten ist darauf unbedingt zu achten. Struktur am Beispiel des Macrogolstearats.

$$H_3C-(CH_2)_{16}-C(=O)-(O-CH_2-CH_2)_n-OH$$

Eigenschaften

Macrogololeat: schwach gelbliche, viskose, ölige Flüssigkeit von schwachem charakteristischem Geruch. *Macrogolstearat:* weiße bis schwach gelbliche, wachsartige Masse mit einem schwachen, fettähnlichen Geruch oder nahezu geruchlos. Produkte mit niedrigem Ethoxylierungsgrad haben einen weichen, pastösen Charakter; höhere Ethoxylierungsgrade sind wachsähnliche, feste Substanzen. *Löslichkeit:* **l:** Ethanol, i-Propanol, Wasser (n_{EO} ≥12, mit n_{EO} 6-8 dispergierbar), Paraffinöl (n_{EO} =6), fette Öle und Wachse (n_{EO}≤8); **ul:** Paraffinöl (n_{EO} ≥8).

Wassergehalt (%): ≤2,0 bis 3,0 (typabhängig). Der pH-Wert liegt im Bereich 5-8 (10%ige wässrige Lösung). SZ ≤2,0, PZ ≤10 (Macrogololeylether), IZ, OHZ und VZ siehe Tab. 3, HLB-Werte siehe Tab. 4.

Tab. 3: *Fettkennzahlen der Fettsäurepolyglykolester der PhEur*

Produkt	OHZ	IZ	VZ
Macrogololeat (5-6 Mol EO)	50-70	50-60	105-120
Macrogololeat (10 Mol EO)	65-90	27-34	68-85
Macrogolstearat (6-100 mol EO, typabhängig)	15-110	–	5-105

Tab. 4: *HLB-Werte verschiedener Macrogolstearate und -oleate*

Handelsname		chem.		
Alt	Neu	Bezeichnung	HLB[1)]	CMC[2)]
MyrJ 45	MyrJ S8	Polyoxyethylen (8)stearat	11,1	–
Myrj 49	Myrj S20	Polyoxyethylen(20)stearat	15	0,016
Myrj 51	-	Polyoxyethylen(30)stearat	16	0,0081
Myrj 52	Myrj S40	Polyoxyethylen(40)stearat	16,9	0,011
Myrj 53	Myrj S50	Polyoxyethylen(50)stearat	17,9	0,014
Myrj 59	Myrj S100	Polyoxyethylen(100)stear.	18,8	–
		Polyoxyethylen(4-5)oleat	8,0	–
		Polyoxyethylen(9-10)oleat	10-11	–
		Polyoxyethylen(13-14)-oleat	13,5	–

[1)]HLB-Wert nach Griffin, siehe auch Satkowski et al. 1967; [2)]Critical Micelle Concentration in g/100 ml (Satkowski et al 1967).

Stabilität

F. sind aufgrund der Esterstruktur weniger stabil als die entsprechenden Fettalkoholpolyglykolether. In Gegenwart starker Säuren und starker Basen findet Hydrolyse statt. Bei Macrogololeat ist zusätzlich die Oxidationsempfindlichkeit der Ölsäure zu beachten. Ein Zusatz von Antioxidantien (z. B. 0,001 % Butylhydroxyanisol und 0,005 % Citronensäure) wird empfohlen.

Inkompatibilitäten

Unverträglichkeiten sind mit Jodiden, Wismutsalzen, phenolischen Substanzen, Silbersalzen und Tannin beschrieben.

Anwendung

F. werden in ähnlicher Weise wie Fettalkoholpolyglykolether bei Salben, Cremes und Lotionen als O/W-Emulgatoren eingesetzt (AK 1-10 %), wobei der Einsatz der Macrogolstearate wesentlich häufiger als der der -oleate ist (Rote Liste 2012), was vermutlich mit der Stabilität zusammenhängt. Weiterhin wird F. beim Filmcoating als Stabilisator in Lackrezepturen verwendet (Bauer et al. 1988). Macrogolstearat wird auch zur Erhöhung der Bioverfügbarkeit von Glibenclamid und anderen Wirkstoffen in Suppositorien eingesetzt (Abd El-Bary 1989). Macrogolstearat (Myrj 59) reduziert in Injektionsformulierungen die Toxizität von Amphotericin B (Tasset et al. 1991). In Kosmetika werden Macrogolstearate in Konzentrationen bis zu 25 % verwendet (Beyer et al 1983).

Toxizität

F. werden hauptsächlich als nichtionische Tenside in dermalen Zubereitungen in Pharmazie und Kosmetik eingesetzt. In diesem Bereich gelten sie als nicht toxisch und nicht reizend. Macrogolstearate zeigen im Tierversuch in Dosierungen bis 10 g/kg keine Letalität und nur minimale Haut- und Augenreizung. Sie weisen keine Reproduktionstoxizität oder Carcinogenität auf (Beyer et al 1983).

Literatur

Abd El-Bary A. (1989): Bioavailability of glibenclamide from its suppositories, Bull Faculty Pharm (Cairo University) **27**(1), 28-32. Bauer KH et al (1988): Überzogene Arzneiformen, Wiss. Verlagsges. mbH, Stuttgart, ISBN 3-8047-0812-9, 270. Beyer KH et al (1983): Final report on the safety assessment of PEG-2, -6, -8, -12, -20, -32, -40, -50, -100, and -150 stearates, J Am College Toxicol **2**(7), 17-34. Rote Liste (2012): Arzneimittelverzeichnis für Deutschland, Rote Liste Service GmbH, Frankfurt, www.rote-liste.de. Satkowski WB et al (1967): Polyoxyethylene esters of fatty acids, in Schick MJ (ed), Nonionic surfactants, Marcel Dekker, New York, 142-174. Tasset C et al (1991): The influence of Myrj 59 on the solubility, toxicity and activity of amphotericin B, J Pharm Pharmacol **43**(5), 297-302.

Handelsprodukte

Produkt/ *Hersteller*	**FA[1)]**	**n_{EO}[2)]**	**HLB[3)]**	**Lieferformen**
PEG-n-Stearat/*Croda*				
Myrj S 8	C_{18}	8	11,1	fast weisse Paste
Myrj S 40	C_{18}	40	16,9	Paste, auch auf pflanzlicher Basis lieferbar
Myrj S 100	C_{18}	100	18,8	Pastillen
Cithrol 4 MS	C_{18}	8	11	halbfest
Cithrol 6 MS	C_{18}	12	14	halbfest
Cithrol 10 MS	C_{18}	20	15	fest, pflanzlich lieferbar
Tegoacid S/*Evonik Nutrition & Care*				
40 P	C_{18}	40	17	Pellets
Sympatens/*Kolb*				
BS/080	C_{18}	8	11,1	flüssig
BS/200	C_{18}	20	15,2	fest
BS/300	C_{18}	30	16,5	fest
BS/400 G	C_{18}	40	17,3	fest
BS/1000G	C_{18}	100	18,8	fest
Lipopeg/*Lipo Chemicals*				
4 S	C_{18}	8	11,2	flüssig
10 S	C_{18}	20	16,2	fest
39 S	C_{18}	40	16,9	fest
100 S	C_{18}	100	18,8	fest
Simulsol/*Seppic*				
M 45 PHA Typ I	C_{18}	8	11,1	wachsartig
M 52 PHA	C_{18}	40	17	fest
Emalex/*Nihon Emulsion*				
820	$C_{18/1}$	20	14	Wachs
840	$C_{18/1}$	40	16	Wachs
8100	$C_{18/1}$	100	17	Wachs
PEG-40-Stearate/*Spectrum Chemicals*				
Polyoxyl-40-stearate Type II, NF	C_{18}	40		fest
PEG-40-stearat/*Sigma Aldrich*				
Myrj 52	C_{18}	40		fest

[1)]C-Zahl der Fettsäurekomponente; 18=Stearinsäure, 18/1= Ölsäure; [2)]n_{EO}= Anzahl Mol EO pro Mol Fettsäuren, [3)]HLB-Wert nach Griffin (Firmenangabe).

Macrogol-15 hydroxystearat

Arzneibücher

PhEur: Macrogol-15-hydroxystearat; USP/NF: Polyoxyl 15 Hydroxy Stearate; INCI: PEG-15 Hydroxystearate. CAS 70142-34-6

Synonyma/Definitionen

Macrogoli 15 hydroxystearas, Polyethylenglycol(15)-12-Hydroxystearat, ein Gemisch von hauptsächlich Mono- und Diestern von 12-Hydroxystearinsäure und Macrogolen, hergestellt durch Ethoxylierung von 12-Hydroxystearinsäure; 1 Mol 12-Hydroxystearinsäure reagiert mit 15 Mol Ethylenoxid. Die Substanz enthält freie Macrogole, M_r ca. 960. Bei der Ethoxylierung entstehen sowohl Ester- als auch Ether-Bindungen mit folgenden Hauptkomponenten:

Hauptbestandteile:

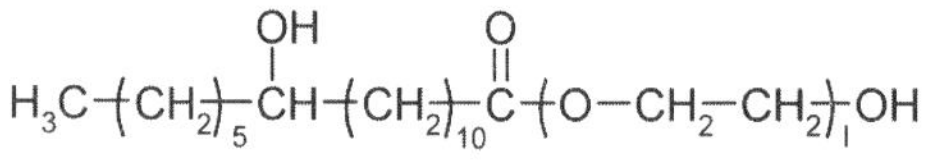

$$H_3C-(CH_2)_5-CH(OH)-(CH_2)_{10}-C(=O)-(O-CH_2-CH_2)_l-OH$$

und

$$H_3C-(CH_2)_5-CH[(O-CH_2-CH_2)_m-OH]-(CH_2)_{10}-C(=O)-(O-CH_2-CH_2)_n-OH$$

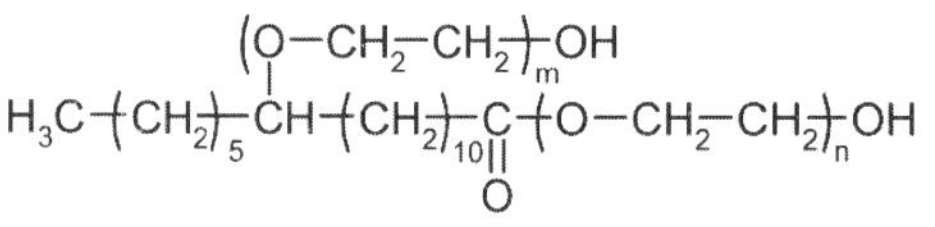

$l + m + n \sim 15$

Eigenschaften

Gelbliche, wachsartige, nahezu geruchlose Masse, die sich bei 30 °C verflüssigt. *Löslichkeit:* **sll:** Wasser (>200 g/l), unter Bildung klarer Lösungen, die Löslichkeit sinkt mit steigender Temperatur infolge der Abnahme von Wasserstoffbrückenbindungen des PEG-Anteils; **l:** Ethanol, i-Propanol und andere organische Lösungsmittel; **ul:** flüssiges Paraffin. Dichte 1,03 g/cm^3, Wassergehalt (%): ≤1,0, pH-Wert 6-7 (10%ige wässrige Lösung), kritische Mizellkonzentration 0,02 %, Erstarrungspunkt 25-30 °C, Trübungspunkt 98-99 °C (in Wasser) bzw. 77 °C (in 5%iger Natriumchlorid-Lösung), Flammpunkt 272 °C, HLB-Wert 14-16, Viskosität 12 mPa·s bei 25 °C und 73 mPa·s bei 60 °C (30%ige wässrige Lösung). IZ ≤2,0, OHZ 90-110, PZ ≤5,0, SZ ≤1,0, VZ 53-63.

Stabilität

M. ist als Substanz und in Lösung stabil. Bei längerer Lagerung kann eine Ausflockung erfolgen, die reversibel ist und durch Homogenisierung beseitigt werden kann. M. ist mindestens 2 Jahre haltbar. Wässrige Lösungen sind autoklavierbar (121 °C/2 bar). Ein Zusatz von M. stabilisiert die Teilchengröße parenteraler O/W-Emulsionen (Buszello et al. 2000).

Inkompatibilitäten

Keine.

Anwendung

M. ist aufgrund seiner sehr hohen Wasserlöslichkeit in Verbindung mit dem hohen HLB-Wert ein ausgezeichneter Solubilisator für öllösliche und schwer lösliche Wirkstoffe. Es lassen sich mizellare Lösungen, feste Lösungen und feste Dispersionen sowie Nanopartikel herstellen. Wirkstoffbeispiele sind die öllöslichen Vitamine A, D, E und K_1 sowie die Wirkstoffe Alfadolon, Alfaxalon, Miconazol, Nifedipin, Piroxicam und Propanidid. Für Propofol werden Mischmizellen mit Polylactid-Glycolid beschrieben, die intravenös appliziert werden können (Li et al. 2011). In Suppositorien mit dem Wirkstoff Natrium-Valproat verbessert M. durch Erniedrigung der Viskosität das Ausgießverhalten und die Spreitung (Taurean et al. 2011). Für Amphotericin B wird die Herstellung einer redispergierbaren Trocken-Mikroemulsion bestehend aus Glycerolmonostearat als Ölphase, Polyethylenglycol-40-stearat und M. als Emulgatorkombination beschrieben, die nach Redispergierung 48 h stabil ist und deren innere Phase einen Teilchendurchmesser von 84 nm aufweist (Darole et al. 2008). Eine Verbesserung der Bioverfügbarkeit wird außerdem bei Colchicin, Midazolam, Cyclosporin A und Ibuprofen beobachtet.

Toxizität

M. wird als nicht toxisch und nicht reizend klassifiziert. Studien zur Reproduktionstoxizität, Teratogenität und Gentoxizität ergaben keine Anhaltspunkte. Haut- und Augenkontakt sowie die Inhalation sollen vermieden werden (Originalsubstanz). Die Substanz ist biologisch abbaubar. Im Vergleich zu anderen Lösungsvermittlern wie Polysorbat 80 oder Cremophor EL zeigt M. in Injektionsformulierungen am Hund eine geringere Blutdrucksenkung und eine wesentlich niedrigere Histaminfreisetzung, die für die als Komplikation auftretenden anaphlyaktischen Schockreaktionen verantwortlich ist (Lorenz et al. 1982). Diese Untersuchungen wurden in einer zweiten Publikation mit in-vivo-Versuchen am Hund und in-vitro an Peritonealmastzellen der Ratte bestätigt (Ennis et al. 1985). LD_{50} >20 g/kg (Ratte, oral), LD_{50} 1,0-1,47 g/kg (Ratte, i. v.).

Literatur

Buszello K et al (2000): The influence of alkali fatty acids on the properties and the stability of parenteral O/W emulsions modified with solutol HS 15, Eur J Pharm Biopharm **49**(2), 143-149. Darole P et al (2008): Formulation and evaluation of microemulsion based delivery system for amphotericin B, AAPS PharmSciTech **9**(1), 122-128. Ennis M et al (1985):

Comparison of the histamine-releasing activity of Cremophor E1 and some of its derivatives in two experimental models: the in vivo anesthetized dog and in vitro rat peritoneal mast cells, Agents and Actions **16**(3-4), 265-8. Li X et al (2011): Preparation and evaluation of novel mixed micelles as nanocarriers for intravenous delivery of propofol, Nanoscale Res Letters **6**(1), 275284. Lorenz W et al (1982): Histamine release and hypotensive reactions in dogs by solubilizing agents and fatty acids: analysis of various components in cremophor EL and development of a compound with reduced toxicity, Agents and Actions **12**(1-2), 64-80. Taurean A et al (2011): Rheological behavior of sodium valproate suppositories, Acta Med Marisiensis **57**(2), 125-128.

Handelsprodukte

Produkt/ *Hersteller*	**Eigenschaften**	**Anwendung**
Macrogol 15-Hydroxystearat/*BASF*		
Kolliphor HS 15 (früher Solutol HS 15)	HLB 14-16, 70 % Mono- und Diester, 30 % freies PEG, Mizellgrösse (unbeladen) 10 nm	Lösungsvermittler für lipophile Wirkstoffe, speziell für Injektabilia
Macrogol 15-Hydroxystearat/*Croda*		
Crodasol HS HP	Smp 30 °C	Lösungsvermittler für lipophile Wirkstoffe, oral, dermal und parenteral

4.3.2.4 Glycerolderivate

Macrogolglycerolfettsäureester

Arzneibücher

PhEur: Macrogolglycerolfettsäureester, siehe Tab. 1; USP/NF: Caprylocapryl Polyoxyglycerides, Lauroyl Polyoxyglycerides, Linoleoyl Polyoxyglycerides, Oleyl Polyoxyglycerides, Stearoyl Polyoxyglycerides; JP/JPE: PEG-5 Glyceryl Triisostearate (5 MolE_O), Polyoxyethylene Glyceryl Monococoate(7 MolE_O), Polyoxyethylene Glyceryl Monostearate, Polyoxyethylene Glyceryl Triisostearate, INCI: PEG-n Glyceryl Fatty Acid Esters, s. Tab. 1. Auf die Angabe von CAS-Nummern wird verzichtet, da Literaturangaben unvollständig, teilweise falsch und widersprüchlich sind.

Tab. 1: *Macrogolglycerolfettsäureester der PhEur*

Bezeichnung PhEur	**INCI-Bezeichnung**	n_{EO}[1]/M_r[2]
Macrogol-6-glycerol-caprylocaprat	PEG-6 Glyceryl Caprate[3]	6[1]
Macrogolglycerol-caprylocaprate	–	200 – 400[2]
Macrogolglycerol-cocoate	PEG-n Glyceryl Cocoate	7/23[1]
Macrogolglycerol-hydroxystearat	siehe Einzelmonographie	
Macrogolglycerol-laurate	PEG-n Glyceryl Laurate	300 – 1500[2]
Macrogolglycerol-linoleate	–	300 – 400[2]
Macrogol-20-glycerolmonostearat	PEG-20 Glyceryl Stearate	20[1]
Macrogolglycerol-oleate	PEG-n Glyceryl Oleate	300 – 400[2]
Macrogolglycerol-ricinoleat	siehe Einzelmonographie	
Macrogolglycerol-stearate	PEG-n Glyceryl Stearate	300 – 4000[2]

[1]Mittlere Anzahl Mol EO pro Mol Glycerolfettsäureester, bzw. Spanne der Anzahl Mol EO bei Monographien mit mehreren Produkten (PhEur).
[2]M_r=Mittlere relative Molmasse PEG.
[3]Nach der INCI-Definition nicht identisch, aber nahe verwandt.

Synonyma/Definitionen

Polyethylenglycol-Glycerol-Fettsäureester, Polyoxyethylen-Glycerol-Fettsäureester, Polyoxyglycerides. Alle Produkte enthalten ethoxylierte Glycerolfettsäureester, jedoch unterschiedliche Nebenprodukte und werden auf verschiedenen Wegen hergestellt. Einzelheiten sind in Tab. 2 angegeben.

Tab 2: *Herstellmethoden für Macrogolglycerolfettsäureester*

Bezeichnung PhEur	**Herstellmethode**
Macrogol-6-glycerol-caprylocaprat	Ethoxylierung von Glycerol[1] oder Ethoxylierung von Glyceriden[2]
Macrogolglycerol-caprylocaprate	Alkoholyse[3] oder Veresterung mit Macrogol[4] oder durch Mischen[5]
Macrogolglycerol-cocoate	keine Angabe
Macrogolglycerol-hydroxystearat	Umsetzung von hydriertem Rizinusöl mit Ethylenoxid
Macrogolglycerol-laurate	Alkoholyse[3] oder Veresterung mit Macrogol[4] oder durch Mischen[5]
Macrogolglycerol-linoleate	Alkoholyse[3] oder Veresterung mit Macrogol[4] oder durch Mischen[5]
Macrogol-20-glycerolmonostearat	Ethoxylierung unterschiedlicher Typen von Glycerolstearaten

Bezeichnung PhEur	Herstellmethode
Macrogolglycerol-oleate	Alkoholyse[3] oder Veresterung mit Macrogol[4] oder durch Mischen[5]
Macrogolglycerol-ricinoleat	Reaktion von Rizinusöl mit Ethylenoxid
Macrogolglycerol-stearate	Alkoholyse[3] oder Veresterung mit Macrogol[4] oder durch Mischen[5]

[1]Ethoxylierung von Glycerol und anschließende Veresterung mit Fettsäuren, [2]direkte Ethoxylierung von Glyceriden, [3]Alkoholyse von Triglyceriden mit Macrogol, [4]Veresterung von Glycerol und Macrogol mit Fettsäuren, [5]Mischen von Glycerolestern und Kondensaten von Ethylenoxid mit Fettsäuren

Kommentar: Es bestehen nicht nur Unterschiede in der Herstellungsart zwischen den einzelnen Monographie-Produkten, sondern innerhalb ein und desselben Produktes sind bis zu 3 verschiedene Herstellungsarten zugelassen. Dies bedeutet, dass zwar die Produkte der weitgefassten Monographie entsprechen, in ihren Eigenschaften aber Unterschiede aufweisen werden. Von den insgesamt 10 Substanzen haben nur die beiden in Einzelmonographien behandelten Produkte Macrogolglycerolhydroxystearat (Cremophor RH 40) und Macrogolglycerolricinoleat (Cremophor EL) mit 76 bzw. 31 Nennungen in der Roten Liste (2012) größere Bedeutung erlangt, alle anderen sind mehr oder weniger unbedeutend (0-12 Nennungen in der Roten Liste 2012). Auf die Angabe von Strukturformeln wird an dieser Stelle wegen der komplexen Zusammensetzung der Gemische verzichtet. Es kommen neben Estern aus Glycerol und Fettsäuren sowie aus Macrogol und Fettssäuren auch Ether des Glycerols mit Polyethylenglycol vor. Zur Struktur siehe auch Macrogolglycerolhydroxystearat und Macrogolglycerolricinoleat.

Eigenschaften

Je nach Ethoxylierungsgrad klare, gelbe, viskose Flüssigkeiten oder halbfeste bis wachsartige, feste Substanzen von blassgelber Farbe und schwachem, charakteristischem Geruch. *Löslichkeit:* **l:** Dichlormethan, mit steigendem Ethoxylierungsgrad höhere Löslichkeit in Wasser, ansonsten dispergierbar, einige Substanzen löslich in Ethanol, i-Propanol und n-Propanol; **ul:** Petrolether. Dichte 0,95-1,00 g/cm^3 (produktabhängig), Brechungsindex 1,46-1,48 (produktabhängig), Wassergehalt (%): ≤ 1,0 bis 3,0 (produktabhängig). IZ ≤2,0-5,0 (produktabhängig), PZ ≤6,0 (12,0 für Linoleate), SZ ≤2,0 bis 5,0 (produktabhängig), OHZ und VZ produktabhängig (siehe PhEur). HLB-Werte: 4-19 (typ- und produktabhängig), kritische Mizellkonzentration und Oberflächenspannung sind produkt- und typabhängig, liegen aber im für nichtionische Tenside dieser Gattung üblichen Bereich von 0,025-0,05 % bzw. ca. 35-45 mN/m.

Stabilität

Siehe Macrogolglycerolhydroxystearat und Macrogolglycerolricinoleat.

Inkompatibilitäten

Siehe Macrogolglycerolhydroxystearat und Macrogolglycerolricinoleat.

Anwendung

M.-Typen werden als Emulgatoren und zur Solubilisierung fettlöslicher und schwer löslicher Substanzen in Dermatika und Peroralia, dort vornehmlich zur Erhöhung der Bioverfügbarkeit, eingesetzt. Einsatzgebiete der Einzelprodukte siehe www.gattefosse.com.

Toxizität

M. gelten als nicht toxisch und nicht reizend, wobei die Datenlage zur Toxikologie als unzureichend bezeichnet werden muss. Lediglich für Macrogolglycerolcocoate gibt es eine toxikologische Zusammenfassung (Lanigan 1999), die jedoch nur als Abstract verfügbar ist.

Literatur

Lanigan RS (1999): Final report on the safety assessment of PEG-7. -30, -40, -78 and -80 glyceryl cocoate, Int. J. Toxicol **18**(Suppl. 1), 33-42. Rote Liste (2012): Arzneimittelverzeichnis für Deutschland, Rote Liste Service GmbH, Frankfurt, www.rote-liste.de. www.gattefosse.com (zuletzt aufgerufen am 16.2.2020): Excipients for oral bioavailability, topical drug delivery, formulation guide SEDDS/SMEDDS.

Handelsprodukte

Produkt	*Hersteller*	Lieferformen/ Eigenschaften
Macrogol-6-glycerolcaprylocaprat		
Acconon CC-6	***Abitec***	flüssig, HLB 12,5, Dichte 1,01-1,02 g/cm^3
Glycerox 767HC, pflanzlich	***Croda***	flüssig, HLB 13,2
Softigen 767, pflanzlich	***IOI Oleo GmbH***	Kosher, halal, flüssig, HLB 14
Macrogolglycerolcaprylocaprate		
Acconon MC 8-2	***Abitec***	Visk. 80-110 mPa·s
Labrasol	***Gattefossé***	flüssig, HLB 12, Visk. 80-110 mPa·s (20 °C)

Produkt	Hersteller	Lieferformen/ Eigenschaften
Macrogolglycerolcocoate		
Acconon C 30	***Abitec***	flüssig oder halbfeste Paste
Acconon C-80		flüssig
Cetiol HE	***BASF***	flüssig
Tegosoft GC	***Evonik Nutrition & Care***	flüssig
Glycerox HE	***Croda***	flüssig
Hexotide GC-7	***Global Seven***	flüssig, HLB 13
Emanon HE	***Kao Chemicals***	flüssig
Saboderm HE	***Sabo***	flüssig
Cosmacol HE	***Sasol***	flüssig
Macrogolglycerolhydroxystearat		
siehe Einzelmonographie		
Macrogolglycerollaurate		
Gelucire 44/14	***Gattefossé***	Block, halbfest, HLB 11
Labrafil M 2130 CS	***Gattefossé***	Block, halbfest
Macrogolglycerollinoleate		
Labrafil M 2125 CS	***Gattefossé***	flüssig, HLB 4
Macrogol-20-glycerolmonostearat		
Tagat S2, (Stearinsäure Typ II)	***Caelo***	wachsartig, fest, pflanzlich
Aldosperse MS 20	***Lonza***	Kügelchen, Smp 25-30 °C
Macrogolglycerololeate		
Labrafil M 1944 CS	***Gattefossé***	flüssig, HLB 4, Visk. 75-95 mPa·s (20°C), Dichte 0,935-0,955 g/cm³
Macrogolglycerolricinoleat		
siehe Einzelmonographie		
Macrogolglycerolstearat		
Gelucire 50/13	***Gattefossé***	halbfest, HLB 13
Tagat S	***Evonik Nutrition & Care***	wachsartig, fest
Simulsol 165 PHA	***Seppic***	selbstemulgierendes Wachs, HLB 11

Macrogolglycerolhydroxystearat

Arzneibücher

PhEur: Macrogolglycerolhydroxystearat; USP/NF: Polyoxyl 40 Hydrogenated Castor Oil; JP/JPE: Hydrogenated Castor Oil 5...40...100 (Produkte mit unterschiedlichen Ethoxylierungsgraden); INCI: PEG-n Hydrogenated Castor Oil, mit n=2...200. CAS 61788-85-0.

Synonyma/Definitionen

Macrogolglyceroli hydroxystearas, Polyethylenglycol-trihydroxystearat, Polyoxyethylentrihydroxystearat, enthält hauptsächlich Glyceroltrihydroxystearat, ethoxyliert mit 7-60 Molekülen EO (Nominalwert), kleine Mengen Macrogolhydroxystearat und freie Glycole. Die Substanz wird durch Reaktion von hydriertem Rizinusöl mit Ethylenoxid gewonnen. In der Kosmetik sind unter der INCI-Bezeichnung PEG-n-Hydrogenated-Castor-Oil ethoxylierte Derivate von hydriertem Rizinusöl mit n=2-200 Mol Ethylenoxid pro Mol hydriertem Rizinusöl gebräuchlich.

$$H_2C-O-(CH_2-CH_2-O)_a-C(=O)-(CH_2)_{10}-CH[O-(CH_2-CH_2-O)_x-H]-(CH_2)_5-CH_3$$
$$HC-O-(CH_2-CH_2-O)_b-C(=O)-(CH_2)_{10}-CH[O-(CH_2-CH_2-O)_y-H]-(CH_2)_5-CH_3$$
$$H_2C-O-(CH_2-CH_2-O)_c-C(=O)-(CH_2)_{10}-CH[O-(CH-CH_2-O)_z-H]-(CH_2)_5-CH_3$$

a+b+c+x+y+z=40

Eigenschaften

Klare, gelbe, viskose Flüssigkeit oder halbfeste Substanz von schwachem, charakteristischem Geruch. Macrogol-40-glycerolhydroxystearat (Cremophor RH 40) ist nahezu geruchlos; die wässrige Lösung ist geschmacklos. *Löslichkeit, Verbindungen mit n_{EO}>20:* **l:** Chloroform, Ethanol, Ethylacetat, i-Propanol, n-Propanol, Tetrachlorkohlenstoff, Toluol, Xylol und andere organische Lösungsmittel, Wasser. Die Löslichkeit in Wasser nimmt mit steigender Temperatur ab (abnehmende Zahl der H-Brückenbindungen der EO-Anteile und Trübung der Lösung); **ul:** Petrolether. *Löslichkeit, Verbindungen mit n_{EO}<10:* **l:** Aceton; **dispergierbar:** Ethanol; **ul:** Wasser. M. ist in der Wärme mit Fettsäuren und Fettalkoholen mischbar. Dichte 1,00-1,06 g/cm³ (typabhängig), Wassergehalt (%): ≤3,0, Brechungsindex 1,453-1,457. OHZ 45-135 (typabhängig), IZ ≤ 5,0, SZ ≤2,0, VZ 40-140 (typabhängig). HLB-Wert: 4,0 (n_{EO}=5), 6,5 (n_{EO}=10), 8,6 (n_{EO}=16), 14-16 (n_{EO}=40), 15-17 (n_{EO}=60), kritische Mizellkonzentration 0,039 % (in Wasser, Cremophor RH 40), Oberflächenspannung 41,9 mN/m (0,5%ige wässrige Lösung, 23 °C, Cremophor RH 40), pH der wässrigen Lösung 5-7 (10%ig), Viskosität 20-40 mPa·s (25 °C, 30%ig in Wasser).

Stabilität

M. ist chemisch stabil; eine leichte Trübung während der Lagerung ist unbedeutend und kann durch Homogenisierung beseitigt werden. Wässrig-alkoholische und wässrige Lösungen sind stabil, sollten aber gegen mikrobiellen Befall konserviert werden. Starke Säuren und Basen führen zur Verseifung. Wässrige Lösungen sind bei 120 °C/30 min autoklavierbar, wobei ein leichter pH Abfall beobachtet wird. Eine eventuelle Phasenseparation kann durch Schütteln/Rühren beseitigt werden. M. ist unempfindlich gegen Härtebildner des Wassers.

Inkompatibilitäten

Unverträglich mit Phenol, Resorcin und Tannin; mit Quecksilber-II-chlorid tritt Ausfällung ein.

Anwendung

M. wird hauptsächlich zur Solubilisierung fettlöslicher Substanzen wie ätherische Öle, fettlösliche Vitamine und andere lipophile Stoffe wie Benzocain, Clotrimazol, Diazepam, Eucalyptol, Hexetidin, Levopromazin und Miconazol sowie als Emulgator in flüssigen Arzneiformen zur oralen und dermalen Anwendung eingesetzt. Die zu solubilisierende Substanz wird mit M. gemischt und auf 60-65° erhitzt. Das auf ebenfalls 60-65 °C erhitzte Wasser wird langsam unter Rühren hinzugefügt. Es bildet sich eine klare, mizellare Lösung des hydrophoben Arzneistoffes. Eine Übersicht zur Solubilisierung siehe Strickley (2004). M. und insbesondere das unter dem Warenzeichen Cremophor-RH 40 vertriebene Produkt haben Bedeutung bei der Herstellung von Mikroemulsionen, selbstemulgierenden Systemen und festen Zubereitungen, die bei Redispergierung selbstemulgierend sind, erlangt. Beispiele sind die Bildung einer Mikroemulsion mit Glimepirid unter Einsatz von Cremophor RH 40, Labrafil M 1944 CS und Transcutol P (Mandral und Mandral 2011), die Entwicklung selbstemulgierender Nitrendipin-Pellets mit Miglyol 812, Transcutol P und Cremophor RH 40 (Wang et al. 2010) und die Herstellung eines dispergierbaren, sprühgetrockneten Pulvers mit Nimodipin als Wirkstoff unter Einsatz von Ethyloleat, Labrasol und Cremophor RH 40 (Yi et al 2008).

Toxizität

Akute und chronische Toxizitätsstudien weisen M. als nicht toxisch und nicht reizend aus. M. ist weder auf der Haut noch am Auge reizend und nicht hautsensibilisierend. M. ist nicht teratogen. Die folgenden Angaben gelten für Cremophor RH 40: LD_{50} >2 g/kg (Ratte, oral). LD_{50} >6.4 g/kg (Maus i. p.). In subakuten und chronischen Fütterungsversuchen mit Konzentrationen im Futter bis zu 5 % (Hund) und 10 % (Ratte) wurden keine negativen Befunde erhoben.

Literatur

Mandral S und Mandral SS (2011): Microemulsion drug delivery system: a platform for improving dissolution rate of poorly water soluble drug, Int J Pharmac Sci Nanotechnol **3**(4), 1214-1219. Strickley RG (2004): Solubilizing excipients in oral and injectable formulations, Pharm Res **21**(2), 201-230. Wang Z et al (2010): Solid self-emulsifying nitrendipine pellets: Preparation and in vitro/in vivo evaluation, Int J Pharm **383**(1-2), 1-6. Yi T et al (2008): A new solid self-microemulsifying formulation prepared by spray-drying to improve the oral bioavailability of poorly water soluble drugs, Eur J Pharm Biopharm **70**(2), 439-444.

Handelsprodukte

Produkt/ *Hersteller*	**Eigenschaften**	**Lieferformen**
Macrogolglycerolhydroxystearat/*BASF*		
Kolliphor RH 40 (früher Cremophor RH 40)	HLB 14-16, pflanzlich	weiße Paste, Solubilisator für Öle und öllösliche Vitamine
Emulsogen HCO 040/*Clariant*		
HCO 040	s.o.	weiß-gelbliche Paste
Croduret/*Croda*		
40	pflanzlich, HLB 13,0	s. o.
Emanon/*Kao*		
CH-40	HLB 12,5	Lösungs-vermittler
Sympatens/*Kolb*		
TRH 400	HLB ca.14	flüssig
Lipocol/*Lipo Chemicals*		
HCO 40	HLB 15	flüssig
Nikkol/*Nikko*		
HCO 40	HLB 12,5	flüssig
Uniox/*NOF*		
HC-40	HLB 13,3	Paste
Aduxol/*Schärer & Schläpfer*		
HRIC-040/E	HLB 13,1	weiß, flüssig bis pastös

Produkt/ *Hersteller*	**Eigenschaften**	**Lieferformen**
Macrogolglycerolhydroxistearat/*Seppic*		
Simulsol 4000 PHA	HLB 14	Paste
Walloxen/Wallchemie		
HRO 400		pastös

Macrogolglycerolricinoleat

Arzneibücher

PhEur: Macrogolglycerolricinoleat; USP/NF: Polyoxyl 35 Castor Oil; JP/JPE: Polyoxyethylene castor oil ; Polyoxyl 35 Castor Oil; INCI: PEG-35 Castor Oil. CAS 61791-12-6.

Synonyma/Definitionen

Macrogolglyceroli ricinoleas, Polyethylenglycol-35-Rizinusöl, Polyoxyethylen-35-Rizinusöl, enthält hauptsächlich Glycerolricinoleat, ethoxyliert mit 30-50 Molekülen EO (Nominalwert), kleine Mengen Macrogolricinoleat und freie Glycole, daneben Polyethylenglycolester der Ricinolsäure, Palmitin- und Ölsäure sowie ethoxyliertes Glycerol. Die Substanz wird durch Reaktion von Rizinusöl mit Ethylenoxid gewonnen. In der Kosmetik sind unter der INCI-Bezeichnung PEG-n-Castor-Oil ethoxylierte Rizinusölderivate mit n=5-200 Mol Ethylenoxid pro Mol Rizinusöl gebräuchlich, wobei zur Verbesserung der Stabilität teilweise hydriertes Rizinusöl eingesetzt wird. Diese Produkte sind je nach Ethoxylierungsgrad flüssig oder wachsartig bis fest (siehe auch Monographie Macrogolglycerolhydroxystearat).

$$H_2C-O-(CH_2-CH_2-O)_a-C(=O)-(CH_2)_7-CH=CH-CH_2-CH(O-(CH_2-CH_2-O)_x-H)-(CH_2)_5-CH_3$$
$$HC-O-(CH_2-CH_2-O)_b-C(=O)-(CH_2)_7-CH=CH-CH_2-CH(O-(CH_2-CH_2-O)_y-H)-(CH_2)_5-CH_3$$
$$H_2C-O-(CH_2-CH_2-O)_c-C(=O)-(CH_2)_7-CH=CH-CH_2-CH(O-(CH-CH_2-O)_z-H)-(CH_2)_5-CH_3$$

a+b+c+x+y+z=30-50

Eigenschaften

Gelbliche, trübe und viskose Flüssigkeit (n_{EO}<10) oder weiße bis gelbliche, dick flüssige bis pastenartige Masse (n_{EO}>20) von schwachem, charakteristischem Geruch. Die halbfeste Substanz geht bei Temperaturen von ≥26 °C in eine klare Flüssigkeit über. *Löslichkeit:* **l:** Chloroform, Ethanol, Ethylacetat, i-Propanol, n-Propanol, Tetrachlorkohlenstoff, Toluol, Trichlorethylen, Xylol und viele andere organische Lösungsmittel. Die Löslichkeit in Wasser nimmt mit steigender Temperatur ab (abnehmende Zahl der H-Brückenbindungen der EO-Anteile). M. ist in der Hitze mit Fettsäuren, Fettalkoholen, tierischen und pflanzlichen Ölen, Ölsäure und Stearinsäure sowie fettlöslichen Substanzen mischbar. Dichte 1,05 g/cm^3, Wassergehalt (%): ≤3,0, Brechungsindex 1,471. OHZ 65-82 (30-35 Mol EO), 48-68 (50 Mol EO), IZ 25-35, SZ ≤2,0, VZ 60-75 (30-35 Mol EO), 38-52 (50 Mol EO). HLB-Wert 12-14, kritische Mizellkonzentration 0,02 % (in Wasser), Oberflächenspannung 40,9 mN/m, (0,5%ige wässrige Lösung, 23 °C), pH der wässrigen Lösung 6-8 (10%ig), Viskosität 700-800 mPa·s (25 °C).

Stabilität

M. ist bei Temperaturen von ≤25 °C mindestens 2 Jahre stabil, wässrige Lösungen sind in niedrigen Konzentrationsbereichen stabil gegen Elektrolyte. Starke Säuren und Basen führen zur Verseifung. Wässrige Lösungen sind bei 120 °C/30 min autoklavierbar, wobei ein leichter pH Abfall und eventuell eine leichte Verfärbung beobachtet werden. Eine Phasentrennung kann durch Schütteln nach dem Autoklavieren behoben werden.

Inkompatibilitäten

Unverträglich mit Phenol, Resorcin und Tannin; Ausfällung mit Quecksilber-II-chlorid.

Anwendung

M. wird hauptsächlich zur Solubilisierung fettlöslicher Substanzen wie etherische Öle, fettlösliche Vitamine und andere lipophile Stoffe wie Benzocain, Clotrimazol, Cyclosporin A, Paclitaxel und Cisplatin sowie als Emulgator in flüssigen Arzneiformen eingesetzt. Übersichten zur Solubilisierung von Peroralia siehe Strickley und Oliyai (2007), zu Injektabilia siehe Strickley (2004). Der Einsatz in Injectabilia ist wegen pseudo-allergischer Reaktionen jedoch rückläufig (siehe Toxizität). Eine Alternative stellt Macrogol-15-hydroxystearat (siehe dort) dar. Insbesondere bei der Entwicklung von Injektionsformen des Krebsmittels Paclitaxel wird nach neuen Wegen zur Verbesserung der Bioverfügbarkeit und zur Reduktion von Nebenwirkungen gesucht. In der Diskussion sind Cyclodextrin-Komplexe, spezielle

Emulsionen, Liposomen, Konjugation mit Antikörpern, Peptiden oder Fettsäuren sowie Mikro- und Nanokapseln, wobei oberflächenmodifizierten Nanopartikeln die größten Chancen eingeräumt werden. (Singh und Dash 2009).

Toxizität

Akute und chronische Toxizitätsstudien weisen M. als nicht toxisch und nicht reizend aus. M. ist weder auf der Haut noch am Auge reizend und nicht hautsensibilisierend. Es gibt keine Hinweise auf Gentoxizität, Reproduktionstoxizität oder Carcinogenität. Während für die perorale und äußerliche Anwendung nach wie vor keine Bedenken bestehen, sind injizierbare Anwendungsformen wegen pseudoallergischer Reaktionen bis hin zum anaphylaktischen Schock in die Kritik geraten (Übersicht bei Wang et al. 2011). Bei solchen Reaktionen scheinen die Lipoproteine eine Schlüsselfunktion zu haben (Szebeni 2005). Die folgenden Angaben gelten für Cremophor EL: LD_{50} >6400 mg/kg (Ratte, oral), LD_{50} >5000 mg/kg (Ratte, dermal).

Literatur

Sing S und Dash AK (2009): Paclitaxel in cancer treatment: perspectives and prospects of its delivery challenges, Crit Rev Therap Drug Carrier Syst **26**(4), 333-372. Strickley RG und Oliyai Reza (2007): Solubilizing vehicles for oral formulation development, Biotechnology: Pharmaceutical Aspects **6**(Solvent Systems and their selection in pharmaceutics and biopharmaceutics), 257-308. Strickley RG (2004): Solubilizing excipients in oral and injectable formulations, Pharm Res **21**(2), 201-230. Szebeni J (2005): Complement activation-related pseudoallergy caused by amphiphilic drug carriers: The role of lipoproteins, Current Drug Deliv **2**(4), 443-449. Wang H et al (2011): Agents that induce pseudo-allergic reaction, Discoveries & Therap **5**(5), 211-219.

Handelsprodukte

Produkt/ *Hersteller*	**Eigenschaften/ Charakteristika**	**Lieferformen**
Macrogolglycerinricinoleat/*BASF*		
Kolliphor EL (früher Cremophor EL)	Hauptkomponenten: Macrogolglycerinricinoleat (hydrophobe Komponente 84 %) sowie PEG und ethoxyliertes Glycerin (hydrophile Komponenten 16 %), HLB 12 – 14	flüssig
Kolliphor ELP	hochgereinigtes Kolliphor EL für parenterale Anwendung, HLB 12 – 14	flüssig
Etocas/*Croda*		
35 NF		flüssig
Super Refined Etocas 35	hochgereinigtes Etocas für parenterale Anwendung	flüssig
Sympatens/*Kolb*		
TR/350	HLB 12,5	flüssig
Merpoxen/*Wallchemie*		
RO 350	Dichte(40 °C) 1,04g/cm^3, dynam. Viskosität 900 – 1000 mPa·s (25 °C)	Viskose Flüssigkeit

4.3.2.5 Sorbitan-/Sorbitolderivate

Macrogol-40-sorbitolheptaoleat

Arzneibücher

PhEur: Macrogol-40-sorbitolheptaoleat; JP/JPE führt ein Polyoxyethylene Sorbitol Tetraoleat; INCI: PEG-40-Sorbitan Peroleate. CAS 9062-90-2 nicht verfügbar.

Synonyma/Definitionen

Macrogol 40 sorbitoli heptaoleas, Polyoxyethylene(40)sorbitan peroleat, ein Gemisch von Fettsäureestern, hauptsächlich von Estern der Ölsäure, und Sorbitol, das mit etwa 40 Mol EO je Mol Sorbitol ethoxyliert ist. Pro Mol Sorbitol werden 7 Mol Ölsäure eingesetzt. Die Substanz enthält außerdem Fettsäureester des Macrogols. Das Gemisch enthält die Grundkörper Sorbitol, 1,4-Sorbitan und kleine Anteile 1,5-Sorbitan, woraus sich die unterschiedliche Namensgebung in PhEur einerseits und der INCI-Bezeichnung andererseits ergibt. Der Ölsäuregehalt beträgt ≥58 %, alle anderen Fettsäuren sind begrenzt, wobei Palmitinsäure mit ≤16 % und Linolsäure mit ≤18 % die Hauptnebenprodukte darstellen. Zur Struktur siehe Polysorbate und Sorbitol-Lösung.

Eigenschaften

Klare bis schwach opaleszierende, gelbliche, viskose, hygroskopische Flüssigkeit. *Löslichkeit:* **l:** i-Propanol, i-Propylmyristat, pflanzliche und fette Öle sowie Mineralöle. Dichte ca. 1,00 g/cm^3, Wassergehalt (%): ≤0,5. OHZ ≤ 22-55, PZ ≤10, SZ ≤12, VZ 90-110, HLB 9,5.

Stabilität

Siehe Polysorbate.

Inkompatibilitäten

Siehe Polysorbate.

Anwendung

M. wird hauptsächlich als Emulgator in Badeölen eingesetzt, in der Kosmetik auch als Emulgator und Solubilisator. Die Bedeutung in der Pharmazie ist bisher gering (nur eine Nennung in der Roten Liste 2012, dort unter falschem Namen, 2018 keine Nennung).

Toxizität

Siehe Polysorbate.

Literatur

Rote Liste (2012): Arzneimittelverzeichnis für Deutschland, Rote Liste Service GmbH, Frankfurt, www.rote-liste.de.

Handelsprodukte

Produkt/ *Hersteller*	Charakteristika	Anwendung/Lieferformen
Arlatone/*Croda*		
T/TV	TV: Fetts. pflanzlichen Ursprungs	W/O-Emulgator, flüssig
Sympatens/*Kolb*		
SPO/400	HLB 9,5	flüssig, vorwiegend Einsatz in Kosmetika

Polysorbate

Arzneibücher

PhEur: Polysorbat 20, Polysorbat 40, Polysorbat 60, Polysorbat 80; USP/NF: Polysorbate 20, Polysorbate 40, Polysorbate 60, Polysorbate 80; JP/JPE: Polysorbate 20, Polysorbate 40, Polysorbate 60, Polysorbate 65, Polysorbate 80; INCI: Polysorbate 20, Polysorbate 21, Polysorbate 40, Polysorbate 60, Polysorbate 61, Polysorbate 65, Polysorbate 80, Polysorbate 81, Polysorbate 85. Einzelheiten siehe Tab. 1.

Tab. 1: *CAS-Nummern, Summenformeln, Ethoxylierungsgrad und E-Nummern von Polysorbaten*

Polysorbat	CAS	Summenformel	Mol EO[3)]	E-Nr
P 20	9005-64-5	$C_{58}H_{114}O_{26}$	20	432
P 21[1)]	9005-64-5	$C_{26}H_{50}O_{10}$	4	–
P 40	9005-66-7	$C_{62}H_{122}O_{26}$	20	434
P 60	9005-67-8	$C_{64}H_{126}O_{26}$	20	435
P 61[1)]	9005-67-8	$C_{32}H_{62}O_{10}$	4	–
P 65[2)]	9005-71-4	$C_{100}H_{194}O_{28}$	20	436
P 80	9005-65-6	$C_{64}H_{124}O_{26}$	20	433
P 81[1)]	9005-65-6	$C_{34}H_{64}O_{11}$	5	–
P 85[1),2)]	9005-70-3	$C_{100}H_{188}O_{28}$	20	–

[1)]Monoester mit 4 bis 5 Mol EO pro Mol Sorbitan, kosmetische Produkte, nicht in den o. a. Arzneibüchern enthalten; in der Kosmetik sind zahlreiche weitere Produkte unter der Bezeichnung PEG-n-Sorbitanfettsäureester gebräuchlich, wobei n für die Anzahl EO-Einheiten steht. Die Fettsäuren sind C_{12}- bis C_{18}-Säuren, [2)]Triester, [3)]Mol EO/Mol Sorbitan. Für P. sind keine EINECS-Nummern verfügbar.

Synonyma/Definitionen

Polysorbatum 20, Polysorbatum 40, Polysorbatum 60, Polysorbatum 80, Polyethylenglycol-Sorbitanfettsäureester, Polyoxyethylen-Sorbitanfettsäureester. Gemische von Partialestern von Fettsäuren der Kettenlängen C_{12} bis C_{18} mit Sorbitol und seinen Anhydriden, die je nach Typ mit 4-5 oder 20 Mol EO verethert sind (s.o.). Die namensgebende Fettsäure stellt jeweils den Hauptanteil der Fettsäuren dar, begleitende andere Fettsäuren sind in ihren Mengen begrenzt.

Das Sorbitan-Grundgerüst liegt hauptsächlich als 1,4-Sorbitan vor. Zur Chemie der Sorbitane siehe Sorbitol-Lösung. *Hinweis:* in der Kosmetik werden nicht nur andere Ethoxylierungsgrade, sondern auch andere Fettsäuren wie Cocosfettsäuren, Isostearinsäure, Lanolinsäuren und Säuren des Bienenwachses zur Herstellung von Polyethylenglycol-Sorbitanfettsäureestern eingesetzt.

Polysorbat-Monoester:

$(O-CH_2-CH_2)_m-OH$
O
$(O-CH_2-CH_2)_n-OH$
$CH-(O-CH_2-CH_2)_o-OH$
$CH_2-(O-CH_2-CH_2)_p-O-R$

R = Fettsäure C_{12} - C_{18}

Polysorbat-Triester:

$(O-CH_2-CH_2)_m-O-R$
O
$(O-CH_2-CH_2)_n-O-R$
$CH-(O-CH_2-CH_2)_o-OH$
$CH_2-(O-CH_2-CH_2)_p-O-R$

R = Fettsäure C_{12} - C_{18}

Eigenschaften

P. 20, P. 21, P. 40, P. 80, P. 81 und P. 85: gelbe bis bräunlich gelbe, klare oder schwach opaleszierende, ölige, viskose Flüssigkeiten. *P. 60:*

gelblich braune, gelartige Masse, die bei Temperaturen über 25 °C flüssig wird. *P. 65:* bräunliche, wachsartige Masse. Die Substanzen haben einen charakteristischen Geruch und einen schwach bitteren Geschmack. *Löslichkeit:* alle P.-Typen mit HLB-Werten ≥13 sind in Wasser klar löslich. Einzelheiten und Löslichkeit in anderen Lösungsmitteln siehe Tab. 2.

Tab. 2: *Löslichkeitsunterschiede einzelner Polysorbat-Typen (Anon 1984)*

Polysorbat	Löslichkeit in Wasser	Ethanol	Öl[1)]	Sonstige Lösungsmittel
P 20	l	l	ul	**l**: Ethylacetat, Methanol, Dioxan
P 21	d[2)]	l	ul	–
P 40	l	l	ul	–
P 60	l	l	ul	**l**: Aceton, aromat. Kohlenwasserstoffe, Dioxan, Ethylacetat, Mineralöle, Tetrachlorkohlenstoff, Toluol
P 61[1)]	d	l(W)[3)]	l(W)	–
P 65	d	l(W)[3)]	l(W)	**l**: Aceton, Dioxan, Methanol, Mineralöle, Tetrachlorkohlenstoff
P 80	l	l	ul	**l**: Dioxan, Ethylacetat, Methanol, Toluol
P 81	d	l	l	–
P 85	d	l	ul	–

[1)]Paraffinöl, pflanzliche Öle verhalten sich ähnlich, [2)]d = dispergierbar, [3)]in der Wärme.

In Zuckerlösungen, Glycerol/Wasser-Gemischen sowie Propylenglycol/Wasser-Mischungen kann es in Abhängigkeit von Temperatur und Konzentration zur Ausfällung von P.-Typen kommen. Oberhalb einer kritischen Temperatur T_C findet in bestimmten Konzentrationsbereichen eine reversible Phasenseparation statt, welche durch die Aufhebung von Wasserstoffbrückenbindungen der Ethylenoxidketten des Emulgators bei steigender Temperatur bedingt ist. Einzelheiten zeigt Tab. 3.

Tab. 3: *Kritische Lösungstemperatur T_C und kritische Lösungskonzentration K_C für Tween 20-, Tween 60- und Tween 80-Lösungen (Gan 1965)*

Mischung	T_c (°C)	K_C (% Tween)
Glycerol/Wasser		
P. 20	55	70
P. 60	61	70
P. 80	125	1
Saccharose/Wasser (Zuckersirup)		
P. 20	1	83
P. 60	-	Nicht mischbar
P. 80	-1	78
Propylenglycol/Wasser		
P. 20	38,5	20
P. 60	95	10
P. 80	91	10

Dichte 1,0-1,1 g/cm^3, Wassergehalt (%): ≤3,0 (PhEur), Brechungsindex 1,472, pH-Wert der Lösung 6-8 (5%ig in Wasser), Flammpunkt 149 °C. Fettkennzahlen siehe Tab. 4, anwendungstechnische Kennzahlen siehe Tab. 5.

Tab. 4: *Fettkennzahlen einzelner Polysorbate*

Polysorbat	OHZ	PZ	SZ	VZ
P 20[1)]	96-108	≤ 10	≤ 2,0	40-50
P 21[2)]	225-255	-	≤ 3,0	110-115
P 40[1)]	89-105	≤ 10	≤ 2,0	41-52
P 60[1)]	81-96	≤ 10	≤ 2,0	45-55
P 61[2)]	170-200	-	≤ 2,0	95-115
P 65[2)]	44-60	-	≤ 2,0	88-98
P 80[1)]	65-80	≤ 10	≤ 2,0	45-55
P 81[2)]	134-150	-	≤ 2,0	95-105
P 85[2)]	39-52	-	≤ 2,0	82-95

[1)]PhEur, [2)]Anon 1984.

Tab. 5: *Anwendungstechnische Kennzahlen einzelner Polysorbate*

Polysorbat	σ [1)]	CMC[2)]	η [3)]	HLB[4)]
P 20	40,5	0,0060	250–450	16,7
P 21	–	–	approx. 650	13,3
P 40	43,5	0,0031	400–650	15,6
P 60	44,5[5)]	0,0028	> 600	14,9
P 61	–	–	Smp 36–40 °C	9,6
P 65	41,0[5)]	0,0040–0,0060	Smp 30–35 °C	10,5
P 80	45,5	0,0014	375–480	15,0
P 81	–	–	400–500	10,0
P 85	46,0[5)]	0,0023	250–450	11,0

[1)]Oberflächenspannung in mN/m (0,01%ig in Wasser, 25 °C, Ringmethode, Wan und Lee 1974), [2)]Kritische Mizellkonzentration in g/100 ml (25 °C), [3)]Viskosität (25 °C), [4)]HLB-Wert nach Griffin, [5)]Trübe Lösung

Stabilität

P. sind in schwach sauren, neutralen und schwach alkalischen Zubereitungen stabil. Eine Abspaltung der Fettsäuren findet nur in Gegenwart starker Säuren oder starker Basen statt. Für P.-oleate ist die Oxidationsempfindlichkeit der Doppelbindung der Ölsäure zu beachten. P., insbesondere P. 80 können während der Lagerung Peroxide bilden, die zur oxidativen Zersetzung von Wirkstoffen führen können (Akers 2002).

Inkompatibilitäten

Die konservierende Wirkung der PHB-Ester kann durch mizellaren Einschluss in P.-Mizellen beeinträchtigt werden (Matsumoto und Masaru 1962). P. 80 ist mit Ibuprofen in Tabletten unverträglich (Clevenger et al. 2010) und führt zu einer erhöhten Durchlässigkeit für Arzneistoffe in Phospholipid-Vesikeln (Flaten et al. 2008).

Anwendung

P. mit 20 Mol EO pro Mol Sorbitan weisen als Monoester der C_{12}- bis C_{18}-Fettsäuren HLB Werte zwischen 14,9 und 16,7 auf und werden als Emulgatoren vom Typ O/W und Solubilisatoren eingesetzt (AK1 bis 15 %), wobei im Falle von **Emulsionen** häufig Kombinationen mit Sorbitanfettsäureestern verwendet werden. Die Auswahl erfolgt anhand des für das jeweilige Öl erforderlichen HLB-Wertes. Sowohl die Einführung weiterer Fettsäurereste (P. 65 und P. 85), als auch die Reduzierung des EO-Anteils auf 4-5 Mol EO pro Mol Sorbitan (P. 21, P. 61 und P. 81) führt zu einer Reduktion des HLB-Wertes in den Bereich 9,6-13,3 (siehe Tabellen 1 und 4) wobei die Reduktion des EO-Anteils eine stärkere Absenkung des HLB-Wertes ergibt. In der **Solubilisierung** lipophiler Arzneistoffe (z. B. etherische Öle, fettlösliche Vitamine und Steroidarzneistoffe) werden hauptsächlich P. 20 und P. 80 eingesetzt, wobei zur Erzielung einer klaren Lösung ein 5-10facher Überschuss von P. erforderlich ist, Formulierungsbeispiele siehe Strickley (2004). Zum Einsatz von P. in **Mikroemulsionen** siehe Monographie Sorbitanfettsäureester. P., insbesondere P. 80 und P. 20, werden zur Stabilisierung von **Protein-Formulierungen** zur parenteralen Anwendung, z B. Faktor VIII und Hämoglobin verwendet (Akers 2002).

Toxizität

P. werden sowohl in Lebensmitteln, Arzneimitteln und Kosmetika eingesetzt. Sie gelten generell als nicht toxisch und nicht reizend. Ihre hautreizende Wirkung, das Allergisierungspotenzial und die Phototoxizität werden als gering eingestuft. Sie sind nicht mutagen im Ames-Test, nicht carcinogen in Tierversuchen, können aber die Carcinogenität anderer Substanzen verstärken (Anon 1984). Zum Vergleich der Verträglichkeit von P. mit Macrogol-15-hydroxystearat in Injektionsformen siehe dort. Der ADI Wert beträgt 25 mg/kg Körpergewicht. LD_{50} 37 g/kg (P. 20, Ratte, oral), LD_{50} 1,42 g/kg (P. 20, Maus, i. v.), LD_{50} 25 g/kg (P. 80, Maus, oral), LD_{50} 4,5 g/kg (P. 80, Maus, i. v.), LD_{50} 7,6 g/kg (P. 80, Maus, i. p.), (FAO/WHO Expert Committee on Food Additives 1974).

Literatur

Akers MJ (2002): Excipient-drug interactions in parenteral formulations, J Pharm Sci **91**, 2283-2300. Anon (1984): Final report on the safety assessment of polysorbates 20, 21, 40, 60, 61, 65, 80, 81, and 85, J Amer College Toxicol **3**(5), 1-82. Clevenger C et al (2010): Accelerated degradation of ibuprofen in tablets, Pharm Dev Technol **15**(6), 636-643. FAO/WHO expert committee on food additives (1974): Toxicological evaluation of some food additives including anticaking agents, antimicrobials, antioxidants, emulsifiers and thickening agents, WHO Food Additives Series No.**5**, 254-263. Flaten GE et al (2008): Drug permeability across a phospholipid vesicle-based barrier, Eur J Pharm Sci **34**(2-3), 173-180. Gan KH (1965): Solubility of Tweens in organic liquids, Pharmaceut Weekblad (1965), 100(8), 263-268. Matsumoto M und Masaru A (1962): Use of surface-active agents in pharmaceuticals. X. Inactivation of p-hydroxybenzoic acid esters by nonionic surfactants, Chem Pharm Bull **10**, 251-260. Strickley RG (2004): Solubilizing excipients in oral and injectable formulations, Pharm Res **21**(2), 201-230. Wan LSC und Lee PFS (1974): CMC of Polysorbates, J Pharm Sci **63**, 136-137.

Handelsprodukte

Produkt/ *Hersteller*	**Eigenschaften**	**Anwendung**
Kolliphor PS (früher Cremophor PS)/*BASF*		
20 (P 20)	flüssig	O/W Emulgator, Lösungsvermittler, oral, dermal, zur Verbesserung der transdermalen Penetration
60 (P 60)	fest/halbfest	O/W-Emulgator, oral, dermal
80(P 80)	flüssig	O/W-Emulgator, Lösungsvermittler, oral, dermal
Tween/*Croda*		
20 (P 20)	flüssig	O/W-Emulgator, Lösungsvermittler, oral, dermal
20HP (P 20)	niedriger Wassergehalt, niedriger Peroxidgehalt	bevorzugt für parenterale Verwendung
Super refined Polysorbate 20	Hochreines Produkt zur Verarbeitung empfindlicher, instabiler Wirkstoffe	oral, dermal, parenteral

Produkt/ ***Hersteller***	**Eigenschaften**	**Anwendung**
Tween/*Croda*		
40 (P 40)	flüssig	O/W-Emulgator, Lösungsvermittler, oral, dermal
60/60HP (P 60)	flüssig/halbfest, HP: höhere Reinheit	Lösungsvermittler
Super refined Polysorbate 60	Hochreines Produkt zur Verarbeitung empfindlicher, instabiler Wirkstoffe	oral, dermal
65 (P 65)	flüssig/fest	O/W-Emulgator
80	flüssig	O/W-Emulgator, Lösungsvermittler, oral, dermal
80 HP (P 80)	HP (high purity), verpackt unter Stickstoff, kosher-Qualität verfügbar	O/W-Emulgator, Lösungsvermittler, oral, dermal, parenteral
Super refined Polysorbate 80 (P 80)	Hochreines Produkt zur Verarbeitung empfindlicher, instabiler Wirkstoffe	oral, dermal, parenteral
81 (P 81)	flüssig	Kosmetik, O/W-Emulgator und Dispergiermittel für Oleylalcohol oder pflanzliche Triglyceride
85 (P 85)	flüssig, auch kosher verfügbar	Dispergiermittel für pflanzliche Öle in Badeölen
Crillet/*Croda Chemicals Personal Care*		
20 (früher Tween 20L)	flüssig	O/W-Emulgator, Lösungsvermittler Kosmetik
40 /SP 40 MBAL	flüssig	
60 (früher Tween 60K)/60 NV/SP 60 MBAL	halbfest	
Tween 80 (früher Crillet 4 Super, Tween 80VPharma)/ 80 NV/SP 80 MBAL	flüssig	
Hedisan/*Kolb*		
20 /80	Pharma grade, Entspricht P 20/P 80	O/W-Emulgatoren
Kotilen/*Kolb*		
L 1/P 1/S 1/S 3/O 1/O 1-050/O 3	Entspricht P 20/P 40/P 60 P/65 P/80/P 81/P 85	Emulgatoren, Solubilisatoren
Liposorb/*Lipo*		
L 20/O 20//S 20/	Entspricht P 20/P 80/ P 60	Lösungsvermittler

Produkt/ ***Hersteller***	**Eigenschaften**	**Anwendung**
Polysorbate/*Mosselman*		
Polysorbate 20/40/60/80/85		Emulgatoren, Solubilisatoren
Polysorbate/*NOF*		
20 GS	Hocheines Produkt mit niedrigem Peroxidgehalt	Solubilisator für parenterale Anwendung
80 HX-2	Pflanzlich, hoch gereinigt zur Reduzierung der Histaminfreisetzung	
Protasorb/*Protameen*		
L-20-NF/ L-20-K (P 20)	flüssig, K = kosher	Emulgatoren, Solubilisatoren
P-20 (P40)	flüssig	
S-20-NF/ S-20-Kosher (P 60)	halbfest, kosher verfügbar	
STS 20 (P 65)	halbfest	
O-20/O-20-K (P 80)	flüssig, Kosher verf.	
TO-20 (P 85)	flüssig	
Alkamuls T/*Rhodia Novecare*		
T 20-C (P 20)	flüssig	Baby-Kosmetik
T 80-C (P 80)	flüssig	
Montanox/*Seppic*		
20 PHA PREMIUM (P 20)	flüssig, hergestellt gem. IPEC/GMP	orale und dermale Präparate
80 PHA PREMIUM (P 80)	flüssig, hergestellt gem. IPEC/GMP	orale und dermale Präparate
20 PPI (P 20)	s. o.	orale und dermale Präparate sowie Injectabilia
80 PPI (P 80)	s. o.	
MONTANOX 80 API (P 80)	flüssig	
Merpoxen/*Wallchemie*		
SML 200 (P 20)	flüssig	Lösungsvermittler und Emulgator
SMS 200 (P 60)	halbfest	
SMO 200 (P 80)	flüssig	

4.4. Amphotere Emulgatoren

Amphotere Emulgatoren (ampholytische Tenside oder Amphotenside) sind chemische Verbindungen, die kationische und anionische Gruppen im Molekül enthalten und in wässriger Lösung ionisiert vorliegen. In Gegenwart von Säuren werden sie am Stickstoff protoniert und haben den Charakter von kationischen Tensiden, Alkali bewirkt eine Deprotonierung der Säuregruppe und führt zu anionischen Verbindungen. Alle amphoteren Tenside haben einen isoelektrischen Punkt, an dem sie ungeladen vorliegen. An diesem Punkt erreicht ihre Löslichkeit ein Minimum.
Zu den amphoteren Emulgatoren zählen **Proteine,** die **Betaine** und **Phospholipide**, deren bekanntester Vertreter das Lecithin ist. In der Gruppe der Proteine besitzen Gelatine, Casein und Milchpulver pharmazeutische Bedeutung, obwohl sie primär selten als Emulgatoren eingesetzt werden. **Betaine** werden in den Arzneibüchern nicht als Emulgatoren gelistet. Sie sind jedoch in der Kosmetik weit verbreitet. Die bekanntesten Vertreter sind das **Cocamidopropylbetain**, dem folgende Struktur zukommt.

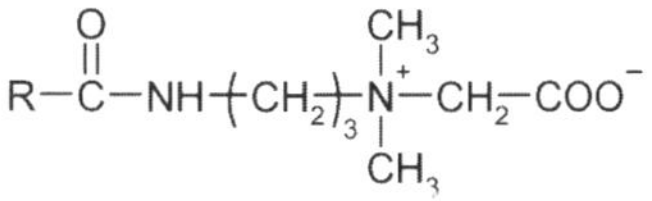

$$R-C(=O)-NH-(CH_2)_3-N^+(CH_3)_2-CH_2-COO^-$$

R= Alkylreste der Kokosnußfettsäuren

Cocamidopropylbetain

Daneben haben die Natriumsalze des Cocoamphoacetats und des Cocoamphodiacetats große Bedeutung.

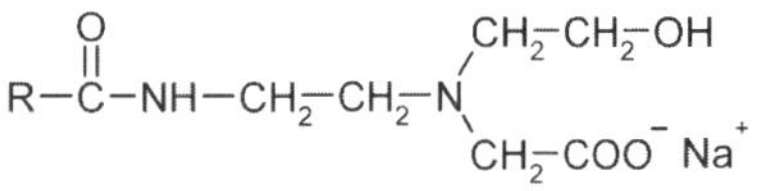

$$R-C(=O)-NH-CH_2-CH_2-N(CH_2-CH_2-OH)(CH_2-COO^-\ Na^+)$$

R= Alkylreste der Kokosnußfettsäuren
Cocoamphoacetat

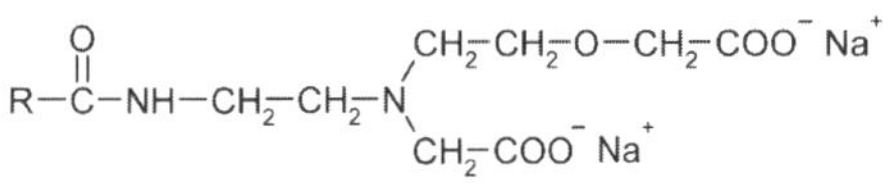

$$R-C(=O)-NH-CH_2-CH_2-N(CH_2-CH_2-O-CH_2-COO^-\ Na^+)(CH_2-COO^-\ Na^+)$$

R= Alkylreste der Kokosnußfettsäuren
Cocoamphodiacetat

Die Fettsäurenverteilung des Kokosnussöls weist ein Maximum bei C_{12} auf, was für die Emulgatorwirkung von Vorteil ist (Leidreiter et al. 1997) Die Verbindungen werden in der Kosmetik hauptsächlich in Shampoos, anderen Produkten zur Haarpflege, flüssigen Badeseifen und Hautpflegeprodukten eingesetzt. Sie gelten als toxikologisch unbedenklich (Cosmet Toiletry Fragr Assoc 1991).

Das pharmazeutisch interessante **Lecithin** gehört zur Gruppe der **Phospholipide,** Verbindungen, die entweder aus Glycerol- oder Sphingosin-Estern mit Fettsäuren und einem Phosphatidrest bestehen. Lecithin wurde erstmals 1850 aus dem Eigelb isoliert. In den zwanziger Jahren des vergangenen Jahrhunderts wurde es aus Sojabohnen, die heute die wichtigste Quelle für Lecithin sind, extrahiert. In Lecithin kommen vier Gruppen von Phosphatidyl-Verbindungen vor (siehe Abbildung).

Der Wert eines Lecithins ist umso höher, je höher der Gehalt an Phosphatidylcholin ist. Da Lecithin ein Naturprodukt ist, das in seiner Zusammensetzung Schwankungen unterworfen ist und das eine hohe Empfindlichkeit gegenüber Licht, Sauerstoff und Wärme aufweist, hat es nicht an Bemühungen gefehlt, stabilere und in ihren Anwendungseigenschaften erweiterte Lecithine und -Derivate herzustellen. Dabei wird zwischen physikalischen, chemischen und enzymatischen Modifikationen unterschieden (Joshi et al. 2006).

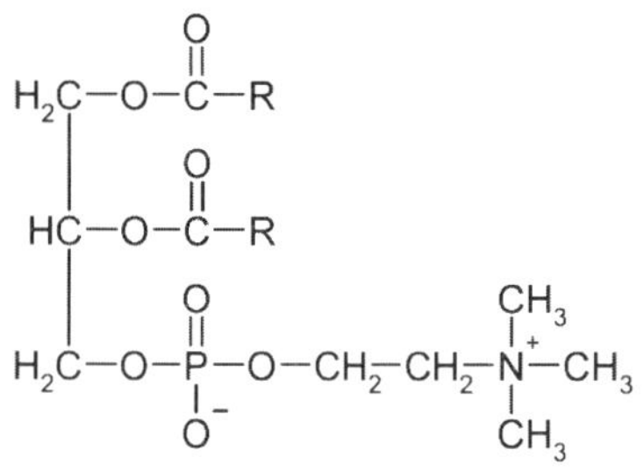

Phosphatidylcholin

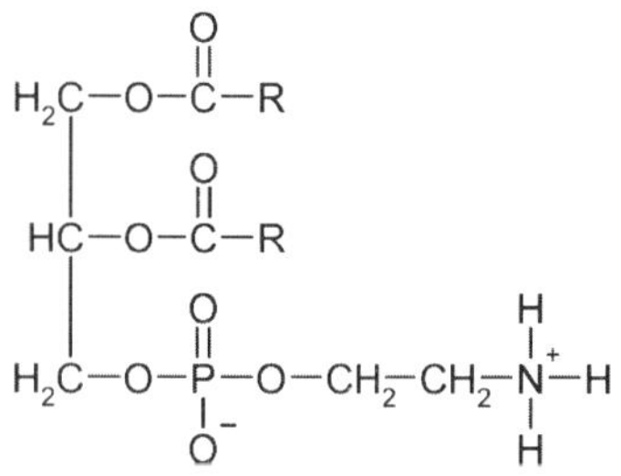

Phosphatidyl ethanolamin

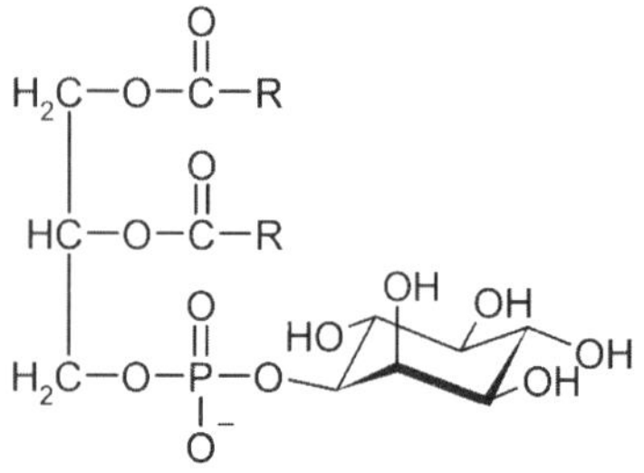

Phosphatidyl Inositol

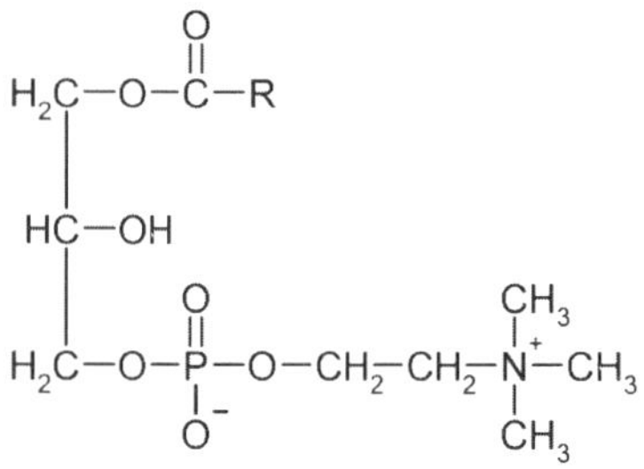

Lysolecithin

R = Fettsäure Alkylrest

Zu den **physikalischen Methoden** zählt die Entfernung von neutralen und polaren Lipiden (**Entölung**). Dabei wird durch Vermischen mit Aceton und anschließende Separierung in einem Zentrifugal-Separator und Trocknung der Anteil an Phosphatidylcholin im Produkt erhöht. Zur Erzielung eines Gehalts von 95 % Phosphatidylcholin sind dabei 2-4 Durchgänge erforderlich. Es entsteht das **entölte Lecithin**. Dieses kann weiter aufgereinigt werden durch den Einsatz niedriger Alkohole wie Methanol, in denen Phosphatidylethanolamin und Phosphatidylinositol eine andere Löslichkeit als Phosphatidylcholin aufweisen. Phosphatidylethanolamin kann quantitativ entfernt werden, indem zuvor eine Acetylierung durchgeführt wird, wobei das in Aceton lösliche N-Acetyl-Phosphatidylethanolamin entsteht, das dann zusammen mit dem Öl entfernt werden kann und zum **gereinigten Lecithin** führt. Bei allen bisher beschriebenen Methoden wird keine chemische Modifikation des Lecithins, sondern nur eine Erhöhung des Phosphatidylcholin-Anteils bewirkt.

Das wichtigste Verfahren bei den **chemischen Methoden** ist die katalytische **Hydrierung von Lecithin** bei 75-100 °C und Drücken von 70-150 bar in Gegenwart von Nickel-, Palladium-, Rhodium- oder Platinkatalysatoren. Durch die Hydrierung der ungesättigten Fettsäuren sinkt die Iodzahl von ca. 80-100 auf etwa 10. Durch eine Nachbehandlung mit Ethylacetat können freie Fette entfernt werden. Es entsteht eine weiße, feste Substanz, die im Vergleich zu natürlichem Lecithin eine verbesserte Oxidationsstabilität und eine geringere Hygroskopizität aufweist. **Hydriertes Lecithin** hat bisher noch keinen Eingang in die Arzneibücher gefunden. Es ist jedoch ein wichtiger Bestandteil in der Herstellung von Liposomen, da es als Ausgangsprodukt für die Herstellung sog. „pegylierter" Liposomen, die mit Polyethylenglycol modifizierte Phospholipide enthalten, eingesetzt wird. Andere chemische Variationen von Lecithin wie Hydroxylierung, Acetylierung und Sulfonierung, ebenso wie die enzymatischen Methoden, werden bisher nur in der Kosmetik und in technischen Anwendungen eingesetzt (Joshi et al. 2006).

Neben den natürlichen und teilsynthetischen Phospholipiden gibt es vollsynthetische Phosphatidylcholine und Phosphatidylethanolamine, die zwar noch nicht in die Arzneibücher aufgenommen wurden, in einigen Fertigarzneimitteln jedoch bereits vorkommen. Die Fettsäuren, die zu ihrer Herstellung eingesetzt werden, sind C_{12}-C_{18} (C_{20})-Fettsäuren, die mit Ausnahme der Ölsäure alle gesättigten, unverzweigten Säuren sind. Normalerweise werden zwei gleichartige Säuren in das Molekül eingebaut, die Verwendung zweier unterschiedlicher Säuren ist eher selten. Beispiele solcher Verbindungen zeigt Tab. 1.

Tab. 1: *Beispiele für vollsynthetische Phospholipide*

Kurzbez.	CAS-Nr.	EINECS-Nr.
DLPC[1)]	18194-25-7	–
DPPC[2)]	2644-64-6	220-530-8
DSPC[3)]	816-94-4	212-440-2
DOPC[4)]	4235-95-4	224-193-8
POPC[5)]	26853-31-6	248-056-7
DPPE[6)]	923-61-5	213-097-1
DSPE[7)]	1069-79-0	213-963-9

[1)]Dilauroyl phosphatidylcholin, [2)]Dipalmitoyl phosphatidylcholin, [3)]Distearoyl phosphatidylcholin, [4)]Dioleyl phosphatidylcholin=Colfoseriloleat, [5)]Palmitooleyl phosphatidylcholin, [6)]Dipalmitoyl phosphatidylethanolamin, [7)]Distearoyl phosphatidylethanolamin, Handelsprodukte siehe Monographie Lecithin.

Daneben werden auch synthetische Lyso-Phosphatidylcholine, Phosphatidyl-Glycerol und Phosphatidylserine angeboten. In allen Fällen handelt es sich dabei um definierte Verbindungen, die verglichen mit natürlichen Phospholipiden eine bessere Stabilität aufweisen. Das herausragende Merkmal ist ihre Fähigkeit, spontan Vesikel zu bilden, weshalb sie vor allem zur Herstellung von Liposomen und Mizellen eingesetzt werden. Zusammen mit anderen Phospholipiden oder Tensiden ist auch die Herstellung von Mischmizellen möglich (Shearman 2010).

Die Rote Liste (2012) führt folgende Zubereitungen, die synthetische Phospholipide enthalten auf: ein Präparat zur inhalativen Behandlung der Mucoviscidose mit dem Wirkstoff Tobramycin und DSPC als Hilfsstoff (TOBI Podhaler), ein Produkt mit dem Wirkstoff Cytarabin und mit DOPC und DPPG als Hilfsstoffen (DepoCyte Injektionssuspension zur intrathekalen Anwendung) sowie ein Doxorubicin-Konzentrat zur Herstellung einer Infusionslösung (CAELYX-Konzentrat), das in einer liposomalen Formulierung neben voll hydriertem Phosphatidylcholin aus Sojabohnen das pegylierte Phospholipid α-(2-[1,2-distearoyl-sn-glycero(3)phosphooxy]ethylcarbamoyl)-ω-methoxymacrogol-40, Natriumsalz (MPEG-DSPE) als Hilfsstoff enthält, dem folgende Struktur zukommt.

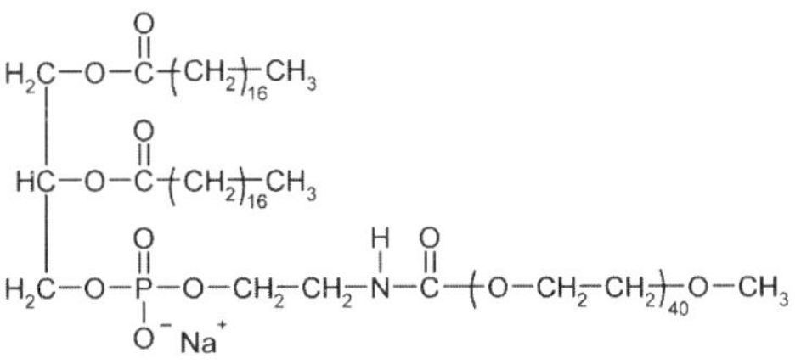

$$H_2C{-}O{-}C(=O){-}(CH_2)_{16}{-}CH_3$$
$$HC{-}O{-}C(=O){-}(CH_2)_{16}{-}CH_3$$
$$H_2C{-}O{-}P(=O)(O^-\,Na^+){-}O{-}CH_2{-}CH_2{-}N(H){-}C(=O){-}(O{-}CH_2{-}CH_2)_{40}{-}O{-}CH_3$$

Das im Jahre 1996 zugelassene Präparat dürfte die erste Formulierung mit diesem Hilfsstoff in Form von pegylierten Liposomen in Deutschland sein.

Literatur

Cosmet Toiletry Fragr Assoc (1991): Final report on the safety assessment of cocamidopropyl betaine, J Amer College Toxicol **10**(1), 33-52. Joshi A et al (2006): Modification of lecithin by physical, chemical and enzymatic methods, Eur J Lipid Sci Technol **108**, 363–373. Leidreiter HI et al (1997): Amphoteric surfactants: processing, product composition and properties, Int J Cosmet Sci **19**, 239-253. Rote Liste (2012): Arzneimittelverzeichnis für Deutschland, Rote Liste Service GmbH, Frankfurt, www.rote-liste.de. Shearman GC (2010): Ordered micellar and inverse micellar lyotropic phases, Liquid Crystals **37**(6-7), 679-694.

Lecithin

Arzneibücher

PhEur: Phopholipide aus Eiern zur Injektion; USP/NF: Lecithin und Egg Phospholipids; JP/JPE: Hydrogenated Soybean Phospholipid, Partially Hydrogenated Phospholipid; Purified Yolk Lecithin, Soybean Lecithin S. B. Phosphatide; INCI: Lecithin. CAS 8002-43-5 (allgemeine CAS-Nr., angegeben in USP/NF), EINECS 232-307-2, CAS 8030-76-0 (Soja-Lecithin, Phospholipon 80), EINECS, 310-129-7 (Ei-Lecithin), E 322.

Synonyma/Definitionen

Ei-Lecithin: Lecithinum ex ovo, Ei-Phospholipide, nach USP/NF (Egg Phospholipids) eine Mischung von natürlichen Phospholipiden, die aus Hühner-Eigelb erhalten wird, bestimmt für die Verwendung als Emulgator in injizierbaren Emulsionen. *Soja-Lecithin:* Lecithinum ex soja, nach USP/NF ein komplexes Gemisch von acetonunlöslichen Phosphatiden, das hauptsächlich aus Phosphatidylcholin, Phosphatidylethanolamin und Phosphatidylserin sowie Phosphatidylinositol, kombiniert mit einer großen Zahl anderer Substanzen wie Triglyceriden, Fettsäuren und Kohlenhydraten besteht und aus pflanzlichen Ölen gewonnen wird. Die Produkte enthalten mindestens 50 % acetonunlösliche Materie. Obwohl auch die Samen von Mais, Erbsen, Lupinen und Weizenkeimen pflanzliches L. enthalten, sind die Samen von *Glycine soja* der Hauptlieferant von pflanzlichem L.. Als Lebensmittelzusatzstoff (E 322) ist L. nach EU-Definition als ein Gemisch von Phospholipiden, die aus pflanzlichem oder tierischem Material extrahiert werden, mit einem Mindestgehalt von 60 % acetonunlöslicher Substanzen definiert. In der Pharmazie werden Produkte mit Phosphatidylcholin-Gehalten von bis zu ≥90 % eingesetzt. Der Preis der Produkte steigt mit steigendem Gehalt an Phosphatidylcholin. Die Zusammensetzung von Standard-Lecithinen zeigt Tab. 1, diejenige gereinigter Lecithine Tab. 2.

Tab. 1: *Zusammensetzung von Standard-Lecithin aus Sojabohnen und Ei*

Lecithin-Komponente	Lecithin-Zusammensetzung (%)		
	Soja[1]	Ei[2] (Spanne)	Ei[3] (Mittelw.)
Phosphatidylcholin	19 – 21	26,5 – 100	ca. 73
Phosphatidylethanolamin	8 – 20	0 – 18,6	ca. 15
Phosphatidylinositol	20 – 21	n. a.[4]	7 – 9
Andere Phosphatide	5 – 11	0 – 4	ca. 10
Sojabohnenöl	33 – 35	0 – 68,7[5]	n. a.[4]
Sterole	2 – 5	n. a.[4]	n. a.[4]
Kohlenhydrate	5	n. a.[4]	n. a.[4]

[1] Tanno 2000; [2] Hasegawa und Shigematsu 1988; [3] List und von Kleinsorgen 1980; [4] nicht angegeben, [5] Triglyceride plus Cholesterol.

Strukturformeln siehe 1.4. Amphotere Tenside, Einleitung.

Tab.2: *Zusammensetzung gereinigter Lecithine (Bauer 1993)*

Lecithin-Komponente	Soja-Lecithin (%)	Ei-Lecithin (%)
Phosphatidylcholin	ca. 95	ca. 94
Lyso-Phosphatidylcholin	< 3	< 3
Andere Phospholipide	< 1	< 2
Wasser	< 3	< 2
Triglyceride	< 3	< 3
IZ	94 – 99	64 – 70
Phosphor	3.6 – 3.9	< 3.8
Stickstoff	–	1.7 – 2.0
Cholesterol	–	< 1
Fettsäuren (in % der Gesamt-Fettsäuren)		
Lecithin-Komponente	**Soja-Lecithin (%)**	**Ei-Lecithin (%)**
Palmitin- und Stearinsäure	16 – 20	39 – 47
Ölsäure	8 – 12	28 – 32
Linolsäure	62 – 66	13 – 17
Linolensäure	6 – 8	–
Arachidonsäure	–	3 – 6
Palmitoleinsäure (cis-Hexadec-9-ensäure)	–	1 – 2

Kommentar: während der Phosphatidylcholin-Gehalt als wertbestimmender Anteil in Soja-Lecithin mit 19-21 % relativ konstant ist, weisen aus Ei gewonnene Lecithine sehr große Schwankungen auf und können bis zu 100 % Phosphatidylcholin enthalten. Dementsprechend groß sind hier die Schwankungen bei Triglyceriden und Cholesterol. Bei gereinigten Lecithinen, wie sie in der Pharmazie verwendet werden, nivellieren sich diese Unterschiede. Sie enthalten mehr als 90 % Phosphatidylcholin. Unterschiede treten bei den Fettsäuren auf. Soja-Lecithin enthält höhere Anteile an Linol- und Linolensäure, was in einer höheren Jodzahl zum Ausdruck kommt. Herstellung: *Ei Lecithin:* Hühnereier enthalten 9-11 % (w/w) Lecithin entsprechend 22 % der Hühnerei-Feststoffe. Es wird mit Lösungsmitteln wie Petrolether, Chloroform, Ether und/oder Ethanol extrahiert und mit Aceton ausgefällt. Eine Extraktionsmethode unter Vermeidung gefährlicher Lösungsmittel, die ausschließlich mit Ethanol und Hexan arbeitet, beschreiben Palacios und Wang (2005). Die Methode liefert ein Ei-Lecithin mit einem Gehalt von 95 % Phosphatidylcholin. *Soja-Lecithin:* Sojabohnen enthalten ca. 17,5 % Öl, das mit lipophilen Lösungsmitteln unter Zusatz von wenig Ethanol aus den Samen extrahiert wird. Nach Hinzufügen von 2-3 % Wasser unter Erhitzen auf 70 °C für 30-60 min wird die Lecithin enthaltende Fraktion durch Zentrifugation abgetrennt , durch Hinzufügen von 0,3-1,5 % Wasserstoffperoxid gebleicht und die resultierende Masse auf einem Dünnschichtverdampfer bei 80-105 °C innerhalb von 1 bis 2 min zum Roh-Lecithin eingedampft. Die Abtrennung der Triglyceride (M_r ca. 900) von den Phospholipiden (M_r ca. 800) erfolgt entweder durch Molekular-Trennmembranen (Membranfiltration) oder durch Extraktion, gefolgt von einer Vakuumtrocknung (van Nieuwenhuyzen 2010 und van Nieuwenhuyzen und Tomás 2008 sowie Tanno 2000).

Eigenschaften

Aufgrund der unterschiedlichen Ausgangsmaterialien, der verschiedenen Herstellungsarten und Reinigungsschritte kommen Lecithine als viskose Flüssigkeiten (Öl enthaltende Typen), wachsartige Blöcke, Flocken oder grobe Pulver und Granulate (entölte Typen) sowie weiße bis fast weiße Pulver (hochgereinigte Typen), die sich bei längerer Lagerung vor allem unter Lichteinfluss gelb bis bräunlich verfärben, in den Handel. L. ist je nach Reinheitsgrad (fast) geruchlos und hat im Falle des Soja-Lecithins einen sojaölähnlichen Geschmack. L. unterliegt an der Luft einer raschen Oxidation, weshalb ein Zusatz von Stabilisatoren erfolgen sollte (USP/NF sieht dies nur für Ei-Lecithin vor). Mögliche Zusätze sind 0,01-0,05 % Chinone, 0,005-1,0 % Tocopherol, 0,01-0,1 % Ascorbinsäure, Äpfelsäure, Citronen- und Weinsäure. *Löslichkeit:* **l**: Ethanol, aliphatische, aromatische und chlorierte Kohlenwasserstoffe, Chloroform, Ether, Fettsäuren, Petrolether, Paraffinöl und fette Öle; **ul:** Aceton, Wasser; in Wasser wird L. hydratisiert und bildet eine Emulsion. Da Phospholipide in Aceton unlöslich sind, wird als Qualitätsmerkmal häufig der acetonunlösliche Anteil bestimmt. Eine weitere Charakterisierung erfolgt über die SZ (≤36 für Soja-Lecithin und ≤40 für Ei-Lecithin, USP/NF), die PZ und die hexanunlöslichen Pflanzenrückstände (Fasern) aus der Herstellung bei Soja-Lecithin. Dichte 0,97 g/cm³ (flüssige L.), 1,02-1,06 g/cm³ (feste L.), Schüttdichte pulverförmiger L. ca. 0,5 g/cm³. Wassergehalt (%, USP/NF): ≤1,5 (Soja-Lecithin) und ≤6 (Ei-Lecithin). Flüssige L. zeigen Newton'sches Fließverhalten, die absolute Viskosität ist vom Phospholipid-Gehalt, der Feuchtigkeit, dem Salzgehalt, der SZ und von eventuellen Zusätzen abhängig. Oberflächenspannung (1%ige wässrige Lösung) 35,1 mN/m (Ei-Lecithin) bzw. 30,2 mN/m (Soja-Lecithin) (Palacios und Wang 2005).

Stabilität

L. sind nur stabil, wenn sie vor Sauerstoff, Licht und Hitze geschützt werden. In gelöstem Zustand ist L. in den Lösungsmitteln Chloroform und Dichlormethan relativ stabil. Es wird generell eine Lagerung bei ≤10 °C (häufig auch bei -20 °C) und der Zusatz eines Antioxidans (Butylhydroxytoluol) empfohlen. Die Haltbarkeit bleibt trotzdem (produktabhängig) gering. Phosphatidylcholin-Ester sind bei pH 6,5 am stabilsten.

Inkompatibilitäten

Keine bekannt.

Anwendung

L. ist als **amphoterer Emulgator** in der Lage, sowohl O/W-Emulsionen als auch W/O-Emulsionen zu bilden. Primär fungiert L. als W/O-Emulgator, obwohl die bekannteste Lecithin enthaltende Emulsion, Mayonnaise, eine O/W-Emulsion mit mehr als 80 % Öl in der inneren Phase ist. Unabhängig vom Lecithin-Typ ist L. ein Emulgator für die perorale Applikation. Hochgereinigtes **Ei-Lecithin** ist der Emulgator der Wahl für alle Fett-Emulsionen für die parenterale Ernährung, wobei für einen Ölanteil von 30 % in der Formulierung eine Menge von 1,2 % des L. zur Herstellung einer stabilen und autoklavierbaren Emulsion ausreicht. Zur Isotonisierung wird dabei Glycerol anstelle von Natriumchlorid eingesetzt, um im optimalen Bereich des Zetapotentials der fein verteilten Öltröpfchen zu bleiben. Soja-Lecithin wird in peroralen Arzneiformen bei Weichkapseln zur Erniedrigung der Viskosität des Kapselinhalts (AK ca. 1 %) und bei Suppositorien (AK ca. 1 %) zur Verbesserung der Ausgießbarkeit eingesetzt. In Filmtabletten, Tabletten, Suspensionen und Spray-Formulierungen fungiert L. als Netz- und Dispergiermittel (AK 0,1-1,0 %). Ein Hauptanwendungsgebiet sind Liposomen. L. unterschiedlicher Reinheitsstufen oder synthetisch hergestellte Phospholipide sind praktisch in nahezu allen liposomalen Zubereitungen enthalten. Die Palette reicht von kosmetischen Präparaten bis zu injizierbaren Arzneimitteln. L.-haltige Nanoemulsionen und Solid-Lipid-Nanopartikel können sowohl mit natürlichen als auch mit hydrierten oder synthetisch hergestellten Lecithinen formuliert werden. Im Gegensatz zu Liposomen weisen sie keine Lecithin-Doppelschichten auf (Klang und Valenta 2011). Liposomen werden auch für die Formulierung von Peptiden und Proteinen in Form von Inhalations-Zubereitungen vorgeschlagen. Die inhalative Anwendung von mikrokristallinem Insulin (Exubera) wurde zwar wieder aufgegeben, Liposomen sollen jedoch hinsichtlich Verträglichkeit und Stabilität Vorteile bieten (Bi und Zhang 2007). L. bildet in nichtwässrigen Medien sphärische, umgekehrte Mizellen, die nach Zusatz kleinster Mengen Wasser große zylindrische Mizellen ausbilden. Dabei bildet sich ein dreidimensionales Gel-Netzwerk. Für solche Nano-Gele können z. B. Isopropylmyristat oder Isopropylpalmitat als gut verträgliche pharmazeutische Lösungsmittel eingesetzt werden. Gele mit Indometacin und Diclofenac in einer Matrix aus 10 ml Isopropylmyristat, 1,9 g Soja-Lecithin und 135 µl Wasser zeigen eine verbesserte Bioverfügbarkeit im Vergleich zu Isopropylmyristat als alleinigem Träger (Skaikh et al. 2007). In der Kosmetik wird L. in Konzentrationen von 0,1-3 % eingesetzt, wobei liposomale Zubereitungen im Vordergrund stehen. L. akkumuliert zu 99 % im Stratum corneum (Fiume 2001).

Toxizität

L. wird auf der Basis akuter oraler Studien, Kurzzeit-Fütterungsversuchen und subchronischer dermaler Studien als nicht toxisch eingestuft. Es ist weder mutagen noch reproduktionstoxisch und zeigt keine Reizung oder Sensibilisierung der Haut. In der Kosmetik wird L. in Hautpflegemitteln in einer Konzentration von bis zu 15 % als sicher angesehen (Fiume 2001).

Literatur

Bauer K (1993): Lecithin, in F. von Bruchhausen et al (Hrsg), Hagers Handbuch der Pharmazeutischen Praxis, Bd. 8, Stoffe E-O, Springer-Verlag, Berlin, 699-700. Bi R und Zhang N (2007): Liposomes as a carrier for pulmonary delivery of peptides and proteins, J Biomed Nanotechnol **3**(4), 332-341. Fiume MZ (2001): Final report on the safety assessment of lecithin and hydrogenated lecithin, Int J Toxicol **20**(Suppl. 1), 21-45. Hasegawa M und Shigematsu Y (1988): Egg yolk lecithin, Yushi **41**(3), 66-70, siehe CAS **1988**:405438. Klang V und Valenta C (2011): Lecithin-based nanoemulsions, J Drug Deliv Sci Technol **21**(1), 55-76. List PH und Kleinsorgen v R (1980): Lecithin: Gewinnung und Einsatz als Hilfsstoff in der Pharmazie, Pharmazeut Verfahrenstechnik heute (APV) **1**, 1-8. Palacios LE und Wang T (2005): Egg-yolk lipid fractionation and lecithin characterization, J Amer Oil Chem Soc **82** (8), 571-578. Shaikh IM et al (2007): Lecithin organogels as a drug delivery system: a review, Drug Deliv Technol **7**(2), 60-66. Tanno H (June 15/2000): Lecithin, in Ullmann's Encyclopedia of Industrial Chemistry, Wiley-VCH, Weinheim, DOI 10.1002/14356007.a15_293. van Nieuwenhuyzen W (2010): Lecithin and other phospholipids, in Kjellin M und Johansson I, Surfactants from Renewable Resources **2010**, 191-212. van Nieuwenhuyzen W und Tomás MC (2008): Update on vegetable lecithin and phospholipid technologies, Eur J Lipid Sci Technol **110**, 472–486.

Handelsprodukte

Tab. 1: *Ei-Lecithin, natürlich*

Produkt/ *Hersteller*	**Charakteristika**	**Lieferformen/ Anwendung**
Egg PC/*Avanti*		
L-α-phosphatidylcholine	Gehalt 100 %, auch 95 % verfügbar	weißes Pulver, Haltbarkeit 6 Monate
Lipoid/*Lipoid*		
E 80/80S	Eiphospholipide mit 80 % bzw.70 % Gehalt[1)]	flüssig, Lipidemulsionen, Liposomen, Mischmizellen, parenterale Applikation
Coatsome/*NOF*		
NC 50	Eilecithin, Gehalt > 95 %	flüssig, Liposomen, Lösungsvermittler

[1)]Gehalt=Phosphatidylcholingehalt, d. h. in Aceton unlösliche Anteile.

Tab. 2: *Ei-Lecithin, hydriert*

Produkt/ *Hersteller*	**Charakteristika**	**Lieferformen/ Anwendung**
Hydro Egg PC/*Avanti*		
Hydro Egg PC	L-α-phosphatidylcholin, Gehalt 100 %	lyophilisiertes Pulver
Coatsome/*NOF*		
NC-11	Gehalt >95 %	flüssig, Liposomen, Lösungsvermittler

Tab. 3: *Soja-Lecithin, natürlich*

Produkt/ *Hersteller*	**Charakteristika**	**Lieferformen/ Anwendung**
Alcolec/*American Lecithin/Phospholipid GmbH*		
Alcolec S	hochreines Lecithin, Viskosität 12000 mPa·s (25 °C)	flüssig, kosher, Emulgator, Solubilisator
F-100/FF 100	Gehalt > 97 %	Pulver, Nahrungsmitteleinsatz
Granules	Gehalt > 97 %	Granulat, Nahrungsmitteleinsatz
BS	Gehalt > 62 %	flüssig, Nahrungsmitteleinsatz
SGU	Gehalt 60-64 %, Viskosität < 6000 mPa·s, kosher, HLB 4	flüssig, Emulgator
PG	Gehalt > 98 %	Granulat, Emulgator in Kosmetik
P40	Gehalt > 97 %, SiO_2-Zusatz zur Fließverbesserung, kosher	Nahrungsmitteleinsatz
LV 25	Gehalt 30-34 %, kosher, Viskosität < 500 mPa·s, enthält Sojaöl	flüssig, Nahrungsmitteleinsatz

Produkt/ *Hersteller*	Charakteristika	Lieferformen/ Anwendung
Phospholipon/*Lipoid/Phospholipid GmbH/American Lecithin*		
80	Gehalt 73 ± 3 %	plastischer Block, Emulgator für Pharma, Kosmetik, Liposomeneinsatz
85G		Granulat
90G	Gehalt > 94 %, 0,1 % Ascorbylpalmitat	Granulat, Mischmizellen, Liposomen, Emulgator, Lösungsvermittler, auch Parenteralia
90 NG	Gehalt > 90 %	gelbes, wachsartiges Granulat, Anwendung s.o.
Soy PC/*Avanti*		
L-α-phosphatidylcholine	Gehalt 100 %, 95 % verfügbar	Pulver
Epikuron/*Cargill*		
135 F	Gehalt > 50 %, Visk. < 9000 mPa · s, enthält GMO	flüssig
200	Gehalt > 92 %	wachsartig
100 P	Gehalt > 96,5 %, TG: < 315 µm > 95 %, entölt, enthält GMO	Pulver
145 V	entölt, enthält GMO	wachsartig
170	Gehalt ≥ 97,5 %, entölt, enthält GMO	wachsartig
100 G	Gehalt ≥ 96,5 %, TG: > 1250 µm > 90 %, enthält GMO	Granulat
130 P	Gehalt ≥ 96,5 %, TG : < 315 µm > 90 %, enthält GMO	Pulver
Topcithin/*Cargill*		
200	Gehalt ≥ 62 %, enthält GMO	flüssig
NGM	Gehalt >60 %, Viskosität < 12500 mPa · s **GMO-frei**	flüssig
Lecigran/*Cargill*		
1000 P	Gehalt > 96,5 %, TG: < 315 µm < 80 %, entölt, enthält GMO	Pulver
6000 G	Gehalt > 96,5 %, TG > 1250 µm > 90%, entölt, enthält GMO	Granulat
Basis/*Nisshinoillio*		
LP-20		Pulver, Kosmetik

Produkt/ *Hersteller*	Charakteristika	Lieferformen/ Anwendung
Coatsome/*NOF*		
NC-21E	Gehalt ≥ 98 %	Pulver, Liposomen
Soya Lecithin/*Sonic Biochem*		
Powder	GMO-frei,	gelbes Pulver
Liquid Standard	GMO-frei, 8000-12000 mPa·s (25 °C)	flüssig, Pharma, Kosmetik, Nahrungsmitteleinsatz
Ewacithin/*Erhard Wagner*		
60	Viskosität 10000 mPa·s	flüssig

Tab. 4: *Soja-Lecithin, hydriert*

Produkt/ *Hersteller*	Charakteristika	Lieferformen/ Anwendung
Phospholipon/*American Lecithin*		
100 H	Gehalt > 98 %	weißes, kristallines Pulver, Liposomen für parenterale Anwendung
80 H	Gehalt > 60 %, Phasenübergangstemp. 53 °C	Pulver, Kosmetik
90 H	Gehalt > 90 %	weißes, kristallines Pulver, Liposomen, Emulsionen für Pharma/Kosmetik
Hydro Soy PC/*Avanti*		
L-α-phosphatidylcholine, hydrogenated	Gehalt 100 %	weißes Pulver
Epikuron/*Cargill*		
100 H	Gehalt > 97 %, enthält GMO	Pulver
200SH	Gehalt > 95 %, enthält GMO	Pulver
Basis/*Nisshinoillio*		
LP-20H	Pulver	Pulver, Lotionen, Cremes
LS 60 HR	Pulver	schuppiges Pulver, Lotionen, Cremes
Coatsome/*NOF*		
NC-21	Gehalt ≥ 90 %	Pulver, Liposomen

Tab. 5: *Synthetische Phospholipide*

Produkt/ *Hersteller*	Charakteristika	Lieferformen/ Anwendung
Coatsome/*NOF*		
MC 2121AL	1,2-Dierucoyl-sn-glycero-3-phosphocholine[1]	fest, Lagerungsempfehlung: 20 °C
MC 4040	1,2-Dimyristoyl-sn-glycero-3-phosphocholin[1]	
MC 6060	1,2-Dipalmitoyl-sn-glycero-3-phosphocholine[1]	
MC 6081	1-Palmitoyl-2-oleoyl-sn-glycero-3-phosphocholine[1]	
MC 8080	1,2-Distearoyl-sn-glycero-3-phosphocholine[1]	
MC 8181	1,2-Dioleoyl-sn-glycero-3-phosphocholine[1]	
MC 8282	1,2-Dilinoleoyl-sn-glycero-3-phosphocholine[1]	
ME 2020	1,2-Dilauroyl-sn-glycero-3-phosphoethanolamin[1]	
ME 2121AL	1,2-Dierucoyl-sn-glycero-3-phosphoethanolamine[1]	
ME 4040	1,2-Dimyristoyl-sn-glycero-3-phosphoethanolamine[1]	
ME 6060	2-Dipalmitoyl-sn-glycero-3-phosphoethanolamine[1]	
ME 8080	1,2-Distearoyl-sn-glycero-3-phosphoethanolamine[1]	
ME 8282	1,2-Dilinoleoyl-sn-glycero-3-phosphoethanolamine[1]	
Synth. Phosphatidylcholin/*Avanti Polar Lipids*		
DLPC	1,2-Dilauroyl-sn-glycero-3-phosphocholine	lyophilisierte Pulver, Gehalt > 99 % (alle Typen)
DMPC	1,2-ditetradecanoyl-sn-glycero-3-phosphocholine	
DSPC	1,2-Distearoyl-sn-glycero-3-phosphocholine	
DOPC	1,2-Dioleoyl-sn-glycero-3-phosphocholine	
Synth. Phosphatidylcholin/*Avanti Polar Lipids*		
POPC	1-Palmitoyl-2-oleoyl-sn-glycero-3-phosphocholine	lyophilisierte Pulver, Gehalt > 99 % (alle Typen)
Synth. Phosphatidylcholin/*Biosynth*		
DSPC	1,2-Distearoyl-sn-glycero-3-phosphocholine	Pulver

[1] Gehalt ≥99 %.

Tab. 6: *Synthetische, PEGylierte Phospholipide (Anwendung: Liposomen im Pharmabereich)*

Produkt/ *Hersteller*	Chemische Bezeichnung
Sunbright/*NOF*	
DSPE-020CN (DSPE-PEG 2000)	N-(Carbonyl-methoxypolyethyleneglycol 2000)-1,2-distearoyl-sn-glycero-3-phosphoethanolamine, sodium salt
DSPE-050CN (DSPE-PEG 5000)	N-(Carbonyl-methoxypolyethyleneglycol 5000)-1,2-distearoyl-sn-glycero-3-phosphoethanolamine, sodium salt
PP-020CN (DPPE-PEG 2000)	N-(Carbonyl-methoxypolyethyleneglycol 2000)-1,2-dipalmitoyl-sn-glycero-3-phosphoethanolamine, sodium salt
PP-050CN (DPPE-PEG) 5000	N-(Carbonyl-methoxypolyethyleneglycol 2000)-1,2-dipalmitoyl-sn-glycero-3-phosphoethanolamine, sodium salt

5. Farbstoffe

Die Farbe einer Arzneiform ist ein wichtiger Beitrag zur Arzneimittelsicherheit. Trotzdem ist die Verwendung von Farbstoffen in der Pharmazie, wenn man von Titandioxid und Eisenoxid absieht, rückläufig. Der Grund dafür ist in den siebziger Jahren des vergangenen Jahrhunderts zu suchen, als ausgehend von Tartrazin, dem ein Krebsverdacht zugeschrieben wurde, innerhalb weniger Jahre synthetische Farbstoffe in Arzneimitteln in Verruf gerieten. Da die Stabilität natürlicher Farbstoffe für Arzneimittel im Normalfall nicht ausreicht, blieb nur die Verwendung anorganischer Pigmente. Dies hat zu einer drastischen Zunahme von Titandioxid und Eisenoxiden als Farbstoffe in Arzneimitteln geführt, während die Verwendung synthetischer Farbstoffe stark zurück geht (siehe Tab. 1). Eine Zeit lang herrschte sogar die Ansicht vor, dass man auf Farbstoffe generell verzichten und diese durch Maßnahmen wie die Codierung von festen Arzneiformen durch Buchstaben, Zahlen, Zeichen und Firmenlogos ersetzen könnte. Diese Ansicht hat sich glücklicherweise nicht durchgesetzt, denn insbesondere für ältere Menschen ist eine Codierung auf kleinen Tabletten mehr oder weniger nutzlos.

Für das Färben von Arzneimitteln werden prinzipiell drei Gruppen von Färbemitteln verwendet:
Farbstoffe sind wasser- oder fettlösliche organische Färbemittel.
Farblacke sind wasserunlösliche Farbstoffe, die durch Fällung und Adsorption eines löslichen Farbstoffs an einen unlöslichen Träger hergestellt werden. Als Träger werden feinteilige, unlösliche Stoffe wie gefälltes Aluminiumhydroxid eingesetzt. Die Teilchengröße der Farblacke sollte im Bereich 1-3 µm liegen.
Pigmente sind durchgehend gefärbte Feststoffe, die in feinster Verteilung vornehmlich zum Färben peroraler, fester Arzneiformen eingesetzt werden. Beispiele sind Titandioxid und Eisenoxide.
Färbemittel werden hauptsächlich bei Tabletten, Zuckerdragees, Filmtabletten, Pellets, Granulaten, Hart- und Weichgelatinekapseln, peroralen, flüssigen Zubereitungen und dermalen Arzneiformen angewendet. Ihr Einsatz ist in der EU durch eine EU-Direktive (2009) geregelt. Obwohl in außereuropäischen Ländern zahlreiche länderspezifische Regelungen zum Einsatz von Farbmitteln in Pharmazeutika existieren, gibt es 36 Farbstoffe, die 80 Länder abdecken (www.feingold.org).
Anorganische Pigment-Farbstoffe haben gegenüber synthetischen den Nachteil, dass sie eine geringere Farbbrillanz aufweisen. Hinzu kommt, dass die Farben blau, grün und ein leuchtendes Gelb mit Pigmenten nur schwer zu erreichen sind. Insofern verwundert es nicht, dass in der Übersicht der Tab. 1 Indigocarmin (blau) und Chinolingelb die Plätze drei und vier einnehmen.
Tab. 1 gibt einen Überblick über die Veränderung der 12 in Deutschland am häufigsten in Arzneimitteln verwendeten Farbstoffe in den Jahren 2010 bis 2018 (Rote Liste 2010-2018). Ein Vergleich der Nennungen zeigt, dass der Trend zur Reduktion synthetischer Farbstoffe nach wie vor vorhanden ist.

Literatur

EU-Directive 2009: EU-Directive 2009/35/EC of the European Parliament and of the Council of 23. April 2009 on the coloring matters which may be added to medicinal products, Official J. Eur Union **L109,** 10-13. www.feingold.org/Research/PDFstudies/List-of-Colorants.pdf (zuletzt aufgerufen am 16.2.2020) ,(ohne Publikationsdatum) . Rote Liste (2018): Arzneimittelverzeichnis für Deutschland, Rote Liste Service GmbH, Frankfurt, www.rote-liste.de.

Tab. 1: *Übersicht über die in Deutschland am häufigsten verwendeten Farbstoffe in Arzneimitteln (Rote Liste 2010, 2012, 2018)*

					Anzahl Präparate		
Lfd. Nr.	**Farbstoff**	**E-Nr.**	**CI-Nr.**	**CAS-Nr.**	**2018**	**2012**	**2010**
1	Titandioxid	E 171	77891	13463-67-7	**> 500**	**2081**	> 1000
2	Eisenoxid	E 172	77491	977053-38-5	**> 500**	**1350**	> 1000
3	Indigocarmin	E 132	73015	860-22-0	**206**	**421**	538
4	Chinolingelb	E 104	47005	8004-92-0	**112**	**308**	399
5	Gelborange S	E 110	15985	2783-4 90-0	**84**	**170**	210
6	Eyrthrosin	E 127	45430	16423-68-0	**43**	**109**	146
7	Cochenillerot A (Ponceau 4R)	E 124	16255	2611-82-7	**46**	**81**	124
8	Patentblau V	E 131	42051	3536-49-0[4)] 20262-76-4[3)]	**23**	**63**	81
9	Chlorophyll-/Chlorophyllin-Kupferkomplex	E 141	75810	12262-74-7	**9**	**26**	42
10	Riboflavin	E 101	50090	83-88-5	**21**	**23**	28
	Riboflavin-5'-phosphat	E 101a	–	146-17-8	**0**		
11	Zuckercouleur	E 150	–	8028-89-5	**5**	**22**	18
12	Brillantblau	E 133	42090	3844-45-9[2)] 2650-49-9[3)]	**22**	**20**	k. A.

Titandioxid

Arzneibücher

PhEur: Titandioxid; USP/NF: Titanium Dioxide; JP/JPE: Titanium Oxide; INCI: Titanium dioxide. CAS 13463-67-7, EINECS 236-675-5, E 171.

Synonyma/Definitionen

Titanii dioxidum, Titanium dioxidatum, Titansäureanhydrid, Titanweiß. T. kommt in drei kristallinen Modifikationen vor: Rutil, Anatas und Brookit. Kommerziell von Bedeutung sind nur Rutil und Anatas, von denen Rutil thermodynamisch am stabilsten ist. In der Pharmazie wird vornehmlich Anatas eingesetzt. TiO_2, M_r 79,9.

Eigenschaften

Weißes, nicht hygroskopisches, geruch- und geschmackloses Pulver. *Löslichkeit:* **l:** Flusssäure, heiße konzentrierte Schwefelsäure; **ul:** organische Säuren, verdünnte anorganische Säuren, organische Lösungsmittel, Wasser. Dichte 3,8-4,1 g/cm^3 (Anatas), 3,9-4,2 g/cm^3

(Rutil), Smp 1855 °C, Brechungsindex 2,55 (Anatas), 2,76 (Rutil), Trocknungsverlust (%): ≤0,5 (USP/NF). Die Teilchengrößen sind typabhängig; die primäre Teilchengröße liegt unter 1 µm; T.-Teilchen lagern sich jedoch zu Aggregaten in der Größenordnung von 100 µm zusammen. Daten für T.-Kronos 1171: mittlere Teilchengröße 0,26 µm (d_{50}, Sedimentationsanalyse), BET-Oberfläche 8-9 m^2/g, Ölabsorption 19-22 g/100 g (Kronos 2001 und Kronos 2009).

Stabilität

T. ist stabil gegen Temperatur, Licht und Sauerstoff.

Inkompatibilitäten

Spezifische Unverträglichkeiten mit T. sind selten. T. besitzt in Gegenwart von Feuchte photokatalytische Aktivität, die zur Bildung von Radikalen führt, welche die Zersetzung von Wirkstoffen wie Famotidin katalysieren (Kakinoki et al. 2004). In Versuchen zur Photostabilisierung von Molsidomin wird festgestellt, dass oberflächenbehandeltes T. gegenüber unbehandeltem keine Vorteile bietet, sondern dass es auf die Art der Einarbeitung ankommt (Herstellung einer Vormischung), damit ein stabilisierender Effekt erzielt wird (Aman und Thoma 2004).

Anwendung

T. wird als Weißpigment in Suspensionen für die Zuckerdragierung und das Filmcoating, in Hart- und Weichgelatinekapseln und dermatologischen Präparaten eingesetzt. Mikronisiertes T. wird in der Kosmetik als UV-Filter in Sonnenschutzmitteln und in Verbindung mit mittelkettigen Triglyceriden zur Stabilisierung von Emulsionen verwendet (Stiller et al. 2004).

Toxizität

T. gilt für die bisherigen Standardanwendungen in Pharmazie, Kosmetik und Lebensmittelindustrie als nicht toxisch und nicht reizend. Diskutiert wird jedoch generell die Toxizität von Nanomaterialien, wobei die Anwendung in kosmetischen Produkten als unkritisch angesehen wird, da die Toxizität nicht von der Teilchengröße sondern von der chemischen Struktur abhängen soll (Nohynek 2011). Das Bundesinstitut für Risikobewertung (BFR) sieht hinsichtlich der derzeit laufenden Diskussion zu gesundheitlichen Risiken von T. noch Forschungbedarf und ist in seiner Bewertung der Entscheidung der Französischen Behörden zur Aussetzung des Gebrauchs von T. für das Jahr 2020 in Lebensmitteln nicht gefolgt (www.bfr.bund.de/de/titandioxid...).

Literatur

Aman W und Thoma K (2004): How to photostabilize molsidomine tablets, J Pharm Sci **93**(7), 1860-1866. Kakinoki K et al (2004): Effect of relative humidity on the photocatalytic activity of titanium dioxide and photostability of famotidine, J Pharm Sci **93**, 582-589. Kronos (2001): Kronos 1171 - Material data sheet, release June 2001. Kronos (2009): Kronos information 2.1, March 2009. Nohynek G (2011): Safety of nanotechnology in sunscreens and personal care products, J Appl Cosmetol **29**(1), 17-25. Stiller S et al (2004): Investigation of the stability in emulsions stabilized with different surface modified titanium dioxides, Coll Sur A: Physicochem Engin Asp **232**(2-3), 261-267.
www.bfr.bund.de/de/titandioxid__es_besteht _noch_forschungsbedarf-240812.html, aufgerufen am 06.02.2020.

Handelsprodukte

Produkt/ *Hersteller*	Charakteristika/Anwendung
Titandioxid/*American Elements*	
Titandioxid Nanosphären	weißes, kristallines Pulver Dichte 4,23 g/cm^3, auch als Tabletten, Pulver, Pellets verfügbar, Kosmetik, Pharma
Titandioxid/*Agrofert/Precheza*	
Pretiox AV01 PhG	Anatas, SD 0,12-0,28 g/cm^3, TG: 50 % < 0,270 µm, kosher, Pharma
Titandioxid/*Bimal Pharma*	
Titandioxide (USP,BP,EP)	Ph.Eur grade Gehalt 98,0-100,5 %, USP grade Gehalt 99,0-100,5 %, Pharma
Titandioxid/*Chemieenterprises*	
Titandioxid	Rutile, weißes Pulver, Gehalt > 98 %, Dichte 0,7-1g/cm^3
Titandioxid/*Cofermin*	
Titandioxid	Anatas, Kosmetik
Aeroxide/*Evonik Ressource Efficiency GmbH*	
TiO2 T805	Stampfdichte: 0,2 g/cm^3, Gehalt ≥ 97 %, enthält < 2,5 % SiO_2, Kosmetik
Titandioxid/*Jianghu Titanium White*	
Titandioxid	Ph.Eur grade Gehalt 98,0-100,5 %, USP grade Gehalt 99,0-100,5 %, Pharma
Titandioxid/Kronos	
1171	Anatas, Schüttdichte 0,6 g/cm^3, Gehalt >99 %, Pharma
Hombitan/*Venator/Merck*	
FF	Anatas, Kristallgrösse 0,15 µm, Pharma
FG	Anatas, Nahrungsmitteleinsatz
UV-Titan	verschiedene Zubereitungen für Kosmetik
Eusolex T-S	gelbes Pulver, Schüttdichte 0,2 g/cm^3, Kosmetik
Eusolex T-AQUA	Suspension, Dichte 1,313 g/cm^3 (20 °C), Kosmetik
Eusolex T-AVA	weißes, feinkörniges Pulver, TiO_2 beschichtet mit SiO_2, Dichte 4 g/cm^3 (20 °C), Kosmetik
Eusolex T-Easy	weißes Pulver, Kosmetik
Eusolex T-2000	Rutil-Basis, Zubereitung mit Simethicon und Alumiumoxid, Kosmetik
Titandioxid/*Mubychem*	
Titandioxid USP/BP/FCC	weißes Pulver, BP: Gehalt 98,0-100,5 %, USP: Gehalt 99,0-100,5 %, Pharma/Kosmetik/Nahrungsmittel
Titandioxid/*Neelikon*	
Titandioxid	Pharma
Titandioxid/*Sensient*	
Titandioxid	Anatas, Pharma

Eisenoxide

Arzneibücher

Ph Eur und USP/NF machen keine Angaben zu Eisenoxiden. JP/JPE: Black Iron Oxide; INCI verwendet die CI-Nummern der einzelnen Eisenoxide als Monographietitel (siehe Tab. 1). Die allgemeine CAS-Nummer für Eisenoxide lautet 1332-37-2, die E-Nummer 172.

Tab. 1: *Bezeichnungen, CI- , CAS- und EINECS-Nummern von Eisenoxiden*

Bezeichnung	CI[1)]	CAS[2)]	EINECS[3)]
Eisenoxidrot	77491	1309-37-1	215-168-2
Eisenoxidgelb	77492	51274-00-1 (Monohydrat) 20344-49-4 (Hydrat)	257-098-5 243-746-4
Eisenoxidschwarz	77499	1317-61-9	215-277-5

[1)]CI-Nummer, [2)]CAS-Nummer, [3)]EINECS-Nummer

Synonyma/Definitionen

Eisenoxidrot, wasserfreies Eisen(III)-oxid, Ferrioxid, Ferrum oxidatum rubrum; Eisenoxidgelb, Eisenoxidhydrat, hydratisiertes Eisen(III)oxid; Eisenoxidschwarz, gefälltes Eisen(II,III)-oxid. Zusammensetzungen und Molgewichte siehe Tab. 2.

Tab. 2: *Zusammensetzung, Molgewichte und Dichten von Eisenoxiden*

Bezeichnung	Zusammensetzung	Mol-Gew.	Dichte (g/cm^3)
Eisenoxidrot	Fe_2O_3	159,7	5,2
Eisenoxidgelb	FeO(OH), $Fe_2O_3 \cdot H_2O$	266,6	4,1
Eisenoxidschwarz	Fe_3O_4, $FeO \cdot Fe_2O_3$	231,6	5,1

Eigenschaften

Mikrofeine Pulver, Primärteilchengröße ≤1 µm, die teilweise agglomeriert vorliegen. Die Farbe wird von der Teilchengröße, der Teilchenform und der Kristallstruktur beeinflusst. *Löslichkeit:* **l:** Mineralsäuren; **ul:** Wasser. Smp 1565 °C (Eisenoxidrot), 1538 °C (Eisenoxidschwarz).

Stabilität

E. sind stabil; hohe Mengen in der Rezeptur der Kapselhülle können bei Gelatine-Kapseln zur Versprödung führen.

Inkompatibilitäten

Keine.

Anwendung

E. werden als Farbpigmente in Suspensionen für die Zuckerdragierung und das Filmcoating und in Hart- und Weichgelatinekapseln eingesetzt. Durch Mischen verschiedener Eisenoxide können weitere Farben wie braun und grün erzeugt werden. Die Farben sind jedoch im Vergleich zu synthetischen Farbstoffen blass. Zum Einfluss von Eisenoxiden auf die Eigenschaften von Polymer-Filmen siehe Nyamweya und Hoag (2008).

Toxizität

E. gelten aufgrund ihrer breiten Anwendung im Lebensmittelbereich, der Kosmetik und Pharmazie als nicht toxisch und nicht reizend.

Literatur

Nyamweya NN und Hoag SW (2008): Influence of coloring agents on the properties of polymeric coating systems, Drugs and the Pharmaceutical Sciences **176**(Aqueous Polymeric Coatings for Pharmaceutical Dosage Forms (3rd Edition), 171-202.

Handelsprodukte

Produkt/ ***Hersteller***	**Eigenschaften/ Charakteristika**	**Anwendung**
Eisenoxidgelb		
Cathaypure Yellow Y2220, Y2230, Y5100, Y5108, ***/Cathay Industries***	Particle shape: acicular Surface area: 11,5-14,5 m^2/g Av. particle length/width: 0,42-0,7/0,7-17 µm Tapped density: 5 g/cm^3	Pharma, Kosmetik, Nahrungsmitteleinsatz
Yellow Iron Oxide CI 77492 ***/Neelikon***		Pharma, Tablettenüberzüge, Hart-& Weichgelatinekapseln, Sirupe
Yellow Coninor E-172 ***/Proquimac***		Kosmetik, Pharma
Ferroxide 510 P***/Venator***	Fe_2O_3-Gehalt >86 %, aciculare Partikel, Stampfdichte 0,5 g/cm^3, mittlere TG 0,1-0,4 µm	Kosmetik
Mapico Yellow 1075 A/***/Venator***	Fe_2O_3-Gehalt >87 %, aciculare Partikel, mittlere TG 0,1-0,7 µm	Kosmetik, Tierernährung
Yellow Ironoxide***/Yipin Colorants***		Pharma, Tablettenüberzüge

Produkt/ *Hersteller*	**Eigenschaften/ Charakteristika**	**Anwendung**
Eisenoxidrot		
Cathaypure Red R2130, R2160, R2190, R2220, R5210, R5213, R5214, R5215 / ***Cathay Industries***	Particle shape: speroidal Surface area: 4,5-13 m^2/g Av. particle length: 0,07-0,19 µm Tapped density: 1,15 g/cm^3	Pharma, Kosmetik, Nahrungsmitteleinsatz
Red Iron Oxide CI 77491 ***/Neelikon***		Pharma, Tablettenüberzüge, Hartgelatinekapseln
Red Coninor E-172 / ***Proquimac***		Pharma
Ferroxide 212 P ***/Venator***	sphärische Partikel, Fe_2O_3-Gehalt >97 %, Oberfläche 14 m^2/g, Stampfdichte 0,7 g/cm^3, mittlere TG 0,1 µm	Tablettenüberzüge
Ferroxide 226 P / ***Venator***	sphärische Partikel, Fe_2O_3-Gehalt >97 %, Oberfläche 5 m^2/g, Stampfdichte 0,7 g/cm^3, mittlere TG 0,2 µm	Kosmetik, Tierernährung
Red Ironoxide ***/Yipin Colorants***		Pharma, Tablettenüberzüge
Eisenoxidschwarz		
Cathaypure Red B1105, B1106, B1134, B2310, B2320 ***/Cathay Industries***	Particle shape: cubic Surface area: 5,25-8 m^2/g Av. particle length: 0,18-0,22 µm Tapped density: 8-9 g/cm^3	Pharma, Kosmetik, Nahrungsmitteleinsatz
Black Iron Oxide CI 77499 / ***Neelikon***		Pharma, Tablettenüberzüge, Sirup
Black Coninor E-172 ***/Proquimac***		Kosmetik, Pharma
Ferroxide 78 P ***/Venator***	kubische Partikel, Fe_3O_4-Gehalt >97 %, Stampfdichte 0,7 g/cm^3, mittlere TG 0,1 µm	Kosmetik, Tierernährung
Black Ironoxide***/Yipin Colorants***	rel. Dichte 5,18 g/cm^3, oberhalb 100 °C Umwandlung in Eisenoxidrot	Pharma, Tablettenüberzüge

6. Filmbildner

Filmbildner sind organische Polymere, die, aufgebracht aus Lösung, Dispersion oder als Pulver, auf einer festen Oberfläche einen zusammenhängenden Film bilden. Sie können je nach Art der chemischen Zusammensetzung unterschiedliche Zwecke erfüllen.
Wasserlösliche Filmbildner dienen der mechanischen Stabilisierung eines Tablettenkerns, dem Schutz vor Feuchtigkeit, der Kaschierung eines bitteren Geschmacks oder eines unangenehmen Geruchs, wobei Letzteres mit einer Zuckerdragierung wesentlich effektiver erreicht werden kann. **Säurelösliche Filmbildner** sollen den Wirkstoff im Magen freisetzen, wobei eine vorzeitige Freisetzung in der Mundhöhle oder der Speiseröhre vermieden werden soll. **Magensaftresistente Filmbildner** schützen den Wirkstoff vor dem Angriff der Magensäure und geben ihn im Duodenum oder in nachfolgenden Darmabschnitten frei. Diese Polymere umfassen sowohl partialsynthetische als auch vollsynthetische Verbindungen, die dadurch charakterisiert sind, dass sie eine freie Carboxylgruppe tragen, die in Gegenwart der Magensäure undissoziiert vorliegt und sich erst durch Salzbildung im Darmsaft auflöst. Zu dieser Gruppe zählt auch Celluloseacetatphthalat, der älteste funktionale Filmbildner. Die letzte Gruppe bilden **Filmbildner zur modifizierten Wirkstofffreigabe**. Diese Gruppe umfasst natürlich vorkommende Substanzen wie Schellack oder Zein sowie halbsynthetische (Celluloseacetat, Celluloseacetatbutyrat, Chitosan und Ethylcellulose) und vollsynthetische Stoffe (Polymere auf der Basis von Methacrylat, Polyacrylat, Polymilchsäuren, Poly(milchsäure-co-glycolsäure)-Verbindungen und Polyvinylacetat (Bauer et al. 1998).
Zu den **Arzneiformen**, die mit Filmbildnern überzogen werden können, zählen Tabletten, Hart- und Weichgelatinekapseln, Pellets und Granulate, Kristalle und Pulver (Porter 2018). Zur Erzielung einer Funktionalität ist eine bestimmte minimale Schichtdicke erforderlich, die im Allgemeinen im Bereich 10-50 µm liegt. Feinteilige Partikel benötigen deshalb zum Überziehen erhebliche Mengen des Polymers, um den gewünschten Effekt zu erzielen, was durchaus die Wirtschaftlichkeit des Verfahrens infrage stellen kann.
Die Verfahren zur Aufbringung des Films umfassen neben der einfachen Befilmung im Kessel, die heute immer seltener wird, das Filmcoating in perforierten Trommeln sowie die Wirbelschichtverfahren (McGinnity und Felton 2008). Perforierte Trommeln werden in Größen von 2-1500 (2500) Liter Fassungsvermögen angeboten, Wirbelschichtgeräte werden für Chargengrößen von 1-1500 kg hergestellt. In beiden Fällen sind kontinuierliche Anlagen verfügbar (www.driam.com und www.glatt.com).
Neben diesen Standard-Anwendungen werden vor allem magensaftresistente und die Wirkstofffreisetzung kontrollierende Filmbildner zur Herstellung von Sprüheinbettungen, Mikro- und Nanopartikeln, Retard-Granulaten (Bindemittelfunktion) sowie in der Herstellung von transdermalen Systemen, in der Extrusion und für OROS-Produkte (Celluloseacetat für perorale, therapeutische Systeme) eingesetzt. Auf diese Anwendungsgebiete wird in den einzelnen Monographien eingegangen.

Literatur

Bauer KH et al (1998): Coated pharmaceutical dosage forms, CRC Press, Boca Raton, ISBN 3-88763-049-1.
McGinnity JW und Felton LA (2008): Aqueous polymeric coatings for pharmaceutical dosage forms, 3rd ed, Informa Healthcare, New York, ISBN 978-0-8493-8797-0. Porter SC in Aulton ME und Taylor KMG, Aulton's Pharmaceutics (2018), Elsevier, Part 5, Chapter 32, 580-596.

6.1. Wasserlösliche Filmbildner

Carmellose-Natrium → Bindemittel

Copovidon → Bindemittel

Hydroxyethylcellulose → Gelbildner

Hydroxypropylcellulose

Arzneibücher

PhEur: Hydroxypropylcellulose; USP/NF: Hydroxypropyl Cellulose; JP/JPE: Hydroxypropylcellulose; INCI: Hydroxypropylcellulose. CAS 9004-64-2, EINECS 618-388-0

Synonyma/Definitionen

Cellulose-2-hydroxypropylether, 2-Hydroxypropylcellulose, Hydroxypropylcellulose Ether, O-(2-Hydroxypropyl)cellulose, O-Hydroxypropyl cellulose ether, Hyprolose, partiell hydroxypropylierte Cellulose. M_r 50.000-1.250.000, n = 200-5000.

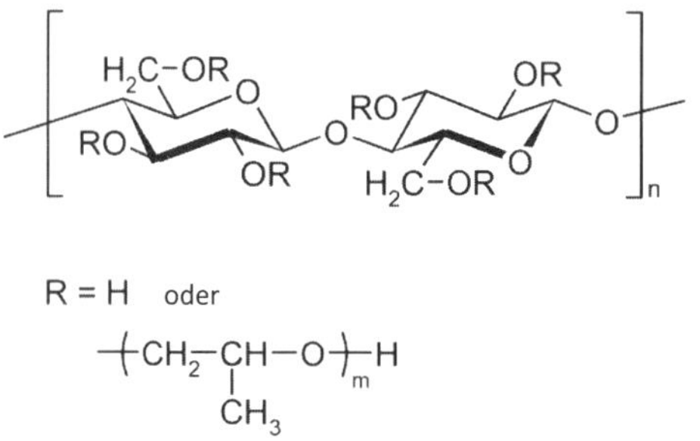

R = H oder $-(CH_2-CH(CH_3)-O)_m-H$

Die verschiedenen H.-Typen unterscheiden sich im durchschnittlichen Polymerisationsgrad (DP) und im durchschnittlichen Substitutionsgrad (DS), der bis zu 4 betragen kann, da an der sekundären OH-Gruppe der Hydroxypropyl-Kette eine weitere Veretherung möglich ist. Die H. werden über ihre Viskosität charakterisiert. H. kann bis zu 0,6 % Siliciumdioxid enthalten (PhEur).

Eigenschaften

Weiße bis gelblich-weiße, in körniger Form frei fließende, geruch- und geschmacklose, nach Trocknung hygroskopische Pulver oder Granulate. *Löslichkeit:* **Verhalten in Wasser:** löslich in Wasser unterhalb 38 °C (1 in 2 Teilen) unter Bildung einer klaren, kolloidalen Lösung. Bei Temperaturen zwischen 40 und 45 °C erfolgt reversibles Ausflocken der Substanz; **l:** Dimethylformamid, Dimethylsulfoxid, Dioxan, Eisessig, wasserfreies Ethanol (1 Teil in 2 Teilen), Methanol (1 in 2), i-Propanol (1 in 5), Propylenglykol (1 in 5) und eine Mischung aus 10 Teilen Methanol und 90 Teilen Dichlormethan ergeben kolloidale Lösungen ohne Tendenz zur Ausflockung beim Erwärmen; **wl/sl:** Aceton (abhängig vom Substitutionsgrad); **ul:** heißes Wasser, Ethylenglykol, Toluol und viele organische Lösungsmittel. Dichte: 1,2224 g/cm³, Schüttdichte (typabhängig): ca. 0,50 g/cm³. H. ist hygroskopisch und nimmt bei 50 % rF 5-6 % und bei 84 % rF 10-12 % Wasser auf; pH-Wert der Lösung: 5,0-8,5 (1%ige, wässrige Lösung, PhEur). H. ist nur mäßig grenzflächenaktiv, die Oberflächenspannung in 1%iger wässriger Lösung beträgt 46 mN/m (20 °C, gültig für Typen niedriger und mittlerer Viskosität), die Grenzflächenspannung Wasser/Paraffinöl beträgt ca. 12-13 mN/m, Brechungsindex 1,3353 (2%ige wässrige Lösung). Die Spanne der Viskositäten reicht von ca. 6 bis ca. 20.000 mPa·s (2%ige wässrige Lösung). Lösungen zeigen pseudoplastisches Fließverhalten, Gele sind pseudoplastisch bis thixotrop. Trocknungsverlust (% m/m): ≤7 (PhEur). Erweichungstemperatur ca. 130 °C, Zersetzung ab 260-275 °C.

Stabilität

H. ist als Substanz stabil. Wässrige Lösungen sind im pH-Bereich 6-8 stabil, wobei bei niedrigen pH-Werten die Gefahr der Hydrolyse besteht. Temperaturerhöhung führt bei ca. 45 °C zum Zusammenbruch der Viskosität, da H. bei dieser Temperatur reversibel ausflockt. Lösungen müssen konserviert werden.

Inkompatibilitäten

H.-Lösungen sind mit p-Hydroxybenzoesäureestern und anorganischen Salzen (letztere in Konzentrationen ab 5-10 %) unverträglich.

Anwendung

H. wird als Filmbildner für überzogene Tabletten (AK ca. 5 %) und Träger für perorale hydrophile Retardformen (AK 15-35 %) verwendet (Francis et al. 2006). In schnell freisetzenden, festen Arzneiformen wird es als Bindemittel in der Granulation (2-6 %), Trockenbindemittel in der Direkttablettierung (5-15 %) und als Zerfallshilfsmittel (AK 2-10 %) eingesetzt (Li und Mei 2006). Daneben findet es als Verdickungsmittel und Suspensionsstabilisator, sowie als Gelbildner Verwendung (Bajerova et al. 2008).

Toxizität

H. ist untoxisch, wird aus dem Magen-Darm-Trakt nicht resorbiert und nach peroraler Aufnahme vollständig in den Faeces ausgeschieden. Es zeigt keine Hautreizung oder Sensibilisierung. ADI-Wert (FAO/WHO 1990) bis 1500 mg/kg Körpergewicht. Der Verzehr größerer Mengen von H. kann einen laxativen Effekt haben. LD_{50} 0,25 g/kg (Ratte, i. v.), LD_{50} 10,2 g/kg (Ratte, oral).

Literatur

Bajerova MG et al (2008): Semisynthetic cellulose derivatives as the base of hydrophilic gel systems, Ceska Slov Farm **57**(2), 63-69. Francis MF et al (2006): Hydroxypropylcellulose in oral drug delivery, ACS Symposium Series **934** (Polysaccharides for Drug Delivery and Pharmaceutical Applications), 57-75. FAO/WHO (1990): Evaluation of certain food additives and contaminants. Thirty-fifth report of the joint expert committee on food additives. World Health Organ Tech Rep Ser No **789**. Li J und Mei X (2006): Applications of cellulose and cellulose derivatives in immediate release solid dosage, ACS Symposium Series **934** (Polysaccharides for Drug Delivery and Pharmaceutical Applications), 19-55.

Handelsprodukte

Produkt/ *Hersteller*	Eigenschaften	Anwendung
Hydroxypropylcellulose/*Ashland Aqualon*		
Klucel HF Pharm Klucel HXF Pharm	M_w 1150000, Viskosität (1%, Wasser, 25 °C) 1.2750-3.500 mPa · s, TG: ≥ 85 % < 600 µm, ≥ 99 % < 850 µm, feines Pulver: ≥ 99,9 % <250 µm, ≥ 90 % <180 µm, ≥ 80 % <150 µm, SD ca. 0,5 g/cm³	Filmbildner, Schmelzextrusion, Tablettenbindemittel, (normale Partikelgröße verwendet in Feuchtgranulierung, gemahlene Typen in Direkttablettierung, höhermolekulare Typen in Depotformen)
Klucel MF Pharm Klucel MXF Pharm	M_w 850000, Viskosität 3.500-7.500 mPa · s (2 %, Wasser, 25 °C), TG: ≥ 85 % < 600 µm, ≥ 99 % < 850 µm, feines Pulver: ≥ 99,9 % < 250 µm, ≥ 90 % < 180 µm, ≥ 80 % < 150 µm, SD ca. 0,5 g/cm³	
Klucel GF Pharm Klucel GXF Pharm	M_w 370000, Viskosität 150-400 mPa · s (2% Wasser, 25 °C), TG: ≥ 85 % < 600 µm, ≥ 99 % < 850 µm, feines Pulver: ≥ 99,9 % < 250 µm, ≥ 90 % < 180 µm, ≥ 80 % < 150 µm, SD ca 0,5 g/cm³	
Klucel JF Pharm Klucel JXF Pharm	M_w 140000, Viskosität (5%,Wasser, 25 °C) 150-400 mPa · s, TG: ≥ 85 % < 600 µm, ≥ 99 % < 850 µm, feines Pulver: ≥ 99,9 % < 250 µm, ≥ 90 % < 180 µm, ≥ 80 % < 150 µm, SD ca. 0.5 g/cm³	
Klucel LF Pharm Klucel LXF Pharm	M_w 95000, Viskosität (5%,Wasser, 25 °C) 75-150 mPa · s, TG: ≥ 85 % < 600 µm, ≥ 99 % < 850 µm Feines Pulver:	
Klucel EF Pharm Klucel EXF Pharm	M_w 80000, Viskosität (10 %,Wasser, 25 °C) 300-600 mPa · s, TG: < 850 µm, feines Pulver: ≥ 99,9 % < 250 µm, ≥ 90 % < 180 µm, ≥ 80 % < 150 µm, SD ca. 0,5 g/cm³	
ELF	M_w 40000, Viskosität 150 - 300 mPa · s (10 %, Wasser, 25°C), TG: ≥ 85 % < 600 µm, ≥ 99 % < 850 µm	
Hydroxypropylcellulose/*Nippon Soda*		
HPC SSL	M_w 40000 Viskosität 2.0-2.9 mPa · s*, TG: reguläre Type : 90 % <185 µm, 50 % < 85 µm, 10 % < 30 µm, super feines Pulver: 90 % < 50 µm, 50 % < 20 µm, ≥ 0 % < 8 µm	*reguläre Type*: Filmbildner für Überzüge, Tablettenbindemittel, Bindemittel für Feuchtgranulierung *feines Pulver*: Bindemittel für Direkttablettierung, Überzug für Retardformulierungen *super feines Pulver*: Bindemittel für Direkttablettierung, für schlecht komprimierbare
HPC SL	M_w 100000, Viskosität 3.0-5.9 mPa · s*, TG: reguläre Type: 90 % < 275 µm, 50 % < 155 µm, 10 % < 65 µm, feines Pulver: 90 % < 150-200 µm, 50 % < 80-110 µm, 10 % < 35-50 µm	

Produkt/ *Hersteller*	Eigenschaften	Anwendung
HPC L	M_w 140000, Viskosität 6.0-10.0 mPa · s, TG: reguläre Type 90 % <355 µm, 50 % < 160 µm, 10 % < 75 µm, feines Pulver: 90 % < 150-200 µm, 50 % < 80-110 µm, 10 % < 35-50 µm	Wirkstoffe und Formulierungen mit hohem Wirkstoffanteil geeignet
HPC LM	M_w 180000, Viskosität 11-20 mPa · s*, TG: reguläre Type 50 % < 85-185 µm	
HPC LMM	M_w 280000, Viskosität 21-50 mPa · s*, TG: reguläre Type 50 % < 85-185 µm	
HPC M	M_w 700000, Viskosität 150-400 mPa · s*, TG: reguläre Type 90 % < 355 µm, 50 % < 185 µm, 10% < 80 µm, feines Pulver: 90 % <150-200 µm, 50 % < 80-110 µm, 10 % < 35-50 µm	
HPC H	M_w 1000000, Viskosität 1000-4000 mPa · s*, TG: 90 % < 185 µm, 50 % < 85 µm, 10 % < 30 µm, feines Pulver: 90 % < 150-200 µm, 50 % < 80-110 µm, 10 % < 35-50 µm	
HPC VH	M_w 2500000 Viskosität: 4001-6000 mPa · s*, TG: 90 % < 365 µm, 50 % < 185 µm, 10 % < 80 µm, feines Pulver: 90 % < 150-200 µm, 50 % < 80-110 µm, 10 % < 35-50 µm	
Hydroxypropylcellulose/*Spectrum Chemicals*		
NF	NF grades: 75-150 mPa · s, 150-400 mPa · s, 4000-6500 mPa · s (5 %, Wasser, 25 °C)	Verdickungsmittel, Gelbildner

* (2%ige wässirge Lösung, 20 °C)

Hypromellose

Arzneibücher

PhEur: Hypromellose; USP/NF: Hypromellose; JP/JPE: Hypromellose; INCI: Hydroxypropyl Methylcellulose. CAS 9004-65-3, E 464.

Synonyma/Definitionen

Hydroxypropylmethylcellulose, O-Methyl-O-(2-hydroxypropyl)-cellulose, Cellulosemethylpropylether, eine partiell methylierte und propylierte Cellulose, die je nach Typ 16,5-30,0 % Methoxylgruppen und 4,0-32,0 % Hydroxypropylgruppen enthält (PhEur).
Die M_r 10.000-150.000, bei Polymerisationsgraden n= 50-750.

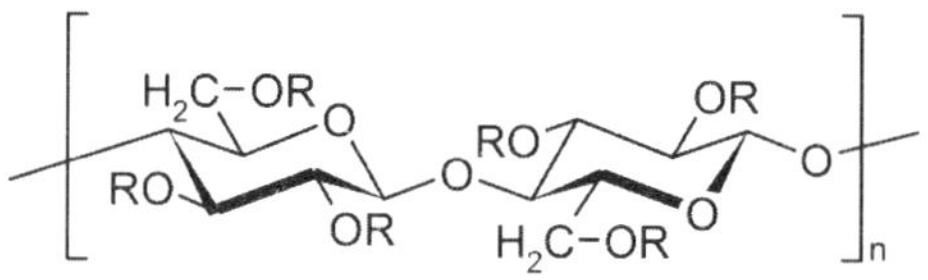

R = $-CH_3$

oder $-CH_2-CH(OH)-CH_3$

oder H

PhEur und USP unterscheiden drei Typen von H., die durch eine Zahl, bestehend aus vier Ziffern, charakterisiert werden. Die ersten beiden Ziffern geben den mittleren Gehalt an Methoxy-Gruppen, die letzten beiden Ziffern den mittleren Gehalt an Hydroxypropylgruppen an.

H.-Substitutionstyp	**Methoxylgehalt in %**	**Hydroxypropylgehalt in %**
1828	16,5 – 20,0	23,0 – 30,0
2208	19,0 – 24,0	4,0 – 12,0
2906	27,0 – 30,0	4,0 – 7,5
2910	28,0 – 30,0	7,0 – 12,0

Eigenschaften

Weißes bis gelblich-weißes oder grau-weißes, nach Trocknung hygroskopisches, geruch- und geschmackloses Pulver oder Granulat. *Löslichkeit:* **ll:** kolloidal löslich in kaltem Wasser (1 in 2 Teilen), Eisessig, wasserfreies Ethanol (1 in 2), Methanol (1 in 2), i-Propanol (1 in 5), Propylenglykol (1 in 5) und in einer Mischung aus 10 Teilen Methanol und 90 Teilen Dichlormethan; **wl/sl:** Aceton, abhängig vom Substitutionsgrad; **ul:** heißes Wasser (Gelierung: H. 1828: 60-70 °C, H. 2208: 70-90 °C, H. 2906: 62-68 °C, H. 2910: 58-64 °C), Ethylenglycol und Toluol. Dichte 1,2224 g/cm³. Schüttdichte (typabhängig): ca. 0,5 g/cm³. Schmelzverhalten: Erweichung bei ca. 130 °C, Zersetzung bei 260-275 °C. Trocknungsverlust (PhEur): ≤ 5 %. pH-Wert der Lösung: 5,0-8,0 (1%ige, wässrige Lösung, PhEur). Die Viskosität von H.-Lösungen ist typabhängig und umfasst eine Spanne von 3 bis 100.000 mPa·s (PhEur). Lösungen höherer Konzentration und Gele haben eine Fließgrenze und zeigen pseudoplastisches bis thixotropes Fließverhalten.

Stabilität

H. ist bei trockener Lagerung als Substanz stabil. Lösungen sind im pH-Bereich 3-11 stabil. H.-Lösungen gelieren reversibel beim Erhitzen (siehe Eigenschaften). Sie sind mikrobiologisch anfällig und müssen konserviert werden.

Inkompatibilitäten

Unverträglich mit einer Reihe von kationischen Wirk- und Hilfsstoffen sowie Phenol und Phenolderivaten wie Resorcinol, Chlorcresol, p-Hydroxybenzoesäureestern und Quecksilbersalzen. H.-Lösungen sind gegenüber Salzen etwas weniger empfindlich als Methylcellulose-Lösungen.

Anwendung

Granulation: in Lösung und in der Trocken-Granulation als Bindemittel in AK-Konzentrationen von 1-5 %. In Lösung werden niedrigviskose Typen bevorzugt, da ihre Viskosität geringeren absoluten Schwankungen unterworfen ist. Die Verarbeitung erfolgt entweder im Wirbelschichtverfahren oder in Schnellmischern. **Filmtabletten:** wasserlösliche Filmüberzüge mit niedrigviskosen Typen (3-15 mPa·s). H. bildet klar durchsichtige Filme und wird als wasserlöslicher Filmbildner sowohl in der Zuckerdragierung als auch in Filmüberzügen eingesetzt (Saringat et al. 2005). **Retardzubereitungen:** Retardierendes Agens in hydrophilen Matrixtabletten in Konzentrationen von 15-80 %. **Suspensionen, Gele, Salben, Cremes:** Viskositätserhöhender Zusatz. **Augenzubereitungen:** H.-Typen mit Viskositäten von 4000-5000 mPa·s in Konzentrationen von ca. 0,3 % zur Erhöhung der Viskosität. **Parenterale Emulsionen:** H. kann als alleiniger Emulgator in Emulsionen bei Augentropfen und parenteralen Zubereitungen eingesetzt werden (Wollenweber et al. 2000; Schulz und Daniels 2000).

Toxizität

H. ist physiologisch inert, untoxisch, nicht allergen und nicht reizend (Anonymus 1986).

Literatur

Anonymus (1986): Final report on the safety assessment of hydroxypropylethylcellulose, hydroxypropylcellulose, methylcellulose, hydroxypropylmethylcellulose and cellulose gum, J Am Coll Toxicol **5**(3), 1-60. . Saringat HB et al (2005): The influence of different plasticizers on some physicochemical and mechanical properties of hydroxypropylmethyl cellulose free films, Pakistan J Pharm Sci 18 (3), 24-38. Schulz M und Daniels R (2000): Hydroxypropyl methyl cellulose (HPMC) as emulsifier for submicron emulsions: influence of molecular weight and substitution type on the droplet size after high-pressure homogenization, Eur J Pharm Biopharm **49**(3), 231-236. Wollenweber C et al (2000): Adsorption of hydroxypropyl methylcellulose at the liquid/liquid interface and the effect on emulsion stability, Colloid Surf, A: Physicochem Engin Asp **172**(1-3), 91-101.

Handelsprodukte

Produkt/ *Hersteller*	**Eigenschaften**	**Anwendung**
Hydroxypropylmethylcellulose/*Ashland Aqualon*		
Benecel E4M PH [1)]	Viskosität 4000 mPa · s	Viskositäts-kontrolle, Depot-arzneimittel
Benecel E10M PH [1)]	Viskosität 10000 mPa · s	
Benecel K 100 LV PH PRM [3)]	Viskosität 100 mPa · s	Matrix für Retardformen (freifließende Pulver), Viskositäts-kontrolle
Benecel K250 PH PRM [3)]	Viskosität 250 mPa · s	
Benecel K 750 PH PRM [3)]	Viskosität 750 mPa · s	
Benecel K 1500 PH PRM [3)]	Viskosität 1500 mPa · s	
Benecel K 4M PHARM [1), 2)]	Viskosität 4000 mPa · s	
Benecel K 15M PHARM [1), 2)]	Viskosität 15000 mPa · s	
Benecel K 35M PHARM [1)]	Viskosität 35000 mPa · s	
Benecel K 100M PHARM [1), 2)]	Viskosität 100000 mPa · s	
Benecel K 200M PHARM [1)]	Viskosität 200000 mPa · s	

Produkt/ *Hersteller*	Eigenschaften	Anwendung
Hydroxypropylmethylcellulose/*Dow/DuPont/Colorcon*		
Methocel K100 Premium LV [1), 2)]	Viskosität 80-120 mPa · s (2%, Wasser, 20 °C), TG: 99 % < 425 µm, ≥ 90% < 149 µm, 50-80% < 63 µm	Filmcoating, Tablettenbindemittel, CR grade für Controlled-Release Zubereitungen; DC2 grade für die Direkttablettierung
Methocel K4 M Premium	Viskosität 2663-4970 mPa · s (2%, Wasser, 20 °C), TG: 99 % <425 µm, ≥ 90% < 149 µm, 50-80 % < 63 µm	
Methocel K15 M Premium [1)]	Viskosität 13275-24780 (2%, Wasser, 20 °C) mPa · s, TG 99 % < 425 µm ≥ 90 % < 149 µm, 50-80 % < 63 µm	
Methocel K100 M Premium [1),2)]	Viskosität 75000-140000 mPa · s (2%, Wasser, 20 °C), TG : 99 % < 425 µm ≥ 90 % < 149 µm, 50-80 % < 63 µm	
Methocel E3 Premium LV	Viskosität 2,3-3,6 mPa · s (2 %, Wasser, 20 °C)	
Methocel E4 M Premium [1)]	Viskosität 2663-4970 mPa · s (2 %, Wasser, 20°C), TG: 99 % < 425 µm ≥ 90% < 149 µm, 50-80 % < 63 µm	
Methocel E5 M Premium	Viskosität 4-6mPa · s (2%, Wasser, 20 °C)	
Methocel E6 Premium LV	Viskosität 4,8-7,2 mPa · s (2 %, Wasser, 20 °C)	
Methocel E10 M Premium [1)]	Viskosität 9525-17780 mPa · s (2 %, Wasser, 20 °C), TG: ≥ 95 % < 150 µm	
Methocel E15 Premium LV	Viskosität 12-18 mPa · s (2 %, Wasser, 20 °C)	
Methocel E50 Premium LV	Viskosität 40-60 mPa · s (2 %, Wasser, 20 °C)	
Methocel Premium VLV	Viskosität 2,3-3,3 mPa · s (2%, Wasser, 20 °C)	
Hydroxypropylmethylcellulose/*JRS*		
VIVAPHARM® HPMC E 3	Viskosität 3 mPa · s	Tabletten-bindemittel
VIVAPHARM® HPMC E 5	Viskosität 5 mPa · s	Filmcoating

Produkt/ *Hersteller*	Eigenschaften	Anwendung
VIVAPHARM® HPMC E 6	Viskosität 6 mPa · s	
VIVAPHARM® HPMC E 15	Viskosität 15 mPa · s	
VIVAPHARM® HPMC E 50	Viskosität 50 mPa · s	Suspensions-stabilisator
Hydroxypropylmethylcellulose/*SHIN-ETSU/Harke*		
Pharmacoat 603	Substitutionstyp 2910, Viskosität 3 mPa · s	Filmcoating von kleinen Tabletten, Pellets, Granulate
Pharmacoat 645	Substitutionstyp 2910, Viskosität 4.5 mPa · s	
Pharmacoat 606	Substitutionstyp 2910, Viskosität 6 mPa · s	Filmcoating
Pharmacoat 615	Substitutionstyp 2910, Viskosität 15 mPa · s	Filmcoating von Oblong-und Logo-Tabletten
Pharmacoat SB-4	Substitutionstyp 2208, Viskosität 4 mPa · s	Bindemittel für die Dragierung
Metolose 60SH	3 Viskositätsgrade 50, 4000, 10000 mPa · s	Tabletten bindemittel, Ver-dickungsmittel
Metolose 65SH	3 Viskositätsgrade 50, 400, 4000 mPa · s	
Metolose 90SH	3 Viskositätsgrade 4000, 15000, 100000 mPa · s	
Metolose SR Typ 90SH	100SR (100 mPa · s), 4000SR (4000 mPa · s), 15000SR (15000 mPa · s), 100000SR (100000 mPa · s), TG: > 95 % <150 µm	Direktver-pressung oder Feuchtgranula-tion für Formen mit verzögerter Freisetzung

1) auch als CR grade (= controlled release grade)
2) auch als DC2 grade mit verbesserten Fließeigenschaften
3) nur als CR grade verfügbar

Macrogol-Poly(vinylalkohol)-Pfropfcopolymer

Arzneibücher

PhEur: Macrogol-Poly(vinylalkohol)-Pfropfcopolymer; USP/NF: Ethylene Glycol and Vinyl Alcohol Graft Copolymer; JP/JPE: Polyvinyl Alcohol Polyethylene Glycol Graft Copolymer; CAS 96734-39-3, CAS 121786-16-1.

Synonyma/Definitionen

Copolymerum macrogolo et alcoholi poly(vinylico), ein Macrogol-Poly(vinylalkohol)-Pfropfcopolymer mit einer mittleren relativen Molmasse von etwa 45.000, bestehend aus etwa 25 % Macrogol-Einheiten, auf die etwa 75 % Poly(vinylalkohol)-Einheiten als Seitenketten gepfropft sind. M. kann hochdisperses Siliciumdioxid zur Verbesserung des Fließverhaltens enthalten (PhEur). M. ist ein Pfropfcopolymer, das durch Pfropfung von Polyvinylacetat (PVAc) auf Polyethylenglycol (PEG) gebildet wird. Die dabei entstehenden PEG-g-PVAc-Pfropfcopolymere werden nahezu vollständig zu PEG-g-PVOH-Pfropfcopolymeren verseift (Knecht 2007; -g- steht für „grafted"). Der Pfropfungsgrad beträgt im Mittel 2-3, d. h. 2 oder 3 PVA-Ketten sind auf die PEG-Kette gepfropft. M_w ca. 45.000.

$$\left[O-CH_2-CH_2-O-CH_2-\underset{\underset{\underset{\left[\underset{HO-CH}{\overset{CH_2}{|}}\right]_m}{|}}{\underset{HO-CH}{|}}}{\overset{}{CH}}\!\!\!\!\!\!\quad -O-CH_2-CH_2-O-CH_2-CH \right]_n$$

n≈60; m≈150-170, berechnet anhand obiger Formel aus M_w 45.000 und den Anteilen 25 % PEG und 75 %PVOH.

Eigenschaften

Weisses bis schwach gelbliches, frei fließendes Pulver. *Löslichkeit:* **ll:** Wasser (≤50 %), schwache Säuren und schwaches Alkali (>40 %), Ethanol/Wasser 1:1 (≤25 %); **ul:** Ethanol 96 % und unpolare Lösungsmittel. Lösungen von M. sind leicht opaleszierend, hervorgerufen durch das darin enthaltene hochdisperse Siliciumdioxid. Trocknungsverlust ≤5 %, EZ 10-75. Glasübergangstemperatur 45 °C, Smp 208 °C, Zersetzung ab 200 °C. M. ist schwach hygroskopisch und nimmt bei 50 % rF ca. 10 % und bei 80 % ca. 20 % Wasser auf. Viskosität ≤250 mPa·s, pH-Wert 5,0-8,0 (beides 20%ig in Wasser), Oberflächenspannung 47,5 mN/m (5 % in Wasser), 41,4 mN/m (20 % in Wasser). M. bildet klare, farblose Filme; die minimale Filmbildungstemperatur beträgt 20 °C. Die Sauerstoffpermeabilität beträgt 146 (g·100 µm/mm^2·d), die Reißdehnung 105 % für Kollicoat IR (alle Angaben aus Bühler 2007).

Stabilität

Unter 25 °C im Originalgebinde 2 Jahre haltbar.

Inkompatibilitäten

Keine bekannt.

Anwendung

Filmcoating: M. wird für wasserlösliche Filme auf Tabletten verwendet. Ein Weichmacherzusatz ist nicht erforderlich. Die Filme können aus wässriger oder aus wässrig-ethanolischer Lösung (1:1) aufgebracht werden. Die Auftragsmengen betragen üblicherweise 3-5 mg/cm^2 (Bühler 2007). M. kann auch als Porenbilder in kombinierten Filmen mit Ethylcellulose zur Steuerung der Wirkstoffabgabe in Retard-Formen verwendet werden (Siepmann et al. 2007). **Feste Lösungen/Dispersionen:** M. ist für die Herstellung fester Lösungen bzw. Dispersionen zur Erhöhung der Lösungsgeschwindigkeit schwer löslicher Arzneistoffe prinzipiell geeignet. Gleiches gilt für die Verwendung als Träger für Sprays und transdermale Systeme (Fouad 2011). **Schmelzextrusion:** der PVA-Anteil in M. zeigt gute Extrusionseigenschaften, während der PEG-Anteil als interner Weichmacher wirkt. Mit den Wirkstoffen Celecoxib, Etophyllin und Naproxen können Schmelzextrudate hergestellt werden, die jedoch nicht vollständig amorph sind (Albers et al. 2011).

Toxizität

M. wird nach peroraler Gabe aus dem Magen-Darm-Trakt kaum resorbiert und kumuliert nicht im Körper. Es ist nicht hautreizend, nicht augenreizend und nicht mutagen. LD_{50} >2000 mg/kg (Ratte, oral), subchronische Toxizität: NOEL 300 mg/kg (Ratte), pränatale Toxizität: NOEL 1000 mg/kg (Kaninchen), chronische Toxizität: NOEL ca. 800 mg/kg (9 Monate, Hund). Siehe auch Fouad et al. 2011.

Literatur

Albers J et al (2011): Evaluation of predictive models for stable solid solution formation, J Pharm Sci **100**, 667-680. Bühler V (2007): Kollicoat Grades, BASF Aktiengesellschaft, Januar 2007, 15-65. Fouad EA et al (2011): Technology Evolution: Kollicoat IR, in Expert Opinion on Drug Delivery **8**(5), 693-703. Knecht D (2007): Mehrdimensionale Analytik von hydrophilen synthetischen Copoymeren, Dissertation TU Darmstadt, 70. Siepmann F et al (2007): How to adjust desired drug release patterns from ethylcellulose-coated dosage forms, J Control Release **126**, 26-33.

Handelsprodukte

Produkt/ *Hersteller*	Eigenschaften	Anwendung
Macrogol-Poly(vinylakohol)-Pfropfcopolymer/*BASF*		
Kollicoat IR	0,3 % SiO_2 als Fließverbesserer. Viskosität (20 %, Wasser) 115 mPa·s, Weichmacherzusatz bei Schmelzextrusion notwendig, TG: 120 µm, SD 0,3-0,45 g/cm³	wasserlösliche Filmüberzüge, Bindemittel, Schutzkolloid, Filme für Sprays, transdermale Systeme
Kollicoat IR White	Mischung aus Kollidon IR 45-74 %, Kollidon VA 64 5-10 %, Titandioxid und Kaolin je 10-20 %, Natriumlaurylsulfat 1-5 %, Visk. 100 mPa·s (20 %), TG: 200 µm, SD 0,3 g/cm³	wasserdispergierbares Coatingsystem für, wasserlösliche Filmüberzüge
Kollicoat IR Protect	Mischung aus Kollicoat IR 55-65 %, Polyvinylalcohol 35-45 %, Siliciumdioxid 0,1-0,3 %, TG: 125 µm, SD 0,2 g/cm³	Filmcoating, als Geschmacks- und Feuchtigkeitsschutz

Methylcellulose → Bindemittel

Poly(vinylacohol)→ Gelbildner

Povidon→ Bindemittel

6.2. Säurelösliche Filmbildner

Basisches Butylmethacrylat-Copolymer

Arzneibücher

PhEur: Basisches Butylmethacrylat-Copolymer; USP/NF: Amino Methacrylate Copolymer; JP/JPE: Aminoalkyl Methacrylate Copolymer E, INCI: Acrylates/Dimethylaminoethyl Methacrylate Copolymer. CAS 24938-16-7.

Synonyma/Definitionen

Copolymerum methacrylatis butylati basicum, Poly(butylmethacrylat-co-(2-dimethylaminoethyl) methacrylat-co-methylmethacrylat, ein Copolymer aus (2-Dimethylaminoethyl)-methacrylat, Butylmethacrylat und Methylmethacrylat 1:2:1. M_r ca. 150.000 (PhEur, bestimmt mittels Viskositätsmessung), M_w 47.000 g/mol (bestimmt mittels SEC, Evonik 2011b).

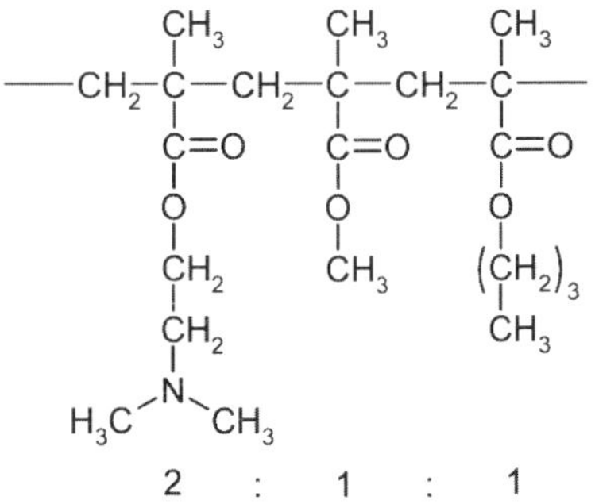

CH_3 CH_3 CH_3
—CH_2—C—CH_2—C—CH_2—C—
C=O C=O C=O
O O O
CH_2 CH_3 $(CH_2)_3$
CH_2 CH_3
H_3C—N—CH_3

2 : 1 : 1

Gehalt an Dimethylaminoethylgruppen 20,8-25,5 % (getrocknete Substanz).

Eigenschaften

Farblose bis gelbliche Körnchen oder weißes bis fast weißes Pulver, schwach hygroskopisch, mit charakteristischem, aminartigem Geruch. *Löslichkeit:* **ll:** Aceton, Ethanol, Ethylacetat, Methanol, Dichlormethan, i-Propanol (alle 1 T. in 7 T.) und 1 N Salzsäure; **ul:** Petrolether und Wasser. Dichte der Testlösung 0,811-0,821 g/cm³ (25 °C). Brechungsindex 1,380-1,385 (25 °C). Trocknungsverlust (% m/m): ≤2. Glasübergangstemperatur ca. 45 °C, empfohlener Temperaturbereich bei Extrusion 125-150 °C, maximal zulässige Temperaturbelastung 150 °C (alle Werte für Eudragit E 100/E PO). Wasserdampfdurchlässigkeit der Filme ca. 350 ($g/m^2 \cdot d$), aufgetragen aus organischer Lösung bzw. ca. 100 ($g/m^2 \cdot d$) bei Auftrag aus wässriger Dispersion (Stearinsäure-Formulierung, Schichtdicke des Films 0,025 mm). Reißdehnung der Filme 70 % (mit 10 % Natriumlaurylsulfat und 15 % Stearinsäure). Löslich in Magensaft bis pH 5. Viskosität der 12,5%igen Lösung in Aceton/i-Propanol 3-6 mPa·s.

Stabilität

Empfohlene Lagerung von B. als Substanz bei kontrollierten Raumtemperaturen (z.B. zwischen 8 und 25 °C). Höhere Temperaturen führen zu Klumpenbildung bei Pulvern und Körnchen.

Inkompatibilitäten

B. ist im sauren Bereich unter Bildung einer kationischen Struktur löslich, was zu Fällungen mit anionischen Polymeren oder großen Anionen führen kann.

Anwendung

Zur Herstellung magensaftlöslicher Filmüberzüge, Isolierschichten, Geschmacksmaskierung, Löslichkeits- und Bioverfügbarkeitsverbesserung sowie Feuchtigkeitsschutz. Auftragsmenge je nach Verwendungszweck 0,5-10 mg/cm², ein Weichmacherzusatz ist nicht erforderlich. B. wird in der Schmelz-Extrusion zur Herstellung von Tabletten, Granulaten und Pellets eingesetzt (Gryczke et al. 2011). In Abhängigkeit vom verwendeten Wirkstoff kann es dabei während der Lagerung zur Phasenseparation kommen (Qi et al. 2010).

Toxizität

B. wird nach peroraler Aufnahme nicht resorbiert und nicht metabolisiert. Versuche mit radioaktiv markierter Substanz haben gezeigt, dass das Polymer unverändert mit den Faeces ausgeschieden wird. Auf der Basis von chronischen peroralen Toxizitätsstudien an Ratten kann im Rahmen einer Expositions-Bewertung mit einem Sicherheitsfaktor von 100 eine tägliche Aufnahme von 2-20 mg/kg Körpergewicht (typabhängig) als sicher angesehen werden (Evonik 2011a).

Literatur

Evonik (2011a): Regulatory Information REG 1-3/E, Eudragit Polymers, **Sept. 2011**, 1-4. Evonik (2011b): EUDRAGIT® E 100 – Product Regulatory Datasheet, Evonik Nutrition & Care GmbH **2011**. Gryczke A et al (2011): Development and evaluation of orally disintegrating tablets (ODTs) containing Ibuprofen granules prepared by hot melt extrusion, Colloids Surf B: Biointerf **86**(2), 275-284. Qi S et al. (2010): Characterisation and prediction of phase separation in hot-melt extruded solid dispersions: A thermal, microscopic and NMR relaxometry study, Pharma Res **27**(9), 1869-1883.

Handelsprodukte

Produkt/ *Hersteller*	**Eigenschaften**	**Anwendung**
Basisches Butylmethacrylat-Copolymer/ *Evonik Nutrition & Care Gmbh*		
Eudragit E 100	Viskosität 3-6 mPa · s (12,5%ige Lösung), Granulat	Schmelzeinbettg. zur Löslichkeitsverbesserung, magensaftlösl. Überzüge, Geschmacksmaskierung, Feuchteschutz
Eudragit E PO (mikronisiertes E 100)	Viskosität 3-6 mPa · s (12,5%ige Lösung), TG ≥ 50 % < 50 µm	magensaftlösliche Überzüge, Geschmacksmaskierung, Feuchteschutz Überzugsmittel für Wirkstoffgranulate, Träger für feste Lösungen, zur Löslichkeitsverbesserung
Eudragit E 12.5	Viskosität 3-6 mPa · s (12,5%ige Lösung in i-Propanol/ Aceton 60 : 40)	magensaftlösliche Überzüge, Geschmacksmaskierung, Feuchteschutz
Eudragit E PO Ready Mix	Vollständig formuliertes, trockenes, in Wasser dispergierbares Coating-System, das auf Basischem Butylmethacrylat-Copolymer basiert	magensaftlösliche Überzüge, Geschmacksmaskierung, Feuchteschutz
Acrycoat/*Corel Pharma Chem*		
Epo E100 E100-40 E12,5 Smartseal30D	Ph.Eur/ USP grade	Geschmacksmaskierung, Feuchtigkeitsschutz, magensaftlöslicher Überzug

6.3. Magensaftresistente Filmbildner

Celluloseacetatphthalat

Arzneibücher

PhEur: Celluloseacetatphthalat; USP/NF: Cellacefate; JP/JPE: Cellacefate. CAS 9004-38-0.

Synonyma/Definitionen

Cellulosi acetas phthalas, Cellulose acetat hydrogen phthalat, Cellulose acetat monophthalat, Cellacephate, eine teilweise O-acetylierte und O-phthalylierte Cellulose mit 21,5-26,0 % Acetyl-Gruppen und 30,0-36,0 % Phthalyl-Gruppen (PhEur). M_r ca. 40.000.

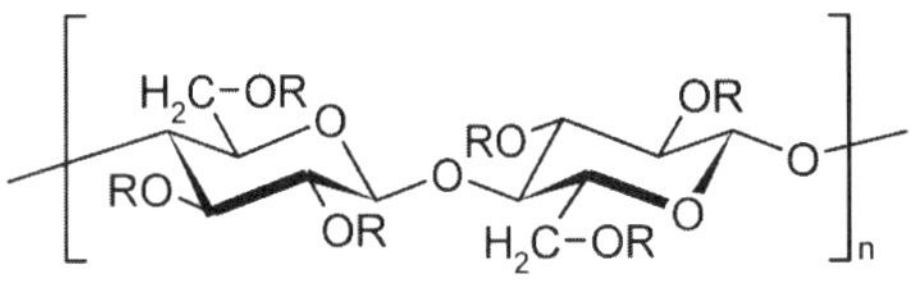

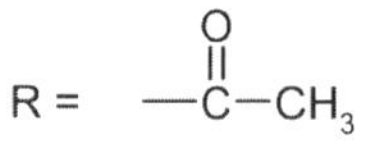

$R = -C(=O)-CH_3$

oder $-C(=O)-C_6H_4-COOH$

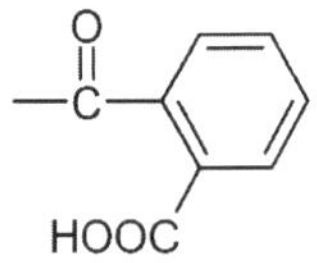

oder H

Eigenschaften

Weißes bis fast weißes, leicht fließendes Pulver oder farblose Schuppen, schwach hygroskopisch. C. ist geschmacklos und kann einen leichten Geruch nach Essigsäure haben. *Löslichkeit:* **ll:** Aceton; **l:** Diethylenglycol und eine Reihe von Ketonen und Estern, sowie Lösungsmittelgemische; **ul:** Wasser, Dichlormethan und andere chlorierte und nicht chlorierte Kohlenwasserstoffe, wasserfreies Ethanol. Schüttdichte (typabhängig) ca. 0,25-0,27 g/cm^3, Stampfdichte (typabhängig) 0,26-0,28 g/cm^3, Lösungs-pH-Wert ca. 6, Viskosität 50-90 mPa·s (15%ige Lösung in Aceton). Glasübergangstemperatur 160-170 °C, Smp 192 °C. Wassergehalt ≤5 %, C. nimmt bei 50 % rF ca. 4 % und bei 70 % rF ca. 6 % Wasser auf.

Stabilität

C. ist bei trockener Lagerung als Substanz bei Raumtemperatur stabil, Feuchtigkeit und erhöhte Temperatur führen zur Abspaltung von Essigsäure. C. setzt unter diesen Bedingungen mehr Säure frei als Hypromellosephthalat und Hydroxypropylcelluloseacetatsuccinat (Schmidt und Teuber 1991), weshalb es von diesen Substanzen und synthetischen magensaftresistenten Filmbildnern mehr und mehr verdrängt wird.

Inkompatibilitäten

Unverträglich mit starken Oxidationsmitteln, starken Säuren und starken Basen sowie Aluminiumsulfat, Bariumnitrat, Bleiacetat, Calciumchlorid, Eisenchlorid, Eisensulfat, Natriumcitrat, Quecksilberchlorid, Silbernitrat. Die Stabilität saurer empfindlicher Arzneistoffe wird durch C. negativ beeinflusst.

Anwendung

Filmüberzüge: C. ist der älteste magensaftresistente Filmbildner und war jahrzehntelang die Nummer 1 bei magensaftresistent überzogenen Tabletten, Kapseln, Pellets, Granulaten und Kristallen. Es kann sowohl aus organischer Lösung, als auch als mikronisiertes Pulver aus wässriger Suspension sowie als Pseudolatex-Dispersion aufgebracht werden. Die Auftragsmenge beträgt normalerweise 5-10 %, bezogen auf das Kerngewicht. Als Weichmacher wird Triethylcitrat empfohlen, daneben Triacetin und Tributylcitrat. Die Anwendung aus Lösung ergibt dichtere Filme und eine bessere Magensaftresistenz als aus Suspension (Thoma und Bechthold 1999; Heinaemaeki et al. 1994). **Mikroverkapselung:** C. wird als Kapselmaterial für die Herstellung von Mikrokapseln z. B. bei Indomethacin (Lu et al. 2007) und Diclofenac eingesetzt.

Toxizität

C. ist untoxisch, nicht allergen und nicht reizend. In Tierversuchen konnte keine Teratogenität nachgewiesen werden.

Literatur

Heinaemaeki T et al (1994): Comparative evaluation of ammoniated aqueous and organic-solvent-based cellulose ester enteric coating systems: a study on free films, Int J Pharm **109** (1), 9-16. Lu B et al (2007): Indomethacin loaded microcapsules: preparation, in vitro and in vivo characterization, Int J Pharm **333**(1-2), 87-94. Schmidt PC und Teuber K (1991): Magensaftresistenz – gibt es die überhaupt? – Möglichkeiten und Grenzen magensaftresistenter Arzneiformen, PharmuZ **20**(4), 164-178. Thoma K und Bechthold K (1999): Influence of aqueous coatings on the stability of enteric coated pellets and tablets, Eur J Pharm Biopharm **47**, 39-50.

Handelsprodukte

Produkt/ *Hersteller*	**Eigenschaften**	**Anwendung**
Cellulose Acetat Phthalat/*Eastman/Parmentier*		
Eastman CAP Cellulose-Ester NF	pH-Löslichkeit ≥ 6,2, Viskosität (15 % in Aceton) 68 mPa · s, T_g 175 °C	magensaftresistente Überzüge von Tabletten, Pellets und Kapseln
Cellulose Acetat Phthalat/*G.M. Chemie*		
CAP	Pulver/Schuppen, BP/Ph.Eur./USP grade, Viskosität 45-90 mPa · s (25 °C)	magensaftresistente Überzüge von Tabletten, Pelletes

Cellulose Acetat Phthalat/ *DuPont Nutrition & Bioscience*		
Aquacoat CPD	30%ige Dispersion, enthält zusätzlich Poloxamer und Wasser, Viskosität <50 mPa · s	magensaftresistente Überzüge von Tabletten und Kapseln
Cellulose Acetat Phthalat/*Sisco Research Laboratories*		
CAP, extra pure	weißes amorphes Pulver,	

Hypromellose Acetat Succinat

Arzneibücher

USP/NF: Hypromellose Acetate Succinate; JP/JPE: Hypromelose Acetate Succinate, INCI: Hydroxypropyl Methylcellulose Acetate/Succinate. CAS 71138-97-1.

Synonyma/Definitionen

HPMC-AS, Hydroxypropylmethylcellulose acetat succinat, O-Methyl-O-(2-hydroxypropyl)-cellulose acetat succinat, Methylhydroxypropylcellulose acetat succinat, Monoester der Bernsteinsäure mit Hypromellose, der Methoxy-Gruppen ($-OCH_3$), 2-Hydroxypropoxy-Gruppen ($-OCH_2CHOHCH_3$) und Succinyl-Gruppen enthält. M_r 55.000-93.000.

R = $-CH_3$
oder / or $-CH_2-CH(OH)-CH_3$
oder / or $-C(=O)-CH_3$
oder / or $-C(=O)-CH_2-CH_2-COOH$
oder / or H

Eigenschaften

Weißes bis gelblich-weißes, schwach hygroskopisches Pulver oder Granulat mit leichtem Geruch nach Essigsäure und kaum wahrnehmbarem Geschmack. *Löslichkeit:* **l:** *trübe Lösungen:* Aceton, Dichlormethan/Ethanol 95 % (1:1), Pufferlösungen vom pH-Wert >4; **ul:** Ethanol 95 %, Ether, Ethylacetat, Hexan, Wasser und Xylol. Dichte 1,27-1,30 g/cm³, Schüttdichte (typabhängig) 0,2-0,5 g/cm³, Stampfdichte (typabhängig) 0,3-0,6 g/cm³.

Trocknungsverlust ≤0,5 %, H. nimmt bei 50 % rF ca. 2 % und bei 70 % rF ca. 4-5 % Wasser auf. Es werden 3 Typen (Aqoat) unterschieden: A. LF (Lösungs-pH-Wert 5,5), A. MF (Lösungs-pH-Wert 6,5) und A. HF (Lösungs-pH-Wert 7,0).

Stabilität

H. ist bei trockener Lagerung als Substanz bei Raumtemperatur stabil. In feuchter Atmosphäre erfolgt Hydrolyse zu Essigsäure und Bernsteinsäure, was zum Verlust der Magensaftresistenz führen kann.

Inkompatibilitäten

Unverträglich mit starken Oxidationsmitteln und hoher Luftfeuchte.

Anwendung

Filmüberzüge: H. wird als Filmbildner für magensaftresistente Tabletten, Kapseln, Pellets, Granulate und Kristalle verwendet. Es kann sowohl aus organischer Lösung als auch als mikronisiertes Pulver aus wässriger Suspension und in sog. "Dry Coating"-Prozessen aufgebracht werden, bei denen lösungsmittelfrei mit Talkum als Antiklebemittel und Triethylcitrat als Weichmacher gearbeitet wird (Kablitz et al. 2006 und Smikalla et al 2011). H. wird auch zur Mikroverkapselung und zur Herstellung von Nanopartikeln (Rizi et al. 2011) sowie zur Herstellung amorpher fester Dispersionen schwer löslicher Arzneistoffe nach dem Verfahren der Schmelzextrusion eingesetzt. Dabei werden Extrudate mit Wirkstoffgehalten bis zu 50 % in amorpher Form stabilisiert (Ghosh et al. 2011). Die Einbettung in H.-Dispersionen gelingt auch durch Sprühtrocknung, wie am Beispiel des Wirkstoffs Ziprasidon gezeigt wird (Thrombe et al. 2012).

Toxizität

Die Toxizität von H. ähnelt der anderer Cellulose-Derivate. An Ratten konnten bei einer Dosierung bis zu 2500 mg/kg Körpergewicht keine toxischen Wirkung festgestellt werden (Cappon et al. 2003).

Literatur

Cappon GD et al (2003): Embryo/fetal development studies with hydroxypropyl methylcellulose acetate succinate (HPMCAS) in rats and rabbits, Birth Def Res, Part B: Dev Repr Toxicol **68**(5), 421-427. Ghosh I et al

(2011): Comparison of HPMC based polymers performance as carriers for manufacture of solid dispersions using the melt extruder, Int J Pharm **419**(1-2), 12-19. Kablitz CD et al (2006): Dry coating in a rotary fluid bed, Eur J Pharm Sci **27**(2-3), 212-219. Rizi K et al (2011): Mechanisms of burst release from pH-responsive polymeric microparticles, J Pharm Pharmacol **63**(9), 1141-1155. Smikalla M et al (2011): Impact of excipients on coating efficiency in dry powder coating, Int J Pharm **405**(1-2), 122-131. Thrombe AG et al (2012): In vitro and in vivo characterization of amorphous, nanocrystalline, and crystalline ziprasidone formulations, Int J Pharm **428** (1-2), 8-17.

Handelsprodukte

Produkt/ *Hersteller*	**Eigenschaften**	**Anwendung**
Hypromelloseacetatsuccinat/*Ashland*		
AquaSolve L	Viskosität 2,4-3,6 mPa · s (2% Lösung, 20 °C) > 5,6	magensaftresistenter Überzug für Tabletten, Kapseln und Granulate, Herstelung von festen Dispersonen mittels Sprühtrocknung, wässrige Dispersion für Filmüberzüge mit Weichmacher
AquaSolve M	Viskosität 2,4-3,6 mPa · s (2% Lösung, 20 °C), pH-Löslichkeit ≥ 6	
AquaSolve H	Viskosität 2,4-3,6 mPa · s (2% Lösung, 20 °C), ≥ 6,7	
Hypromelloseacetatsuccinat/*Dow Pharma Solutions/DuPont*		
Affinisol HPMCAS	Viskosität 2,4-3,6 mPa · s (2 %ige NaOH Lösung), 3 verschiedene Varianten die sich in Acetat: Succinat substitution unterscheiden 716, 912, 126	Löslichkeitsverbesserung schwer löslicher Wirkstoffe mittels d. Herstellung sprühgetrockneter fester, amorpher Dispersonen
Affinisol High Productivity HPMCAS	niedrigere Viskosität ermöglicht die Verwendung höher konzentrierter Polymerdispersionen	s. o., erhöhte Produktivität
Hypromelloseacetatsuccinat/*Shin-Etsu*		
Aqoat AS-LF	pH-Löslichkeit ≥ 5,5, TG 5 µm	wässrige Dispersion für magensaftresistente Überzüge, für feste Lösungen mit lipophilen Wirkstoffen
Aqoat AS-MF	pH-Löslichkeit ≥ 6,0, TG 5 µm	
Aqoat AS-HF	pH-Löslichkeit ≥ 6,5, TG 5 µm	
Aqoat AS-LG	pH-Löslichkeit ≥ 5,5, TG 1000 µm	magensaftresistente Überzüge und feste Lösungen aus organischer Lösung
Aqoat AS-MG	pH-Löslichkeit ≥ 6,0, TG 1000 µm	
Aqoat AS-HG	pH-Löslichkeit ≥ 6,5, TG 1000 µm	

Hypromellosephthalat

Arzneibücher

PhEur: Hypromellosephthalat; USP/NF: Hypromellose Phthalate; JP/JPE: Hypromellose Phthalate. CAS 9050-31-1.

Synonyma/Definitionen

HPMCP, Hydroxypropylmethylcellulose phthalat, Hypromellosi phthalas, O-Methyl-O-(2-hydroxypropyl)-cellulose phthalat, Methylhydroxypropylcellulose phthalat, Monoester der Phthalsäure mit Hypromellose, der Methoxy-Gruppen ($-OCH_3$), 2-Hydroxypropoxy-Gruppen ($-OCH_2CHOHCH_3$) und Phthaloyl-Gruppen (o-Carboxybenzoyl, ($-C_8H_5O_3$)) enthält (Ph Eur). Die M_r liegen zwischen 78.000-130.000.

R = $-CH_3$

oder $-CH_2-CH(OH)-CH_3$

oder $-C(=O)-C_6H_4-COOH$

oder $-CH(CH_3)-O-C(=O)-C_6H_4-COOH$

oder H

Im Handel sind drei Typen von H. (Shin-Etsu):

HPMCP	**HP-55**	**HP-55S**	**HP-50**
Phthalyl-Gehalt (%)	27.0–35.0	27.0–35.0	21.0–27.0
Methoxyl-Gehalt (%)	18.0–22.0	18.0–22.0	20.0–24.0
Hydroxypropyl-Geh. (%)	5.0–9.0	5.0–9.0	6.0–10.0
Mol-Gewicht (M_w)	84.000	130.000	78.000

Eigenschaften

Weißes bis gelblich-weißes, schwach hygroskopisches, geruch- und geschmackloses Pulver, Flocken oder Granulat. *Löslichkeit:* **I:** *klare*

Lösungen: Aceton (HP-55/55S), Aceton/Wasser (95:5), Aceton/Ethanol (1:1), Dichlormethan/Ethanol (1:1), Dioxan, Ethanol/Wasser (8:2); *trübe Lösungen/Quellung:* Aceton (HP-50), Dichlormethan, Methanol, i-Propanol (HP-55/55S); **ul:** i-Propanol (HP-50), wasserfreies Ethanol, Ether, Ethylacetat. Weitere Eigenschaften siehe Tab. 1.

Tab. 1: *Eigenschaften von Hypromellosephthalat-Typen*

Eigensch./Typ	HP-55	HP-55S	HP-50
Dichte (g/cm³)	1,65		1,82
SD (g/cm³)	0,275	0,239	0,278
Stampfd.(g/cm³)	0,360	0,288	0,343
Visk. (mPa · s)	40	170	55
Lösungs-pH	5,5	5,5	5,0
Glasübergangs-temperatur (°C)	133		137

Wassergehalt ≤5 %, H. nimmt bei 50 % rF ca. 4 % und bei 70 % rF ca. 6 % Wasser auf.

Stabilität

H. ist bei trockener Lagerung als Substanz bei Raumtemperatur für 3-4 Jahre stabil, bei 40 °C und 75 % rF beträgt die Haltbarkeit 2-3 Monate. H. ist stabiler als Celluloseacetatphthalat.

Inkompatibilitäten

Unverträglich mit starken Oxidationsmitteln; hohe Zusätze von Titandioxid (> 10 %) reduzieren die Elastizität und Magensaftresistenz der Filme. Die Stabilität saurer empfindlicher Arzneistoffe wird durch H. negativ beeinflusst, wie am Beispiel des Omeprazols gezeigt wurde (Stroyer et al. 2006). Pancreatin beeinflusst die Stabilität von H. (Thoma und Bechthold 1999).

Anwendung

Filmüberzüge: H. wird als Filmbildner für magensaftresistente Tabletten, Kapseln, Pellets, Granulate und Kristalle verwendet. Es kann sowohl aus organischer Lösung als auch als mikronisiertes Pulver aus wässriger Suspension, sowie als Pseudolatex-Dispersion aufgebracht werden. Die Anwendung aus Lösung ergibt dichtere Filme und eine bessere Magensaftresistenz als aus Suspension (Thoma und Bechthold 1999; Heinaemaeki et al. 1994). Mischungen aus 20 % H. und 10 % HPMCP ergeben bei einer Auftragsmenge von 25 %, bezogen auf das Kerngewicht, optimale Retardsysteme z. B. für Tamsulosin-HCL (Kim et al. 2007**).** **Mikroverkapselung:** H. wird als Kapselmaterial für die Herstellung von Mikrokapseln z. B. bei Ibuprofen (Weiss et al. 1995) und Diclofenac (Torres et al. 1995) eingesetzt. **Nanokapseln:** H. wird zur Herstellung von Nanokapseln mit u. a. Insulin (Makhlof et al. 2011), Cyclosporin A (Wang et al. 2004) und Pranlukast (Kawashima et al. 1998) eingesetzt.

Toxizität

H. ist untoxisch, nicht allergen und nicht reizend. In Tierversuchen konnte keine Teratogenität nachgewiesen werden.

Literatur

Heinaemaeki T et al (1994): Comparative evaluation of ammoniated aqueous and organic-solvent-based cellulose ester enteric coating systems: a study on free films, Int J Pharm **109** (1), 9-16. Kawashima Y et al (1998): A new powder design method to improve inhalation efficiency of pranlukast hydrate dry powder aerosols by surface modification with hydroxypropylmethyl cellulose phthalate nanospheres, Pharm Res **15**(11), 1748-1752. Kim JS et al (2007): Statistical optimization of tamsulosin hydrochloride controlled release pellets coated with the blend of HPMCP and HPMC, Chem Pharm Bull **55** (6), 936-939. Makhlof A et al (2011): Design and evaluation of novel pH-sensitive chitosan nanoparticles for oral insulin delivery, Eur J Pharm Sci **42**, 445-451. Stroyer A et al (2006): Solid state interactions between the proton pump inhibitor omeprazole and various enteric coating polymers, J Pharm Sci **95**, 1342-1353. Thoma K und Bechthold K (1999): Influence of aqueous coatings on the stability of enteric coated pellets and tablets, Eur J Pharm Biopharm **47**, 39-50. Torres D et al (1995), Formulation and in vitro evaluation of HPMCP-microencapsulated drug-resin complexes for sustained release of diclofenac, Int J Pharm **121**(2), 239-243. Wang et al (2004): Bioavailability and pharmacokinetics of cyclosporine A (CyA)-loaded pH-sensitive nanoparticles for oral administration, J Contr Rel **97**(3), 421-429. Weiss G et al (1995): Simple coacervation of hydroxypropyl methyl cellulose phthalate (HPMCP) II. Microencapsulation of ibuprofen, Int J Pharm **124**(1), 97-105.

Handelsprodukte

Produkt/ *Hersteller*	Eigenschaften	Anwendung
HPMC-Phthalat/*Harke/Seppic/Shin-Etsu*		
HP-55, HP-55S, HP50: Eigenschaften und Anw. s. o.		

Methacrylsäure-Ethylacrylat-Copolymer (1:1)

Arzneibücher

PhEur: Methacrylsäure-Ethacrylat-Copolymer-(1:1) und Methacrylsäure-Ethacrylat-Copolymer-(1:1)-Dispersion 30 %; USP/NF: Methacrylic Acid and Ethyl Acrylate Copolymer; JP/JPE:

Methacrylic Acid Copolymer LD and Dried Methacrylic Acid Copolymer LD; INCI: Acrylates Copolymer. CAS 25212-88-8.

Synonyma/Definitionen

Acidi methacrylici et ethylis acrylatis polymerisatum, Poly(methacrylsäure-ethylacrylat)1:1, ein Copolymer von Methacrylsäure und Ethylacrylat im Verhältnis 1:1. Die Substanz liegt entweder in der Säureform (Typ A, 46,0-50,6 % Methacrylsäure-Einheiten) oder teilweise durch Natriumhydroxid neutralisiert (Typ B, 43,0-48,0 % Methacrylsäure-Einheiten) vor. Sie kann geeignete oberflächenaktive Substanzen wie Natriumdodecylsulfat oder Polysorbat 80 enthalten (PhEur). Tensidhaltige Typen werden in USP/NF als Typ C geführt. M_r ca. 250.000 (PhEur, bestimmt mittels Viskositätsmessung), M_w 320.000 g/mol (bestimmt mittels SEC, Evonik 2011).

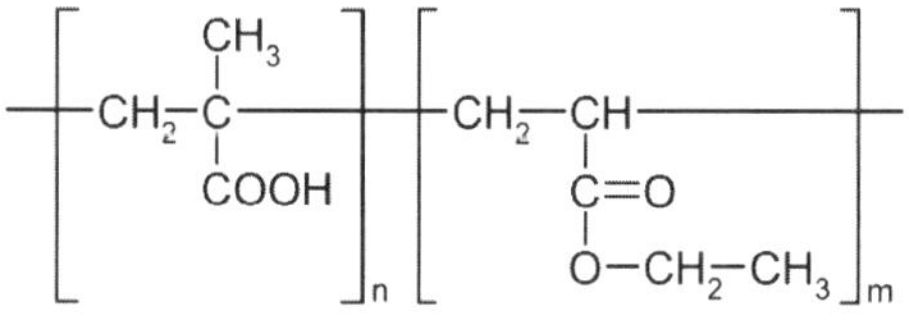

Eigenschaften

M.-Substanz: Weißes bis fast weißes, leicht fließendes, geschmackloses Pulver mit schwachem charakteristischem Geruch. *Löslichkeit:* **l:** Aceton, Ethanol, i-Propanol, Methanol (alle 1 T. in 7 T.), Natriumhydroxid-Lösung (40 g/l), Pufferlösungen vom pH-Wert ≥ 5,5; **ul:** Dichlormethan, Ethylacetat, Wasser (Typ A), Typ B ist in Wasser dispergierbar. Dichte der Testlösung 0,821-0,841 g/cm³, Brechungsindex 1,387-1,392, Trocknungsverlust ≤5 %, SZ 300-330. Glasübergangstemperatur 96 °C, Mindestfilmbildetemperatur 25 °C, empfohlener Temperaturbereich bei Extrusion <140 °C (Weichmacherzusatz), maximal zulässige Temperaturbelastung 140 °C (alle Werte für Eudragit L 100-55). Reißdehnung der Filme 14 % (10 % Triethylcitrat-Zusatz), Wasserdampfdurchlässigkeit der Filme 100 g/m²·d (10 % Triethylcitrat-Zusatz) (Skalsky und Petereit 2008). Lösungs-pH-Wert ≥ 5,5, Viskosität der Lösung 100-200 mPa·s (Typ A), bzw. ≤ 100 mPa·s (Typ B) (PhEur). *M.-Wässrige Dispersion:* undurchsichtige, weiße bis fast weiße, schwach viskose Flüssigkeit, mischbar mit Wasser. Beim Zusatz von Lösungsmitteln wie Aceton, wasserfreies Methanol oder i-Propanol bildet sich ein Niederschlag, der sich im Überschuss des Lösungsmittels auflöst. Gehalt an Methacrylsäure-Einheiten 46,0-50,6 %. Viskosität ≤ 15 mPa·s (PhEur).

Stabilität

M. ist als Substanz und als Dispersion bei Lagerung 8-25 °C stabil. Die Dispersion darf nicht eingefroren werden.

Inkompatibilitäten

M. ist mit Magnesiumstearat unverträglich.

Anwendung

Zur Herstellung magensaftresistenter Filmüberzüge auf Tabletten, Pellets und Granulaten. Auftragsmenge ab 4 mg/cm², bzw. ab 10 % (w/w) für Partikel. Empfohlener Weichmacher: Triethylcitrat, Polyethylenglycol 6000 und 20.000, Polysorbat 80, Acetyltributylcitrat, Glycerin und (bedingt) Propylenglycol, alle in Mengen von 10-25 % (bezogen auf die Polymermenge) bei organischer Aufbringung, bzw. 50-70 % (bezogen auf die Polymermenge) bei wässriger Anwendung (Skalsky und Petereit 2008). M. wird auch als Bindemittel sowohl in der konventionellen Feucht-Granulation als auch in der Sprüh-Granulation eingesetzt (Makino et al. 2010). Mit M. als Hilfsstoff gelingt die Herstellung von Nanokapseln mit Tacrolimus, die anschließend zu Mikrokapseln weiterverarbeitet werden (Nassar et al 2009).

Toxizität

Siehe Basisches Butylmethacrylat-Copolymer.

Literatur

Evonik (2011): EUDRAGIT® E 100 – Product Regulatory Datasheet, Evonik Nutrition & Care GmbH **2011**. Makino C et al (2010): Nateglinide controlled release tablet containing compressionable enteric coated, Chem Pharm Bull **58**(9), 1136-1141. Nassar T et al (2009): Novel double coated nanocapsules for intestinal delivery and enhanced oral bioavailability of tacrolimus, a P-gp substrate drug, J Contr Rel **133**(1), 77-84. Skalsky B und Petereit U (2008): Chemistry and application properties of polymethacrylate systems, in McGinnity JW und Felton LA, Aqueous polymeric coatings for pharmaceutical dosage forms, 3rd ed, Informa Healthcare, New York, 237-250.

Handelsprodukte

Produkt/ *Hersteller*	Eigenschaften	Anwendung
Eudragit L/*Evonik Nutrition & Care GmbH*		
EUDRAGIT L 30 D-55, wässr. Disp.	TG: ≈ 100 nm, Visk. 3-10 mPa · s, Dichte 1,062-1,072 g/cm^3	magensaftresistente Überzüge
EUDRAGIT L 100-55	TG: ≥ 95 % < 250 µm	s.o., Schmelzextrusion, Sprühtrocknung
Polyquid/*Sanyo Chemical*		
Polyquid PA30 /PA 30S	Dichte 1,055-1,080 g/cm^3, Visk. 3-15mm^2/s (20 °C) , 30S hat eine niedrigere MFT	magensaftresistente Überzüge
Kollicoat/*BASF*		
Kollicoat MAE 30DP	Dichte 1,062-1,072 M_w 250000, Visk. < 15 mPa·s	magensaftresistente Überzüge für Tabletten und Pellets
Kollicoat MAE 100 P	vorneutralisiertes Pulver	
Acryleze/*Colorcon*		
Acryleze/Acryleze II	ein vollständig formulierte, trockene, in Wasser dispergierbare, magensaftresistente Coating-Systeme, die auf Methacrylsäure-Copolymer Typ C basieren	magensaftresistente Überzüge für Tabletten und Pellets
Acrycoat/*Corel Pharma*		
Acrycoat L 100D	basiert auf Methacrylsäure-Copolymer Typ A	magensaftresistente Überzüge
Acrycoat L 100DN	vorneutralisiertes Pulver, basiert auf Methacrylsäure-Copolymer Typ B	
Acrycoat L 30D	30 %ige, wässrie Dispersion	
Acrycoat ERD	volständig formuliertes coating System	

Methacrylsäure-Methacrylat-Copolymer (1:1)

Arzneibücher

PhEur: Methacrylsäure-Methacrylat-Copolymer (1:1); USP/NF: Methacrylic Acid and Methyl Methacrylate Copolymer (1:1 und 1:2 in einer Monographie); JP/JPE Methacrylic Acid Copolymer L; INCI: Acrylates Copolymer. CAS 25086-15-1.

Synonyma/Definitionen

Acidi methacrylici et methylis methacrylatis polymerisatum (1:1), ein Copolymer aus Methacrylsäure und Methylmethacrylat, Poly(methylacrylsäure-co-methylmethacrylat 1:1). M_r 135.000 (PhEur), M_w 125.000 (SEC).

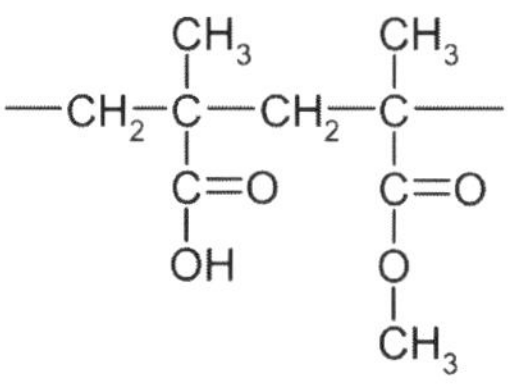

```
       CH3        CH3
       |          |
—CH2—C—CH2—C—
       |          |
       C=O        C=O
       |          |
       OH         O
                  |
                  CH3

       1    :     1
```

Gehalt an Methacrylsäureeinheiten 46,0-50,6 % (TS).

Eigenschaften

Weißes bis fast weißes, leicht fließendes Pulver, schwach hygroskopisch, mit schwachem charakteristischem Geruch. *Löslichkeit:* **ll:** Aceton, wasserfreies Ethanol, i-Propanol, Methanol (alle 1. T. in 7 T.), 1 N NaOH; **ul:** Ethylacetat, Dichlormethan, Petrolether und Wasser. Dichte der Testlösung 0,831-0,852 g/cm^3 (25 °C). Brechungsindex 1,390-1,395 (25 °C). Trocknungsverlust (% m/m): ≤5 %, SZ 300-330 mg KOH/g TS). Glasübergangstemperatur wegen beginnender Zersetzung nicht exakt bestimmbar (>150 °C), minimale Filmbildetemperatur >100 °C, empfohlener Temperaturbereich bei Extrusion <150°C (Weichmacher erforderlich). Reißdehnung nicht bestimmbar. Wasserdampfdurchlässigkeit der Filme ca. 150 g/m^2·d bei 0,025 mm Schichtdicke des Films. Löslich in Darmsaft ab pH 6. Viskosität der 12,5%igen Lösung in Wasser/i-Propanol 60-200 mPa·s.

Stabilität

M. ist als Substanz bei Lagerung von 8-25 °C stabil. Höhere Temperaturen führen zu Klumpenbildung bei Pulvern. Thermische Zersetzung der funktionellen Gruppen ab 190 °C.

Inkompatibilitäten

M. ist im alkalischen Bereich unter Bildung einer anionischen Struktur löslich, was zu Fällungen mit kationischen Polymeren oder mehrwertigen Kationen führen kann.

Anwendung

Zur Herstellung magensaftresistenter Filmüberzüge auf Tabletten, Pellets und Granulaten. Auftragsmenge ab 4 mg/cm^2, bzw. ab 10 % (w/w) für Partikel, empfohlene Weichmacher Triethylcitrat oder Dibutylsebacat (AK 50-

70 % bezogen auf die Polymermenge bei wässriger Anwendung, bzw. 10-25 % bei organischer Aufbringung) (Skalsky und Petereit 2008).

Toxizität

Siehe Basisches Butylmethacrylat-Copolymer.

Literatur

Skalsky B und Petereit U (2008): Chemistry and application properties of polymethacrylate systems, in McGinnity JW und Felton LA, Aqueous polymeric coatings for pharmaceutical dosage forms, 3rd ed, Informa Healthcare, New York, 237-250.

Handelsprodukte

Produkt/ *Hersteller*	**Eigenschaften**	**Anwendung**
Eudragit L/*Evonik Nutrition & Care GmbH*		
EUDRAGIT L 12.5	Klare Lösung in Isopropanol, enthält 0,3 % Natriumlaurylsulfat	magensaftresistente Überzüge, organisch
EUDRAGIT L 100	Enthält 0,3 % Natrium Laurylsulfat	magensaftresistente Überzüge, organisch und wässrig redispergiert
Opadry Enteric/*Colorcon*		
94	vollständig formuliertes, magensaftresistentes Coating-System, der Auftrag erfolgt mittels organischer-/hydroalkoholischer Lösungen	magensaftresistenter Überzug für Tabletten, Kapseln, Pellets
Acrycoat/*Corel Pharma*		
Acrycoat L 100		magensaftresistente Überzüge, organisch
Acrycoat L 12,5		

Methacrylsäure-Methacrylat-Copolymer (1:2)

Arzneibücher

PhEur: Methacrylsäure-Methacrylat-Copolymer (1:2); USP/NF: Methacrylic Acid and Methyl Methacrylate Copolymer (1:2 und 1:1 in einer Monographie); JP/JPE: Methacrylic Acid Copolymer S; INCI: Acrylates Copolymer. CAS 25086-15-1.

Synonyma/Definitionen

Acidi methacrylici et methylis methacrylatis polymerisatum (1:2), ein Copolymer aus Methacrylsäure und Methylmethacrylat, Poly(methylacrylsäure-co-methylmethacrylat 1:2). M_r 135.000 (PhEur), M_w 125.000 (SEC).

$$-CH_2-C(CH_3)(COOH)-CH_2-C(CH_3)(COOCH_3)-$$

1 : 2

Gehalt an Methacrylsäureeinheiten 27,6-30,7 % (TS).

Eigenschaften

Weißes bis fast weißes, leicht fließendes Pulver, schwach hygroskopisch, mit schwachem, charakteristischem Geruch. *Löslichkeit:* **ll:** Aceton, wasserfreies Ethanol, i-Propanol, Methanol (alle 1 T. in 7 T.), sowie 1 N NaOH; **ul:** Ethylacetat, Dichlormethan, Petrolether und Wasser. Dichte der Testlösung 0,831-0,852 g/cm³ (25 °C). Brechungsindex 1,390 1,395 (25 °C). Trocknungsverlust (% m/m): ≤5 %, SZ 180-200 mg KOH/g TS. Glasübergangstemperatur 160 °C, Minimale Filmbildetemperatur >100 °C, empfohlener Temperaturbereich bei Extrusion <150 °C (Weichmacher erforderlich), Reißdehnung nicht bestimmbar. Wasserdampfdurchlässigkeit der Filme ca. 150 ($g/m^2 \cdot d$) bei 0,025 mm Schichtdicke des Films. Löslich in Darmsaft ab pH 7. Viskosität der 12,5%igen Lösung in Wasser/i-Propanol 50-200 mPa·s (alle Werte von Skalsky und Petereit 2008).

Stabilität

M. ist als Substanz bei Lagerung von 8-25 °C stabil. Höhere Temperaturen führen zu Klumpenbildung bei Pulvern. Thermische Zersetzung der funktionellen Gruppen ab 186 °C.

Inkompatibilitäten

Siehe Methacrylsäure-Methacrylat-Copolymer (1:1).

Anwendung

Siehe Methacrylsäure-Methacrylat-Copolymer (1:1). Beide M.-Typen sind kombinierbar und erlauben so eine pH-Steuerung im Bereich pH 6-7.

Toxizität

Siehe Basisches Butylmethacrylat-Copolymer.

Literatur

Skalsky B und Petereit U (2008): Chemistry and application properties of polymethacrylate systems, in McGinnity JW und Felton LA, Aqueous polymeric coatings for pharmaceutical dosage forms, 3rd ed, Informa Healthcare, New York, 237-250.

Handelsprodukte

Produkt/ ***Hersteller***	**Eigenschaften**	**Anwendung**
Methacrylsäure-Methacrylat-Copolymer (1:2)/ ***Evonik Nutrition & Care GmbH***		
EUDRAGIT S 12.5	klare Lösung in Isopropanol, enthält 0,3 % Natrium-laurylsulfat	magensaftresistente Überzüge, organisch
EUDRAGIT S 100	enthält 0,3 % Natrium-laurylsulfat	magensaft-resistente Überzüge, organisch und wässrig redispergiert
Opadry Enteric/*Colorcon*		
95	vollständig formuliertes, magensaftresistentes Coating-System, der Auftrag erfolgt mittels organischer-/hydroalkoholischer Lösungen	magensaft-resistenter Überzug für Tabletten, Kapseln, Pellets
Acrycoat/*Corel Pharma*		
Acrycoat S100	Mischung mit Acrycoat L 100 möglich	magensaft-resistente Überzüge, verzögerte Freisetzung
Acrycoat S12,5		Magensaft resistente Überzüge

Poly(Methylacrylat-co-Methylmethacrylat-co-Methacrylsäure)

Arzneibücher

INCI: Acrylates Copolymer, Drug Master File 13941 (USA) und Canadian DMF 2006-176. CAS 26936-24-3.

Synonyma/Definitionen

Anionisches Copolymer aus Methacrylsäure, Methacrylsäuremethylester und Methacrylsäuremethylmethacrylat, Poly(methylacrylat-co-methylmethacrylat-co-methacrylsäure), M_r 222.000 (Viskosität), M_w 280.000 g/mol (SEC).

```
     CH3          H           CH3
     |            |           |
—CH2—C—————CH2————C————CH2————C———
     |            |           |
     C=O          C=O         C=O
     |            |           |
     OH           O           O
                  |           |
                  CH3         CH3

     10     :     65     :    25
```

Eigenschaften

Milchig-weiße, 30%ige, wässrige Dispersion von niedriger Viskosität mit schwachem, charakteristischem Geruch (Eudragit FS 30 D) bzw. festes granuläres Pulver (Eudragit FS 100). *Löslichkeit:* **l:** in wässrigen Medien oberhalb von pH 7,0 unter Salzbildung, z. B. in 2 Teilen 1N NaOH (opaleszierende Lösung), sowie in 5 Teilen Aceton oder in einer Mischung aus Aceton und Ethanol bzw. i-Propanol, wobei sich die Substanz nach anfänglicher Fällung im Überschuss des Lösungsmittels auflöst. Dichte 1,058-1,068 g/cm³. Feststoffgehalt (% m/m): 28,5-31,5 %, Trocknungsverlust 68,5-71,5 %, SZ 60-80 mg KOH/g TS, pH-Wert der Dispersion 2,0-3,5. Glasübergangstemperatur nach Gefriertrocknung der Dispersion ca. 43 °C, minimale Filmbildungstemperatur ca. 14 °C, empfohlener Temperaturbereich bei Extrusion 120-150 °C (Weichmacher erforderlich), maximal zulässige Temperaturbelastung 150 °C. Reißdehnung 300 % (3% Triethylcitrat). Wasserdampfdurchlässigkeit der Filme ca. 100 ($g/m^2 \cdot d$, 3 % Triethylcitrat, Schichtdicke des Films 0,025 mm). Löslichkeit in Magensaft ab pH 7. Viskosität ≤20 mPa·s (alle Werte Eudragit FS 30 D).

Stabilität

Die Dispersion ist bei Temperaturen von 5-10 °C zu lagern, sie darf nicht eingefroren werden.

Inkompatibilitäten

P. ist im alkalischen Bereich unter Bildung einer anionischen Struktur löslich, was in der Folge zu Fällungen mit kationischen Polymeren oder mehrwertigen Kationen führen kann.

Anwendung

Zur Herstellung magensaftresistenter, insbesondere im Colon löslicher Filmüberzüge auf Tabletten, Mikrotabletten und Pellets (Wagner et al. 2000). Auftragsmenge je nach Verwendungszweck ab 4 mg/cm², bzw. ab 10 % für Partikel, empfohlener Weichmacher Triethylcitrat (5-10 %). P. wird in der Schmelz-Extrusion zur Herstellung von Tabletten, Granulaten und Pellets eingesetzt (Young et al. 2003).

Toxizität

Siehe Basisches Butylmethacrylat-Copolymer.

Literatur

Wagner KG et al. (2000): Development of disintegrating multiple-unit tablets on a high-speed rotary tablet press, Eur J Pharm Biopharm **50**(2), 285-292. Young CR et al (2003): Properties of drug-containing spherical pellets produced by a hot-melt extrusion and spheronization process, J Microencaps **20**(5), 613-625.

Handelsprodukte

Produkt/ *Hersteller*	**Eigenschaften**	**Anwendung**
Eudragit FS/*Evonik Nutrition & Care GmbH*		
EUDRAGIT FS 30 D	30%ige Dispersion, enth. als Emulgatoren 0,3 % Natriumlaurylsulfat sowie 1,2 % Polysorbat 80, ber. auf Festsubstanz, TG ≈100 nm	magensaftresistente Überzüge, Colontargeting, bevorzugter Weichmacher: Triethylcitrat
Eudragit FS 100	Pulver, T_g: ~43°C	Löslichkeitsverbesserung schwerlöslicher Wirkstoffe

Polyvinyl Acetat Phthalat

Arzneibücher

USP/NF: Polyvinyl acetate phthalate. CAS 34481-48-6.

Synonyma/Definitionen

Phthalavin, PVAP. P. ist ein Reaktionsprodukt von Phthalsäureanhydrid mit partiell hydrolysiertem Polyvinylacetat. Es enthält 55-62 % Phthalyl-Gruppen. M_r 45.000-60.000 (Porter und Ridgway 1983).

$$\left[-CH_2-CH(O-CO-C_6H_4-COOH)-\right]_m\left[-CH_2-CH(OH)-\right]_n\left[-CH_2-CH(O-CO-CH_3)-\right]_o$$

Eigenschaften

Weißes bis fast weißes, fließfähiges und geschmackloses Pulver mit leichtem Geruch nach Essigsäure. *Löslichkeit:* **ll:** Ethanol (95 %/1 T. in 4 T.), Methanol (1 in 2) sowie in Aceton/Ethanol 1:1 (1 in 3), Aceton/Methanol 1:1 (1 in 4) und Methanol/Dichlormethan 1:1 (1 in 3); **sl:** Aceton und i-Propanol; **ul:** Wasser, Chloroform und andere chlorierte Kohlenwasserstoffe. Trocknungsverlust (% m/m): ≤5 %. Dichte 1,31-1,37 g/cm³. Glasübergangstemperatur ca. 42,5 °C. Viskosität 5000 mPa·s (50%ige Lösung in Methanol).

Stabilität

P. ist als Substanz bei trockener Lagerung stabil. Erhöhte Temperatur und Feuchtigkeit führen zur Abspaltung von Essigsäure und Phthalsäure, was bei überzogenen Tabletten zum Verlust der Magensaftresistenz führen kann.

Inkompatibilitäten

P. bildet mit Povidon unlösliche Komplexe (Kumar et al. 1999), mit Benzocain wurde eine Unverträglichkeit beobachtet.

Anwendung

P. wird als Filmbildner zur Herstellung magensaftresistenter Tabletten in Konzentrationen von 6 % (pigmentierte Systeme) bzw. 8 % (nicht-pigmentierte Systeme) bezogen auf das Kerngewicht eingesetzt. Als Weichmacher werden Acetyltriethylcitrat, Diethylphthalat, Glyceroltriacetat, Macrogol 400 und Triethylcitrat in Konzentrationen von 10-50 % bezogen auf die Menge des Filmbildners empfohlen. Die Komplexbildung mit Povidon kann zur Geschmackskaschierung bitter schmeckender Stoffe genutzt werden (Kumar et al. 2001).

Toxizität

In Tierversuchen war P. nicht mutagen, bei Ratten wurden dosisabhängig Reizung der Darmschleimhaut, laxative Effekte und Colitis beobachtet (Schoneker et al. 2003).

Literatur

Kumar V et al (1999): Interpolymer complexation. I. Preparation and characterization of a polyvinyl acetate phthalatepolyvinylpyrrolidone (PVAP-PVP) complex, Int J Pharm **188**(2), 221-232. Kumar et al (2001): Interpolymer complexation. II. Entrapment of ibuprofen by in-situ complexation between polyvinyl acetate phthalate (PVAP) and polyvinylpyrrolidone (PVP) and development of a chewable tablet formulation, Pharm Dev Technol **6**(1), 71-81. Porter SC und Ridgway K (1983): The permeability of enteric coatings and the dissolution rates of coated tablets, J Pharm Pharmacol **34**, 5-8. Schoneker DR et al (2003): Evaluation of the toxicity of polyvinylacetate phthalate in experimental animals, Food Chem Toxicol **41**(3), 405-413.

Handelsprodukte

Produkt/ ***Hersteller***	**Eigenschaften**	**Anwendung**
Polyvinyl Acetate Phthalate/*Colorcon*		
Sureteric	30%ige Dispersion, Mischung von PVAP mit Weichmachern und anderen Zusatzstoffen	magensaftresistente Überzüge für Tabletten, Pellets, Granulate, Hart- und Weichgelatinekapseln
Opadry Enteric 91	vollständig formuliertes, magensaftresistentes Coating-System	magensaftresistente Überzüge für Tabletten, Pellets, Granulate, Hart- und Weichgelatinekapseln

6.4. Filmbildner für - modifizierte Wirkstofffreigabe

Ammoniummethacrylat-Copolymer (Typ A)

Arzneibücher

PhEur: Ammoniummethacrylat-Copolymer (Typ A); USP/NF: Ammonio Methacrylate Copolymer (Typen A und B zusammengefasst) und Ammonio Methacrylate Copolymer-Dispersion; JP/JPE: Ammonio Methacrylate Copolymer (Typen A und B zusammengefasst); INCI: Acrylates /Ammonium Methacrylate Copolymer. CAS 33434-24-1.

Synonyma/Definitionen

Ammonio methacrylatis copolymerum A, Poly(ethylacrylat-co-methylmethacrylat-co-trimethylammonioethylmethacrylat chlorid), ein Copolymer aus Ethylacrylat, Methylmethacrylat und 2-(Trimethylammonium)ethylmethacrylat Chlorid im Verhältnis 1:2:0.2. Gehalt an Ammoniummethacrylat-Gruppen 8,9-12,3 %. M_r 150.000 (PhEur, bestimmt mittels Viskositätsmessung), M_w 32.000 g/mol (bestimmt mittels SEC, Evonik 2011).

```
         CH3          H           CH3
         |            |           |
——CH2—C——CH2—C——CH2—C——
         |            |           |
        C=O          C=O         C=O
         |            |           |
         O            O           O
         |            |           |
        CH2          CH2         CH3
         |            |
        CH2          CH3
         | +
  H3C—N—CH3
         |
        CH3
```

Eudragit RL = 0.2 : 1 : 2

Eudragit RS = 0.1 : 1 : 2

Eigenschaften

A.-Substanz: Weißes bis fast weißes, geschmackloses Pulver oder farblose Granulate, beide mit schwachem, aminartigem Geruch. *Löslichkeit:* **ll:** Dichlormethan, wasserfreies Ethanol; **l:** Aceton, Ethylacetat, i-Propanol, Methanol (alle 1 T. in 7 T.), auch in Mischung mit bis zu 40 % Wasser; **ul:** Wasser, Petrolether, 1 N Natriumhydroxid. Dichte der Testlösung 0,816-0,836 g/cm³, Brechungsindex 1,380-1,385, Trocknungsverlust ≤ 3 %, Alkali-Zahl 23,9-32,3. Glasübergangstemperatur 63 °C, Mindestfilmbildetemperatur 40 °C (Eudragit RL 30 D), Reißdehnung der Filme 300 % (bei 20 % Triethylcitrat-Zusatz), Wasserdampfdurchlässigkeit der Filme 450 g/m²·d (Eudragit RL 100/organische Lösung). Viskosität der Lösung ≤15 mPa·s (12,5%ige Lösung in Aceton/i-Propanol). A.-*Wässrige Dispersion:* undurchsichtige, weiße bis fast weiße, schwach viskose Flüssigkeit, mischbar mit Wasser, pH-Wert 4,0-6,0. Feststoff-Gehalt 28,5-31,5 %. Trocknungsverlust 68,5-71,5 %.
Viskosität ≤ 100 mPa·s.

Stabilität

Empfohlene Lagerung von A. als Substanz und als Dispersion bei kontrollierten Raumtemperaturen (z.B. zwischen 8 und 25 °C). Die Dispersion darf nicht eingefroren werden. Zersetzung der funktionellen Gruppen ab 140 °C.

Inkompatibilitäten

Hinweise auf Unverträglichkeiten finden sich in der Literatur mit den Wirkstoffen Glyceroltrinitrat, Ibuprofen (Pignatello et al. 2004), Montelucast und Mebeverin.

Anwendung

Zur Herstellung retardierender Filmüberzüge auf Tabletten, Pellets und Granulaten. Auftragsmenge ab 10 % (w/w). Weichmacherzusatz: Acetyltriethylcitrat, Dibutylsebacat, Macrogole, Triethylcitrat, alle in Mengen von 10-25 % (bezogen auf die Polymermenge) bei Aufbringung aus organischer Lösung, bzw. 20-30 % (bezogen auf die Polymermenge) bei wässriger Anwendung. Untersuchungen an isolierten Filmen von Eudragit RL zeigen, dass Macrogol 400 in einer Konzentration von 20 %, bezogen auf das Polymer, dem Triethylcitrat als Weichmacher überlegen ist, da es unempfindlich gegenüber der Art des Lösungsmittels (Wasser oder i-Propanol) ist und keine thermische Nachbehandlung benötigt (Sadeghi et al. 2011). Eudragit RL wird für transdermale Matrix-Systeme, zumeist in Kombination mit Eudragit RS eingesetzt. Die Freisetzungsraten lassen sich durch die relativen Anteile beider Komponenten in weiten Grenzen steuern (Chandak et al. 2010).

Toxizität

Siehe Basisches Butylmethacrylat-Copolymer.

Literatur

Chandak AR et al (2010): Eudragit-based transdermal delivery system of pentazocine: Physico-chemical, in vitro and in vivo evaluations, Pharm Dev Technol **15**(3), 296-304. Evonik (2011): EUDRAGIT® RL 100 – Product Regulatory Datasheet, Evonik Nutrition & Care GmbH 2011. Pignatello R et al (2004): Characterization of the mechanism of interaction in ibuprofen-Eudragit RL 100 coevaporates, Drug Dev Ind Pharm **30**(3), 277-288. Sadeghi F et al (2011): Comparison of physicomechanical properties of films prepared from organic solutions and aqueous dispersion of Eudragit, DARU, J Pharm Sci **19**(2), 100-106.

Handelsprodukte

Produkt/ *Hersteller*	**Eigenschaften**	**Anwendung**
Eudragit RL/*Evonik Nutrition & Care GmbH*		
EUDRAGIT RL 30 D	Zusatz von 0,25 % Sorbinsäure und 0,1 % Natriumhydroxid	retardierende Überzüge, wässrig, Granulierung
EUDRAGIT RL 100	Granulat	retardierende Überzüge, organisch, transdermale Systeme
EUDRAGIT RL PO	Pulver, hergestellt durch Mahlen von RL 100, TG: ≥ 90 % ≤ 315 µm	
EUDRAGIT RL 12,5	klare farblose Lösung in Aceton/i-Propanol 60:40 (w/w)	retardierende Filmüberzüge, organische Verarbeitung
Acrycoat/*Corel Pharma*		
Acrycoat RLO		Retardüberzug mit hoher Permabilität
Acrycoat RL30D		
RL 100		

Ammoniummethacrylat-Copolymer (Typ B)

Arzneibücher

PhEur: Ammoniummethacrylat-Copolymer (Typ B); USP/NF: Ammonio Methacrylate Copolymer (Typen A und B zusammengefasst) und Ammonio Methacrylate Copolymer-Dispersion (Typen A und B zusammengefasst); JP/JPE: Aminoalkyl Methacrylate Copolymer (Typen A und B zusammengefasst) ; INCI: Acrylates /Ammonium Methacrylate Copolymer. CAS 33434-24-1.

Synonyma/Definitionen

Ammonio methacrylatis copolymerum B, Poly(ethylacrylat-co-methylmethacrylat-co-trimethylammonioethylmethacrylat chlorid), ein Copolymer von Ethylacrylat, Methylmethacrylat und 2-(Trimethylammonium)ethyl-methacrylat Chlorid im Verhältnis 1:2:0.1. Gehalt an Ammoniummethacrylat-Gruppen 4,5-7,0 %. M_r 150.000 (PhEur, bestimmt mittels Viskositätsmessung), M_w 32.000 g/mol (bestimmt mittels SEC, Evonik 2011). Struktur siehe Ammoniummethacrylat-Copolymer (Typ A).

Eigenschaften

A.-Substanz: Weißes bis fast weißes, geschmackloses Pulver oder farblose, klare bis schwach trübe Granulate, beide mit schwachem, aminartigem Geruch. *Löslichkeit:* **ll:** Dichlormethan, wasserfreies Ethanol; **l:** Aceton, Ethylacetat, i-Propanol, Methanol (alle 1 T. in 7 T.), auch in Mischung mit bis zu 40 % Wasser; **ul:** Wasser, Petrolether. Dichte der Testlösung 0,816-0,836 g/cm³, Brechungsindex 1,380-1,385, Trocknungsverlust ≤ 3 %, Alkali-Zahl 12,1-18,3. Glasübergangstemperatur 58 °C, Mindestfilmbildetemperatur 45 °C, empfohlener Temperaturbereich bei Extrusion 120-140 °C (ohne Weichmacherzusatz) und

80-140 °C (mit Weichmacherzusatz), maximal zulässige Temperatur bei Extrusion 140 °C, Reißdehnung der Filme 250 % (10 % Triethylcitrat-Zusatz), Wasserdampfdurchlässigkeit der Filme 250 g/m^2·d (Eudragit RS 100/organische Lösung). Viskosität der Lösung ≤15 mPa·s (12,5%ige Lösung in Aceton/i-Propanol). A.- *Wässrige Dispersion:* undurchsichtige, weiße bis fast weiße, schwach viskose Flüssigkeit, mischbar mit Wasser, pH-Wert 4,0-6,0. Feststoff-Gehalt 28,5-31,5 %. Trocknungsverlust 68,5-71,5 %. Viskosität ≤ 100 mPa·s.

Stabilität

A. ist als Substanz und als Dispersion bei einer Lagerung bei ≤ 25 °C stabil. Die Dispersion darf nicht eingefroren werden.

Inkompatibilitäten

Hinweise auf Unverträglichkeiten finden sich in der Literatur mit den Wirkstoffen Glyceroltrinitrat, Ibuprofen, Montelucast und Mebeverin.

Anwendung

Zur Herstellung retardierender Filmüberzüge auf Tabletten, Pellets und Granulaten. Auftragsmenge ab 10 % (w/w). Weichmacherzusatz: Acetyltriethylcitrat, Dibutylsebacat, Macrogole, Triethylcitrat, alle in Mengen von 10-25 % (bezogen auf die Polymermenge) bei Aufbringung aus organischer Lösung, bzw. 20-30 % (bezogen auf die Polymermenge) bei wässriger Anwendung. Die Herstellung von Mikrokapseln mit A. als Hilfsstoff wird u. a. für Acetazolamid, Verapamil HCl und nichtsteroidale Antirheumatika beschrieben (Yurdasiper und Sevgi 2010).

Toxizität

Siehe Basisches Butylmethacrylat-Copolymer.

Literatur

Evonik (2011): EUDRAGIT® RS 100 – Product Regulatory Datasheet, Evonik Industries 2011. Yurdasiper A und Sevgi F (2010): An overview of modified release chitosan, alginate and Eudragit RS microparticles, J Chem Pharm Res **2**(3), 704-721.

Handelsprodukte

Produkt/ *Hersteller*	**Eigenschaften**	**Anwendung**
Eudragit RS/*Evonik Nutrition & Care GmbH*		
EUDRAGIT RS 12.5	klare farblose Lösung in Aceton/i-Propanol 60:40 (w/w)	retardierende Überzüge, organisch
EUDRAGIT RS 30 D	Zusatz von 0,25 % Sorbinsäure und 0,1 %, Natriumhydroxid	retardierende Überzüge, wässrig Verarbeitung, Granulierung
EUDRAGIT RS PO	Pulver, hergestellt durch Mahlen von RS 100, TG: ≥ 90 % ≤ 315 µm	Granulierung, retardierende Überzüge, organisch
EUDRAGIT RS 100	Granulat	retardierende Überzüge, organisch
Acrycoat/*Corel Pharma*		
Acrycoat RSPO		Retardüberzug mit hoher Permeabilität
Acrycoat RS30D		
Acrycoat RS100		

Celluloseacetat

Arzneibücher

PhEur: Celluloseacetat; USP/NF: Cellulose Acetate; JP/JPE: Cellulose Acetate; INCI: Cellulose Acetate. CAS 9004-35-7.

Synonyma/Definitionen

Acetyl Cellulose, Cellulosi acetas, eine teilweise oder vollständig O-acetylierte Cellulose mit 29,0-44,8 % Acetyl-Gruppen (PhEur) mit wechselndem Acetylierungsgrad und Molgewichten. M_r 30.000-60.000.

H_2C-OR, RO, OR, O, RO, OR, H_2C-OR, O, n

R = $-\overset{O}{\overset{\|}{C}}-CH_3$ oder H

Eigenschaften

Weißes bis gelblich-weißes oder grau-weißes, Pulver oder leicht fließende Körner, Pellets oder Flocken, hygroskopisch, geschmack- und geruchlos, zuweilen leichter Geruch nach Essigsäure. *Löslichkeit:* **l:** Aceton, Ameisensäure, Etylacetat, Methylacetat, Methylethylketon, andere Ester und Ketone und eine Mischung aus gleichen Teilen Methanol und Dichlormethan; **ul:** Ethanol, Ether, Methanol, Toluol, Wasser. Dichte 1,31 g/cm^3, Schüttdichte (typabhängig) ca. 0,4 g/cm^3. Glasübergangstemperatur 170-190 °C, Smp 230-250 °C (beide Werte typabhängig), Wassergehalt ≤5 %. Wasserdampfdurchlässigkeit der Filme 800-1400 mg/m^2 und 24 h, Reißdehnung 4-9 %.

Stabilität

C. ist bei trockener Lagerung als Substanz bei Raumtemperatur stabil, Feuchtigkeit und erhöhte Temperatur führen zur Abspaltung von Essigsäure.

Inkompatibilitäten

Unverträglich mit starken Oxidationsmitteln, starken Säuren und starken Basen.

Anwendung

Filmüberzüge: C. ist der am weitesten verbreitete Filmüberzug für perorale osmotische Systeme (OROS-Systeme). Dabei unterscheidet man sog. Einkammersysteme, bei denen der Wirkstoff und die osmotisch wirksame Substanz nebeneinander vorliegen, von den Zweikammersystemen, bei denen die osmotisch wirksame Substanz, die in diesen Fällen häufig ein Quellstoff ist, von der Wirkstoffschicht getrennt ist. Die Schichtdicke des semipermeablen Überzugs aus C. beträgt ca. 200-300 µm. Als Weichmacher werden Tributylcitrat, Diethylphthalat und Dibutylphthalat empfohlen (Sharma et al. 2008). Neben den klassischen Systemen mit einer Austrittsöffnung werden auch solche beschrieben, die im Film Weichmacher enthalten und durch die Bildung von Kanälen in der Hülle eine Wirkstofffreisetzung bewirken (Makhija und Vavia 2003). **Transdermale Systeme:** C. bildet in vielen transdermalen Systemen die Kontrollmembran für die Wirkstoffabgabe (Chowdary und Naidu 1992).

Toxizität

C. ist untoxisch, nicht allergen und nicht reizend. In einer subchronischen Toxizitätsstudie an Ratten konnte gezeigt werden, dass bei Gaben von 5000 mg/kg Körpergewicht über 94-96 Tage hinweg keinerlei toxische Effekte beobachtet wurden (Thomas et al. 1991).

Literatur

Chowdary KPR und Naidu RAS (1992): Preparation and evaluation of cellulose acetate films as rate controlling membranes for transdermal use, Indian Drugs **29**(7), 312-315. Makhija SN und Vavia PR (2003): Controlled porosity osmotic pump-based controlled release systems of pseudoephedrine I. Cellulose acetate as a semipermeable membrane, J Contr Rel **89**(1), 5-18. Sharma S et al (2008): Osmotic controlled drug delivery systems, www.pharmainfo.net. (zuletzt aufgerufen am 16.2.2020). Thomas WC et al (1991): Subchronic oral toxicity of cellulose acetate in rats, Food Chem Toxicol **29**(7), 453-458.

Handelsprodukte

Produkt/ *Hersteller*	Eigenschaften	Anwendung
Celluloseacetat/*Chisso*		
Celluflow TA-25	SD 0,3 g/cm^3, mittl.TG 6-8 µm, spez. Oberfläche der Poren 44,5 m^2/g	Mikroschwammstruktur zur Herstellung von Produkten mit verzögerter Freisetzung
Celluloseacetat/*Eastman*		
Celluloseacetat 398 10NF/EP	M_n 40000, Smp 230-250 °C, T_g 185 °C, Stampfdichte 0,4 g/cm^3	Retard-Tabletten mittels Direktverpressung, semipermeable Überzüge

Celluloseacetatbutyrat

Arzneibücher

PhEur: Celluloseacetatbutyrat; USP/NF: Cellaburate; INCI: Cellulose Acetate Butyrate. CAS 9004-36-8.

Synonyma/Definitionen

Acetylbutyrylcellulose, CAB, Cellulosi acetas butyras, Cellulose acetate butanoate, eine teilweise O-acetylierte und O-butyrilierte Cellulose mit 2,0-30,0 % Acetyl-Gruppen und 16,0-53,0 % Butyryl-Gruppen (PhEur) und 1,1-4,8 % OH-Gruppen, entsprechend DS-Graden von 0,2-2,0; 0,7-2,5 und 0,2-0,9. M_r ca. 30.000-70.000, abhängig von der Kettenlänge der Cellulose und dem Substitutionsgrad der funktionellen Gruppen.

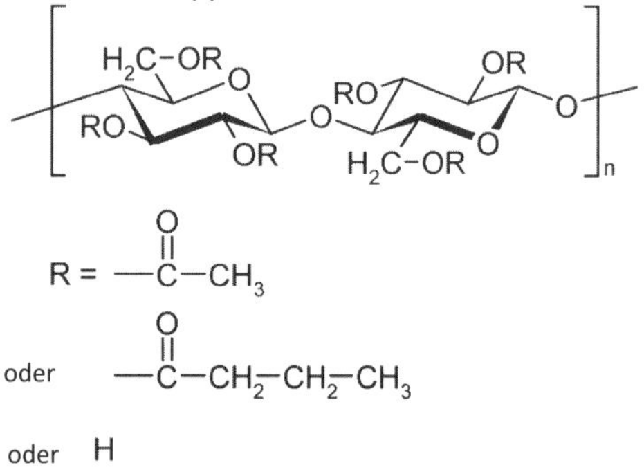

$R = -C(=O)-CH_3$

oder $-C(=O)-CH_2-CH_2-CH_3$

oder H

Eigenschaften

Weißes bzw. gelblich-weißes bis grauweißes, geschmackloses, schwach hygroskopisches Pulver oder Körner. C. kann einen leichten Geruch nach Essigsäure haben. *Löslichkeit:* **l:** Aceton und in Mischungen von Aceton und

Wasser, Ameisensäure und in Mischungen gleicher Volumenteile Methanol und Dichlormethan, Ester und Ketone; **ul:** Wasser, Ethanol. Dichte 1,18 g/cm^3, Schüttdichte (typabhängig) ca. 0,35 g/cm^3, Stampfdichte (typabhängig) ca. 0,46 g/cm^3. Reißdehnung 60 %, Glasübergangstemperatur 95-140 °C (typabhängig), Smp 130-240 °C (typabhängig). Trocknungsverlust ≤2 %.

Stabilität

C. ist bei trockener Lagerung als Substanz bei Raumtemperatur stabil, Feuchtigkeit und erhöhte Temperatur führen zur Abspaltung von Essigsäure.

Anwendung

C. zeichnet sich gegenüber Celluloseacetat durch eine höhere Härte, Festigkeit, Zähigkeit und geringere Wasseraufnahme aus, wodurch es einen breiteren Verarbeitungsbereich (ca. +45 bis +115 °C) aufweist. Filmüberzüge: C. wird neben Celluloseacetat als Überzugsmaterial für OROS-Systeme eingesetzt. Die Kombination beider Substanzen weist gegenüber den Einzelbestandteilen Vorteile auf (Yan et al. 2008). Zur Modifikation der Freisetzungsrate von Wirkstoffen kann C. mit Hydroxypropylmethylcellulosephthalat kombiniert werden (Moretti et al. 2001). In der Tablettierung zeigt C. im Vergleich zu Celluloseacetat und Ethylcellulose eine bessere Komprimierbarkeit (Shivanand und Sprockel 1992).

Inkompatibilitäten

Unverträglich mit starken Oxidationsmitteln.

Toxizität

C. ist untoxisch, nicht allergen und nicht reizend.

Literatur

Moretti MD et al. (2001): Spray-dried microspheres containing ketoprofen formulated into capsules and tablets, J Microencaps **18**(1), 111-121. Shivanand P und Sprockel OL (1992): Compaction behavior of cellulose polymers, Powder Technol **69**(2), 177-184. Yan J et al (2008): Permeability study on cellulose acetate butyrate coating film, Drug Deliv Technol **8**(2), 46-51.

Handelsprodukte

Produkt/ *Hersteller*	**Eigenschaften**	**Anwendung**
Cellulose Acetate Butyrate/*Eastman/Sigma Aldrich*		
Eastman Cellulose Acetate Butyrate CAB-171-15NF/EP	Smp 230-240 °C, M_n 65.000, T_g 161 °C	Geschmacksmaskierung, Retardierung mittels Direkttablettierung, als Überzüge für osmotische Systeme (OROS)

Chitosan

Arzneibücher

PhEur: Chitosanhydrochlorid/Chitosan Hydrochloride; USP/NF: Chitosan; INCI: Chitosan. CAS 9012-76-4 (Chitosan), CAS 70694-72-3 (Chitosan hydrochloride).

Synonyma/Definitionen

2-Amino-2-deoxy-(1,4)-β-D-glucopyranan, Chitosan hydrochloridum, deacetyliertes Chitin, ein unverzweigtes, binäres Heteropolysaccharid, das aus geringen Anteilen N-Acetyl-D-glucosamin und D-Glucosamin besteht und durch partielle Deacetylierung von Chitin gewonnen wird. Ab einem Deacetylierungsgrad von 50 % entstehen wasserlösliche Produkte, der Deacetylierungsgrad von Handelsprodukten beträgt 70-95 %. M_r 10.000-1.000.000.

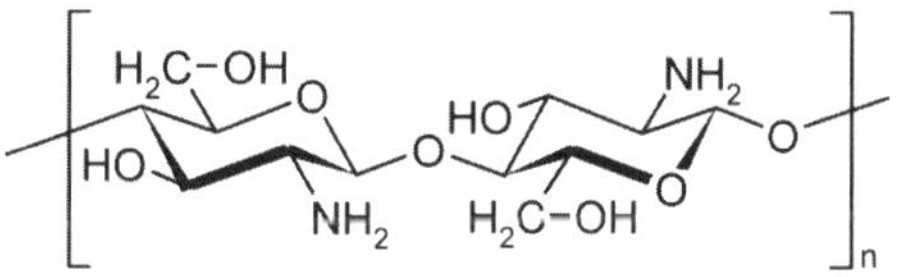

Eigenschaften

Chitosan: weißes oder cremefarbenes, geruchloses Pulver, das aufgrund der Faserstruktur ein baumwollähnliches Aussehen haben kann. *C.-Hydrochlorid:* weißes bis fast weißes, feines Pulver. *Löslichkeit:* **wl:** wasserfreies Ethanol, Wasser; **ul:** Aceton, Chloroform, Ether, Petrolether und andere organische Lösungsmittel. Lösungs-pH-Wert ≤4,5-5, beeinflusst durch den pKa-Wert der beteiligten Säure, die Ionenstärke und den Deacetylierungsgrad (Rinaudo 2006). Die Viskosität der Lösungen steigt mit steigendem Deacetylierungsgrad. C. ist ein Strukturbildner in sauren Lösungen, wobei der Typ des Säureanions insbesondere bei verdünnten Lösungen eine große Rolle spielt. So beträgt die Viskosität von 1%igen Lösungen in

Gegenwart von Citronensäure 35 mPa·s, während in Essigsäure ein Wert von 260 mPa·s gemessen wird (Skaugrud 1991). Dichte 1,35-1,40 g/cm³, pH-Wert der wässrigen Lösung (1%ig): 4,0-6,0, Trocknungsverlust ≤10 % (Ph Eur). Chitosan ist schwach hygroskopisch, bei 50 % rF werden ca. 7 % und bei 80 % rF ca. 15 % Wasser aufgenommen. Glasübergangstemperatur 203 °C. Die Viskosität von Lösungen steigt mit steigender C. -Konzentration, fallender Temperatur und steigendem Grad der Deacetylierung. C. kommt in zwei polymorphen Formen vor, einer wasserfreien und einer hydratisierten Form (sog. Tendon-Chitosan), die wegen ihrer großen Ähnlichkeit besser als Pseudopolymorphe bezeichnet werden sollten (Ogawa et al. 2004).

Stabilität

C. ist als Substanz bei Raumtemperatur stabil. Nach Trocknung ist die Substanz schwach hygroskopisch. Empfohlene Lagertemperatur 2-8 °C (PhEur).

Inkompatibilitäten

Unverträglich mit starken Oxidationsmitteln. Die Interaktionen mit Schwermetallen, Tensiden (z. B. Natriumlaurylsulfat), Proteinen, Polyanionen und DNA, sowie zahlreichen anionischen Polymeren wie Polyacrylsäure, Natrium Carboxymethylcellulose, Xanthan, Carrageenan, Alginaten und Pektin können sowohl Unverträglichkeiten sein als auch beabsichtigte Komplexbildung zur Entwicklung von Arzneiformen.

Anwendung

C. ist das einzige "pseudo-natürliche", kationische Polymer, wodurch seine zahlreichen Anwendungen erklärbar sind (Rinaudo 2006): Gelbildung im sauren pH-Bereich, Filmbildung, Herstellung von Mikrokapseln und Tabletten, nasale, parenterale, vaginale und transdermale Arzneiformen (Übersicht bei Bernkop-Schnürch und Dünnhaupt 2012) sowie als in situ gelierendes System zur Anwendung am Auge. C. ist Träger für Peptid-Arzneiformen und in der Gentherapie. Die Substanz hat antimikrobielle und pilzhemmende Eigenschaften. In der Kosmetik wird C. als Filmbildner und Haarfixativ eingesetzt (Skaugrud 1991).

Toxizität

Die Beurteilung der Toxizität von C. ist schwierig, da die am Markt befindlichen Produkte sich sowohl hinsichtlich ihres Molekulargewichts als auch hinsichtlich des Deacetylierungsgrades unterscheiden. Nach i.v.-Gabe werden niedermolekulare Anteile schneller aus dem Blutkreislauf eliminiert als höhermolekulare. Nach peroraler Gabe werden ebenfalls nur die niedermolekularen Anteile von C. teilweise resorbiert, während der Rest mit den Fäzes ausgeschieden wird. C. wird weit gehend als nicht toxisch und biologisch verträglich beschrieben. In einigen Ländern wie Japan, Italien und Finnland wird C. als Nahrungsergänzungsmittel eingestuft. Auf die Angabe einer LD_{50} wird verzichtet, da die bisher publizierten Ergebnisse aufgrund der unterschiedlichen Zusammensetzung von C. stark differieren (Kean und Thanou 2010).

Literatur

Bernkop-Schnürch A und Dünnhaupt S (2012): Chitosan-based drug delivery systems, Eur J Pharm Biopharm **81**, 463-469. Kean T und Thanou M (2010): Biodegradation, biodistribution and toxicity of chitosan, Advan Drug Deliv Rev **62**(1), 3-11. Ogawa K et al (2004): Molecular conformations of chitin and chitosan, Food and Food Ingred J Japan. **209**(4), 311-319. Rinaudo M (2006): Chitin and chitosan: Properties and applications, Prog Polym Sci **31**, 603-622.
Skaugrud O (1991): Chitosan – a new biopolymer for cosmetics and drugs, Drug Cosmet Ind **148**, 24-29.

Handelsprodukte

Produkt/ *Hersteller*	**Eigenschaften/ Charakteristika**	**Anwendung**
Chitosan/*HEC Group*		
Chitosan	Basis: Krebspanzer, Deacetylierungsgrad > 85 %, Viskosität 5-50 mPa·s (0,5 %), TG: 180-425 µm, M_r 20000-150000	Pharma, Kosmetik
Chitosan/*Heppe Medical*		
Chitosan-Palette	Deacetylierungsgrade von > 70-95 %, Viskosität 5-3000 mPa·s	Pharma, Spezialprodukte für wiss. Anwendungen
Chitosan/*Kimika*		
Chitosan	extrahiert aus Krebsschalen	Pharma, Nutraceuticals
Chitosan/*KiOmed Pharma*		
Animal-free Ultra pure Chitosan	gewonnen aus *Agaricus bisporus* (Zweispoige Egerling)	Pharma

Produkt/ *Hersteller*	**Eigenschaften/ Charakteristika**	**Anwendung**
Chitosan/*Marshall Marine Products*		
Chitosan		Dermatologie, Wundheilung, Pharma
Chitosan/*Primex*		
Chitoclear		Wundheilung, Retardierung, Dematologie, Kosmetik
Chitopharm/*Chitinor AS (Seagarden ASA, früher Cognis)*		
L/M/S	Deacetylierungsgrad > 70 %, rosafarbenes, granulatartiges Pulver	Dentalchirurgie, Retardierung, Schwämme, Vliese, Wundbeh.
Chitosan/*Chitocean*		
Chitosan	Gewinnung aus Shrimpschalen, Deacetylierungsgrad von 65-99%,	Dermatologie, Wundheilung, Pharma, biomedizinisch, Drug Delivery

Ethylcellulose

Arzneibücher

PhEur: Ethylcellulose; USP/NF: Ethylcellulose und Ethylcellulose Aqueous Dispersion und Ethylcellulose Dispersion Type B; JP/JPE: Ethylcellulose und Ethylcellulose-Dispersion; INCI: Ethylcellulose. CAS 9004-57-3.

Synonyma/Definitionen

Ethylcellulosum, eine teilweise O-ethylierte Cellulose mit 44,0-51,0 % Ethoxy-Gruppen (PhEur) mit wechselndem Ethoxylierungsgrad und Molgewichten. M_r 150.000-300.000.

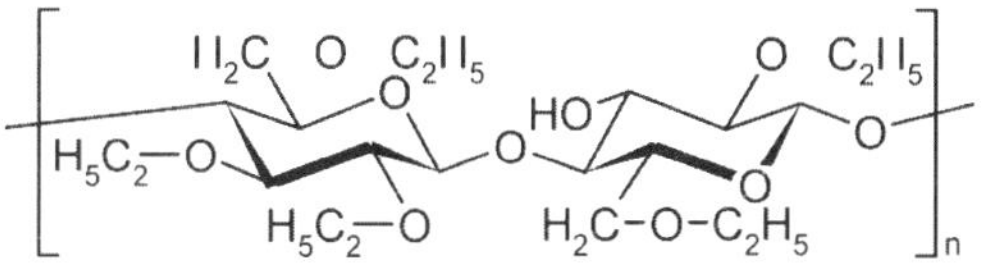

Eigenschaften

Weißes bis gelblich-weißes, freifließendes, geruch- und geschmackloses oder nahezu geschmackloses, schwach hygroskopisches Pulver. *Löslichkeit:* **l:** *E. mit <46,5 % Ethoxylgruppen:* Chloroform, Methylacetat, Tetrahydrofuran und in Mischungen aus aromatischen Kohlenwasserstoffen mit Ethanol (95 %). *E. mit >46,5 % Ethoxylgruppen:* Chloroform, Ethanol (95 %), Ethylacetat, Methanol und Toluol; **ul:** Glycerol, Propylenglykol und Wasser. Dichte 1,12-1,15 g/cm^3, Schüttdichte (niedrigviskose Typen) ca. 0,4 g/cm^3, Schüttdichte (hochviskose Typen) ca. 0,3 g/cm^3. Brechungsindex 1,47. Die Charakterisierung der einzelnen E.-Typen erfolgt über die Viskosität, bestimmt als 5%ige Lösung in einer Mischung aus 20 Teilen Ethanol 96 % und 80 Teilen Toluol. Die Viskosität beträgt 80-120 % des Nominalwertes für Typen mit ≥6 mPa·s, und 75-140 % des Nominalwertes für Typen mit ≤6 mPa·s (PhEur). Glasübergangstemperatur 129-133 °C, Erweichungstemperatur 133-138 °C (typabhängig), Smp 165-173 °C (typabhängig). Wassergehalt ≤3 %. Reißdehnung der weichmacherfreien Filme 5-12 % (lösungsmittelabhängig), (Dow Cellulosics 2005).

Stabilität

C. ist bei trockener Lagerung als Substanz bei Temperaturen bis 32 °C stabil. Bei erhöhter Temperatur kann der Einfluss von UV-Licht zu einer oxidativen Zersetzung führen.

Inkompatibilitäten

Unverträglich mit festem Paraffin und mikrokristallinen Wachsen.

Anwendung

Filmüberzüge: E. bildet wasserunlösliche Filme und wird deshalb für das Überziehen von Tabletten, Kapseln, Pellets, Granulaten und Kristallen mit dem Ziel einer Retardierung eingesetzt. Höhermolekulare E.-Typen ergeben härtere Filme. Die Filme können in ihrer Durchlässigkeit durch den Zusatz von Hypromellose und/oder einem Weichmacher modifiziert werden. Sie können entweder aus organischer Lösung oder aus wässriger Dispersion aufgebracht werden (Harris und Ghebre-Selassie 2008). **Granulation und Tablettierung:** E. wird in der Granulation als retardierendes Bindemittel und in der Direkttablettierung zur Herstellung von Retard-Matrix-Tabletten verwendet (Lin und Lin 1995). **Mikroverkapselung:** E. wird zur Herstellung von Mikrokapseln aus organischer Lösung verwendet (Rogers und Wallick 2011).

Toxizität

E. ist untoxisch, nicht allergen und nicht reizend. E.-Dispersionen zeigen in subchronischen Studien keinerlei toxische Effekte und keine Mutagenität (DeMerlis et al. 2005).

Literatur

DeMerlis CC et al (2005): A subchronic toxicity study in rats and genotoxicity tests with an aqueous ethylcellulose dispersion, Food Chem Toxicol **43**(9), 1355-1364. Dow Cellulosics (2005): Ethocel, Ethylcellulose polymers handbook, DowChemical, Form No. 192-00818-0905 X AMS. Harris MR und Ghebre-Selassie I (2008): Aqueous polymeric coating for modified-release oral dosage forms, Drugs and the Pharm Sci **176** (Aqueous polymeric coatings for pharmaceutical dosage forms), 3rd ed, 47-66. Lin SY und Lin KH (1995): Compression behavior of the different grades of ethyl cellulose. Part I. Studies on micronized ethyl cellulose for dosage form design, Yakuzaigaku **55**(4), 254-260. Rogers TL und Wallick D (2011): Reviewing the use of ethylcellulose, methylcellulose and hypromellose in microencapsulation. Part 2: Techniques used to make microcapsules, Drug Dev Ind Pharm **37**(11), 1259-1271.

Handelsprodukte

Produkt/ *Hersteller*	Eigenschaften	Anwendung
Aqualon Ethylcellulose NF/*Aqualon*		
N 7 Pharm	Visk.[2] 6-8 mPa·s	Bindemittel für Tabletten, Füllstoff, Filmcoating, Geschmacks-maskierung, Mikroverkapselung
N 10 Pharm	Visk.[2] 8-11 mPa·s	
N 14 Pharm	Visk.[2] 12-16 mPa·s	
N 22 Pharm	Visk.[2] 18-24 mPa·s	
N 50 Pharm	Visk.[2] 40-52 mPa·s	
N 100 Pharm	Visk.[2] 80-105 mPa·s	
T 10 Pharm	Visk.[2] 8,0-11,0 mPa·s, höherer Ethoxylierungsgrad und spezielle TG-Verteilung	spezielle Qualität für bessere Verpressbarkeit
Ashacel/*Asha Cellulose*		
M4	Visk.[2] 3-5,5 mPa·s, SD 0,4 g/cm³	Controlled-release Überzüge, Mikroverkapselung, Geschmacksmaskierung, Granuierung
M7	Visk.[2] 6-8mPa·s SD 0,4 g/cm³	
M10	Visk.[2] 8-11 mPa·s SD 0,3 g/cm³	
M20	Visk.[2] 18-22 mPa·s SD 0,4 g/cm³	
M50	Visk.[2] 45-55mPa·s SD 0,4 g/cm³	
M100	Visk.[2] 90-110 mPa·s, SD 0,4 g/cm³	
M200	Visk.[2] 150-250 mPa·s, SD 0,3 g/cm³	
M300	Visk.[2] 250-35o mPa·s, SD 0,3 g/cm³	
Ethocel-Dispersion *Colorcon*		
Surelease	25 % Dispersion, TG: 0,2 µm	Filmcoating von Tabletten mit verzögerter Freisetzung

Produkt/ *Hersteller*	Eigenschaften	Anwendung
Ethocel/*Dow Chemical/Colorcon/DuPont*		
Ethocel Std[1] 4	SD 0,4 g/cm³	Bindemittel für die Granulation, Filmcoating, Retardformen, Direktverpressung (FP-Typen)
Ethocel Std 7		
Ethocel Std 10		
Ethocel Std 20		
Ethocel Std 45		Mikroverkapselung, Granulation
Ethocel Std 100		Mikroverkapselung
Ethylcellulose-Dispersion/*DuPont Nutrition & Bioscience*		
Aquacoat ECD	30 % Dispersion, Visk. < 150 mPa·s, pH 4,0-7,0	Filmcoating von Tabletten und Pellets mit verzögerter Freisetzung
Ethylcellulose/*Sidley Chem*		
Ethylcellulose	Viskositätten von 4-300 mPa·s,	Retardformen, Mikroverkapselung, Feuchtigkeitsschutz siehe Aqualon/ Asha cellulose
Opadry/*Colorcon*		
EC	Vollständig formuliertes Coating System, sowohl ohne als auch mit mit niederiger und hoher Porösität verfügbar	Tabletten, Pellets, Granulate

1) Ethoceltypen werden nach Viskosität, Pharmaeinsetzbarkeit und Partikelgrösse charakterisiert (z. B. Ethocel Std 4(Viskosität) Premium (Pharma-Qualität) FP (feines Pulver) (Dow Cellulosics 2005).

2) 5%ig, gemessen in Toluol:Ethanol/8:2.

Polyacrylat-Dispersion 30 %

Arzneibücher

PhEur: Polyacrylat-Dispersion 30 %; USP/NF: Ethylacrylate and Methyl Methacrylate Copolymer Dispersion; JP/JPE: Ethylacrylate Methyl Methacrylate Copolymer Dispersion; INCI: Acrylates Copolymer. CAS 9010-88-2.

Synonyma/Definitionen

Polyacrylatis dispersio 30 per centum, Poly-(ethylacrylat-methylmethacrylat-copolymer 2:1), ein Copolymer aus Ethylacrylat und Methylmethacrylat im Verhältnis 2:1. Gehalt: 28,5-31,5 % (Verdampfungsrückstand). Die Substanz kann einen geeigneten Emulgator enthalten (PhEur). M_r 800.000 (PhEur, Viskositätsmessung), M_W 750.000 g/ml (SEC).

```
              CH3
              |
 —[—CH2—CH—CH2—C——]—
        |       |
        C=O     C=O
        |       |
        O       O
        |       |
        CH2     CH3
        |
        CH3          ]n
```

Eigenschaften

Weiße oder fast weiße, opake, schwach viskose Dispersion mit schwachem, charakteristischem Geruch. *Löslichkeit:* **l:** Aceton, Ethanol, i-Propanol (alle im Verhältnis 1:5), wobei das Polymer anfänglich ausfällt und sich im Überschuss des Lösungsmittels löst, mischbar mit Wasser; **ul:** verdünntes Alkali. Dichte der Testlösung 1,037-1,047 g/cm³ (30%ige Dispersion), 1,55-1,64 g/cm³ (40%ige Dispersion). Trocknungsverlust 68,5-71,5 %. Viskosität der Dispersion ≤50 mPa·s, pH-Wert 5,5-8,6. Glasübergangstemperatur -8 °C, Mindestfilmbildetemperatur 6 °C (E. NE) bzw. 9 °C (E. NM), Reißdehnung der Filme 600 %, Wasserdampfdurchlässigkeit 300 g/m²·d (kein Weichmacher-Zusatz (Skalsky und Petereit 2008 und BASF 2004).

Stabilität

P. ist bei Lagerung bei 8-25 °C stabil. Die Dispersion darf nicht eingefroren werden.

Inkompatibilitäten

Die Kombination mit anderen wasserlöslichen Polymeren kann zu Schattierungen im Film oder zur Koagulation der Dispersion führen.

Anwendung

Zur Herstellung retardierender Filmüberzüge auf Tabletten, Pellets und Granulaten. Auftragsmenge ab 5 % (w/w). Kein Weichmacherzusatz notwendig, zur Granulation von Retardpräparaten in Konzentrationen von 5-20 % (Lehmann und Petereit 1988), sowie zur Herstellung von Retard-Pellets (Ravishankar et al. 2005).

Toxizität

Siehe Basisches Butylmethacrylat-Copolymer.

Literatur

BASF (2004): Technical Information Kollicoat EMM 30 D, MEMP 030723e-02 August **2004**, 1-12. Lehmann K und Petereit HU (1988): Use of aqueous poly-(meth)acrylate dispersions for the preparation of matrix tablet granulates, Acta Pharm Techn **34**(4), 189-195. Ravishankar H et al (2005): EUDRAMODE: a novel approach to sustained oral drug delivery systems, Drug Deliv Technol **5**(9), 48-50, 52-55. Skalsky B und Petereit U (2008): Chemistry and application properties of polymethacrylate systems, in McGinnity JW und Felton LA, Aqueous polymeric coatings for pharmaceutical dosage forms, 3rd ed, Informa Healthcare, New York, 237-250.

Handelsprodukte

Produkt/ *Hersteller*	**Eigenschaften**	**Anwendung**
EudragitNE/NM/*Evonik Nutrition & Care GmbH*		
EUDRAGIT NE 30 D	enthält 1,5 % Nonoxynol 100, Viskosität 2-20 mPa · s	retardierende Filmüberzüge für Tabletten und Pellets, wässrige Verarbeitung
EUDRAGIT NE 40 D	enthält 2 % Nonoxynol 100, Viskosität < 150 mPa · s	
EUDRAGIT NM 30 D	M_w 600.000, enthält 0,7 % Macrogol Stearyl Ether (20), Viskosität < 50 mPa · s	s. o. und Granulierung

Polymilchsäure

Arzneibücher

INCI: Polylactic Acid. CAS- und EINECS-Nummern siehe Tab. 1.

Tab. 1: *CAS- und EINECS-Nummern*

Bezeichnung	**CAS-NR.**	**EINECS-Nr.**
Poly(L-milchsäure)	33135-50-1	608-832-1 (EC)
Poly(D,L-milchsäure)	202832-99-3 26023-30-3 26680-10-4	–
Poly(L-milchsäure-co-D,L-milchsäure)	52305-30-3	610-824-8 (EC)

Synonyma/Definitionen

Polymilchsäuren sind thermoplastische, lineare, aliphatische Polyester, die 1913 zum ersten Mal synthetisiert wurden und ab etwa 1950 industriell genutzt werden. **Poly(L-milchsäure):** L-Lactid homopolymer, L-Polylactid, L-Lactide polymer, Poly-L-lactid, PLLA. **Poly(D,L-milchsäure):** D,L-Lactid homopolymer, D,L-Lactid polymer, Poly(D,L-lactid); Polylactid, PDLLA. **Poly(L-milchsäure-co-D,L-milchsäure):** L-Lactid-D,L-lactid copolymer, L-Lactid-D,L-lactid polymer, Poly(L-lactid-co-D,L-lactid). $(C_6H_8O_4)_n$, M_r 40 000 bis >100 000 (typabhängig, charakterisiert über die inhärente Viskosität).

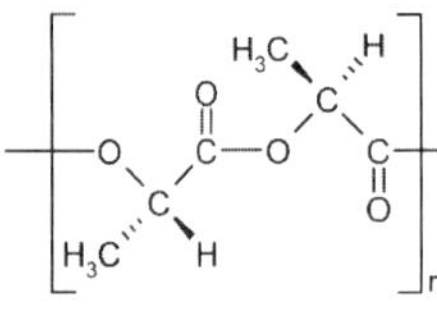

Poly(L-milchsäure)

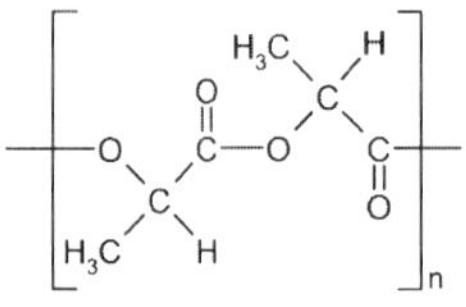

Poly(D,L-milchsäure)

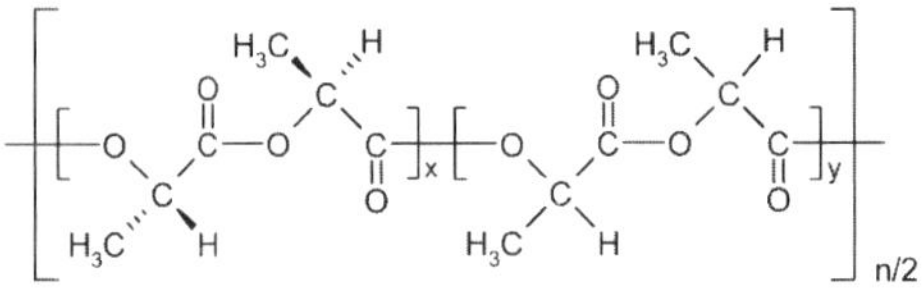

$-(C_6H_8O_4)_n-$

Poly(L-milchsäure-co-D,L-milchsäure)

Eigenschaften

Weiße bis fast weiße, geschmacklose und nahezu geruchlose Pulver, Granulate, Flocken oder Pellets. *Löslichkeit:* **l:** Aceton, Chloroform, Dichlormethan, Dioxan, Ethylacetat, halogenierte Kohlenwasserstoffe, Hexafluorisopropanol, Tetrahydrofuran; **ul:** Wasser. Dichte 1,24-1,29 g/cm³, Wassergehalt <0,5 %. Poly(L-milchsäure) ist kristallin und weist Glasübergangstemperaturen von 50-65 °C und Smp von 170-190 °C auf, Schmelzenthalpie 93-203 J/g (Auras et al. 2010). Sie ist weitgehend hydrolyseresistent, während Poly(D,L-milchsäure) als amorphe Substanz je nach Typ Glasübergangstemperaturen von 38-52(60) °C aufweist. Poly(L-milchsäure-co-D,L-milchsäure), Glasübergangstemperatur ca. 56-62 °C, liegt ebenfalls in amorphem Zustand vor und ist leichter hydrolysierbar. Die an Formkörpern gemessenen Bruchkräfte liegen im Bereich von 11-72 MPa. Die große Spanne erklärt sich aus unterschiedlichen Anteilen der amorphen Poly(D,L-milchsäure) in den geprüften Produkten (Daniels et al. 1990). Für Poly(L-milchsäure), in Klammern die Werte für Poly(D,L-milchsäure), wird ein Elastizitätsmodul von 4 (3) MPa, eine Zugfestigkeit von 70 (50) GPa und eine Reißdehnung von 2-6 (2-6) % angegeben (Tänzer 2000). Die weitere Charakterisierung der Produkte erfolgt über die Angabe der Endgruppen (Ester oder freie Säure), die inhärente Viskosität ($\eta_{inh} = \ln \eta_{rel}/C$, mit η_{inh} = inhärente Viskosität, η_{rel} = relative Viskosität) als Maß für das Molgewicht und die Zeitspanne für den biologischen Abbau sowie im Falle von Poly(L-milchsäure-co-D,L-milchsäure) über die Angabe des Verhältnisses von L- zu D,L-Milchsäure (siehe auch Tabellen 3 bis 5). Hochmolekulare P. werden vor der Verarbeitung auf eine Restfeuchte von ca. 100-300 ppm vorgetrocknet. Sie nehmen anschließend innerhalb von 5 min Wasser bis zu einem Wert von ca. 1000 ppm auf. Der Sättigungswert der Wasseraufnahme liegt bei ca. 1 %. P.-Typen mit freien Carboxylgruppen am Kettenende nehmen stärker Wasser auf als solche mit einer endständigen Estergruppe; dies gilt insbesondere für Copolymere.

Stabilität

P. ist als Substanz bei trockener Lagerung und Lagertemperaturen von -15 bis -20 °C über 10-15 Monate stabil. Der Abbau erfolgt hydrolytisch unter Abnahme der Molmasse zu Milchsäure. Thermogravimetrische und hydrolytische Untersuchungen zeigen, dass Poly(D,L-milchsäure) stabiler ist als Poly(L-milchsäure) (Tsuji 2005). Siehe auch Poly(milchsäure-co-glycolsäure).

Inkompatibilitäten

Unverträglich mit starken Säuren und Basen.

Anwendung

P. wird in der Medizintechnik in Form von chirurgischem Nahtmaterial, Klammern, Platten, Schrauben und Stiften zur Fixierung von Gewebe und/oder Knochen eingesetzt. Für diese Zwecke wird vornehmlich hochmolekulare, langsam abbauende Poly(L-milchsäure) mit Abbauzeiten von 2 bis ≥3 Jahren verwendet. Hochmolekulare Poly(D,L-milchsäure) ergibt Medizinprodukte mit 1-2 Jahren Abbauzeit. Die Verarbeitung erfolgt im Spritzgussverfahren bei Temperaturen zwischen 160 und 275 °C (typabhängig). In Abhängigkeit von dieser Verarbeitungstemperatur ergeben sich unterschiedliche mechanische und thermische Eigenschaften, wie in Tab. 2 am Beispiel dreier in der Medizintechnik verwendeter Polymere der Firma Evonik dargestellt wird.

Tab. 2: *Ausgewählte anwendungstechnisch relevante Eigenschaften dreier Polymilchsäuren, die im Bereich der Medizintechnik eingesetzt werden (Hersteller: EvonikNutrition & Care GmbH)*

Parameter	L 209[1)]	R207[2)]	LR708[3)]
Verarbeitungs-bereich (°C)	220/230/245	160/175/190	245/260/275
Zugfestigkeit (MPa)[4),5)]	82,5/80,5/77,5	58/56/54	79/72/60
Reissdehnung (%)[4),5)]	7,1/10,6/12,7	10,4/9,0/8,8	6,03/7,37/2,91
Zug-E-Modul (MPa)[4),6)]	670/665/656	661/655/605	660/660/660
Inhärente Viskosität (dl/g)		1,43/1,38/1,35	2,9/2,4/1,6
Viskosität (Pa)	400/230/140	614/446/308	–
Glasübergangs-temperatur (°C)	57	57	55
Kristallisations-temperatur (°C)	180	–	110
Dichte (Raum-temperatur) (g/cm³)	1,256	1,246	1,259

[1)] Poly(L-milchsäure); [2)] Poly(D,L-milchsäure);
[3)] Poly(L-milchsäure-co-D,L-milchsäure); [4)] Prüftemperatur 37 °C,
[5)] Prüfgeschwindigkeit 50 mm/min;
[6)] Prüfgeschwindigkeit 1 mm/min;

Der zweite Einsatzbereich sind Koronar-Stents, die aus einem Gerüst aus hochmolekularer Poly(L-milchsäure) aufgebaut sind und mit einer den Arzneistoff tragenden Schicht aus Poly(D,L-milchsäure) beschichtet werden. Die amorphe Poly(D,L-milchsäure) wird rascher abgebaut und setzt dabei 80 % des Arzneistoffs (z. B. Everolimus) innerhalb von 28 Tagen frei (Ormiston et al. 2008). Das dritte Einsatzgebiet ist die kontrollierte Arzneistofffreisetzung aus Depot-Arzneiformen zur parenteralen Anwendung. Für diese Zwecke werden niedermolekulare P.-Typen eingesetzt, die eine Abbauzeit von <6 Monaten haben. Die meisten der im Handel befindlichen Präparate bestehen jedoch aus Poly(milchsäure-co-glycolsäure), weshalb die Anwendung dort besprochen wird.

Toxizität

Der Metabolismus im menschlichen Körper führt über Milchsäure in den Citrat-Zyklus und endet bei Kohlendioxid und Wasser. In vivo findet in der Endphase des Abbaus auch eine enzymatische Spaltung, an der die Enzyme Pronase, Proteinase K, Bromelain, Ficin, Esterase und Trypsin beteiligt sind, statt (Tänzer 2000). Siehe auch Poly(milchsäure-co-glycolsäure).

Literatur

Auras R et al (2010): Poly(lactic acid), John Wiley & Sons, Hoboken, New Jersey, ISBN 978-0-470-29366-9, 64. Daniels AU et al (2000): Mechanical properties of biodegradable polymers and composites proposed for internal fixation of bone, J. Appl. Biomat **1**(1), 57-78. Ormiston JA et al (2008): A bioabsorbable everolimus-eluting coronary stent system for patients with single de-novo coronary artery lesions (ABSORB): a prospective open-label trial, Lancet **371**, 899-907. Tänzer W (2000): Biologisch abbaubare Polymere, Dtsch Verlag Grundstoffind, Wiley-VCH, Weinheim, ISBN 3-342-00686-2, 91-94. Tsuji H (2005): Poly(lactide) stereocomplexes: Formation, structure, properties, degradation, and applications, Macromol Biosci **5**, 569-597; DOI: 10.1002/mabi.299500062.

Handelsprodukte

Tab. 3: *Poly(L-milchsäure)*

Bezeichnung/ *Hersteller*	**Inhär. Visk.[1)]**	**E.[2)]**	**Ein-satz[3)]**	**Abbau-zeit**
Resomer/*Evonik Nutrition & Care GmbH*				
L 206 S	0,8-1,2	E	M	> 3 Jahre
L 207 S	1,5-2,0	E	M	> 3 Jahre
L 209 S[4)]	2,6-3,2	E	M	> 3 Jahre
L 210 S[4)]	3,3-4,3	S	M	> 3 Jahre
Lactel Poly(L-Lactide)/*Lactel/Durect*				
B6002-1	0,15-0,35	E	M,K	> 2 Jahre
B6002-2	0,9-1,2	E	M,K	> 2 Jahre
Purasorb/*Purac*				
PL 18	1,5-2,0	E	M	
PL 24	2,0-2,7		M	
PL 32	2,7-3,6		M	
PL 38	3,2-4,3	E	M	
PL 49	4,3-5,5		M	
PL 65	5,5-7,5		M	

[1)] Inhärente Viskosität in dl/g, gemessen in 0,1 % w/v-Lösung in Chloroform mit Ubbelohde Kapillarviskosimeter Gr. 0c;
[2)] Endgruppen: E = Ester (mit Laurylakohol), S = freie Säure;
[3)] Einsatz: M = Medizintechnik, K = kontrollierte Wirkstofffreigabe; [4)] Hauptprodukte für Medizintechnik

Tab. 4: *Poly(D,L-milchsäure)*

Bezeichnung/ *Hersteller*	**Inhär. Visk.[1)]**	**E.[2)]**	**Ein-satz[3)]**	**Abbau-zeit**
Resomer/*Evonik Nutrition & Care GmbH*				
R 202 S	0,16-0,24	E	K	< 6 Mon
R 202 H	0,16-0,24	S	K	< 6 Mon
R 203 S	0,25-0,35	E	K	< 6 Mon
R 203 H	0,25-0,35	S	K	< 6 Mon
R 205 S	0,55-0,75	E	K	< 6 Mon
R 207 S[4)]	**1,3-1,7**	**E**	**M**	**1-2 Jahre**
Lactel Poly(D,L-Lactide)/*Lactel/Durect*				
B6005-2	0,55-0,75	E	M	12-16 M.
Expansorb/*PCAS*				
10P006	0,05-0,2	S	K,M	

Bezeichnung/ *Hersteller*	**Inhär. Visk.**[1]	**E.**[2]	**Ein-satz**[3]	**Abbau-zeit**
10P005	0,15-0,30	S	K,M	
Purasorb/*Purac*				
PDL 02 A	0,2	E	K	12-16 Monate
PDL 02	0,2	E	K	
PDL 04	0,4	E	K	
PDL 05	0,5	E	K	
PDL 20	2,0	E	M	
PDL 45	4,5	E	M	

[1]Inhärente Viskosität in dl/g, gemessen in 0,1 % w/v-Lösung in Chloroform mit Ubbelohde Kapillarviskosimeter Gr. 0c; [2]Endgruppen: E = Ester (mit Laurylakohol), S = freie Säure; [3]Einsatz: M = Medizintechnik, K = kontrollierte Wirkstofffreigabe; [4]Hauptprodukt fürMedizintechnik

Tab. 5: *Poly(L-milchsäure-co-D,L-milchsäure)*

Bezeichnung/ *Hersteller* (L:D,L-Verhältnis)[4]	**Inhär. Visk.**[1]	**E.**[2]	**Ein-satz**[3]	**Abbau-zeit**
Resomer/*Evonik Nutrition & Care GmbH*				
LR 704 S (70:30)	2,0-2,8	E	M	2-3 Jahre
LR 706 S (70:30)	3,3-4,2	E	M	2-3 Jahre
LR 708 (70:30)[5]	5,7-6,5	S	M	2-3 Jahre
Purasorb/*Purac*				
PLDL 8038 (80:20)	3,8	E	M	2-3 Jahre
PLDL 8058 (80:20)	5,8	E	M	
PLDL 7028 (70:30)	2,8	E	M	
PLDL 7038 (70:30)	3,8	E	M	
PLDL 7060 (70:30)	6,0	E	M	

[1]Inhärente Viskosität in dl/g, gemessen in 0,1 % w/v-Lösung in Chloroform mit Ubbelohde Kapillarviskosimeter Gr. 0c; [2]Endgruppen: E = Ester (mit Laurylakohol), S = freie Säure; [3]Einsatz: M = Medizintechnik; [4]Verhältnis von L-Milchsäure zu D,L-Milchsäure; [5]Hauptprodukt für Medzintechnik

Poly(milchsäure-co-glycolsäure)

Arzneibücher

CAS 26780-50-7

Synonyma/Definitionen

Poly(L-milchsäure-co-glycolsäure): Glycolid-L-lactid polymer, L-Lactid-co-glycolid copolymer, Poly(L-lactid-co-glycolid), PLLA/PLGA. **Poly-(D,L-milchsäure-co-glycolsäure):** Glycolid-D,L-lactid polymer, D,L-Lactid-co-glycolid copolymer, Poly(D,L-lactid-co-glycolid), PDLLA/PLGA. $(C_6H_8O_4\ C_4H_4O_4)_n$, M_r 2 000 bis >100 000 (typabhängig), charakterisiert über die inhärente Viskosität).

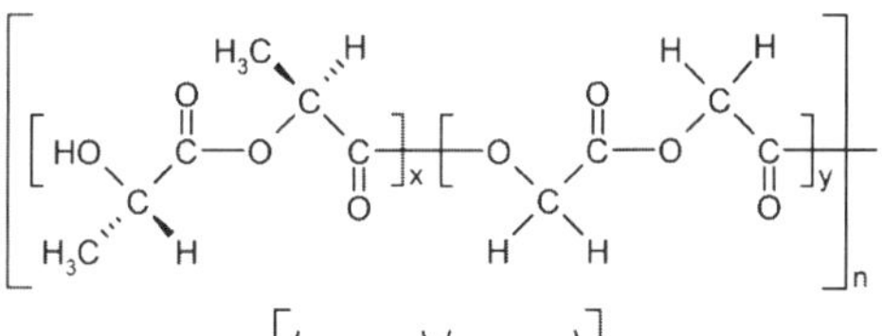

$$-\left[\left(C_6H_8O_4\right)_x\left(C_4H_4O_4\right)_y\right]_n-$$

Poly(L-milchsäure-co-glycolsäure)

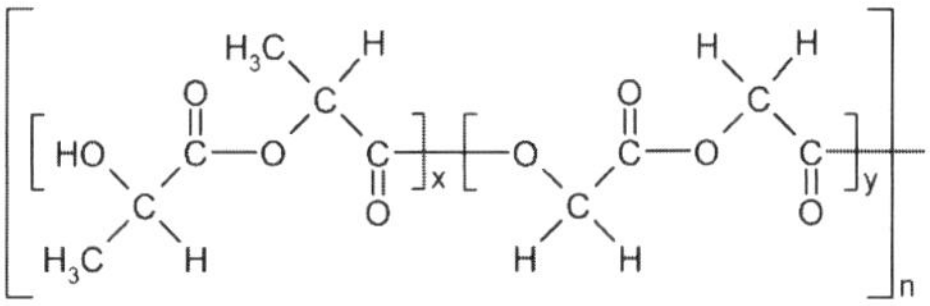

$$-\left[\left(C_6H_8O_4\right)_x\left(C_4H_4O_4\right)_y\right]_n-$$

Poly(D,L-milchsäure-co-glycolsäure)

Eigenschaften

Weiße bis fast weiße, geschmacklose und nahezu geruchlose, amorphe Pulver. *Löslichkeit:* Verbindungen mit <50 % Glycolsäure: **l:** Chloroform, Dioxan, Ethylacetat, halogenierte Kohlenwasserstoffe, Tetrahydrofuran; **ul:** Wasser; *Löslichkeit:* Verbindungen mit >50 % Glycolsäure: **l:** Hexafluoroisopropanol; **ul**: Wasser und die meisten organischen Lösungsmittel. Dichte 1,15-1,29 g/cm³, Wassergehalt <0,5 %. Glasübergangstemperaturen: 42-52 °C [Poly(D,L-milchsäure-co-glycolsäure), typabhängig] bzw. 54-63 °C [Poly(L-milchsäure-co-glycolsäure), typabhängig]. Die an Formkörpern gemessenen Bruchkräfte liegen im Bereich von 31-58 MPa. Hohe Anteile von Poly(glycolsäure) erhöhen die Bruchkräfte (Daniels et al. 1990). Die Abbauzeit im Körper sinkt mit sinkendem Molgewicht und mit steigendem Gehalt an Poly(glycolsäure), wie am Beispiel von Lakeshore Biomaterials 8515 DLG 7E bis 5050 DLG 5E für Verbindungen mit Ester-Endgruppen gezeigt wird (siehe Tab. 1). Die Abbauzeit verlängert sich durch eine Erhöhung des Molgewichts bei konstantem Verhältnis von Poly(milchsäure) zu Poly(glycolsäure) (5050 DLG 1A und 2A, Tab.1). Eine weitere Erhöhung des Molgewichts führt zu Abbauzeiten von ein bis zwei Jahren. Durch diese beiden Parameter kann die Wirkstofffreigabe aus einer Arzneiform in den

Grenzen von ca. 1 bis ca. 9 Monate variiert werden. Eine Verlängerung der Freigabezeit kann durch eine Erhöhung des Anteils Poly(milchsäure) erreicht werden (RG 572 H und RG 858 S, Tab. 1). Hohe Anteile von Poly(milchsäure) in Verbindung mit hohen Molekulargewichten führen zu Abbauzeiten von 1 bis 2 Jahren (Tab. 2). Alle Typen, die am Kettenende eine Säuregruppe tragen, sind stark hygroskopisch und nehmen innerhalb weniger Minuten erhebliche Wassermengen auf. Die Produkte, die am Kettenende eine Estergruppe tragen, sind dagegen weniger empfindlich.

Stabilität

P. ist als Substanz bei trockener Lagerung und Lagertemperaturen von -15 bis -20 °C über 10-15 Monate stabil. Der Abbau erfolgt hydrolytisch unter Abnahme der Molmasse zu Milchsäure und Glycolsäure. Die Abbaugeschwindigkeit ist bei niedrigen pH-Werten <1,5 gering, im alkalischen Bereich (pH >7,5) erfolgt rasche Hydrolyse, die umso schneller verläuft, je kleiner das Molgewicht der Verbindung ist. Die notwendige Sterilisation der injizierbaren Zubereitungen im Endbehältnis ist nur mit Gamma-Strahlen möglich. Dabei findet ein teilweiser Abbau des Polymers statt, der umso höher ist je höher der Anteil an Poly(milchsäure) ist. Diese Verluste müssen bereits in der Entwicklung der Zubereitung berücksichtigt werden. Um sie möglichst klein zu halten, sollte die Gamma-Bestrahlung unter Inertgasatmosphäre durchgeführt werden. Als einzige Alternative dazu bietet sich die aseptische Herstellung an (Petersen 2007).

Inkompatibilitäten

Unverträglich mit starken Säuren und Basen.

Anwendung

Hochmolekulare P. wird sowohl in der Ester-Form als auch in der Säure-Form in ähnlicher Weise wie Poly(milchsäure) für Medizinprodukte eingesetzt. Niedermolekulare Produkte werden für die kontrollierte Arzneistofffreisetzung aus Depot-Arzneiformen zur parenteralen Anwendung verwendet. Dabei überwiegen die mikropartikulären Arzneiformen, bei denen die Mikropartikel, zumeist in einer Zweikammer-Fertigspritze, direkt vor der Injektion mit dem Lösungsmittel vermischt werden (Rote Liste 2012). Daneben werden durch Extrusion hergestellte injizierbare Implantate verwendet sowie Lösungen in organischen Lösungsmitteln, die sich nach subkutaner Injektion verfestigen und so in situ ein Arzneistoffdepot bilden (Petersen 2007). Der Mechanismus der Arzneistofffreigabe ist in allen drei Fällen die Diffusion in Verbindung mit dem hydrolytischen Abbau des Polymers (Erosion). Für hochpotente, niedrigdosierte Arzneistoffe wird Implantaten der Vorzug gegeben, da in diesen Fällen kleinvolumige, gut injizierbare Implantate entwickelt werden können. Auf diese Weise wird die bei Mikropartikeln zu beobachtende hohe initiale Freisetzung vermieden. Bei hochdosierten Arzneistoffen sind Mikropartikel die bessere Alternative, da relativ große Volumina tief intramuskulär injiziert werden können. Eine hohe initiale Freisetzung spielt hier eine geringere Rolle, da das Verhältnis von an der Oberfläche der Mikropartikel anhaftendem Arzneistoff zur Gesamt-Dosis günstiger ist. Die in situ-Depots sind eine technisch einfachere Alternative, haben jedoch den Nachteil, dass organische Lösungsmittel Bestandteil der Injektionslösung sind, was zu lokalen Reizungen führen kann. Die Auswahl des Polymers ist wirkstoffabhängig und wird durch folgende Faktoren beeinflusst: den Typ der Endgruppe (Ester oder Säure), das Verhältnis von lipophilen Milchsäure- zu hydrophilen Glycolsäure-Gruppen und das Molgewicht des Polymers. Gesucht wird immer das Polymer, welches die höchste Verkapselungsrate bei geringster initialer Arzneistofffreisetzung und angestrebter Freisetzungscharakteristik ergibt, was für jeden Wirkstoff individuell ermittelt werden muss. Als grobe Faustregel kann angenommen werden: eine Erhöhung des Molekulargewichts des Polymers führt zu einer stärkeren Verzögerung der Freisetzung des Arzneistoffes, eine Erhöhung des Glycolsäureanteils führt zu einer rascheren Freisetzung. Durch Variation der Endgruppe der Polymerkette (Ester oder Säure) kann die Freisetzung in Abhängigkeit von der Polarität des Wirkstoffes variiert werden (Petersen 2007). In einer Übersicht (Danhier et al. 2012) werden anhand von P.-basierten Nanopartikeln die Möglichkeiten für Impfstoffe, Wirkstoffe zur Krebsbehandlung, antiinflammatorische Wirkstoffe sowie Wege zur Behandlung von zerebralen und kardiovaskulären Erkrankungen und zur Behandlung von Infektionen aufgezeigt.

Toxizität

Primäre Metaboliten von P. sind Milchsäure und Glycolsäure. Milchsäure geht direkt in den Citrat-Zyklus ein, während Glycolsäure über die Stufen Glyoxylsäure und Glycerin ebenfalls in diesem Zyklus eintritt. Als Endprodukte des Abbaus fallen ausschließlich Kohlendioxid und Wasser an. P. gilt damit als toxikologisch unbedenklich.

Literatur

Danhier F et al (2012): PLGA-based nanoparticles: An overview of biomedical applications, J Contr Release **161**, 501-522. Daniels AU et al (1990): Mechanical properties of biodegradable polymers and composites proposed for internal fixation of bone, J Appl Biomat **1**(1), 57-78. Petersen H (2007): Poly(lactide-co-glycolide)s: Technical requirements for processing this biodegradable copolymers into parenteral depots, Processing Pharm Polym **2007**,ISBN 9781847350176, 1-16. Rote Liste (2012): Arzneimittelverzeichnis für Deutschland, Rote Liste Service GmbH, Frankfurt, www.rote-liste.de.

Handelsprodukte

Tab. 1: *Poly(D,L-milchsäure-co-glycolsäure)*

Bezeichnung/ *Hersteller*	**Inhär. Visk.[1)]**	**E.[2)]**	**Einsatz[3)]**	**Abbau-zeit**
Resomer/*Evonik Nutrition & Care GmbH*				
RG 502 (50:50)	0,16-0,24	E	K	<3 Mon
RG 502 H (50:50)	0,16-0,24	S	K	<3 Mon
RG 503 (50:50)	0,32-0,44	E	K	<3 Mon
RG 503 H (50:50)	0,32-0,44	S	K	<3 Mon
RG 504 (50:50)	0,45-0,60	E	K	<3 Mon
RG 504 H (50:50)	0,45-0,60	S	K	<3 Mon
RG 505 (50:50)	0,61-0,74	E	K	<3 Mon
RG 653 H (63:35)	0,32-0,44	S	K	<3 Mon
RG 750 S (75:25)	0,8-1,2	E	K	<6 Mon
RG 752 H (75:25)	0,14-0,22	S	K	<6 Mon
RG 752 S (75:25)	0,16-0,24	E	K	<6 Mon
RG 753 H (75:25)	0,32-0,44	S	K	<6 Mon
RG 753 S (75:25)	0,32-0,44	E	K	<6 Mon
RG 755 S (75:25)	0,50-0,70	E	K	<6 Mon
RG 756 S (75:25)	0,71-1,0	E	K	<6 Mon
RG 858 S (85:15)	1,3-1,7	E	K	<9 Mon
Lactel/*Lactel*				
B6017-1 (50:50)	0,15-0,25	E	K	1-2 Mon
B6010-1 (50:50)	0,26-0,54	E	K	
B6010-2 (50:50)	0,55-0,75	E	K	
B6029-2 (50:50)	0,62-0,65	E	K	
B6029-1 (50:50)	0,65-0,85	E	K	
B6010-3 (50:50)	0,76-0,94	E	K	
B6010-4 (50:50)	0,95-1,20	E	K	
B6001-1 (65:35)	0,55-0,75	E	K	3-4 Mon
B6001-2 (65:35)	0,83-0,93	E	K	3-4 Mon
B6007-1 (75:25)	0,55-0,75	E	K	4-5 Mon
B6007-2 (75:25)	0,80-1,20	E	K	4-5 Mon
B6006-1 (85:15)	0,55-0,75	E	K	5-6 Mon
B6006-2 (85:15)	0,76-0,85	E	K	5-6 Mon
Purasorb/*Purac*				
PDLG 7502 (75:25)	0,2	E	K	3-4 Mon
PDLG 7502 A (75:25)	0,2	S	K	2-3 Mon
PDLG 7507 (75:25)	0,7	E	K	4-5 Mon
PDLG 5002 (50:50)	0,2	E	K	0,75-1,5 Mon
PDLG 5002 A (50:50)	0,2	S	K	0,5-1 Mon
PDLG 5004 (50:50)	0,4	E	K	1-2 Mon
PDLG 5004 A (50:50)	0,4	S	K	0,75-1 Mon
PDLG 5010 (50:50)	1,0	E	K	3-4 Mon

[1)] Inhärente Viskosität in dl/g, gemessen in 0,1 % w/v-Lösung in Chloroform mit Ubbelohde Kapillarviskosimeter Gr. 0c;
[2)] Endgruppen: E = Ester (mit Laurylakohol), S = freie Säure;
[3)] Einsatz: M = Medizintechnik, K = kontrollierte Wirkstofffreigabe.

Tab. 2: *Poly(L-milchsäure-co-glycolsäure)*

Bezeichnung	Inhär. Visk.[1]	E.[2]	Einsatz[3]	Abbauzeit
Resomer/*Evonik Nutrition & Care GmbH*				
LG 824 S (82:18)	1,7-2,6	E	M	1-2 Jahre
LG 855 S (85:15)	2,5-3,5	E	M	1-2 Jahre
LG 857 S (85:15)	5,0-7,0	E	M	1-2 Jahre
Purasorb/*Purac*				
PLG 8523 (85:15)	2,3	E	M	12-18 Monate
PLG 8531 (85:15)	3,1	E	M	
PLG 8560 (85:15)	6,0	E	M	

[1]Inhärente Viskosität in dl/g, gemessen in 0,1 % w/v-Lösung in Chloroform mit Ubbelohde Kapillarviskosimeter Gr. 0c;
[2]Endgruppen: E = Ester (mit Laurylakohol), S = freie Säure;
[3]Einsatz: M = Medizintechnik

Tab. 3: *PLGA Spezialprodukte*

Bezeichnung	Eigenschaften
Resomer/*Evonik Nutrition & Care GmbH*	
Condensate RG 50:50 Mn 800	Mittleres Molekulargewicht: 700-900 g/mol; Molverhältnis: 45:55 zu 55:45 von D,L-Milchsäure: Glykolsäure
Condensate RG 50:50 Mn 2300	Mittleres Molekulargewicht: 2000-2500 g/mol, Molverhältnis: 45:55 zu 55:45 von D,L-Milchsäure: Glykolsäure
Zero	PLGA Produkt mit niedrigem Zinn Gehalt (< 1ppm); Produkte mit einem Glykolsäureanteil von bis zu 50 % verfügbar
Sterile	Steriles PLGA Produkt für die aspetische Herstellung, verfügbar für alle in Tabelle 1 und Tabelle 2 aufgeführten Produkte, sowie für individuell angefertige Produkte (Resomer Select)

Poly(vinylacetat)

Arzneibücher

PhEur: Poly(vinylacetat) und Poly(vinylacetat)-Dispersion 30 %; USP/NF: Polyvinyl acetate und Polyvinyl acetate dispersion; JP/JPE: Polyvinyl Acetate; INCI: Polyvinyl Acetate. CAS 9003-20-7.

Synonyma/Definitionen

Poly(vinylis acetas), ein thermoplastisches Polymer aus Vinylacetat, das bis zu 98 % als Kopf/Schwanz-Verknüpfung vorliegt. M_r (Substanz): 10.000-1.500.000, n = 100-17.000, M_r (Dispersion 30 %): 450.000 (Ph Eur).

$$\left[-CH_2-CH(-O-C(=O)-CH_3)- \right]_n$$

Die Dispersion kann Povidon und eine geeignete oberflächenaktive Substanz wie Natriumlaurylsulfat als Stabilisatoren enthalten.

Eigenschaften

P.-Substanz: Weißes bis fast weißes Pulver, farblose Körner oder Perlen, geruch- und geschmacklos. *Löslichkeit:* **ll:** Aceton, chlorierte Kohlenwasserstoffe, Ethanol, Ethylacetat, Ester, i-Propanol (90 %), Ketone und viele organische Lösungsmittel; **ul:** Wasser, Fette und Öle, höhere Alkohole, aliphatische Kohlenwasserstoffe und Cyclohexan. Trocknungsverlust (% m/m): ≤1 %. Dichte 1,17-1,19 g/cm^3 (15 °C). Brechungsindex 1,4665-1,4669. SZ ≤2, EZ 615-675 (Andersen 1996). Glasübergangstemperatur ca. 28 °C, Erweichungstemperatur 43-141 °C, beide Werte abhängig vom Molekulargewicht. Minimale Filmbildungstemperatur 15-18 °C (Rinno 2012). Viskosität 4-250 mPa·s (20%ige Lösung in Ethylacetat). *P.-Dispersion 30 %:* weiße bis fast weiße, opake, schwach viskose, wässrige Flüssigkeit, mischbar mit Wasser und Ethanol 96 %, Gehalt 25,0-30,0 % P., Verdampfungsrückstand 28,5-31,5 %. Viskosität ≤100 mPa·s.

Stabilität

P. ist als Substanz bei trockener Lagerung stabil und gegen Licht und Sauerstoff beständig. Lagerungstemperatur für die Dispersion 5-30 °C, eine Konservierung ist erforderlich. Ein aus der Dispersion hergestellter Film muss unter Rühren in Phosphatpuffer von pH 6,8 30 min stabil sein.

Inkompatibilitäten

Unverträglich mit starken Oxidationsmitteln.

Anwendung

Trockenbindemittel in der Direkttablettierung (AK 5-10 %), auch als Copolymer mit Povidon und zur Herstellung retardierender Filmüberzüge. Die Kombination von P. (80 %) mit Povidon (20 %) ist zur Herstellung von Retard-Matrix-Tabletten (AK 20-60 %) geeignet. Die

Anwendungskonzentration richtet sich nach den Wirkstoffeigenschaften (Narayan und Hall 2003).

Toxizität

In Tierversuchen war P. nicht mutagen, weder haut- noch schleimhautreizend und nicht carcinogen (Andersen 1996). In Lebensmittelqualität ist P. als Basis für Kaugummi zugelassen (Walker und Burton 2001).

Literatur

Andersen FA (1996): Amended final safety assessment of polyvinyl acetate, J. Amer. College Toxicol **15**(2), 166-176. Narayan BK und Hall K (2003): Polyvinyl acetate applied to controlled-release formulations, Pharm Technol **27**(10) (Suppl.), 34-37. Rinno H (2012): Poly(vinyl) esters, in Ullmann's Encyclopedia of Industrial Chemistry **28**, 469-479, Wiley-VCH Verlag, Weinheim. Walker BJ und Burton L (2001): Poly vinyl acetate, alcohol, and derivatives, polystyrene, and acrylics, in Bingham E et al (eds): Patty's Toxicology (5th ed) **7**, 487-519.

Handelsprodukte

Produkt/ *Hersteller*	**Eigenschaften**	**Anwendung**
Polyvinylacetat/*BASF*		
Kollicoat SR 30 D	30%ige Dispersion, Visk. < 100mPa · s, TG: 170 nm, MFT 18 °C, M_w 450.000	Depotmatrixtabletten, Filmbildner für Retardtabletten, Pellets, Maskierung von Geruch und Geschmack
Polyvinylacetat/*Wacker*		
VINNAPAS B 5 Spezial	SD 0,73 g/cm^3, Viskosität 1,6-2,0 mPa · s (10%ig in Ethylacetat)	Kaugummibasis und Überzugsmittel im Nahrungsmittelbereich
VINNAPAS B 17 Spezial	SD 0,73 g/cm^3, Viskosität 2,5-3,0 mPa · s (10%ig in Ethylacetat)	
VINNAPAS B 30 Spezial	SD 0,73 g/cm^3, Viskosität 3,0-3,5 mPa · s (10%ig in Ethylacetat)	
VINNAPAS B 60 Spezial	SD 0,73 g/cm^3, Viskosität 3,5-5,0 mPa · s (10%ig in Ethylacetat)	
VINNAPAS B 100 Spezial	SD 0,73 g/cm^3, Viskosität 5,0-6,5 mPa · s (10%ig in Ethylacetat)	
VINNAPAS B 1,5 Spezial	SD 0,73 g/cm^3, Viskosität 1,2-1,4 mPa · s (10%ig in Ethylacetat)	
Polyvinylacetat/*Anmol Chemicals*		
PVA BP grade		Pharma

Schellack

Arzneibücher

PhEur: Schellack; USP/NF: Shellac; JP/JPE: Purified Shellac und White Shellac; INCI: Shellac. CAS 9000-59-3, EINECS 232-549-9, E 904.

Synonyma/Definitionen

Gebleichter Schellack, Lacca, Resina lacca, ein aus der harzigen Absonderung weiblicher Exemplare der Insektenarten *Kerria lacca* (Kerr) Lindinger (*Laccifer lacca* Kerr) hergestelltes Harz. Es werden vier Arten von S. unterschieden: wachshaltiger Schellack, gebleichter Schellack, wachsfreier Schellack und gebleichter, wachsfreier Schellack, die sich in ihren Herstellungsarten unterscheiden.

S. enthält 46 % Aleuritinsäure, 27 % Schellolsäure, 5 % Kerrolsäure, 2 % Butolsäure, daneben Ester von Wachsalkoholen und Wachssäuren. Die gelbe Farbe geht auf Erythrolaccin, die rote auf Laccainsäure, ein dem Carmin ähnlicher Farbstoff, zurück.

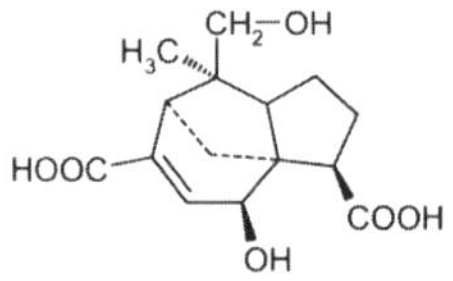

Schellolsäure

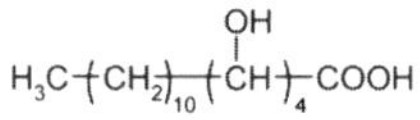

Kerrolsäure

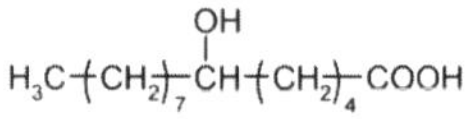

Butolsäure

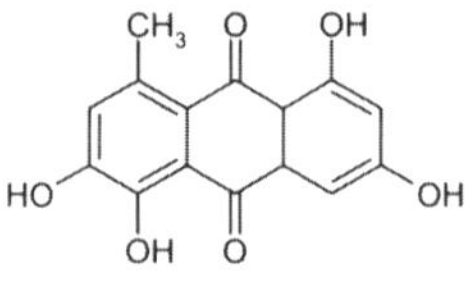

Erythrolaccin

Eigenschaften

Bräunliche orange oder gelbe, glänzende, durchsichtige, harte oder spröde, mehr oder weniger dünne Schuppen (wachshaltiger und wachsfreier S.) oder cremig weißes bis bräunlich gelbes Pulver (gebleichter S. und gebleichter, wachsfreier S.). *Löslichkeit:* **l:** wasserfreies Ethanol (1 T. in 2 T.), wobei mit wachshaltigem und gebleichtem S. mehr oder weniger opaleszierende Lösungen entstehen, klare Lösungen ergeben wachsfreier S. und gebleichter, wachsfreier S., **l:** in Alkali, Benzol (1 in 10), Ethanol 95 % (1 in 1,2), Ether (1 in 8), Propylenglykol (1 in 10); **ul:** Wasser, Hexan und andere Fettlösemittel. Dichte 1,035-1,140 g/cm³, Brechungsindex 1,514-1,524, Trocknungsverlust ≤2 % (ungebleichte Typen) bzw. ≤6 % (gebleichte Typen) (Ph Eur). Glasübergangstemperatur 33-52 °C, abhängig von der Herstellungsart, Smp 77-90 °C (andere Angaben 115-120 °C). OHZ 230-280, IZ 10-18, SZ 65-95, VZ 185-260.

Stabilität

S. ist als Substanz bei Lagerung unter 15 °C stabil. Die Haltbarkeit für ungebleichten S. wird mit 1 bis 2 Jahren, die von gebleichtem S. mit ca. 6 Monaten angegeben.

Inkompatibilitäten

S. kann mit Alkali, organischen Basen, Alkoholen und carboxylgruppenhaltigen Verbindungen reagieren.

Anwendung

Das Hauptanwendungsgebiet von S. ist das Überziehen von Tabletten, Kapseln, Pellets und Granulaten mit einem magensaftresistenten bzw. retardierenden Überzug (Specht et al. 1999), wofür über lange Zeiträume hinweg alkoholische Lösungen verwendet wurden. Später wurden wässrig-ammoniakalische Lösungen bzw. Pseudolatex-Dispersionen eingesetzt (Pearnchop et al. 2003).

Toxizität

S. wird in oralen pharmazeutischen Formulierungen, Nahrungsmitteln und in der Kosmetik eingesetzt. Es gilt als nicht toxisch und nicht reizend. S. ist als Lebensmittelzusatzstoff zugelassen.

Literatur

Pearnchop N et al (2003): Shellac used as coating material for solid pharmaceutical dosage forms: Understanding the effects of formulation and processing variables, S.T.P. Pharma Sci **13**, 387-396. Specht F et al (1999): The application of shellac as an acidic polymer for enteric coating, Pharm Technol **23**(3), 146,148,150,152,154.

Handelsprodukte

Produkt/ *Hersteller*	**Eigenschaften**	**Anwendung**
Schellack/*Gifu Shellac*		
Schellack JP	entfärbte Qualität	magensaftresistente Überzüge
Schellack/*Lexportex*		
Schellack	entwachste Schuppen	magensaftresistente Überzüge
	entwachste und entfärbte Schuppen	
	entwachste und gebleichte Qualität	
Schellacklösung/*Stroever/Harke*		
Aquagold	basiert auf Schellack SSB 57 Pharma (entwachster und entfärbter Schellack)	magensaftresistente Überzüge, Matrixtabletten,
Schellack/*Stroever/Harke*		
SSB 55 Pharma	entwachste, desodorierte Qualitäten mit unterschiedlicher Entfärbung in Schuppen, Granulaten und Pulver	magensaftresistente Überzüge, Schutzüberzüge zur Geschmacksmaskierung oder Feuchtigkeitsschutz, Matrixtabletten
SSB 56 Pharma		
SSB 57 Pharma		
Schellack/*Tolaram*		
Schellack 5 Typen	entwachste Qualität, verschiedene Farbintensitäten	magensaftresistente Überzüge, Schutzüberzüge zur Geschmacksmaskierung oder Feuchtigkeitsschutz, Matrixtabletten
Schellack gebleicht	Smp. 75-91 °C, Wachsgehalt ≤ 5,5 %	
Schellack gebleicht und entwachst	entfärbte Qualität	
Shellac/*Vishnu Shellac Factory*		
Shellack	entwachste, gebleichte Qualität	Magensaftresistenter Überzug für Tabletten und Kapseln

Zein

Arzneibücher

USP/NF: Zein; JP/JPE: Zein, INCI: Zein. CAS 9010-66-6, EINECS 232-722-9.

Synonyma/Definitionen

Zein ist ein Prolamin, ein alkohollösliches Protein aus *Zea mays*, Familie der Gramineae. Die häufigsten Aminosäuren sind Glutamin (20-22 %), Leucin (17-20 %), Prolin (5-9 %) und Alanin (8-10 %). M_r 25.000-35.000.

Eigenschaften

Amorphes, blass-gelbes feines Pulver oder Flocken von charakteristischem Geruch und mildem Geschmack. *Löslichkeit:* **l:** in wässrigem Alkohol, in wässrig-acetonischen Lösungen (60-80 % v/v) und Glycolen; **ul:** Wasser, Ethanol und Aceton. Dichte 1,23 g/cm³, Trocknungsverlust ≤8 %, Smp < 200 °C.

Stabilität

Z. ist als Substanz bei trockener Lagerung stabil.

Inkompatibilitäten

Unverträglich mit starken Oxidationsmitteln.

Anwendung

Bindemittel in der Feucht-Granulierung (AK bis zu 30 %), Überzugsmittel für Tabletten (AK 10-20 %), vornehmlich für magensaftresistente und Retard-Tabletten. Z. kann mit gleichem Erfolg sowohl wässrig als auch aus organischer Lösung aufgebracht werden. Als Weichmacher für wässrige Aufbringung werden 20 % Macrogol 400 oder 30 % Glycerin, beides mit einem Zusatz von 10 % Tween 80 empfohlen, alles bezogen auf die Menge Filmbildner; bei Aufbringung aus organischer Lösung kann der Tween-Zusatz entfallen (Li und Heinamaki 2010). Die Anwendung in Nano- und Mikro-Trägersystemen wird von Zhang et al. (2016) referiert. Die Eigenschaften der Zein-Filme werden in einer Übersicht besprochen (Zhang et al. (2015).

Toxizität

Z. gilt als nicht toxisch und nicht reizend. Z. wird in der Lebensmittelindustrie verwendet und hat GRAS-Status.

Literatur

Li XN und Heinamaki J (2010): Aqueous coating dispersion (pseudolatex) of Zein improves formulation of sustained-release tablets containing very water soluble drug, J Colloid Interf Sci **345**, 46-53. Zhang Y et al (2016): Design, fabrication and biomedical applications of zein-based nano/micro-carrier systems, Int. J. Pharm. **513**(1-2), 191-210. Zhang Y et al (2015): Zein-based films and their use for controlled delivery: Origin, classes and current landscape, J. Contr. Release **206**, 206-219.

Handelsprodukte

Produkt/ *Hersteller*	Eigenschaften	Anwendung
Zein/*FloZein Products*		
Zein F4000 /4400	SD 0,125-0,21 g/cm³, TG: 100 % <850 µm	Bindemittel und Filmbildner für magensaftresistente Überzüge
Zein F 6000	s. o., Xantophyll-anteil entfernt	

7. Füll- und Bindemittel für die Tablettierung

Die Bezeichnung "Füll- und Bindemittel für die Tablettierung" gibt nur unvollständig wieder, was mit dem englischen Ausdruck "Materials for direct compression" oder auch "**Filler/binders**" gemeint ist: Stoffe, die eine Doppelfunktion ausfüllen, indem sie der Tablette die notwendige Bindung und Festigkeit verleihen und gleichzeitig als Füllstoffe für das gewünschte Tablettengewicht dienen. Einige dieser Stoffe können daneben noch andere Funktionen wie die des Zerfallhilfsmittels ganz oder teilweise erfüllen, weshalb man dann im englischen Sprachgebrauch von "Multipurpose Excipients" spricht. Diese Entwicklung begann im Jahre 1963 mit der Einführung von sprühgetrockneter Lactose als Direkttablettierhilfsmittel, gefolgt von mikrokristalliner Cellulose, wasserfreier Lactose, Dicalciumphosphat-Dihydrat und direktkomprimierbarer Stärke im Jahre 1964 (Bolhuis und Chowhan 1996).

Ein Direkttablettierhilfsmittel sollte physiologisch inert, verträglich mit Wirkstoffen, stabil gegenüber äußeren Einflüssen während der gesamten Lagerung sein und folgende **technologischen Eigenschaften** aufweisen (Khan und Rhodes 1973):

- hohe Aufnahmefähigkeit für Wirkstoffe (Dilution potential),
- geruchlos, geschmacklos und von weißer Farbe,
- keine Beeinträchtigung der Bioverfügbarkeit,
- gute Verpressbarkeit zur Erzielung von Tabletten mit ausreichender Festigkeit,
- positive Beeinflussung der Zerfallszeit und Auflösungsgeschwindigkeit des Wirkstoffes,
- hohe Schmiermitteltoleranz,
- niedriger Preis und weltweite Verfügbarkeit.

Direkttablettierhilfsstoffe können nach ihrer **Hauptanwendung** (normale Tabletten, im Mund dispergierbare Tabletten, Lutschtabletten, Kautabletten und Tabletten mit kontrollierter Freigabe), nach ihrem Kompressionsverhalten oder nach ihrer chemischen Zusammensetzung klassifiziert werden (Bolhuis und Armstrong 2006). Im Hinblick auf das **Kompressionsverhalten** wird zwischen sprödbrüchigen und plastisch verformbaren Stoffen unterschieden. Anorganische Materialien zeigen häufig **Sprödbruch**. Typische Beispiele dafür sind Calciumhydrogenphosphat-Dihydrat und wasserfreies Calciumhydrogenphosphat. Die Partikel werden unter dem Druck der Tablettenpresse zertrümmert und bilden neue, bindefähige Oberflächen. Würde man gleiches mit Kristallzucker probieren, so fände zwar auch eine Zerkleinerung statt, es würden aber keine haltbaren Tabletten entstehen, da die neu entstandene Oberfläche keinerlei Bindekräfte aufweist. **Stoffe mit plastischer Verformung** (z. B. mikrokristalline Cellulose) werden dagegen unter dem Druck verformt und bilden formschlüssige Bindungen aus.

Im Folgenden werden die Direkttablettierhilfsmittel nach ihrer **chemischen Zuordnung** klassifiziert. Die anorganischen Produkte sind alle Calciumsalze verschiedener anorganischer Säuren und in Wasser unlöslich. Dies kann für den Tablettenzerfall von Vorteil sein, da sich während des Zerfallsvorgangs keine Stoffe lösen können, die das weitere Eindringen von Wasser in die Tablette und die Aktivität des Zerfallhilfsmittels stören. Die organischen Verbindungen gehören unterschiedlichen chemischen Klassen an. Mengenmäßig dominant für normale Tabletten sind die Cellulosen und Lactosen. Zucker und Zuckeralkohole werden vornehmlich in Lutsch- und Kautabletten, vor allem in der Diätetik und der Lebensmittelindustrie eingesetzt. Ein eigenes Unterkapitel ist den "Co-Processed Materials" gewidmet, die spezielle Zubereitungen aus mindestens zwei Stoffen darstellen und die gegenüber den Einzelkomponenten synergistische Eigenschaften aufweisen. Zur Bedeutung von Füll- und Bindemitteln in der Direkttablettierung siehe Carlin (2008).

Literatur

Bolhuis GK und Armstrong NA (2006): Excipients for direct compression: an update, Pharm Dev Technol **11**, 111-124. Bolhuis GK und Chowhan ZK (1996): Materials for direct compression, in Alderborn G und Nyström C, Pharmaceutical powder compaction, Marcel Dekker Inc., New York, Basel und Hong Kong, S. 419-500. Carlin BAC in Augsburger LL und Hoag SW (2008): Pharmaceutical Dosage Forms –Tablets, 3rd ed., CRC Press; Chapter 5: Direct Compression and the Role of Filler-binders, 44pp

Khan KA und Rhodes CT (1973): The production of tablets by direct compression, Canad J Pharm Sci **8**, 1-5.

7.1. Anorganische Füll- und Bindemittel

Calciumcarbonat

Arzneibücher

PhEur: Calciumcarbonat; USP/NF: Calciumcarbonate; JP/JPE: Calicum Carbonate, Precipitated Calciumcarbonate; INCI: Calcium Carbonate. CAS 471-34-1, EINECS 207-439-9, E 170.

Synonyma/Definitionen

Calcii carbonas, Kalk, Kreide. Es wird zwischen dem schweren Calciumcarbonat, gewonnen durch feines Vermahlen von Kalkstein und dem leichten Calciumcarbonat, das durch Fällung hergestellt wird, unterschieden.
$CaCO_3$, M_r 100,09.

Eigenschaften

Weißes bis fast weißes, geruch- und geschmackloses, nicht hygroskopisches Pulver oder Kristalle. *Löslichkeit:* **ul:** Wasser, Ethanol und andere organische Lösungsmittel. Dichte 2,7 g/cm³. SD ca. 0,8 g/cm³, Stampfdichte ca. 1,2 g/cm³. Mohs-Härte 3,0. C. ist nicht hygroskopisch und nimmt bei 100 % rF weniger als 1 % Wasser auf. Trocknungsverlust unter 2 % (PhEur). C. zersetzt sich bei 825 °C, pH-Wert der 10%igen Dispersion: 9,0.

Stabilität

C. ist stabil.

Inkompatibilitäten

Unverträglich mit Säuren und Ammoniumsalzen.

Anwendung

Schweres C. ist Füllstoff in Tabletten und Kapseln. Gefälltes C. wird in Dragier- und Filmcoatingsuspensionen als Füllstoff und Weißpigment eingesetzt; in Pudern kann es zusammen mit Stärke oder Talcum als Füllstoff verwendet werden. In hydrophilen Matrix-Tabletten wird Calciumcarbonat als Kohlendioxid-Spender verwendet, um ein Aufschwimmen der Tablette auf dem Mageninhalt zu erreichen (Tadros 2010).

Toxizität

C. ist nicht toxisch. Die perorale Einnahme größerer Mengen kann zu Verstopfung und Blähungen führen, bei Einnahme von bis zu 60 g/Tag kann es zur Hypercalcämie und zu Nierenstörungen kommen. Therapeutisch wurde C. früher als Antacidum verwendet.

Literatur

Tadros MI (2010): Controlled-release effervescent floating matrix tablets of ciprofloxacin hydrochloride: Development, optimization and in vitro-in vivo evaluation in healthy human volunteers, Eur J Pharm and Biopharm **74**(2), 332-339.

Handelsprodukte

Produkt/ *Hersteller*	**Eigenschaften**	**Anwendung**
Calciumcarbonat/*Huber*		
HuberCal 150/250/500 /850/950	TG 20/12/6/4/3,6 µm, Stampfdichte[1] 1,6/1,5/1,3/1,2/1, 1 g/cm³, Siebrückstand[1] auf 45 µm 35, 30, 0,1, 0,005, 0,005 %	Füllstoff, Antacidum
HuberCal CCG 4000 USP/4100 USP/4300 USP	Granulierte Produkt SD 0,8-1,0 g/cm³	s.o.
Calciumcarbonat/*Kunal Calcium*		
KC-1/KC-3	TG (D_{50}) 5-7/3-5 µm	Antacidum, Füllstoff
Calciumcarbonat/*Omya*		
OMYA-CAL FG-4/10/15	gemahlenes C.[1], TG 4/12/15 µm	Füllstoff
Calciumcarbonat/*Particle Dynamics*		
Destab 90S Ultra 250	USP/EU grade	Direkttablettierung
Destab 90SE Ultra 250	TG > 850 µm ≤ 2 %, 60 µm ≥ 60 %, > 150 µm ≤ 57 %, > 75 µm ≤ 20 %, SD 0,6-0,7 g/cm³	
Destab 90A Ultra 250	USP/EU grade	
Destab 95S Ultra 250	USP/EU grade	
Destab 95A HD Ultra 250	USP/EU grade	
Destab 95MD Ultra 250	USP/EU grade	
Calciumcarbonat/*Solvay Chemicals*		
SOCAL E2 Ph. Eur	gefälltes, nicht überzogenes C., Calcite Rhombohedral	Füllstoff

Produkt/ *Hersteller*	**Eigenschaften**	**Anwendung**
Calciumcarbonat/*Specialty Minerals*		
VicaLity Extra Heavy/Heavy /Medium/Light/Extra Light	TG 4,5/3/2,6/1,9/1,6 µm (Median), Stampfdichte 1/0,85/0,55/0,46/ 0,43 g/cm³	Antacidum, Lebensmittel, Kosmetik
CalEssence 70/80/300/450/1500	TG 0,7/0,8/3,0/4,5/12 µm (Median), Stampfdichte 0,61/0,58/0,87/1,05/1,50 g/cm³	Antacidum, Füllstoff, Kosmetik, Lebensmittel

[1)]Die Angaben beziehen sich jeweils auf die unter dem Präparatenamen genannten Zahlen.

Calciumhydrogenphosphat

Arzneibücher

PhEur: Calciumhydrogenphosphat; USP/NF: Anhydrous Dibasic Calcium Phosphate; JP/JPE: Anhydrous Dibasic Calcium Phosphate; INCI: Dicalcium Phosphate. CAS 7757-93-9, EINECS 231-826-1, E 341.

Synonyma/Definitionen

Calcii hydrogenphosphas anhydricus, sekundäres Calciumphosphat, Calcium Monohydrogenphosphat, Calcium Hydrogenorthophosphat, DCP, Dibasisches Calciumphosphat, Dicalcium Phosphat, mineralisch ein Monetit. $CaHPO_4$, M_r 136,06.

Eigenschaften

Weißes bis fast weißes, kristallines, fließfähiges, geruch- und geschmackloses Pulver oder farblose Kristalle. *Löslichkeit:* **l:** verdünnte Salzsäure; **ul:** Wasser, Aceton, Chloroform, Ethanol, Ether, Methanol, Petrolether und andere organische Lösungsmittel. Dichte 2,89 g/cm³. Schütt- und Stampfdichte sind aufgrund der hohen Dichte des Materials ähnlich und variieren je nach Herstellungsart im Bereich 0,4-1,2 g/cm³. W. besteht aus feinen plättchen- bis nadelförmigen Kristalliten, die bei agglomerierten Produkten zu Teilchen von 100-300 µm zusammengelagert sind. Mohs-Härte 3,5. W. ist nicht hygroskopisch und nimmt bis 80 % rF weniger als 1 % Wasser auf (Schmidt und Herzog 1993a), typischer Wassergehalt von Handelsprodukten 0,1-0,2 %. Trocknungsverlust ≤1 % (JP/JPE). W. zersetzt sich bei Temperaturen >400 °C, pH-Wert der 20%igen Dispersion: 7,3.

Stabilität

W. ist stabil und wird auch in Gegenwart hoher Luftfeuchten nicht in das Dihydrat umgewandelt. Es besitzt jedoch eine gewisse Oberflächenacidität, die Wirkstoffe wie Pirenzepin in ihrer Stabilität beeinträchtigen kann (Scheef und Schmidt 1998).

Inkompatibilitäten

Unverträglich mit Tetracyclinen.

Anwendung

W. wird in der agglomerierten Form aufgrund seiner guten Fließfähigkeit zur Direkttablettierung eingesetzt (Schmidt und Herzog 1993 b). W. zeigt ausgeprägten Sprödbruch, die Partikel fragmentieren unter dem Druck der Tablettenpresse und bilden neue Oberflächen, die eine hohe Bindefähigkeit aufweisen. Dieser Mechanismus ist mit dafür verantwortlich, dass W. von Schwankungen der Art und Menge des Schmiermittels kaum beeinflusst wird und Magnesiumstearatmengen bis zu 2 % in der Tablettiermischung verträgt.

Toxizität

W. ist nicht toxisch und nicht reizend.

Literatur

Scheef CA und Schmidt PC (1998): Influence of surface acidity of excipients on the solid state stability of pirenzepine, S.T.P. Pharma Sci **8**, 91-97. Schmidt PC und Herzog R (1993a): Calcium phosphates in pharmaceutical tableting. I. Physico-pharmaceu-tical properties, Pharmacy World Sci **15**(3), 105-115 und (1993b): II. Comparison of tableting properties, **15**(3), 116-122.

Handelsprodukte

Produkt/ *Hersteller*	Eigenschaften	Anwendung
Wasserfr. Calciumhydrogenphosphat/*Anmol Chemicals*		
BP/USP NF grade	Gehalt 98-105 %	Pharma
Wasserfr. Calciumhydrogenphosphat/ *American Elements*		
Dibasic Calcium Phosphate Anhydrous	Produkte mit einem Gehalt von 99 % bis 99,999 % verfügbar	Pharma
Di-Cafos/*Budenheim*		
DI-CAFOS A (C92-12)	TG: <45 µm ≤ 40 %, < 150 µm ≤ 5 %	Direkttablettierung
DI-CAFOS A 60	SD 1,2 g/cm³, TG: > 150 µm ≤ 5 %, < 45 µm ≤ 40 %	
DI-CAFOS A 150	TG: < 45 µm ≤ 5 %, < 75 µm ≤ 25 %, > 150 µm ≥ 40 %, > 425 µm ≤ 2 %	
Fujicalin/*Fuji Chem/Harke*		
Fujicalin	mittl. TG: 120 µm, SD 0,46 g/cm³, Stampfdichte 0,54 g/cm³, Böschungswinkel 29,5°, BET-Oberfläche 40 m²/g	Direkttablettierung
Wasserfr. Calciumhydrogenphosphat/India Phosphate		
BP/EP/USP/FCC grade		Pharma
A-Tab/*Innophos*		
A-TAB	SD 0,78 g/cm³, Stampfdichte 0,82 g/cm³, mittl. TG: 180 µm	Direkttablettierung, Fließregulierung für Kapselfüllungen
Emcompress/*JRS Pharma*		
Emcompress anhydrous	Böschungswinkel 28°, mittl. TG: 200 µm	Direkttablettierung, Fließregulierung für Kapselfüllungen
Emcompress anhydrous powder	mittl. TG: < 50 µm	Feuchtgranulierung
Wasserfreies Calciumhydrogenphosphat/Jost Chemical		
DCP anhydrous USP Low Aluminum ultra fine powder	TG: 5 µm (Median),	Pharma, Nahrungsergänzung
Wasserfreies Calciumhydrogenphosphat/ *Mudra Pharmachem*		
DCP anhydrous Pharma grade		Direkttablettierung, Fließregulierung für Kapselfüllungen
Wasserfr. Calciumhydrogenphosphat/*SBF Pharma*		
BP/USP grade		Füllstoff für Tabletten

Calciumhydrogenphosphat-Dihydrat

Arzneibücher

PhEur: Calciumhydrogenphosphat-Dihydrat; USP/NF: Dibasic Calcium Phosphate Dihydrate; JP/JPE: Dibasic Calcium Phosphate Hydrate; INCI: Dicalcium Phosphate Dihydrate. CAS 7757-93-9 und CAS 7789-77-7, EINECS 231-826-1, E 341.

Synonyma/Definitionen

Calcii hydrogenphosphas dihydricus, sekundäres Calciumphosphat-Dihydrat, Calcium Monohydrogenphosphat-Dihydrat, Calcium Hydrogenorthophosphat-Dihydrat, Dibasisches Calciumphosphat-Dihydrat, mineralisch ein Monetit. $CaHPO_4 \cdot 2H_2O$, M_r 172,09.

Eigenschaften

Weißes bis fast weißes, kristallines, fließfähiges, geruch- und geschmackloses Pulver oder farblose, monokline Kristalle. *Löslichkeit:* siehe wasserfreies Calciumhydrogenphosphat. Dichte 2,389 g/cm³. Schütt- und Stampfdichte sind aufgrund der hohen Dichte des Materials ähnlich und variieren je nach Herstellungsart im Bereich 0,45-1,6 g/cm³. C. besteht aus feinen plättchen- bis nadelförmigen Kristalliten, die durch Agglomeration zu Teilchen von 50-400 µm zusammen gelagert sind. Mohs-Härte 2,5. C. ist nicht hygroskopisch und nimmt bis 90 % rF weniger als 0,5 % Wasser auf (Schmidt und Herzog 1993a), Trocknungsverlust 19,5-22,0 % (JP/JPE). C gibt bei 150 °C 0,5 Mol Kristallwasser ab, bei 190 °C werden 1,5 Mol Kristallwasser abgegeben; das wasserfreie C. zersetzt sich bei Temperaturen >400 °C, pH-Wert der 20%igen Dispersion: 7,4.

Stabilität

Siehe wasserfreies Calciumhydrogenphosphat.

Inkompatibilitäten

Unverträglich mit Tetracyclinen, Aspirin, Aspartam, Ampicillin, Cephalexin, Erythromycin und Indometacin. C. sollte nicht mit Wirkstoffen, die im alkalischen Bereich zur Zersetzung neigen, kombiniert werden.

Anwendung

C. wird in der agglomerierten Form zur Direkttablettierung eingesetzt (Schmidt und Herzog 1993b und Landin et al. 1994). Pulverförmiges W. wird in der Feuchtgranulation und der

Kompaktierung verwendet. Zum Kompressionsmechanismus und zur Schmiermittelempfindlichkeit siehe wasserfreies Calciumhydrogenphosphat.

Toxizität

W. ist nicht toxisch und nicht reizend.

Literatur

Landin M et al (1994): Dicalcium phosphate dihydrate for direct compression: characterization and intermanufacturer variability, Int J Pharm **109**, 1-8. Schmidt PC und Herzog R (1993a): Calcium phosphates in pharmaceutical tableting. I. Physico-pharmaceutical properties, Pharmacy World Sci **15**(3), 105-115 und (1993b): II. Comparison of tableting properties, **15**(3), 116-122.

Handelsprodukte

Produkt/ *Hersteller*	**Eigenschaften**	**Anwendung**
Calciumphosphat Dihydrat/*Budenheim*		
Di-Cafos D14	TG: > 45 µm ≤ 5 %	Füllstoff für Tabletten, Feuchtgranulierung
Di-Cafos D160	TG: < 45 µm ≤ 5 %, > 150 µm 40-80 %, > 425 µm ≤ 1 %	
Calciumphosphat Dihydrat/*Innophos*		
DI-TAB	mittl. TG: 180 µm, SD 0,87 g/cm^3, Stampfdichte 0,3 g/cm^3	Direkttablettierung
Calipharm D	TG: > 75 µm ≤ 0,1%, > 45 µm ≤ 1 %, SD 1,15 g/cm^3	Füllstoff für Tabletten
Calciumphosphat Dihydrat/*JRS*		
Emcompress/ Premium	monoklin, Premium, Spezial-Qualität für Japan, TG: > 425 µm ≤ 2 %, < 75 µm ≥ 15 %	Füllstoff, Bindemittel, Direkttablettierung
Emcompress Premium Powder	monoklin, Premium, Spezial-Qualität für Japan, mittlere TG: < 50 µm	Feuchtgranulierung
Calciumphosphat Dihydrat/*Mudra Pharmachem*		
DCP dehydrate pharma grade		Direkttablettierung, Kapselfüllstoff

Calciumsulfat

Arzneibücher

PhEur: Calciumsulfat-Dihydrat; USP/NF: Calciumsulfate (anhydrous und dihydrate), Calicum Sulfate; INCI: Calciumsulfate (anhydrous) und Calcium Sulfate Hydrate (xH_2O). CAS 10 101-41-4 (Dihydrat), CAS 7778-18-9 (wasserfrei), EINECS 231-900-3, E 516.

Synonyma/Definitionen

C.-Dihydrat: Calcii sulfas dihydricus, Gips. *C., wasserfrei:* Anhydrit, wasserfreier Gips. Das Dihydrat gibt bei 120-130 °C 1,5 Mol Kristallwasser ab, das entstehende Halbhydrat (CAS 10034-76-1) bindet mit Wasser schnell ab. Erhitzen auf 200 °C führt zu sehr schnell abbindendem Stuckgips, bei 500 °C verliert Gips sein Abbindevermögen. $CaSO_4$: M_r 136,14; $CaSO_4 \cdot 2H_2O$. M_r 172,17.

Eigenschaften

Alle C-Typen sind weiße bis fast weiße, feine, geruch- und geschmacklose Pulver oder Granulate. *Löslichkeit (Dihydrat):* **ssl:** Wasser (1 T. in 400 T.) **ul:** Ethanol 95 %. Dichte 2,31 g/cm^3 (Dihydrat), 2,96 g/cm^3 (wasserfrei). SD 0,5-0,7 g/cm^3 (Dihydrat) und 0,65-0,75 g/cm^3 (wasserfrei) für Pulver. Direkttablettierbare Zubereitungen haben Schütt- bzw. Stampfdichten im Bereich von 1 g/cm^3. Brechungsindex 1,58, Mohs-Härte 2-3. Teilchengrößen: pulvrige Produkte <45 µm >90 %, direkttablettierbare Zubereitungen 100-450 µm. Smp 1450 °C, pH-Wert der 10%igen wässrigen Dispersion: 7,3.

Stabilität

C. ist chemisch stabil.

Inkompatibilitäten

Beeinträchtigung der Bioverfügbarkeit von Tetracyclinen. Unverträglich mit Indometacin, Aspirin, Aspartam, Ampicillin, Cephalexin und Erythromycin.

Anwendung

C.-Dihydrat: in Pulverform Füllstoff für Tabletten und Kapseln, als Granulat für die Direkttablettierung geeignet z. B. für Diazepam und Phenobarbital-Na (Elsabbagh et al. 1985), obwohl in einer anderen Untersuchung zur Erzielung ausreichender Tablettenhärten relativ hohe Presskräfte erforderlich waren (Parrott 1989). *C.-Halbhydrat:* Herstellung von Gipsverbänden. *C.-wasserfrei:* Trockenmittel, da die Substanz stark hygroskopisch ist.

Toxizität

C. ist nicht toxisch und nicht reizend.

Literatur

Elsabbagh HM et al (1985): Physical properties and stability of diazepam and phenobarbitone sodium tablets prepared with compactrol, Drug Dev Ind Pharm **11**(11), 1947-1955. Parrott EL (1989): Comparative evaluation of a new direct compression excipient, Soludex , Drug Dev Ind Pharm **15**(4), 561-583.

Handelsprodukte

Produkt/ *Hersteller*	Eigenschaften	Anwendung
Calciumsulfat/*ACG Materials*		
Terra Alba	Dihydrat, SD: 0,95 g/cm^3, TG: < 149 µm 100%, < 44 µm 93%	Tablettenfüllstoff
Calciumsulfat/*JRS*		
Compactrol	Dihydrat, SD ≤ 1,1 g/cm^3 mittl. TG: 120 µm	Füllstoff für Direkttablettierung und Feuchtgranulation
Calciumsulfat/*Merck*		
Calciumsulfat-Dihydrat	SD 0,4-0,6 g/cm^3, Dichte 2,32 g/cm^3 (20 °C)	Füllstoff
Calciumsulfat/*Nikunj Chemicals*		
Calciumsulfat Dihydrat USP grade		
Calciumsulfat/*USG*		
SNOW WHITE Filler F&P Grade (ANHYDR.)	TG: < 150 µm ≥ 100 %, < 45 µm ≥ 97 %, Median: 5,5 µm	Füllstoff

Tricalciumphosphat

Arzneibücher

PhEur: Tricalciumphosphat; USP/NF: Tribasic Calcium Phosphate; JP/JPE: Tribasic Calcium Phosphate; INCI: Tricalcium Phosphate. CAS 7758-87-4, EINECS 231-840-8, E 341.

Synonyma/Definitionen

Tricalcii phosphas, Calcium orthophosphat, Tricalcium diorthophosphat, mineralogisch ein Hydroxyapatit. $Ca_3(PO_4)_2$, M_r 310,20 und $Ca_5(OH)(PO4)_3$, M_r 502,32.

Eigenschaften

Weißes bis fast weißes, kristallines, fließfähiges, geruch- und geschmackloses Pulver oder Granulat. *Löslichkeit:* **l:** verdünnte Mineralsäuren; **ul:** Wasser, Essigsäure, Alkohol und andere organische Lösungsmittel. Dichte 3,41 g/cm^3. Schütt- und Stampfdichte sind aufgrund der hohen Dichte des Materials ähnlich und variieren je nach Herstellungsart im Bereich 0,3-0,4 g/cm^3 für Pulver und 0,8-1,1 g/cm^3 bei agglomerierten Produkten. T. besteht aus feinsten Kristalliten von 1-3 µm, die zu Agglomeraten im Teilchengrößenbereich 50-500 µm zusammengelagert sind. Mohs-Härte 2,5. T. ist nicht hygroskopisch und nimmt bei 55 % rF ca. 0,5 % Wasser auf (Schmidt und Herzog 1993a), Glühverlust ≤8 %, Smp 1670 °C; pH-Wert der 20%igen Dispersion: 6,8.

Stabilität

Chemisch stabil, anwendungstechnisch keine Neigung zum Verklumpen bei Lagerung.

Inkompatibilitäten

Unverträglich mit Tetracyclinen und Tocopherolacetat.

Anwendung

T. wird in der agglomerierten Form (hergestellt durch Feuchtgranulation, Sprühtrocknung oder Kompaktierung) zur Direkttablettierung eingesetzt (Schmidt und Herzog 1993b). Pulverförmiges T. wird in der Feuchtgranulation und der Kompaktierung verwendet. Der Kompressionsmechanismus wird mittels der Gleichungen von Heckel und Kawakita beschrieben (Choi et al 2010). Zur Schmiermittelempfindlichkeit siehe wasserfreies Calciumhydrogenphosphat.

Toxizität

T. ist nicht toxisch und nicht reizend.

Literatur

Choi DH et al (2010): Material properties and compressibility using Heckel and Kawakita equation with commonly used pharmaceutical excipients, J Pharm Investig **40**(4), 237-244. Schmidt PC und Herzog R (1993a): Calcium phosphates in pharmaceutical tableting. I. Physico-pharmaceutical properties, Pharmacy World Sci **15**(3), 105-115 and (1993b): II. Comparison of tableting properties, **15**(3), 116-122.

Handelsprodukte

Produkt/ *Hersteller*	Eigenschaften	Anwendung
Tricalciumphosphat/*ICL Performance Products*		
TCP Powder	TG: > 105 µm ≤ 0,5 %, < 44 µm ≥ 95 %	überwiegend Nahrungsmittel
Tricalciumphosphat/*Budenheim*		
Tri-Cafos 250 pharm	TG: > 45 µm ≤ 10 %,	Direkttablettierung
Tri-Cafos 500 pharm	TG: < 45 µm ≤ 25 %, > 150 µm 20 %, > 425 µm ≤ 1 %	
Tricalciumphosphat/*Innophos*		
Calipharm T	Stampfdichte 0,56 g/cm^3, TG: > 106 µm ≤ 0,2 % > 45 µm ≤ 5 %	Pharma, Nahrungsmittel

Produkt/ *Hersteller*	Eigenschaften	Anwendung
Tricalciumphosphat/*Innophos*		
Tri-TAB	TG: > 450 µm ≤ 15 %, > 150 µm ≥ 85 %, < 150 µm ≤ 15 %, > 45 µm ≤ 5 %, SD 0,8 g/cm³, Stampfdichte 0,95 g/cm³	Tabletten mit hohem Calciumgehalt, Direkttablettierung
TCP-DC	mittl.TG: 125 µm, SD 0,58 g/cm³, Stampfdichte 0,65 g/cm³	Kautabletten
Tricalciumphosphat/*Dr. Lohmann*		
leicht/schwer		Tabletten-/Kapselfüllstoff, Fließregulierungsmittel, Gleitmittel

7.2. Organische Füll- und Bindemittel

Mikrokristalline Cellulose

Arzneibücher

PhEur: Mikrokristalline Cellulose; USP/NF: Microcrystalline Cellulose; JP/JPE: Microcrystalline Cellulose; INCI: Microcrystalline Cellulose. CAS 9004-34-6, EINECS 232-674-9, E 460 (Cellulose).

Synonyma/Definitionen

Cellulosum, microcristallinum, eine gereinigte, teilweise depolymerisierte Cellulose, die durch Mineralsäurebehandlung von α-Cellulose hergestellt wird. M_r ca. 220.000, Polymerisationsgrad ca. 220.

$$\left[\text{Cellobiose-Einheit: } H_2C{-}OH,\ OH,\ HO,\ H_2C{-}OH \right]_n$$

Eigenschaften

Weißes bis fast weißes, feines oder körniges, geruch- und geschmackloses Pulver, das aus porösen Partikeln besteht. *Löslichkeit:* **sl:** 5 % (w/v) Natriumhydroxid-Lösung; **ul:** Wasser, verdünnte Säuren und die meisten organischen Lösungsmittel. Dichte 1,512-1,668 g/cm³, SD: 0,13-0,45 g/cm³ (für pulvrige Produkte, typabhängig), Stampfdichte: 0,35-0,48 g/cm³ (für pulvrige Produkte, typabhängig). Spezifische Oberfläche 0,78-1,30 m²/g (BET, typabhängig), Smp 260-270 °C (Zersetzung). Trocknungsverlust ≤ 7 %, pH-Wert der wässrigen Suspension 5,0-7,5.

Stabilität

S. ist als Substanz und in wässriger Dispersion stabil.

Inkompatibilitäten

Unverträglich mit starken Oxidationsmitteln.

Anwendung

M. wird hauptsächlich in der Direkttablettierung und als Füllstoff für Hartgelatinekapseln eingesetzt (AK 20-90 %), daneben als Tablettensprengmittel (AK 5-15 %). Außerdem kann es als Absorbens für Wirkstoffe und als Antihaftmittel verwendet werden. Bei der Direkttablettierung ergibt M. im Vergleich zu allen anderen Hilfsstoffen zur Direktkomprimierung die härtesten Tabletten (Doelker 1993).

Toxizität

M. ist untoxisch und wird nach peroraler Einnahme aus dem Magen-Darm-Trakt nicht resorbiert und unverändert mit den Faeces ausgeschieden.

Literatur

Doelker E (1993): Comparative compaction properties of various microcrystalline cellulose types and generic products, Drug Dev Ind Pharm **19**, 2399-2471.

Handelsprodukte

Produkt/ *Hersteller*	Eigenschaften	Anwendung
Accel/*Accent Microcell*		
Accel 101/102/103/105/112/12/113/200/301/302/	siehe Avicel und vivapur	siehe Avicel, vivapur
Ceolus/Celphere (MCC)/*Asahi Kasei/Ceolus*		
Ceolus PH101/102/200/301/302	siehe Avicel	siehe Avicel
Celphere CP102/203/305/507/708	versch. Kornklassierungen, die Zahl gibt die untere Grenze der Körnung an	MCC-Pellets als Träger für Wirkstoffe
Microcel (MCC)/*Blanver*		
Microcel MC 101/102/200/112	s.o.	s.o.

Produkt/ *Hersteller*	**Eigenschaften**	**Anwendung**
Microcel (MCC)/*Blanver*		
Microcel MC 12	mittl. TG 160 µm, Stampfdichte 0,48-0,58 g/cm^3	Tablettierung, mit guter Bindungskapazität für Wirkstoffe
CelluCrest/*Crest Cellulose*		
CelluCrest PH 101, 102, 112, 113, 200, 301, 302	siehe Avicel	siehe Avicel
Pharmacel/*DFE Pharma*		
Pharmacel 101/102/112	siehe Avicel	siehe Avicel
Avicel (MCC)/*FMC*		
Avicel PH 101	mittl. TG 50 µm, SD 0,26-0,31 g/cm^3	Feucht-granulierung
Avicel PH 102 /HFE 102/102 SCG	mittl. TG 100 µm, SD 0,28-0,33 g/cm^3	Direkt-verpressung, sehr gute Fließfähigkeit bei SCG
Avicel PH 105	mittl. TG 20 µm, SD 0,20-0,30 g/cm^3	sehr gute Verpressbarkeit
Avicel PH 200	mittl. TG 180 µM, SD 0,29-0,36 g/cm^3	Tablettierung, hohe Fließfähig-keit
Avicel PH 301	mittl. TG 50 µm, SD 0,35-0,45 g/cm^3	Tablettierung, hohe Schüttdichte
Avicel PH 302	mittl. TG 100 µm, s. 301	
Avicel PH 103 /113/112/20 0 LM	entspricht den Typen 101, 102, PH 200, mit reduzierter Feuchte (< 1,5 %)	Anwendung s.o.
Avicel CE 15	mittl. TG: 75 µm	ODT-Tabletten[1)]
Vivapur(MCC)/*JRS*		
Vivapur 105	mittl. TG 15 µm, SD 0,20-0,26 g/cm^3	Geschmacks-maskierung
Vivapur 101/101 Premium Emcocel 50M	mittl. TG 65 µm, SD 0,31 g/cm^3 bzw. 0,25-0,37 g/cm^3	Feuchtgranulie-rung, Walzen-kompaktierung, Pelletherstellung
Vivapur 103	mittl. TG 65 µm, SD 0,26-0,31 g/cm^3, bzw. 0,25-0,37 g/cm^3	siehe V. 101, mit reduzierter Feuchte (< 1.5 % bzw. < 3 %)

Produkt/ *Hersteller*	**Eigenschaften**	**Anwendung**
Vivapur 301	mittl. TG 65 µm, SD 0,35-0,46 g/cm^3	siehe V. 101, mit höherem Schüttgewicht und besserer Fließ-fähigkeit
Vivapur 102/Premium /Emcocel 90M	mittl. TG 130 µm, SD 0,28-0,33 g/cm^3 bzw. 0,25-0,37 g/cm^3	Direkt-tablettierung
Vivapur 112/Emcocel XLM 90	mittl. TG 130 µm, SD 0,30-0,36 bzw. 0,25-0,37	siehe V. 102, mit reduzierter Feuchte (< 1.5 %)
Vivapur 302/Emcocel HD 90	mittl. TG 130 µm, SD 0,35-0,0,5 g/cm^3 bzw. SD 0,38-0,5 g/cm^3	siehe V. 102, mit höherem Schüttgewicht und besserer Fließfähigkeit für Hochge-schwindigkeitstab-lettierung
Vivapur 102 SCG/Emocel 90M Coarse	mittl. TG: 170/175 µm, SD 0,28-0,34 g/cm^3	siehe 102, bessere Fließfähigkeit
Vivapur 12	mittl. TG 180 µm, SD 0,3-0,36 g/cm^3	Tablettierung, mit guter Bindungs-kapazität für Wirkstoffe
Vivapur 14	mittl. TG 170 µm, SD 0,32-0,40 g/cm^3	s.o., mit reduzierter Feuchte
Vivapur 200/XLM	mittl. TG 250 µm, SD 0,31-0,37 g/cm^3 bzw. SD 0,33-0,40 g/cm^3	grobe Körnung, vorkompaktiert, für Direkt-tablettierung
Emcocel LP 200	mittl. TG 220 µm, SD 0,25-0,37 g/cm^3	siehe V. 12
Vivapur 302/Emcocel HD 90	mittl. TG 130 µm, SD 0,35-0,0,5 g/cm^3 bzw. SD 0,38-0,5 g/cm^3	siehe V. 102, mit höherem Schütt-gewicht und besserer Fließ-fähigkeit für Hochgeschwindig-keitstablettierung
Vivapur 12	mittl. TG 180 µm, SD 0,3-0,36 g/cm^3	Tablettierung, mit guter Bindungs-kapazität für Wirkstoffe
Vivapur 14	mittl. TG 170 µm, SD 0,34-0,42 g/cm^3	s.o., mit reduzierter Feuchte
Vivapur 200/XLM	mittl. TG 250 µm, SD 0,31-0,37 g/cm^3 bzw. SD 0,33-0,40 g/cm^3	grobe Körnung, vorkompaktiert, für Direkttablet-tierung

Produkt/ *Hersteller*	**Eigenschaften**	**Anwendung**
Vivapur(MCC)/*JRS*		
Emcocel LP 200	mittl. TG 220 µm, SD 0,25-0,37 g/cm^3	siehe V. 12
Sancel/*NB Enterpreneurs*		
Sancel 101/102/112 /200	siehe Avicel	siehe Avicel

[1]ODT-Tabletten: **O**ral **D**ispersible **T**ablets, in der Mundhöhle rasch zerfallende Tabletten.

Cellulosepulver

Arzneibücher

PhEur: Cellulosepulver; USP/NF: Powdered Cellulose; JP/JPE: Powdered Cellulose; INCI: Cellulose. CAS 9004-34-6, EINECS 232-674-9, E 460 (Cellulose).

Synonyma/Definitionen

Cellulosi pulvis, eine gereinigte und mechanisch zerkleinerte Cellulose, erhalten durch Behandlung von α-Cellulose, die aus einem Brei von Pflanzenfasern gewonnen wurde. M_r ca. 243.000, Polymerisationsgrad ca. 500. Strukturformel siehe mikrokristalline Cellulose.

Eigenschaften

Weißes bis fast weißes, feines oder körniges, geruch- und geschmackloses Pulver oder Granulat, dessen Fließfähigkeit stark von der Teilchengröße abhängt. *Löslichkeit:* **sl:** 5 % (w/v) Natriumhydroxidlösung; **ul:** Wasser, verdünnte Säuren, Aceton, wasserfreies Ethanol, Toluol und die meisten organischen Lösungsmittel. Dichte 1,27-1,61 g/cm^3, SD. 0,15-0,39 g/cm^3, Stampfdichte: 0,21-0,48 g/cm^3 (alle Dichten sind von der Herkunft und vom Typ abhängig). Smp 260-270 °C (Zersetzung). C nimmt bei 50 % rF ca. 4-8 % und bei 80 % rF ca. 7-12 % Feuchtigkeit auf, Trocknungsverlust ≤ 6,5 %, pH-Wert der wässrigen Suspension 5,0-7,5. C. weist gegenüber mikrokristalliner Cellulose ein höheres Molgewicht und eine geringere Kristallinität auf (Baehr und Führer 1989).

Stabilität

C. ist als Substanz und in wässriger Dispersion stabil.

Inkompatibilitäten

Unverträglich mit starken Oxidationsmitteln.

Anwendung

C. wird als Füllstoff in Hartgelatinekapseln (AK 5-30 %), als Füllmittel in Tabletten, sowohl in der Feuchtgranulation (AK 5-40 %), als auch in der Trockengranulierung (AK 10-30 %) verwendet; daneben als Tablettensprengmittel (AK 5-20 %). C. ist selbstschmierend und erfordert deshalb niedrigere Schmiermittelmengen. Andererseits ist es gegenüber Variationen der Schmiermittelkonzentration empfindlich, was sich negativ auf die Tablettenhärte auswirken kann (Bolhuis und Chowhan 1996).

Toxizität

Siehe Mikrokristalline Cellulose.

Literatur

Baehr M und Führer C (1989): Investigations of the colloid crystallographic structure of powdered cellulose, Pharmazie **44**, 473-476. Bolhuis GK und Chowhan ZK (1996): Materials for direct compression, in Alderborn G und Nyström C, Pharmaceutical powder compaction, Marcel Dekker Inc., New York, Basel und Hong Kong, 419-500.

Handelsprodukte

Produkt/ *Hersteller*	**Eigenschaften**	**Anwendung**
Cellulosepulver/*Accent Microcell Ind.*		
Powdered Cellulose	TG: 250 µm ≤ 1 %, 75 µm ≤ 30 %, SD 0,2-0,3 g/cm^3	Feucht-granulierung, Kapselfüllung
Arbocel (Cellulosepulver)/*JRS*		
ARBOCEL®M80	mittl. TG 55 µm, SD 0,20-0,24 g/cm^3	Feucht-granulierung
ARBOCEL®P290	mittl. TG 75 µm, SD 0,27 0,33 g/cm^3	Feucht-granulierung, Direktverpressung
ARBOCEL®A300	mittl. TG 320 µm, SD 0,31-0,41 g/cm^3	gute Fließfähig-keit, Direktver-pressung und Kapselfüllung

Erythritol → Süßungsmittel

Fructose, kristallin → Süßungsmittel

Wasserfreie Glucose → Süßungsmittel

Glucose-Monohydrat → Süßungsmittel

Isomalt → Süßungsmittel

Lactitol-Monohydrat → Süßungsmittel

Lactose

Arzneibücher

PhEur: Lactose; USP/NF: Anhydrous Lactose; JP/JPE: Anhydrous Lactose; INCI: Lactose (wasserfrei). CAS 63-42 3, EINECS 200-559-2.

Synonyma/Definitionen

Lactosum anhydricum, Milchzucker, wasserfreie β-Lactose, O-β-d-Galactopyranosyl-(1→4)-β-d-glucopyranose (β-Lactose) oder ein Gemisch aus α-Lactose und β-Lactose. Handelsprodukte enthalten typischerweise 70-80 % wasserfreie β-Lactose und 20-30 % wasserfreie α-Lactose. $C_{12}H_{22}O_{11}$, M_r 342.3.

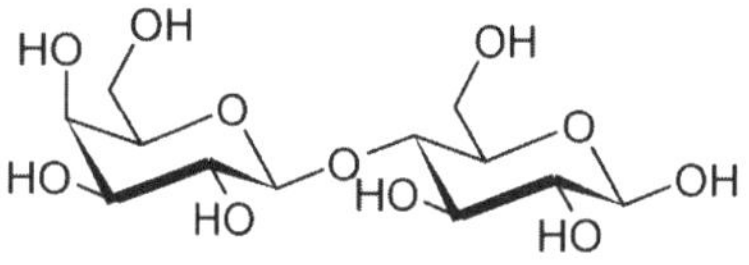

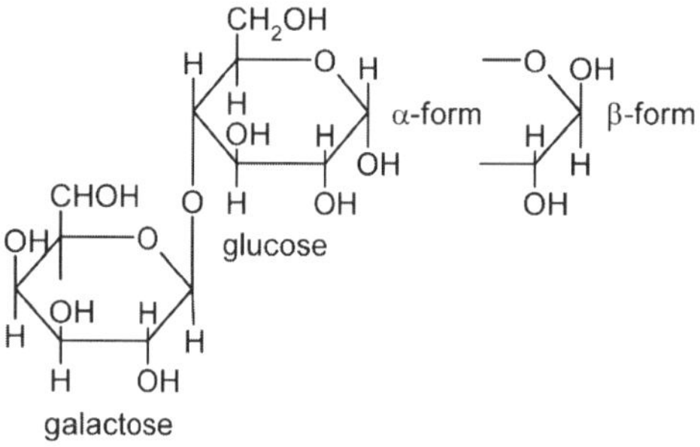

Eigenschaften

Weißes bis fast weißes, kristallines, geruchloses, schwach hygroskopisches Pulver oder Kristalle von schwach süßem, Geschmack (Süßungsgrad 0,4 bezogen auf Saccharose = 1). *Löslichkeit:* **l:** Wasser; **sl:** Ethanol 95 % und Ether; **ul:** Chloroform und andere lipophile Lösungsmittel. Dichte 1,589 g/cm^3. Wassergehalt (% m/m): ≤1 (Ph Eur), Spezifische Drehung: +54,4 bis +55,9° (wasserfreie Substanz, 10 g/100 g Wasser); zur Mutarotation siehe Lactose-Monohydrat. Smp 223 °C (reine wasserfreie α-Lactose), Smp 252,2 °C (reine wasserfreie β-Lactose), Smp 232,0 °C (typisches Handelsprodukt wasserfreie Lactose).

Stabilität

L. nimmt ab 80 % rF Wasser auf, was zur Braunfärbung führen kann. Tabletten mit einem hohen Anteil von W. können dabei eine Volumenzunahme um den Faktor 1,2 zeigen.

Inkompatibilitäten

Zur Maillard-Reaktion siehe Lactose-Monohydrat. Unverträglichkeiten sind mit Roxifibanacetat und Leukotrienantagonisten beschrieben.

Anwendung

W. wird in der Direkttablettierung und als Füllstoff für Hartgelatinekapseln verwendet. In Brausetabletten nimmt die Substanz Restfeuchte aus der Tablette auf und verhindert so eine vorzeitige Brausereaktion. Zu weiteren Anwendungsmöglichkeiten siehe α-Lactose-Monohydrat.

Toxizität

Siehe Lactose-Monohydrat.

Literatur

Siehe Lactose-Monohydrat.

Handelsprodukte

Produkt/ ***Hersteller***	**Eigenschaften**	**Anwendung**
Lactose wasserfrei/*DFE*		
Lactopress anhydr. Pulver/ feines Pulver/ mikrof. Pulver	Palette mit verschiedenen Kornverteilungen	Direktverpressung
SuperTab 21AN/22AN/24AN	TG: 45 µm ≤20 % (≤ 7 % 22 AN), < 150 µm 40-65 % (25-50 %, 22 AN), < 250 µm ≥ 80 % (≥ 65 %, 22 AN), TG (24 AN): < 75 µm ≤30 %, < 150 µm 55-80 %, < 250 µm ≥ 85 %, < 400 µm ≥ 97 %	Direktverpressung
Lactose wasserfrei/*Meggle*		
Duralac H	TG: 45 µm ≤ 20 % < 150 µm 40-65 % < 250 µm ≥ 80 %	Direktverpressung, Kapsel-/Sachetfüllstoff, Trockengranulierung
Sheffield Lactose wasserfrei/*Sheffield*		
Sheffield Anh. DT, Sheffield Anh. 60M, Sheffield Anh. impalpable	gemahlene Einstellungen mit unterschiedlichen Kornverteilungen	Granulierung oder Direktverpressung

Produkt/ *Hersteller*	Eigenschaften	Anwendung
Lactose wasserfrei/*Sheffield*		
Sheffield Anh. DTHV (HV = High Velocity)	Gesiebtes Produkt, TG: 25-385 µm	Hochgeschwindigkeitstablettierung

Lactose-Monohydrat

Arzneibücher

PhEur: Lactose-Monohydrat; USP/NF: Lactose Monohydrate; JP/JPE: Lactose Hydrate; INCI: Lactose (nur wasserfrei). CAS 64044-51-5 und 5989-81-1.

Synonyma/Definitionen

Lactobiose, α-Lactosemonohydrat, Lactosum monohydricum, Milchzucker, O-β-d-Galactopyranosyl-(1→4)-α-d-glucopyranose Monohydrat, Saccharum lactis, ein Disaccharid aus 1 Mol Galactose und 1 Mol Glucose, β-1,4-glykosidisch verknüpft, wobei beide Monosaccharidreste als Pyranosen vorliegen. $C_{12}H_{22}O_{11}\cdot H_2O$, M_r 360.3.

HO OH OH O O O HO HO HO HO OH OH H_2O

Eigenschaften

Weißes bis fast weißes, kristallines, geruchloses, nicht hygroskopisches Pulver oder Kristalle von schwach süßem Geschmack (Süßungsgrad 0,2 bezogen auf Saccharose = 1). *Löslichkeit:* **ll:** Wasser (1 g in 5 g bei 20 °C, 1 in 1 bei 100 °C); **sl:** Ethanol 90 %; **ul:** Chloroform, Ethanol (wasserfrei), Ether und andere lipophile Lösungsmittel. Dichte 1,545 g/cm³, SD 0,35-0,45 g/cm³ (gemahlene L., typabhängig) und 0,45-0,8 g/cm³ (kristalline L., typabhängig), Stampfdichte 0,5-0,8 g/cm³ (gemahlene L., typabhängig) und 0,5-0,95 g/cm³ (kristalline L., typabhängig). Lösungswärme: - 50,24 J/g, isoosmotische Konzentration (% w/v): 9,25, Wassergehalt (Ph Eur): 4,5-5,5 (% m/m), Spezifische Drehung: +54,4 bis +55,9° (wasserfreie Substanz, 10 g/100g Wasser). L. zeigt Mutarotation; bei Raumtemperatur stellt sich ein Gleichgewicht mit 38 % α- und 62 % β-Lactose in der Lösung ein. L.-Monohydrat gibt bei raschem Erhitzen im Bereich von 130-160 °C sein Kristallwasser ab und wandelt sich in wasserfreie α-Lactose mit einem Schmelzpunkt von 201-202 °C um. Neben α-Lactose-Monohydrat existieren als weitere polymorphe bzw. pseudopolymorphe Formen eine wasserfreie α-Lactose, eine wasserfreie β-Lactose, α,β-Mischkristalle und sprühgetrocknete, amorphe Lactose. Sprühgetrocknete L. des Handels enthält ca. 85 % α-L. und 15 % amorphe Lactose, die als "Bindemittel" wirkt und die gute Komprimierbarkeit bedingt (Lerk 1987).

Stabilität

L. ist als Substanz und in wässriger Lösung stabil.

Inkompatibilitäten

Gefahr der Maillard-Reaktionen mit primären Aminen unter Bildung von braun oder gelblich-braun gefärbten Produkten. L. ist weiterhin unverträglich mit Aminosäuren, Amphetaminen und Lisinopril.

Anwendung

Feuchtgranulation: Pulverförmige L. wird sowohl in der Wirbelschicht-Granulation als auch in Mischer-Kneter-Systemen und in der kontinuierlichen Granulation mittels Extruder als Träger eingesetzt (Kristensen und Schaefer 1987 und Keleb et al. 2002). **Schmelz-Granulation und Schmelz-Extrusion:** L. kann mit schmelzenden Bindemitteln wie Polyethylenglycol, Poloxamer 188 oder Carnaubawachs unter Erwärmen granuliert oder extrudiert werden. Je nach verwendetem Bindemittel kann dabei eine Retard-Wirkung erzielt werden. **Direkttablettierung:** kristallines L.-Monohydrat ist direkt nicht verpressbar, jedoch werden spezielle Zubereitungen wie agglomerierte L. für die Direkttablettierung verwendet (Bolhuis und Chowhan 1996). **Hartgelatinekapseln:** L. ist der häufigste Füllstoff für Hartgelatinekapseln, wobei Siebfraktionen im Bereich 100-400 µm eingesetzt werden. Daneben ist L. Träger für Wirkstoffe in **Pulverinhalaten** (Timsina et al. 1994) und der Standard-Hilfsstoff in der Homöopathie für die Herstellung von Verreibungen.

Toxizität

L. gilt als sicher für den peroralen und inhalativen Gebrauch in pharmazeutischen Zubereitungen. Gelegentlich wird eine Lactose-

Intoleranz beobachtet. Details zur Toxikologie siehe Szilagyi 2010.

Literatur

Bolhuis GK, Chowhan ZK (1996): Materials for direct compression, in Alderborn G und Nyström C, Pharmaceutical powder compaction, Marcel Dekker Inc., New York, Basel und Hong Kong, 419-500. Keleb IE et al (2002): Continuous twin screw extrusion for the wet granulation of lactose, Int J Pharm **239**(1-2), 69-80. Kristensen H und Schaefer T (1987): Granulation - A review on pharmaceutical wet-granulation, Drug Dev Ind Pharm **13**(4-5), 803-872. Lerk CF (1987): Physikalisch-pharmazeutische Eigenschaften von Lactose, PharmuZ **16**(2), 39-46. Szilagyi A (2010): Functional disaccharides: lactulose, lactitol, and lactose, in Cho S et al. (eds), Handbook of Prebiotics and Probiotics Ingredients, 95-122, CRC Press, Boca Raton, Fla. Timsina M et al (1994): Drug delivery to the respiratory tract using dry powder inhalers, Int J Pharm **101**, 1-13.

Handelsprodukte

Hinweis: L. ist Bestandteil zahlreicher vorgefertigter Füll-und Bindemittel für die Direkttablettierung, die unter dem Begriff "Co-processed materials" (siehe Übersicht) zusammengefasst werden. Die folgende Tabelle berücksichtigt nur Produkte mit α-Lactose-Monohydrat und sprühgetrockneter Lactose.

Produkt/ *Hersteller*	**Eigenschaften**	**Anwendung**
Lactose, gesiebt/*DFE*		
Pharmatose M/50/60/70/80/90/100/110/125	Pallette an Produkten mit gesiebter Lactose mit TG < 45 µm bis 600 µm	Kapsel- und Sachetfüllung, Direktverpressung,
Lactochem crystals/ coarse/ fine/ extra fine	Palette an Produkten mit TG: < 75 µm bis 425 µm	
Lactohale 100	TG: d_{10} 45-65 µm, d_{50} 125-145 µm, d_{90} 200-250 µm	Pulverinhalate
Respitose SV 003/010	TG: 30-100 µm/ 35-190 µm	
Lactose, gemahlen/*DFE*		
Pharmatose M 130/150/200/350/450	Palette an Produkten mit gemahlener Lactose mit TG < 45 µm bis 315 µm	Feuchtgranulierung, Extrusion - Sphäronisation
Lactochem Coarse Powder	TG: < 75 µm 15-50 %, < 150 µm ≥ 75%, < 250 µm ≥ 98 %	
Lactochem Regular Powder	TG: < 53 µm 20-42 %, < 212 µm ≥ 95 %	
Lactochem Powder/ Fine Powder/ Extra Fine Powder/Super Fine Powder	TG: < 45 µm bis 150 µm	
Lactohale 200/206/210/ 220/230/300	d_{10} 5-15/20-50/2-3,5/1,5-3/1-3/- µm, d_{50} 50-100/ 75-95/1-18/11-15/< 10/≤ 5 µm, d_{90} 120-160/ 115-170/35-50/25- d_{90}40/< 30/≤ 10 µm	Pulverinhalate
Respitose ML001/ ML003	TG: d_{10} 3-7/1-6 µm d_{50} 37-61/ 20-50 µm, d_{90} 124-194/ 65-140 µm	
Lactose, sprühgetrocknet/*DFE*		
Lactopress spray dried /250	Palette von sprühgetrockneten Lactosen im TG-Bereich < 45 µm-250 µm	Direktverpressung, Kapseln
Super Tab 11SD/14SD		
Lactose, granuliert/*DFE*		
Lactopress granulated	TG: < 63 µm ≤ 20 %, < 180 µm 40-75 %, < 400 µm ≥ 85 %, < 630 µm ≥ 97 %	Direktverpressung, Kapseln
Supertab 30GR/40LL	TG: <75 µm 10-30 %, <150 µm 40-70 %, <355 µm ≥ 90 %, <500 µm 100 %, / d_{10} 40-120 µm, d_{50} 120-195 µm, d_{90} 195-530 µm	
Lactose-Monohydrat gesiebt/*Meggle*		
Inhalac 70/120/230/ 251	TG: d_{10} 110-160/ 70-105/30-60 / 7-22 µm, d_{50} 180-250/ 110-155/70-110/40-70 µm, d_{90} 270-340/ 160-215/110-150/80-120 µm, SD: 600/720/700/640 g/dm^3, Stampfdichte: 0,71/0,83/0,85/0,88 g/cm^3	Trägermaterial für Pulverinhalate
Prismalac 40	TG: <200 µm ≤ 10 %, < 800 µm ≥ 97 %, SD 0,47 g/cm^3, Stampfdichte 0,54 g/cm^3	Füllmittel für Kapseln und Sachets

Produkt/ ***Hersteller***	**Eigenschaften**	**Anwendung**
Lactose-Monohydrat gesiebt/*Meggle*		
Capsulac 60	TG: <100 µm ≤ 10 %, < 250 µm 40-70 %, < 400 µm ≥ 90 %, < 630 µm ≥ 97 %, SD 0,57 g/cm^3 Stampfdichte 0,7 g/cm^3	
Sachelac 80	TG: < 100 µm ≤ 20 %, < 400 µm ≥ 98 %, SD 0,57 g/cm^3, Stampfdichte 0,71 g/cm^3	
SpheroLac 100	< 63 µm ≤ 20 %, < 200 µm ≥ 75 %, SD 0,69 g/cm^3, Stampfdichte 0,87 g/cm^3	
Lactose, agglomeriert/*Meggle*		
Tablettose 70/80/100	TG: < 63 µm ≤ 6 %/ ≤ 20 %/≤ 25 % < 180 µm -/ 40-75 %/- < 200 µm 30-70 %/-/- < 250 µm -/-/ 60-90 % < 400 µm -/≥ 85 %/- < 500 µm ≥ 98 %/-/ ≥ 96% < 630 µm -/≥ 97 %/-, SD 0,53-0,62 g/cm^3, Stampfdichte 0,64-0,77 g/cm^3	Direkttablettierung, Füllstoff für Kapseln und Sachets
Lactose, gemahlen/*Meggle*		
Granulac 70/140/200/230	TG: < 32 µm -/ ≤ 40 %/45-75 %/-, < 63 µm -/-/-/≥ 90 % < 100 µm 40-60 %/≥ 80 %/ ≥ 90 %/- < 400 µm ≥ 95 %/-/-/- SD: 0,71/0,63/0,53/0,46 g/cm^3, Stampfdichte: 0,91/0,89/0,82/0,76 g/cm^3	Feucht- und Trockengranulierung, Sachets, Extrusion-Sphäronisation
Sorbolac 400	TG: < 32 µm ≥ 90 % SD: 0,33 g/cm^3, Stampfdichte: 0,59 g/cm^3	
Inhalac 400	TG: d_{10} 0,8-1,6 µm d_{50} 4,0-11,0 µm d_{90} 15,0-35,0 µm SD: 0,33 g/cm^3, Stampfdichte 0,53 g/cm^3	Trägermaterial für Pulverinhalate
Inhalac 500	mikronisiert, TG: d_{10} - d_{50} ≤ 5 µm d_{90} ≤ 10 µm SD: 0,24 g/cm^3, Stampfdichte 0,37 g/cm^3	Trägermaterial für Pulverinhalate, Nasalia
Lactose, sprühgetrocknet/*Meggle*		
Flowlac 90/100	Böschungswinkel 29°, SD 0,56/ 0,59 g/cm^3, Stampfdichte 0,67/ 0,71 g/cm^3, TG: < 32 µm ≤ 5 %/10 %, < 100 µm 25-40 %/20-45 %, < 200 µm ≥ 85 %/≥ 80 %	Direkttablettierung, Füllmittel für Kapseln und Sachets
Lactose, sprühgetrocknet/*Sheffield/Foremost*		
Foremost Lactose 315	TG: > 75 µm > 50 %, > 106 µm, > 20 %, > 600 µm 0 %	Direktverpressung, Kapseln
Foremost Lactose 316, Fast Flo	TG: > 75 µm > 50 %, > 106 µm > 20%, > 250 µm ≤ 2 %, hohe Fließfähigkeit	
Lactose, gesiebt/*Sheffield/Foremost*		
Sheffield Brand Monohydrate 220MS/180MS/120MS	TG: 25-425 µm, mit ansteigendem Grobanteil von 120MS bis 220MS	Feuchtgranulierung, Kapseln
Lactose Monohydrate Inhalation 120MS	TG: 25-250 µm	Träger für Pulverinhalate
Lactose, gemahlen/*Sheffield/Foremost*		
Capsulating grade/80M/200Mesh/Impalpable; Foremost 310/312/313	gemahlene Lactosen von grober bis feiner Körnung	Feucht- und Trockengranulierung
Monohydrate Inhalation 120M/80M/40M	TG: 25-250 µm	Pulverinhalatoren
Lactose, agglomeriert/*Sheffield/Foremost*		
Reddi Flo AG		Direkttablettierung, Füllstoff für Kapseln

Maltitol → Süßungsmittel

Maltodextrin → Süßungsmittel

Mannitol → Süßungsmittel

Sorbitol → Süßungsmittel

Saccharose → Süßungsmittel

Stärke → Bindemittel

Xylitol → Süßungsmittel

7.3. Co-Processed Materials

Spezielle Füll- und Bindemittel für die Direkttablettierung (Co-Processed Materials)

Vorbemerkung: als Co-Processed Materials werden Zubereitungen bezeichnet, die eine Kombination von mindestens zwei Stoffen darstellen und nach einem bestimmten Verfahren mit dem Ziel hergestellt werden, synergistische Effekte bei der Direkttablettierung zu erzielen. Diese Effekte können sich sowohl auf die mechanischen Eigenschaften der zu tablettierenden Pulvermischung als auch auf die Eigenschaften der Tabletten sowie auf die Bioverfügbarkeit der Wirkstoffe aus denselben beziehen. Die nachfolgende Übersicht fasst die bekanntesten dieser Materialien zusammen. Sie erhebt keinen Anspruch auf Vollständigkeit. Füll- und Bindemittel für die Direkttablettierung, die Reinstoffe darstellen, werden bei den jeweiligen Hilfsstoffen behandelt. Es werden nur die Kombinationen vorgestellt, die bereits im Markt als etabliert gelten können.

Handelsprodukte

Produkt/ *Hersteller*	**Zusammensetzung**	**zusätzliche Merkmale**
Avicel CE 15/ ***FMC***	mikrokristalline Cellulose 85 %, Guar-Gummi 15 %	Direkttablettierung von Kautabletten
Cellactose 80/ ***Meggle***	Lactose-Monohydrat 75 %, Cellulosepulver 25 %	hohe Fließfähigkeit und Verpressbarkeit
CombiLac/ ***Meggle***	Lactose-Monohydrat 70 %, mikrokristalline Cellulose 20 %, Maisstärke 10 % weiße, native Maisstärke	gute Verpressbarkeit, hohe Fließfähigkeit, scheller Tablettenzerfall, Direkttablettierhilfsmittel für OD-Tabletten
Destab 90 SE Ultra 250/ ***Particle Design***	10 % vorverkleisterte Maisstärke, 90 % Calciumcarbonat	Direkttablettierhilfsstoff
DiPac/ ***Domino***	Saccharose 97 %, Dextrin 3 %	direkt verpressbare Saccharose
Emdex (Dextrates NF)/***JRS***	Glucose 93-99 %, Maltose und höhere Saccharide	Lutsch- und Kautabletten
F-Melt M/C/ ***Fuji* Chemicals**	Mischung von Hilfsstoffen, Typ M enthält Fujicalin und Typ C Neusilin	Direkttablettierhilfsstoff für OD-Tabletten
Ludiflash/ ***BASF***	D-Mannitol 90 %, Crospovidon 5 %, Polyvinylacetat 5%	Direkttablettierhilfsstoff für schnell zerfallende Tabletten, besonders OD-Tabletten
Ludipress LCE/***BASF***	Lactose-Monohydrat 96,5 % Kollidon 30 3,5 %	Kau-, Lutsch- und Brausetabletten
Ludipress/***BASF***	Lactose-Monohydrat 93 %, Kollidon 30 3,5 %, Kollidon CL 3,5 %	Hohe Fließfähigkeit, Tablettenhärte unabhängig von der Maschinengeschwindigkeit
MAGNESIUM-CARBONAT DC 90S/C ***Dr.Lohmann***	hergestellt aus $4MgCO_3Mg(OH)_2 \cdot 5H_2O$ und 10 % Stärke, grobes Granulat	Direkttablettierung
MAGNESIUM-CARBONAT DC 90S/F ***Dr.Lohmann***	hergestellt aus $4MgCO_3Mg(OH)_2 \cdot 5H_2O$ und 10 % Stärke, feines Granulat	Direkttablettierung
Destab Magnesium Carbonate 90 % ***Particle Dynamics***	freifließendes, fast weißes Pulver	Direkttablettierung
MagGran MC plus ***Magnesia***	Magnesiumcarbonat mit 10 % Stärke granuliert	Direkttablettierung
MagGran MT plus ***Magnesia***	Magnesiumtrisilikat mit 10 % Maisstärke granuliert	Direkttablettierung
MagGran CC plus ***Magnesia***	Produktpalette, Calciumcarbonat mit weiteren Zusatzstoffen wie Maltodextrin (4 % bzw. 10 %),	Direkttablettierung

	Maisstärke (5 % und 10 %), PVP (3 %) und Sorbitol (15 %) granuliert	
MicroceLac/ ***Meggle***	Lactose-Monohydrat 75 %, mikrokristalline Cellulose 25 %	hochdosierte Tabletten und mikronisierte Wirkstoffe
Parteck ODT/ ***Merck***	sprühgranuliertes Mannit, Croscarmellose-Natrium	Direkttablettierhilfsmittel für OD-Tabletten
SuperTab LL40/ ***DMV-Fronterra***	granulierte, wasserfreie Lactose 95 %, Lactitol5 %	hochdosierte Arzneistoffe und Multivitamin Tabletten, Direkttablettierung
Prosolv Easy Tab SP/***JRS***	mikrokristalline Cellulose, kolloidales Siliciumdioxid, Carboxymethylstärke-Natrium, Natriumstearylfumarat	Direkttablettierhilfsstoff
Prosolv ODT G2/ ***JRS***	mikrokristalline Cellulose, kolloidales Siliciumdioxid, Mannitol, Fructose, Crospovidon	Direkttablettierhilfsstoff für schnell zerfallende Tabletten, besonders OD-Tabletten
Prosolv SMCC/ ***JRS***	Verschiedene Typen mit verschiedenen Partikelgrößen und Dichten verfügbar, Mikrokristalline Cellulose 98 %, kolloidales Siliciumdioxid 2 %	verbesserte Fließfähigkeit und Komprimierbarkeit
RetaLac/ ***Meggle***	Hypromellose „K" 50 %, Lactose-Monohydrat 50 %	Tablettierhilfsstoff für Matrix-/ Mehrschicht-/Minitabletten, wirkstofffreisetzung weitesgehend diffusionskontrolliert und pH unabhängig (pH 1-7)
StarLac/ ***Meggle***	Lactose-Monohydrat 85 %, Maisstärke 15 %	sprühgetrocknetes Produkt, geeignet für Arzneistoffe im niedrigen und mittleren Dosisbereich

Weiterführende Literatur:

Bolhuis GK und Armstrong NA (2006): Excipients for direct compression: an update, Pharm Dev Technol **11**, 111-124. Bolhuis GK und Chowhan ZK (1996): Materials for direct compression, in Alderborn G und Nyström C, Pharmaceutical powder compaction, Marcel Dekker Inc., New York, Basel und Hong Kong, S. 419-500. Gohel MC und Jogan PD (2005): A review of co-processed directly compressible excipients, J Pharm Pharmaceut Sci **8**(1):76-93,. Marwaha M et al (2010): Coprocessing of excipients: a review on excipient development for improved tabletting performance, Int J Appl Pharm **2**(3), 41-47. Mirani AG et al (2011): Direct compression high functionality excipient using coprocessing technique: a brief review, Drug Delivery **8**(4), 426-435. Nachaegari SK und Bansal AK (2004): Coprocessed excipients for solid dosage forms, Pharm Technol **28**(1), 52, 54, 56, 58, 60, 62, 64.

8. Gelbildner

Gele sind **bikohärente, disperse Systeme** aus mindestens zwei Komponenten, von denen eine das zusammenhängende Gerüst bildet, während die andere die Poren ausfüllt. Das anschaulichste Beispiel für ein Gel ist ein mit Wasser gefüllter Schwamm, bei dem die Schwammstruktur das zusammenhängende Gerüst und das Wasser die kohärente zweite Phase bildet. Ist die zweite Phase eine Flüssigkeit, so spricht man von **Lyogelen** oder Gallerten, ist diese Flüssigkeit Wasser, so handelt es sich um **Hydrogele**. Gele, bei denen die Flüssigkeit ein Öl, ein Fett oder ein Wachs ist, werden als **Oleogele** bezeichnet; Kohlenwasserstoffgele wie Vaseline nennt man auch **Lipogele** oder **Carbogele**. Wird aus einem Lyogel die Flüssigkeit entfernt, so entsteht ein, dann allerdings festes, **Xerogel** (Falbe und Regitz 1990). Gele sind thixotrop, d.h., durch Scherung wird die Gelstruktur zerstört und baut sich im Ruhezustand erneut auf. In PhEur werden Gele als Untergruppe der Monographie "Halbfeste Zubereitungen zur kutanen Anwendung" geführt.

Man unterscheidet anorganische und organische Gelbildner. Die **anorganischen Gelbildner** bilden entweder eine Kartenhausstruktur (z. B. Bentonit aufgrund seiner Plättchenstruktur), ein Nadelgerüst aus länglichen Partikeln oder ein lockeres Gerüst aus sphäroiden Teilchen (z. B. kolloidale Kieselsäure).

Organische Gelbildner sind langkettige Fadenmoleküle, die das Gerüst durch Haftpunkte zwischen den einzelnen Ketten stabilisieren. Bei manchen Substanzen genügen wenige Haftpunkte, um ein stabiles Gelgerüst aufzubauen. So bildet Agar in einer Konzentration von 0,2 % in Wasser bereits ein stabiles Gel. Hochwertige Gelatinequalitäten benötigen nur 0,6 %, um ein wässriges Gel zu ergeben. Die Haftung kommt durch Nebenvalenzkräfte wie van der Waals-Kräfte oder Wasserstoffbrückenbindungen zu Stande.

Innerhalb der organischen Gelbildner wird zwischen natürlichen (Natriumalginat, Stärke und Tragant), halbsynthetischen (Carmellose-Natrium, Hydroxyethylcellulose, Hydroxypropylcellulose und Methylcellulose) sowie synthetischen (Carbomere, Poly(vinylalcohol) und Povidon) Gelbildnern unterschieden. Welche Gelfestigkeit sich in einem organischen Gel ausbildet, hängt zum einen von dem Polymerisationsgrad der Verbindung und zum anderen von der eingesetzten Konzentration ab. Theoretisch lässt sich also die gleiche Gelfestigkeit (oder Thixotropie) mit einer geringen Konzentration eines hochmolekularen Gelbildners oder einer höheren Konzentration einer niedermolekularen Verbindung der gleichen Klasse erreichen. Man wird jedoch die niedermolekulare Verbindung bevorzugen, da der Einsatz höhermolekularer Gelbildner in geringer Konzentration aufgrund von Herstellungsunterschieden zu größeren Schwankungen der Viskosität führt.

Durch **Alterung** eines Gels kann eine Entquellung des Polymers eintreten. Durch diese Schrumpfung tritt Dispersionsmittel aus dem Gel aus. Der Vorgang wird als **Synärese** bezeichnet.

Eine Übersicht über pharmazeutisch verwendete Gelbildner und ihre Eigenschaften geben Ahmed und Nabi et al. (2016).

Literatur

Ahmed und Nabi SA et al (2016): Pharmaceutical Gels: A Review, RADS-J. Pharmacy Pharmaceutical Sciences **4** (1), 40-48). Falbe J und Regitz M, Hrsg. (1990): Römpp Chemie Lexikon, Bd 2 (Cm-G), Georg Thieme Verlag, Stuttgart und New York, ISBN 3-13-734709-2, 1511.

8.1. Anorganische Gelbildner

Bentonit

Arzneibücher

PhEur: Bentonit; USP/NF: Bentonite, Bentonite Magma und Purified Bentonite; JP/JPE: Bentonite; INCI: Bentonite. CAS 1302-78-9, EINECS 215-108-5.

Synonyma/Definitionen

Bentonitum, Quellton, Wilkinit, eine natürliche Tonerde mit hohem Anteil an Montmorillonit, einem wasserhaltigen Aluminiumsilicat natürlicher Herkunft. B. ist ein Dreischichtsilicat, bestehend aus einer Aluminiumoctaederschicht, die von 2 tetraedrischen Kieselsäureschichten flankiert wird, und in dem bestimmte Aluminium- und Silicium-Atome durch andere Atome wie Magnesium, Calcium und Eisen ersetzt sein können. Der Name Quellton kommt daher, dass zwischen die Schichten des B. sich Wasser einlagern kann, wodurch die Substanz aufquillt. B besitzt Ionenaustauschereigenschaften und lagert Na^+ und Ca^{++}-Ionen an. Die Situation ist in der folgenden Abbildung anhand zweier Dreischichtsilkat-Einheiten dargestellt.

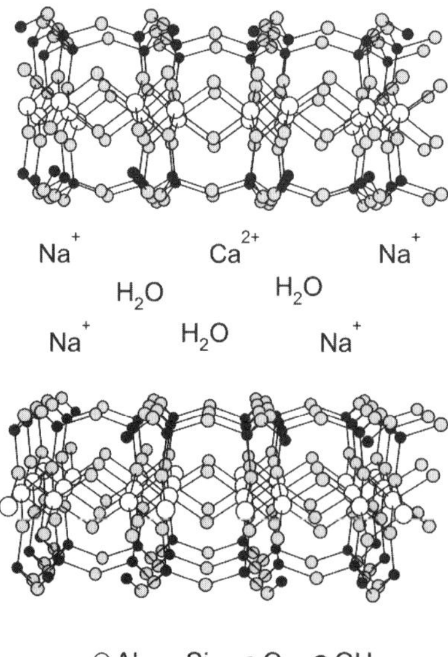

Summenformel: $Al_2O_3 \cdot 4SiO_2 \cdot H_2O$, M_r 359,16.

Eigenschaften

Sehr feines, homogenes, grau-weißes, mehr oder weniger gelblich bis rosa getöntes, kristallines, geruchloses Pulver oder Schuppen. TG 50-150 µm, daneben zahlreiche Teilchen im Bereich von 1 µm. *Löslichkeit:* **ul**: Ethanol, Glycerol, i-Propanol, andere organische Lösungsmittel. **Verhalten in Wasser:** B. quillt in Wasser auf und bildet unter Aufnahme des ca. 12-fachen seines Volumens in Abhängigkeit von der Konzentration viskose, homogene Suspensionen, Sole oder Gele. Eine 7%ige Suspension ist gerade noch gießfähig. Gele zeigen thixotropes Fließverhalten; pH der 2%igen Suspension 9-10,5. Viskosität einer 5,5%igen Suspension 75-225 mPa·s (25 °C). Dichte 2,6 g/cm³. Trocknungsverlust ≤15 % (PhEur). B. ist hygroskopisch und nimmt bei 45 % rF ca. 4,5 % und bei 80 % rF ca. 12 % Wasser auf.

Stabilität

B. ist bei trockener Lagerung als Substanz stabil. Die Substanz ist bei 170 °C/1 h hitzesterilisierbar.

Inkompatibilitäten

B.-Teilchen sind negativ geladen, was zu Interaktionen mit positiven Ladungen führen kann. Deshalb gelten kationische Konservierungsmittel als unverträglich. Gleiches kann mit positiv geladenen Arzneistoffen (z. B. Acriflavin-HCl) und Ionen auftreten, weshalb hohe Elektrolytkonzentrationen zu vermeiden sind.

Anwendung

Emulgator für Öle, Salben und Pasten (AK 1 %), Stabilisator für Suspensionen (AK 0,5-5,0 %) (Schott 1976), Gelbildner für Hydrogele (AK 10-20 %). B.-Gele zeigen ab einer Konzentration von 5 % Thixotropie, mit Carmellose-Natrium und Xanthangummi besteht ein Synergismus bei der Gelbildung. Mikronisierte B.-Typen (z B. Veegum F) können als Zerfallhilfsmittel für Tabletten eingesetzt werden (Aboutaleb et al. 1983).

Toxizität

B. ist nicht toxisch und nicht reizend. Es wird aus dem Gastrointestinaltrakt nicht resorbiert.

Literatur

Aboutaleb AM et al (1983): Effect of various disintegrants on the availability of directly compressed sulfadimidine tablets, Pharmazie **38**(7), 473-475. Schott

H (1976): Controlled flocculation of coarse suspensions by colloidally dispersed solids. I: Interaction of bismuth subnitrate with bentonite, J Pharm Sci **65**, 855-861.

Handelsprodukte

Produkt/ *Hersteller*	Eigenschaften	Anwendung
Bentonit/*American Colloid*		
Polargel	SD 2,6 g/cm^3, TG: ≤ 74 µm > 99 %, suspendierte Partikel: ≤ 74 µm > 99.75 %, ≤ 44 µm > 99.0 %, Visk. 40-200 mPa·s (5 %)	Viskositätsgeber, Bindemittel, Suspensions- und Emulsionsstabilisator
Polargel CA	TG: ≤ 74 µm > 99 %, suspendierte Partikel: ≤ 74 µm > 99.75 %, ≤ 44 µm >99.0 %, Viskosität 50-100 mPa·s (5%)	Bindemittel, Plasticizer in der Extrusion mit niedriger Viskosität
Bentonit/BYK Chemie		
Gelwhite GP	Visk. ≥ 500 mPa·s, TG: ≥ 75 % ≤ 74 µm	Vikositätskontrolle, Suspensionsstabilisator, thixotrope Systeme
Bentonit/*Vanderbilt*		
Veegum R	Visk. 225-600 mPa·s (5 %), Granulat	Suspensionsstabilisator
Veegum HV	Visk. 800-2200 mPa·s (5 %), Granulat	in niedriger Konzentration Suspensions- und Emulsistabilisator
Veegum HS	Visk. 40-200 mPa·s (5 %), Granulat	hohe Elektrolytstabilität
Veegum K	Visk. 100-300 mPa·s (5 %), Granulat	orale Säfte (saurer pH)

Hochdisperses Siliciumdioxid

Arzneibücher

PhEur: Hochdisperses Siliciumdioxid; USP/NF: Colloidal Silicon Dioxide; JP/JPE: Light Anhydrous Silicic Acid; INCI: Silica. CAS 112945-52-5 (früher: 7631-86-9), EINECS 231-545-4.

Synonyma/Definitionen

Hochdisperse Kieselsäure, kolloidales Siliciumdioxid, Silica colloidalis anhydrica, Silicium dioxidatum dispersum (colloidale), ein durch Flammenhydrolyse aus Siliciumtetrachlorid hergestelltes feinteiliges, amorphes Siliciumdioxid, SiO_2. M_r 60,08.

Eigenschaften

Weißes bis fast weißes, feines, sehr leichtes, flockiges, amorphes, geruch- und geschmackloses Pulver. *Löslichkeit:* **l:** Flusssäure, heiße Lösungen von Alkalihydroxiden; **ul:** Wasser (dispergierbar), Säuren und organische Lösungsmittel. Dichte 2,3 g/cm^3. Schüttdichte (typabhängig): ca. 0,029-0,042 g/cm^3, Stampfdichte 0,04-0,28 g/cm^3 (typabhängig). Brechungsindex 1,46. Smp 1600 °C. Trocknungsverlust ≤7 % (JP) bzw. ≤2,5 % (USP), pH-Wert der Lösung 3,5-5,5 (3,3%ige, wässrige Dispersion, PhEur). Die primäre Teilchengröße der kugelförmigen Teilchen von H. beträgt 15 nm. Die Teilchen lagern sich noch während der Flammenhydrolyse zu kettenförmigen Agglomeraten zusammen, die wiederum kugelförmige Sekundäragglomerate mit mittleren Teilchengrößen von 30-40 µm bilden. H. kann bis zu 40 % Wasser aufnehmen ohne den Charakter eines trockenen Pulvers zu verlieren. Bei 40 % rF nimmt H. ca. 10 % Feuchtigkeit auf, oberhalb von 80 % rF steigt die Wasseraufnahme steil an. Die Charakterisierung der einzelnen H.-Typen erfolgt über die spezifische Oberfläche nach BET in m^2/g.

Stabilität

H. ist auch bei Aufnahme größerer Mengen Wasser stabil. Die viskositätsteigernde Wirkung von H. nimmt bei pH-Werten ≥7,5 ab, bei Werten ≥10,5 geht H. als Silicat in Lösung.

Inkompatibilitäten

Aufgrund der hohen Oberfläche und den vorhandenen Rest-Säuregruppen kann es zu Unverträglichkeiten mit säureempfindlichen Substanzen kommen. Beispiele sind Amlodipinbesylat, Benzbromaron und Diethylstilbestrol.

Anwendung

Die in der pharmazeutischen Technologie am häufigsten eingesetzten H.-Typen sind hydrophile und hydrophobe Produkte (s. Hochdisperses , hydrophobes Siliciumdioxid) mit einer spezifischen Oberfläche von 200-300 m^2/g. **Feste Arzneiformen:** als Fließregulierungsmittel in Konzentrationen von 0,2-2 (10) %, was in der Folge zu einer Verbesserung der Gewichtsgleichheit der Tabletten, zur Reduktion des Klebens an den Presswerkzeugen, zur Senkung der Friabilität und zur Erhöhung der Bruchfestigkeit der Tabletten führt (Jonat et al. 2005). In Suspensionen für Tablettenüberzüge verbessert H. den Trocknungsprozess während der Herstellung und verhindert das Sedimentieren der Überzugssuspension (AK

0,5 -2,0 %). Durch den Einsatz von H. können Flüssigkeiten in trockene Pulver überführt werden. **Halbfeste Systeme:** zur Stabilisierung von Salben, Cremes und Lotionen (AK 10-15 %). H. kann zur Gelbildung in wässrigen und organischen Systemen eingesetzt werden. Für ölige Flüssigkeiten werden Mengen von ca. 2-4 % benötigt, für wässrige Flüssigkeiten sind 4-8 % erforderlich. Ölige Flüssigkeiten mit einem Brechungsindex in der Nähe von 1,48 (Brechungsindex von H.) ergeben transparente Gele. **Suppositorien:** der Zusatz von H. in Konzentrationen von 0,5-2 % verhindert das Sedimentieren der suspendierten Wirkstoffe in der geschmolzenen Suppositorienmasse und ergibt eine gleichmäßige Wirkstoffverteilung. **Transdermale Systeme:** H. verhindert in Konzentrationen von 1-5 % sowohl in membrankontrollierten als auch in matrixkontrollierten Systemen die Sedimentation der Wirkstoffe in der Matrix. **Flüssige Arzneiformen:** H. in Konzentrationen von 0,5-3 % stabilisiert Suspensionen und Dispersionen und verhindert die Bildung eines zementierenden Sediments.

Toxizität

H. ist nicht reizend auf der Haut und am Auge, es ist nicht mutagen und verursacht keine Silicose. Es darf nicht parenteral angewendet werden. LD_{50} >3,3 g/kg (Ratte, oral), LD_{50} >5,0 g/kg (Kaninchen, dermal), Inhalationstoxizität >0,139 mg/L/4h (Ratte, maximal applizierbare Konzentration).

Literatur

Evonik Industries (2006): Aerosil colloidal silicon dioxide for pharmaceuticals, Technical Information **TI 1281**, 1-24. Jonat S et al (2005): Influence of compacted hydrophobic and hydrophilic colloidal silicon dioxide on tabletting properties of pharmaceutical excipients, Drug Dev Ind Pharm **31**, 687-696.

Handelsprodukte

Produkt/ *Hersteller*	**Eigenschaften**	**Anwendung**
Cab-O-SIL/*Cabot*		
CAB-O-SIL M-5DP	SD 30-150 g/l	Fließverbesserung für feste Formen, Stabilisator für Wirkstoffsuspensionen
CAB-O-SIL M-5P	SD 50-200 g/l	Fließverbesserer für feste Formen
Aerosil/*Evonik Resource Efficiency*		
Aerosil 200 Pharma	BET Oberfläche 200 ± 25 m^2/g, Stampfdichte 50 g/l	Verdicker für Öle, Fließverbesserung in Granulaten
Aerosil 200 VV Pharma	BET Oberfläche 200 ± 25 m^2/g, Stampfdichte 120g/l	Fließverbesserung für feste Formen, staubarm
Aerosil 300 Pharma	BET Oberfläche 300 ±30 m^2/g	Verdickungsmittel für flüssige und halbfeste Formen, Thixotropierung von Flüssigkeiten
Aeroperl 300 Pharma	granulierte hochdisperse Kieselsäure, BET Oberfläche 300 ± 30 m^2/g, TG: 30 µm, Stampfdichte 280 g/l	Träger für flüssige oder pastöse Wirkstoffe, Trocknungsmittel, Adsorptionsmittel
HDK-Type/*Wacker*		
HDK N20 PHARMA	BET Oberfläche 170-230 m^2/g, Stampfdichte 40 g/l	Verdickungsmittel für Öle, Fließverbesserung für Pulver und Granulate
HDK N20P PHARMA	BET Oberfläche 175-225 m^2/g, Stampfdichte 40 g/l	Fließverbesserung für feste Arzneiformen

Hochdisperses, hydrophobes Siliciumdioxid

Arzneibücher

PhEur: Hochdisperses, hydrophobes Siliciumdioxid; CAS 60842-32-2.

Synonyma/Definitionen

Hochdisperse, hydrophobe Kieselsäure; kolloidales, hydrophobes Siliciumdioxid, Silica hydrophobica colloidalis, hergestellt durch nachträgliche Oberflächenbehandlung von hydrophilem, hochdispersem Siliciumdioxid mit Trialkylchlorsilan.

Eigenschaften

Sensorische Eigenschaften, Löslichkeit, Brechungsindex, Smp und Dichte: siehe hochdisperses Siliciumdioxid. H. ist von Wasser schwer benetzbar. Schüttdichte (typabhängig): ca. 0,05-0,09 g/cm^3, Stampfdichte 0,05-0,2 g/cm^3 (typabhängig). Glühverlust ≤6 %. Die Charakterisierung der einzelnen H.-Typen erfolgt über die spezifische Oberfläche nach BET in m^2/g (Evonik Industries 2006).

Stabilität

H. ist gegen Licht, Luft und Sauerstoff stabil.

Inkompatibilitäten

Die Gefahr von Inkompatibilitäten ist bei hydrophobem H. im Vergleich zu hydrophilem H. wegen der hydrophoben Oberfläche geringer.

Anwendung

Feste Arzneiformen: als Fließregulierungsmittel in Konzentrationen von 0,2-1 %, insbesondere für hygroskopische Pulver (Zimmermann et al. 2004). *Halbfeste Systeme*: zur Viskositätserhöhung öliger Systeme (AK 2-4 %) und zur Stabilisierung von W/O-Emulsionen. *Retard-Zubereitungen:* Steuerung der Wirkstofffreigabe.

Toxizität

Siehe hochdisperes Siliciumdioxid.

Literatur

Evonik Industries (2006): Aerosil colloidal silicon dioxide for pharmaceuticals, Technical Information **TI 1281**, 1-24. Zimmermann I et al (2004): Nanomaterials as flow regulators in dry powders, Z phys Chem **218**, 51-102.

Handelsprodukte

Produkt/ ***Hersteller***	**Eigenschaften (BET-Oberfläche)**	**Anwendung**
Aerosil/*Evonik Resource Efficiency*		
Aerosil R972 Pharma	110 ± 20 m^2/g, Stampfdichte 50 g/l	Fließregulierungsmittel für Pulver, Viskositätsregulierer für ölige Systeme
HDK Typen/*Wacker*		
HDK H13L	110-140 m^2/g, Stampfdichte 70 g/l	zur Erzielung thixotroper Effekte
HDK H2000	170-230 m^2/g, Stampfdichte 200 g/l	Fließregulierungsmittel für Pulver

8.2. Organische Gelbildner

Carbomere

Arzneibücher

PhEur: Carbomere; USP/NF: Carbomer Copolymer, Carbomer Homopolymer, Carbomer Interpolymer und 5 Monographien für die nach altem Verfahren unter Verwendung von Benzol hergestellten Typen C.934, C.934P, C.940, C.941 und C.1342; INCI: Carbomer. CAS 9003-01-4 (allgemein) und 9007-20-9 (allgemein), CAS 9007-16-3 (C. 934), 9007-17-4 (C. 940), 76050-42-5 (C. 940), 9062-04-08 (C. 941).

Synonyma/Definitionen

Carbopol-Polymere, Carboxyvinylpolymer, Carboxypolymethylen, Polyacrylsäure, Polymere mit großer relativer Molekülmasse von Acrylsäure, quer vernetzt mit Polyalkenethern von Zuckern oder Polyalkoholen (PhEur), vornehmlich den Allylethern von Saccharose oder Pentaerythritol, Gehalt 56,0-68,0 % Carboxyl-Gruppen (PhEur). Die verschiedenen Monographien der USP/NF unterscheiden sich in der Viskosität, im Polymer-Typ und im Lösungsmittel für die Polymerisation. Die alten, unter Verwendung von Benzol hergestellten Typen, sind als Einzelmonographien C. 934 bis C. 1342 (erkennbar am Benzol-Limit) in USP/NF aufgeführt. Die in den Monographien Carbomer Copolymer (Acrylsäure plus langkettiges Alkylmethacrylat), Carbomer Homopolymer (hochmolekulare Polyacrylsäure) und Carbomer Interpolymer (Block-Copolymer mit Polyethylenglycol und langkettigen Alkylestern) beschriebenen Produkte sind alle ohne Verwendung von Benzol hergestellt. Die folgenden Angaben im Text beruhen auf der PhEur, bei Handelsprodukten ist jeweils angegeben, ob sie mit oder ohne Benzol hergestellt werden. M_r 700.000-1.000.000 (andere Angaben bis $4 \cdot 10^9$).

$$-\left[CH_2-CH(C(=O)OH)\right]_n-$$

Eigenschaften

Weißes bis fast weißes, lockeres, hygroskopisches Pulver. *Löslichkeit:* **l:** Ethanol 95 %, Dioxan, Dimethylformamid, Glycerol, Ethylenglycol; **Verhalten in Wasser:** C. quillt in Wasser und anderen polaren Lösungsmitteln und geht nach Neutralisation mit Natronlauge oder organischen Basen in Lösung; **ul:** Aceton, Benzol, Ether, Cyclohexan. Dichte 1,41 g/cm^3, Schüttdichte 0,2 g/cm^3 (Pulver), 0,4 g/cm^3 (Granulate), Stampfdichte 0,3 g/cm^3 (Pulver), 0,4 g/cm^3 (Granulate), Trocknungsverlust ≤3 % (PhEur). C. nimmt bei 20 °C und 40 % rF 8 % Wasser auf, pH-Wert 2,5-3,2 (1%ige wässrige Dispersion). Glasübergangstemperatur 100-

105 °C, Smp >260 °C (Zersetzung). Die Viskositäten, gemessen nach Neutralisation in wässriger Zubereitung betragen für Homopolymere in 0,5%iger Konzentration 4000-60.000 mPa·s.

Stabilität

Wässrige Zubereitungen müssen konserviert werden, empfohlene Konservierungsmittel sind Chlorcresol 0,1 %, Methylparaben/Propylparaben 0,18/0,02 % oder Thiomersal 0,1 %. Die Zubereitungen sind autoklavierbar. Die Viskosität der Zubereitungen ist im pH-Bereich 4-11 nahezu stabil, unterhalb von pH 3 und oberhalb von pH 11 ist sie erniedrigt, ebenso in Gegenwart starker Elektrolyte.

Inkompatibilitäten

Phenol, kationische Polymere, starke Säuren und hohe Konzentrationen von Elektrolyten.

Anwendung

Zur Viskositätserhöhung in dermalen Zubereitungen wie Cremes, Gelen (AK 0,5-1 %), Lotionen und Salben, sowie in ophthalmischen und mucoadhesiven Formulierungen (Patel et al. 2006, Dittgen et al. 1997). C. ist auch zur Entwicklung von Mikroemulsionen (Khanna et al. 2010) und nasalen Arzneiformen (Vaijayanthi et al. 2008) geeignet.

Toxizität

C. ist nicht toxisch, nicht sensibilisierend und nicht reizend. Es gibt keine Hinweise auf eine systemische Wirkung. LD_{50} 2,5-8,0 g/kg (oral, je nach Tierart), LD_{50} 0,07 g/kg (Maus, i. v.), LD_{50} 0,04 g/kg (Maus i. p.) (Cosmetic, Toiletry and Fragrance Assoc. 1982).

Literatur

Cosmetic, Toiletry and Fragrance Assoc (1982): Final report on the safety assessment of Carbomers-934, -910, -934P, -940, -941, and -962, J Amer College Toxicol **1**(2), 109-141. Dittgen M et al (1997): Acrylic polymers. A review of pharmaceutical applications, S.T.P. Pharma Sci **7**(6), 403-437. Khanna M et al (2010): Microemulsions: developmental aspects, Res J Pharm Biol Chem Sci **1**(4), 683-706. Patel M et al (2006): Carbopol: A versatile polymer, Drug Deliv Technol **6**(3), 32-34, 36, 38, 40-43. Vaijayanthi V et al (2008): Fundamentals and novel approaches of nasal drug delivery: a review, Res Rev Bio Sci **2**(2-6), 186-190.

Handelsprodukte

Produkt/ *Hersteller*	Eigenschaften	Anwendung
Carbomer/*Lubrizol*		
C.[3] 934/934P (benzolhaltig)	Visk.[2] 29400-39400 mPa · s	Verdickungsmittel für Gele
C.[3] 940 NF (benzolhaltig)	Visk.[4] 40000-60000 mPa · s	Verdickungsmittel für Gele
C.[3] 941NF (benzolhaltig)	Visk.[4] 4000-10000 mPa · s	Verdickungsmittel für niedrigviskose Gele und Lotionen
C. 1342 (benzolhaltig)	Visk.[2] 9500-26500 mPa · s (1 %)	Stabilisierungsmittel für Suspensionen, hohe Salztoleranz
C. 71G NF (benzolfrei)	granulierte Form von C. 971P NF, Visk.[4] 4000-11000 mPa · s	Direkttablettierung
C. 971P NF (benzolfrei)	Visk.[4] 4000-11000 mPa · s	mucoadhesive Formulierungen, Stabilisierungsmittel für Suspensionen
C. 974 P NF[1] (benzolfrei)	Visk.[2] 29400-39400 mPa · s	Verdickungsmittel für Gele, Hilfsstoff für orale/ mucoadhesive Formulierungen
C. 980 NF[1] (benzolfrei)	Visk.[2] 40000-60000 mPa · s	Verdickungsmittel für Gele
C. 981 NF[1] (benzolfrei)	Visk.[2] 4000-10000 mPa · s	Verdickungsmittel für niedrigviskose Gele und Lotionen
C. 5984 EP (benzolfrei)	Visk.[4] 30500-39400 mPa · s	Verdickungsmittel für mittel- bis hochviskose Emulsionen und Suspensionen
C. ETD 2020 NF (benzolfrei)	Visk.[4] 47000-77000 mPa · s	leicht dispergierbares Verdickungsmittel für Gele
C. Ultrez 10 NF (benzolfrei)	Visk.[4] 45000-65000 mPa · s	leicht dispergierbares Verdickungsmittel für orale und topische Arzneiformen
Carbomer/*Rita*		
Acritamer[3] 934/940/941 (benzolhaltig)	siehe Lubrizol	siehe Lubrizol
Carbomer/*3V Sigma*		
SYNTHALEN KP	Visk.[4] 40000-60000 mPa · s	Verdickungsmittel, Stabilisierungsmittel für Suspensionen
Carbomer/*Sumitomo*		
Aqupec 501E (benzolhaltig)	Visk.[4] 5400-11400 mPa · s	Verdickungsmittel, für ionenhaltige Zubereitungen
Aqupec 501E (benzolfrei)	Visk.[4] 5400-11400 mPa · s	Verdickungsmittel für ionenhaltige Zubereitungen
Aqupec 504E (benzolfrei)	Visk.[4] 26500-39500 mPa · s	Verdickungsmittel

Produkt/ *Hersteller*	Eigenschaften	Anwendung
Aqupec 505E (benzolfrei)	Visk.(4) 40000-60000 mPa · s	Verdickungsmittel mit großem Effekt bei hoher Geltransparenz
Aqupec 505ED (benzolfrei)	Visk.(4) 40000-70000 mPa · s	Verdickungsmittel, leicht dispergierbar

(1)Neue Bezeichnungen für C. 934/934P/940/941 in USP/NF (Änderung bedingt durch Wechsel des Lösemittels von Benzol auf weniger toxische Produkte).
(2)Messbedingungen: 0,5 %ige Lsg./25 °C/pH 7,5.
(3)Alte Namen in USP/NF für Carbopol (benzolhaltig)
(4)Messbedingungen: 0,5 %ige Lsg./25 °C/pH 7,5, bzw. „neutralisiert" (Sumitomo).

Carmellose-Natrium → Bindemittel

Hydroxyethylcellulose

Arzneibücher

PhEur: Hydroxyethylcellulose; USP/NF: Hydroxyethyl Cellulose; JP/JPE: Hydroxyethylcellulose; INCI: Hydroxyethylcellulose.
CAS 9004-62-0.

Synonyma/Definitionen

Celluloseglykolether, Cellulose Hydroxyethyl Ether, Ethyl Hydroxy Cellulose, Ethylose, HEC, Hydroxyethylcellulosum, Oxycellulose, O-(2-hydroxyethylierte) Cellulose, eine teilweise hydroxyethylierte Cellulose. M_r 30.000-300.000, n = 150-3000.

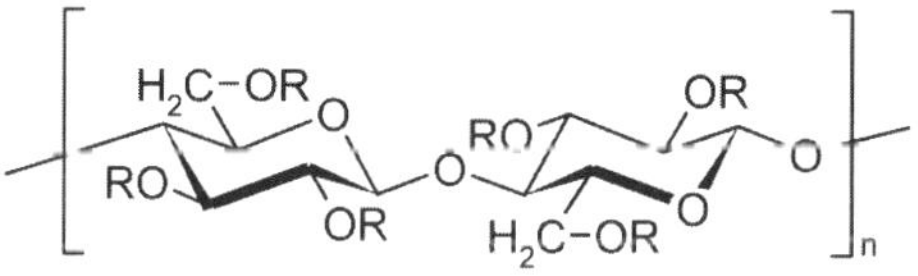

R = H

oder $-CH_2-CH_2-OH$

oder $-(CH_2-CH_2-O)_m-H$

m = ca. 2 - 4

Die verschiedenen H.-Typen unterscheiden sich im durchschnittlichen Polymerisationsgrad (DP), im durchschnittlichen Substitutionsgrad (DS ca. 0,9-2,0) und in der molaren Substitution (MS) als Maß für die Gesamtzahl der Ethylenoxideinheiten pro Mol Glucose. Die einzelnen Typen werden über ihre Viskosität und den Substitutionsgrad charakterisiert, wobei die hinter dem Namen stehende Ziffer sich üblicherweise auf die Viskosität in mPa·s einer 2%igen Lösung bei 20 °C bezieht. Aufgrund der Herstellung können die Seitenketten 2-4 Mol Ethylenoxid enthalten.

Eigenschaften

Weiße bis gelblich-weiße oder grau-weiße, in körniger Form frei fließende, geruch- und geschmacklose, hygroskopische Pulver oder Granulate. *Löslichkeit:* **ll:** in heißem und kaltem Wasser unter Bildung einer klaren Lösung; **sl:** Glykole und mittelpolare Lösungsmittel; **ul:** Aceton, Chloroform, Ethanol (95 %), Ether, Toluol und viele organische Lösungsmittel. Dichte 1,38-1,40 g/cm³, Schüttdichte (typabhängig): 0,35-0,60 g/cm³, Stampfdichte 0,5-0,75 g/cm³. H. ist mäßig hygroskopisch und nimmt bei 50 % rF 6 % und bei 84 % rF 29 % Wasser auf; pH-Wert der Lösung: 5,5-8,5 (0,5%ige, wässrige Lösung, PhEur). H. ist nur mäßig grenzflächenaktiv, die Oberflächenspannung des Wassers wird auf ca. 64-66 mN/m erniedrigt, Brechungsindex 1,336 (2 %ige wässrige Lösung). Die Spanne der Viskositäten reicht von ca. 7 bis ca. 20.000 (einige Produkte bis 200.000) mPa·s. Lösungen zeigen pseudoplastisches Fließverhalten, Gele sind pseudoplastisch bis thixotrop. Trocknungsverlust (% m/m): ≤10. Erweichungstemperatur 135-140 °C, Zersetzung ab 200-205 °C.

Stabilität

H. ist als Substanz stabil. Wässrige Lösungen sind im pH-Bereich 2-12 stabil, wobei bei pH-Werten unter 5 die Gefahr der Hydrolyse besteht. Lösungen von H. sind autoklavierbar.

Inkompatibilitäten

Die Inkompatibilitäten entsprechen weitgehend denen von Methylcellulose (siehe dort). H.-Lösungen sind jedoch weniger empfindlich gegen höhere Salzkonzentrationen. Bei einigen Konservierungsmitteln (p-Hydroxybenzoesäureester, Phenylquecksilberborat, Sorbinsäure) wird in Konzentrationen von ≥0,2 % ein Viskositätsabfall beschrieben (Ory und Steiger-Trippi 1964).

Anwendung

H. wird als Verdickungsmittel und Suspensionsstabilisator in Augentropfen, Suspensionen und Gelen sowie als Filmüberzug auf Tabletten verwendet (Burmeister 2006). H. zeigt in Augentropfen eine gute Toleranz gegenüber Tensiden vom Tween-Typ (Pluta und Meler 2002). In Ultraschall-Gelen auf H.-Basis ergibt ein Gel mit 0,5 % H. die beste Ultraschallübertragung (Chorilli et al. 2007). DAB führt ein H.-Gel aus 2,5 T. H. 10.000, 10 T. Glycerol und 87,5 T. Wasser. Die Theophyllin-Freisetzungsrate aus mit Eudragit RS 30 D überzogenen Pellets kann durch den Zusatz von 10 % H. stabilisiert werden (Zheng et al. 2005). In gemischten Filmen aus H. und Hypromellose für Ibuprofen-Granulate zeigen höhermolekulare Typen beider Polymeren eine bessere mechanische Stabilität und Flexibilität gegenüber niedermolekularen Polymer-Typen (Li et al. 2002).

Toxizität

H. ist untoxisch und wird aus dem Magen-Darm-Trakt nicht resorbiert. Es zeigt keine Hautreizung oder Sensibilisierung.

Literatur

Burmeister LA (2006): Hydroxyethylcellulose, in Tracton AA, Coatings Technology Handbook (3rd ed), 1-68. Chorilli MG et al. (2007): Transmissivity of the ultrasonic waves in different hydrophilic gels, Rev Bras Farm **88**(3), 119-124. Li SP et al (2002): Evaluation of the film-coating properties of a hydroxyethyl cellulose/hydroxypropyl methylcellulose polymer system, Drug Dev Ind Pharm **28**(4), 389-401. Ory AM und Steiger-Trippi K (1964): Rheological properties of some mucilages and their mixtures, Pharm Acta Helv **39**(3), 180-187. Pluta und Meler (2002): Studies on the influence of auxiliary substances on the physicochemical characteristics of ophthalmic drugs. Part I. Studies on the influence of auxiliary substances on the critical micellar concentration of surfactants solutions in eye drops containing sulphacetamidum natricum, Acta polon pharm, **59**(4), 247-252. Zheng W et al (2005): Influence of hydroxyethylcellulose on the drug release properties of theophylline pellets coated with Eudragit RS 30 D, Eur J Pharm Biopharm **59**(1), 147-154.

Handelsprodukte

Produkt/ *Hersteller*	**Eigenschaften**	**Anwendung**
Hydroxyethylcellulose/*Ashland Aqualon*		
Natrosol HHX Pharm/HH Pharm	Visk. (Brookfield, 1%) 3500-5500 mPa · s	Gelbildner, Viskositätskontrolle, Retard-Matrixtabletten, Emulsionsstabilisator mit hoher Salztoleranz und Tensidkompatibilität
Natrosol HX Pharm/H Pharm	Visk. (Brookfield, 1%) 1500-2500 mPa · s	
Natrosol M	Visk. (Brookfield, 2%) 4500-6500 mPa · s	
Natrosol G	Visk. (Brookfield, 2%) 150-400 mPa · s	Tablettencoating
Natrosol L	Visk. (Brookfield, 5%) 75-150 mPa · s	Tablettencoating
Hydroxyethylcellulose/*ShinEtsu/SE Tylose*		
Tylose H 20 P2	Visk. 20 mPa · s Pulver	Kosmetik verwendet, Zahnpasten
Tylose H 300 NG4	Visk. 300 mPa · s Granulat	
Tylose H 4000 NG4	Visk. 4000 mPa · s Granulat	
Tylose H 10000 NG4	Visk. 10000 mPa · s, Granulat	
Tylose H 30000 YP2	Visk. 30000 mPa · s	
Tylose H 100000 YP2	Visk. 100000 mPa · s (1,9 %)	
Tylose H 200000 YP2	Visk. 200000 mPa · s, Pulver	
Hydroxyethylcelullose/*Spectrum Chemicals*		
HEC NF	Visk. 5000 mPa · s (1%, 25 °C)	

Hydroxypropylcellulose

Arzneibücher

PhEur: Hydroxypropylcellulose; USP/NF: Hydroxypropyl Cellulose; JP/JPE: Hydroxypropylcellulose; INCI: Hydroxypropylcellulose. CAS 9004-64-2.

Synonyma/Definitionen

Cellulose-2-hydroxypropylether, 2-Hydroxypropylcellulose, Hydroxypropylcellulose Ether, O-(2-Hydroxypropyl)cellulose, O-Hydroxypropyl cellulose ether, Hyprolose, partiell hydroxypropylierte Cellulose. M_r 50.000-1.250.000, n = 200-5000.

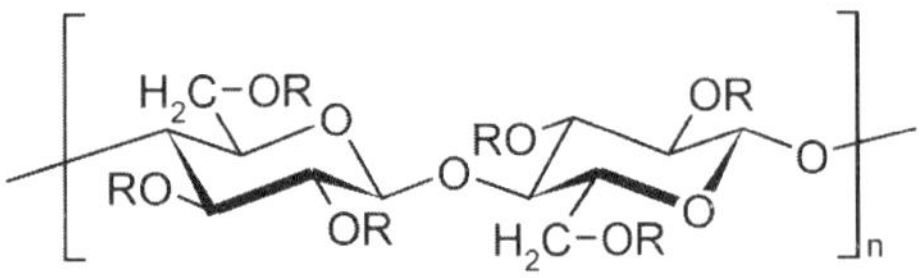

R = H

oder $-(CH_2-CH(CH_3)-O)_m-H$

Die verschiedenen H.-Typen unterscheiden sich im durchschnittlichen Polymerisationsgrad (DP) und im durchschnittlichen Substitutionsgrad (DS), der bis zu 4 betragen kann, da an der sekundären OH-Gruppe der Hydroxypropyl-Kette eine weitere Veretherung möglich ist. Die H. werden über ihre Viskosität charakterisiert. H. kann bis zu 0,6 % Siliciumdioxid enthalten (PhEur).

Eigenschaften

Weiße bis gelblich-weiße, in körniger Form frei fließende, geruch- und geschmacklose, nach Trocknung hygroskopische Pulver oder Granulate. *Löslichkeit:* **Verhalten in Wasser:** löslich in Wasser unterhalb 38 °C (1 in 2 Teilen) unter Bildung einer klaren, kolloidalen Lösung. Bei Temperaturen zwischen 40 und 45 °C erfolgt reversibles Ausflocken der Substanz; **l:** Dimethylformamid, Dimethylsulfoxid, Dioxan, Eisessig, wasserfreies Ethanol (1 Teil in 2 Teilen), Methanol (1 in 2), i-Propanol (1 in 5), Propylenglykol (1 in 5) und eine Mischung aus 10 Teilen Methanol und 90 Teilen Methylenchlorid ergeben kolloidale Lösungen ohne Tendenz zur Ausflockung beim Erwärmen; **wl/sl:** Aceton (abhängig vom Substitutionsgrad); **ul:** heißes Wasser, Ethylenglykol, Toluol und viele organische Lösungsmittel. Dichte: 1,2224 g/cm^3, Schüttdichte (typabhängig): ca. 0,50 g/cm^3. H. ist hygroskopisch und nimmt bei 50 % rF 5-6 % und bei 84 % rF 10-12 % Wasser auf; pH-Wert der Lösung: 5,0-8,5 (1%ige, wässrige Lösung, PhEur). H. ist nur mäßig grenzflächenaktiv, die Oberflächenspannung in 1%iger wässriger Lösung beträgt 46 mN/m (20 °C, gültig für Typen niedriger und mittlerer Viskosität), die Grenzflächenspannung Wasser/Paraffinöl beträgt ca. 12-13 mN/m, Brechungsindex 1,3353 (2%ige wässrige Lösung). Die Spanne der Viskositäten reicht von ca. 6 bis ca. 20.000 mPa·s (2%ige wässrige Lösung). Lösungen zeigen pseudoplastisches Fließverhalten, Gele sind pseudoplastisch bis thixotrop. Trocknungsverlust (% m/m): ≤7 % (PhEur). Erweichungstemperatur ca. 130 °C, Zersetzung ab 260-275 °C.

Stabilität

H. ist als Substanz stabil. Wässrige Lösungen sind im pH-Bereich 6-8 stabil, wobei bei niedrigen pH-Werten die Gefahr der Hydrolyse besteht. Temperaturerhöhung führt bei ca. 45 °C zum Zusammenbruch der Viskosität, da H. bei dieser Temperatur reversibel ausflockt. Lösungen müssen konserviert werden.

Inkompatibilitäten

H.-Lösungen sind mit p-Hydroxybenzoesäureestern und anorganischen Salzen (letztere in Konzentrationen ab 5-10 %) unverträglich.

Anwendung

H. wird als Filmbildner für überzogene Tabletten (AK ca. 5 %) und Träger für perorale hydrophile Retardformen (AK 15-35 %) verwendet (Francis et al. 2006). In schnell freisetzenden, festen Arzneiformen wird es als Bindemittel in der Granulation (2-6 %), Trockenbindemittel in der Direkttablettierung (5-15 %) und als Zerfallshilfsmittel (AK 2-10 %) eingesetzt (Li und Mei 2006). Daneben findet es als Verdickungsmittel und Suspensionsstabilisator sowie als Gelbildner Verwendung (Bajerova et al. 2008).

Toxizität

H. ist untoxisch, wird aus dem Magen-Darm-Trakt nicht resorbiert und nach peroraler Aufnahme vollständig in den Faeces ausgeschieden. Es zeigt keine Hautreizung oder Sensibilisierung. ADI-Wert (FAO/WHO 1990) bis 1500 mg/kg Körpergewicht. Der Verzehr größerer Mengen von H. kann einen laxativen Effekt haben. LD_{50} 0,25 g/kg (Ratte, i. v.), LD_{50} 10,2 g/kg (Ratte, oral).

Literatur

Bajerova MG et al (2008): Semisynthetic cellulose derivatives as the base of hydrophilic gel systems, Ceska Slov Farm **57**(2), 63-69. Francis MF et al (2006): Hydroxypropylcellulose in oral drug delivery, ACS Symposium Series **934** (Polysaccharides for Drug Delivery and Pharmaceutical Applications), 57 75. FAO/WHO (1990): Evaluation of certain food additives and contaminants. Thirty-fifth report of the joint expert committee on food additives. World Health Organ Tech Rep Ser No **789**. Li J und Mei X (2006): Applications of cellulose and cellulose derivatives in immediate release solid dosage, ACS Symposium Series **934** (Polysaccharides for Drug Delivery and Pharmaceutical Applications), 19-55.

Handelsprodukte

Produkt/ *Hersteller*	Eigenschaften	Anwendung
Hydroxypropylcellulose/*Ashland Aqualon*		
Klucel HF Pharm Klucel HXF Pharm	M_w 1150000, Viskosität (1%, Wasser, 25 °C) 1.2750-3.500 mPa · s, TG: ≥ 85 % < 600 µm, ≥ 99 % < 850 µm, feines Pulver: ≥ 99,9 % < 250 µm, ≥ 90 % < 180 µm, ≥80 % <150 µm, SD ca. 0.5 g/cm³	Filmbildner, Schmelzextrusion, Tablettenbindemittel, (normale Partikelgröße verwendet in Feuchtgranulierung, gemahlene Typen in der Direkttablettierung, höhermolekulare Typen in Depotformen)
Klucel MF Pharm Klucel MXF Pharm	M_w 850000, Viskosität 3.500-7.500 mPa · s (2 %, Wasser, 25 °C), TG: ≥ 85 % < 600 µm ≥ 99 % < 850 µm, feines Pulver: ≥ 99,9 % < 250 µm, ≥ 90 % < 180 µm, ≥ 80 % < 150 µm, SD ca. 0,5 g/cm³	
Klucel GF Pharm Klucel GXF Pharm	M_w 370000, Viskosität 150-400 mPa · s (2% Wasser, 25 °C), TG: ≥ 85 % < 600 µm, ≥ 99 % < 850 µm, feines Pulver: ≥ 99,9 % < 250 µm, ≥ 90 % < 180 µm, ≥ 80 % < 150 µm, SD ca 0,5 g/cm³	
Klucel JF Pharm Klucel JXF Pharm	M_w 140000, Viskosität (5 %,Wasser, 25 °C) 150-400 mPa · s, TG: ≥ 85 % < 600 µm, ≥ 99 % < 850 µm, feines Pulver: ≥ 99,9 % < 250 µm, ≥ 90 % < 180 µm, ≥ 80 % < 150 µm, SD ca. 0,5 g/cm³	
Klucel LF Pharm Klucel LXF Pharm	M_w 95000, Viskosität (5 %,Wasser, 25 °C) 75-150 mPa · s, TG: ≥ 85 % < 600 µm, ≥ 99 % < 850 µm feines Pulver:	
Klucel EF Pharm Klucel EXF Pharm	M_w 80000, Viskosität (10%,Wasser, 25 °C) 300-600 mPa · s, TG: <850 µm, feines Pulver: ≥ 99,9 % < 250 µm, ≥ 90 % < 180 µm, ≥ 80 % < 150 µm, SD ca. 0,5 g/cm³	

Produkt/ *Hersteller*	Eigenschaften	Anwendung
Hydroxypropylcellulose/*Nippon Soda*		
HPC SSL	M_w 40000 Viskosität 2.0-2.9 mPa · s*, TG: reguläre Type : 90 % < 185 µm, 50 % < 85 µm, 10 % < 30 µm, super feines Pulver: 90 % < 50 µm, 50 % < 20 µm, ≥ 0 % < 8 µm	*reguläre Type:* Filmbildner für Tablettenüberzüge, Tablettenbindemittel, Bindemittel für Feuchtgranulierung, *feines Pulver*: Bindemittel für Direkttablettierung, Überzug für Retardformulierungen *super feines Pulver*: Bindemittel für Direkttablettierung, für schlecht komprimierbare- Wirkstoffe und Formulierungen mit hohem Wirkstoffanteil geeignet
HPC SL	M_w 100000, Viskosität 3.0-5.9 mPa · s*, TG: reguläre Type: 90 % < 275 µm, 50 % < 155 µm, 10 % < 65 µm, feines Pulver: 90 % < 150-200 µm, 50 % < 80-110 µm, 10 % < 35-50 µm	
HPC L	M_w 140000, Viskosität 6.0-10.0 mPa · s, TG: reguläre Type 90 % < 355 µm, 50 % < 160 µm, 10 % < 75 µm, feines Pulver: 90 % < 150-200 µm, 50 % < 80-110 µm, 10 % < 35-50 µm	
HPC LM	M_w 180000, Viskosität 11-20 mPa · s*, TG: reguläre Type 50 % < 85-185 µm	
HPC LMM	M_w 280000, Viskosität 21-50 mPa · s*, TG: reguläre Type 50 % < 85-185 µm	
HPC M	M_w 700000, Viskosität 150-400 mPa · s*, TG: reguläre Type 90 % < 355 µm, 50 % < 185 µm, 10 % < 80 µm, feines Pulver: 90 % < 150-200 µm, 50 % < 80-110 µm, 10 % < 35-50 µm	
HPC H	M_w 1000000, Viskosität 1000-4000 mPa · s*, TG: 90 % < 185 µm, 50 % < 85 µm, 10 % < 30 µm, feines Pulver: 90 % < 150-200 µm, 50 % < 80-110 µm, 10 % < 35-50 µm	

Produkt/ *Hersteller*	Eigenschaften	Anwendung
Hydroxypropylcellulose/*Nippon Soda*		
HPC VH	M_w 2500000 Viskosität: 4001-6000 mPa · s*, TG: 90 % < 365 µm, 50 % < 185 µm, 10% < 80 µm, feines Pulver: 90 % < 150-200 µm, 50 % < 80-110 µm, 10% < 35-50 µm	
Hydroxypropylcellulose/*Spectrum Chemicals*		
NF	NF grades: 75-150 mPa · s, 150-400 mPa · s, 4000-6500 mPa · s (5%, Wasser, 25 °C)	Verdickungsmittel, Gelbildner

* (2%ige wässirge Lösung, 20 °C)

Hypromellose → Filmbildner

Methylcellulose → Bindemittel

Natriumalginat

Arzneibücher

PhEur: Natriumalginat; USP/NF: Sodium Alginate; JP/JPE: Sodium Alginate; INCI: Algin. CAS 9005-38-3, E 401.

Synonyma/Definitionen

Alginsäure-Natriumsalz, Natrii alginas, das Natriumsalz der Alginsäure, ein Gemisch von Polyuronsäuren mit unterschiedlichen Anteilen von D-Mannuronsäure-Einheiten und L-Guluronsäure-Einheiten. Strukturformel s. Alginsäure.

Eigenschaften

Weißes bis blass gelblich-weißes bis bräunliches, geruch- und geschmackloses Pulver. *Löslichkeit:* **l:** Wasser (langsame Auflösung unter Bildung einer viskosen, kolloidalen Lösung); **ul:** Ethanol 96 % und andere organische Lösungsmittel sowie in wässriger, saurer Lösung bei pH-Werten <3. Trocknungsverlust ≤15 % (PhEur). Die Viskositäten, gemessen in 1%iger, wässriger Lösung liegen im Bereich 10-2000 mPa·s und zeigen pseudoplastisches Fließverhalten, das mit dem Polymerisationsgrad und der Konzentration zunimmt. Thixotropie wird nur in Gegenwart von Calciumionen beobachtet. Die Viskosität von N.-Lösungen ist im pH-Bereich von 4-10 nahezu konstant, wobei im pH-Bereich 6-8 eine leichte Viskositätserhöhung auftritt. Ein Maximum der Viskosität wird im pH-Bereich 3-3,5 beobachtet (McNeely und Pettit 1973).

Stabilität

Lösungen von N. sind im pH-Bereich 5-10 stabil, müssen aber konserviert werden. Unterhalb von pH 3 und oberhalb von pH 10 erfolgt Hydrolyse.

Inkompatibilitäten

Acridin-Derivate, Calciumsalze, Ethanol in Konzentrationen von >5 %, Natriumchlorid in Konzentrationen >4 %, Nitrate, Phenol, Schwermetalle.

Anwendung

In Lösung als Bindemittel in der Granulierung (AK 1-3(5) %), seltener in Pulverform als Zerfallhilfsmittel (2,5-10 %) in Tabletten, da hier die freie Alginsäure bevorzugt wird. Zur Herstellung von auf Schleimhäuten haftenden Tabletten, Buccal-Gelen, nasal anwendbaren Zubereitungen und Vaginaltabletten. N.-Lösungen bilden beim Eindringen in den Bindehautsack Gele, was für Augentropfen ausgenutzt wird. Zur Herstellung von hydrophilen Retard-Matrixtabletten, oft in Kombination mit Calciumalginat. Zur Viskositätserhöhung in dermalen Zubereitungen wie Cremes, Emulsionen, Gelen (AK 2-6 %), Lotionen und Salben (AK 5 bis 10 %). N. stabilisiert Suspensionen (AK 1-5 %) und Emulsionen (AK 1-3 %). Auch zur Entwicklung von Mikro- und Nanokapseln geeignet (Tønnesen und Karlsen 2002).

Toxizität

N. ist nicht toxisch, nicht sensibilisierend und nicht reizend. Es ist als Lebensmittelzusatzstoff zugelassen. LD_{50} >5,0 g/kg (Ratte, oral), LD_{50} 0,2 g/kg (Maus, i. v.), LD_{50} 1,0 g/kg (Ratte, i. v.), LD_{50} 0,25 g/kg (Katze, i. p.) (FAO/WHO 1992).

Literatur

FAO/WHO (1992): Evaluation of certain food additives and naturally occurring toxicants, Thirty-ninth report of the joint FAO/WHO expert committee on food additives. World Health Organ Tech Rep Ser No. **828**. McNeely WH und Pettit DJ in Whistler RL (ed) (1973): Industrial gums, 2nd ed., 49-81, Academic Press, New York and London. Tønnesen HH und Karlsen J (2002): Alginate in drug delivery systems, Drug Dev Ind Pharm **28**, 621-630.

Handelsprodukte

Produkt/ ***Hersteller***	**Eigenschaften**	**Anwendung**
Natriumalginat/*DuPont Nutrition & Bioscience*		
MANUGEL LBA/ Protanal LFR 5/60	TG:< 355 µm ≥ 98 %, < 250 µm ≥ 80 %, Visk. 300-700 mPa · s (10 %)	Behandlung von Sodbrennen
Protacid F120nm	TG: ≥ 99 % < 125 µm, Visk	
Protanal CR 8133	Visk. 100-300 mPa · s (2 %), TG: ≥ 95 < 150 µm, ≥ 85 % < 106 µm	kontrollierte Freisetzung
Protanal CR 8233	Visk. 600-900 mPa · s (1,25 %), TG: ≥ 95% < 250 µm, ≥ 95% < 180 µm	
Manucol LKX	Visk. 60-170 mPa · s (1 %), TG: ≥ 98 % < 250 µm, ≥ 95% < 63 µm	kontrollierte Freisetzung
Protanal PH6160	Visk. 1000-1500 mPa · s (1 %), TG: ≥ 98 % < 250 µm, ≥ 91 % < 180 µm	Matrixtabletten, Stabilisierungsmittel
Protanal PH1033	Visk. 300-800 mPa · s (1 %), TG: ≥98 % <250 µm, ≥91 % <180 µm	
Kelcoloid K3B426 NF	Visk. 1000-1500 mPa · s (1 %), TG: ≥ 98 % < 250 µm, ≥ 91 % < 180 µm	
Protanal LF 10/60 FT	Visk. 30-60 mPa · s (1%), TG: < 250 µm ≥ 98 %, < 180 µm ≥ 91 %	Wundbehandlung
Manucol DH(P)	Visk. 65 mPa · s (1%), TG: 95 % < 250 µm	
Natriumalginat/*Shadong Jiejing Group*		
Sodium alginate Pharmaceutical grade	Verfügbar mit < 150 mPa · s bis > 400 mPa · s	Verdickungsmittel, kontrollierte Freisetzung

Poly(vinylalcohol)

Arzneibücher

PhEur: Poly(vinylalcohol); USP/NF: Polyvinyl Alcohol; JP/JPE: Fully Hydrolized Polyvinyl Alcohol und Partially Hydrolyzed Polyvinyl Alcohol; INCI: Polyvinyl Alcohol. CAS 9002-89-5.

Synonyma/Definitionen

Poly(alcohol vinylicus), Polyvinol, PVA, Vinylalcohol Polymer, Polyviol, 1-Ethen-2-ol Homopolymer, ein durch Polymerisation von Vinylacetat mit anschließender partieller oder nahezu vollständiger Hydrolyse gewonnenes Polymer (PhEur). M_r 20.000-150.000 (200.000), entspr. n=500-3750 (5000).

$$—CH_2—CH(OH)—CH_2—CH(O—C(=O)—CH_3)—$$

Typ 1: ≥ 98 ≤ 2 Mol %

Typ 2: 89-87 11-13 Mol %

Die verschiedenen P.-Typen werden über das Molekulargewicht und die Esterzahl als Maß für den Hydrolysegrad charakterisiert. Die Viskosität wird aus 4%iger wässriger Lösung bestimmt. Beim Hydrolysegrad werden zwei Hauptgruppen unterschieden: 98 Mol% hydrolysierter Acetylgruppen bzw. 87-89 Mol%.

Eigenschaften

Gelblich-weißes, geruch- und geschmackloses, hygroskopisches Pulver oder durchscheinende Körner. *Löslichkeit:* **l:** Wasser (Produkte mit <88 % Hydrolysegrad lösen sich in kaltem Wasser besser als in warmem), Dimethylsulfoxid, Formamid, Dimethylformamid; **sl:** Ethanol, wasserfrei; **ul:** Aceton und andere organische Lösungsmittel. Dichte 1,19-1,31 g/cm³ (25 °C). Brechungsindex 1,49-1,53 (25 °C). P. ist mäßig hygroskopisch und nimmt bei 50 % rF 5 % und bei 80 % rF 15 % Wasser auf. (Tomczak und Kaminski 2009); pH-Wert der Lösung: 4,5-6,5 (4%ige, wässrige Lösung). Anwendungstechnisch werden hochviskose (M_r ca. 200.000/40-65 mPa·s), mittelviskose (M_r ca. 130.000/21-33 mPa·s) und niedrigviskose (M_r ca. 20.000/4.0-7.0 mPa·s) Typen unterschieden. Voll hydrolysierte Lösungen ergeben bei gleichem Polymerisationsgrad höhere Viskositäten als teilhydrolysierte. Trocknungsverlust (% m/m): ≤5. Smp 228 °C bzw. Glasübergangstemperatur 85 °C (voll hydrolysierte Produkte), sowie Smp 180-190 °C (partiell hydrolysierte Produkte) (Hallensleben 2012).

Stabilität

P. ist als Substanz stabil. In Lösung erfolgt aus den Acetat-Restgruppen langsame Abspaltung von Essigsäure bei 100 °C, rasche Abspaltung bei 200 °C. Wässrige Lösungen müssen konserviert werden.

Inkompatibilitäten

P. ergibt in wässriger Lösung mit anorganischen Salzen, insbesondere Sulfaten und Phosphaten Fällungen. Komplexbildung mit Adrenalin, Oxytetracyclin, Scopolamin, Ephedrin und Tetracain, teilweise konzentrationsabhängig. Borsäure und Borax wirken viskositätserhöhend (Gefahr der Gelierung).

Anwendung

P. wird zur Viskositätserhöhung in Augentropfen und topischen Formulierungen eingesetzt (AK 0,25-3,0 %). Daneben ist es Emulgator (AK 0,5 %), Bestandteil von künstlichen Tränenflüssigkeiten, Augen-Inserten und transdermalen Systemen (Valenta und Auner 2004).

Toxizität

P. ist untoxisch und in Konzentrationen bis zu 13 % in einer Formulierung weder haut- noch augenreizend und wirkt nicht sensibilisierend (Nair 1998). In Konzentrationen bis zu 7 % wird es in Kosmetika verwendet. Aufgrund der vorliegenden Toxizitätsstudien wird P. für Pharmazeutika und Nahrungsergänzungsmittel verwendet (DeMerlis und Schoneker 2003). Akute Toxizität: LD_{50} 14,7 g/kg (Maus, oral), LD_{50} >20 g/kg (Ratte, oral).

Literatur

DeMerlis CC und Schoneker DR (2003): Review of the oral toxicity of polyvinylacohol (PVA), Fodd Cehm Toxicol **41**, 319-326. Hallensleben ML (2012): Polyvinyl compounds, others, in Ullmann's Encyclopedia of Industrial Chemistry, Vol **29**, 605-609. Nair B (1998): Final report on the safety assessment of polyvinyl alcohol, Intern J Toxicol **17**(Suppl. 5), 67-92. Tomczak E und Kaminski W (2009): Description of water sorption isotherms of natural and degradable polymers using BET and DA equations, Drying Technol **27**(12), 1286-1291. Valenta C und Auner BG (2004): The use of polymers for dermal and transdermal delivery, Eur J Pharm and Biopharm **58**(2), 279-289.

Handelsprodukte

Produkt/ *Hersteller*	**Eigenschaften**	**Anwendung**
Polyvinylalcohol/*Merck*		
Polyvinylalkohol Emprove 4-88, 5-88, 8-88, 18-88, 26-88, 40-88	Bezeichnungen: 1. Ziffer: M_r 2. Ziffer: Verseifungsgrad 88 %, Smp > 200 °C, SD 0,4-0,6 g/cm^3	Tabletten-überzüge, Verdickungsmittel in Augentropfen
Polyvinylalkohol Emprove 28-99	Smp 160-240 °C, SD 0,4-0,6 g/cm^3, M_w 145.000	Verdickungsmittel, Trägermaterial für verzögerte Freisetzung, transdermale Systeme
Polyvinylalcohol/*Nippon Gohsei/Harke*		
Gohsenol EG-03P, EG-05P, EG-18P, EG-22P, EG-30P, EG-40P, EG-48P	Verseifungsgrad 86,5-89,0 %, kinem. Viskosität 3,0-3,8 mm^2/s, 4,5-6,8 mm^2/s, 15,3-20,7 mm^2/s, 19,0-25,6 mm^2/s, 25,5-34,5 mm^2/s, 36,6-49,4 mm^2/s, 41,3-55,7 mm^2/s,	Tablettenüberzüge, Bindemittel, Suspendiermittel Tablettenüberzüge, Bindemittel, Suspendiermittel
Gohsenol EG -05PW, EG-30PW, EG-40PW	Verseifungsgrad 86,5-89,0 %, kinem. Visk. 4,5-6 mm^2/s, 25,5-34,5 mm^2/s, 36,6-49,4 mm^2/s (4%ige Lösung)	

Povidon → Bindemittel

Stärke → Bindemittel

Tragant

Arzneibücher

PhEur: Tragant; USP/NF: Tragacanth; INCI: Astragalus Gummifer Gum. CAS 9000-65-1, EINECS 232-552-5, E 413.

Synonyma/Definitionen

Gummi Tragacantha, Persischer Tragant, die an der Luft erhärtete, gummiartige Ausscheidung, die natürlich oder nach Einschneiden aus Stamm und Ästen von *Astragalus gummifer* Labill, und von bestimmten anderen westasiatischen Arten der Gattung *Astragalus* ausfließt. T. besteht aus wasserunlöslichen (60-70 % Bassorin, stark quellendes Polysaccharid) und wasserlöslichen (30-40 % Tragacanthin) Polysacchariden. Hydrolyse ergibt die Zucker

L-Arabinose, L-Fucose, D-Xylose, D-Galactose, sowie D-Galacturonsäure (Meer et al. 1973). M_r 840.000-1.000.000.

Eigenschaften

Weiße bis gelblich-weiße, durchscheinende, blattartige, bandartige oder sichelförmige, ca. 1-3 mm dicke und ca. 5 mm breite, oft gestreifte, geruch- und geschmacklose hornartige Stücke, die mit Wasser zu einer trüben gallertartigen Masse aufquellen. Die Volumenzunahme ist pH-abhängig und beträgt im sauren Bereich das 13- und im Neutralbereich das 43fache. T. ist auch als Pulver im Handel. *Löslichkeit:* **ul:** Ethanol 95 % und andere organische Lösungsmittel; **Verhalten in Wasser:** obwohl unlöslich in Wasser nimmt T. schnell das 10-fache des Eigengewichtes an Wasser auf und ergibt ein viskoses, kolloidales Gel oder eine gelartige Flüssigkeit. Dichte 1,250-1,385 g/cm³. Trocknungsverlust ≤15 %, pH-Wert 5-6 (1%ige, wässrige Dispersion), SZ 2-5. T. zeigt pseudoplastisches Fließverhalten. Die Viskositäten, gemessen in 1%iger, wässriger Lösung liegen im Bereich 100-4000 mPa·s und steigen mit höherer Temperatur und Konzentration, fallen dagegen mit steigendem pH-Wert. Das Maximum der Anfangsviskosität liegt bei pH 8.

Stabilität

Lösungen von T. sind im pH-Bereich 4-8 stabil, mit einem Optimum bei pH 5. Die Lösungen müssen mit 0,1 % Benzoesäure, Natriumbenzoat oder 0,2 % einer Kombination aus Methylparaben und Butylparaben konserviert werden.

Inkompatibilitäten

Starke Säuren erniedrigen die Viskosität von T.-Lösungen. T. kann die Effektivität von Konservierungsmitteln reduzieren (z. B. Benzalkoniumchlorid, Chlorbutanol oder Methylparaben). T. ergibt mit Eisen-III-Chlorid gelb gefärbte Fällungen.

Anwendung

Verdickungsmittel, Suspensionen Stabilisator, Bindemittel und Pseudo-Emulgator (Mayes 2010).

Toxizität

T. ist als Lebensmittelzusatzstoff zugelassen. LD_{50} 16,4 g/kg (Ratte, oral), LD_{50} 10,0 g/kg (Maus, oral). Details zur Toxizität siehe Anderson 1989. In kosmetischen Produkten wird T. in Konzentrationen von 0,01-3 % eingesetzt und gilt als sicher (Anon 2006).

Literatur

Anderson DMW (1989): Evidence for the safety of gum tragacantha (Asiatic Astragalus spp.) and modern criteria for the evaluation of food additives, Food Additiv Contamin **6**(1), 1-12. Anon (2006): Annual Review of cosmetic ingredient safety assessments – 2004/2005, Int J Toxicol **25**(Suppl 2), 1-89. Mayes JM, in Imeson A (ed) (2010): Gum tragacanth and karaya, Food stabilizers, thickeners and gelling agents, Wiley-Blackwell, 167-179. Meer G et al. in Whistler RL (ed) (1973): Industrial gums, 2nd ed., 289-299, Academic Press, New York and London.

Handelsprodukte

Produkt/ *Hersteller*	**Eigenschaften**	**Anwendung**
Tragant/*Merck*		
Tragant	keimarm, feines Pulver, SD 0,550 g/cm³	Verdickungsmittel, Stabilisator
Tragant/*Roeper GmbH*		
Tragant Pharma	feines Pulver	Bindemittel, Stabilisator

9. Konservierungsmittel

Konservierungsmittel sind chemische Stoffe, die ein Arzneimittel vor dem mikrobiellen Verderb schützen, indem sie in sehr niedrigen Konzentrationen eine Vermehrung von Keimen verhindern (Bakteriostase) oder bakterizid wirken. Zur Übersicht siehe Hiom (2013). Sie sind nicht dazu bestimmt, mangelnde Hygiene während der Herstellung und Lagerung eines Arzneimittels zu kaschieren. Sie sollen physiologisch verträglich, stabil, nicht toxisch, nicht reizend und nicht allergisierend sein und müssen in dem Trägermedium eine ausreichende Löslichkeit aufweisen. Das ideale Konservierungsmittel sollte in gleicher Weise gegen grampositive und gramnegative Bakterien, Mykobakterien, Hefen, Pilze und Viren wirken, eine Forderung, die in der Praxis im Allgemeinen nicht erreicht wird. Konservierungsmittel werden sowohl in Arzneimitteln, die steril sein müssen, als auch in solchen, die nicht steril sind, eingesetzt. Für Injektionszubereitungen und Augentropfen in Mehrfachdosenbehältnissen ist eine Konservierung zwingend vorgeschrieben.

Die Wirksamkeit einer Konservierung wird während der Produktentwicklung mit dem sog. **Konservierungsbelastungstest** (Prüfung auf ausreichende Konservierung, PhEur) geprüft. Bei dieser Prüfung werden der Zubereitung 10^5-10^6 Mikroorganismen/ml folgender Keime zugesetzt: *Escherichia coli, Pseudomonas aeruginosa, Staphylococcus aureus, Candida albicans und Aspergillus niger*. Anschließend wird die Wirksamkeit des Konservierungsmittels durch Bestimmung der Keimzahl zu festgelegten Zeitpunkten während 28 Tagen erfasst. PhEur fordert z. B., dass die Kontamination bei Injectabilia bereits in den ersten 6 Stunden bis 2 Tagen um mehrere Zehnerpotenzen abnimmt. Weiterhin wird der Einsatz anderer Keimarten oder Stämme empfohlen, die mögliche Kontaminationskeime der Zubereitung sein können. In der Praxis hat es sich bewährt, Keimisolate aus verdorbenen Zubereitungen der jeweiligen Darreichungsform in die Prüfung einzubeziehen, da diese "Wildstämme" in ihrer Virulenz den o. a. Zuchtstämmen häufig überlegen sind und so eine härtere, aber aussagefähigere Prüfung ermöglichen.

Die Stabilität der Konservierungsmittel muss innerhalb bestimmter Grenzen über den gesamten Lager- und Verbrauchszeitraum des Arzneimittels gewährleistet sein. Der Nachweis der Haltbarkeit kann durch chemische Analyse erfolgen, zum Ende der Laufzeit sollte der Konservierungsbelastungstest wiederholt werden. Ein solches Vorgehen erbringt indirekt auch den Nachweis, dass das Konservierungsmittel nicht in erheblichem Umfang an die Wand des Behältnisses oder an suspendierte Partikel adsorbiert, in Tensidmizellen eingeschlossen oder in der Ölphase einer Emulsion angereichert wurde.

Für Augentropfen gibt DAC/NRF ein Schema an, das auf folgenden Konservierungsmitteln basiert: Benzalkoniumchlorid (0,01 %), Benzalkoniumchlorid in Kombination mit Natriumedetat (0,01 % + 0,1 %), Chlorhexidindiacetat (0,01 %), Phenylquecksilbersalze (0,002 %) und Thiomersal (0,002 %). Für jeden Wirkstoff werden ein oder mehrere Konservierungsmittel und ein isotonisierender Zusatz angegeben. Bei Monopräparaten wird das auf Platz 1 stehende Konservierungsmittel eingesetzt, bei Kombinationspräparaten von zwei oder mehreren Wirkstoffen wird der "kleinste gemeinsame Nenner" beider Wirkstoffe in der Tabelle gesucht. In der DAC-Tabelle fällt auf, dass relativ häufig Phenylquecksilbersalze und Thiomersal vorgeschlagen werden, obwohl diese Konservierungsmittel bei Augentropfen aus Gründen der Haltbarkeit und des Quecksilbergehaltes nur noch selten eingesetzt werden.

In jüngster Zeit werden neue Konservierungsmittel für Augentropfen vorgeschlagen: SOC (99,5 % Chlorit, 0,5 % Chlorat und Spuren von Chlordioxid) sowie eine Mischung aus Zinkborat, Propylenglycol und Sorbitol oder Natriumperborat (Kaur IP et al (2009)). Es bleibt abzuwarten, inwieweit diese Stoffe bzw. Kombinationen die etablierten Konservierungsmittel verdrängen können.

Eine neuere Übersicht zur Konservierung von Medikamenten und Kosmetika findet sich bei Hiom (2013).

Literatur

Kaur IP et al.(2009): Ocular preservatives: associated risks and newer options, Cutan Ocular Toxicol **28** (3), 93-103. Hiom S (2013): Preservation of Medicaments and Cosmetics, in Fraise AP et al.: Russel, Hugo &Ayliffe's: Principles and Practice of Disinfection, Preservation and Sterilization, 5th ed., Ltd., 388-407.

9.1. Alkohole, Säuren und Ester

Benzoesäure

Arzneibücher

PhEur: Benzoesäure; USP/NF: Benzoic Acid; JP/JPE: Benzoic Acid; INCI: Benzoic Acid. CAS 65-85-0, EINECS 200-618-2, E 210.

Synonyma/Definitionen

Acidum benzoicum, Benzolcarbonsäure, Carboxybenzol, $C_7H_6O_2$, M_r 122,1. Struktur siehe Natriumbenzoat.

Eigenschaften

Weißes bis fast weißes, kristallines, faseriges Pulver oder farblose Kristalle mit einem leichten Geruch nach Benzoin und einem anfangs süßlich sauren, später kratzenden Geschmack. *Löslichkeit:* **ll**: Aceton (1 g in 2,3 ml), Benzol (1 in 9,4), Chloroform (1 in 4,5), Ethanol (1 in 2,2), Ethanol 76 % (1 in 3,72), Ethanol 54 % (1 in 6,27), Ethanol 25 % (1 in 68), Ether (1 in 3), fette Öle; **l:** Cyclohexan (1 in 14,6), Schwefelkohlenstoff (1 in 30), Tetrachlorkohlenstoff (1 in 15,2), Toluol (1 in 11); **sl:** Wasser (1 in 300 bei 25 °C). Dichte 1,3 g/cm³, Brechungsindex 1,527 (1,311), pk_s-Wert 4,2. Smp 122-123 °C, Sdp 247-249 °C, Verdampfungsenthalpie 51,4 kJ/mol, Flammpunkt 111 °C.

Stabilität

B. ist stabil. Wässrige Lösungen können durch Sterilfiltration oder Autoklavierung sterilisiert werden.

Inkompatibilitäten

B. ist unverträglich mit mehrwertigen Kationen, die zu Ausfällungen führen können. Die konservierende Wirkung kann durch Adsorption an suspendierte Wirk- oder Hilfsstoffe abgeschwächt werden. So wird Aluminiumhydroxid in Abhängigkeit vom pH-Wert an B. in hohem Maße gebunden. Das Maximum der Adsorption liegt bei pH 5. Unterhalb dieses pH-Wertes nimmt die Adsorption infolge abnehmender Dissoziation der B. ab, darüber nähert sich die Oberflächenladung des Aluminiumhydroxids dem isoelektrischen Punkt bei pH 8,5, wodurch die Adsorption wegen der Abnahme positiver Ladungen auf der Oberfläche des Aluminiumhydroxids ebenfalls abnimmt. Oberhalb von pH 8,5 sind die Aluminiumhydroxid-Teilchen negativ geladen und können deshalb keine B. adsorbieren (Schmidt und Benke 1988). Auch von Kaolin ist dieser Adsorptionsmechanismus bekannt. Aktivitätsverluste können durch quartäre Ammoniumverbindungen, Povidon, Methylcellulose und Gelatine sowie Glycerol und Proteine eintreten.

Anwendung

B. wird als Konservierungsmittel gegen grampositive Bakterien, Pilze und Milzbrandsporen in Konzentrationen von 0,1-0,2 % für Dermatika, perorale flüssige Zubereitungen und Injektionen zur i. m.- und i. v.-Anwendung eingesetzt (Nürnberg 1977). Die Wirkung gegen gramnegative Bakterien ist abgeschwächt (Meyer et al. 2007). Der optimale pH-Wert für die Wirkung ist ≤4,5, bei pH-Werten über 6 sollte B. nicht eingesetzt werden. In der Kosmetik werden maximal 2,5 % B. bei Produkten, die nach Gebrauch von der Haut abgespült werden, verwendet. Produkte, die auf der Haut verbleiben, dürfen maximal 0,5 % B. enthalten, für Mundspülungsmittel gilt eine Obergrenze von 1,7 % (Kramer et al. 2008).

Toxizität

B. ist unverdünnt stark augenreizend, in Lösungen >0,1 % bei Kaninchen auch hautreizend. B. ist nicht sensibilisierend, nicht mutagen und nicht carcinogen. In Fütterungsversuchen an der Maus mit 80 mg/kg/d während drei Monaten wird eine erhöhte Mortalitätsrate beobachtet. Chronische Toxizitätsversuche mit 40 mg/kg/d an der Ratte über 18 Monate zeigen bei 1 % Zusatz zum Futter keine Abweichung von der Norm (Kramer et al. 2008). LD_{50} 1,7 g/kg (Ratte, oral), LD_{50} 2,0 g/kg (Katze und Hund, oral), LD_{50} 1,94 g/kg (Maus, oral), LD_{50} 1,46 g/kg (Maus, i. p.).

Literatur

Kramer A et al (2008): Organische Carbonsäuren, in Kramer und Assadian (Hrsg), Wallhäußers Praxis der Sterilisation, Desinfektion, Antiseptik und Konservierung, Thieme-Verlag, 700-702. Meyer BK et al (2007): Antimicrobial preservative use in parenteral products: past and present, J Pharm Sci **96**, 3155-3167. Nürnberg E (1977): Technologie der Konservierungsmittel, Acta Pharm Technol **23**, 111-134. Schmidt PC und Benke K (1988): Untersuchungen zur

Adsorption und Stabilität von Konservierungsstoffen in Antacidasuspensionen. 1. Mitt., Pharm Acta Helv **63**, 117-127.

Handelsprodukte

Hersteller	Firmenbezeichnung des Benzoesäureproduktes
Alfa Aesar	Benzoesäure 99,5 %
Biochem Bernburg	Benzoic acid food grade (for pharma use)
Emerald Kalama	Purox B food/pharma
Finoric LLC	Benzoic Acid BP,USP,FCC
Fisher Scientific	Benzoic Acid (Crystalline/ Primary Standard)
Hemadri Chemicals	Benzoic Acid
Hubei Greenhome	Benzoic acid
KIC Chemicals	Benzoic Acid USP/FCC
Merck Millipore	Benzoesäure
Navyug Pharmachem	Benzoic Acid BP/USP grade
PJ Chemicals	Benzoic Acid

Benzylalkohol

Arzneibücher

PhEur: Benzylalkohol; USP/NF: Benzyl Alcohol; JP/JPE: Benzyl Alcohol; INCI: Benzyl Alcohol. CAS 100-51-6, EINECS 202-859-9.

Synonyma/Definitionen

Alcohol benzylicus, Alcoholum benzylicum, Phenylmethanol, Phenylcarbinol, C_7H_8O, M_r 108,1.

C_6H_5–CH_2–OH

Eigenschaften

Klare, farblose, ölige Flüssigkeit mit einem charakteristischen aromatischen Geruch und scharfem, brennendem Geschmack. *Löslichkeit:* **mischbar:** Chloroform, Ethanol, Ether, fette und ätherische Öle; **ll:** Ethanol 50 % (1 g in 5 g); **l:** Wasser (1 in 25 bei 25 °C, 1 in 14 bei 90 °C). Dichte 1,043-1,049 g/cm³, Brechungsindex 1,538-1,541. Oberflächenspannung 38,8 mN/m, Dampfdruck 13,3 Pa (30 °C) bzw. 1,769 kPa (100 °C), Viskosität 6 mPa·s (20 °C). Verteilungskoeffizient Ethanol 1,10, flüssiges Paraffin 0,2, Erdnussöl 1,3; HLB-Wert 5,7. Erstarrungspunkt -15 °C, Sdp 202-207 °C, Flammpunkt 100 °C. Explosionsgrenzen in Luft: Untergrenze 1,3 % *(V/V)*, Obergrenze 13 % *(V/V)*.

Stabilität

B. wird an der Luft zu Benzaldehyd und weiter zu Benzoesäure oxidiert. Wegen dieser Oxidationsempfindlichkeit sollte es vor Licht geschützt in vollständig gefüllten Gefäßen aus Metall oder Glas bei Temperaturen von 2-8 °C gelagert werden. Wässrige Lösungen können bei 120 °C/20 min durch Autoklavierung, ölige Lösungen durch Heißluft bei 140 °C/3 h sterilisiert werden.

Inkompatibilitäten

B. ist unverträglich mit starken Oxidationsmitteln und starken Säuren. Es kann die Oxidation von Fetten beschleunigen. Die konservierende Wirkung kann durch mizellaren Einschluss im Vergleich zu PHB-Estern nur schwach abgeschwächt werden. B. wird von Naturkautschuk, Neopren und Butylgummi adsorbiert (Royce und Sykes 1957). B. kann durch Entkeimungsfiltration oder Autoklavierung sterilisiert werden.

Anwendung

B. wird als Konservierungsmittel gegen grampositive Bakterien, Pilze, Hefen und Schimmelpilze in Konzentrationen von 1-3 % für Dermatika und Injektabilia eingesetzt, wobei die Wirkung gegen die drei zuletzt genannten Mikroorganismen etwa um den Faktor 10 schwächer ist. Das gleiche gilt für gramnegative Bakterien (Meyer et al. 2007). Der optimale pH-Wert für diese Wirkung ist <5, bei pH-Werten über 5-6 sollte B. nicht eingesetzt werden. Daneben wird B. als Cosolvens in Parenteralia und Mikroemulsionen, z. B. für eine intranasale Zubereitung von Sildenafilcitrat eingesetzt (Elshafeey et al. 2009).

Toxizität

B. ist auf normaler Haut nicht reizend und nicht sensibilisierend, am Auge leicht reizend, was durch Spülen mit Wasser beseitigt werden kann. Bei i. v.-Anwendung werden in Einzelfällen neurotoxische Nebenwirkungen beobachtet. LD_{50} 1,23 g/kg (Ratte, oral), LD_{50} 1,04 g/kg (Kaninchen, oral), LD_{50} 2,0 g/kg (Kaninchen, dermal).

Literatur

Elshafeey AH et al (2009): Intranasal microemulsion of sildenafil citrate: In vitro evaluation and in vivo pharmacokinetic study in rabbits, AAPS PharmSciTech **10**(2), 361-367. Meyer BK et al (2007): Antimicrobial preservative use in parenteral products: past and present, J Pharm Sci **96**, 3155-3167. Royce A und Sykes G (1957): Losses of bacteriostats from injections in rubber-closed containers, J Pharm Pharmacol **9**, 814-823.

Handelsprodukte

Hersteller	Firmenbezeichnung des Benzylalkoholproduktes
Alfa Aesar	Benzylalcohol
Emerald Kalama	Benzyl Alcohol NF/Parenteral
Finoric LLC	Benzyl Alcohol BP, USP, NF
Hubei Greenhome	Benzylalcohol
Stockmeier Gruppe	Benzylalkohol
TNJ Chemicals	Benzyl Alcohol 99,95 % Pharmaceutical Grade

Butyl-4-hydroxybenzoat

Arzneibücher

PhEur: Butyl-4-hydroxybenzoat; USP/NF: Butylparaben; JP/JPE: Butyl Parahydroxybenzoate; INCI: Butylparaben. CAS 94-26-8, EINECS 202-318-7.

Synonyma/Definitionen

Butylium p-oxybenzoicum, Butylis parahydroxybenzoas, Butyl-4-hydroxybenzoat, Butylium paraoxybenzoicum, 4-Hydroxybenzoesäurebutylester, $C_{11}H_{14}O_3$, M_r 194,2.

$O{=}C(-O-(CH_2)_3-CH_3)$ — OH

Eigenschaften

Weißes bis fast weißes, kristallines, geruch- und geschmackloses, nicht hygroskopisches Pulver oder farblose Kristalle. *Löslichkeit:* **sll:** Aceton, Ethanol 95 %, Ether, Methanol (1 g in 0,5 ml); **ll:** Propylenglycol (1 in 1); **wl:** Erdnussöl (1 in 20); **sl:** Glycerol (1 in 330); **ssl:** Wasser (1 in >5000 bei 20 °C, entsprechend <0,02 %, 1 in 670 bei 80 °C, Mineralöl (1 in 1000). Dichte 1,108 g/cm³. Die Öl/Wasser-Verteilungskoeffizienten von B. betragen für Erdnussöl 280, flüssiges Paraffin 3,0, n-Octanol 3715 (Hansch et al. 1972) und Sojaöl 280. Smp 68-71 °C, Sdp 309,2 °C, Verdampfungsenthalpie 57,2 kJ/mol, Flammpunkt 129 °C.

Stabilität

Siehe Methyl-4-hydroxybenzoat.

Inkompatibilitäten

Siehe Methyl-4-hydroxybenzoat.

Anwendung

Die antimikrobielle Aktivität ist aufgrund der höheren Lipophilie und dem damit verbundenen höheren Octanol/Wasser-Verteilungskoeffizienten deutlich höher als bei Methyl-4-hydroxybenzoat; AK 0,006-0,05 % für Peroralia und 0,02-0,4 % für Dermatika. B. kann in Kombination mit Propyl-4-hydroxybenzoat in Lösungen mit einem erhöhten Ethanolgehalt (ab ca. 40 %) eingesetzt werden und ist dann der Kombination aus Methyl-4-hydroxybenzoat und Propyl-4-hydroxybenzoat überlegen. Siehe auch Methyl-4-hydroxybenzoat.

Toxizität

Siehe Methyl-4-hydroxybenzoat. LD_{50} 13,2 g/kg (Maus, oral), LD_{50} 0, 23 g/kg (Maus, i. p.) (Soni et al. 2005).

Literatur

Hansch C et al (1972): The antimicrobial structure-activity relationship in esters of 4-hydroxybenzoic acid, Chimie Thérapeutique Sept/Oct **1972**, 429-433. Soni M et al (2005): Safety assessment of esters of p-hydroxybenzoic acid (parabens), Food Chemical Toxicol **43**, 985-1015. Weitere Literatur siehe Methyl-4-hydroxybenzoat.

Handelsprodukte

Hersteller	Firmenbezeichnung des Butylparabenproduktes
Apichem	Butylparaben
Clariant	Nipabutyl
Gujarat Organics	Butylparaben
HallStar	CoSept B
Midori Kagaku	Butylparaben
Sharon Laboratories	Butylparaben

Chlorobutanol

Arzneibücher

PhEur: Chlorobutanol und Chlorobutanol-Hemihydrat; USP/NF: Chlorobutanol, JP/JPE: Chlorobutanol; INCI: Chlorobutanol. CAS 57-15-8 (wasserfreies Chlorobutanol), EINECS 200-317-6 und CAS 6001-64-5 (Chlorobutanol-Hemihydrat).

Synonyma/Definitionen

Acetonchloroform, Alcohol trichlorisobutylicus, Chlorbutanol, Chlorbutol, Chlorobutanolum anhydricum und Chlorobutanolum hemihydricum, Trichlorisobutylalkohol, 1,1,1-

Trichlor-2-methyl-2-propanol, $C_4H_7Cl_3O$, M_r 177,5 (wasserfreies C.) und $C_4H_7Cl_3O \cdot 0{,}5\ H_2O$, M_r 186,5 (C.-Hemihydrat).

```
    Cl CH3
    |   |
Cl—C—C—OH
    |   |
    Cl CH3
```

Eigenschaften

Weißes bis fast weißes, kristallines Pulver oder farblose Kristalle mit einem muffigen, kampferähnlichen Geruch (C. und C.-Hemihydrat). *Löslichkeit:* **sll**: Aceton, ätherische Öle, Chloroform, Eisessig, Ethanol 95 % (1 g in 1 g), Ether, Methanol, heißes Wasser; **l:** Glycerol (1 g in 10 g), Olivenöl (1 in 12), Paraffinöl (1 in 30); **sl:** kaltes Wasser (1 in 125). Dichte 1,404 g/cm^3, Brechungsindex 1,4339, pk_s-Wert 12,87. Smp 95-97 °C (wasserfreies C.), Smp 76-78 °C (C.-Hemihydrat), Sdp 167-169 °C, Verdampfungsenthalpie 47 kJ/mol, Flammpunkt 62 °C. C. ist leicht sublimierbar.

Stabilität

In wässriger Lösung zersetzt sich C. in einer basenkatalysierten Reaktion. Für den pH-Bereich 2-4 wird eine Reaktion 0. Ordnung, darüber eine Reaktion 1. Ordnung angegeben. Die Hauptzersetzungsprodukte sind Aceton, Kohlenmonoxid, H^+ und Cl^-. Die Aktivierungsenergie der Reaktion beträgt im pH-Bereich 2-7,5 128,5 kJ/mol. Die Halbwertszeit in wässriger Lösung beträgt bei pH 3 und 25 °C 90 Jahre, bei pH 7,5 unter diesen Bedingungen nur 0,23 Jahre. Die Lösungen müssen gepuffert werden, da ansonsten die während der Zersetzungsreaktion entstehenden H^+-Ionen den pH Wert der Lösung verschieben (Nair und Lach 1959).

Inkompatibilitäten

C. wird durch Polysorbat 80, Polysorbat 20 und Povidon inaktiviert. Aufgrund der besseren Löslichkeit in öligen Systemen findet bei Emulsionen eine Verteilung von C. zwischen der Wasser- und der Ölphase zugunsten Letzterer statt. Mit Silbernitrat bildet sich mit dem aus C. abgespaltenen Chlor Silberchlorid, das ausfällt. Adsorption an Gummistopfen und Diffusion durch Kunststoffbehältnisse aus Plastikmaterialien führen zu Konservierungsmittelverlusten. C. zeigt keine Absorption an Glas, wird von Polypropylen nur geringfügig absorbiert, während Polyethylen niedriger Dichte nicht nur eine Adsorption an der Behälteroberfläche, sondern eine Diffusion durch die Behälterwandung aufweist (Richardson et al. 1977). Das Kontaktlinsenmaterial poly-HEMA adsorbiert C. Die Sorption verläuft unabhängig von der in den Versuchen eingesetzten Teilchengröße des poly-HEMA-Pulvers, was darauf hindeutet, dass C. nicht nur oberflächlich adsorbiert wird, sondern in das Kunststoffmaterial eindringt (Richardson et al. 1978).

Anwendung

C. wird als Konservierungsmittel hauptsächlich gegen grampositive Bakterien, Hefen und Schimmelpilze in Konzentrationen von 0,2-0,5 % für Injektionspräparate und Augenzubereitungen eingesetzt. Der optimale pH-Wert für die Wirkung ist <4-5,0, bei pH-Werten >6 ist C. infolge rascher Zersetzung unwirksam (Dolder und Skinner 1990). Neben Injektionspräparaten findet sich C. vor allem in öligen Augensalben, in denen es eine bessere Stabilität als in Lösung aufweist. Im Allgemeinen wird das Hemihydrat gegenüber der wasserfreien Form bevorzugt. C. wird zur Konservierung von Kontaktlinsenpflegemitteln eingesetzt, da es nur in geringem Maße von Kontaktlinsenmaterialien adsorbiert wird (Kodama 2003).

Toxizität

In einer Konzentration von 0,5 % soll C. bei Anwendung am Auge reizlos vertragen werden. In einer retrospektiven Untersuchung zur allergischen Wirkung von Konservierungsmitteln in Ophthalmika wird jedoch eine Allergisierungsrate von 11-20 % für C. ermittelt (Hong und Bielory 2009). LD_{50} 0,24 g/kg (Hund, oral), LD_{50} 0,99 g/kg (Maus, oral), LD_{50} 0,21 g/kg (Kaninchen, oral).

Literatur

Dolder R und Skinner FS (1990): Ophthalmika, Wiss. Verlagsges. mbH, Stuttgart, 430-431. Hong J und Bielory L (2009): Allergy to ophthalmic preservatives, Current Opin Allergy Clin Immunol **9**(5), 447-453. Kodama Y (2003): Safety study of acitazanolast hydrate ophthalmic solution (ZEPELIN ophthalmic solution) for contact lens wearers, Atarashii Ganka **20**(3), 373-377, CAN138:406782. Nair AD und Lach JL (1959): The kinetics of degradation of chlorobutanol, J Amer Pharm Assoc **48**(7), 390-395. Richardson N et al (1977): Loss of antibacterial preservatives from contact lens solutions during storage, J Pharm Pharmacol **29**, 717-722. Richardson N et al (1978): The interaction of preservatives with polyhydroxyethylmethacrylate (polyHEMA), J Pharm Pharmacol **30**, 469-475.

Handelsprodukte

Hersteller	**Firmenbezeichnung des Chlorbutanolproduktes**
Athenstaedt	Chlorobutanol anh., Chlorobutanol Hemihydrat
Burmester	Chlorobutanol Hemihydrat
Carlo Erba	Chlorobutanol Hemihydrat
Hangzhou Dayang	Chlorobutanol hemihydrate
Sigma Aldrich	1,1,1-Trichloro-2-methyl-2-propanol hemihydrate

Ethanol → Lösungsmittel

Ethyl-4-hydroxybenzoat

Arzneibücher

PhEur: Ethyl-4-hydroxybenzoat; USP/NF: Ethylparaben; JP/JPE: Ethyl Parahydroxybenzoate; INCI: Ethylparaben. CAS 120-47-8, EINECS 204-399-4, E 214.

Synonyma/Definitionen

Aethylium p-oxybenzoicum, Ethylis parahydroxybenzoas, Ethyl-4-hydroxybenzoat, Ethylium paraoxybenzoicum, 4-Hydroxybenzoesäureethylester, $C_9H_{10}O_3$, M_r 166,2.

$O{=}C{-}O{-}CH_2{-}CH_3$

OH

Eigenschaften

Weißes bis fast weißes, kristallines, geruch- und geschmackloses, nicht hygroskopisches Pulver oder farblose Kristalle. *Löslichkeit:* **sll:** Methanol (1 g in 0,9 ml); **ll:** Aceton (1 in 1,2), Ethanol (1 in 1,4 bei 20 °C), Ethanol 96 % (1 in 1,5), Ethanol 70 % (1 in 2,2), Ethanol 50 % (1 in 5), Ethanol 20 % (1 in 280), Ether (1 in 2,3), Propylenglycol (1 in 4); **l:** Benzol (1 in 60); **wl:** Erdnussöl (1 in 100); **sl:** Glycerol (1 in 200), Wasser (1 in 1250 bei 15 °C), 0,17 % bei 20 °C), 1 in 120 bei 80 °C; **ul:** Mineralöl (1 in 4000). Dichte ca. 1,35 g/cm³. Die Öl/Wasser-Verteilungskoeffizienten von E. betragen für Erdnussöl 16,1, flüssiges Paraffin 0,13, Maisöl 13,9, n-Octanol 295 (Yalkowsky et al. 1983) und Sojaöl 18,8 (Wan et al. 1986). Smp 115-118 °C, Sdp 297-298 °C unter Zersetzung.

Stabilität

Siehe Methyl-4-hydroxybenzoat.

Inkompatibilitäten

Siehe Methyl-4-hydroxybenzoat.

Anwendung

Die antimikrobielle Aktivität ist aufgrund der höheren Lipophilie und dem damit verbundenen höheren Octanol/Wasser-Verteilungskoeffizienten etwas höher als bei Methyl-4-hydroxybenzoat. E. kann überall dort eingesetzt werden, wo ein lipophileres Lösungsmittelsystem verwendet wird (AK 0,05-0,1 %). Siehe auch Methyl-4-hydroxybenzoat.

Toxizität

Siehe Methyl-4-hydroxybenzoat. LD_{50} 3,0 g/kg (Maus, oral), LD_{50} 5,0 g/kg (Kaninchen und Hund, oral), LD_{50} 0,52 g/kg (Maus, i. p.).

Literatur

Wan LSC et al (1986): Partition of preservatives in oil/water systems, Pharm Acta Helv **61**, 308-313. Yalkowsky SH et al (1983): Solubility and partioning VI: Octanol solubility and octanol-water partition coefficients, J Pharm Sci **72**, 866-870. Weitere Literatur siehe Methyl-4-hydroxybenzoat.

Handelsprodukte

Hersteller	**Firmenbezeichnung des Ethylparabenproduktes**
Avantor	Ethly Paraben, NF - GenAR
Gujarat Organics	Ethyl Paraben BP/EP/USP grade
HallStar	CoSept E
Merck Millipore	Emprove Essential Ethyl-4-hydroxybenzoat PhEur/JP/NF
Midori Kagaku	Ethylparaben USP/NF/EP
Spectrum Chemicals	Ethy Paraben NF, BP, EP

Kaliummetabisulfit → Antioxidantien

Kaliumsorbat

Arzneibücher

PhEur: Kaliumsorbat; USP/NF: Potassium Sorbate; JP/JPE: Potassium sorbate; INCI: Potassium sorbate. CAS 24634-61-5 und CAS 590-00-1, EINECS 274-376-1, E 202.

Synonyma/Definitionen

Kalii sorbas , 2,4-Hexadiensäure-Kaliumsalz, $C_6H_7O_2K$, M_r 150,22. Strukturformel siehe Sorbinsäure.

Eigenschaften

Weißes oder fast weißes, kristallines Pulver oder Granulat mit einem leichten, charakteristischen Geruch. *Löslichkeit:* **ll**: Ethanol 5 % (1 g in 1,7 ml), Propylenglycol (1 in 1,8/20 °C, 1 in 2,1/50 °C, 1 in 5/100 °C), Wasser (1 in 1,72/20 °C, 1 in 1,64/50 °C, 1 in 1,56/100 °C); **l:** Ethanol (1 in 50), Ethanol 95 % (1 in 35); **ssl:** Aceton (1 in 1000), Chloroform, Ether, Maisöl; **ul:** Benzol, fette Öle. Dichte 1,363 g/cm^3, Smp > 270 °C (Zersetzung).

Stabilität

K. ist in wässriger Lösung stabiler als Sorbinsäure und kann durch Autoklavierung sterilisiert werden. Weitere Einzelheiten siehe Sorbinsäure.

Inkompatibilitäten

Siehe Sorbinsäure.

Anwendung

Der Vorteil von K. ist seine gute Wasserlöslichkeit, die mit 138 g/100 ml die Wasserlöslichkeit von Sorbinsäure mit 0,16 g/100 ml beinahe um das 1000-fache übersteigt. Dies erklärt auch, weshalb K. viel häufiger als die freie Sorbinsäure verwendet wird. Da die Wirksamkeit ausschließlich auf die freie Säure zurückgeführt wird, bietet die Verwendung von K. gegenüber der freien Sorbinsäure keine Vorteile, da immer der pH-Wert der fertigen Zubereitung für die Löslichkeit und Wirksamkeit verantwortlich ist.

Toxizität

Siehe Sorbinsäure. LD_{50} 4,92 g/kg (Ratte, oral), LD_{50} 1,3 g/kg (Maus, i. p.).

Literatur

Siehe Sorbinsäure.

Handelsprodukte

Hersteller	**Firmenbezeichnung des Kaliumsorbatproduktes**
Anmol Chemicals	Potassium sorbate BP, USP grade
Applichem	Kaliumsorbat gepulvert, reinst Ph. Eur.
Bimal Pharma	Potassium sorbate BP,EP,USP
Merck Millipore	Emprove Essential Kaliumsorbat Pulver, Emprove Essential Kaliumsorbat Granulat (SD 0,370 g/cm^3)
Celanese	Nutrinova Potassium Sorbate Plv./Gran. Pharma

Methyl-4-hydroxybenzoat

Arzneibücher

PhEur: Methyl-4-hydroxybenzoat; USP/NF: Methylparaben; JP/JPE: Methyl Parahydroxybenzoate; INCI: Methylparaben. CAS 99-76-3, EINECS 202-785-7, E 218.

Synonyma/Definitionen

Methylis parahydroxybenzoas, Methyl-4-hydroxybenzoat, Methylium para-oxybenzoicum, 4-Hydroxybenzoesäuremethylester, $C_8H_8O_3$, M_r 152,2.

O=C(O-CH3) … OH

Eigenschaften

Weißes bis fast weißes, kristallines, geruchloses, nicht hygroskopisches Pulver oder farblose Kristalle von schwachem, brennendem und leicht anästhesierendem Geschmack. *Löslichkeit:* **ll:** Aceton, Ethanol (1 g in 2 ml bei 25 °C), Ethanol 95 % (1 in 3), Ethanol 50 % (1 in 6), Ether (1 in 10), Propylenglycol (1 in 5); **l:** Cetylalkohol (1 in 7,3), Chloroform, Isopropylmyristat (1 in 12), Oleylalkohol (1 in 6,3), Oleyloleat (1 in 25), Rizinusöl (1 in 5,3); **wl:** Glycerol (1 in 60), Lanolin (1 in 55); **sl:** Wasser (1 in 400 bei 25 °C entspr. 0,25 %, 1 in 50 bei 50 °C, 1 in 30 bei 80 °C, 1 in 6,25 bei 100°), Erdnussöl (1 in 200); **ul:** Mineralöl (Hibbot und Monks 1961). Dichte 1,352 g/cm^3. Die Öl/Wasser-Verteilungskoeffizienten von M. betragen für Diethyladipat 200, Erdnussöl 4,24, flüssiges Paraffin 0,09, Maisöl 4,10, n-Octanol 91, und Sojaöl 6,10 (Wan et al. 1986), Bittermandelöl 6,0, Cetylalkohol 23, Isopropylmyristat und Isopropylstearat 18, Lanolin 7,0, Oleylalkohol 31, Oleyloleat 10, Rizinusöl 47 (Hibbot und

Monks 1961). Für längerkettige Ester der p-Hydroxybenzoesäure werden höhere Verteilungskoeffizienten gemessen (siehe Butyl-, Ethyl- und Propyl-4-Hydroxybenzoat). Smp 125-128 °C; M. tritt in zwei verschiedenen monoklinen polymorphen Formen auf (Fun und Jebas 2008). M. bildet mit 4-Hydroxybenzoesäure ein Eutektikum der Zusammensetzung 14,2 mol% 4-Hydroxybenzoesäure und 85,8 mol% M., das bei 117,4 °C schmilzt. Da 4-Hydroxybenzoesäure die Hauptverunreinigung der p-Hydroxybenzoesäureester darstellt, kann dies zur quantitativen Reinheitsbestimmung der Ester mittels DSC herangezogen werden (Mettler-Toledo, ohne Datum).

Stabilität

Alle PHB-Ester unterliegen in wässrigen und wässrig-alkoholischen Lösungen der Hydrolyse. Die Zersetzung verläuft nach einer Reaktion 1. Ordnung (Temperaturbereich 40-100 °C). In salzsaurer Lösung steigt die Haltbarkeit von M. und 4-Hydroxypropylbenzoat im pH-Bereich 1-4 um den Faktor ca. 5 an und beträgt bei pH 4 und einer Lagertemperatur von 40 °C ca. 8 Jahre (Kamada et al 1973). Untersuchungen der Methyl-, Ethyl-, Propyl- und n-Butylester der p-Hydroxybenzoesäure bei 70 °C in 0,3 m Phosphatpufferlösung im pH-Bereich 2,75-9,16 ergeben für alle PHB-Ester log k/pH-Zersetzungsprofile mit einem scharfen Stabilitätsoptimum im Bereich pH 4-5 (Blaug und Grant 1974). Die daraus berechneten Haltbarkeitsdaten bei 25 °C zeigt Tab. 1.

Tab. 1: Reaktionsgeschwindigkeitskonstanten und Halbwertszeiten für PHB-Ester bei 25 °C.

PHB-Ester	Geschwindig.-konstante (h^{-1})	Halbwertszeit (Stunden)
Methyl-	4,015	1726
Ethyl-	1,514	4577
Propyl-	1,122	6176
Butyl-	1,096	6323

Eine Erhöhung der Ionenstärke führt zu einem leichten Anstieg der Reaktionsgeschwindigkeit. Die Haltbarkeit der PHB-Ester kann auch durch Bakterien negativ beeinflusst werden, die in der Lage sind, diese Konservierungsmittel als Nährstoffe zu verwerten. So werden die Zersetzung von Ethylparaben durch *Pseudomonas aeruginosa* unter Freisetzung von Phenol (Nakamori et al. 1975) und der vollständige Abbau von Methyl- und Propylparaben durch *Pseudomonas cepacia* beschrieben (Close und Nielsen 1976). PHB-Ester-Lösungen sind bei 121°/15 min autoklavierbar, eine Zersetzung, teilweise unter Bildung von freiem Phenol, findet erst bei ≥130 °C/60 min statt.

Inkompatibilitäten

Die konservierende Wirkung kann durch mizellaren Einschluss der PHB-Ester in Tensidmizellen (Matsumoto und Masaru 1962) beeinträchtigt werden. Für die Wechselwirkung zwischen PHB-Estern und nichtionischen Tensiden wird eine Gleichung vorgeschlagen, die die Berechnung des Bedarfs an PHB-Estern auf der Basis der Sättigungslöslichkeit des PHB-Esters und des HLB-Wertes des Tensids gestattet. Die Gleichung wurde für Fettalkoholpolyglykolether und nichtionische Tenside vom Ester-Typ erprobt, wobei sie auf Ölsäure enthaltende Emulgatoren nicht anwendbar war (Fukahori et al 1996). PHB-Ester werden von Magnesiumtrisilicat, Kaolin und einigen Polymeren adsorbiert (Schmidt und Benke 1988) und verlieren damit ihre konservierende Wirkung (Yousef et al. 1973). Wechselwirkungen der PHB-Ester mit Packmitteln aus Polyethylen und Polypropylen sind im Vergleich zu anderen Konservierungsmitteln gering, wobei bei Polyethylen die Absorption mit der Länge der Seitenkette der PHB-Ester zunimmt (Kakemi et al. 1971).

Anwendung

M. wird als Konservierungsmittel gegen Pilze und grampositive Bakterien in Konzentrationen von 0,05-0,2 % für Dermatika, Injektabilia, Mund- und Rachentherapeutika, Peroralia, Rektalia und Vaginalia eingesetzt (Nürnberg 1977). Es ist weniger wirksam gegen Pseudomonas-Stämme und Schimmelpilze (Eifler-Bollen und Krämer 2008). M. ist der am besten wasserlösliche PHB-Ester, aber auch der am schwächsten wirksame. Die Wirksamkeit der PHB-Ester steigt mit zunehmender Kettenlänge der Seitenkette und ist proportional zum n-Octanol/Wasser-Verteilungskoeffizienten, da die Lipophilie und damit die Membrangängigkeit zunehmen (Hansch et al. 1972). Da gleichzeitig die Wasserlöslichkeit der höheren Ester stark abnimmt, ist die Auswahl immer ein Kompromiss zwischen Wirksamkeit und Löslichkeit. Das ist der Grund, weshalb sehr häufig eine Mischung aus 7 Teilen M. und 3 Teilen

4-Hydroxypropylbenzoat eingesetzt wird. Der Einsatzbereich aller PHB-Ester wird im Allgemeinen mit pH 4-7(8) angegeben. Dabei ist jedoch zu berücksichtigen, dass das Phenolat-Anion, das sich ab pH 7-8 bildet unwirksam ist. In Verbindung mit dem Stabilitätsoptimum im Bereich pH 4-5 ergibt sich somit ein optimaler Einsatzbereich bei diesem pH-Wert.

Toxizität

M. und andere PHB-Ester sind auf normaler Haut nicht reizend und nicht sensibilisierend; auf geschädigter Haut dagegen wirken sie sensibilisierend. Etwa 20 % aller Allergiker reagieren positiv auf PHB-Ester bei dermaler Anwendung. M. ist nicht gentoxisch oder carcinogen. Eine kontroverse Diskussion gibt es um ein eventuelles estrogenes Potenzial. M. wird nach peroraler Aufnahme im Körper rasch resorbiert, metabolisiert und ausgeschieden. Nach Einnahme von 2 g Propylparaben über 5 Tage hinweg werden 17,4 % der Gesamtdosis als p-Hydroxybenzoesäure im Urin gefunden, wovon 13,7 % an Glycin und 55 % an Schwefelsäure gebunden sind. (alle Angaben nach Soni et al. 2005). LD_{50} 2,1 g/kg (Ratte, oral), LD_{50} 3,0 g/kg (Kaninchen und Hund, oral), LD_{50} 0,96 g/kg (Maus, i. p.), LD_{50} 1,2 g/kg (Maus, s. c.).

Literatur

Blaug SM und Grant DE (1974): Kinetics of degradation of the parabens, J Soc Cosmet Chem **25**, 495-506. Close JA und Nielsen PA (1976): Resistance of a strain of *Pseudomonas* cepacia to esters of p-hydroxybenzoic acid, Appl Environm Microbiol **31**, 718-722 (1976). Eifler-Bollen R und Krämer I (2008): Konservierung von Arzneimitteln, in Kramer und Assadian (Hrsg), Wallhäußers Praxis der Sterilisation, Desinfektion, Antiseptik und Konservierung, Thieme-Verlag, 269-285. Fukahori et al. (1996): Estimation of distribution of p-hydroxybenzoic acid esters between nonionic surfactant micellar and aqueous phases, Chem Pharm Bull **44**(5), 1068-1073. Fun HK und Jebas SR (2008): A second monoclinic polymorph of methyl 4-hydroxybenzoate, Acta Cryst. (2008). **E64**, 1255 [doi:10.1107/S1600536808017327]. Hansch C et al (1972): The antimicrobial structure-activity relationship in esters of 4-hydroxybenzoic acid, Chimie Thérapeutique **Sept/Oct 1972**, 429-433. Hibbot HW und Monks J (1961): Preservation of emulsions – p-hydroxybenzoic ester partition coefficient, J Soc Cosmet Chem **12**, 2-10. Kakemi K et al (1971): Interaction of parabens and other pharmaceutical adjuvants with plastic containers, Chem Pharm Bull **19**(12), 2523-2529. Kamada A et al (1973): Stability of p-hydroxybenzoic acid esters in acidic medium, Chem Pharm Bull **21**, 2073-2076. Matsumoto M und Masaru A (1962): Use of surface-active agents in pharmaceuticals. X. Inactivation of p-hydroxybenzoic acid esters by nonionic surfactants, Chem Pharm Bull **10**, 251-260. Mettler-Toledo(ohne Datum):Collected applications thermal analysis – Pharmaceuticals, Mettler-Toledo AG, CH-8603 Schwarzenbach, 79 und 86-87. Nakamori R et al (1975): Phenol formation from alkylparabens by bacteria, J Pharm Sci **61**, 1071-1073. Nürnberg E (1977): Technologie der Konservierungsmittel, Acta Pharm Technol **23**, 111-134. Schmidt PC und Benke K (1988): Untersuchungen zur Absorption und Stabilität von Konservierungsstoffen in Antacidasuspensionen – 1. Mitteilung:. Bestimmung und Beeinflussung der Adsorption, Pharm Acta Helv **63**(4-5), 117-27. Soni M et al (2005): Safety assessment of esters of p-hydroxybenzoic acid (parabens), Food Chemical Toxicol **43**, 985-1015. Wan LSC et al (1986): Partition of preservatives in oil/water systems, Pharm Acta Helv **61**, 308-313. Yousef RT et al (1973): Effect of some pharmaceutical materials on the bactericidal activities of preservatives, Canadian J Pharm Sci **8**(2), 54-56.

Handelsprodukte

Hersteller	Firmenbezeichnung des Methylparabenproduktes
Avantor	Methylparaben, NF - GenAR
Gujarat Organics	Methylparaben
HallStar	Cosept M
KIC	Methyl Paraben USP/NF/BP/FCC
Merck Millipore	EMPROVE Essential Methylparaben
Midori Kagaku	Methyl p-hydroxybenzoate
Predes	Methylparaben
Spectrum Chemicals	Methylparaben, NF

Natriumbenzoat → Schmiermittel

Natriummetabisulfit → Antioxidantien

Natriumsulfit → Antioxidantien

2-Propanol→ Lösungsmittel

Propylenglycol

Arzneibücher

PhEur: Propylenglycol; USP/NF: Propylene Glycol; JP/JPE: Propylene Glycol; INCI: Propylene Glycol. CAS 57-55-6; EINECS 200-338-0, E 1520.

Synonyma/Definitionen

1,2-Dihydroxypropan, 2-Hydroxypropanol, *(RS)*-1,2-Propandiol, 1,2-Propylenglycol, Propylenglycolum, $C_3H_8O_2$, M_r 76,1. CH_3-CHOH-CH_2OH.

Eigenschaften

Klare, farblose, viskose, stark hygroskopische, geruchlose Flüssigkeit von erst süßlichem, später eigenartigem Geschmack. *Löslichkeit:* **sll:** Aceton, ätherische Öle, Chloroform, Ethanol und andere niedere Alkohole, Glycerol, Wasser; **l:** Ether (1 T. in 6 T.); **ul:** fette Öle, Paraffinöl. Dichte 1,035-1,040 g/cm^3. Brechungsindex 1,431-1,433, dynamische Viskosität 56 mPa·s. Wassergehalt ≤0,2 %, Oberflächenspannung 38 mN/m (20 °C), Smp <-60 °C, Sdp 184-187 °C, spezifische Drehung -15° für die *R*-Form und +15,8° für die *S*-Form. Eine 2%ige Lösung (v/v) ist iso-osmotisch. Lösungswärme -5,8 kJ/mol, Verdampfungsenthalpie 49 kJ/mol, thermische Leitfähigkeit 0,20 W/m·K (20 °C), elektrische Leitfähigkeit 4,4 µS/m. Dielektrizitätskonstante 28 (20 °C), Flammpunkt 103-107 °C, Selbstentzündungstemperatur 410 °C, Verbrennungswärme 1803 kJ/mol, unteres Explosionslimit in Luft 2,6 Vol %, oberes Explosionslimit 12,6 Vol % (alle Angaben Sullivan 2012).

Stabilität

P. ist stark hygroskopisch. Sterilisationsbedingungen für P.-haltige Lösungen: Autoklavierung 15 min/121 °C oder 30 min/100 °C.

Inkompatibilitäten

Unverträglich mit starken Oxidationsmitteln, dabei Bildung von Brenztraubensäure, Propionaldehyd, Milchsäure und Essigsäure.

Anwendung

P. wird aufgrund seiner hervorragenden Lösungseigenschaften als Lösungsmittel und Cosolvens in peroralen und parenteralen Zubereitungen verwendet. In **Weichgelatinekapseln** u. a. zur Verbesserung der Löslichkeit von Clofazemin, Cyclosporin A, Digoxin und Lopinavir. In **peroralen Lösungen** sind je nach Wirkstoff bis zu 55 % P. enthalten, zuweilen in Mischung mit Ethanol und Wasser, wobei zusätzlich Lösungsvermittler wie Cremophor EL, Tweens und Solutol HS 15 eingesetzt werden können. Wirkstoffbeispiele sind Amprenavir, Digoxin, Itraconazol, Lopinavir, Loratadin, Ritonavir, Sirolimus. P. ist das am meisten verwendete organische Lösungsmittel in **Injektionsformulierungen**, häufig in Kombination mit Ethanol. In wassermischbaren Injektionen werden i. m. ≤80 %, i. v. ≤68 % (Bolus-Injektionen) und i. v. ≤6 % (Infusion) eingesetzt. So enthält beispielsweise eine Injektions-Formulierung mit 5 mg/ml Diazepam 40 % P., 10 % Ethanol, 1,5 % Benzylalkohol und 5 % Natriumbenzoat (eingestellt mit Benzoesäure auf einen pH-Wert von 6-7 (alle Angaben aus Strickley 2004). P. wird als Feuchthaltemittel in **Salben und Cremes** eingesetzt (AK ≤15 %). Soll mit dem Einsatz eine **Konservierung** verbunden sein, so sollte die Konzentration ≥20 % betragen. In der **Kosmetik** wird P. in Konzentrationen von bis zu >50 % als Feuchthaltemittel, Lösungsmittel, viskositätserniedrigender Zusatz und Hautkonditionierungsmittel eingesetzt (Anon 1994).

Toxizität

P. wird nach peroraler Aufnahme rasch resorbiert und über Milchsäure zu Brenztraubensäure metabolisiert (LaKind et al. 1999). Die Halbwertszeit beträgt 3,8-4,1 h. Die perorale Resorption und die Resorption über die Haut ist bei Kindern und Säuglingen größer als bei Erwachsenen, bleibt jedoch unter einer toxischen Schwelle (Eigener 2008). Daten zur Reproduktionstoxizität am Menschen liegen nicht vor (Anonymus 2004). P. ist nicht mutagen und nicht carcinogen (Anon 1994). Mögliche Probleme bei der Anwendung parenteraler Lösungen: Injektionsschmerz, Fällungen im Serum, Entzündungen, Hämolyse. Eine in-vitro-Verträglichkeitsprüfung ist durch Messung der Konzentration, die 50 % Hämolyse bei intakten roten Blutkörperchen auslöst, möglich. Diese Konzentration beträgt für Propylenglycol 5,7 %. Die Verträglichkeit kann jedoch durch Beimischen anderer Cosolventien wie PEG 400 verbessert werden.

Literatur

Anon (1994): Final report on the assessment of the safety of propylene glycol and polypropylene glycols, J Am College Toxicol **13**(6), 437-491. Anonymus (2004): NTP_CERHR ExpertPanel report on the reproductive and developmental toxicity of propylene glycol, Reproduct Toxicol **18**, 533-579. Eigener U (2008): Konservierung, in Kramer A und Assadian O: Wallhäußers Praxis der Sterilisation, Desinfektion, Antiseptik und Konservierung, Georg Thieme 2008, ISBN 978-3-13-141121-1,648-651, 273-276. LaKind JS et al (1999): A review of the comparative mammalian toxicity of ethylene glycol and propylene glycol, Crit Rev Toxicol **29**(4), 331–365. Strickley RG (2004): Solubilizing excipients in oral and injectable formulations, Pharm Res **21**(2), 201-230. Sullivan CJ (2012): Propanediols, in Ullmann's Encyclopedia of Industrial Chemistry, Published Online: 15 June 2000, DOI: 10.1002/14356007.a12_163.

Handelsprodukte

Hersteller	**Firmenbezeichnung des Produkts Propylenglycol**
BASF	Kollisolv PG
Haike Group	Propylenglykol
Hedinger/Dow	Propylenglykol PhEur/USP
KIC	Propylene Glycol, 99,5 %+, USP
Lanxess	Monopropylenglycol
Lyon-dell/Brenntag	Propylenglycol Pharma
Repsol	Propylenglycol USP/EP
Wittig Umwelt-chemie	1,2-Propylenglykol

Propyl-4-hydroxybenzoat

Arzneibücher

PhEur: Propyl-4-hydroxybenzoat; USP/NF: Propylparaben; JP/JPE: Propyl Parahydroxybenzoate; INCI: Propylparaben. CAS 94-13-3, EINECS 202-307-7, E 216.

Synonyma/Definitionen

Propylium p-oxybenzoicum, Propylis parahydroxybenzoas, Propyl-4-hydroxybenzoat, Propylium paraoxybenzoicum, 4-Hydroxybenzoesäurepropylester, $C_{10}H_{12}O_3$, M_r 180,2.

$$O{=}C(-O{-}(CH_2)_2{-}CH_3)-C_6H_4-OH$$

Eigenschaften

Weißes bis fast weißes, kristallines, geruch- und geschmackloses, nicht hygroskopisches Pulver. *Löslichkeit:* **sll:** Aceton, Ether, Methanol (1 g in 0,8 ml); **ll:** Aceton (1 in 1,2), Ethanol 96 % (1 in 1,1), Ethanol 70 % (1 in 1,9), Ethanol 50 % (1 in 4,5), Ethanol 20 % (1 in 330), Propylenglycol (1 in 3,8); **wl:** Erdnussöl (1 in 70); **sl:** Glycerol (1 in 250), Propylenglycol 50 % (1 in 110), Wasser (1 in 4350 bei 15 °C, 0,04 % (20 °C), 1 in 225 bei 80 °C); **ul:** Mineralöl (1 in 3330). Dichte ca. 1,288 g/cm³. Brechungsindex 1,500 (102 °C). Die Öl/Wasser-Verteilungskoeffizienten von P. betragen für Erdnussöl 51,8, flüssiges Paraffin 0,26, Maisöl 58,0, n-Octanol 1096 (Hansch et al. 1972) und Sojaöl 65,9 (Wan et al. 1986). Smp 96-97 °C, Sdp 294,3 °C, Verdampfungsenthalpie 55,3 kJ/mol, Flammpunkt 125 °C.

Stabilität

Siehe Methyl-4-hydroxybenzoat.

Inkompatibilitäten

Siehe Methyl-4-hydroxybenzoat.

Anwendung

Die antimikrobielle Aktivität ist aufgrund der höheren Lipophilie und dem damit verbundenen höheren Octanol/Wasser-Verteilungskoeffizienten höher als bei Methyl-4-hydroxybenzoat. P. wird häufig mit Methyl-4-hydroxybenzoat im Verhältnis 3:7 kombiniert da die Kombination eine synergistische antimikrobielle Wirkung aufweist (AK der Kombination 0,05-0,2 %). Siehe auch Methyl-4-hydroxybenzoat.

Toxizität

Siehe Methyl-4-hydroxybenzoat. LD_{50} 6,3-8,0 g/kg (Maus, oral), LD_{50} 6,0 g/kg (Kaninchen, oral), LD_{50} 4,0 g/kg (Hund, oral), LD_{50} 0,64 g/kg (Maus, i. p.), (Soni et al. 2005).

Literatur

Hansch C et al (1972): The antimicrobial structure-activity relationship in esters of 4-hydroxybenzoic acid, Chimie Thérapeutique **Sept/Oct 1972**, 429-433. Soni M et al (2005): Safety assessment of esters of p-hydroxybenzoic acid (parabens), Food Chemical Toxicol **43**, 985-1015. Wan LSC et al (1986): Partition of preservatives in oil/water systems, Pharm Acta Helv **61**, 308-313. Weitere Literatur siehe Methyl-4-hydroxybenzoat.

Handelsprodukte

Hersteller	**Firmenbezeichnung des Propylparabenproduktes**
Apichem	Propylparaben
Gujarat Organics	Propylparaben BP, EP, USP, NF
HallStar	CoSept P
Merck Millipore	EMPROVE Essential Propylparaben
Spectrum Chemicals	Propylparaben NF, BP, EP

Sorbinsäure

Arzneibücher

PhEur: Sorbinsäure; USP/NF: Sorbic Acid; JP/JPE: Sorbic Acid; INCI: Sorbic Acid. CAS 110-44-1 (E-Form) und CAS 22500-92-1 (E/Z-Form), EINECS 203-768-7, E 200.

Synonyma/Definitionen

Acidum sorbicum , Acidum sorbinicum, 2,4-Hexadiensäure, $C_6H_8O_2$, M_r 112,1.

H_3C COOH

Eigenschaften

Weißes bis fast weißes, kristallines Pulver mit einem leichten, charakteristischen Geruch und leicht säuerlichen Geschmack. *Löslichkeit:* **ll**: Eisessig 11,5 % (1 g in 8,7 ml), Ethanol 12 % (1 in 8), Ethanol 95 % (1 in 10), Methanol (1 in 8); **l:** Aceton (1 g in 11 g), Chloroform (1 in 15), Ether (1 in 30), Isopropanol 8,4 % (1 in 12), Propylenglycol 5,5 % (1 in 19); **sl:** Glycerol 0,31 % (1 in 320), Wasser 0,16 % bei 20 °C, 0,25 % bei 30 °C, 3,8 % bei 100 °C (1 in 400 bei 30 °C, 1 in 26 bei 100 °C); **ul:** Öle (0,5-1,0 %). Dichte 1,204 g/cm³, Brechungsindex 1,36-1,41, pk_s-Wert 4,76. Smp 132-136 °C, Sdp 228-233 °C, Verdampfungsenthalpie 51,7 kJ/mol, Flammpunkt 140 °C.

Stabilität

S. ist oxidationsempfindlich (Autooxidation), insbesondere in Gegenwart von Licht. Als Zersetzungsprodukte entstehen u. a. Acrolein, Croton- und Malondialdehyd (Arya 1980). Eine Stabilisierung wässriger Lösungen ist durch den Zusatz von Antioxidantien wie 0,02 % Propylgallat möglich. Lösungen von S. können durch Entkeimungsfiltration oder Autoklavierung sterilisiert werden.

Inkompatibilitäten

S. ist unverträglich mit Alkali, Oxidations- und Reduktionsmitteln. Die Oxidation wird durch Schwermetalle beschleunigt. Die konservierende Wirkung kann wie bei Benzoesäure (siehe dort) durch Adsorption an suspendierte Wirk- oder Hilfsstoffe abgeschwächt werden (Schmidt und Benke 1988a). Im Falle der Sorbinsäure kommt jedoch neben der Adsorption die oxidative Zersetzung hinzu. Diese erfolgt nach einer Reaktion 1. Ordnung und ergibt in Antacidasuspensionen folgende Reihung: Magnesiumtrisilikat > Magaldrat > Hydrotalcit > Aluminiumhydroxidgel (Schmidt und Benke 1988b). Aktivitätsverluste können auch durch den Kontakt mit Packmitteln wie Polyethylen, Polyvinylchlorid und Glas auftreten, wobei Polyethylen am besten abschneidet, was mit den darin enthaltenen Antioxidantien erklärt wird (McCarthy 1970).

Anwendung

S. wird als Konservierungsmittel hauptsächlich gegen Pilze und Hefen in Konzentrationen von 0,05-0,2 % für Dermatika, perorale flüssige Zubereitungen und Injektionen eingesetzt (Nürnberg 1977). Die Wirkung gegen Bakterien ist abgeschwächt. Der optimale pH-Wert für die Wirkung ist 4,5-6,0, bei pH-Werten >6,5 ist S. unwirksam (Kramer et al. 2008). S. wird zur Konservierung von Lebensmitteln in breitem Umfang eingesetzt. Kaliumsorbat (E 202), das wegen seiner guten Wasserlöslichkeit (138 g/100 ml) angeboten wird, bietet gegenüber S. konservierungstechnisch keine Vorteile, da immer der pH-Wert der fertigen Zubereitung für die Löslichkeit und Wirksamkeit verantwortlich ist.

Toxizität

S. ist nicht sensibilisierend, nicht mutagen und nicht carcinogen. Bei Einsatz höherer Konzentrationen (>2,5 %) kann es bei dermaler Applikation bei empfindlichen Personen vorübergehend zu einer Hautrötung kommen. Studien zur subchronischen und chronischen Toxizität haben keine Befunde erbracht, die einer breiten Anwendung entgegenstehen würden (Kramer et al 2008). LD_{50} 7,35 g/kg (Ratte, oral), LD_{50} 3,20 g/kg (Maus, oral), LD_{50} 2,82 g/kg (Maus, i. p.).

Literatur

Arya SS (1980): Stability of sorbic acid in aqueous solutions, J Agric Food Chem **28**(6), 1246-1249. Kramer A et al (2008): Organische Carbonsäuren, in Kramer und Assadian (Hrsg), Wallhäußers Praxis der Sterilisation, Desinfektion, Antiseptik und Konservierung, Thieme-Verlag, 700-702. McCarthy TJ (1970): Interaction between aqueous preservative solutions and their plastic containers, Pharm Weekbl **105**(19-20), 557-563. Nürnberg E (1977): Technologie der Konservierungsmittel, Acta Pharm Technol **23**, 111-134. Schmidt PC und Benke K (1988a): Untersuchungen zur Absorption und Stabilität von Konservierungsstoffen in Antacidasuspensionen – 1. Mitteilung:. Bestimmung und Beeinflussung der Adsorption, Pharm Acta Helv **63**(4-5), 117-127. Schmidt PC und Benke K (1988b): Adsorption and stability of preservatives in antacid suspensions. Part 2. Stability studies employing reaction kinetics, Pharm Acta Helv **63**(7), 188-196.

Handelsprodukte

Hersteller	**Firmenbezeichnung des Sorbinsäureproduktes**
AICMA	Sorbic acid
Anmol Chemicals	Sorbic acid USP, NF, BP, FCC
Bimal Pharma	Sorbic acid
Celanese	Nutrinova Sorbic acid (pharma grade)
Hafen Mühlen	Sorbinsäure
Merck Millipore	Emprove Essential Sorbinsäure Ph Eur, BP, NF, FCC, E 200
Spectrum Chemicals	Sorbic acid, NF

9.2. Phenolderivate und Organoquecksilberverbindungen

Chlorocresol

Arzneibücher

PhEur: Chlorocresol; USP/NF: Chlorocresol; JP/JPE: Chlorocresol; INCI: Chlorocresol. CAS 59-50-7, EINECS 200-431-6.

Synonyma/Definitionen

Chlorcresol, Chlorocresolum, p-Chlor-m-cresol, 6-Chlor-3-hydroxytoluol, 4-Chlor-3-methylphenol, C_7H_7ClO, M_r 142,6.

OH

CH3

Cl

Eigenschaften

Weißes bis fast weißes, kristallines Pulver oder weiße bis fast weiße und kompakte, kristalline Masse, die in Form von Plättchen vorliegen kann, oder farblose Kristalle mit schwachem, phenolischem Geruch. *Löslichkeit:* **sll**: Benzol, Ethanol (1 g in 0,4 ml); **l:** Aceton, Alkalihydroxid-Lösungen, Chloroform, Ether, fette Öle, Glycerol, Petrolether, Terpene; **sl:** Wasser (1 in 260/20 °C, 1 in 50/100 °C). Dichte 1,228 g/cm³, pk_s-Wert 9,55. Smp 65-68 °C (weitere Angaben für die „dimorphe" Substanz 54-56 °C und 46 °C), Sdp 235 °C, Verdampfungsenthalpie 49 kJ/mol, Flammpunkt 93 °C.

Stabilität

C. ist als Substanz stabil, aber mit Wasserdampf flüchtig. Wässrige Lösungen sind autoklavierbar, ölige Lösungen sind bei 160 °C hitzesterilisierbar. Unter dem Einfluss von Luft und Licht tritt in wässrigen Lösungen eine Gelbfärbung ein.

Inkompatibilitäten

C. ist unverträglich mit Alkali (Explosionsgefahr), Oxidationsmitteln, Kupfer und Lösungen von Calciumchlorid, Codeinphosphat, Diamorphinhydrochlorid und Chininhydrochlorid (McEwan und Macmorran 1947). Wie viele andere Konservierungsmittel auch zeigt C. Wechselwirkungen mit Gummistopfen, Plastikmaterialien, Polymethacrylaten, Celluloseacetat und anderen Cellulosederivaten, Pectin und nichtionischen Tensiden. In Emulsionssystemen erweist sich C. aufgrund seines höheren Verteilungskoeffizienten gegenüber Phenoxyethanol und Methyl-4-hydroxybenzoat als überlegen (Kurup et al. 1991).

Anwendung

C. wird als Konservierungsmittel gegen grampositive und gramnegative Bakterien, Sporen, Hefen und Schimmel in Konzentrationen von 0,05-0,2 % hauptsächlich in Cremes und einigen Injektionspräparaten eingesetzt. Der optimale pH-Wert für die Wirkung ist <7. In der Kosmetik wird C. u. a. als antibakterielles Mittel in Feuchtigkeitscremes, Körper- und Hand-Cremes sowie Sonnenschutzpräparaten eingesetzt (Zondlo 1997).

Toxizität

Am Kaninchenauge verursacht C. Reizungen, und nach Injektion einer Lösung in die vordere Augenkammer der Kaninchen werden Trübungen der Hornhaut festgestellt. Von einer Verwendung in Augentropfen sollte daher abgesehen werden (Dolder und Skinner 1990). Kontaktlinsen, die in C.-Lösungen im Konzentrationsbereich 0,2-0,8 % gelagert wurden, führen ebenfalls zu Augenreizung. Eine 2%ige Lösung verursacht bei empfindlichen Menschen eine Hautreizung. C. ist nicht sensibilisierend und nicht mutagen (Zondlo 1997). LD_{50} 1,83 g/kg (Ratte, oral), LD_{50} >0,5 g/kg (Ratte, dermal), LD_{50} 0,4 g/kg (Ratte, s. c.).

Literatur

McEwan JS und Macmorran GH (1947): The compatibility of some bactericides, Pharm J **158**, 260-262. Dolder R und Skinner FS (1990): Ophthalmika, Wiss. Verlagsges. mbH, Stuttgart, 430-431. Kurup TRR et al (1991): Availability and activity of preservatives in emulsified systems, Pharm Acta Helv **66**(3), 76-82. Zondlo M (1997): Final report on the safety assessment of p-chloro-m-cresol, Int J Toxicol **16**(3), 235-268.

Handelsprodukte

Hersteller	Firmenbezeichnung des Chlorkresolproduktes
Caelo	Chlorkresol
Hunan Dajie	Chlorocresol
N.S. Chemicals	Chlorocresol
Sigma Aldrich	4-Chloro-3-methylphenol

Phenol

Arzneibücher

PhEur: Phenol; USP/NF: Phenol; JP/JPE: Phenol; INCI: Phenol. CAS 108-95-2, EINECS 203-623-7.

Synonyma/Definitionen

Phenolum, Carbolsäure, Hydroxybenzol, Oxybenzol, Phenylalkohol, C_6H_6O, M_r 94,1.

Eigenschaften

Nadelförmige Kristalle oder kristalline, ätzende Masse, farblos oder schwach rosa bis schwach gelblich, zerfließlich mit charakteristisch phenolischem Geruch. *Löslichkeit:* **sll:** ätherische Öle, Chloroform, Ethanol 95 %, Ether, fette Öle, Glycerol; **l:** Wasser (1 g in 15 ml), 6,7 % bei 16 °C und sehr leicht löslich bei 65 °C; **wl:** Paraffinöl (1 in 70). Dichte 1,071 g/cm^3, Brechungsindex 1,4552-1,5684, Verteilungskoeffizient 1,46, pk_s-Wert 10, isoosmotische Konzentration 2,8 % *(w/V)*. Smp 41-43 °C, EP 40,9 °C, Sdp 181-182 °C, Verdampfungsenthalpie 43,5 kJ/mol, Flammpunkt 79 °C, Explosionsgrenzen in Luft: Untergrenze 2 %, Obergrenze 9 %. P. ist wasserdampfflüchtig.

Stabilität

In Gegenwart von Luft und Licht verfärbt sich P. allmählich rosa bis gelblich. Wässrige Lösungen sind stabil und autoklavierbar, ölige Lösungen sind bei 160 °C hitzesterilisierbar.

Inkompatibilitäten

P. ist unverträglich u. a. mit Albumin, Campher, Eisen-III-Salzen, kationaktiven Verbindungen, Phenacetin, Menthol, Natriumphosphat, Pyrogallol, Resorcin, Salol, Theobromin-Natriumsalicylat und Thymol (Steffens 1977). Blut, Ethylenglykol, Fette, Glycerol, Milch, Öle, Seifen und Serum reduzieren die Wirkung von P., während sie durch Alkohol und Kochsalz erhöht wird (Kramer et al 2008). Bei Packmitteln zeigt P. Wechselwirkungen mit Polyethylen, weshalb Behältnisse aus Glas, Polyvinylchlorid oder Polypropylen eingesetzt werden sollen (McCarthy 1972). Großen Einfluss auf die Haltbarkeit von P. haben bei in Vials abgefüllten Injektionslösungen die Gummistopfen: die Stabilität steigt in der Reihenfolge Silicongummi < Naturkautschuk < Butylgummi. Zum Vergleich: in Ampullen abgefüllte Lösungen zeigen keine Abnahme von P. Der pH-Wert der Lösungen hat keinen Einfluss auf die P.-Stabilität. (Sattler und Gleixner 1965).

Anwendung

C. wird wegen seiner Toxizität nur noch als Konservierungsmittel bei Sera- und Impfstoffen in Konzentrationen bis zu 0,25 % eingesetzt. Bei diesen Anwendungen gilt es als unverzichtbar. Bei den meisten Keimen wirkt es in Konzentrationen bis 0,2 % bakteriostatisch, darüber bakterizid. Sporen werden nicht abgetötet, Pilze reagieren unterschiedlich, zur Abtötung von Mykobakterien sind höhere Konzentrationen erforderlich (Kramer et al. 2008). Die Wirksamkeit erstreckt sich auf grampositive und gramnegative Bakterien, Hefen und Schimmel. P. ist im sauren Bereich wirksamer als im alkalischen. In der Herstellung von Sera und Impfstoffen wird P. hauptsächlich bei folgenden Stoffen eingesetzt: sämtliche Allergene, Insulin, Lactobacillus-Immunisierung, Octreotidacetat, Pneumokokken-Serotypen, Somatoprin, lyophilisiertes Wespengift (Rote Liste 2012).

Toxizität

P. ist hoch toxisch. Die letale Dosis beim Menschen beträgt durchschnittlich ca. 15 g, doch können auch geringere Dosen zum Tod führen. Bereits die Aufnahme geringster Mengen führt zu Übelkeit, Kreislaufstörungen, Krämpfe, Koma sowie Nekrosen im Mund- und Rachenraum. Die Substanz ist haut- und schleimhautreizend; sie wird als humanmutagen, teratogen und potenziell carcinogen (Kategorie 3B) eingestuft (Kramer et al. 2008). LD_{50} 340 mg/kg (Ratte, oral), LD_{50} 660 mg/kg (Ratte, dermal), LD_{50} 217-600 mg/kg (Ratte, s. c.), LD_{50} 420-620 mg/kg (Kaninchen, oral), LD_{50} 180 mg/kg (Kaninchen, i. v.), LC_{50}: >900 mg/m³/8h (Ratte, inhalativ).

Literatur

McCarthy TJ (1972): Interaction between aqueous preservative solutions and their plastic containers. III, Pharm Weekbl **107**(1), 1-7. Kramer A et al (2008): Phenolderivate, in Kramer und Assadian (Hrsg), Wallhäußers Praxis der Sterilisation, Desinfektion, Antiseptik und Konservierung, Thieme-Verlag, 746-748. Rote Liste (2012): Arzneimittelverzeichnis für Deutschland, Rote Liste Service GmbH, Frankfurt , www.rote-liste.de Steffens KJ (1977): Konservierungsmittel, in List PH und Hörhammer L, Hagers Handbuch der Pharmazeutischen Praxis, 4. Aufl, Springer Verlag, Berlin, Heidelberg, New York, **Bd 7**, 321-322. Sattler H und Gleixner K (1965): Über die Haltbarkeit von Konservierungsmitteln in Injektionslösungen, Pharm Ind 27(11), 769-776.

Handelsprodukte

Hersteller	**Firmenbezeichnung des Phenolproduktes**
Henan Baoshun Chemical Technology	Phenol 99,5 %
Ineos Phenol	Phenol synth., Viskosität 3,437 mPa · s (50 °C)
Merck Millipore	Emprove Essential Phenol PhEur, ChP,JP, USP (SD 0,620 g/cm³)
Prasol Chemicals	Phenol
Spectrum Chemicals	Phenol, Fused Crystel, USP

Phenoxyethanol

Arzneibücher

PhEur: Phenoxyethanol; USP/NF: Phenoxyethanol; INCI: Phenoxyethanol. CAS 122-99-6, EINECS 204-589-7.

Synonyma/Definitionen

Phenoxetol, Phenoxyethanolum, 2-Phenoxyethanol, β-Phenoxyethanol, 1-Hydroxy-2-phenoxyethan, $C_8H_{10}O_2$, M_r 138,2.

$$C_6H_5{-}O{-}CH_2{-}CH_2{-}OH$$

Eigenschaften

Klare, farblose, schwach viskose Flüssigkeit mit einem schwachen, angenehmen Geruch und brennendem Geschmack. *Löslichkeit:* **mischbar:** Aceton, Ethanol 95 % und andere niedere Alkohole, Glycerol, Propylenglycol; **l:** Isopropylmyristat (1 g in 26 ml); **wl:** Erdnussöl (1 in 50), Olivenöl (1 in 50), Wasser (1 in 43); **sl:** Paraffinöl (1 in 143). Dichte 1,105-1,110 (1,1094) g/cm³, Brechungsindex 1,537-1,539. Oberflächenspannung 41,1 mN/m, Viskosität 29,2 mPa·s (Müller 1951). Verteilungskoeffizienten: Erdnussöl 2,6, Isopropylpalmitat 2,9, Paraffinöl 0,3, Wasser 1,16 (Anonymus 1990). Smp 14 °C, Sdp 245 °C, Flammpunkt 121 °C. Explosionsgrenzen in Luft: Untergrenze 1,4 % *(V/V)*, Obergrenze 9,0 % *(V/V)*.

Stabilität

P. ist in wässriger Lösung stabil und kann autoklaviert werden.

Inkompatibilitäten

Nichtionische Tenside können die antimikrobielle Aktivität von P. reduzieren. Makromoleküle wie Methylcellulose, Carboxymethylcellulose und Hydroxypropylmethylcellulose interagieren mit P. und führen zu einer konzentrationsabhängigen Reduktion der konservierenden Wirkung (Kurup et al 1995). Bei der Anwendung zur kontinuierlichen Blasenspülung werden bis zu 20 % des P. an das aus Polyvinylchlorid bestehende Instillationsbesteck adsorbiert, was zu einer Erweichung des Kunststoffs führt (Lee 1984).

Anwendung

P. wird als Konservierungsmittel gegen Pseudomonas aeruginosa, Proteus vulgaris und andere gramnegative Bakterien in Konzentrationen von 0,5-1 % vornehmlich für Dermatika eingesetzt. In höheren Konzentrationen ist es auch gegen grampositive Mikroorganismen und Hefen wirksam. In Handelsprodukten kommt es vornehmlich in Cremes, einigen Gelen und Injektionspräparaten gegen Diphtherie und Polio vor (Rote Liste 2012). Wegen seines relativ begrenzten Wirkungsspektrums wird es häufig mit anderen Konservierungsstoffen wie PHB-Estern kombiniert. P. ist über einen weiten pH-Bereich wirksam. P. wird in kosmetischen Zubereitungen normalerweise in Konzentrationen von 0,1-1 % bei Hautpflegemitteln, Make-up-Zubereitungen und Haarpflegemitteln, einschließlich Färbemitteln eingesetzt (Anonymus 1990).

Toxizität

P. ist nach peroraler bzw. dermaler Applikation an Ratten praktisch nicht toxisch. In subchronischen Toxizitätsstudien wird eine leichte Reduktion des Körpergewichts an Ratten festgestellt. Unverdünntes P. ist augenreizend, eine Verdünnung mit 2,2 % P. ist augenverträglich. P ist nicht teratogen, mutagen oder embryotoxisch. In klinischen Studien erweist sich P. als nicht reizend, nicht fototoxisch und nicht sensibilisierend (Anonymus 1990). LD_{50} 1,3 g/kg (Ratte, oral), LD_{50} 5,0 g/kg (Kaninchen, dermal).

Literatur

Anonymus (1990): Final report on the safety assessment of phenoxyethanol, J Amer College Toxicol **9**, 259-277. Kurup TRR et al (1995): Interaction of preservatives with macromolecules. Part II. Cellulose derivatives, Pharm Acta Helv **70**, 187-193. Lee MG (1984): Phenoxyethanol absorption by polyvinyl chloride, J Clin Hospital Pharm **9**(4), 353-355. Müller A (1951): Ätherische Öle und synthetische Riechstoffe III: Synthetische Riechstoffe, 1. Teil, Fette und Seifen **52**(3), 151-159. Rote Liste (2012): Arzneimittelverzeichnis für Deutschland, Rote Liste Service GmbH, Frankfurt, www.rote-liste.de.

Handelsprodukte

Hersteller	Firmenbezeichnung des Phenoxyethanolproduktes
BASF	Protectol PE/PE S
Kelong Chemical	Phenoxyethanol
Merck Millipore	Phenoxyethanol
Salicylates and Chemicals	Phenoxyethanol
Seppic	SEPICIDE LD
Sigma Aldrich	Phenoxyethanol
TCI Europe	2-Phenoxyethanol
Zhonglan Industry	2-Phenoxyethanol

Phenylethylalcohol

Arzneibücher

DAC: Phenylethylalcohol; USP/NF: Phenylethyl Alcohol; JP/JPE: Phenylethyl Alcohol; INCI: Phenethyl Alcohol. CAS 60-12-8, EINECS 200-456-2.

Synonyma/Definitionen

Benzolethanol, Benzylcarbinol, Benzylmethanol, β-Hydroxyethylbenzol, Phenethanol, 2-Phenylethanol, β-Phenylethanol, 1-Hydroxy-2-phenylethan, $C_8H_{10}O$, M_r 122,7.

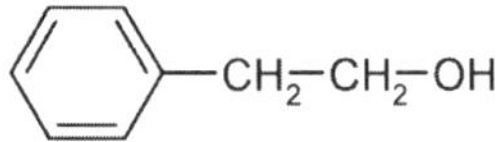

Eigenschaften

Klare, farblose, schwach viskose Flüssigkeit mit einem Geruch nach Rosenöl und brennendem , anfangs reizendem und später anästhesierendem Geschmack. *Löslichkeit:* **sll:** Benzylbenzoat, Chloroform, Diethylphthalat, Ethanol 95 %, Ether, fette Öle, Glycerol, Propylenglycol; **wl:** Wasser (1 g in 60 ml); **sl:** Paraffinöl. Dichte 1,020-1,023 g/cm³, Brechungsindex 1,532-1,534. Oberflächenspannung 38,7 mN/m, Viskosität 14,1 mPa·s (Müller 1951). Verteilungskoeffizienten: Chloroform 15,2, Heptan 0,58, n-Octanol 21,5. Smp -25,8 °C, Sdp 219-222 °C, Verdampfungsenthalpie 48 kJ/mol, Flammpunkt 98 °C. Explosionsgrenzen in Luft: Untergrenze 1,4 % *(V/V)*, Obergrenze 9,0 % *(V/V)*.

Stabilität

P. ist in wässriger Lösung sowohl im sauren als auch im alkalischen Milieu stabil und kann autoklaviert werden.

Inkompatibilitäten

Unverträglich mit Oxidationsmitteln, Proteinen und Serum. P. wird von nichtionischen Tensiden (z. B. Tween 80) durch mizellaren Einschluss teilweise inaktiviert, dagegen ist es mit Makromolekülen wie Methylcellulose und Povidon verträglich.

Anwendung

P. wird als schwächeres Konservierungsmittel gegen grampositive Bakterien in Konzentrationen von 0,25-0,5 % für Augen-, Nasen- und Ohrentropfen, zumeist in Kombination mit anderen Konservierungsmitteln wie Benzalkoniumchlorid oder Chlorhexidin, mit denen es synergistisch wirkt, eingesetzt (Richards und McBride 1973). Es besitzt nur eine geringe Wirksamkeit gegenüber Hefen und Schimmelpilzen und ist gegen Sporen unwirksam. Das pH-Optimum der Wirkung liegt bei 5, ab pH ≥8 ist die Substanz unwirksam. P. wird in kosmetischen Zubereitungen wie Seifen, Handwaschlösungen, Cremes und Parfüm in Konzentrationen von 0,02-2 % eingesetzt (Opdyke 1975).

Toxizität

P. gilt als nicht toxisch und nicht reizend. In Konzentrationen von >0,5 % in Augentropfen wurde vereinzelt eine leichte Reizung beobachtet. P ist nicht sensibilisierend und nicht teratogen. LD_{50} 1,79 g/kg (Ratte, oral), LD_{50} 0,8-1,5 bzw. 0,4-0,8 g/kg (Maus und Meerschweinchen, oral), LD_{50} 0,2-0,4 bzw. 0,4-0,8 g/kg (Maus und Meerschweinchen, i. p.), LD_{50} 5-10 ml/kg (Meerschweinchen, dermal) (Boer 1981).

Literatur

Boer Y (1981): Irritation by eyedrops containing 2-phenylethanol, Pharm Weekbl Sci ed **3**, 826-827. Müller A (1951): Ätherische Öle und synthetische Riechstoffe III: Synthetische Riechstoffe, 1. Teil, Fette und Seifen **52**(3), 151-159. Opdyke DLJ (1975): Monographs on fragrance raw materials. Phenylethyl alcohol, Food Cosmet Toxicol **13**(Suppl), 903-904. Richards RME und McBride RJ (1973): Enhancement of benzalkonium chloride and chlorhexidine acetate activity against *Pseudomonas* aeruginosa, J. Pharm. Sci **62**, 2035-2037.

Handelsprodukte

Hersteller	Firmenbezeichnung des 2-Phenylethylalcoholproduktes
Acros Organics	2-Phenylethanol
Alfa Aesar	2-Phenylethanol 98 %
Anmol Chemicals	Phenylethyl Alcohol USP grade
BASF	ChiPros Phenylethanol
Merck Millipore	2-Pheynlethanol
Sigma Aldrich	2-Phenylethanol
TCI Europe	2-Phenylethanol

Phenylmercuriborat

Arzneibücher

PhEur: Phenylmercuriborat; INCI: Phenyl Mercuric Borate. CAS 102-98-7, EINECS 203-068-1, CAS 6273-99-0, EINECS 228-465-7, CAS 8017-88-7, EINECS 228-465-7.

Synonyma/Definitionen

Phenylhydrargyri boras, Phenylhydrargyrum boricum, Phenylmercuriborat; Gemisch äquimolarer Mengen von Phenylquecksilber(II)-orthoborat und Phenylquecksilber(II)-hydroxid ($C_{12}H_{13}BHg_2O_4$; M_r 633) oder der dehydratisierten Form (Metaborat, $C_{12}H_{11}BHg_2O_3$; M_r 615).

Phenylquecksilber(II)-orthoborat

Phenylquecksilber(II)-hydroxid

Diphenyldiquecksilber(II)-metaborat

Bezeichnung	CAS	EINECS
Phenylquecksilber(II)-borat (1)	102-98-7	203-068-1
Phenylquecksilber(II)-hydroxid (2)	100-57-2	202-866-7
Mischung aus (1) und (2)	8017-88-7	–
Metaborat-Form	6273-99-0	228-465-7

Eigenschaften

Weißes bis schwach gelbliches, geruchloses, kristallines Pulver oder farblose, glänzende Plättchen. *Löslichkeit:* **l:** Glycerol, Propylenglycol; **sl:** Ethanol 95 % (1 g in 150 ml), Wasser (1 in 125, 1 in 100/100 °C). Smp 112-113 °C (Zersetzung), pK_a-Wert ca. 3,3, pH-Wert einer 0,6%igen Lösung: 5,0-7,0. Trocknungsverlust ≤3,5 %.

Stabilität

Siehe Phenylmercurinitrat.

Inkompatibilitäten

Siehe Phenylmercurinitrat.

Anwendung

Siehe Phenylmercurinitrat.

Toxizität

Siehe Phenylmercurinitrat.

Literatur

Siehe Phenylmercurinitrat.

Handelsprodukte

Hersteller	Firmenbezeichnung
Chemos	Phenylquecksilberborat
Sigma Aldrich	Phenylmercuriborate

Phenylmercurinitrat

Arzneibücher

PhEur: Phenylmercurinitrat; USP/NF: Phenylmercuric Nitrate. CAS-und EINECS-Nummern siehe unter Synonyma/Definitionen.

Synonyma/Definitionen

Phenylhydrargyri nitras, Phenylhydrargyrum nitricum, Phenylmercurinitrat, ein Gemisch von Phenylquecksilber(II)-nitrat ($C_6H_5HgNO_3$, Mr 339,7) und Phenylquecksilber(II)-hydroxid (C_6H_5HgOH, Mr 294,7).

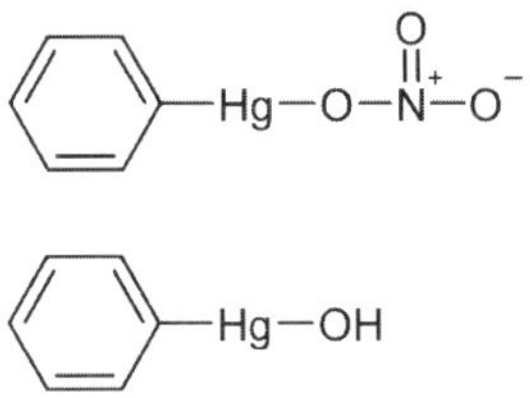

Bezeichnung	CAS	EINECS
Phenylquecksilber(II)-nitrat (1)	55-68-5	200-242-9
Phenylquecksilber(II)-hydroxid (2)	100-57-2	202-866-7
Mischung aus (1) und (2)	8003-05-2	–

Die Monographie beschreibt die 1:1-Mischung aus (1) und (2). Gehalt: 62,5-64,0 % Quecksilber (getrocknete Substanz).

Eigenschaften

Weißes bis blassgelbes, geruchloses, kristallines Pulver oder farblose, glänzende Plättchen. *Löslichkeit:* **l:** fette Öle; **wl:** Glycerol; **sl:** Ethanol 95 % (1 g in 1000 g); **ssl:** Wasser (1 in 1500, leichter löslich in Gegenwart von Alkalien oder Salpetersäure; **ul:** Chloroform, Ether. Die Öl/Wasser-Verteilungskoeffizienten von P. betragen für Erdnussöl 0,4, flüssiges Paraffin 0,58. Smp 184-189 °C (Zersetzung), pK_a-Wert ca. 3,3, pH-Wert der gesättigten Lösung: 4,4-5,2. Trocknungsverlust ≤1 %.

Stabilität

Alle Phenylquecksilbersalze sind in Substanz bei trockener Lagerung unter Lichtabschluss bei Raumtemperatur stabil. Lösungen bilden unter Lichteinwirkung einen schwarzen Rückstand von metallischem Quecksilber. Sterilisationsempfehlung: Autoklavierung bei 120 °C/20 min oder Sterilfiltration. Bei Letzterer muss sichergestellt werden, dass die in geringer Menge vorhandenen Phenylquecksilbersalze nicht am Filter zurückgehalten werden (Naido et al. 1972). Bei der Autoklavierung (121 °C/15 min) von P. in Gegenwart von EDTA-Na findet ein Abbau zu Quecksilber-Ionen und Benzol statt. Dieser beträgt bei pH 8,8 ca. 15 %, bei pH 7 ca. 80 %; bei pH-Werten von 5 und 6 ist der Abbau vollständig (Parkin et al. 1992).

Inkompatibilitäten

Phenylquecksilbersalze geben mit Bromiden und Jodiden Fällungen; das Chloridsalz ist in Wasser mit 0,004 % ausreichend löslich, um die übliche Konzentration für die Konservierung von 0,001-0,002 % in Gegenwart von Chlorid-Ionen aufrechtzuerhalten. Unverträglichkeiten bestehen weiterhin mit EDTA-Dinatriumsalz (s. o.), Na-Thiosulfat, anionischen Emulgatoren, Stärke, Talcum und Natriummetabisulfit sowie Aluminium und anderen Metallen, Ammoniak, Ammoniumsalzen, Aminosäuren und einigen Schwefelverbindungen, die z. B. in Gummistopfen vorkommen. Ein Zusatz von 0,1 % Natriummetabisulfit erhöht die Wirksamkeit von P. im sauren Bereich, während im alkalischen Bereich die Wirksamkeit herabgesetzt wird (Dolder und Skinner 1990a). Die Verträglichkeit von Phenylquecksilbersalzen mit Glas als Packmittel wird allgemein positiv beurteilt, gleiches gilt für Polypropylen und Polyvinylchlorid (Mc Carthy 1972). Dagegen wird Polyethylen unterschiedlich bewertet. Neben der Empfehlung zum Einsatz als Packmittel für P.-haltige Lösungen (Guven und Yener 1993) werden Adsorptionen an der Behälterwandung beschrieben (Eriksson 1967), die auch vom Typ des eingesetzten Polyethylens abhängig sind. Für Phenylquecksilberacetat wird die Aufhebung der Adsorption an Polyethylen durch den Zusatz von Phosphatpuffer im pH-Bereich 4,8-5,8 bei Atropinsulfat-Augentropfen beschrieben (Aspinall 1983).

Anwendung

Phenylquecksilbersalze werden als Konservierungsmittel gegen gramnegative und grampositive Keime sowie gegen Pilze und Hefen in Konzentrationen von 0,001-0,002 % vornehmlich bei Augentropfen eingesetzt. Ihr Anteil in Fertigarzneimitteln ist jedoch stark rückläufig. Waren im Jahre 1984 von 169 Augenpräparaten noch 12 (7,1 %) mit Phenylquecksilbersalze konserviert, so enthalten im Jahre 2012 von 204 Produkten nur noch 2 (1,2 %) diese Konservierungsmittel (Dolder und Skinner 1990b und Rote Liste 2012). Die Gründe sind zum einen die weit verbreitete Angst vor quecksilberhaltigen Chemikalien, zum anderen die relativ zahlreichen Inkompatibilitäten, auch wenn diese zuweilen auf einer falschen Interpretation von Daten beruhen, indem simple Ausfällungen durch Begleitstoffe als Unverträglichkeiten klassifiziert werden. Dabei wird übersehen, dass Phenylquecksilbersalze in sehr geringen Konzentrationen gegen alle Arten von Keimen, u. a. gegen Problemkeime wie *Pseudomonas* aeruginosa auch im sauren Bereich wirksam sind und zusammen mit Phenylethanol sogar eine potenzierte Wirkung aufweisen (Richards und McBride 1971). Der optimale Wirkungsbereich wird mit pH 7-9 (10) angegeben (Wallhäusser 1974). Phenylquecksilbersalze sind in der Kosmetik für Augen-Make-up-Präparate bis zu einer Konzentration von 0,007 % allein oder in Kombination in der EU zugelassen.

Toxizität

Infolge der abnehmenden Bedeutung von Phenylquecksilbersalzen fehlen zusammenfassende Übersichten neueren Datums zur Toxikologie. In 0,1%iger Konzentration in Vaseline sind die Verbindungen hautreizend (Koby und Fischer 1972). Höhere Konzentrationen führen zu starken Hautreizungen. Von der intravaginalen Verwendung als Spermicid wird abgeraten (Lohr 1978). Akute Toxizitätswerte für P.: LD_{50} 27 mg/kg (Maus, i. v.), LD_{50} 50 mg/kg (Maus, oral), LD_{50} 63 mg/kg (Ratte, s. c.).

Literatur

Aspinall JE (1983): The effect of low density polyethylene containers on some hospital-manufactured eyedrop formulations. II. Inhibition of the sorption of phenylmercuric acetate, J. Clin Hosp Pharm **8**(3), 233-240. Dolder R und Skinner FS (1990a und b): Ophthalmika , Wissensch Verlagsges mbH, Stuttgart, ISBN 3-8047-1060-1, 266-269(a) und 426(b). Eriksson K (1967): Loss of organomercurial preservatives from medicaments in different kinds of containers, Acta Pharm Suecica **4**, 261-264. Guven KC und Yener G (1993): Stability of preservatives in polyethylene and glass bottles at various conditions, Pharmazie **48**(4), 280-282. Koby GA und Fischer AA (1972): Phenylmercuric actetate as primary irritant, Arch Dermatol **106**, 129. Lohr L (1978): Mercury controversy heat up, Am Pharm **18**(9), 23. McCarthy TJ (1972): Interaction between aqueous preservative solutions and their plastic containers, III, Pharm Weekbl **107**, 1-7. Naido NT et al (1972): Preservative loss from ophthalmic solutions during filtration sterilization, Aust J Pharm Sci **1**(1), 16-18. Parkin JE et al (1992): The chemical degradation of phenylmercuric nitrate by disodium edetate during heat sterilization at pH values commonly encountered in ophthalmic products, J Clin Pharm Ther **17**(5), 307-14. Richards RME und McBride RJ (1971): Phenylethanol enhancement of preservatives used in ophthalmic preparations, J Pharm Pharmacol **23**, 141S-146S. Rote Liste (2012): Arzneimittelverzeichnis für Deutschland, Rote Liste Service GmbH, Frankfurt, www.rote-liste.de. Wallhaeusser KH (1974): Antimicrobial preservatives in biologics, Pharm Ind **36**(10), 716-722.

Handelsprodukte

Hersteller	Firmenbezeichnung
Alpha Chemika	PHENYL MERCURY NITRATE (BASIC)
Fisher Scientific	PHENYLMERCURYNITRATE (BASIC)
Merck Millipore	Phenylquecksilbernitrat (basisch)
Nile Chemicals	PHENYL MERCURY NITRATE
Sigma Aldrich	Phenylmercuric nitrate, basic

Phenylquecksilber(II)acetat

Arzneibücher

PhEur: Phenylquecksilber(II)acetat; USP/NF: Phenylmercuric Acetate; INCI: Phenyl Mercuric Acetate. CAS 62-38-4, EINECS 200-532-5.

Synonyma/Definitionen

Phenylhydrargyri acetas, Phenylhydrargyrum aceticum, Phenylmercuriacetat, $C_8H_8HgO_2$, M_r 336,7.

$$C_6H_5-Hg-O-C(=O)-CH_3$$

Eigenschaften

Weißes bis gelbliches, kristallines, geruchloses oder fast geruchloses Pulver oder kleine, farblose, prismatische Kristalle oder Plättchen. *Löslichkeit:* **ll:** Chloroform (1 g in 6,8 ml); **l:** Aceton (1 in 19), **sl:** Ethanol (1 in 24), Ethanol 95 % (1 in 225), Ether (1 in 200), Wasser (1 in 180, die Löslichkeit steigt mit steigendem pH-Wert). Verteilungskoeffizient Paraffinöl/Wasser 0,1, pH-Wert der gesättigten Lösung ca. 4,1, pK_a-Wert ca. 3,3. Smp 149-153 °C. Trocknungsverlust ≤0,5 %.

Stabilität

Siehe Phenylmercurinitrat.

Inkompatibilitäten

Siehe Phenylmercurinitrat.

Anwendung

Siehe Phenylmercurinitrat. Die Wasserlöslichkeit von P. ist der des Phenylmercurinitrats ähnlich, das Acetat hat jedoch nicht die gleiche Bedeutung erlangt.

Toxizität

Siehe Phenylmercurinitrat. LD_{50} 41 mg/kg (Ratte, oral), LD_{50} 13 mg/kg (Maus, oral), LD_{50} 12 mg/kg (Maus, s. c.), LD_{50} 18 mg/kg (Maus, i. v.), LD_{50} 13 mg/kg (Maus, i. p.).

Literatur

Siehe Phenylmercurinitrat.

Handelsprodukte

Hersteller	Firmenbezeichnung
Alfa Aesar GmbH	Phenylquecksilberacetat
Anmol Chemicals	Phenylmercuric Acetate USP, NF, BP
CFM Tropitzsch	Phenyl-Quecksilber-Acetat
Merck Millipore	Phenyl-Quecksilber-Acetat
Mubychem	Phenylmercuric Acetate BP, USP, NF
Sigma Aldrich	Phenylmercuric Acetate 97 %

Thiomersal

Arzneibücher

PhEur: Thiomersal; USP/NF: Thimerosal; INCI: Thimerosal. CAS 54-64-8, EINECS 200-210-4.

Synonyma/Definitionen

Mercurothiolatum, Natrium Ethylmercurithiosalicylat, Thiomersalum, 2-(Ethylmecurithio)-benzoesäure-Natriumsalz. $C_9H_9HgNaO_2S$, M_r 404,8.

COO^- Na^+

S—Hg—CH_2—CH_3

Eigenschaften

Weißes bis fast weißes oder cremefarbenes, kristallines Pulver mit schwachem, charakteristischem Geruch. *Löslichkeit:* **sll:** Ethanol 95 % (1 g in 8 ml), Wasser (1 in 1); **ul:** Benzol, Chloroform, Ether, Toluol. Smp 232-233 (225-245) °C (Zersetzung), pK_a-Wert ca. 4, pH-Wert der 1%igen wässrigen Lösung: 6,8-8,0, Trocknungsverlust ≤0,5 %.

Stabilität

T. ist als Substanz bei Raumtemperaturlagerung unter Lichtabschluss stabil; Lichteinfluss bewirkt Verfärbung. In wässriger Lösung unterliegt die Substanz einer Zersetzung, die in der 1. Stufe zu Thiosalicylsäure und Ethylquecksilberhydroxid führt. Im weiteren Verlauf wird die Thiosalicylsäure zu 2,2'-Dithiosalicylsäure oxidiert. In Gegenwart von Natriumchlorid entsteht neben Thiosalicylsäure Ethylquecksilberchlorid. Natriumchlorid beschleunigt in Lösung die Zersetzung von T. (Reader und Lines 1983), weshalb zur Isotonisierung Propylenglycol, Glycerol oder Mannitol verwendet werden sollen (Reader 1984). Eine Stabilisierung kann auch durch den Zusatz von Tromethamin erreicht werden (Caraballo et al. 1993), ebenso geeignet sind Borsäure und Natriumacetat (Thoma und Schubert 1987). Für die Sterilisation von Augentropfen mit T. als Konservierungsmittel wird die Sterilfiltration empfohlen, da bei Autoklavierung bereits bei 100 °C Zersetzung eintritt (Kinget 1984). Von 27 mit T. konservierten Handelspräparaten zeigen nur 8 (29,6 %) den geforderten Gehalt 90-100 %, bei 5 Zubereitungen war der Gehalt unterhalb der Erfassungsgrenze der Analysenmethode, das Maximum der Zersetzung liegt bei pH 4, während bei den pH-Werten 2 und 6 eine bessere Stabilität beobachtet wird (Wiesend 1987).

Inkompatibilitäten

T. ist unverträglich mit Silbernitrat, Säuren und Basen, sauer reagierenden Stoffen, Oxidationsmitteln, Schwermetallsalzen, Phenylquecksilberverbindungen, quartären Ammoniumverbindungen, Kaliumiodid und Aluminium, Lecithin und Proteinen (Dolder und Skinner 1990). T. wird von Kunststoffen, vor allem Polyethylen und Polyvinylchlorid sowie Gummistopfen adsorbiert (Reader 1983). Der Kontakt mit Kunststoffverschlüssen auf Glasflaschen während der Entnahme von Augentropfen über einen Zeitraum von 6 Wochen führt zu Verlusten von T.; nur Polypropylen verursacht keine Gehaltsabnahme, während der Verlust an T. in der Reihenfolge Niederdruck Polyethylen < Chlorbutylkautschuk < Silikonkautschuk ansteigt (Thoma et al. 1991). Die Wirkung von T. wird durch Cyclodextrine herabgesetzt (Lehner 1994).

Anwendung

T. wird als Konservierungsmittel gegen gramnegative und grampositive Keime, sowie gegen Pilze und Hefen in Konzentrationen von 0,002-0,02 % vornehmlich bei Augentropfen und Injektionspräparaten eingesetzt. Der Anteil in Fertigarzneimitteln ist rückläufig. In der Roten Liste (2012) ist T. als Konservierungsmittel nur noch in drei Trockensubstanz-Injektionspräparaten und einer Augentropfen-Zubereitung enthalten. Der DAC listet T. in fünf Rezepturen als Konservierungsmittel auf. Die mangelnde Stabilität und die relativ zahlreichen Inkompatibilitäten dürften für diesen Rückgang verantwortlich sein. Die Wirkung von T. ist stark pH-abhängig: bei neutralem und alkalischem pH wirkt die Substanz bakteriostatisch, unterhalb von pH 6 bakterizid (Dolder und Skinner 1990 und Wallhäusser 1974). T. ist in der Kosmetik bis zu einer Konzentration von 0,007 % allein oder in Kombination mit anderen quecksilberhaltigen Konservierungsmitteln in der EU zugelassen.

Toxizität

Die häufigsten Nebenwirkungen von T. sind allergische Hautreaktionen, was zu einer restriktiven Verwendung in Augentropfen und dermalen Zubereitungen geführt hat. Für den Bereich der Vaccinen, bei denen T. In frühen Stufen der Herstellung als bakterizides Mittel eingesetzt wird, hat die europäische Arzneimittelbehörde (EMA) eine positive Nutzen/Risiko-Bewertung abgegeben (EMA 2004). Akute Toxizitätswerte für T.: LD_{50} 91 mg/kg (Maus, oral), LD_{50} 75 mg/kg (Ratte, oral), LD_{50} 98 mg/kg (Ratte, s. c.).

Literatur

Caraballo I et al (1993): Study of thimerosal degradation mechanism, Int J Pharm **89**(3), 213-221. Dolder R und Skinner FS (1990): Ophthalmika , Wissensch Verlagsges mbH, Stuttgart, ISBN 3-8047-1060-1, 325. EMA (2004): EMEA public statement on thiomersal in vaccines for human use – recent evidence supports safety of thiomersal-containing vaccine, EMEA/-CPMP/VEG/1194/04/Adopted, 24 March 2004, 1-2. Kinget R (1984): The preparation of eye drops containing iodides, J Pharm Belg **39**(6), 383-389. Lehner SJ (1994): Effect of hydroxypropyl-beta-cyclodextrin on the antimicrobial action of preservatives, J Pharm Pharmacol **46**(3), 186-191. Reader MJ und Lines CB (1983): Decomposition of thimerosal in aqueous solution and its determination by high-performance liquid chromatography, J Pharm Sci **72**(12), 1406-1409. Rote Liste (**2012**): Arzneimittelverzeichnis für Deutschland, Rote Liste Service GmbH, Frankfurt, www.rote-liste.de. Thoma K und Schubert OE (1987): Thiomersal. How chemically unstable is this preservative?, Dtsch Apoth Ztg **127**(38), 1867-1869. Thoma K et al (1991): Augentropfen – Physikalische und chemische Instabilität nach Anbruch, Dtsch Apoth Ztg **131**, 1739-1741. Wiesend B (1987): Instability of thiomersal in commercial eye-drop preparations, Pharm Ztg **132**(41), 2530-2536. Wallhaeusser KH (1974): Antimicrobial preservatives in biologics, Pharm Ind **36**(10), 716-722.

Handelsprodukte

Hersteller	Firmenbezeichnung des Thiomersalproduktes
Carbone Scientific	Thimerosal 98 %
CFM Tropitsch	Thimerosal USP/BP/EP
GHLH Chemicals	Thiomersal
Spectrum	Thimerosal USP

Thymol

Arzneibücher

PhEur: Thymol; USP/NF: Thymol; JP/JPE: Thymol; INCI: Thymol. CAS 89-83-8, EINECS 201-944-8.

Synonyma/Definitionen

Acidum thymicum, Thymiankampfer, Thymiansäure, Thymolum , 2-Isopropyl-5-methylphenol, $C_{10}H_{14}O$, M_r 150,2.

OH CH3 CH3 H3C

Eigenschaften

Farblose, nach Thymian riechende Kristalle oder weißes kristallines Pulver mit brennendem, ätzendem Geschmack. *Löslichkeit:* **sll:** Chloroform (1 g in 1 ml), Eisessig (1 in 1,5), Ethanol 95 % (1 in 1), Ether (1 in 1,5), ätherische Öle, Fette, fette Öle, Olivenöl (1 in 2); **l:** verdünnte Alkalihydroxid-Lösungen; **wl:** Glycerol; **sl:** Wasser (0,98 in 1000). Dichte 0,969-0,974 g/cm³, Brechungsindex 1,5227. Verteilungskoeffizient Octanol/Wasser 3,3. Smp 51-52 °C, Sdp 232-233 °C, Verdampfungsenthalpie 48,8 kJ/mol, Flammpunkt 109 °C. T. Ist wasserdampfflüchtig.

Stabilität

T. ist als Substanz bei Raumtemperaturlagerung unter Lichtabschluss stabil.

Inkompatibilitäten

Unverträglich mit Oxidationsmitteln, Alkali und Jod. T. bildet mit zahlreichen Stoffen wie Campfer, Menthol und Phenol bei Raumtemperatur flüssige Eutektika.

Anwendung

T. ist ein wirksames Desinfizienz (AK 0,02-0,1 %) und wird als Wirkstoff in der Mundhöhlenhygiene eingesetzt. Wegen der schlechten Löslichkeit ist entweder die Verwendung eines Alkohol/Wasser-Gemisches oder der Einsatz von Solubilisatoren notwendig. In der Dermatologie wird T. in antiseptischen Salben zur Behandlung von Ekzemen, Skabies, Rheumatismus, Varikosis und zur Vereisung von Warzen eingesetzt. T. ist bei geringerer Giftigkeit etwa 30-mal so wirksam wie Phenol. Die minimale Hemmkonzentration beträgt für *E. coli* 0,05 %, für *Ps. aeruginosa* 0,1 % und für Schimmelpilze 0,02-0,35 % (Kramer et al. 2008). Die geringe Wasserlöslichkeit von T. behindert den Einsatz als Konservierungsmittel. Trotzdem findet es sich in einer Reihe von Gelen und Salben als Hilfsstoff, wobei es neben der keimtötenden Wirkung auch als geruchsverbessernde Komponente anzusehen ist. Aufgrund seiner guten Löslichkeit in Fetten und Ölen kann es in Fettsalben als Konservierungsmittel eingesetzt werden.

Toxizität

T. hat hautreizende Eigenschaften und soll deshalb bei Mundpflegepräparaten nur in Konzentrationen von ≤1:1000 eingesetzt werden. LD_{50} 0,98 g/kg (Ratte, oral), LD_{50} 0,64 g/kg (Maus, oral), LD_{50} 0,1 g/kg (Maus, i. v.), LD_{50} 0,243 g/kg (Maus, s. c.), LD_{50} 0,11 g/kg (Maus, i. p.).

Literatur

Kramer A et al (2008): Phenolderivate, in Kramer und Assadian (Hrsg), Wallhäußers Praxis der Sterilisation, Desinfektion, Antiseptik und Konservierung, Thieme-Verlag, 752-753.

Handelsprodukte

Hersteller	Firmenbezeichnung des Thymolproduktes
Shaanxi Kingstone	Thymol, natürlich, 10 %/ 20 % Gehalt
Sigma Aldrich	Thymol >99 % FCC, Thymol PhEur, BP, NF, 99-101 % Gehalt
Silverline Chemicals	Thymol USP, BP

9.3. Quartäre Ammoniumverbindungen und Biguanide

Benzalkoniumchlorid

Arzneibücher

PhEur: Benzalkoniumchlorid und Benzalkoniumchlorid Lösung; USP/NF: Benzalkonium Chloride und Benzalkonium Chloride Solution; JP/JPE: Benzalkonium Chloride, Benzalkonium Chloride Solution und Benzalkonium Chloride Concentrated Solution 50; INCI: Benzalkonium Chloride. CAS 8001-54-5; dies ist die CAS-Nummer der Arzneibücher. Daneben gibt es diverse CAS-Nummern für Handelsprodukte sowie für die Einzelkomponenten, eine arzneibuchbezogene EINECS-Nummer existiert nicht, sondern nur EINECS-Nummern für Handelsprodukte und Einzelsubstanzen.

Synonyma/Definitionen

Benzalkonii chloridum, Benzalkonium chloratum, N-Alkyl-N-benzyl-N,N-dimethyl-ammoniumchlorid, Benzyl-C_{12-16}-alkyl-dimethylammoniumchlorid, ein Gemisch aus Alkylbenzyldimethylammoniumchloriden, deren Alkylteil hauptsächlich aus C_{12}-, C_{14}- und C_{16}-Ketten besteht. Gehalt: 95,0-104,0 % Alkylbenzyldimethylammoniumchloride, (wasserfreie Substanz), berechnet unter Berücksichtigung der mittleren relativen Molekülmasse. Grenzwerte für die mittlere relative Molekülmasse: C_{12}-Homolog: ≥40 %, C_{14}-Homolog: ≥20 %, Summe der C_{12}- und C_{14}-Homologe: ≥70 %. M_r 340 (C_{12}), 368 (C_{14}) und 346 (C_{16}).

$$C_6H_5-CH_2-N^+(CH_3)_2-R \quad Cl^-$$

R = C_{12}-C_{16}, n-Alkyl: PhEur 7,
R = C_8-C_{18}, n-Alkyl: PhEur 6

Die über Jahrzehnte hinweg übliche Qualität enthält ein Gemisch von C_8-C_{18}-Alkylresten und war so auch in PhEur 6 enthalten. Die geänderte Qualität der PhEur 7 mit C_{12}-C_{16}-Alkylresten definiert analytisch ein homogeneres Produkt, das eine optimale antimikrobielle Wirkung haben soll, anwendungstechnisch aber Unterschiede zum bisherigen Produkt aufweisen kann.

Eigenschaften

Weißes bis gelblich weißes Pulver oder gelatineartige, gelblich weiße Stücke oder Flocken oder Pasten, hygroskopisch. Die Substanz fühlt sich seifig an, hat einen milden aromatischen Geruch und einen sehr bitteren Geschmack. Beim Erhitzen bildet sich eine klare, geschmolzene Masse. *Löslichkeit:* **sll:** Aceton, Chloroform (1 T. in 3,5 T.), Ethanol 95 % (1 in 2,5), Methanol, Propanol, Wasser (1 in 1,5); **wl:** Benzol; **ul:** Ether und unpolare Kohlenwasserstoffe. Dichte ca. 0,98 g/cm³. Octanol/Wasser-Verteilungskoeffizient 9,98 für das C_{12}-Homolog, 32,9 für das C_{14}-Homolog und 82,5 für das C_{16}-Homolg. Smp ca. 40 °C; Oberflächenspannung 35-37 mN/m (0,05%ig in Wasser), 30 mN/m (0,2%ig in Wasser), kritische Mizellkonzentration 0,005 % (Dehghan-Noude et al. 2005), pH-Wert 6,0-8,0 (1%ige wässrige Lösung).

Stabilität

B. gilt als chemisch stabil. Lösungen sind über einen weiten pH-Bereich haltbar. Sterilisationsempfehlung: Autoklavierung bei 120 °C/20 min oder Sterilfiltration.

Inkompatibilitäten

B. ist unverträglich mit anionaktiven Tensiden, Citraten, Fluorescein-Natrium, Iodiden, Nitraten, Permanganaten, Salicylaten und Schwermetallsalzen (Dolder und Skinner 1990a sowie Kedvessy und Szijarto 1966). Diese Unverträglichkeiten beruhen auf der Bildung schwer löslicher Salze mit dem B.-Kation. Unverträglichkeiten mit nichtsteroidalen Antirheumatika wie Ibuprofen, Flubiprofen (Gupta und Majundar 1997) und Indometacin (Dreijer-Van der Glas und Bult 1987) in Augentropfen beruhen auf einer Ionenpaarbildung. Makromoleküle wie Hypromellose, Hydroxyethylcellulose und Povidon können durch Adsorption zu einer Verminderung der Wirkung von B. führen. B. ist mit den Packmitteln Glas, Polyvinylchlorid, Polyethylen und Polypropylen verträglich. Es findet keine Sorption des Konservierungsmittels durch die Verpackung statt, was insbesondere im Falle von Polyethylen bemerkenswert ist. Dagegen adsorbiert B. an das für weiche Kontaktlinsen eingesetzte Polyhydroxyethylmethacrylat (polyHEMA), was zu einer Anreicherung des Konservierungsmittels in den Kontaktlinsen führt und später eine Augenreizung verursachen kann (Richardson et al. 1978). Es handelt sich dabei um eine reine Oberflächenadsorption, da Sorptions- und Desorptionsisotherme zusammenfallen.

Anwendung

B. wird als Konservierungsmittel gegen grampositive sowie gramnegative Bakterien, Hefen und Schimmelpilze in Konzentrationen von 0,002-0,02 % für Augen-, Nasen- und Ohrentropfen, seltener für Dermatika, Inhalanda und Injektabilia eingesetzt. Die minimalen Hemmkonzentrationen betragen für grampositive Bakterien 2-5 ppm, gramnegative Bakterien und Hefen 10-20 ppm sowie Schimmelpilze 50 ppm (Sucker et al.1991). B. ist das wichtigste Konservierungsmittel für Augentropfen. Von 203 Fertigarzneimitteln dieser Gattung werden 112 (55 %) damit konserviert (Rote Liste 2012). Gründe für den breit gefächerten Einsatz ist neben der Wirksamkeit die hervorragende Wasserlöslichkeit und gute Stabilität von B.-Lösungen sowie die geringen Wechselwirkungen mit Packmitteln. Resistenzen sind nur bei einigen *Pseudomonas-Arten* beschrieben; durch den Zusatz von EDTA-Dinatriumsalz (AK 0,1 %) können diese resensibilisiert werden (Mullen et al. 1973). Diese Kombination ist auch Bestandteil der Empfehlungen zur Konservierung von Augentropfen des DAC. In ähnlicher Weise wirken Benzylalkohol, Phenylethanol oder Phenylpropanol synergistisch. Sporen sind resistent. Die Wirksamkeit von B. steigt mit ansteigendem pH-Wert; der Einsatzbereich wird mit pH 4-10 angegeben. Aufgrund unterschiedlicher Kettenlängen der Alkylketten konnten in der Vergangenheit Präparate verschiedener Hersteller durchaus Unterschiede in der Wirksamkeit aufweisen. Dies wird durch die Begrenzung der Kettenlängen gemäß PhEur 7 minimiert. Untersuchungen am Kaninchenauge zeigen, dass B. in Konzentrationen von 0,01-0,02 % die Reaktion folgender Arzneistoffe erhöht: Bethanidin, Carbachol, Fluorescein, Prednisolon-Phosphat, Procain-HCl und Inulin (Dolder und Skinner 1990b).

Toxizität

B. gilt in den zur Konservierung eingesetzten Dosierungen als nicht reizend und nicht allergisierend. Es gibt jedoch immer wieder Berichte über Augenreizungen (Ohtake et al. 1991), Unverträglichkeiten mit Ohren- und Nasentropfen (Ching-Yin et al. 2008) sowie Bronchokonstriktion nach Anwendung von Dosier-Aerosolen (Beasley et al. 1987). LD_{50} 150 mg/kg (Maus, oral), LD_{50} 300 mg/kg (Ratte, oral), LD_{50} 14,5 mg/kg (Ratte, i,. p.), LD_{50} 13,9 mg/kg (Ratte, i. v.), LD_{50} 1,42 g/kg (Ratte, dermal).

Literatur

Beasley CR et al (1987): Bronchoconstrictor properties of preservatives in ipatropium bromide (Atrovent) nebulizer solution, Br Med J **294**, 1197-1198. Ching-Yin H et al (2008): In vitro effects of preservatives in nasal sprays on human nasal epithelial cells, Am J Rhinol **22**(2), 125-129. Dehghan-Noude G et al (2005): Isolation, characterization, and investigation of surface and hemolytic activities of a lipopeptide biosurfactant produced by *Bacillus subtilis ATCC 6633*, J Microbiol **43**(3), 272-276. Dolder R und Skinner FS (1990): Ophthalmika , Wissensch Verlagsges mbH, Stuttgart, ISBN 3-8047-1060-1, 145-147(a) und 409(b). Dreijer-Van der Glas SM und Bult A (1987): Incompatibility of indomethacin and benzalkonium in eye drops due to ion-pair formation, Pharm Weekbl Sci Ed **9**(1), 29-32. Gupta M und Majundar DK (1997): Effect of concentration, pH, and preservative on in vitro transcorneal permeation of ibuprofen and flubiprofen from non-buffered aqueous drops, Ind J Exp Biol **35**(8), 844-849. Kedvessy G und Szijarto T (1966): Incompatibility of some tensides, Pharmazie **21**(1), 43-47. Mullen W et al (1973): Ophthalmic preservatives and vehicles, Survey of Ophthalmology **17**(6), 469-483. Ohtake Y et al (1991): Effects of ophthalmic preservatives on the corneal epithelium, Atarashii Ganka **8**(10), 1599-1603. Richardson NE et al (1978): The interaction of preservatives with polyhydroxyethylmethacrylate (polyHEMA), J Pharm Pharmacol **30**, 469-475. Rote Liste (**2012**): Arzneimittelverzeichnis für Deutschland, Rote Liste Service GmbH, Frankfurt, www.rote-liste.de. Sucker H et al (1991): Pharmazeutische Technologie, 2. Aufl, Georg Thieme-Verlag, Stuttgart und New York, ISBN 3-13-395802-X, 593.

Handelsprodukte

Produkt/Hersteller	Eigenschaften
Benzalkoniumchloride/*Dishman*	
Benzalkonium Chloride 50 % USP/NF	Lösung
Barquat/*Lonza*	
Barquat MB-80	80-82 % C_{12}-C_{16}, 10-15 % Ethanol, 5-10 % Wasser
Barquat DM 50 EP	47,5-52,5 % C_{12}-C_{16}, 48-50 % Wasser
Benzalkoniumchloride/*Novo Nordisk Pharmatech A/S*	
FeF Benzalkonium Chloride PhEur, USP/NF, JP	Alkylkette: 65 % C_{12}, 35 % C_{14}, klarer oder weißer bis weißgelber Feststoff oder viskoses Gel
Benzalkonium Chloride PhEur, USP/NF	Alkylkette: 65 % C_{12}, 35 % C_{14} klarer oder weißer bis weißgelber Feststoff oder viskoses Gel
FeF Benzalkonium Chloride Solution 17 % USP/NF	Alkylkette: 65 % C_{12}, 35 % C_{14}, klare, farblose bis leicht gelbliche Lösung
FeF Benzalkonium Chloride Solution 50 % PhEur, USP/NF, JP	Alkylkette: 65 % C_{12}, 35 % C_{14}, klare, farblose bis leicht gelbliche, viskose Lösung
Benzalkonium Chloride Solution 50 % (45/55) PhEur, USP/NF	Alkylkette: 45 % C_{12}, 55 % C_{14}, klare, farblose bis leicht gelbliche, viskose Lösung
Benzalkonium Chloride Sol. 50% PhEur, USP/NF	Alkylkette: 65 % C_{12}, 35% C_{14}, klare, farblose bis leicht gelbliche, viskose Lösung
Benzalkonium Chloride Solution 50 % (53/30/ 15/2) PhEur, USP/NF	Alkylkette: 53 % C_{12}, 30 % C_{14}, 15 % C_{16}, 2 % C_{18}, klare, farblose, viskose Lösung
Benzalkonium chloride/*Medex UK*	
Benzalkonium Chloride 95 %, BP/USP	Paste
Benzalkonium Chloride Lösung USP	15 %/50 % Lösung
Benzalkonium Chloride Lösung BP	50 % Lösung
Benzalkonium chlorid/*Merck Millipore*	
Emprove Essential Benzalkoniumchlorid PhEur, NF	Alkylkette: ≥ 40 % C_{12}, ≥ 20 % C_{14}, ≥ 70 % C_{12}+C_{14} 50 %ige Lösung
Benzalkonium chloride/*Noida Chemicals*	
Benzalkonium Chloride (BKC)	Gehalt: 80 % (C_{12}-C_{14}), Gehalt: 50 % (C_{12}-C_{14})
Nobac/*Pilot Chemical*	
BZK NF/USP	Solution 50 %, pH 7, Viskosität 60 mPa·s, Dichte 0,97 g/cm^3
Benzalkonium chloride/*Sanyo Chemicals*	
GEM	Solution
Benzalkonium chloride/*Spectrum Chemicals*	
Benzalkonium chloride Solution 50 %, NF	Alkylkette: C_{12} 64-70 %, C_{14} 23-27 %, C_{16} 5-9 %
Benzalkonium chloride NF	Gehalt 97-103 %

Benzethoniumchlorid

Arzneibücher

PhEur: Benzethoniumchlorid; USP/NF: Benzethonium Chloride; JP/JPE: Benzethonium Chloride; INCI: Benzethonium Chloride. CAS 121-54-0, EINECS 204-479-9.

Synonyma/Definitionen

Benzethonii chloridum, N-Benzyl-N,N-dimethyl-2-[2-[4-(1,1,3,3)-tetramethylbutyl)phenoxy]ethoxy]ethanaminium-chlorid. Gehalt 97-103 %, $C_{27}H_{42}ClNO_2$, M_r 448,1 (getrocknete Substanz).

$$H_3C-C(CH_3)_2-CH_2-C(CH_3)_2-C_6H_4-O-CH_2-CH_2-O-CH_2-CH_2-N^+(CH_3)_2-CH_2-C_6H_5 \quad Cl^-$$

Eigenschaften

Weißes bis gelblich weißes Pulver mit einem milden Geruch und sehr bitteren Geschmack. *Löslichkeit:* **sll:** Aceton, Chloroform, Ethanol, Wasser; **ll:** niedere Alkohole und Glycole; **ssl:** Ether (1 T in 6000 T). Die wässrige Lösung ist seifig und zeigt starke Schaumbildung, pH-Wert der Lösung 4,8-5,5 (1%ig). Smp ca. 164-166 °C; Oberflächenspannung ca. 35mN/m (0,112%ig in Wasser, kritische Mizellkonzentration der 0,112%igen wässrigen Lösung $2{,}75 \cdot 10^{-3}$ mol/l (Cui et al. 2005); pH-Wert 4,8-5,5 (1%ige wässrige Lösung).

Stabilität

Siehe Cetrimid.

Inkompatibilitäten

B. ist unverträglich mit anionaktiven Tensiden, siehe auch Cetrimid.

Anwendung

Wirksam gegen grampositive Bakterien, Hefen und Schimmelpilze, abgeschwächt auch gegen gramnegative Bakterien, bei denen eine Wirkungsverbesserung durch den Zusatz von EDTA-Dinatriumsalz erreicht werden kann; keine Wirkung gegen Mykobakterien, Viren sowie Sporen von Pilzen und Bakterien. AK zur Konservierung 0,01-0,02 % bei Injektionen, Augen- und Ohrentropfen.

Toxizität

B. wird nach peroraler Aufnahme resorbiert und gilt als toxisch. Die Einnahme verursacht Erbrechen, Kreislaufkollaps, Krämpfe und Koma. Die letale Dosis beträgt 50-500 mg/kg Körpergewicht. Die topische Anwendung von Lösungen mit >5 % Wirkstoff führt zu Hautreizungen. B. ist nicht allergen. In der Kosmetik werden Zusätze von ≤0,02 % B. verwendet (Widulle H et al. 2008). LD_{50} 368 mg/kg (Ratte, oral), LD_{50} 338 mg/kg (Maus, oral), LD_{50} 15,5 mg/kg (Maus, i. p.), LD_{50} 16,5 mg/kg (Ratte, i. p.), LD_{50} 19 mg/kg (Ratte, i. v.), LD_{50} 30 mg/kg (Maus, i. v.), LD_{50} 119 mg/kg (Ratte, s. c.).

Literatur

Cui ZG et al (2005): Mixed adsorption and surface tension prediction of nonideal ternary surfactant systems, Colloid Polym Sci **283**(5), 539-550. Widulle H et al (2008): Oberflächenaktive Verbindungen, in Kramer und Assadian (Hrsg), Wallhäußers Praxis der Sterilisation, Desinfektion, Antiseptik und Konservierung, Thieme-Verlag, 782-784.

Handelsprodukte

Hersteller	**Firmenbezeichnung des Benzethoniumchloridproduktes**
Applichem	Benzethonium chlorid, Geh. > 99 %
Dishman	Benzethonium chloride USP/BP
Lonza	Lonzagard Benzethonium chloride USP, Smp 158-163 °C, Gehalt > 99,5 %, TG: >850 µm < 2 %
Sigma Aldrich	Benzethonium chloride USP

Cetrimid

Arzneibücher

PhEur: Cetrimid, CAS 8044-71-1, diese Nummer ist von CAS der Bezeichnung Cetrimid zugeordnet; USP: Cetrimonium Bromide, CAS 112-02-7; INCI: Cetrimonium Bromide, CAS 57-09-0, EINECS 200-311-3, entspr. Cetyltrimethylammoniumbromid. Die Situation der CAS- und EINECS-Nummern ist unübersichtlich, da neben den o. a. angeführten Nummern weitere CAS-Nummern für die Einzelsubstanzen und für Handelsprodukte existieren.

Synonyma/Definitionen

Cetrimidum, Cetyltrimethylammoniumbromid, CTAB, N,N,N-Trimethylammoniumbromid, ein Trimethyltetradecylammoniumbromid, das in geringen Mengen Dodecyl- und Hexadecyltrimethylammoniumbromid enthalten kann. Gehalt 96-101 % Alkyltrimethylammoniumbromid, berechnet als $C_{17}H_{38}BrN$, M_r 336,4 (getrocknete Substanz).

$$H_3C-(CH_2)_{14}-CH_2-N^+(CH_3)_3 \quad Br^-$$

Cetyltrimethylammoniumbromid (INCI)

$$H_3C-(CH_2)_{12}-CH_2-N^+(CH_3)_3 \quad Br^-$$

Cetrimid (PhEur), Tetradecyltrimethylammoniumbromid
Im Gegensatz zu Benzalkoniumchlorid werden bei C. die einzelnen Anteile der C_{12}-, C_{14}- und C_{16}-Verbindungen in PhEur nicht quantifiziert. In der Literatur wird für die C_{14}-Komponente ein Anteil von ca. 70 % angegeben (Attwood und Patel 1989).

Eigenschaften

Weißes bis fast weißes, leichtes, fließendes, hygroskopisches Pulver von schwachem, charakteristischem Geruch und bitterem, seifigem Geschmack. *Löslichkeit:* **sll:** Chloroform, Ethanol 95 %, Wasser (ca. 1 T. in 10 T.); **ul:** Benzol, Ether. Octanol/Wasser-Verteilungskoeffizient >1 für flüssiges Paraffin/Wasser, <1 für fette Öle/Wasser. Smp ca. 232-245 °C; Oberflächenspannung ca. 35mN/m (1,5 mmol entspr. 0,05%ig in Wasser, Wan 1977), kritische Mizellkonzentration 0,308 mmol/kg, entspr. 0,0103 % (Attwood und Patel 1989), pH-Wert 6,0-8,0 (1%ige wässrige Lösung). Die Viskosität und Oberflächenspannung von C.-Lösungen wird durch den Zusatz von Salicylsäure im Verhältnis 2:1 stark erhöht. Als Mechanismus wird eine Interaktion zwischen den positiven Cetrimid-Ionen und der negativ geladenen Salicylsäure angenommen (Wan 1977).

Stabilität

C. ist als Substanz bei trockener Lagerung und in Lösung bei Raumtemperatur stabil. Sterilisationsempfehlung: Autoklavierung bei 120 °C/15 min oder Sterilfiltration.

Inkompatibilitäten

C. ist unverträglich mit Alkalihydroxiden, anionaktiven Tensiden, Bentonit, Gummistopfen, hohen Konzentrationen nichtionischer Tenside, Jod, Nitraten, Oxidationsmitteln, Phenylquecksilbernitrat, Schwermetallen sowie sauren Farbstoffen (Pang und Willis 1997).

Anwendung

C. wird als Konservierungsmittel gegen grampositive sowie gramnegative Bakterien, Hefen und Schimmelpilze in Konzentrationen von 0,005-0,01 % für Augen-, Nasen- und Ohrentropfen sowie für kutane und seltener für perorale Arzneiformen eingesetzt. Daneben wird C. therapeutisch in Konzentrationen von 0,1-1,0 %, zuweilen bis 10 % in wässrigen Lösungen, Cremes oder Sprays als topisches Antiseptikum verwendet. In Augentropfen ist C. nach Benzalkoniumchlorid das am häufigsten angewendete Konservierungsmittel. Resistenzen sind bei einigen *Pseudomonas-Arten* beschrieben; durch den Zusatz von EDTA-Dinatriumsalz (AK 0,1 %) können diese Keime resensibilisiert werden (Mullen et al. 1973). Der optimale Einsatzbereich wird mit pH 4-10 angegeben.

Toxizität

C. wird nach peroraler Aufnahme kaum resorbiert und mit den Faeces ausgeschieden. Bei topischer Applikation wird C. langsam von der Haut aufgenommen. Haut- und Augenreizungen sowie allergische Reaktionen sind möglich. In Versuchen mit Mäusen wird bei i. p.-Applikation von 35 mg/kg eine embryotoxische und teratogene Wirkung beobachtet, die bei einer Dosierung von 10 mg/kg ausbleibt. Bei topischer Applikation werden keinerlei derartige Effekte beobachtet (Pang und Willis 1997). C. ist nicht mutagen. In der Kosmetik wird C. u. a. in Haarpflegemitteln, Pudern, Deodorantien und Reinigungsmitteln eingesetzt. Bei Produkten, die auf der Haut verbleiben, wird dabei eine maximale Konzentration von 0,25 % empfohlen. In der EU gilt für solche kosmetischen Produkte ein Limit von 0,1 % Zusatz. LD_{50} 250-300 mg/kg (Ratte, oral), LD_{50} 106 mg/kg (Maus, i. p.), LD_{50} 44 mg/kg (Ratte, i. v.), LD_{50} 32 mg/kg (Maus, i. v.).

Literatur

Attwood D und Patel HK (1989): Composition of mixed micellar systems of cetrimide and chlorhexidine digluconate, Int J Pharm **49**, 129-134. Mullen W et al (1973): Ophthalmic preservatives and vehicles, Survey of Ophthalmology **17**(6), 469-483. Pang S und Willis L (1997): Final report on the safety assessment of cetrimonium chloride, cetrimonium bromide, and steartrimonium chloride, Int J Toxicol **16**(3), 195-220. Wan LSC (1977): Viscosity and surface tension of dilute salicylic acid-cetrimide systems, J Pharm Sci **66**, 1779-1780.

Handelsprodukte

Hersteller	Firmenbezeichnung des Cetrimidproduktes
Aceto Chemicals	Cetyl Trimethyl Ammonium Bromide (CTAB)
Alex Industries	Cetrimide Powder BP
Basic Pharma Life	Cetrimide Plv./40 %ige Lösung
Dishman	Cetrimide PhEur
Hastand	Cetrimide BP
Medex UK	Cetrimide BP/EP, Geh. 96-101 %
Novecare	Rhodaquat M-242B 99, Smp 230 °C, SD 0,5 g/cm^3

Hersteller	**Firmenbezeichnung des Cetrimidproduktes**
Novo Nordisk Pharmatech A/S	FeF Cetrimide Pharma grade BP/PhEur, Smp 245 °C, Dichte 0,5 g/cm^3
	FeF Strong Cetrimide Solution 40 % BP, $C_{12} \approx$ 20 %, $C_{14} \approx$ 70 %, $C_{16} \approx$ 10 %, enthält 7.5 % (v/v) Ethanol. Strong Cetrimide Solution 40 % BP, enthält Isopropanol
	Cetyl Trimethyl Ammonium Bromide (CTAB) USP/NF, Smp 237 °C
Tatva Chitan Pharma	Cetrimide EP/BP
Unilab India	Cetrimide BP

Cetylpyridiniumchlorid

Arzneibücher

PhEur: Cetylpyridiniumchlorid; USP/NF: Cetylpyridinium Chloride; INCI: Cetylpyridinium Chloride. CAS 123-03-5, EINECS 204-593-9 (wasserfreie Substanz), CAS 6004-24-6 (Monohydrat).

Synonyma/Definitionen

Cetylpyridinii chloridum, CPC, 1-Hexadecylpyridiniumchlorid, $C_{21}H_{38}ClN$, M_r 339,9 (wasserfrei), Gehalt 96-101 %, $C_{21}H_{38}ClN \cdot H_2O$, M_r 358,0 (Monohydrat).

$$\text{C}_5\text{H}_5\overset{+}{\text{N}}-CH_2-(CH_2)_{14}-CH_3 \quad Cl^-$$

Eigenschaften

Monohydrat (PhEur): Weißes bis fast weißes, schwach seifig anzufühlendes, hygroskopisches Pulver von schwachem, charakteristischem Geruch. *Löslichkeit:* **ll:** Wasser (1 T. in 20 T.); **l:** Chloroform, Ethanol, **ul:** Aceton, Eisessig und Ether. Wassergehalt 4,5-5,5 %. Smp ca. 80-83 °C; Oberflächenspannung ca. 45 mN/m (1 mmol, entspr. 0,034%ig in Wasser), kritische Mizellkonzentration 1 mmol/l (Wang et al 1999 und Aubourg et al. 2000), pH-Wert 6,0-8,0 (1%ige wässrige Lösung).

Stabilität

Siehe Cetrimid.

Inkompatibilitäten

C. ist unverträglich mit Alkalihydroxiden, anionaktiven Tensiden, Bentonit, Gelatine (Reduktion der Bioverfügbarkeit), Magnesiumstearat (Adsorption), Methylcellulose und Oxidationsmitteln. Siehe auch Benzalkoniumchlorid und Cetrimid.

Anwendung

C. wird als Konservierungsmittel gegen grampositive Bakterien, Hefen und Schimmelpilze in Konzentrationen von 0,001-0,01 % für kutane Arzneiformen und für Injektionspräparate eingesetzt; Wirksamkeit gegen gramnegative Bakterien stark abgeschwächt, unwirksam gegen Mykobakterien. Die Wirkung kann durch den Zusatz von Phenylethanol oder EDTA-Dinatriumsalz gesteigert werden. Resistenzen sind bei einigen *Pseudomonas-Arten* beschrieben. Daneben wird C. therapeutisch in Konzentrationen von 0,1-1,0 % in wässrigen Lösungen als topisches Antiseptikum, insbesondere zur Mundspülung verwendet. Bei zweimal täglicher Anwendung über 6 Monate hinweg wird dabei eine signifikante Reduktion gingivaler Blutungen und der Plaquebildung erreicht. Der optimale Einsatzbereich wird mit pH 4-10 angegeben; optimale Wirksamkeit gegen *S. aureus, S. pyogenes und C. albicans* bei pH-Werten >5,5 (Widulle et al. 2008).

Toxizität

C. kann leichte Hautreizungen hervorrufen und ist ein schwaches Allergen. C. ist nicht mutagen oder teratogen. Eine abschließende Beurteilung der Carcinogenität ist nicht möglich; nicht validierte Studien ergeben bisher keine Hinweise. LD_{50} 200 mg/kg (Ratte, oral), LD_{50} 6 mg/kg (Ratte, i. p.), LD_{50} 250 mg/kg (Ratte, s. c.), LD_{50} 30 mg/kg (Ratte, i. v.), LD_{50} 32 mg/kg (Maus, i. v).

Literatur

Aubourg R et al (2000): Adsorption isotherms of cetylpyridinium chloride with iron III salts at air/water and silica/water interfaces, J Colloid Interface Sci **230**(2), 298-305. Wang K et al (1999): Aggregation behavior of cationic fluorosurfactants in water and salt solutions. A cryoTEM survey, J Phys Chem B **103**(43), 9237-9246. Widulle H et al (2008): Oberflächenaktive Verbindungen, in Kramer und Assadian (Hrsg), Wallhäußers Praxis der Sterilisation, Desinfektion, Antiseptik und Konservierung, Thieme-Verlag, 782-784.

Handelsprodukte

Produkt/Hersteller	Eigenschaften
Cetylpyridiniumchloride/*Applichem*	
Cetylpyridiniumchloride Monohydrate	Smp 80-84 °C, CMC (25°) 1,2 x 10^{-4} mol/l, Geh. > 96 %
Cetylpyridiniumchlorid/*Dishman*	
Cetylpyridiniumchloride BP/USP	Smp 77 °C
Cetylpyridiniumchlorid/*Merck Millipore*	
Cetylpyridiniumchlorid Monohydrat	Smp 80-84 °C, SD 0,37 g/cm^3
Cetylpyridiniumchlorid/*Carl Roth*	
Cetylpyridiniumchlorid Monohydrat	Smp 82-86 °C, Geh. > 98 %

Chlorhexidindiacetat

Arzneibücher

PhEur: Chlorhexidindiacetat; USP/NF: Chlorhexidine Acetate; INCI: Chlorhexidine Diacetate. CAS 56-95-1; EINECS 200-302-4.

Synonyma/Definitionen

Chlorhexidini diacetas, 1,1'-(Hexan-1,6-diyl)-bis[5-(4-chlorphenyl)biguanid]-diacetat. Gehalt: 98,0-101,0 % (getrocknete Substanz). $C_{26}H_{38}Cl_2N_{10}O_4$, M_r 626. Struktur siehe Chlorhexidindigluconat.

Eigenschaften

Weißes bis fast weißes, mikrokristallines, hygroskopisches Pulver. *Löslichkeit:* **l:** Ethanol 96 % (1 T in 15 T, entspr. 6 g/100 ml); **wl:** Wasser (1 in 55, entspr. 1,9 g/100 ml); **sl:** Glycerol, Macrogole, Propylenglycol; **ul:** Ether und andere unpolare, organische Lösungsmittel. Verteilungskoeffizienten: Octanol/Wasser 0,075, Erdnussöl/Wasser 0,04.

Stabilität

Siehe Chlorhexidindigluconat.

Inkompatibilitäten

Siehe Chlorhexidindigluconat.

Anwendung

Siehe Chlorhexidindigluconat.

Toxizität

Siehe Chlorhexidindigluconat. LD_{50} 2,0 g/kg (Maus, oral), LD_{50} 40 mg/kg (Maus, i. p.), LD_{50} 30 mg/kg (Maus, i. v.), LD_{50} 0,33 g/kg (Maus, s. c.).

Literatur

Siehe Chlorhexidindigluconat.

Handelsprodukte

Siehe Chlorhexidindigluconat.

Chlorhexidindigluconat

Arzneibücher

PhEur: Chlorhexidindigluconat-Lösung; USP/NF: Chlorhexidine Gluconate Solution und Chlorhexidine Gluconate Oral Rinse; ; JP/JPE: Chlorhexidine Gluconate Solution; INCI: Chlorhexidine Digluconate. CAS 18472-51-0; EINECS 242-354-0.

Synonyma/Definitionen

Chlorhexidini digluconatis, Chlorhexidini digluconatis solutio, 1,1'-(Hexan-1,6-diyl)bis[5-(4-chlorphenyl)biguanid]-D-digluconat. Gehalt der Lösung: 19,0-21,0 %. $C_{22}H_{42}Cl_2N_{10}\cdot 2\,C_6H_{12}O_7$, M_r 898. Struktur s. u.

Eigenschaften

Substanz: geruchlose, weiße Kristalle von bitterem Geschmack, hygroskopisch. *Löslichkeit:* **ll:** Wasser (70 g/100 ml), wässrige Lösungen sind mit Ethanol, Glycerol und Propylenglycol mischbar. *Lösung (20%ig):* nahezu farblos bis blassgelb. *Mischbarkeit:* mischbar mit Wasser, mit ≤3 T. Aceton, ≤5 T. Ethanol. Oberflächenspannung 38 mN/m (0,05%ig in Wasser (Matyushina et al. 2006), pH-Wert 5,5-7,0 (5%ige wässrige Lösung).

Stabilität

C. ist in Substanz bei Raumtemperaturlagerung stabil. Die hydrolytische Spaltung in wässrigen Lösungen erfolgt nach einer Reaktion pseudo-erster Ordnung unter Bildung von 4-Chloranilin. Bei der Autoklavierung von Lösungen findet im pH-Bereich 5-6 eine minimale Zersetzung statt, bei kleineren pH-Werten steigt die Zersetzungsgeschwindigkeit infolge saurer Katalyse leicht an, bei höheren pH-Werten erfolgt eine durch Basen katalysierte raschere Zersetzung. Bei der Autoklavierung bei 120 °C/30 min findet bei pH 4,7 eine Zersetzung bis zu 0,13 %, bei pH 6,3 bis zu 0,3 % und bei pH 9,0 bis zu 1,6 % statt (Dolby et al. 1972). Für die Autoklavierung werden deshalb

$$Cl-C_6H_4-NH-C(=NH)-NH-C(=NH)-NH-(CH_2)_6-NH-C(=NH)-NH-C(=NH)-NH-C_6H_4-Cl$$

Bedingungen von 110 °C/30 min empfohlen. Im pH-Bereich 4-6 verläuft die Zersetzung des C.-Acetates etwas langsamer als die des Gluconates. In Suspensionen der Antacida-Wirkstoffe Hydrotalcit, Magaldrat und Magnesiumtrisilikat konkurrieren in Abhängigkeit von der Temperatur die Zersetzung von C. in Lösung mit der gleichzeitig stattfindenden Adsorption des Konservierungsmittels an die Antacida, weshalb keine einheitliche Reaktionsordnung festgestellt wird. Die Gehaltsabnahme beträgt innerhalb von 3 Monaten ca. 10-15 %, die höchsten Zersetzungsraten weist das stark alkalische Magnesiumtrisilicat auf (Schmidt und Benke 1988). Die Haltbarkeit von C. in Lösung enthaltenden Fertigarzneimitteln wird in der Regel mit 1,5-2 Jahren bei Raumtemperatur angegeben.

Inkompatibilitäten

C. ist unverträglich mit Seifen und anionaktiven Tensiden. Unverträglichkeiten mit Wirkstoffen bestehen mit Chloramphenicol, Fluorescein-Natrium, Kupfersulfat, Natriumalginat, Natriumcarboxymethylcellulose, Silbernitrat und Zinksulfat (Dolder und Skinner 1990). C.-Digluconat ist das mit Abstand am besten lösliche Salz von Chlorhexidin. Eine Reihe von „larvierten Unverträglichkeiten" von C. beruhen auf der Bildung schwer löslicher Salze mit anderen Hilfsstoffen der Formulierung wie Borat-, Carbonat-, Chlorid-, Citrat-, Phsphat- und Sulfationen, von denen insbesondere letztere als kritisch anzusehen sind. Interaktionen mit Packmitteln: eine 0,005%ige Lösung von C. zeigt bei Lagerung bei Raumtemperatur in Polypropylen-Flaschen innerhalb von 2 Jahren eine Abnahme von 4 % und in Polyethylen-Flaschen unter den gleichen Bedingungen eine solche von 10 %. Überraschenderweise führte in den gleichen Versuchen die Lagerung in Braunglasflaschen zu einem Verlust von 16 % C., in Weißglas betrug der Wert 25 % (McTaggart et al. 1979). Dagegen adsorbiert C. aus wässriger Lösung irreversibel an das für weiche Kontaktlinsen eingesetzte Polyhydroxyethylmethacrylat (polyHEMA). Das Ausmaß der Absorption wird durch Elektrolyte und hydrophile Polymere gesteigert, was zu einer Anreicherung des Konservierungsmittels in den Kontaktlinsen führt und später eine Augenreizung verursachen kann (Richardson et al. 1978).

Anwendung

C. wird als Wirkstoff in Konzentrationen von 0,1-0,2 % als gebrauchsfertige Lösung oder als 1%iges Gel zur vorübergehenden Keimzahlverminderung im Mundraum eingesetzt. Bei längerem Gebrauch wird dabei eine leichte Braunfärbung der Zähne beobachtet. Zur Haut- und Händedesinfektion werden bis zu 4%ige Lösungen verwendet. Als Konservierungsmittel wird es gegen grampositive sowie gramnegative Bakterien, Hefen und Schimmelpilze in Konzentrationen von 0,005-0,01 % vornehmlich für Augentropfen, seltener für Salben und Gele eingesetzt. Die minimalen Hemmkonzentrationen betragen für grampositive Bakterien 1-5 ppm, gramnegative Bakterien und Hefen 10-50 ppm sowie Schimmelpilze 50-200 ppm. (Sucker et al. 1991). C. ist auch Bestandteil der Empfehlungen zur Konservierung von Augentropfen des DAC. Der optimale Wirkungsbereich liegt bei pH (5)6-8. C. ist das einzige Konservierungsmittel, das ein ausgeprägtes Wirkungsoptimum in diesem pH-Bereich aufweist, weshalb es bevorzugt zur Desinfektion der Mundhöhle (Speichel-pH-Wert ca. 7) eingesetzt wird.

Toxizität

C. gilt in den zur Konservierung eingesetzten Dosierungen als nicht augen- und hautreizend und nicht allergisierend. Eine positive allergische Reaktion kann bei Konzentrationen von ≥1 % bei Patienten mit Ekzemen beobachtet werden. C. ist nicht mutagen und nicht carcinogen. In kosmetischen Zubereitungen wird C. in Konzentrationen bis zu 0,14 % (freie Base), 0,19 % (Diacetat), 0,20 % (Digluconat) und 0,16 % (Dihydrochlorid) als sicher bewertet (Willis 1993). LD_{50} 1,8 g/kg (Maus, oral), LD_{50} 2,0 g/kg (Ratte, oral), LD_{50} 3,32 g/kg (Ratte, s. c.), LD_{50} 20 mg/kg (Maus, Ratte, i. v.), LD_{50} 1,14 g/kg (Maus, s. c.).

Literatur

Dolby J et al (1972): Stability of chlorhexidine when autoclaving, Pharm Acta Helv **47**(10), 615-620. Dolder R und Skinner FS (1990): Ophthalmika , Wissensch Verlagsges mbH, Stuttgart, ISBN 3-8047-1060-1, 163. Matyushina GP et al (2006): Influence of auxiliary components on the physicochemical properties of aqueous solutions of guanidine antiseptics, Pharm Chem J **40**, 394-397. McTaggart et al (1979): The interaction of thiomersal and chlorhexidine gluconate with plastics and glas, J Pharm Pharmacol **31**(Suppl), 60P. Richardson NE et al (1978): The interaction of preservatives with polyhydroxyethylmethacrylate (polyHEMA), J Pharm Pharmacol **30**, 469-475. Schmidt PC und Benke K (1988): Untersuchungen zur Adsorption und Stabilität von Konservierungsstoffen in Antacidasuspensionen, Pharm Acta Helv **63**, 188-196. Sucker H et al (1991): Pharmazeutische Technologie, 2. Aufl, Georg Thieme-Verlag, Stuttgart und New York, ISBN 3-13-395802-X, 593. Willis L (1993): Final report on the safety assessment of chlorhexidine/chlorhexidine diacetate/chlorhexidine dihydrochloride/chlorhexidine digluconate, J Am College Toxicol **12**(3), 201-223.

Handelsprodukte

Hersteller	**Firmenbezeichnung der ChlorhexidinProdukte**
Basic Pharma Life	CHLORHEXIDINE GLUCONATE 20 % SOLUTION, Chlorhexidine diacetate, Chlorhexidine hydrochloride
Biesterfeld	Chlorhexidine Digluconate 20 %
Kemcolor	Chlorhexidinedigluconate 20 %, Chlorhexidine diacetate BP, Chlorhexidine dihydrochloride BP
Medex UK	Chlorhexidine Gluconate Soln. EP/BP, Chlorhexidine Acetate EP/BP, Chlorhexidine hydrochloride EP/BP

Chlorhexidindihydrochlorid

Arzneibücher

PhEur: Chlorhexidindihydrochlorid; USP/NF: Chlorhexidine Hydrochloride; JP/JPE: Chlorhexidine Hydrochloride; INCI: Chlorhexidine Dihydrochloride. CAS 3697-42-5; EINECS 223-026-6.

Synonyma/Definitionen

Chlorhexidini dihydrochloricum, 1,1'-(Hexan-1,6-diyl)bis[5-(4-chlorphenyl)biguanid]-dihydrochlorid. Gehalt: 98,0-101,0 % (getrocknete Substanz). $C_{22}H_{32}Cl_2N_{10}$, M_r 578,4. Struktur siehe Chlorhexidindigluconat.

Eigenschaften

Weißes bis fast weißes, kristallines Pulver. *Löslichkeit:* **wl:** Wasser, Propylenglycol (1 T. in 50 T.); **ssl:** Ethanol 96 %; **ul:** Ether und unpolare Kohlenwasserstoffe. Smp 260-262 °C.

Stabilität

Siehe Chlorhexidindigluconat.

Inkompatibilitäten

Siehe Chlorhexidindigluconat.

Anwendung

Siehe Chlorhexidindigluconat.

Toxizität

Siehe Chlorhexidindigluconat.

Literatur

Siehe Chlorhexidindigluconat.

Handelsprodukte

Siehe Chlorhexidindigluconat.

10. Lösemittel

Lösemittel sind Flüssigkeiten, die der Herstellung homogener Arzneistofflösungen dienen. Sie können im Endprodukt verbleiben oder aber in einer Zwischenstufe, zum Beispiel beim Lösen von Bindemitteln für die Granulation, verwendet werden und im Endprodukt nicht mehr vorhanden sein. Lösemittel müssen, sofern sie im Endprodukt verbleiben, physiologisch unbedenklich sein. Lösemittel werden in hydrophile, d.h. mit Wasser mischbare und hydrophobe, d.h. mit Wasser nicht mischbare Lösungsmittel eingeteilt.

Um Voraussagen über das Verhalten von Substanzen sowohl bei der Entwicklung und Herstellung von Formulierungen als auch bei der Applikation zu machen, werden sogenannte Löslichkeitsparameter verwendet. Der älteste dieser Parameter ist der Löslichkeitsparameter nach Hildebrand:

$$\delta = \sqrt{\Delta Hv/V}$$

δ = Löslichkeitsparameter

ΔHv = Verdampfungsenthalpie

V = Molvolumen

Das Konzept von Hildebrand hat diverse Erweiterungen erfahren, welche zusätzlich polare Wechselwirkungen und „chemische" Interaktionen wie Assoziation, Solvatation, Elektron-Donor/Akzeptor-Komplexe und Wasserstoffbrückenbindungen berücksichtigen. Am bekanntesten ist heute das dreidimensionale Löslichkeitsparameter-Modell von Hansen, bei welchem der Löslichkeitsparameter δ von Hildebrand aufgespalten wird in einen Dispersionsanteil δ_D, einen polaren Anteil δ_P und einen Wasserstoffbrückenbindungsanteil δ_H, die zusammen den Gesamt-Löslichkeitsparameter δ_t ergeben:

$$\delta_t^2 = \delta_D^2 + \delta_P^2 + \delta_H^2.$$

Die Summe der drei Teil-Löslichkeitsparameter nach Hansen entspricht in der Summe ungefähr dem Hildebrand-Löslichkeitsparameter (Mollet und Grubenmann (2000).

Tab. 1: *Ausgewählte Hildebrand-Löslichkeitsparameter (Mollet und Grubenmann (2000) und http://cool.conservation-us.org)*

Substanz	Hildebrand-Löslichkeitsparameter[1)]	
	$cal^{½}\cdot cm^{3/2}$ (alt)	$MPa^{½}$ (neu, SI-Einh.)
Ethanol	12,92	26,2
1-Decanol	9,97	20,4
2-Ethylhexanol	9,97	20,2
Glycerol	17,7	36,2
Methanol	14,5	29,7
1-Octanol	10,3	21,0
Oleylalkohol	8,1	16,6
2-Propanol	11,5	23,5
Propylenglycol	14,8	30,7
Wasser	23,3	47,5

[1)]Umrechnung: 1 $cal^{½}\cdot cm^{3/2}$ = 2,0455·$MPa^{½}$. Achtung: ältere Arbeiten enthalten oft die Zahlenwerte mit alter Dimension ohne Hinweis.

Tab. 2: *Ausgewählte Hansen-Löslichkeitsparameter (Mollet und Grubenmann (2000) und Burke J (1984)*

Substanz	Hansen-Löslichkeitsparameter			
	δ_D	δ_P	δ_H	δ_t
Ethanol	15,8	8,8	19,4	26,5
1-Decanol	17,6	2,7	10,0	20,4
2-Ethylhexanol	16,0	3,3	11,9	20,2
Glycerol	17,4	12,1	29,3	36,1
Methanol	15,1	12,3	22,3	29,6
1-Octanol	17,0	3,3	11,9	21,0
Oleylalkohol	14,3	2,7	8,0	16,6
2-Propanol	15,8	6,1	16,4	23,5
Propylenglycol	16,8	9,4	23,3	30,2
Wasser	15,6	16,0	42,3	47,8

Löslichkeitsparameter werden zur Beurteilung des Einflusses unterschiedlicher Komponenten, wie Polymere oder Lösungsmittel auf die Eigenschaften einer Formulierung verwendet (z. B. Wechselwirkung Weichmacher/Polymere).

In der Praxis gewinnt die Frage der Erhöhung der Löslichkeit und der Lösungsgeschwindigkeit schwerlöslicher Arzneistoffe mehr und mehr an Bedeutung. Die generellen Möglichkeiten werden in einer Übersicht von Behera et al. (2010) diskutiert. Lösungsmitteleinflüsse bei der Formulierung schwerlöslicher Substanzen beschreiben Soni et al. (2017) am Beispiel des Indomethacins, der Einfluss auf die Permeabilität durch die Haut wird von Baba et al. (2015) diskutiert.

Cyclodextrine wurden in die Gruppe der Lösemittel aufgenommen, da sie als komplexbildende Stoffe zur Verbesserung der Löslichkeit von Arzneistoffen in wässriger Lösung verwendet werden.

Literatur

Baba H et al. (2015): Modeling and prediction of solvent effect on human skin permeability using support vector regression and random forest, Pharm. Res. **32**, (11), 3604-3617,. Behera AL et al (2010): Enhancement of Solubility: A Pharmaceutical Review, http://scholarsresearchlibrary.com/archive.html. Burke J (1984): Solubility Parameters: Theory and Application, http://cool.conservation-us.org. Mollet H und Grubenmann A (2000): Formulierungstechnik: Emulsionen, Suspensionen, feste Formen, Wiley-VCH, Weinheim, ISBN 3-527-29850-9, 271-300. Soni LK et al. (2017): Development of parenteral formulation of poorly water soluble drugs: the role of novel mixed-solvency concept, Asian J. Phamaceutics **11** (1), 1-10.

10.1. Hydrophile Lösemittel

Cyclodextrine

Arzneibücher

PhEur: Alfadex (α-Cyclodextrin), Betadex (β-Cyclodextrin); USP/NF: Alfadex, Betadex, Gamma Cyclodextrin (γ-Cyclodextrin); JP/JPE: α-Cyclodextrin, β-Cyclodextrin; INCI: Cyclodextrin (α-, β- und γ-Cyclodextrin). CAS-, EINECS- und E-Nummern siehe Tab. 1.

Tab. 1: *CAS-, EINECS- und E-Nummern der Cyclodextrine*

Bezeichnung	CAS-NR.	EINECS-Nr.	E-Nr.
α-Cyclodextrin	10016-20-3	233-007-4	–
β-Cyclodextrin	7585-39-9	231-493-2	E 459
γ-Cyclodextrin	17465-86-0	241-482-4	–

Synonyma/Definitionen

α-Cyclodextrin: Alfadexum, α-CD, Cyclomaltohexaose; Cyclohexakis-(1→4)-(α-D-glycopyranosyl), **β-Cyclodextrin**: Betadexum, β-CD, Cyclomaltoheptaose, Cycloheptakis-(1→4)-(α-D-glycopyranosyl), **γ-Cyclodextrin**: Cyclooctamylose, γ-CD, Cyclomaltooctaose, Cyclooctakis-(1→4)-(α-D-glycopyranosyl. Summenformeln und Molgewichte siehe Tab. 2.

Tab. 2: *Summenformeln, Molgewichte und Zahl der Glucoseeinheiten von Cyclodextrinen*

Bezeichnung	Summen-formel	Mol.-Gewicht	n[1)]
α-Cyclodextrin	$C_{36}H_{60}O_{30}$	972,86	6
β-Cyclodextrin	$C_{42}H_{70}O_{35}$	1135,01	7
γ-Cyclodextrin	$C_{48}H_{80}O_{40}$	1297,15	8

[1)] n=Zahl der Glucoseeinheiten pro Mol Cyclodextrin

C. sind ringförmige Abbauprodukte der Stärke, die durch enzymatischen Abbau mit Cyclodextrin-Glycosyltransferasen (CG-Tasen) gewonnen werden. Im Normalfall entstehen dabei Produkte mit einem hohen Anteil an β-Cyclodextrin. Durch den Einsatz spezieller CG-Tasen können Produkte, die überwiegend α- bzw. γ-Cyclodextrin enthalten, hergestellt werden. Eine abschließende Reinigung ist in allen Fällen erforderlich.

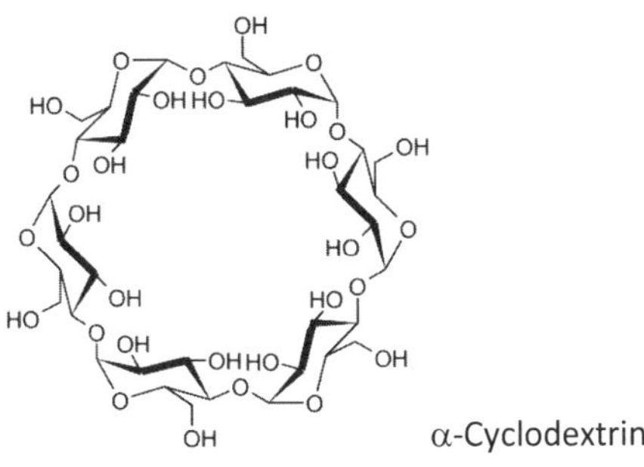

α-Cyclodextrin

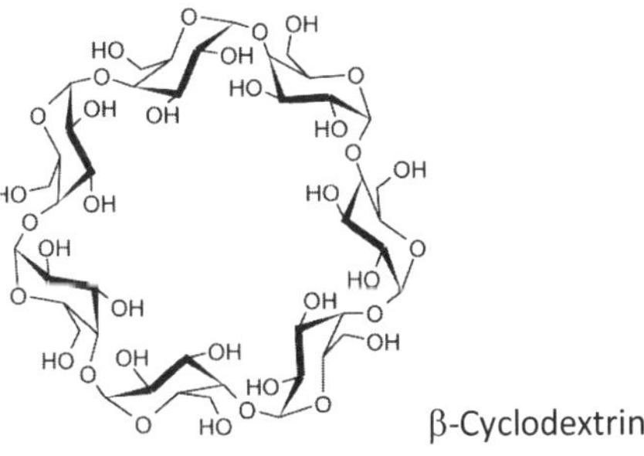

β-Cyclodextrin

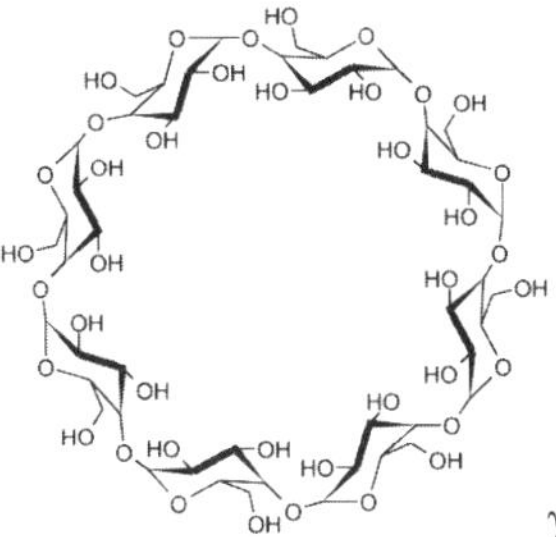

γ-Cyclodextrin

In den Cyclodextrinen sind die Glucosemoleküle in der Sessel-Form angeordnet, so dass die "Sitzflächen" der "Sessel" in etwa parallel zur Achse des Cyclodextrins stehen. Für das Gesamtmolekül bedeutet dies, dass alle primären Hydroxylgruppen und die Ring-Sauerstoffatome im unteren Teil der käfigförmigen Verbindung angeordnet sind. Dort und im Außenbereich ist das Molekül hydrophil. Im Inneren befindet sich ein hydrophober Hohlraum (Gröger et al. 2001). Einzelheiten zu den Käfigabmessungen siehe Tab. 3.

Tab. 3: *Käfigabmessungen der Cyclodextrine (Modifiziert nach Gröger et al. 2001)*

Bez.	Φ_i (nm)[1)]	Φ_a (nm)[2)]	V[3)]	H_2O[4)]
α-CD	0,47-0,53	1,37	174	6
β-CD	0,6-0,65	1,53	262	11
γ-CD	0,75-0,83	1,69	472	17

[1)]Hohlraumdurchmesser innen, [2)]Hohlraumdurchmesser außen, [3)]Hohlraumvolumen in ml/Mol, [4)]Zahl der Wassermoleküle im Käfig

Eigenschaften

Weiße bis fast weiße, amorphe oder kristalline, geruchlose Pulver von leicht süßem Geschmack. *Löslichkeit von α-CD:* **ll**: Propylenglycol, Wasser (1 g in 7 ml bei 20 °C, entspr. 14,5 g/100ml), 1 in 3 bei 50 °C); **ul:** Dichlormethan, wasserfreies Ethanol. *Löslichkeit von β-CD:* **wl:** Wasser (1 g in 50 ml bei 20 °C, entspr. 1,85 g/100ml, 1 in 20 bei 50 °C); **sl:** Propylenglycol (1 in 200); **ul:** Aceton, Dichlormethan, Ethanol 95 %, Ethanol wasserfrei. *Löslichkeit von γ-CD:* **ll:** Wasser (1 g in 4,4 ml bei 20 °C entspr. 23,2 g/100ml). Weitere Eigenschaften siehe Tab. 4.

Tab. 4: *Physikalische Eigenschaften von Cyclodextrinen*

Eigenschaft	α-Cyclodextrin	β-Cyclodextrin	γ-Cyclodextrin
Dichte (g/cm^3)	1,521		1,471
Schüttdichte (g/cm^3)	0,4-0,7		
Stampfdichte (g/cm^3)	0,65-0,925		
Trocknungsverlust (%)	11	16	11
Spezif. Drehung (°) bei 25 °C	150,5	162,0	177,4
Oberfl. Spannung (mN/m)	71		
Schmelzbereich (°C)	250-260	255-265	240-245

Stabilität

C. sind als Substanz stabil. Die Stabilität in Lösung ist im alkalischen Bereich besser als im sauren Medium, wo sie hydrolysiert werden.

Inkompatibilitäten

Die Wirksamkeit von Konservierungsstoffen kann durch C. vermindert werden.

Anwendung

Aufgrund ihrer Käfigstruktur können C. Einschlussverbindungen bilden. Bei einigen Wirkstoffen führt dies zur Erhöhung der Bioverfügbarkeit durch Löslichkeitserhöhung, bei anderen wird ein Retard-Effekt erzielt. C.-Komplexe können sowohl auf der Haut, auf den Schleimhäuten, peroral und parenteral angewendet werden, wobei die Auswahl des C.-Typs zum einen von der Größe der Kavität und der Größe des einzuschließenden Moleküls, zum anderen von der Löslichkeit des Komplexes abhängt (Übersicht bei Duchène 1987). α-CD wird aufgrund seiner guten Wasserlöslichkeit für Injektionspräparate bevorzugt (3 Handelspräparate, Rote Liste 2012), der Schwerpunkt von β-CD liegt auf den festen Arzneiformen, vorzugsweise Tabletten, Buccal-Tabletten und magensaftresistente Tabletten (17 Handelspräparate, Rote Liste 2012). Der extrem instabile Wirkstoff Omeprazol kann in Gegenwart von L-Arginin in Komplexe mit β-CD eingeschlossen werden, wodurch sowohl die Bioverfügbarkeit als auch die Stabilität des Wirkstoffs erhöht wird (Figueiras et al. (2009). C. werden auch in der Kosmetik (Selbstbräunungsmittel auf der Basis von Dihydroxyaceton und Zahnpasten) und in der Lebensmittelindustrie (Stabilisierung von Pflanzenölen und Aromen, Entfernung von Bitterstoffen) eingesetzt.

Toxizität

C. gelten als nicht toxisch und nicht reizend. β-CD darf parenteral nicht eingesetzt werden, da es zur Akkumulation in der Niere neigt, was auf der Bildung eines Komplexes mit Cholesterol beruht. Cholesterol weist mit β-CD die höchste jemals gemessene Bindungskonstante auf (Frijlink et al. 1991). Akute Toxizitäten: *α-CD:* LD_{50} 1,0 g/kg (Ratte i. p.), LD_{50} 0,79 g/kg, (Ratte i. v.). *β-CD:* LD_{50} 0,36 g/kg (Ratte i. p.), LD_{50} 1,0 g/kg (Ratte i. v.), LD_{50} 18,8 g/kg (Ratte oral), LD_{50} 3,7 g/kg (Ratte s. c.). *γ-CD:* LD_{50} 4,6 g/kg (Ratte i. p.), LD_{50} 4,0 g/kg (Ratte i. v.), LD_{50} 8,0 g/kg (Ratte, oral).

Literatur

Duchène D (ed.) (1987): Cyclodextrins and their industrial uses, Ed. Santé, Paris, 477 p. Figueiras A et al (2009): In vitro evaluation of natural and methylated cyclodextrins as buccal permeation enhancing system for omeprazole delivery, Eur J Pharm Biopharm **71**(2), 339-345. Frijlink HW et al (1991): The effect of parenterally administered cyclodextrins on cholesterol levels in the rat, Pharm Res **8**(1), 9-16. Gröger M et al (2001): Cyclodextrine, Science Forum an der Universität Siegen, Didaktik der Chemie, Adolf-Reichwein-Str. 2, 57068 Siegen, www.yumpu.com/de/document/view/3333932/cyclodextrine-science-forum-an-der-universitat-siegen (zuletzt aufgerufen am 16.2.2020). Rote Liste (2012): Arzneimittelverzeichnis für Deutschland, Rote Liste Service GmbH, Frankfurt, www.rote-liste.de.

Handelsprodukte

Produktname/ Hersteller	Charakteristika
α-Cyclodextrin	
α-Cyclodextrin/ ***Cyclolab***	weißes bis fast weißes Pulver, Gehalt 97-102 %
Cavamax W 6 Pharma/***Wacker/ Ashland***	Pulver, Gehalt 98-101 %, SD 0,4-0,7 g/cm³, Wassergehalt < 10 %
α-Cyclodextrin/ ***Zhongbao Chemicals***	Pulver, Pharma-Einsatz
β-Cyclodextrin	
b-Cyclodextrin/ ***Cyclolab***	weißes bis fast weißes Pulver, Gehalt 98-101 %
Kleptose Standard/ ***Roquette***	Pulver, Pharma-Einsatz
Kleptose DC/***Roquette***	zur Direkttablettierung
Kleptose 10/***Roquette***	für Aerosolzubereitungen, TG 10 µm
Kleptose 200 F/ ***Roquette***	TG < 200 µm
Kleptose 4% und 7%/ ***Roquette***	niedriger Feuchtigkeitsgehalt, für feuchtigkeitsempfindliche Wirkstoffe
Cavamax W 7 Pharma/ ***Wacker/Ashland***	Pulver, Pharma-Einsatz
b-Cyclodextrin/ ***Zhongbao Chemicals***	Pulver
b-Cyclodextrin/ ***Zhonglan Industry***	kristallines Pulver
BETA-CD/Zibo Qianhui	weißes, kristallines Pulver, Gehalt 96-102 %
γ-Cyclodextrin	
Gamma-Cyclodextrin/***Cyclolab***	weißes bis fast weißes Pulver, Gehalt 98-102 %
Cavamax W 8 Pharma/***Wacker/Ashland***	Gehalt 98 %, SD 0,4-0,7 g/cm³, spezifische Drehung 174-180°
Gamma-Cyclodextrin ***Zhongbao Chemicals***	Pulver

Cyclodextrin-Derivate

Arzneibücher

PhEur: Hydroxypropylbetadex; USP/NF: Hydroxypropylbetadex, Betadex Sulfobutyl Ether Sodium; INCI Hydroxypropyl Cyclodextrin, Methyl Cyclodextrin. CAS-94035-02-6 (Hydroxypropylbetadex), CAS 182410-00-0 (Betadex Sulfobutyl Ether Sodium), CAS 51166-73-1 (Dimethyl-β-Cyclodextrin), CAS 98513-20-3 (Hydroxyethyl-β-Cyclodextrin).

Synonyma/Definitionen

Hydroxypropylbetadex: Hydroxypropylbetadexum, HP-β-CD, ein mit Poly(hydroxypropyl)-ether partiell substituiertes Betadex mit einem molaren Substitutionsgrad von 0,4-1,5 (PhEur). **Betadex Sulfobutyl Ether Sodium**: SB-β-CD, ein Sulfobutylether-Natrium Salz von Betadex mit einem Substitutionsgrad von 6,2-6,9 (USP/NF); **Methyl Cyclodextrin**: Me-β-CD, ein methyliertes Cyclodextrin (INCI); **2-Hydroxyethyl-β-Cyclodextrin**: HE-β-CD, ein selektiv in Position 2 hydroxyethyliertes β-CD. Summenformeln und Molgewichte sind stark vom Substitutionsgrad abhängig. Als Beispiel für eine Struktur wird 2,6-Dimethyl-β-CD angegeben.

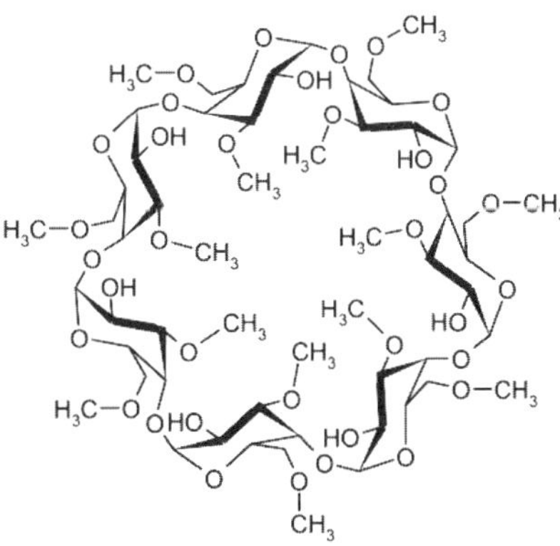

2,6-Dimethyl-β-Cyclodextrin

Eigenschaften

Weiße bis fast weiße, amorphe oder kristalline, geruchlose Pulver von leicht süßem Geschmack. *Löslichkeiten siehe Tab 1.*

Tab. 1: *Löslichkeit einiger CD-Derivate*

CD-Derivat	Löslichkeit Wasser (g/l)	andere Lösungsmittel
HP-β-CD	800[1)]	**l:** Ethanol
SB-β-CD	soluble	**sl:** Methanol
Me-β-CD	> 750[1)]	-
HE-β-CD	> 330[2)]	-

[1)]Cavasol W7 M Pharma, [2)]Zhongbao Chemicals

Stabilität

C. sind als Substanz und aufgrund der Etherstruktur auch in Lösung stabil.

Inkompatibilitäten

Die Wirksamkeit von Konservierungsstoffen kann durch C. vermindert werden.

Anwendung

Nahezu alle bisher bekannten Derivate von Cyclodextrinen basieren auf dem relativ preiswert herzustellenden β-Cyclodextrin. Das Ziel ist immer, unter Erhalt der Käfigstruktur eine Verbindung herzustellen, die eine höhere Wasserlöslichkeit aufweist. Am weitesten verbreitet ist HP-β-CD, für das es für eine Reihe von Darreichungsformen Wirkstoffbeispiele gibt, angefangen mit Flurbiprofen-Augentropfen (Vega et al. 2012) über Celecoxib-Mikrokapseln (Menini et al. 2012) bis hin zur pulmonalen Verabreichung von Calcitonin (Tewes et al. 2011). In ähnlicher Weise werden SB-β-CD und andere Derivate des β-Cyclodextrins in unterschiedlichen Arzneiformen eingesetzt.

Toxizität

HP-β-CD wird, abgesehen von leichten Diarrhoen als gut verträglich am Menschen beschrieben (Gould und Scott 2005). Die pharmakokinetischen Daten von SB-β-CD nach einmaliger peroraler Gabe von 600 mg/kg Körpergewicht am Menschen lauten: Clearance 1,9 ml/min/kg, Verteilungsvolumen 0,185 l/kg, Eliminationshalbwertszeit 1,4 h, Fläche unter der Blutspiegelkurve AUC 922 µg·h/ml (Luke et al 2010). Me-β-CD zeigt keine Schleimhautreizung (Boulmedarat et al. 2005).

Literatur

Boulmedarat L et al (2005): Evaluation of buccal methyl-β-cyclodextrin toxicity on human oral epithelial cell culture model, J Pharm Sci **94**(6), 1300-1309. Gould S und Scott RC (2005): 2-Hydroxypropyl-beta-cyclodextrin (HP-beta-CD): a toxicology review, Food Chem Toxicol **43**(10), 1451-1459. Luke DR et al (2010): Review of the basic and clinical pharmacology of sulfobutylether-β-cyclodextrin (SBECD), J Pharm Sci **99**, 3291–3301. Menini N et al (2012): Quality by design approach for developing chitosan-Ca-alginate microspheres for colon delivery of celecoxib-hydroxypropyl-β-cyclodextrin-PVP complex, Eur J Pharm Biopharm **80**(1), 67-75. Tewes F et al (2011): Evaluation of HPβCD-PEG microparticles for salmon calcitonin administration via pulmonary delivery, Molecular Pharmaceutics **8**(5), 1887-1898. Vega E et al. (2012): Role of hydroxypropyl-β-cyclodextrin on freeze-dried and gamma-irradiated PLGA and PLGA-PEG diblock copolymer nanospheres for ophthalmic flurbiprofen delivery, Int J Nanomed **7**, 1357-1361.

Handelsprodukte

Produkt/ *Hersteller*	**Charakteristika/ Anwendung**
Hydroxypropylbetadex	
Cavasol W 7 HP Pharma/***Ashland//Wacker***	M_r ca. 1410, DS[1)] 4,1-5,1, MS[2)] 0,59-0,73, Wasserlöslichkeit 2300 g/l, SD 0,2-0,3 g/cm³, Smp 120-160 °C, Trocknungsverlust ≤ 10 %
Cavitron W 7 HP 5 Pharma/***Ashland***	M_r ca. 1410, DS[1)] 4,1-5,1, MS[2)] 0,59-0,73, Wasserlöslichkeit ca. 600 g/l, Trocknungsverlust ≤ 10 %
Cavitron W 7 HP 7 Pharma/***Ashland***	M_r ca. 1520 DS[1)] 6,0-8,0, MS[2)] 0,59-0,73, Wasserlöslichkeit ca. 700 g/l, Trocknungsverlust ≤ 10 %
Hydroxypropyl Betadex/***Cyclolab***	MS[2] 0,4-1,5, Wasserlöslichkeit 1 g in 2 ml, Restgehalt Betadex ≤ 1,5 %, Trocknungsverlust ≤ 10 %
KLEPTOSE HP/ ***Roquette***	MS[2)] 0,65, parenterale und perorale Verwendung
KLEPTOSE HPB/ ***Roquette***	MS[2)] 0,85 perorale und parenterale Verwendung (endotoxinarm)
HBC/***Sigma Aldrich***	Smp > 200 °C
HP-BETA-CD/ ***Zibo Qianhui***	M_r 1200-1500, Reinheit > 99 %, Anwendung: Kosmetik
Betadex Sulfobutyl Ether Sodium	
Sulfobutyl Betadex/ ***Cyclolab***	Substitutionsgrad 5,9-6,6, Wassergehalt < 10 %, Endotoxingehalt ≤ 24 IU/g, Betadexgehalt < 0,1 %, pH 4,0-6,8 (30 %ige wässrige Lösung)
Sodium sulfobutylether-beta-cyclodextrin/ ***Zibo Qianhui***	Reinheit > 99 %, Substitutionsgrad 5,0-8,0
Methyl Cyclodextrin	
Cavasol W 7 M Pharma/***Wacker***	Wasserlöslichkeit 750 g/l, SD 0,2-0,3 g/cm³, Smp 164,5-172,4 °C, spezifische Drehung 154-165°, Trocknungsverlust ≤ 5 %, Gehalt > 98 %
Methyl-beta-Cyclodextrin/ ***Zhongbao Chemicals***	
Methyl-beta-Cyclodextrin/ ***Zibo Qianhui***	Reinheit ≥ 98 %,
Methyl-beta-Cyclodextrin (RAMEB)/ ***Cyclolab***	Wasserlöslichkeit > 500 g/l (25 °C), spezifische Drehung 154-165°, Trocknungsverlus ≤ 5 %, Gehalt > 98 %
Hydroxyethyl-β-cyclodextrin	
Tocopharm	Reinheit > 98 %,
Zibo Qianhui	Gehalt > 98 %

[1)]DS = durchschnittlicher Substitutionsgrad,
[2)]MS = molarer Substitutionsgrad pro Mol Glucose.

Ethanol

Arzneibücher

PhEur: Wasserfreies Ethanol (Gehalt ≥99,5 % *(V/V)*, entsprechend 99,2 % *(m/m)* bei 20 °C) und Ethanol 96 % (Gehalt 95,1-96,9 % *(V/V)*, entsprechend 92,6 bis 95,2 % *(m/m)* bei 20 °C); USP/NF: Alcohol (Gehalt 92,3-93,8 % *(m/m)*, *entsprechend 94,9-96,0 % (V/V)* bei

15,56 °C) Dehydrated Alcohol (Gehalt ≥ 99,2 % *(m/m)*, entsprechend ≥99,5 % *(V/V)* und Diluted Alcohol (Gehalt 41,0-42,0 % *(m/m)*, entsprechend 48,4-49,4 % *(V/V)*; JP/JPE: Ethanol (Gehalt 95,1-96,9 % *(V/V) bei 15 °C*), 55vol% Ethanol (52,9-57,2 % *(V/V)*, 70vol% Ethanol (68,1-72,2 % (V/V) und Ethanol 50 (49-51 % *(w/w)* ; INCI: Alcohol. CAS: 64-17-5, EINECS 200-578-6.

Synonyma/Definitionen

Wasserfreies Ethanol: absoluter Alkohol, absolutes Ethanol, Ethanolum absolutum, Ethanolum anhydricum, absoluter Weingeist. *Ethanol 96 %:* Alkohol, Alkohol äthylicus, Ethanolum (96 per centum), Ethylalkohol, Spiritus, Spiritus vini rectificatus, Weingeist. C_2H_6O, M_r 46,07. CH_3-CH_2OH.

Eigenschaften

Klare, farblose, flüchtige, entflammbare, hygroskopische Flüssigkeit von schwachem, charakteristischem Geruch (Geruchsschwelle 350 ppm) und brennendem Geschmack. E. brennt mit schwach bläulicher, nicht rußender Flamme. Beim Vermischen mit Wasser tritt Erwärmung und Volumenverminderung ein. E. 96 % ist ein azeotropes Gemisch mit 4,43 % (m/m) Wasser und 95,57 % (m/m) Ethanol. *Löslichkeit:* **sll:** Chloroform, Ether, Glycerin, Methanol und andere niedere Alkohole sowie Wasser (mischbar); Dichte 0,7894-0,7935 (wasserfrei/20 °C)/0,805-0,812 (96 %/20 °C) g/cm^3. Die folgenden Angaben beziehen sich auf wasserfreies Ethanol und 20 °C (Kosaric et al. 2012): Brechungsindex 1,361, dynamische Viskosität 1,19 mPa·s, Oberflächenspannung 22,03 mN/m, Dielektrizitätskonstante 24,3. Smp -114,5 °C, Sdp 78,3 °C, Schmelzwärme 4,64 kJ/mol, Mischungswärme (30 % (m/m) Ethanol/70 % (m/m) Wasser) 39,32 J/g, Verdampfungsenthalpie 38,7 kJ/mol, Verbrennungswärme 1370,82 kJ/mol, thermische Leitfähigkeit 18 µW/m·K, Flammpunkt 13 °C, Selbstentzündungstemperatur 425 °C, Explosionsgrenzen für Ethanol/Luftgemische: untere Grenze: 3,5 % *(V/V)*, entsprechend 67 g/m^3 obere Grenze: 15 %*(V/V)*, entsprechend 290 g/m^3.

Stabilität

E. ist stabil. Wässrige Ethanollösungen können durch Autoklavierung oder Sterilfiltration sterilisiert werden.

Inkompatibilitäten

Unverträglich mit starken Oxidationsmitteln im sauren pH-Bereich (Explosionsgefahr). Unter alkalischen Bedingungen kann Verfärbung eintreten. Mit organischen Salzen und Polymeren können bei höheren Ethanol-Konzentrationen Ausfällungen auftreten. Ethanol sollte nicht in Aluminiumbehältnisse abgefüllt werden.

Anwendung

Die Verwendung von E. in der Arzneibereitung geht auf Samuel Hahnemann zurück (Hahnemann 1842), der systematisch Ethanol/Wasser-Gemische für die **Extraktion** von frischem Pflanzenmaterial verwendet hat. Heute ist E. das wichtigste Auszugsmittel bei der Herstellung pflanzlicher Arzneizubereitungen wie Extrakte und Tinkturen (List und Schmidt 1984). Ebenso hat seine Bedeutung als **Lösungsmittel und Cosolvens** für Wirkstoffe, Harze, Wachse stetig zugenommen. E. wirkt als **Penetrationsbeschleuniger** bei der Resorption von Wirkstoffen durch die Haut. Wirkstoffbeispiele dafür sind Clebopride, Cyclosporin A, Diclofenac, β-Estradiol, 5-Fluorouracil, Hydrocortison, Indometacin, Levonorgestrel, Mefenaminsäure, Ondansetron, Tetracain u. a., die zusammen mit Ethanol in unterschiedliche Arzneiformen wie Gele, Lösungen, Mikroemulsionen und Transdermale Therapeutische Systeme eingearbeitet werden können. In Wasser/Ethanol-Gemischen ist die penetrationsfördernde Wirkung konzentrationsabhängig, wie am Beispiel der Salicylsäure gezeigt werden kann. Bis zu einer Konzentration von ca. 60 % Ethanol nimmt die Diffusion durch die Haut zu, bei höheren Konzentrationen nimmt sie dagegen wieder ab, was durch den dehydratisierenden Effekt des Ethanols auf die Haut erklärt werden kann (Williams und Barry 2004). E. ist ein **antimikrobieller Wirkstoff**, der in Konzentrationen von 60-96 % angewendet wird. E. ist wirksam gegen Bakterien, einschließlich Mycobakterien, sowie gegen Pilze und Hefen. Es besitzt keine umfassende viruzide Wirkung. Die Wirkung setzt rasch ein, Bakterien und Hefepilze werden innerhalb von 15-30 s, Dermatophyten und Schimmelpilze innerhalb von 2 min abgetötet. Resistenzen sind nicht bekannt (Kramer et al. 2008). Ethanol wird zur **Konservierung** flüssiger Zubereitungen in Konzentrationen von >15 % eingesetzt, wobei diese Konzentration nicht zur Abtötung von z. B. Erdsporen ausreicht.

Toxizität

E. wird als gering toxisch oder sehr gering toxisch eingestuft. Beim Menschen können oral aufgenommene Mengen von etwa 30 g/kg zum Tod führen, als unbedenklich gilt die tägliche orale Aufnahme von 7 g. E. Ist nicht hautreizend, die konzentrationsabhängige Reizung von Schleimhäuten ist reversibel. E. ist nicht allergen, nicht carcinogen und bei Anwendung zur Händedesinfektion und Hautantiseptik besteht kein mutagenes Risiko (Kramer et al. 2008). Eine erhöhte Resorption von E. ist lediglich bei verletzter Haut an Kindern zu beobachten, wobei die gemessenen E.-Konzentrationen im Blut unterhalb toxischer Werte liegen (Lachenmeier 2008). LD_{50} (Maus, i.v.): 2,0 g/kg (70%ige Lösung). LD_{50} (Maus, oral): 7,8 g/kg, LD_{50} (Maus, s. c.): 15,6 g/kg. (70%ige Lösung).

Literatur

Hahnemann S (1842). Organon der Heilkunst, Organon original – Nachdruck 2003, Barthel & Barthel, Nendeln, ISBN 3-88950-014-5. Kosaric N et al (2012): Ethanol, in Ullmann's Encyclopedia of Industrial Chemistry, Published Online: 15 OCT 2011, DOI: 10.1002/14356007.a09_587.pub2. Kramer A et al (2008): Alkohole, in Kramer A und Assadian O: Wallhäußers Praxis der Sterilisation, Desinfektion, Antiseptik und Konservierung, Georg Thieme 2008, ISBN 978-3-13-141121-1,648-651, 648-651. Lachenmeier DW (2008): Safety evaluation of topical applications of ethanol on the skin and inside the oral cavity, J Occupational Medicine and Toxicol (London UK) **3**, ohne Seitenangabe, DOI:10.1186/1745-6673-3-26. List PH und Schmidt PC (1984): Technologie pflanzlicher Arzneizubereitungen, Wiss Verlagsges mbH, Stuttgart, 89-90 und 99-232. Williams AC und Barry BW (2004): Penetration enhancers, Advan Drug Deliv Rev **56**(5), 603-618.

Handelsprodukte

Hersteller	**Firmenbezeichnung des Ethanolproduktes**
Applichem	Ethanol absolut (PhEur, USP) reinst, ≥ 99,2 % (m/m)
Karl-Josef Kost	Ethanol 410 (96 %), Ethanol 510 (99,8 %)
Merck Millipore	Ethanol > 99,2 % (m/m) Emprove

Glycerol

Arzneibücher

PhEur: Glycerol (Gehalt 98-101 %) und Glycerol 85 % (Gehalt 83,5-88,5 %); USP/NF: Glycerin (Gehalt 99-101 %); JP/JPE: Glycerin (Gehalt 84-87 %) und Concentrated Glycerin (Gehalt 98-101 %); INCI: Glycerin. CAS 56-81-5, EINECS 200-289-5, E 422.

Synonyma/Definitionen

Glycerol wasserfrei: Glycerolum, Glycerinum anhydricum, Glycerolum 98 %; *Glycerol 85 %*: Glycerolum (85 per centum), 1,2,3-Propantriol, 1,2,3-Trihydroxypropan, $C_3H_8O_3$, M_r 92,1. CH_2OH-CHOH-CH_2OH.

Eigenschaften

Farblose bis fast farblose, klare, sich fettig anfühlende, geruchlose, sirupartige, sehr hygroskopische Flüssigkeit von süßem Geschmack (Süßungsgrad 0,6 bezogen auf Saccharose = 1). *Löslichkeit:* **sll:** Ethanol 95 %, Methanol, Wasser; **l:** Ethylacetat (1 T. in 11 T); **sl:** Aceton, Ether (1 in 500); **ul:** Benzol, Chloroform, fette Öle, Petrolether, Tetrachlorkohlenstoff, Schwefelkohlenstoff. *Löslichkeit von Gasen:* Stickstoff 0,553 Vol% (G. 99,25 %/15 °C), Kohlendioxid 43,8 Vol% (G. 99,26 %/15 °C). *Löslichkeit von Salzen:* Natriumchlorid 7,22 g/100 g, Natriumsulfat 0,20 g/100 g, Kaliumchlorid 6,01 g/100 g (alle Angaben für G. 99,5 %/25 °C). Dichte 1,261 (98-101 %/20 °C)/1,238 (90 %/20 °C) g/cm^3. Brechungsindex 1,470-1,475 (wasserfrei)/1,449-1,455 (85 %), dynamische Viskosität 1410 mPa·s (wasserfrei/20 °C)/111 (83 %)/22,94 (70 %)/10,96 (60 %)/6,05 (50 %)/2,095 (25 %)/1,311 (10 %)/1,143 (5 %) mPa·s. Wassergehalt ≤2 % (wasserfrei), 12,0-16,0 % (85 %), Oberflächenspannung 63,4 mN/m (20 °C), Smp 18 °C (Reinsubstanz), Sdp 290 °C (unter Zersetzung), Schmelzwärme 18,3 kJ/mol, Lösungswärme -5,8 kJ/mol, Verdampfungsenthalpie 61,6 kJ/mol, Verbrennungswärme -1662 kJ/mol, thermische Leitfähigkeit 0,29 W/m·K (0 °C), spezifische Leitfähigkeit 0,1 µS/cm, Dielektrizitätskonstante 42,48 (25 °C), Flammpunkt 177 °C, Selbstentzündungstemperatur 429 °C (alle Angaben Christoph et al. 2006).

Stabilität

G. ist stark hygroskopisch. Beim Erhitzen zersetzt es sich unter Bildung von Acrolein. Mischungen mit Wasser, Ethanol 95 % und Propylenglykol sind chemisch stabil. G. wird normalerweise mittels Hitze sterilisiert, daneben wird eine Sterilfiltrationsmethode vorgeschlagen (McCluskey 2008).

Inkompatibilitäten

Unverträglich mit starken Oxidationsmitteln (Explosionsgefahr). Verfärbung in Gegenwart von Licht mit Zinkoxid und basischem Wismutnitrat, ebenso Verfärbungen mit Eisenverbindungen in Gegenwart von Phenolen, Salicylaten und Tannin. Penicillin wird durch G. inaktiviert.

Anwendung

G. wird als Feuchthaltemittel in **Salben und Cremes** eingesetzt (AK ≤30 %). Der Feuchtigkeitsschutz der Haut wird insbesondere durch den Einsatz von G. in Fettsalben und Fettcremes erreicht (Proksch 2006). G. haltige **Oleogele** werden von Kutz (2008) beschrieben: ein Reinigungsgel, bestehend aus Polyglyceryl-5-Oleat (5 %), Olivenöl (45,9 %), mittelkettige Triglyceride (31,5 %), Glycerol (15 %), Wasser ad 100 % sowie eine transparente O/W-Nano-Emulsion aus Lecithin (1-5 %), Coenzym Q 10 (4,8-5,2 %) und Glycerol ad 100 %. G. bildet mit Polyacrylsäure in Konzentrationen von 3-10 % organische Gele, die eine hohe Schleimhauthaftung zeigen (Jones et al. 2007). G. wird als Hilfsstoff für **Augentropfen** bei folgenden Wirkstoffen vorgeschlagen: Cefazolin-Natrium, Cyclopentolat, Epinephrin, Phenylephrin, Rifampicin, Tetracyclin, Timolol, Thiomersal (zur Erhöhung der Stabilität) und Tropicamid. Wasser/G.-Gemische werden für die Formulierung **peroraler, flüssiger Zubereitungen** bei den Vitaminen B1, B12 und C zur Erhöhung der Stabilität eingesetzt (Bühler 2001). In **parenteralen Zubereitungen** ist G. Lösungsmittel und Cosolvens (Spiegel und Noseworthy 1963). In **Weichgelatinekapseln** bietet G. gegenüber anderen Polyolen den Vorteil, dass es neben seiner hohen Effektivität eine gute Verträglichkeit und einen niedrigen Dampfdruck aufweist. Zusätzlich bildet es mit Gelatine ein thermoreversibles stabiles Gel aus; es kann durch 1,2-Propylenglykol nicht ersetzt werden (Reich 1994). Das Phasendiagramm Gelatine/Wasser/Glycerol wird anhand von Gelatine-Filmen, die bei unterschiedlichen rF-Werten gelagert wurden, näher charakterisiert (Coppola et al. 2008). Dabei wird gezeigt, dass Glycerol als Weichmacher für Gelatinefilme seine Wirksamkeit im Bereich des sog. „Rubber State", also im Übergangsbereich zwischen Glasübergangs- und Schmelztemperatur entfaltet, eine Feststellung, die generell für die Auswahl von Weichmachern von Bedeutung ist. Das optimale Verhältnis zwischen Gelatine und Glycerol in der Wand einer Weichgelatinekapsel wird mit 1:0,847 angegeben, wobei als Weichmacher PEG 400 mit 5,8 % eingesetzt wird. Bei dieser Zusammensetzung resultiert eine optimale Auflösungsgeschwindigkeit der Weichkapseln (Ma et al (2005). Weichgelatinekapseln, die als Füllgut flüssige Macrogole (z. B. PEG 400) enthalten, neigen durch Wasserentzug der Hülle zum Verspröden. Dies kann durch einen Zusatz von 12,5 % G. zur Kapselhülle minimiert werden (Shah et al. 1992). Weiterhin können Restmengen von nur 20 ppm Formaldehyd im PEG durch Quervernetzung der Gelatine-Kapselwand die Zerfallszeit in Wasser verlängern (Meyer et al. 2000). G. wird als Feuchthaltemittel in Zuckerüberzügen und als Weichmacher in **Filmüberzügen** in Mengen von 10-30 % bezogen auf die Menge des Filmbildners verwendet. Wegen seiner hohen Wasserlöslichkeit wird G. rasch aus dem Film herausgelöst, weshalb es weniger häufig als andere, mehr lipophile Weichmacher verwendet wird. Positive Erfahrungen liegen mit dem Filmbildner Hydroxypropylmethylcellulose vor (Porter 1980 sowie Aulton et al. 1981), für den auch Untersuchungen zur Rissbildung gezeigt haben, dass diese hauptsächlich von der Menge und der Art des Filmbildners abhängt (Hanhijaervi et al. 2010). Die Bedeutung von **Vaginal-Globuli**, bestehend aus 1 T. Gelatine, 2 T. Wasser und 5 T. Glycerol hat abgenommen, obwohl sie nach wie vor in PhEur erwähnt werden. Glycerol wird auch als **antimikrobieller Zusatz** in Konzentrationen bis zu 20 % eingesetzt. In Kombination mit anderen antimikrobiell wirksamen Stoffen wie Chlorhexidin wird dabei seine Süßkraft zur Geschmacksverbesserung ausgenutzt (Garbe und Reimann 2006).

Toxizität

G. wird aus dem Magen-Darm-Takt rasch resorbiert und entweder zu Kohlendioxid metabolisiert oder für die Synthese von Körperfetten genutzt. Es gilt als nicht toxisch und nicht reizend bei Anwendung in oralen pharmazeutischen Formulierungen. LD_{50} (Maus, i.v.): 4,25 g/kg. LD_{50} 4,1 g/kg (Maus, oral), LD_{50} 0,09 g/kg (Maus, s. c).

Literatur

Aulton ME et al (1981): The mechanical properties of hydroxypropylmethylcellulose films derived from aqueous systems. Part 1: The influence of plasticizers, Drug Dev Ind Pharm **7**(6), 649-68. Bühler V (2001): Vademecum for vitamin formulations (2nd ed), Wiss Verlagsges Stuttgart, 51-52. Christoph R et al (2006): Glycerol, in Ullmann's Encyclopedia of Industrial Chemistry, Published Online: 15 APR 2006, DOI: 10.1002/14356007.a12_477.pub2. Coppola et al (2008): Phase diagram of gelatin plasticized by water and glycerol, Macromolecular Symposia **273** (Polymer-Solvent Complexes and Intercalates), 56-65. Garbe C und Reimann H (2006): Dermatologische Rezepturen, Thieme-Verlag, Stuttgart, 82-85. Hanhijaervi K et al (2010): Scratch resistance of plasticized hydroxypropyl methylcellulose (HPMC) films intended for tablet coatings, Eur J Pharm Biopharm **74**(2), 371-376. Jones DS et al (2007). An examination of the rheological and mucoadhesive properties of poly(acrylic acid) organogels designed as platforms for local drug delivery to the oral cavity, J Pharm Sci **96**(10), 2632-2646. Kutz G (2008): Aktuelle Rohstoffe und Formulierungsstrategien, SOFW-Journal **134**, 70-78. Ma K et al (2005): Optimization of formulation for shell compositions of soft capsules, Yiyao Daobao **24**(11), 1046-1047, durch CAN **147**:38562. McCluskey SV (2008): Sterilization of glycerin, Am J Health-System Pharm **65**(12), 1173-1176. Meyer MC et al (2000): The effect of gelatin cross-linking on the bioequivalence of hard and soft gelatin acetaminophen capsules, Pharm Res **17**(8), 962-966. Porter SC (1980): The effect of additives on the properties of an aqueous film coating. Part II, Pharm Technol **4**(3), 67-75. Proksch E (2006): Dryness in chronologically and photo-aged skin, in Loden M und Maibach H: Dry Skin and Moisturizers (2nd Ed), ISBN:0-8493-2134-4, 117-126. Reich G (1994): Action and optimization of plasticizers in soft gelatin capsules, Pharm Ind **56**(10), 915-920. Shah NH et al (1992): Elasticity of soft gelatin capsules containing polyethylene glycol 400 - quantitation and resolution, Pharm Technol **16**(3), 126, 128, 130, 132. Spiegel AJ und Noseworthy MM (1963): Use of nonaqueous solvents in parenteral products, J Pharm Sci **52**, 917-923.

Handelsprodukte

Hersteller	**Firmenbezeichnung des Produkts Glycerol**
Croda	Pricerine 9091, 99,5 %, veg. Pricerine 9093, > 99,5 %, EP, kosher
Ecogreen	Ecocerol
Emery Oleochemicals	Emery 917, 99,7 %, USP, kosher
Glencore Magdeburg	Glycerine 99,5 % Ph.Eur.
Merck Millipore	Glycerol, Emprove Bio, wasserfrei Ph.Eur, USP, BP, JP, pflanzlich
Peter Greven	Liga Glycerin 99,5 %
Spiga Nord	Glycerol Ph.Eur. min. 99,5 % pflanzl. Urpsprung, GMO-frei

2-Propanol

Arzneibücher

PhEur: 2-Propanol; USP/NF: Isopropyl Alcohol; JP/JPE: Isopropanol; INCI: Isopropyl Alcohol, CAS 67-63-0, EINECS 200-661-7.

Synonyma/Definitionen

Alcohol isopropylicus, Dimethylcarbinol, iso-Propanol, Isopropanolum, sekundärer Propylalcohol. C_3H_8O, M_r 60,1. CH_3-CHOH-CH_3.

Eigenschaften

Klare, farblose, flüchtige, entflammbare, hygroskopische Flüssigkeit von charakteristischem, scharf-aromatischem, alkoholischem Geruch und brennendem Geschmack. P. bildet mit Wasser ein Azeotrop, das 87,4 % *(m/m)* P. enthält und bei 80,37 °C siedet. *Löslichkeit:* **sll:** Benzol, Chloroform, Ethanol 95 %, Ether, Glycerol, Methanol und andere niedere Alkohole sowie Wasser (mischbar); **l:** Aceton; **ul:** Salzlösungen. Dichte 0,785-0,789 g/cm^3, Brechungsindex 1,376-1,379, dynamische Viskosität 2,43 mPa·s, Oberflächenspannung 21,32 mN/m, Dielektrizitätskonstante 18,3. Smp -88,5 °C, Sdp 82,26 °C, Verdampfungsenthalpie 40,5 kJ/mol, Flammpunkt 11,85 °C, Selbstentzündungstemperatur 398,9 °C, Explosionsgrenzen für 2-Propanol/Luftgemische: untere Grenze: 2,5 % *(V/V)*, obere Grenze: 12 %*(V/V)* (Papa 2011).

Stabilität

P. ist stabil.

Inkompatibilitäten

Unverträglich mit starken Oxidationsmitteln wie Salpetersäure und Wasserstoffperoxid. P. kann von Salzen wie Natriumchlorid, Natriumsulfat oder durch Natriumhydroxid aus wässriger Lösung abgeschieden werden.

Anwendung

P. wird äußerlich hauptsächlich in **Lösungen, Oberflächen-Sprays und Gelen** verwendet, die innerliche Anwendung ist aus toxikologischen Gründen nicht vorgesehen. P. kann lediglich intermediär bei der Herstellung von **Filmtab-**

letten und in der **nichtwässrigen Granulation** eingesetzt werden. In äußerlich anzuwendenden Lösungen wird P. als Lösungsmittel und **Cosolvens**, oft in Kombination mit Isopropylmyristat oder Propylenglycol u. a. bei folgenden Wirkstoffen eingesetzt: Clotrimazol, Clobetasolpropionat, Erythromycin, Heparin, Hydrocortison u. a. In Gelen wird P. häufig mit Carbomeren als Gelbildner kombiniert, wobei die Palette der Wirkstoffe von Arnika über Ciclopirox und Diclofenac bis zu Indometacin reicht. Im DAB (DAB 1999) ist ein 2-propanolhaltiges Carbomergel beschrieben, das 0,5 % Carbomer, 25 % 2-Propanol und 73,5 % gereinigtes Wasser sowie zur Neutralisation 1 % einer 5%igen Natriumhydroxid-Lösung enthält. Dieses Gel weist eine höhere Viskosität auf als das wasserhaltige Carbomergel des DAB, das ohne 2-Propanol hergestellt wird und vollständig neutralisiert ist, womit gezeigt ist, dass Carbomere in 2-Propanol im Vergleich zu Wasser eine stärkere Gelbildungstendenz aufweisen. P. wirkt in Konzentrationen von 60-85 % **mikrobiozid** gegen Bakterien einschließlich Mykobakterien und antibiotikaresistente Stämme sowie gegen Pilze. Wirkungseintritt gegen Bakterien innerhalb 15-30 s, gegen Hefen-, Faden- und Schimmelpilze innerhalb von 2 min. Die Wirksamkeit gegen Viren ist vom Viren-Typ abhängig (Kramer et al. 2008). Zur Konservierung werden Konzentrationen von 20-25 % in der Formulierung empfohlen.

Toxizität

P. ist nicht hautreizend, die konzentrationsabhängige Reizung von Schleimhäuten limitiert diese Anwendung. P. ist im Experiment nicht allergen, jedoch werden Einzelfälle einer Sensibilisierung beim Menschen berichtet. P. ist nicht mutagen, es gibt keine Hinweise auf carcinogene und teratogene Wirkung (Kramer et al. 2008). P. wird dermal resorbiert mit einem Blutspiegelmaximum nach 90 bis 120 min; die im Blut gemessene Konzentration bleibt jedoch weit unter der Gefährdungsschwelle. LD_{50} 1,5 g/kg (Maus, i.v.), LD_{50} 3,6 g/kg (Maus, oral), LD_{50} 6,3 g/kg (Maus, s. c.) (60%ige Lösung).

Literatur

DAB (1999): 2-Propanolhaltiges Carbomergel und Wasserhaltiges Carbomergel. Papa AJ (2011): Propanols, in Ullmanns Encyclopedia of Industrial Chemistry, Wiley-VCH, Weinheim (2002), Published Online: 15 OCT 2011, DOI: 10.1002/14356007.a22_173.pub2. Kramer A et al (2008): Alkohole, in Kramer A und Assadian O: Wallhäußers Praxis der Sterilisation, Desinfektion, Antiseptik und Konservierung, Georg Thieme 2008, ISBN 978-3-13-141121-1,648-651.

Handelsprodukte

Hersteller	Firmenbezeichnung des Produktes 2-Propanol
Hedinger	2-Propanol
Ineos Solvents	Isopropanol
Karl-Jos. Kost	Isopropanol
NovaPex	Isopropanol
Shell Chemicals	Isopropanol

Propylenglycol

Arzneibücher

PhEur: Propylenglycol; USP/NF: Propylene Glycol; JP/JPE: Propylene Glycol; INCI: Propylene Glycol, CAS 57-55-6, EINECS 200-338-0, E 1520.

Synonyma/Definitionen

1,2-Dihydroxypropan, 2-Hydroxypropanol, *(RS)*-1,2-Propandiol, 1,2-Propylenglycol, Propylenglycolum, $C_3H_8O_2$, M_r 76,1. CH_3-CHOH-CH_2OH.

Eigenschaften

Klare, farblose, viskose, stark hygroskopische, geruchlose Flüssigkeit von erst süßlichem, später eigenartigem Geschmack. *Löslichkeit:* **sll:** Aceton, ätherische Öle, Chloroform, Ethanol und andere niedere Alkohole, Glycerol, Wasser; **l:** Ether (1 T. in 6 T.); **ul:** fette Öle, Paraffinöl. Dichte 1,035-1,040 g/cm^3. Brechungsindex 1,431-1,433, dynamische Viskosität 56 mPa·s. Wassergehalt ≤0,2 %, Oberflächenspannung 38 mN/m (20 °C), Smp <-60 °C, Sdp 184-187 °C, spezifische Drehung -15° für die *R*-Form und +15,8° für die *S*-Form. Eine 2%ige Lösung (v/v) ist iso-osmotisch. Lösungswärme -5,8 kJ/mol, Verdampfungsenthalpie 49 kJ/mol, thermische Leitfähigkeit 0,20 W/m·K (20 °C), elektrische Leitfähigkeit 4,4 µS/m. Dielektrizitätskonstante 28 (20 °C), Flammpunkt 103-107 °C, Selbstentzündungstemperatur 410 °C, Verbrennungswärme 1803 kJ/mol, unteres Explosionslimit in Luft 2,6 Vol %, oberes Explosionslimit 12,6 Vol % (alle Angaben Sullivan 2012).

Stabilität

P. ist stark hygroskopisch. Sterilisationsbedingungen für P.-haltige Lösungen: Autoklavierung 15 min/121 °C oder 30 min/100 °C.

Inkompatibilitäten

Unverträglich mit starken Oxidationsmitteln, dabei Bildung von Brenztraubensäure, Propionaldehyd, Milchsäure und Essigsäure.

Anwendung

P. wird aufgrund seiner hervorragenden Lösungseigenschaften als Lösungsmittel und Cosolvens in peroralen und parenteralen Zubereitungen verwendet. In **Weichgelatinekapseln** u. a. zur Verbesserung der Löslichkeit von Clofazemin, Cyclosporin A, Digoxin und Lopinavir. In Kapselhüllen von Weichgelatinekapseln und in Filmüberzügen dient es als **Weichmacher**. In **peroralen Lösungen** sind je nach Wirkstoff bis zu 55 % P. enthalten, zuweilen in Mischung mit Ethanol und Wasser, wobei zusätzlich Lösungsvermittler wie Cremophor EL, Tweens und Solutol HS 15 eingesetzt werden können. Wirkstoffbeispiele sind Amprenavir, Digoxin, Itraconazol, Lopinavir, Loratadin, Ritonavir, Sirolimus. P. ist das am meisten verwendete organische Lösungsmittel in **Injektionsformulierungen**, häufig in Kombination mit Ethanol. In wassermischbaren Injektionen werden i. m. ≤80 %, i. v. ≤68 % (Bolus-Injektionen) und i. v. ≤6 % (Infusion) eingesetzt. So enthält beispielsweise eine Injektions-Formulierung mit 5 mg/ml Diazepam 40 % P., 10 % Ethanol, 1,5 % Benzylalkohol und 5 % Natriumbenzoat (eingestellt mit Benzoesäure auf einen pH-Wert von 6-7 (alle Angaben aus Strickley 2004). P. wird als Feuchthaltemittel in **Salben und Cremes** eingesetzt (AK ≤15 %). Soll mit dem Einsatz eine **Konservierung** verbunden sein, so sollte die Konzentration ≥20 % betragen. In der **Kosmetik** wird P. in Konzentrationen von bis zu >50 % als Feuchthaltemittel, Lösungsmittel, viskositätserniedrigender Zusatz und Hautkonditionierungsmittel eingesetzt (Anon 1994).

Toxizität

P. wird nach peroraler Aufnahme rasch resorbiert und über Milchsäure zu Brenztraubensäure metabolisiert (LaKind et al. 1999). Die Halbwertszeit beträgt 3,8-4,1 h. Die perorale Resorption und die Resorption über die Haut ist bei Kindern und Säuglingen größer als bei Erwachsenen, bleibt jedoch unter einer toxischen Schwelle (Eigener 2008). Daten zur Reproduktionstoxizität am Menschen liegen nicht vor (Anonymus 2004). P. ist nicht mutagen und nicht carcinogen (Anon 1994). Mögliche Probleme bei der Anwendung parenteraler Lösungen: Injektionsschmerz, Fällungen im Serum, Entzündungen, Hämolyse. Eine in-vitro-Verträglichkeitsprüfung ist durch Messung der Konzentration, die 50 % Hämolyse bei intakten roten Blutkörperchen auslöst, möglich. Diese Konzentration beträgt für Propylenglycol 5,7 %. Die Verträglichkeit kann jedoch durch Beimischen anderer Cosolventien wie PEG 400 verbessert werden.

Literatur

Anon (1994): Final report on the assessment of the safety of propylene glycol and polypropylene glycols, J Am College Toxicol **13**(6), 437-491. Anonymus (2004): NTP_CERHR ExpertPanel report on the reproductive and developmental toxicity of propylene glycol, Reproduct Toxicol **18**, 533-579. Eigener U (2008): Konservierung, in Kramer A und Assadian O: Wallhäußers Praxis der Sterilisation, Desinfektion, Antiseptik und Konservierung, Georg Thieme 2008, ISBN 978-3-13-141121-1,648-651, 273-276. LaKind JS et al (1999): A review of the comparative mammalian toxicity of ethylene glycol and propylene glycol, Crit Rev Toxicol **29**(4), 331–365. Strickley RG (2004): Solubilizing excipients in oral and injectable formulations, Pharm Res **21**(2), 201-230. Sullivan CJ (2012): Propanediols, in Ullmann's Encyclopedia of Industrial Chemistry, Published Online: 15 June 2011, DOI: 10.1002/14356007.a22_173.

Handelsprodukte

Hersteller	**Firmenbezeichnung des Produkts Propylenglycol**
BASF	Kollisolv PG
Hedinger/ Dow	Propylenglykol PhEur/USP; Propylenglykol PhEur/USP parenteral grade
Lanxess	Purolan MPG
Lyondell/ Brenntag	Propylenglycol Pharma
Repsol	Propylenglykol USP/PhEur
Wittig Umweltchemie	Propylenglykol DAB/PhEur./USP

Wasser

Arzneibücher

PhEur: Gereinigtes Wasser, Hochgereinigtes Wasser, Wasser für Injektionszwecke, Wasser zum Verdünnen konzentrierter Hämodialyselösungen; Wasser zur Herstellung von Extrakten; USP/NF: Water for Hemodialysis,

Water for Injection, Bacteriostatic Water for Injection, Sterile Water for Inhalation, Sterile Water for Injection, Sterile Water for Irrigation, Purified Water, Sterile Purified Water, Pure Steam; JP/JPE: Water, Water for Injection, Purified Water, Purified Water in Containers, Sterile Purified Water in Containers, Sterile Water for Injection in Containers; INCI: Water, CAS 7732-18-5, EINECS 231-791-2.

Synonyma/Definitionen

Aqua, M_r 18,016. H_2O. Ausgangsprodukt für die Herstellung der arzneilich verwendeten Wassersorten ist *Trinkwasser*, für das nur im japanischen Arzneibuch eine eigene Monographie existiert (Water). In Deutschland ist die Qualität des Trinkwassers durch die Trinkwasserverordnung (TrinkwV 2001) geregelt, welche die Umsetzung der EG-Richtlinie 83/98/EG über die Qualität von Wasser für den menschlichen Gebrauch in nationales Recht darstellt. Die Verordnung ist so angelegt, dass bei üblicher Aufnahme an Trinkwasser keine schädlichen Dosen von Stoffen in den Körper gelangen sollen. Dies gilt insbesondere für Pflanzenschutzmittel, bei denen das sog. Nullprinzip angewendet wird, nach dem Pflanzenschutzmittel nur in der Größenordnung ihrer Nachweisgrenze (0,1 µg/l) gefunden werden dürfen. Ferner müssen Krankheitserreger ausgeschlossen werden, was über den Indikatorkeim *Escherichia coli* erfolgt (nicht nachweisbar in 100 ml Wasser), die Gesamtkolonienzahl darf 100 *Kolonienbildende Einheiten* (KbE) pro ml nicht überschreiten. Bei den chemischen Grenzwerten werden besonders strenge Maßstäbe bei Benzol (0,001 mg/l), Pflanzenschutzmitteln und Biozidprodukten (0,0001 mg/l), Quecksilber (0,001 mg/l) und Benzo[a]pyren (0,00001 mg/l) als Beispiel einer krebserzeugenden Substanz angelegt. Die Qualitätssicherung der Wasserarten des Arzneibuches erfolgt durch die Wahl des Ausgangsproduktes (Trinkwasser), das Herstellungsverfahren und mikrobiologische, physikalische und chemische Kontrollen. Besondere Bedeutung kommt dabei der Bestimmung der Leitfähigkeit des Wassers zu, da dies ein sehr empfindlicher Parameter ist, der für die In-Prozess-Kontrolle geeignet ist und nach Arzneibuch in einem dreistufigen Verfahren abgeprüft wird, wobei die letzte Stufe nur bei Überschreitung der Grenzwerte aus den vorherigen Stufen durchgeführt wird. Für die einzelnen Wasserarten der PhEur gelten dabei folgende Regelungen: *Gereinigtes Wasser, Aqua purificata:* bestimmt für die Herstellung von Arzneimitteln, die weder steril noch pyrogenfrei sein müssen. Herstellung: Destillation, Ionenaustausch, Umkehrosmose oder andere geeignete Methoden, Grenzwert für die Leitfähigkeit 4,3 µS/cm (20 °C, Stufe 1 des Verfahrens). *Hochgereinigtes Wasser, Aqua valde purificata:* bestimmt für die Herstellung von Arzneimitteln, für die Wasser von hoher biologischer Qualität benötigt wird, außer wenn Wasser für Injektionszwecke (Aqua ad iniectabilia) erforderlich ist. Herstellung: Doppelumkehrosmose in Verbindung mit anderen geeigneten Techniken, wie Ultrafiltration und Ionenaustausch nach validierten Verfahren, gesichert durch eine In-Prozess-Kontrolle mittels Leitfähigkeit und regelmäßige mikrobiologische Überwachung, Grenzwert für die Leitfähigkeit 2,1. µS/cm (20 °C, Stufe 1 des Verfahrens). *Wasser für Injektionszwecke (Aqua ad iniectabilia):* bestimmt für die Herstellung von Arzneimitteln zur parenteralen Anwendung. Ausgangsprodukt: Trinkwasser oder gereinigtes Wasser; Herstellung: Destillation nach validierten Verfahren mit In-Prozess-Kontrolle der Leitfähigkeit und mikrobiologischer Überwachung, Grenzwert für die Leitfähigkeit 1,1 µS/cm (20 °C, Stufe 1 des Verfahrens). *Wasser zum Verdünnen konzentrierter Hämodialyselösungen:* bestimmt für die Hämodialyse. Ausgangsprodukt ist Trinkwasser, das durch Destillation, Umkehrosmoose oder Ionenaustausch aufbereitet werden kann. Stehen diese Verfahren nicht zur Verfügung, kann Trinkwasser verwendet werden, sofern dessen chemische Zusammensetzung bei der Berechnung des Ionengehalts der Lösung berücksichtigt wird.

Eigenschaften

Farblose, klare, geruch- und geschmacklose, in dicker Schicht ebenso wie Eis bläulich schimmernde Flüssigkeit. *Löslichkeit:* **mischbar** mit den meisten polaren Lösungsmitteln wie niedere Alkohole, cyclische Ether, Amine, Carbonsäuren und Aceton; **ul:** Kohlenwasserstoffe, Halogenkohlenwasserstoffe, aliphatische Ester und Ether. *Sättigungslöslichkeit von Gasen in Wasser (ml Gas/1 Liter W.):* Kohlendioxid 890, Stickstoff 15, Wasserstoff 18, Argon

56, Helium 8, Luft 19, Sauerstoff 30 (Dolder und Luft 1991). Dichte 1,000 g/cm^3 (Wasser, 4 °C), 0,9998 g/cm^3 (Wasser, 0 °C), 0,9982 g/cm^3 (Wasser, 20 °C), Dichte des Eises: 0,9168 g/cm^3. Die Dichtewerte spiegeln die so genannte "Anomalie des Wassers" wider, das bei +4 °C den höchsten Dichtewert aufweist. Eis ist fast 10 % leichter als Wasser, weshalb es auf Wasser schwimmt. Brechungsindex 1,333 (25 °C), dynamische Viskosität 1,002 mPa·s (20 °C). Oberflächenspannung 72,96 (72,8) mN/m (20 °C), Smp 0 °C (1013 hPa), Sdp 100 °C (1013 hPa), Schmelzwärme 6 kJ/mol, spezifische Wärme 4,184 J/g/°C (bei 14 °C), Verdampfungsenthalpie 40,651 kJ/mol (bei 100 °C), elektrische Leitfähigkeit 0, 0635 µS/cm (dient als Maß für die Reinheit des Wassers), Dielektrizitätskonstante 80,18 (18 °C). Kritischer Druck 221,29 bar, kritische Temperatur 374 °C, kritische Dichte 0,315 g/cm^3, kritisches Mol Vol. 0,057 l/mol, Tripelpunkt: 0,0099 °C/6,11 hPa. Kryoskopische Konstante -1,86 °C, ebullioskopische Konstante 0,51 °C.

Stabilität

W ist chemisch und physikalisch stabil. Bei Lagerung muss sichergestellt werden, dass die mikrobiologische Qualität erhalten bleibt. Es muss frei von Zusatzstoffen und Partikeln sein.

Inkompatibilitäten

Heftige Reaktion mit Alkalimetallen und deren Oxiden wie Calcium- und Magnesiumoxid. Die Anwesenheit auch geringer Wassermengen in Arzneiformen kann Anlass zu hydrolytischer Spaltung und zur Bildung von Hydraten sein, die eine gegenüber dem Ausgangsprodukt veränderte Stabilität, Lösungsgeschwindigkeit, Hygroskopizität etc. aufweisen können. So können geringe Mengen von Wasser in Brausetabletten bereits zum Auslösen der Brausereaktion führen.

Anwendung

Wasser ist der wichtigste Hilfsstoff in der Pharmazie. Es kann Ausgangsstoff, Intermediärprodukt und Bestandteil des Endproduktes sein. Wasser ist Zwischenprodukt z. B. in der Granulation, der Zuckerdragierung und des Filmcoatings sowie in der Gefriertrocknung. In Extrakten kann Wasser sowohl als Zwischen- (Trockenextrakte) als auch im Endprodukt vorkommen (flüssige Extrakte, Spissumextrakte, Tinkturen und Säfte). Wasser im Endprodukt kommt bei Lösungen, Emulsionen, Suspensionen, Gelen, Augentropfen, wasserhaltigen Salben, Injektionen und Infusionen, Sprays und auch festen Arzneiformen wie in den Hüllen von Hart- und Weichgelatinekapseln vor.

Toxizität

Keine. W. ist das wichtigste Lebensmittel. Wenn Probleme mit Wasser im Bereich der Pharmazie auftreten, handelt es sich um Probleme mit dem Ausgangsmaterial, der Herstellung, der Qualitätssicherung und Lagerung.

Literatur

Dolder R und Luft P (1991): Parenteralia, in Sucker H et al, Pharmazeutische Technologie, Thieme-Verlag, Stuttgart und New York, 470. TrinkwV (2001): Trinkwasserverordnung vom 21. Mai 2001, BGBl I S. 959 ff., zuletzt geändert am 22. Dezember 2011 ((BGBl. I S. 3044, 3047.

Handelsprodukte

Fresenius AG (Wasser für Injektionszwecke); Hedinger (Gereinigtes Wasser).

10.2. Synthetische, hydrophobe Lösemittel

Siehe synthetische Öle

11. Öle

Unter dem Begriff "Öle" werden hier sowohl natürliche als auch synthetische Öle behandelt. Bei Letzteren handelt es sich um definierte chemische Verbindungen, die in hoher Reinheit synthetisch hergestellt werden können, während Erstere Naturprodukte darstellen, die teilweise raffiniert oder hydriert werden. PhEur enthält drei verschiedene Typen von natürlichen Ölen.

Native Öle (Leinöl, Olivenöl, Rizinusöl und Weizenkeimöl) sind durch Kaltpressung gewonnene naturbelassene fette Öle. Sie werden nach dem Abpressen der Samen und Filtration keiner weiteren Nachbehandlung unterworfen.

Raffinierte Öle (Erdnussöl, Maisöl, Olivenöl, Rapsöl, Rizinusöl, Sesamöl, Sojaöl, Sonnenblumenöl und Weizenkeimöl) sind Öle, die nach Kalt- oder Heißpressung einer sog. **Raffination** unterworfen werden. Diese gliedert sich in vier Schritte: Entschleimung (Entfernung von Phosphatiden, Eiweiß- und Kohlenhydraten, pflanzlichen Schleimstoffen und kolloidalen Verbindungen), Bleichung (Entfernung von Farbstoffen), Desodorierung (Dämpfung, Entfernung von Geruchs- und Geschmacksstoffen) und Neutralisation (Entfernung freier Fettsäuren). Insbesondere die Entfernung der freien Fettsäuren spielt bei pharmazeutischen Ölen eine bedeutende Rolle (Bokisch 2011).

Hydrierte Öle (Baumwollsamenöl, Erdnussöl, Maisöl, Rapsöl, Sesamöl, Sojaöl und Sonnenblumenöl) sind durch die Anlagerung von Wasserstoff an die Doppelbindungen der ungesättigten Fettsäuren stabilisierte, halbsynthetische Öle. Die Hydrierung erfolgt in Gegenwart von Katalysatoren wie Raney-Nickel. Der Prozess wird auch als Fetthärtung bezeichnet, da durch die Überführung in gesättigte Fettsäuren der Schmelzpunkt des Fettes steigt. Wegen der fehlenden Doppelbindungen sind hydrierte Öle und Fette stabiler als ihre Ausgangsprodukte (Bokisch 2011).

Synthetische Öle gehören mehrheitlich zur Klasse der Ester von Fettsäuren. Ausnahmen sind Cyclomethicone und flüssiges Paraffin. Sie zeichnen sich generell durch eine hohe Reinheit, was gleichzeitig eine konstante Qualität garantiert, und hohe Spreitungsfähigkeit aus. Ihre Lipophilie kann sowohl durch die Variation der Kettenlänge der Fettsäuren (normalerweise C_{12} bis C_{18}) als auch durch die Länge der Seitenkette (z. B. Ethyloleat, Decyloleat, Oleyloleat) den Erfordernissen einer Zubereitung angepasst werden.

Die Zuordnung einiger natürlicher, hydrierter Öle kann auch bei Schmiermitteln erfolgen, da z. B. hydriertes Rizinusöl nach Magnesiumstearat das am meisten eingesetzte Schmiermittel für Tabletten ist. Synthetische Öle werden häufig als Salbengrundstoffe eingesetzt.

Für eine detaillierte Beschreibung zahlreicher pflanzlicher Öle siehe Krist (2013).

Literatur

Bockisch M (2011): Raffination, www.dgfett.de, (zuletzt aufgerufen am 17. 02.2020). Krist S (2013): Lexikon der pflanzlichen Fette und Öle, 2. Auflage, Springer-Verlag, Wien, 879 Seiten.

Die folgenden Angaben zu Herstellern, Lieferanten beziehen sich auf native, raffinierte und hydrierte natürliche Öle. Spezialitätennamen sind, sofern verfügbar, bei den Einzelmonographien mit Herstellerangabe genannt.

Hersteller natürlicher Öle:
Abitec
Alberdingk Boley
BASF Personal Care & Nutrition
Cargill
Connock
Croda
Gattefosse
Grandel
Kahl
KIC
Lipo
Protameen
Seatons (Übernahme durch Croda)
Tromm
Erhard Wagner
Welch Holme & Clark

Hersteller synthetischer Öle:
siehe Einzelmonographien

11.1. Natürliche Öle

Baumwollsamenöl

Arzneibücher

USP/NF: Cottonseed Oil; JP/JPE: Cotton Seed Oil; INCI: Gossypium Herbaceum (Cotton) Seed Oil. CAS 8001-29-4, EINECS 232-280-7.

Synonyma/Definitionen

Gossypii oleum, Cotton Oil, das gereinigte, raffinierte Öl aus den Samen von *Gossypium hirsutum* L. oder anderer Arten von *Gossypium*. Das Rohöl, das eine bräunliche bis tief rote Farbe hat, wird zunächst zur Neutralisation der enthaltenen Säuren mit 10%iger NaOH behandelt und anschließend mit Fullererde oder Aktivkohle entfärbt. B. besteht hauptsächlich aus Triglyceriden mit 40-60 % Linolsäure, 16-40 % Ölsäure und 20-30 % Palmitinsäure; alle anderen vorkommenden Fettsäuren liegen im Bereich 0-5 %. B. enthält geringe Mengen an Phospholipiden, Phytosterolen und Pigmenten; das toxische Polyphenol Gossypol verbleibt beim Auspressen der Samen im Rückstand. Zur Struktur siehe Triglyceride und Fettsäuren.

Eigenschaften

Blassgelbe bis goldgelbe klare ölige Flüssigkeit, geruchlos oder nahezu geruchlos mit einem nussartigen Geschmack. Bei Temperaturen unterhalb von 10 °C kristallisieren Fettpartikel aus. Bei -5 bis 0 °C erstarrt das Öl zu einer fettigen Masse. Erstarrtes Öl muss vor der Weiterverarbeitung geschmolzen und intensiv gerührt werden. *Löslichkeit:* **ll:** Chloroform, Ether, Hexan, Petrolether; **sl:** Ethanol (95 %); **ul:** Wasser. Dichte 0,916 g/cm³, Wassergehalt ≤0,1 %. PZ ≤10,0, SZ ≤0,2 (USP/NF), IZ ≤109-116, VZ 190-198 (Römpp). Flammpunkt 321 °C, Brechungsindex 1,4645-1,4655, Oberflächenspannung 35,4 mN/m (20 °C) bzw. 31,3 mN/m (80 °C).

Stabilität

Aufgrund der hohen Anteile an Linolsäure und Ölsäure wird B. leicht ranzig und hat dann einen unangenehm scharfen Geruch. Unter Ausschluss von Licht und Sauerstoff ist es haltbar.

Inkompatibilitäten

Keine.

Anwendung

B. wird hauptsächlich als Lösungsmittel für intramuskuläre Injektionen eingesetzt. Die frühere Verwendung in der parenteralen Ernährung ist weitgehend durch Sojaöl abgelöst worden (Singh et al. 1986).

Toxizität

Die intravenöse Anwendung von B. ist wegen Nebenwirkungen wie Übelkeit, Bauchschmerzen, Kopfschmerzen und Fieber zurückgegangen. Kosmetische Formulierungen enthalten bis zu 60 % B. als Konsistenzgeber (Anonymus 2001).

Literatur

Anonymus (2001): Final report on the safety assessment of hydrogenated cottonseed oil, cottonseed (gossypium) oil, cottonseed acid, cottonseed glyceride, and hydrogenated cottonseed glyceride, Int J Toxicol **20**(Suppl. 2), 21-29. Singh M et al (1986): Parenteral emulsions as drug carrier systems, J Parenter Sci Technol **41**, 34-41.

Handelsprodukte

Siehe Kapiteleinleitung

Hydriertes Baumwollsamenöl

Arzneibücher

PhEur: Hydriertes Baumwollsamenöl; USP/NF: Hydrogenated Cotton seed Oil; INCI: Hydrogenated Cottonseed Oil. CAS 68334-00-9, EINECS 269-804-9.

Synonyma/Definitionen

Gossypii oleum hydrogenatum, das durch Reinigen und Hydrieren erhaltene Öl, das aus den Samen von Kulturpflanzen unterschiedlicher Varietäten von *Gossypium hirsutum* L. oder anderer Arten von *Gossypium* gewonnen wurde. Das Öl besteht hauptsächlich aus Triglyceriden der Palmitinsäure (Hexadecansäure) und Stearinsäure (Octadecansäure) (PhEur). USP/NF gibt keine Definition für die Stammpflanze sondern definiert lediglich Typ I (Smp 57-85 °C) und Typ 2 (Smp 20-50 °C). Zur Struktur siehe Triglyceride.

Eigenschaften

Weiße bis fast weiße Masse oder weißes bis fast weißes Pulver, schmilzt beim Erhitzen zu einer klaren, blassgelben Flüssigkeit. *Löslichkeit:* **ll:** Chloroform, Toluol; **ssl:** Ethanol (96%); **ul:** Wasser. Trocknungsverlust ≤0,1 % (USP/NF). IZ ≤5 (Typ I, USP/NF), IZ 55-80 (Typ

II, USP/NF), PZ ≤5,0 (PhEur), SZ ≤0,5 (PhEur), VZ 175-200 (USP/NF). Haupt-Fettsäuren: Stearinsäure 68,0-80,0 %, Palmitinsäure 19,0-26,0 %, Ölsäure und Isomere ≤4,0 %, Myristinsäure ≤1,0 %, andere Säuren ≤1,0 % (PhEur). Smp 57-70 °C, Handelsprodukte können innerhalb dieses Bereichs engere Schmelzbereiche aufweisen. H. Kommt in einer in stabilen α-Modifikation sowie einer β- und β'-Modifikation vor, für Letztere werden ein Smp von 48 °C und eine Schmelzenthalpie von 69 J/g angegeben (Rousseau et al 2005).

Stabilität

H. ist, abgesehen von möglichen polymorphen Umwandlungen während der Lagerung, die typisch für alle Fette sind, als Substanz stabil.

Inkompatibilitäten

Keine.

Anwendung

H. wird als **Schmiermittel** für Tabletten- und Kapsel-Formulierungen verwendet (AK 0,5-3 %). In Brausetabletten werden 2,5-3 % H. hinsichtlich der Schmierfähigkeit als ebenso wirksam wie 0,5 % Magnesiumstearat beschrieben (Staniforth 1987). H. ist **lipophiler Matrixbildner** für Retard-Tabletten mit gut-wasserlöslichen Wirkstoffen wie Tramadol (Sudha et al. 2011). **Implantate** aus H. mit dem Wirkstoff Propranolol·HCl müssen zur Sicherstellung ihrer Stabilität nach dem Herstellungsvorgang durch Ausgießen getempert werden (Kreye et al. 2011).

Toxizität

H. ist bei peroraler Aufnahme in den Körper nicht toxisch und nicht reizend. Für den Einsatz in kosmetischen Zubereitungen wird es als nicht hautreizend und augenverträglich eingestuft. Kosmetische Formulierungen enthalten bis zu 50 % H als Konsistenzgeber (Anonymus 2001). H. wird in der Margarineherstellung als Strukturbildner eingesetzt.

Literatur

Anonymus (2001): Final report on the safety assessment of hydrogenated cottonseed oil, cottonseed (gossypium) oil, cottonseed acid, cottonseed glyceride, and hydrogenated cottonseed glyceride, Int J Toxicol **20**(Suppl. 2), 21-29. Kreye F et al (2011): Cast lipid implants for controlled drug delivery: Importance of the tempering conditions, J Pharm Sci **100**(8), 3471-3481. Rousseau D et al (2005): Regulating the β'-β polymorphic transition in food fats, JAOCS **82**, 7-12. Staniforth N (1987): Use of hydrogenated vegetable oil as a tablet lubricant, Drug Dev Ind Pharm **13**(7), 1141-1158. Sudha BS et al (2011): Modulation of tramadol release from a hydrophobic matrix: implications of formulations and processing variables, AAPS PharmSciTech **11**(1), 433-440.

Handelsprodukte

Produkt/ *Hersteller*	**Eigenschaften**	**Anwendung**
Hydriertes Baumwollsaatöl/*Abitec*		
Sterotex NF	Smp ≈63 °C, TG: < 150 µm ≥ 95 %, < 425 µm ≥ 99 %	Tabletten-schmiermittel, Bindemittel, Retardformulierungen
Hydrokote C	Smp 61 °C, Schuppen	Emulgator, Kaugummi
Lubritab/*JRS*		
Lubritab	Smp 57-70 °C	s.o.

Hydriertes Erdnussöl

Arzneibücher

PhEur: Hydriertes Erdnussöl; INCI: Hydrogenated Peanut Oil.

Synonyma/Definitionen

Arachidis oleum hydrogenatum, gehärtetes Erdnussöl, ein durch Reinigen, Bleichen, Hydrieren und Desodorieren erhaltenes Öl, das aus den geschälten Samen von *Arachis hypogaea* L. gewonnen wird. Die Charakterisierung von H. erfolgt über den Tropfpunkt. Das Öl besteht hauptsächlich aus Triglyceriden (≥90 %) mit überwiegend gesättigten Fettsäuren, deren Kettenlänge den Fettsäuren in raffiniertem E. entspricht. Zur Struktur siehe Triglyceride.

Eigenschaften

Weiße bis schwach gelbliche, weiche, geruchlose und geschmacklose Masse, die beim Erwärmen zu einer klaren und blassgelben Flüssigkeit schmilzt, die in 1 cm dicker Schicht durchsichtig ist. *Löslichkeit:* **ll:** Dichlormethan, Chloroform, Ether und Petrolether; **ssl:** Ethanol (95 %); **ul:** Wasser. Dichte ca. 0,915 g/cm³, Brechungsindex 1,4595, Wassergehalt ≤0,1 %. Viskosität 38 mPa·s (45 °C), Kennzahlen: PZ ≤5, SZ ≤0,5 (PhEur); IZ 63-75, VZ 189-195, Smp 36-38 °C, Tropfpunkt 32-42 °C, EP 27,5 °C. Die Wasseraufnahmefähigkeit von H. ist im Vergleich zu raffiniertem Erdnussöl höher.

Stabilität

H. ist aufgrund der Hydrierung bei Raumtemperatur stabil.

Inkompatibilitäten

Keine.

Anwendung

H. wird zur Konsistenzerhöhung in Salben und Emulsionen eingesetzt. Eine hydrophile, gut streichfähige Emulsionssalbengrundlage, bestehend aus 30 T. H., 5 T. emulgierender Cetylstearylakohol, 10 T. Glycerol und 55 T. Wasser beschreiben Axt und Bauer (1961). Das Haupteinsatzgebiet liegt in der Kosmetik (Wenninger und McEwen 1997).

Toxizität

H. ist nicht toxisch und nicht reizend. In der Kosmetik gilt es in den dort angewendeten Konzentrationen als sicher (Anonymus 2001).

Literatur

Anonymus (2001): Final report on the safety assessment of peanut (Arachis hypogaea) oil, hydrogenated peanut oil, peanut acid, peanut glycerides, and peanut (Arachis hypogaea) flour, Int J Toxicol **20**(Suppl. 2), 65-77. Axt L und Bauer HJ (1961): Über die Verwendungsmöglichkeit von Erdnuß-Hartfett als Salbengrundlage, Pharmazie **16**, 196-198. Wenninger JA und McEwen GN Jr., eds. (1997): International cosmetic ingredient dictionary and handbook, Cosmetic, Toiletry and Fragrance Association (CTFA), **7th ed**, 627 und 926-927

Handelsprodukte

Siehe Kapiteleinleitung.

Raffiniertes Erdnussöl

Arzneibücher

PhEur: Raffiniertes Erdnussöl; USP/NF: Peanut Oil; JP/JPE: Peanut Oil; INCI: Arachis Hypogaea (Peanut) Oil. CAS 8002-03-7, EINECS 232-296-4.

Synonyma/Definitionen

Arachidis oleum raffinatum, Nussöl, das aus den geschälten Samen von *Arachis hypogaea* L. gewonnene, fette, raffinierte Öl. Die Samen enthalten bis zu 50 % fettes Öl. Das Öl besteht hauptsächlich aus Triglyceriden (≥90 %) mit den Haupt-Fettsäuren: Ölsäure 35-72 %, Palmitinsäure 7-16 %, Linolsäure 13-43 %; alle anderen Fettsäuren ≤5 %. Zur Struktur siehe Triglyceride.

Eigenschaften

Klare, gelbe, durchscheinende, viskose Flüssigkeit. *Löslichkeit:* **ll:** Chloroform, Ether, Hexan, Petrolether; **sl:** Ethanol (95 %); **ul:** Wasser. Dichte ca. 0,915 g/cm³, Brechungsindex 1,466-1,470, Viskosität ca. 35 mPa·s, Oberflächenspannung ca. 37,5 mN/m (25 °C), Grenzflächenspannung gegen Wasser 19,9 mN/m (25 °C), Wassergehalt ≤0,1 %. Kennzahlen: PZ ≤5, SZ ≤0,5 (PhEur); Smp 2-3 °C, EP -5 °C, Flammpunkt 283 °C.

Stabilität

R. unterliegt dem Fettverderb, ranziges R. hat einen unangenehm scharfen Geruch und Geschmack. R. zur Herstellung von Parenteralia muss in dicht verschlossenen Behältnissen unter Inertgas gelagert werden.

Inkompatibilitäten

Verseifung durch Alkali, Gefahr des Fettverderbs wegen des hohen Anteils ungesättigter Fettsäuren, unverträglich mit Oxidationsmitteln.

Anwendung

R. wird hauptsächlich als Lösungsmittel für i. m.-Injektionen mit verzögerter Wirkstofffreisetzung eingesetzt (Strickley 2004). Weiterhin ist es Lösungsmittel für Vitamin- und Hormonpräparate. In injizierbaren Suspensionen (z. B. Buserelinacetat/Cyclodextrin-Komplexe) kann es als Trägeröl eingesetzt werden (Matsubara et al 1994). E. ist bei 140 °C hitzesterilisierbar. In der Kosmetik dient E. als hautfreundliches, okklusives Trägeröl.

Toxizität

R. ist als Lebensmittel bei peroraler Aufnahme in den Körper nicht toxisch und nicht reizend. In der Kosmetik gilt es in den dort angewendeten Konzentrationen als sicher (Anon 2001).

Literatur

Anon (2001): Final report on the safety assessment of peanut (Arachis hypogaea) oil, hydrogenated peanut oil, peanut acid, peanut glycerides, and peanut (Arachis hypogaea) flour, Int J Toxicol **20**(Suppl. 2), 65-77. Matsubara K et al (1994): Controlled release of the LHRH agonist buserelin acetate from injectable suspensions containing triacetylated cyclodextrins in an oil vehicle, J Control Release **31**, 173-180. Strickley RG (2004): Solubilizing excipients in oral and injectable formulations, Pharm Res **21**(2), 201-230.

Handelsprodukte

Siehe Kapiteleinleitung.

Natives Leinöl

Arzneibücher

PhEur: Natives Leinöl; INCI: Linum Usitatissimum (Linseed) Seed Oil. CAS 8001-26-1, EINECS 232-278-6.

Synonyma/Definitionen

Flax seed oil, Lini oleum virginale, Oleum lini, das durch Kaltpressen reifer Samen von *Linum usitatissimum* L. gewonnene, fette Öl. Ein geeignetes Antioxidans kann zugesetzt sein (PhEur). Das Öl besteht aus Glyceriden mit den Haupt-Fettsäuren: Linolensäure 35-65 %, Linolsäure 11-24 %, Ölsäure 11-35 %, Palmitinsäure 3-8 %, Stearinsäure 2-8 %, alle anderen Fettsäuren <1 %. Zur Struktur siehe Triglyceride sowie raffiniertes Rapsöl.

Eigenschaften

Klare, gelbe bis bräunlich gelbe, zuweilen auch grünlich gelbe, schnell trocknende (Polymerisation), ölige Flüssigkeit, die an der Luft dunkler wird und allmählich eindickt. Beim Abkühlen auf etwa -20 °C wird aus dem Öl eine weiche Masse (PhEur). *Löslichkeit:* **ll:** Benzol, Ether und Petrolether; **ssl:** Ethanol (96 %); **ul:** Wasser. Dichte ca. 0,931 (0,926-0,936) g/cm³, Brechungsindex ca. 1,480 (1,478-1,485), Wassergehalt ≤0,1 %. Kennzahlen: PZ ≤15,0, SZ ≤4,5; IZ 160-200, VZ 188-195 (alle PhEur), EP -16 bis -28 °C.

Stabilität

Siehe Natives Erdnussöl.

Inkompatibilitäten

Keine.

Anwendung

In der Dermatologie als Brandliniment und gegen Sonnenbrand; technisch zur Herstellung von Firnis, Lacken und Schmierseife (Übersichten bei Jhala und Hall 2010 sowie Okda et al. 2001).

Toxizität

H. ist nicht toxisch und nicht reizend. In der Kosmetik gilt es in den dort angewendeten Konzentrationen als sicher.

Literatur

Jhala AJ und Hall LM (2010): Flax (Linum usitatissimum L.): current uses and future applications, Australian J Basic Appl Sci **4**(9), 4304-4312. Okda AA et al (2001): Linseed oil: new therapeutic potentials of a traditional medicine, Alexandria J Pharm Sci **15**(2), 151-158.

Handelsprodukte

Siehe Kapiteleinleitung.

Raffiniertes Maisöl

Arzneibücher

PhEur: Raffiniertes Maisöl; USP/NF: Corn Oil; JP/JPE: Corn Oil; INCI: Zea Mays (Corn) Oil. CAS 8001-30-7, EINECS 232-281-2.

Synonyma/Definitionen

Maiskeimöl, Mayidis oleum raffinatum, Oleum Mayidis embryonum, Oleum Zeae, Flax seed oil, das aus den Samen von *Zea Mays* L. durch Auspressen oder durch Extraktion und anschließende Raffination gewonnene fette Öl (PhEur). Das Öl besteht aus ≥95 % Glyceriden mit den Haupt-Fettsäuren: Linolsäure 39,4-65,6 %, Ölsäure 20,0-42,4 %, Palmitinsäure 8,6-16,5 %, Linolensäure 0,5-1,5 %, alle anderen Fettsäuren ≤1 %. Zur Struktur siehe Triglyceride sowie raffiniertes Rapsöl.

Eigenschaften

Klares, hellgelbes bis gelbes, fettes Öl von schwachem charakteristischem Geruch und angenehmem, nussähnlichem Geschmack. *Löslichkeit:* **ll:** Benzol, Chloroform, Dichlormethan, Ether, Hexan und Petrolether; **ul:** Ethanol 95 %, Wasser. Dichte ca. 0,920 (0,915-0,918) g/cm³, Brechungsindex ca. 1,474 (1,470-1,474), Wassergehalt ≤0,1 %, Viskosität 37-39 mPa·s (20 °C). Kennzahlen: PZ ≤ 10,0, SZ ≤0,5 (PhEur); IZ 102-130, VZ 187-193 (USP/NF), Smp -18 bis -10 °C, Flammpunkt 321 °C.

Stabilität

Siehe Natives Erdnussöl.

Inkompatibilitäten

Die Oxidationsempfindlichkeit von R. wird durch Titandioxid und Zinkoxid erhöht.

Anwendung

Lösungsmittel für i. m.-Injektionen sowie Ölkomponente für dermale Formulierungen; in Form einer Emulsion mit bis zu 67 % Ölgehalt als perorales Nahrungsergänzungsmittel. In der Lebensmittelindustrie wird insbesondere zur Margarineherstellung hydriertes R. eingesetzt (Moreau 2005).

Toxizität

R. ist als Lebensmittel nicht toxisch und nicht reizend.

Literatur

Moreau RA (2005): Corn oil, ed by Shahidi F, Bailey's Industrial Oil and Fat Products (6th Edition) **2**, 149-172.

Handelsprodukte

Siehe Kapiteleinleitung.

Olivenöl

Arzneibücher

PhEur: Natives Olivenöl und Raffiniertes Olivenöl; USP/NF: Olive Oil; JP/JPE: Olive Oil; INCI: Olea Europaea (Olive) Oil. CAS 156798-12-8, EINECS 232-277-0.

Synonyma/Definitionen

Olivae oleum virginale und Olivae oleum raffinatum, Oleum olivarum, das aus den reifen Steinfrüchten von *Olea* europaea L. durch Kaltpressung oder durch andere geeignete mechanische Verfahren gewonnene, fette Öl, das im Falle von raffiniertem Olivenöl zusätzlich gereinigt ist. Das Öl besteht hauptsächlich aus Triglyceriden (≥90 %) mit den Haupt-Fettsäuren: Ölsäure 56,0-85 %, Palmitinsäure 7,5-20 %, Linolsäure 3,5-20 %; alle anderen Fettsäuren ≤5 %. Zur Gewinnung von O. und der Verteilung der Fettsäuren in den Triglyceriden siehe García-Gonzáles et al. 2008. Zur Struktur siehe Triglyceride und Ölsäure.

Eigenschaften

Klare, gelbe bis grünlich gelbe, durchscheinende Flüssigkeit. *Löslichkeit:* **ll:** Chloroform, Ether, Petrolether; **sl:** Ethanol (95 %); **ul:** Wasser. Dichte 0,914-0,919 g/cm^3, Brechungsindex 1,4605-1,4635, Viskosität 80-85 mPa·s, Wassergehalt ≤0,1 % (Raff. O./PhEur). Die folgenden Kennzahlen gelten für natives/raffiniertes Olivenöl: PZ ≤20,0/≤10,0 (PhEur), SZ ≤2,0/≤0,3 (PhEur); IZ 79-88 (USP/NF), VZ 190-195 (USP/NF). Trübungspunkt 6-10 °C, EP 0 °C, Flammpunkt 225 °C. Wichtigster Parameter ist die SZ, die bei raffiniertem O. deutlich niedriger liegt und allgemein ein Qualitätsmerkmal für die Güte eines Olivenöls darstellt. Die europäische Verordnung teilt Olivenöl in acht verschiedene Güteklassen ein (Verordnung EG 2007). Danach weist die höchste Qualität, natives Olivenöl extra, mit einer SZ von 0,8 eine höhere Qualität auf, als dies im Arzneibuch gefordert wird.

Stabilität

Beim Abkühlen trübt sich das Öl bei 10 °C und verfestigt sich bei etwa 0 °C zu einer butterartigen Masse. Raffiniertes O. zur Herstellung von Parenteralia muss in dicht verschlossenen Behältnissen unter Inertgas gelagert werden.

Inkompatibilitäten

Verseifung durch Alkali, Gefahr des Fettverderbs wegen des hohen Anteils ungesättigter Fettsäuren, unverträglich mit Oxidationsmitteln.

Anwendung

Natives O. wird in dermalen und peroralen Formulierungen eingesetzt. Raffiniertes O. ist Cosolvens, Lösungs- bzw. Suspensionsmittel für Präparate zur i. m. -und s. c.-Injektion. Von Cyclosporin A ist eine perorale Lösung mit der Lösungsmittelkombination Olivenöl, Ethanol (12,5 %) und PEO-Ölsäureglyceriden im Handel; O. ist Solvens und Cosolvens für ätherische Öle; raffiniertes O. ist Träger für Wirkstoffkomplexe in i. m.- und s. c.-Formulierungen: in Weichkapselpräparaten ist O. Trägeröl und Cosolvens für Wirkstoffe (alle Beispiele siehe Strickley 2004). In kosmetischen Zubereitungen ist O. u. a. Bestandteil von Sonnenschutzcremes, Rückfettungsölen für die Haut und Lidschatten-Präparaten (Rigano et al. 2009).

Toxizität

O. ist als Lebensmittel bei peroraler Aufnahme in den Körper nicht toxisch und nicht reizend. In kosmetischen Zubereitungen wird es mit bis zu 50 % als Ölkomponente eingesetzt. Unter Okklusivbedingungen kann es zu Hautreizungen kommen (Kranke 1997).

Literatur

García-Gonzáles et al DL (2008): Virgin olive oil - Chemical implications on quality and health, Eur J Lipid Sci Technol **110**, 602-607. Kranke B (1997): Olive oil – contact sensitizer or irritant?, Contact Dermatitis **36**, 5-10. Rigano L et al (2009): Olive oil – Derived polyfunctional vehicles, SOFW-Journal/Deutsche Ausgabe **135**(6), 20-30. Strickley RG (2004): Solubilizing excipients in oral and injectable formulations, Pharm Res **21**(2), 201-230. Verordnung EG 2007: Verordnung (EG) Nr. **1234**/2007 des Rates über eine gemeinsame Organisation der Agrarmärkte und mit Sondervorschriften für bestimmte landwirtschaftliche Erzeugnisse (Verordnung über die einheitliche GMO) vom **22. Oktober 2007**, 115.

Handelsprodukte

Siehe Kapiteleinleitung.

Raffiniertes Rapsöl

Arzneibücher

PhEur: Raffiniertes Rapsöl; USP/NF: Canola Oil; INCI: Canola Oil. CAS 8002-13-9, EINECS 232-299-06 (Rape seed oil) und CAS 120962-03-0, EINECS 232-313-5 (Canola Oil).

Synonyma/Definitionen

Rapae oleum raffinatum, Oleum rapae raffinatum, Raffiniertes Rüböl, das aus den Samen von *Brassica napus* L. und *Brassica campestris* L. durch mechanisches Auspressen oder durch Extraktion gewonnene und anschließend raffinierte fette Öl. Ein geeignetes Antioxidans kann zugesetzt sein (PhEur). Bei der Raffination mit Schwefelsäure werden Eiweiße, Harze etc. zerstört, ohne dass das Öl dabei angegriffen wird. Das Öl besteht aus Glyceriden mit den Haupt-Fettsäuren: Ölsäure 50,0-67,0 %, Linolsäure 16,0-30,0 %; Linolensäure 6,0-14,0 %; alle anderen Fettsäuren ≤6 %. Der Gehalt an Erucasäure, die zu pathologischen Veränderungen des Herzmuskels und zur Herzverfettung führt, ist durch den Anbau erucasäurearmer Sorten auf ≤2 % beschränkt.

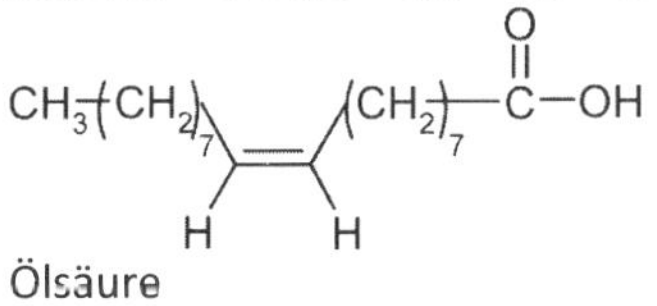

Ölsäure

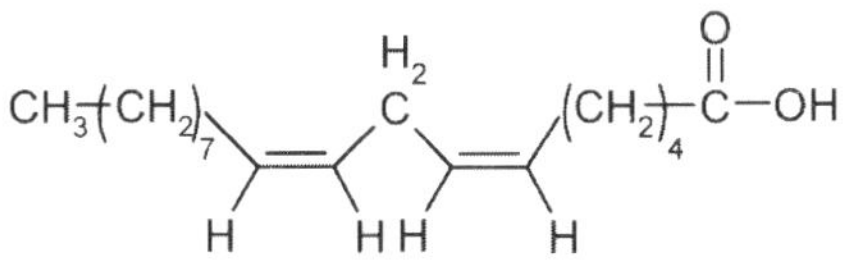

Linolsäure

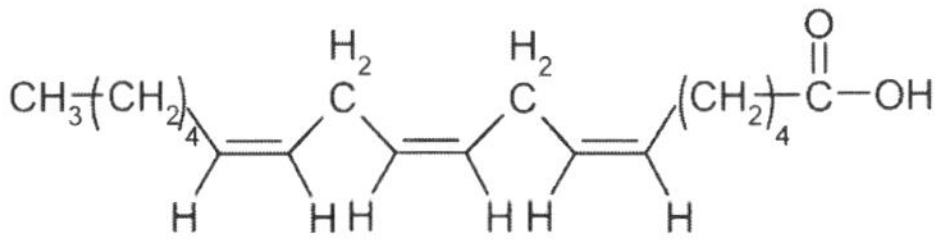

Linolensäure

Eigenschaften

Klare, hellgelbe bis bräunlich-gelbe, fettige Flüssigkeit. *Löslichkeit:* **ll:** Chloroform, Ether, Petrolether, mischbar mit fetten Ölen; **ul:** Ethanol (95%), Wasser. Dichte ca, 0,917 (0,913-0,923) g/cm³, Brechungsindex 1,473-1,476, Viskosität 77-78,5 mPa·s, Wassergehalt ≤0,1 % (PhEur). Kennzahlen: PZ ≤10,0 (PhEur), SZ ≤0,5 (PhEur); IZ 110-126 (USP/NF), VZ 178-193 (USP/NF). EP -10 bis -2 °C, Flammpunkt 290-230 °C.

Stabilität

R. unterliegt wegen des hohen Gehalts an ungesättigten Fettsäuren dem Fettverderb und muss deshalb in dicht verschlossenen Gefäßen aufbewahrt werden. Bei Lagertemperaturen unterhalb 12 °C bildet sich ein Sediment, das aus Wachsen höherer Alkohole mit höheren Fettsäuren, die bei ca. 70 °C schmelzen, besteht (Przybylski et al. 1993 und Liu et al. 1994).

Inkompatibilitäten

Verseifung durch Alkali, Gefahr des Fettverderbs wegen des hohen Anteils ungesättigter Fettsäuren.

Anwendung

R. wird häufig als Trägeröl für Weichgelatinekapseln, insbesondere bei schwerlöslichen Arzneistoffen, eingesetzt (Fischer 1990). Daneben findet es Anwendung in dermalen pharmazeutischen Zubereitungen, Linimenten und Seifen.

Toxizität

R. ist nicht toxisch und nicht reizend. Von der FDA ist R. für den Gebrauch in Kosmetika, Lebensmitteln und pharmazeutischen Zubereitungen zugelassen.

Literatur

Fischer G (1990): Formulation of poorly solubile drugs in soft gelatin capsules, in Paperback APV: Fluessige Arzneiformen schwerloeslicher Arzneistoffe) **23**, 210-219. Liu H et al (1994): Effects of crystallization conditions on sedimentation in canola oil, J Am Oil Chem **71**(4), 409-415. Przybylski R et al (1993): Formation and partial characterization of canola oil sediment, J Amer Oil Chem Soc **70**, 1009-1016.

Handelsprodukte

Siehe Kapiteleinleitung

Rizinusöl

Arzneibücher

PhEur: Natives Rizinusöl und Raffiniertes Rizinusöl; USP/NF: Castor Oil; JP/JPE: Castor Oil; INCI: Ricinus Communis (Castor) Oil. CAS 8001-79-4, EINECS 232-293-8.

Synonyma/Definitionen

Ricini oleum virginale und Ricini oleum raffinatum, Oleum ricini, das aus den Samen von *Ricinus communis* L. durch Kaltpressung gewonnene, fette Öl, das im Falle von raffiniertem Rizinusöl zusätzlich gereinigt ist. Das Öl , das in den Samen zu 45-55 % vorkommt, besteht hauptsächlich aus Triglyceriden (≥85 %) mit den Haupt-Fettsäuren: Ricinolsäure (12-Hydroxyölsäure) 85-92 %, Ölsäure und deren Isomere 2,5-6 %, Linolsäure 2,5-7 %; alle anderen Fettsäuren ≤5 %.

$H_3C-(CH_2)_5-CH(OH)-CH_2-CH=CH-(CH_2)_7-COOH$

Ricinolsäure

Eigenschaften

Klare, fast farblose bis schwach gelbe, viskose, hygroskopische Flüssigkeit von schwachem Geruch und anfangs fadem, später kratzendem Geschmack. *Löslichkeit:* **ll:** Chloroform, Ethanol, Eisessig, Ether, Methanol; **sl:** Petrolether; **ul:** Wasser; R. ist das einzige fette Öl, das mit Ethanol mischbar ist. Dichte ca. 0,958 g/cm³ (20 °C), Brechungsindex ca. 1,479, Viskosität ca. 1000 mPa·s (20 °C), Oberflächenspannung 39,0 mN/m (20 °C), Wassergehalt ≤0,3 % (natives R./PhEur). Die folgenden Kennzahlen gelten für natives/raffiniertes R.: OHZ ≥150/150, PZ ≤10,0/≤5, SZ ≤2,0/≤0,8 (alle PhEur); IZ 83-88 (USP/NF), VZ 176-182 (USP/NF). Smp -12 °C, Sdp 313 °C, Trübungspunkt 6-10 °C, EP 0 °C, Flammpunkt 229 °C.

Stabilität

R. ist stabil. Raffiniertes R. zur Herstellung von Parenteralia muss in dicht verschlossenen Behältnissen unter Inertgas gelagert werden.

Inkompatibilitäten

Unverträglich mit starken Oxidationsmitteln.

Anwendung

Natives R. wird in dermalen Zubereitungen als Fettkomponente (AK 5-12,5 %) eingesetzt. In Kosmetika fungiert R. als hautfreundliche Ölkomponente mit Okklusiveigenschaften (AK ≤ 80 %). Raffiniertes R. ist Cosolvens, Lösungs- bzw. Suspensionsmittel für Präparate zur i. m. und s. c.-Injektion (Strickley 2004). Als Weichmacher in Filmüberzügen ist es wegen seiner relativ hohen Wasserdampfdurchlässigkeit anderen Weichmachern unterlegen (Crawford und Esmerian 1971).

Toxizität

Obwohl R. als Laxans obsolet ist, wird es nach wie vor von der FDA als sicheres und effektives Laxativum geführt. Der ADI-Wert beträgt 0,7 mg/kg Körpergewicht. R ist nicht gentoxisch, nicht mutagen, nicht hautreizend oder sensibilisierend (Anonymus 2007).

Literatur

Anonymus (2007): Final Report on the safety assessment of ricinus communis (Castor) seed oil, hydrogenated castor oil, glyceryl ricinoleate, glyceryl ricinoleate SE, ricinoleic acid, potassium ricinoleate, sodium ricinoleate, zinc ricinoleate, cetyl ricinoleate, ethyl ricinoleate, glycol ricinoleate, isopropyl ricinoleate, methyl ricinoleate, and octyldodecyl ricinoleate, Int J Toxicol **26** (Suppl. 3), 31-77. Crawford RR und Esmerian OK (1971): Effect of plasticizers on some physical properties of cellulose acetate phthalate films, J Pharm Sci **60**, 312-314. Strickley RG (2004): Solubilizing excipients in oral and injectable formulations, Pharm Res **21**(2), 201-230.

Handelsprodukte

Siehe Kapiteleinleitung.

Hydriertes Rizinusöl

→ Schmiermittel

Raffiniertes Sesamöl

Arzneibücher

PhEur: Raffiniertes Sesamöl; USP/NF: Sesame Oil; JP/JPE: Sesame Oil; INCI: Sesamum Indicum (Sesame) Seed Oil. CAS 8008-74-0, EINECS 232-370-6.

Synonyma/Definitionen

Oleum sesami, Sesami oleum raffinatum, das aus den reifen Samen von *Sesamum indicum* L. durch Pressung oder durch Extraktion und anschließende Raffination gewonnene fette Öl. Ein geeignetes Antioxidans kann zugesetzt sein (PhEur). Das Öl besteht aus ≥95 % Glyceriden mit den Haupt-Fettsäuren: Linolsäure 35-50 %, Ölsäure 35-50 %, Palmitinsäure 7-12 %, Stearinsäure 3-6 %, alle anderen Fettsäuren ≤1 %. Die Charakterisierung der PhEur erfolgt im Gegensatz zu anderen Ölen jedoch nicht über die Fettsäuren sondern über die Triglycerid-Zusammensetzung, wobei aufgrund der Fettsäurenzusammensetzung Triglyceride mit Ölsäure und Linolsäure überwiegen. Zur Struktur siehe Triglyceride sowie raffiniertes Rapsöl.

Eigenschaften

Klare, hellgelbe bis fast farblose, ölige Flüssigkeit mit einem schwachen angenehmen Geruch und einem fettigen, faden Geschmack. *Löslichkeit:* **ll:** Chloroform, Ether, Hexan und Petrolether; **ul:** Ethanol 95 %, Wasser. Dichte ca. 0,919 (0,916 bis 0,920) g/cm³, Brechungsindex ca. 1,473 (1,4650-1,4665), Wassergehalt ≤0,05 %, Viskosität 43 mPa·s (20 °C), spezifische Drehung +1° bis +9° (25 °C). Kennzahlen: PZ ≤10,0, SZ ≤0,5 (PhEur); IZ 103-116, VZ 188-195 (USP/NF), EP -5 °C, Flammpunkt 338 °C.

Stabilität

Siehe Natives Erdnussöl.

Inkompatibilitäten

Siehe Natives Erdnussöl.

Anwendung

Lösungsmittel für retardierte i. m.-Injektionen von Steroiden wie Estradiolvalerat, Hydroxyprogesteroncaproat, Testosteronoenantat und Nandrolondecanoat sowie andere öllösliche Verbindungen wie Fluphenazin und Haloperidoldecanoat (Rote Liste 2012). Ölkomponente in Salben und Oleogelen (Rote Liste 2012). R. wird als Träger für subkutane Injektionen, perorale Kapselpräparate und als Bestandteil von Suppositorien und Augenpräparaten, Suspensionen, Emulsionen, selbstemulgierenden Systemen und transdermalen Zubereitungen in der Literatur vorgeschlagen.

Toxizität

R. ist als Lebensmittel nicht toxisch und nicht reizend.

Literatur

Rote Liste (2012): Sesamöl, www.rote-liste.

Handelsprodukte

Siehe Kapiteleinleitung.

Hydriertes Sojaöl

Arzneibücher

PhEur: Hydriertes Sojaöl; USP/NF: Hydrogenated Soybean Oil; INCI: Hydrogenated Soybean Oil.

Synonyma/Definitionen

Soiae oleum hydrogenatum, das aus den Samen von *Glycine max* (L.) Merr gewonnene, nachfolgend gereinigte, gebleichte, hydrierte und desodorierte Öl (PhEur). Das Öl besteht hauptsächlich aus Triglyceriden mit den Haupt-Fettsäuren: Stearinsäure 79,0-89,0 %, Palmitinsäure 9,0-16,0 %, Ölsäure ≤4 %, alle anderen Fettsäuren ≤1 %. Zur Struktur siehe Triglyceride und Ölsäure .

Eigenschaften

Weiße bis fast weiße Masse oder Pulver, schmilzt beim Erhitzen zu einer klaren, blassgelben Flüssigkeit. *Löslichkeit:* **ll:** Dichlormethan, Petrolether (in der Wärme), Toluol; **ssl:** Ethanol; **ul:** Wasser. Dichte ca. 0,90, Wassergehalt ≤0,3 % (USP/NF). Kennzahlen: PZ ≤ 10, SZ ≤0,5, Smp 66-72 °C (PhEur), VZ 175-200. H. zeigt Polymorphie; es sind drei Modifikationen α-(exotherme Umwandlung bei 60 °C), β'-(Smp 56 °C) und die β-Modifikation (stabilste Form, Smp 71 °C) nachgewiesen (deMan et al. 1989).

Stabilität

H. ist abgesehen von den möglichen polymorphen Umlagerungen stabil.

Inkompatibilitäten

Verseifung durch Alkali, unverträglich mit Oxidationsmitteln.

Anwendung

Haupteinsatzgebiet von H. ist die Einstellung der Konsistenz von Füllmassen in Weichgelatinekapseln, die zumeist in Mischung mit raffiniertem Sojaöl vorgenommen wird. Daneben wird H. in Pulverform als Schmiermittel in Tabletten- und Kapselformulierungen, insbesondere Brausetabletten eingesetzt (AK 1-3 %), da es im Gegensatz zu Magnesiumstearat geschmacklich neutral ist und keinen Schmiermittelfilm an der Oberfläche der Lösung bildet. H. wird außerdem zur Herstellung von Implantaten auf Fett-Basis mit dem Wirkstoff Propranolol verwendet (Kreye et al. 2011). Metoprolol-Retard-Pellets auf Basis von H., die als "schwimmende Arzneiform" formuliert sind, beschreiben Chansanroj et al. (2007). Mit Aspirin als Wirkstoff können mittels Sprüherstarrung H.-haltige Micro-Pellets hergestellt werden, die im Teilchengrößenbereich 90-250 µm eine Freisetzungsrate 1. Ordnung und im Teilchengrößenbereich 250-355 µm eine Freisetzung 0. Ordnung aufweisen (Guo et al. 2005).

Toxizität

H. ist nicht toxisch und nicht reizend.

Literatur

Chansanroj K et al (2007): Development of a multi-unit floating drug delivery system by hot melt coating technique with drug-lipid dispersion, J Drug Deliv Sci Technol **17**(5), 333-338. deMan L et al (1989): Polymorphic behavior of some fully hydrogenated oils and their mixtures with liquid oil, J Am Oil Chem Soc **66**(12), 1777-1780. Guo Q et al (2005): Investigation of the release of aspirin from spray-congealed micropellets, J Microencaps **22**(3), 245-251. Kreye F et al (2011): Cast lipid implants for controlled drug delivery: Importance of the tempering conditions, J Pharm Sci **100**(8), 3471-3481.

Handelsprodukte

Produkt/ *Hersteller*	**Eigenschaften**	**Anwendung**
Sojaöl, hydriert/*Abitec*		
Sterotex HM NF	Smp 57-70 °C, TG: < 150 µm ≥ 95 %, < 425 µm ≥ 99 %	Tabletten-schmiermittel
Sojaöl, hydriert/*Anmol Chemicals*		
USP NF/BP/Food grade	Smp 66-72 °C,	s. Text
Sojaöl, hydriert/*Erhard Wagner*		
Ewanol SJ-HY	Frei von Glycerolmooleat	s. Text

Raffiniertes Sojaöl

Arzneibücher

PhEur: Raffiniertes Sojaöl; USP/NF: Soybean Oil; JP/JPE: Soybean Oil; INCI: Glycine Soja (Soybean) Oil. CAS 8002-03-7, EINECS 232-274-4.

Synonyma/Definitionen

Soiae oleum raffinatum, Sojaöl, das aus den Samen von *Glycine max* (L.) Merr gewonnene und nachfolgend raffinierte Öl (PhEur). Die Samen enthalten bis zu 20 % fettes Öl. Das Öl besteht hauptsächlich aus Triglyceriden mit den Haupt-Fettsäuren: Linolsäure 48,0 58,0 %; Ölsäure 17,0-30,0 %, Palmitinsäure 9,0-13,0 %, Linolensäure 5,0-11,0 %, Stearinsäure 2,5-5,0 %, alle anderen Fettsäuren ≤1 %. Zur Struktur siehe Triglyceride und raffiniertes Rapsöl.

Eigenschaften

Klare, blassgelbe, durchscheinende, schwach viskose geruchlose oder nahezu geruchlose, ölige Flüssigkeit. *Löslichkeit:* **ll:** Chloroform, Ether, Hexan, Methylacetat, Petrolether, Trichlorethylen; **ul:** Ethanol 96 %, Methanol und Wasser. Dichte ca. 0,922 (0,916-0,922/25 °C) g/cm³, Brechungsindex ca. 1,475 (1,471-1,475), Viskosität ca. 50 mPa·s (25 °C), Oberflächenspannung ca. 25 mN/m (25 °C), Grenzflächenspannung gegen Wasser 19,9 mN/m (25 °C), Wassergehalt ≤0,1 %. Kennzahlen: PZ ≤10, SZ ≤0,5 (PhEur); EP -10 bis -16 °C, Flammpunkt 282 °C, spezifische Wärme 1,92 J/g (19,7 °C). Zu den physikalischen Kenndaten siehe auch Pryde 1980.

Stabilität

R. unterliegt dem Fettverderb; ranziges R. hat einen unangenehm scharfen Geruch und Geschmack. Die Zersetzung wird durch Spuren von Schwermetallen wie Kupfer und Eisen gefördert. R. zur Herstellung von Parenteralia muss in dicht verschlossenen Behältnissen unter Inertgas gelagert werden.

Inkompatibilitäten

Verseifung durch Alkali, Gefahr des Fettverderbs wegen des hohen Anteils ungesättigter Fettsäuren, unverträglich mit Oxidationsmitteln.

Anwendung

R. wird hauptsächlich zur Substitution von Fetten in der parenteralen Ernährung in Form von O/W-Emulsionen eingesetzt (McNiff 1977 und Phillips und Odgers 1982). Für i. m.-Injektionen wird R. oft mit anderen Fetten und Ölen kombiniert (Strickley 2004). R.-Emulsionen sind Träger für Wirkstoffe zur peroralen und parenteralen Anwendung wie Amphotericin, Diazepam, Ibuprofen, Vitamine u. a.. All-trans-Retinsäure wird für die parenterale Krebsbehandlung in SLN aus Cetylpalmitat und Sojaöl eingeschlossen (Chinsriwongkul et al. 2012). In der parenteralen Ernährung von Neugeborenen wird eine Kombination aus R., mittelkettigen Triglyceriden und Fischölen anstelle einer Versorgung mit reinem Sojaöl empfohlen (Rayyan et al. 2012).

Toxizität

R. ist nicht toxisch und nicht reizend. In Tierversuchen wird R. sogar eine Leberschutzfunktion zugesprochen (Nishimura M et al. 2006). In der Literatur werden vereinzelt Fälle von Nebenwirkungen wie Hypersensitivität, ZNS-

Reaktionen und Fettembolien beschrieben, die wahrscheinlich aber auf unzureichende technologische Aufbereitung der Emulsion zurückgeführt werden müssen.

Literatur

Chinsriwongkul A et al (2012): Nanostructured lipid carriers (NLC) for parenteral delivery of an anticancer drug, AAPS PharmSciTech **13**(1), 150-158. McNiff BL (1977): Clinical use of 10 % soybean oil emulsion, Am J Hosp Pharm **34**, 1080-1086. Nishimura et al (2006): Soybean oil fat emulsion to prevent TPN-induced liver damage: possible molecular mechanisms and clinical implications, Biol Pharm Bull **29**(5), 855-862. Phillips GD und Odgers CL (1982): Parenteral nutrition: current status and concepts, Drugs **23**(4), 276-323. Pryde EH (1980): Physical properties of soybean oil, in Erickson DR und Pryde EH (eds.), Handbook of soy oil processing and utilization, Am. Soybeam Assoc, St Louis, MO, USA, 33-47. Rayyan M et al (2012): Short-term use of parenteral nutrition with a lipid emulsion containing a mixture of soybean oil, olive oil, medium-chain triglycerides, and fish oil: a randomized double-blind study in preterm infants, JPEN, Journal of Parenteral and Enteral Nutrition, **36**(Suppl. 1), 81S-94S. Strickley RG (2004): Solubilizing excipients in oral and injectable formulations, Pharm Res **21**(2), 201-230.

Handelsprodukte

Siehe Kapiteleinleitung.

Raffiniertes Sonnenblumenöl

Arzneibücher

PhEur: Raffiniertes Sonnenblumenöl; USP/NF: Sunflower Oil; JP/JPE: Sunflower Oil; INCI: Helianthus Annuus (Sunflower) Seed Oil. CAS 8001-21-6, EINECS 232-273-9.

Synonyma/Definitionen

Helianthi annui oleum raffinatum, Oleum helianthi, Sonnenblumensamenöl, das aus den Samen von *Helianthus annuus* L. durch mechanisches Auspressen oder durch Extraktion gewonnene und nachfolgend raffinierte fette Öl. Ein geeignetes Antioxidans kann zugesetzt sein (PhEur). Die Samen enthalten 40-50 % fettes Öl. Das Öl besteht hauptsächlich aus Triglyceriden mit den Haupt-Fettsäuren: Linolsäure 48,0-74,0 %; Ölsäure 14,0-40,0 %, Palmitinsäure 4,0-9,0 %, Stearinsäure 1,0-7,0 %. Zur Struktur siehe Triglyceride.

Eigenschaften

Klare, hellgelbe, durchscheinende, schwach viskose, ölige Flüssigkeit von schwachem Geruch und angenehmem, charakteristischem Geschmack. *Löslichkeit:* **ll:** Benzol, Chloroform, Ether, Hexan, Petrolether, Tetrachlorkohlenstoff; **sl:** Ethanol **ul:** Wasser. Dichte ca. 0,921 (0,920-0,927) g/cm³, Brechungsindex ca. 1,474 (1,472-1,474/25 °C), Viskosität ca. 50-70 mPa·s (20 °C), Oberflächenspannung ca. 30 mN/m (20 °C), Grenzflächenspannung gegen Wasser ca. 25 mN/m (20 °C), Wassergehalt ≤0,3 % (USP/NF). Kennzahlen: PZ ≤10, SZ ≤0,5 (PhEur); IZ 125-140, OHZ 14-16, VZ 180-200, Smp -18 °C, spezifische Wärme 2500 J/g (Thomas 2000).

Stabilität

R. unterliegt dem Fettverderb, ranziges R. hat einen unangenehm scharfen Geruch und Geschmack. Als Antioxidans wird Butylhydroxytoluol vorgeschlagen.

Inkompatibilitäten

Verseifung durch Alkali, Gefahr des Fettverderbs wegen des hohen Anteils ungesättigter Fettsäuren, unverträglich mit Oxidationsmitteln. Eisenoxid und Zinkoxid wirken bei der Zersetzung katalytisch.

Anwendung

R. wird hauptsächlich in der Margarineherstellung verwendet. Pharmazeutisch wird es als Füllmasse für Weichgelatinekapseln und zur Herstellung von Salben und Cremes vorgeschlagen.

Toxizität

R. ist als Nahrungsmittel nicht toxisch und nicht reizend.

Literatur

Thomas A (2000): Fats and fatty oils, Ullmann's Encyclopedia of Industrial Chemistry Wiley-VCH, Weinheim, DOI: 10.1002/14356007.a10_173.

Handelsprodukte

Siehe Kapiteleinleitung.

Weizenkeimöl

Arzneibücher

PhEur: Natives Weizenkeimöl, Raffiniertes Weizenkeimöl; JP/JPE: Wheat Germ Oil; INCI: Triticum Vulgare (Wheat) Germ Oil. CAS 68917-73-7.

Synonyma/Definitionen

Tritici aestivi oleum virginale und Tritici aestivi oleum raffinatum, Oleum tritici, das aus den Keimlingen von *Triticum aestivum* L. durch

Kaltpressung oder mithilfe anderer geeigneter mechanischer Verfahren gewonnene fette Öl (PhEur). Die Keimlinge enthalten 8-11 % Öl. Das Öl besteht hauptsächlich aus Triglyceriden mit den Haupt-Fettsäuren: Linolsäure 52,0-59,0 %; Ölsäure 12,0-23,0 %, Linolensäure 3,0-10,0 %, Palmitinsäure 14,0-19,0 %, Stearinsäure ≤2 %, Eicosensäure ≤2 %. Weizenkeimöl enthält Tocopherole. Zur Struktur der Fette siehe Triglyceride und Ölsäure.

Eigenschaften

Klare, hellgelbe bis goldgelbe, durchscheinende, schwach viskose, ölige Flüssigkeit von schwachem Geruch und charakteristischem, angenehmem Geschmack. *Löslichkeit:* **ll:** Benzol, Chloroform, Ether, Hexan, Petrolether; **ul:** Ethanol, Wasser. Dichte ca. 0,925 (0,920-0,927) g/cm³, Brechungsindex ca. 1,468-1,478 (20 °C), Wassergehalt ≤0,1 % (PhEur). Kennzahlen: PZ ≤15/10 (nativ/raffiniert, PhEur), SZ ≤20,0/0,9 (nativ/raffiniert, PhEur); IZ 115-126, OHZ 14-16, VZ 180-189, Smp 0 °C (Thomas 2000).

Stabilität

W. unterliegt dem Fettverderb, ranziges W. hat einen unangenehm scharfen Geruch und Geschmack. Als Antioxidans wird Butylhydroxytoluol vorgeschlagen.

Inkompatibilitäten

Verseifung durch Alkali, Gefahr des Fettverderbs wegen des hohen Anteils ungesättigter Fettsäuren, unverträglich mit Oxidationsmitteln.

Anwendung

W. wird hauptsächlich als Nahrungsergänzungsmittel eingesetzt; pharmazeutisch selten in Hautölen, Wundölen und Pudern.

Toxizität

W. ist als Nahrungsmittel nicht toxisch und nicht reizend.

Literatur

Thomas A (2000): Fats and fatty oils, Ullmann's Encyclopedia of Industrial Chemistry Wiley-VCH, Weinheim, DOI: 10.1002/14356007.a10_173.

Handelsprodukte

Siehe Kapiteleinleitung.

11.2. Synthetische Öle

Benzylbenzoat

Arzneibücher

PhEur: Benzylbenzoat; USP/NF: Benzyl Benzoate; JP/JPE: Benzyl Benzoate; INCI: Benzyl Benzoate. CAS 120-51-4, EINECS 204-402-9.

Synonyma/Definitionen

Benzylis benzoas, Benzylium benzoicum, Benzoesäurebenzylester, Phenylmethylbenzoat. $C_{14}H_{12}O_2$, M_r 212,2.

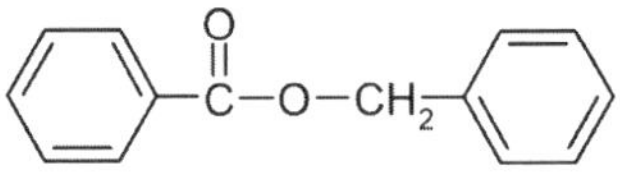

Eigenschaften

Klare, farblose bis fast farblose, ölige Flüssigkeit, schwach-aromatischer, charakteristischer Geruch und scharfer, brennender Geschmack. Die Substanz verfestigt sich bei 17 °C zu klaren, farblosen Nadeln oder Plättchen (Hassan und Mossa 1981). *Löslichkeit:* **l:** Aceton, Benzol, Chloroform, Ethanol 95 %, Ether, etherische Öle, fette Öle, Fettsäuren, Methanol, Mineralöle; **ul:** Glycerol, Wasser. Dichte 1,118-1,122 g/cm^3, Brechungsindex 1,568-1,570. Smp 18-20 °C. EP 17 °C, Sdp 323-324 °C, Flammpunkt 148 °C. Verdampfungsenthalpie 57 kJ/mol, Viskosität 5 mPa·s.

Stabilität

B. ist stabil. Nach Temperaturbelastung über 14 Tage bei 140 °C bzw. 20 Tage/90 °C wird weder mit Differentialthermoanalyse noch gaschromatographisch eine Zersetzung beobachtet (Patrunky und Wollmann 1982). B. ist somit hitzesterilisierbar.

Inkompatibilitäten

Unverträglich mit Alkali und starken Oxidationsmitteln.

Anwendung

B. wird als nicht wässriges Lösungsmittel und als Lösungsvermittler für intramuskuläre Injektionspräparate in Konzentrationen bis zu 50 % verwendet. Obwohl B. in Wasser unlöslich ist (Basislöslichkeit $6{,}96 \cdot 10^{-3}$ mol/L), kann durch hydrotrope Zusätze wie Trinatriumcitrat, Natriumsalicylat oder Natriumbenzoat seine Löslichkeit in Wasser um den Faktor 10-20 gesteigert werden (Meyyappan und Gandhi 2005).

Mit B. als öliger Phase können unter Einsatz von Ei-Lecithin (0,4-1,2 %) und Polysorbat 80 (1 bis 3 %) als Emulgatoren selbstemulgierende Systeme als O/W-Emulsionen des Wirkstoffs Paclitaxel hergestellt werden (Lo et al. 2010). Poloxamer-Mizellen lagern B. vollständig in ihrem Inneren unter Quellung ein. Die Form der Mizellen geht dabei von der Kugelform in eine Stabform über (Sharp et al. 2010). B. bildet mit 12-Hydroxystearinsäure als Gelbildner organische, wasserunlösliche Gele. Zunächst wird 12-Hydroxystearinsäure bei Temperaturen von 60-70 °C in B. gelöst und anschließend rasch abgekühlt. Bei Abkühlung auf 25 °C entsteht ein feines, engmaschiges Gelgerüst, während bei 50 °C ein grobmaschiges Gel resultiert. Beide Gele unterscheiden sich in ihrem rheologischen Verhalten. Anwendung: transdermale Systeme (Li et al. 2009). In der Kosmetik wird B. als Stabilisator für aliphatische Alkohole und Aldehyde in Parfüm-Kompositionen eingesetzt.

Toxizität

B. wird im Körper schnell metabolisiert und durch Hydrolyse zu Benzoesäure und Benzylalkohol abgebaut. Benzylalkohol wird zur Hippursäure metabolisiert, die im Urin ausgeschieden wird. B. wird in Form von bis zu 25%igen Lösungen zur topischen Behandlung der Krätze als Wirkstoff eingesetzt. B. kann Reizungen der Haut hervorrufen und sollte von Personen mit Neigung zu Allergien gemieden werden. LD_{50} 1,4 g/kg (Maus, oral), LD_{50} 1,68 g/kg (Kaninchen, oral), LD_{50} 0,5 g/kg (Ratte, oral), LD_{50} 4,0 g/kg (Kaninchen, dermal), LD_{50} 4,0 g/kg (Ratte, dermal).

Literatur

Hassan MMA und Mossa JS (1981): Benzyl benzoate, Anal Profiles Drug Subst **10**, 55-74. Li JL et al (2009): Nanoengineering of a biocompatible organogel by thermal processing, J Phys Chem B **113**(15), 5011-5015. Lo JT et al (2010): Self-emulsifying O/W formulations of paclitaxel prepared from mixed nonionic surfactants, J Pharm Sci **99**(5), 2320-2332. Meyyappan N und Gandhi NN (2005): Effect of hydrotropes on the solubility and mass transfer coefficient of benzyl benzoate in water, J Chem Engin Data **50**(3), 796-800. Patrunky M und Wollmann H (1982): Stability testing of some drugs containing ester groups: benzyl benzoate, benzyl mandelate and propyl gallate. Part 11: Stability of drugs and preparations containing the drugs, Zentralbl Pharm Pharmakother Laboratoriumsdiagn **121**(9), 851-856. Sharp MA et al (2010): Solubilisation of model adjuvants by Pluronic block copolymers, J Colloid Interf Sci **344** (2), 438-446.

Handelsprodukte

Produkt/ *Hersteller*	**Eigenschaften**	**Anwendung**
Benzylbenzoat/*Alfa Aesar*		
Benzylbenzoat	Smp 18-20°C, Flammpunkt 147 °C	Lösemittel
Benzylbenzoat/*Blau Chemie*		
Benzylbenzoat	s. u.	s.o.
Benzylbenzoat/*Merck Millipore*		
Benzylbenzoat	Smp 21 °C, Flammpunkt 158 °C	Biozid, Krätzemittel, Lösemittel
Benzylbenzoat/*Sigma Aldrich*		
Benzylbenzoat	Smp 17-20 °C, Flammpunkt 158 °C	Biozid, Lösemittel

Cyclomethicone → Salbengrundstoffe

Decyloleat

Arzneibücher

PhEur: Decyloleat; JP/JPE: Decyl Oleate; INCI: Decyl Oleate. CAS 3687-46-5, EINECS 222-981-6.

Synonyma/Definitionen

Decylis oleas, Decylium oleinicum, Ölsäuredecylester, ein Gemisch aus Decylestern von Fettsäuren, hauptsächlich von Ölsäure (*cis*-9-Octadecensäure). Die Substanz kann ein geeignetes Antioxidans enthalten. Gehalt: mindestens 60 % Ölsäure (PhEur). $C_{28}H_{54}O_2$, M_r 422,73.

$$H_3C-(CH_2)_7-CH=CH-(CH_2)_7-C(=O)-O-(CH_2)_9-CH_3$$

Eigenschaften

Klare, blassgelbe bis farblose, ölige Flüssigkeit, nahezu geruchlos oder schwacher, charakteristischer Geruch und fader, fettiger Geschmack. *Löslichkeit:* **ll:** Benzol, Chloroform, Dichlormethan, Ethanol 96 %, Ether, Petrolether, fette Öle und flüssiges Paraffin; **ul:** Wasser. Dichte 0,860-8,70 g/cm^3, Wassergehalt ≤1 %, Brechungsindex 1,440-1,452. Kenndaten: IZ ≤75-95, OHZ ≤2, PZ ≤10, SZ ≤1, VZ 130-140. EP ≤5 °C (unter Bildung einer salbenartigen Masse). Smp 2,8 °C (Reinsubstanz mittels DSC, Yao et al. 2008), Flammpunkt 92 °C. Verdampfungsenthalpie 76 kJ/mol, Viskosität 15,9 mPa·s (Cetiol V/20 °C) 13,5 mPa·s (Dietz 1999), Oberflächenspannung 31 mN/m (Dietz 1999).

Stabilität

D. ist wegen seiner Doppelbindungen oxidationsempfindlich. In alkalischer Lösung besteht die Gefahr der Hydrolyse.

Inkompatibilitäten

Keine.

Anwendung

Ähnlich wie Oleyloleat ist D. Ölkomponente in Salben, Cremes und flüssigen Emulsionen; auch zur Substitution von flüssigem Paraffin bei empfindlichen Patienten geeignet und als Vehikel für lipophile Arzneistoffe. D. spreitet auf der Haut und besitzt ein gutes Penetrationsvermögen. Im Vergleich zu Oleyloleat ist D. weniger lipophil, so dass es etwas hydrophilere Wirkstoffe aufnehmen kann. In kosmetischen Zubereitungen wird D. in Konzentrationen von ≤0,1 bis >50 % eingesetzt. Hauptanwendungsgebiete: Badeöle, Lidschatten, Shampoos, Lippenstifte und Feuchtigkeitscremes. D hat fotoprotective Eigenschaften in der UV-A-Region von 320-400 nm. Formulierungen, die D. und Carnaubawachs im Verhältnis 1:1 oder 1:2 in nanopartikulärer Form enthalten, können zusammen mit Bariumsulfat, Strontiumcarbonat oder Titandioxid als Sonnenschutzmittel eingesetzt werden (Villalobos-Hernandez und Mueller-Goymann 2007). Die sensorischen Eigenschaften von D. wie Einreibeverhalten, Glanz, Rückstand auf der Haut und Gleitfähigkeit können durch Messung physikalischer Eigenschaften wie Spreitung, Viskosität und Oberflächenspannung unter Anwendung statistischer Methoden vergleichend mit anderen Ölkomponenten vorhergesagt werden (Parete et al. 2005).

Toxizität

D. ist kaum haut- und schleimhautreizend, auch bei Anwendung der Reinsubstanz. Die Substanz hat ein geringes Potenzial zur Augenreizung (Cosmet Toiletry Fragrance Assoc 1982).

Literatur

Cosmet Toiletry Fragrance Assoc (1982): Final report on the safety assessment of decyl and isodecyl oleates, J Am College Toxicol **1**(2), 85-95. Dietz T (1999): Basic properties of cosmetic oils and their relevance to emulsion preparations, SÖFW-Journal **125**(7), 2, 4-6, 8-9. Parete ME et al (2005): Study of sensory properties of emollients used in cosmetics and their correlation with physicochemical properties, J Cosmet Sci **56**(3), 175-182. Villalobos-Hernandez JR und Mueller-Goymann CC (2007): In vitro erythemal UV-A protection factors of inorganic sunscreens distributed in aqueous media using carnauba wax-decyl oleate nanoparticles, Eur J Pharm Biopharm **65**(1), 122-125. Yao L et al (2008): Melting points and viscosities of fatty acid esters that are potential targets for engineered oilseed, J Am Oil Chem Soc **85**, 77–82.

Handelsprodukte

Produkt/ *Hersteller*	Eigenschaften	Anwendung
Decyloleat/*BASF Pharmaceuticals (ehemals Cognis)*		
Kollicream DO(früher Cetiol V)		Erweichender Zusatz in Kosmetika, Lösungsvermittler für öllösliche Wirkstoffe
Rofetan/*Ecogreen*		
Rofetan DO		Erweichender Zusatz in Kosmetika (W/O- und O/W-Emulsionen)
Decyloleat/*Mosselmann*		
Decyloleat		Weichmacher

Ethyloleat

Arzneibücher

PhEur: Ethyloleat; USP/NF: Ethyl Oleate; JP/JPE: Ethyl oleate; INCI: Ethyl Oleate. CAS 111-62-6 (*Z*-Form), EINECS 203-889-5 und CAS 6512-99-8 (racem. Form).

Synonyma/Definitionen

Ethylis oleas, Ethylium oleinicum, Ölsäureethylester, ein Gemisch aus Ethylestern von Fettsäuren, hauptsächlich von Ölsäure (*cis*-9-Octadecensäure). Die Substanz kann ein geeignetes Antioxidans enthalten (PhEur). $C_{20}H_{38}O_2$, M_r 310,51. Zur Struktur siehe Decyloleat.

Eigenschaften

Klare, hellgelbe bis farblose, ölige Flüssigkeit, unangenehmer, charakteristischer Geruch und fader, fettiger Geschmack. *Löslichkeit:* **ll:** Benzol, Chloroform, Dichlormethan, Ethanol 96 %, Ether, Petrolether, fette Öle und flüssiges Paraffin; **ul:** Wasser. Dichte 0,866-0,874 g/cm^3, Wassergehalt ≤1 %, Brechungsindex 1,440-1,452. Kenndaten: IZ ≤75-90, PZ ≤10, SZ

≤1, VZ 177-180. Smp -23 bis -24 °C (Reinsubstanz mittels DSC, Yao et al. 2008), Flammpunkt 92 °C. Verdampfungsenthalpie 64 kJ/mol, Viskosität 5 mPa·s.

Stabilität

E. ist wegen seiner Doppelbindungen oxidationsempfindlich. In alkalischer Lösung besteht die Gefahr der Hydrolyse. E. ist hitzesterilisierbar (1 h bei 150 °C).

Inkompatibilitäten

Kautschuk (Quellung), Oxidationsempfindlichkeit steigt unter Lichteinwirkung.

Anwendung

E. wird als Lösungsmittel für intramuskuläre Injektionspräparate und transdermale Systeme, insbesondere bei Steroidhormonen empfohlen. Ferner dient es als Ölkomponente in Mikroemulsionen des Wirkstoffes Valdecoxib, die anschließend zu Carbopol-Gelen weiterverarbeitet werden (Saleem et al. 2008). E. wird auch als äußere Phase bei der Herstellung von monodispersen Wasser-in-Öl-Emulsionen eingesetzt (Sugiura et al. 2001). Zur Konservierung werden Propylgallat und/oder Butylhyroxyanisol empfohlen.

Toxizität

E. ist nicht reizend oder sensibilisierend und nicht carcinogen. Obwohl E. als Lösungsmittel für intramuskuläre Injektionen allgemein akzeptiert ist, sind toxikologische Daten eher rar. Eine subchronische Toxizitätsstudie über 91 Tage an Ratten ergab keine Unterschiede zwischen E. und dem als Kontrollöl eingesetzten Distelöl (Bookstaff et al. (2004). LD 50 >5 g/kg (Ratte,oral).

Literatur

Bookstaff RC et al (2004): The safety of ethyl oleate is supported by a 91-day feeding study in rats, Regulatory Toxicol Pharmacol **39**(2), 202-213. Saleem M et al (2008): Preparation and evaluation of valdecoxib emulgel formulations, Biomed Pharmacol J **1**(1), 131-138. Sugiura S et al (2001): Preparation characteristics of monodispersed water-in-oil emulsions using microchannel emulsification, J Chem Engin Japan **34**(6), 757-765. Yao L et al (2008): Melting points and viscosities of fatty acid esters that are potential targets for engineered oilseed, J Am Oil Chem Soc **85**, 77-82.

Handelsprodukte

Produkt/ *Hersteller*	**Eigenschaften**	**Anwendung**
Ethyloleat/*Anmol Chemicals*		
Ethyloleat USP NF grade	Dichte 0,866-0,874 g/cm^3 (20 °C),	Lösemittel für lipophile Wirkstoffe
Crodamol EO/*Croda*		
Crodamol EO, früher Estol 3660	HLB 11	Träger, Lösemittel für lipophile Wirkstoffe, Erweichungsmittel
Ethyloleat/*Heni Chemical*		
Ethyloleat	USP/Ph.Eur./ BP grade	s.o.
Ethyloleat/*Mosselman*		
Ethyloleat		s.o.
DUB/*Stearinerie Dubois*		
DUB-OE	naturidentisch	s.o.
Ethyloleat/*TCI Japan*		
Ethyloleat	Reinheit > 95 %, Dichte 0,8680-0,8720 g/cm^3, Brechungsindex 1,4490-1,4530	s.o.

Isopropylmyristat

Arzneibücher

PhEur: Isopropylmyristat; USP/NF: Isopropyl Myristate; JP/JPE: Isopropyl Myristate; INCI: Isopropyl Myristate. CAS 110-27-0, EINECS 203-751-4.

Synonyma/Definitionen

Isopropylis myristas, Isopropylum myristicum, Isopropyltetradecanoat, Myristinsäureisopropylester; besteht aus (1-Methylethyl)tetradecanoat mit unterschiedlichen Mengen anderer Fettsäureisopropylester. Gehalt: ≥90 %. $C_{17}H_{34}O_2$, Mr 270,5.

$$H_3C-CH(CH_3)-O-C(=O)-(CH_2)_{12}-CH_3$$

Eigenschaften

Klare, farblose, ölige Flüssigkeit, praktisch geruchlos, von fadem, fettigem Geschmack. *Löslichkeit:* **ll:** Aceton, Chloroform, Dichlormethan, Ether, Ethanol (1 T. in 3 T.), Ethylacetat, fette Öle, flüssige Kohlenwasserstoffe, flüssiges Paraffin, Petrolether, Toluol und Wachse; l. löst Cholesterol und Lanolin **ul:** Glycerol, Glycole und Wasser. Dichte ca. 0,853 (PhEur), (0,850-0,857) g/cm^3, Brechungsindex 1,434-1,437 (PhEur). Kenndaten: EZ 205,5-210, IZ ≤1,

SZ ≤1, VZ 202-212. EP 3-5 °C (unter Bildung einer salbenartigen Masse), Tropfpunkt 8 °C (Dietz 1999), Sdp 320 °C, Flammpunkt ca. 144 °C, Verdampfungsenthalpie 56 kJ/mol, Viskosität 5-6 mPa·s, Oberflächenspannung 28,4 mN/m (Dietz 1999).

Stabilität

I. ist als Substanz stabil. In alkalischer Lösung besteht die Gefahr der Hydrolyse.

Inkompatibilitäten

Unverträglich mit starken Oxidationsmitteln. Gummi und einige Kunststoffe wie Nylon und Polyethylen quellen in Gegenwart von I.

Anwendung

Ölkomponente in Salben, Cremes und flüssigen Emulsionen, Vehikel für lipophile Arzneistoffe. I. spreitet auf der Haut und wirkt für viele Arzneistoffe als Penetrationsbeschleuniger, u. a. Betametasonvalerat, Calcitonin, Dexamethason, Dexchlorpheniraminmaleat, Letrozol, Meloxicam und Tizanidin·HCl. Diese Wirkung kann entweder durch eine Extraktion der Hautlipide, durch eine Verflüssigung der Lipidstrukturen in der Haut oder durch ein Eindringen des Penetrationsbeschleunigers in die Haut und eine damit verbundene Veränderung der Löslichkeit des Arzneistoffes hervorgerufen werden. Am Beispiel von Koffein wird gezeigt, dass I. die Permeabilität der menschlichen Haut durch eine Verflüssigung der Fettlipide, nachgewiesen durch eine Erniedrigung der Phasenübergangstemperatur der Hautlipide, signifikant erhöht (Dias et al 2007). Eine weitere Steigerung kann durch die Verwendung von Mischungen aus Propylenglykol, Dimethylisosorbid und I. erreicht werden (Ab Hadi et al. 2010). Die penetrationserhöhende Wirkung von I. wird auch bei transdermalen Systemen (Li et al 2011), Microemulsionen (Sishu et al. 2009) und bei Anwendungen mittels Iontophorese und Ultraschall ausgenutzt.

Toxizität

I. gilt als nicht toxisch und nicht hautreizend. Unverdünnt angewandt und in Formulierungen, die 15-58 % I. enthielten, zeigt es keine Hautreaktionen am Menschen. Wiederholte Gabe des unverdünnten I. über 21 Tage ergibt nur eine schwache Hautreaktion. Ein Produkt mit 43 % I. zeigt keinerlei Fototoxizität oder Foto-Kontaktdermatitis. In kosmetischen Formulierungen gilt das Produkt in den angewandten Konzentrationen von 0,1-50 % als sicher (Anon 1982). LD_{50} >16 ml/kg (Ratte, oral), LD_{50} 5 g/kg (Kaninchen, Haut).

Literatur

Ab Hadi H et al (2010): Chemical permeation enhancement strategies for improved topical caffeine delivery, J Pharm Pharmacol **62**(10), 1254-1255. Anon (1982): Final report on the safety assessment of myristyl myristate and isopropyl myristate, J Am College Toxicol **1**(4), 55-80. Dias M et al (2007): Influence of membrane-solvent-solute interactions on solute permeation in skin, Int J Pharm **340**, (1-2), 65-70. Dietz T (1999): Basic properties of cosmetic oils and their relevance to emulsion preparations, SÖFW-Journal **125**(7), 2, 4-6, 8-9. Li L et al (2011): Transdermal delivery of letrozole: effects of vehicles and organic acids on its permeation through rat skin, J Chinese Pharm Sci **20**(1), 57-62. Sishu et al (2009): Development of novel microemulsion-based topical formulations of acyclovir for the treatment of cutaneous herpetic infections, AAPS PharmSciTech **10**(2), 559-565.

Handelsprodukte

Produkt/ *Hersteller*	**Eigenschaften**	**Anwendung**
Kollicream IPM/*BASF*		
(Alter Name IPM PH Cognis)	Dichte 0,846-0854 g/cm^3, Brechungsindex 1,432-1,436	Hautöle, schwach fettende Emulsionen, Spreitungsmittel
Crodamol/*Croda*		
Crodamol IPM (alter Name Estol1511)	HLB 10	Topisch als Lösemittel und erweichender Zusatz
HallStar/*Hallstar*		
Hallstar IMP-NF	Brechungsindex 1,433 (25 °C), HLB 11-12, Dichte 0,85 g/cm^3	Erweichender Zusatz, Spreitungsmittel
Pionier/*Hansen & Rosenthal*		
Pionier IPM		Spreitungsmittel, Überfettungsmittel
Palmsurf IPM/*IOI Group*		
Palmsurf IPM		Spreitungsmittel, Überfettungsmittel
Isopropylmyristat/*Merck Millipore*		
Isopropylmyristat	Dichte 0,85 g/cm^3 (20 °C) , Brechungdsindex 1,434-1,436	s.o.
Isopropylmyristat/*Mosselmann*		
Isopropylmyristat Ph.Eur./BP/USP grade		Weichmacher

Produkt/ *Hersteller*	**Eigenschaften**	**Anwendung**
Isopropylmyristat/*Staub & Co.- Silbermann*		
Isopropyl-myristat		s.o.
Isopropylmyristat/*Erhard Wagner*		
Isopropyl-myristat	Gehalt > 90 %, Dichte 0,850-0,855 g/cm^3, Brechungsindex 1,4340-1,4370	s.o.

Isopropylpalmitat

Arzneibücher

PhEur: Isopropylpalmitat; USP/NF: Isopropyl Palmitate; JP/JPE: Isopropyl Palmitate; INCI: Isopropyl Palmitate. CAS 142-91-6, EINECS 205-571-1.

Synonyma/Definitionen

Isopropylis Palmitas, Isopropylum palmiticum, Isopropylhexadecanoat, Palmitinsäureisopropylester; besteht aus (1-Methylethyl)hexadecanoat mit unterschiedlichen Mengen anderer Fettsäureisopropylester. Gehalt: ≥90 %. $C_{19}H_{38}O_2$, Mr 298,5.

$$H_3C-CH(CH_3)-O-C(=O)-(CH_2)_{14}-CH_3$$

Eigenschaften

Klare, farblose, ölige Flüssigkeit, praktisch geruchlos, von fadem, fettigem Geschmack. *Löslichkeit:* **ll:** Aceton, Chloroform, Ether, Ethanol Ethylacetat, fette Öle, Isopropanol, flüssige Kohlenwasserstoffe, flüssiges Paraffin, Petrolether, Toluol und Wachse; **ul:** Glycerol, Glycole und Wasser. Dichte ca. 0,854 (PhEur), g/cm^3, Brechungsindex 1,436-1,440 (PhEur). Kenndaten: EZ ≤182-191, IZ ≤1, SZ ≤1, VZ 183-193. Wassergehalt ≤0,1 %, EP 13-15 °C (unter Bildung einer salbenartigen Masse), Smp 10-13 °C, Tropfpunkt 14 °C (Dietz 1999), Sdp 340,7 °C, Flammpunkt ca. 162 °C, Verdampfungsenthalpie 58,4 kJ/mol, Viskosität 5-10 mPa·s, Oberflächenspannung 28,9 mN/m (Dietz 1999), Löslichkeitsparameter nach Hildebrand 7,78 (Vaughan 1985).

Stabilität

O. ist als Substanz stabil. In alkalischer Lösung besteht die Gefahr der Hydrolyse.

Inkompatibilitäten

Siehe Isopropylmyristat.

Anwendung

Siehe Isopropylmyristat.

Toxizität

I. gilt als nicht toxisch und nicht hautreizend. Unverdünnt angewandt und in Formulierungen, die >50 % I. enthalten, zeigt es keine Haut- oder Schleimhautreaktionen am Menschen und wirkt nicht sensibilisierend. In kosmetischen Formulierungen gilt das Produkt in den angewandten Konzentrationen von 0,5->50 % als sicher, wobei zu beachten ist, dass das untersuchte Isopropylpalmitat 65 % I. und ca. 35 % Isopropylstearat enthielt (Cosmetic, Toiletry and Fragrance Association 1982).

Literatur

Cosmetic, Toiletry and Fragrance Association (1982): Final report on the safety assessment of octyl palmitate, cetyl palmitate and isopropyl palmitate, J Am College Toxicol **1**(2), 13-35. Dietz T (1999): Basic properties of cosmetic oils and their relevance to emulsion preparations, SÖFW-Journal **125**(7), 2, 4-6, 8-9. Vaughan CD (1985): Using solubility parameters in cosmetics formulation, J Soc Cosmet Chem **36**, 319-333.

Handelsprodukte

Produkt/ *Hersteller*	**Eigenschaften**	**Anwendung**
Crodamol/*Croda*		
Crodamol IPP (früher Estol 1517/1518)	Smp 13,5 °C, Visk. 5-7 mPa · s	Antistatikum, Feuchthaltemittel in Cremes
Pionier/*Hansen& Rosenthal*		
Pionier IPP	Visk. 5-10 mPa · s, Dichte 0,85-0,855 g/cm^3	Spreitungsmittel, Überfettungs-mittel
Palmsurf/*IOI Group*		
Palmsurf IPP	s.o.	Spreitungsmittel, Überfettungsmittel
Isopropylpalmitat/*Staub & Co.- Silbermann*		
IPP	Fließpunkt 12°C, Visk. 7 mPa · s (25°C)	Cremes
Isopropylpalmitat/*Erhard Wagner*		
Isopropyl-palmitat	Dichte 0,850-0,855 g/cm^3	Antistatikum, Feuchthaltemittel in Cremes

Mittelkettige Triglyceride

Arzneibücher

PhEur: Mittelkettige Triglyceride; USP/NF: Medium-Chain Triglycerides; JP/JPE: Medium-Chain Fatty Acid Triglycerides; INCI: Caprylic/Capric Triglyceride. CAS 85409-09-2,

EINECS 287-0 75-5 und CAS 65381-09-1, EINECS 265-724-3.

Synonyma/Definitionen

Triglycerida saturata media, ein Gemisch von Triglyceriden gesättigter Fettsäuren, hauptsächlich Caprylsäure (Octansäure) und Caprinsäure (Decansäure). Die Fettsäuren werden aus Öl gewonnen, das aus dem festen und getrockneten Teil des Endosperms von *Cocos nucifera* L. oder aus dem getrockneten Endosperm von *Elaeis guineensis* Jacq. extrahiert wird. Gehalt: mindestens 95 % gesättigte Fettsäuren mit 8 und 10 Kohlenstoffatomen (PhEur). Die Herstellung kann durch Isolierung der Fettsäuren und anschließende Veresterung mit Glycerol oder durch Umesterung erfolgen. Im letzteren Fall tritt nur ein intra- und intermolekularer Fettsäureaustausch ein. Fettsäurenzusammensetzung: Caprylsäure 50,0-80,0 %, Caprinsäure 20,0-50,0 %, andere Fettsäuren ≤3 %. M_r ca. 500. Zur Struktur siehe Triglyceride.

Eigenschaften

Farblose bis schwach gelbliche, ölige, praktisch geruch- und geschmacklose Flüssigkeit. *Löslichkeit:* **ll:** Aceton, Benzol, 2-Butanon, Chloroform, Dichlormethan, Ethanol, Ethanol 95 %, Ether, Ethylacetat, iso-Propanol, Petrolether, Tetrachlorkohlenstoff, Toluol und Xylol, mischbar mit Kohlenwasserstoffen und Triglyceriden; **ul:** Wasser. Dichte 0,93-0,96 g/cm^3, Brechungsindex 1,440-1,452, Wassergehalt ≤0,2 %, Viskosität 25-33 mPa·s, Oberflächenspannung 29,4 (31,0-32,5) mN/m. Kenndaten: SZ ≤0,2, IZ ≤1, OHZ ≤10, PZ ≤1, VZ 310-360, EP ca. -5 °C, Trübungspunkt ≤5 -10 °C (typabhängig).

Stabilität

M. sind als Substanz stabil und unterliegen wegen der Anwesenheit gesättigter Fettsäuren nicht dem Fettverderb. In alkalischer Lösung besteht die Gefahr der Hydrolyse. M. können bei 170 °C/1 Stunde hitzesterilisiert werden.

Inkompatibilitäten

M. sollen nicht in Kontakt mit Polystyrol-Verpackungen kommen, da diese brüchig werden. Ebenso sollte Polyethylen mit niedriger Dichte als Packmittel nicht verwendet werden, da M. in das Material eindringen.

Anwendung

M. werden als **ölige Träger** für perorale Lösungen, Emulsionen und Suspensionen bei solchen Wirkstoffen eingesetzt, die in wässrigem Milieu instabil sind. Wegen ihrer hohen Stabilität, ihrer niedrigen Viskosität und ihrer Spreitung werden M. als Trägerflüssigkeit in der Formulierung von Füllmassen für **Weichgelatinekapseln** eingesetzt. **Microemulsionen** mit M. als öliger Phase wirken u. a. bei folgenden Substanzen als Resolutionsbeschleuniger: Ibuprofen, Ketoprofen, Tamoxifen, Testosteron und Tolbutamid. Die Löslichkeit dieser Wirkstoffe in Wasser steigt um den Faktor 60-20.000 und die in-vivo-Bioverfügbarkeit, bestimmt an Ratten über die AUC, steigt, verglichen mit einer konventionellen Suspension, um den Faktor 2-9 (Araya et al. 2005). In **Parenteralia** werden M. als Ölphase in Emulsionen zur parenteralen Ernährung und als Träger in i. m.-Injektionen sowohl in Lösungen, Emulsionen und Suspensionen verwendet. Dies ist meist mit einer verzögerten Wirkstoffabgabe verbunden. In **Nanoemulsionen** mit Chlorambucil zeigen M. als Träger der Ölphase eine verbesserte Bioverfügbarkeit gegenüber langkettigen Triglyceriden (Song et al. 2010). M. sind Bestandteil von **Salben, Cremes und Emulsionen in der Dermatologie**, wobei z. B. für Methylnicotinat durch den Einsatz von M. eine Wirkungsverbesserung erzielt wird (Lippold und Reimann 1989, und Remane und Leopold 2006). Die Wirkung von *all*-trans-Retinol kann durch Einarbeitung in eine Pickering-Emulsion mit M. als Ölphase gesteigert werden (Simovic et al. 2011). In **rektalen Arzneiformen** verbessern M. das Lösungsverhalten und die Bioverfügbarkeit von Arzneistoffen, wie u. a. am Beispiel von Sulfacetamid gezeigt wird (Regdon et al. 1991).

Toxizität

M. sind nicht toxisch und zeigen keinerlei Haut- oder Augenreizung. Subchronische Toxizitätsstudien ergeben keinerlei Anhaltspunkte für toxische Effekte. M. zeigen keine Reproduktionstoxizität und Teratogenität und sind nicht carcinogen oder mutagen (Übersicht bei Traul et al. 2000).

Literatur

Araya H et al (2005): The novel formulation design of O/W microemulsions for improving the gastrointestinal absorption of poorly water soluble compounds, Int

J Pharm **305**(1-2), 61-74. Lippold BC und Reimann H (1989): Influence of vehicle on drug action in solution-type methyl nicotinate ointments. Part II: Relations between relative thermodynamic activity and bioavailability: penetration enhancement and unloading effects, Acta Pharm Technol **35**(3), 136-142. Regdon G et al (1991): Influence of excipients on in vitro release of active substances from suppositories, Pharm Ind **53**(3), 283-288. Remane Y und Leopold CS (2006): Time of erythema onset after application of methyl nicotinate ointments as response parameter: influence of penetration kinetics and enhancing agents, Skin Pharmacol Physiol **19**(6), 303-31. Simovic S et al (2011): Pickering emulsions for dermal delivery, J Drug Deliv Sci Technol **21**(1), 123-133. Song H et al (2010): Characterization and in vivo evaluation of novel lipid-chlorambucil nanospheres prepared using a mixture of emulsifiers for parenteral administration, Int J Nanomedicine **5**, 933-942. Traul KA et al (2000): Review of the toxicologic properties of medium-chain triglycerides, Food and Chemical Toxicology **38**(1), 79-98.

Handelsprodukte

Produkt/ ***Hersteller***	**Eigenschaften**	**Anwendung**
Kollisolv/*BASF*		
Kollisolv MCT60/70 (früher Myritol 318 PH)		Hautöle, fettende Emulsionen
Mittelkettige Triglyceride/*DuPont Nutrition & Bioscience*		
Grinsted MCT		Lebensmittel, Sport- und Kindernährmittel
Rofetan/*Ecogreen*		
Rofetan GTCC/GTCC 70/30		W/O-Cremes und Lotionen mit guter Kältestabilität
Labrafac/*Gattefossé*		
Labrafac WL 1349	Visk. 25-33 mPa·s, (20 °C), HLB 1, Dichte 0.930-0.960 g/cm^3	Dermale, parenterale und orale Zubereitungen
Miglyol/*IOI Group*		
Miglyol 810 N /812 N Drug Substance oder Excipient	Pflanzlich, Unterschiede im C_8/C_{10}-Anteil, Trübungspunkt und Viskosität bei 810 niedriger	Parenterale Fettemulsionen, Poliermittel für Tabletten/ Dragees, Träger für Weichkapseln, Tropfen, Salben
Miglyol 818	Pflanzlich, Dichte 0,93-0,95 g/cm^3 (20 °C), Visk. 30-35 mPa · s (20 °C), 2-5% Linolensäure	Topische Zubereitungen, parenterale Ernährung
Miglyol 829	Pflanzlich, enthält neben C_8/C_{10}-Fettsäuren 15-20 % Bernsteinsäure, Visk. 230-270 mPa·s, Dichte 1,0-1,02 g/cm^3	Emulsionsstabilisator
Imwitor 742	Weiß-gelbe, kristalline Masse, Mischung von Mono-, Di- und Triglyceriden, HLB 3-4	Adsorptionsbeschleuniger, Lösungsvermittler, Kapseln, Sprays, Träger für Wirkstoffe
DUB MCT/*Stearinerie Dubois*		
DUB MCT		Parenterale Fettemulsionen (810/812), Poliermittel für Tabletten, Dragees, Träger in Weichgelatinekapseln, Tropfen, Salben, intramuskulären Injektionen
Neobee/*Stepan*		
Neobee 1053		
Neobee 895		

Oleyloleat

Arzneibücher

DAB: Oleyloleat; JP/JPE: Oleyl Oleate; INCI: Oleyl Oleate. CAS 3687-45-4 (Z-Form), EINECS 222-980-0 und CAS 17363-94-9 (Racemische Form).

Synonyma/Definitionen

Oleylis oleas, Ölsäureoleylester, besteht aus Estern der Ölsäure mit dem aus Naturprodukten durch Spaltung oder Reduktion gewonnenen Gemisch einfach ungesättigter Fettalkohole, vorwiegend *(Z)*-Octadec-9-en-1-ol. Der Zusatz von geeigneten Stabilisatoren (z. B. Tocopherol) ist gestattet (DAB). M_r 532,92.

$$H_3C-(CH_2)_7-CH=CH-(CH_2)_7-C(=O)-O-(CH_2)_8-CH=CH-(CH_2)_7-CH_3$$

Eigenschaften

Schwach gelbliches, klares Öl von charakteristischem Geruch und Geschmack. *Löslichkeit:* **ll:** Benzol, Chloroform, Dichlormethan, Ether, Petrolether, fette Öle und flüssiges Paraffin; **sl:** Ethanol; **ul:** Wasser. Dichte 0,861-0,882 g/cm^3, Brechungsindex 1,464-1,466. Kenndaten: SZ ≤2, OHZ ≤15, IZ ≤75-95, VZ 100-115, EP ≤5 °C (unter Bildung einer salbenartigen Masse). Smp -7,1 °C (Reinsubstanz mittels DSC, Yao et al. 2008), Flammpunkt ca. 57 °C, Verdampfungsenthalpie 89 kJ/mol, Viskosität ca. 15 mPa·s (40 °C).

Stabilität

O. ist wegen seiner Doppelbindungen oxidationsempfindlich. In alkalischer Lösung besteht die Gefahr der Hydrolyse.

Inkompatibilitäten

Keine.

Anwendung

Ölkomponente in Salben, Cremes und flüssigen Emulsionen, Vehikel für lipophile Arzneistoffe. O. spreitet auf der Haut und besitzt ein gutes Penetrationsvermögen. Phasendiagramme der Systeme O., Wasser und Tween 60 (hydrophil) bzw. Span 20 (lipophil) zeigen neben einer kleinen flüssig-kristallinen Phase eine isotrope Region sowie ein Zwei-Phasen-Gebiet. Mischungen aus Tween 60 und Span 20 hingegen ergeben breitere isotrope Bereiche, das 2-Phasen-Gebiet wird zurückgedrängt, was bessere Möglichkeiten für die Solubilisierung bringt (Sulaiman et al. 2005).

Toxizität

O. ist toxikologisch unzureichend untersucht. Die Substanz ist in einer Directive der EU für Kosmetika gelistet (EU-Decision 96/335/EEC 1996).

Literatur

EU-Decision 96/335/EEC (1996): Publication of commission Decision 96/335/EC of 8 May 1996 establishing an inventory and a common nomenclature of ingredients employed in cosmetic products in accordance with Article 6(1) of the cosmetic products Directive **76/768/EEC**, Official J Eur Commun No L 132 (01 Jun 1996). Sulaiman A et al (2005): Phase behavior of oleyl oleate with nonionic surfactants, J Dispersion Sci Technol **26**, 689-691. Yao L et al (2008): Melting points and viscosities of fatty acid esters that are potential targets for engineered oilseed, J Am Oil Chem Soc **85**(1), 77–82.

Handelsprodukte

Produkt/ *Hersteller*	**Eigenschaften**	**Anwendung**
Oleyloleat/*Alzo*		
Dermol OLO		Hauterweichendes Öl für ölige Zubereitungen
Oleyloleat/*BASF*		
Cetiol		s. o.
Super Refined Crodamol OO/*Croda*		
Crodamol OO		s. o.
Oleyloleat/*Ecogreen*		
Rofetan OLO		s. o.
Oleyloleat/*Fagron*		
Oleyloleat		s.o.
Schercemol/*Lubrizol*		
Schercemol OLO Ester	Pflanzlich, Dichte 0,850-0,870 g/cm^3	Hauterweichendes Öl für Cremes und Lotionen

Paraffin, flüssig → Salbengrundstoffe

12. Pudergrundlagen

Wirkstoffhaltige Puder sind eine seltene Arzneiform geworden. Die Rote Liste 2012 führt noch ganze 5 Präparate auf (Rote Liste 2012, unverändert im Jahre 2018), der Schwerpunkt hat sich demnach in die Kosmetik verschoben. Nach List (List 1985) sind Streupuder pulverförmige Arzneizubereitungen aus einem oder mehreren Arzneistoffen, allein oder gemischt mit Hilfsstoffen, zur Anwendung auf der Haut, den Schleimhäuten oder verletztem Gewebe. Sie sollen entweder kühlen, trocknen, absorbieren, gleitfähig machen oder bestimmte Arzneistoffe lokal zur Wirkung bringen.

Die Pudergrundlage muss so abgestimmt sein, dass die oben angeführten unterschiedlichen Eigenschaften je nach dem gewünschten Einsatzzweck erreicht werden. So enthalten antibiotikahaltige Puder, die in Wunden eingestreut werden, beispielsweise Lactose als Hilfsstoff, damit sich die Zubereitung im Wundsekret auflösen kann. Puder, die Flüssigkeit aufsaugen sollen, werden mit Stärke als Grundlage hergestellt. Beim Einsatz von Stärke stehen vor allem die feinkörnigen Typen wie Mais- und Reisstärke als Hilfsstoffe im Vordergrund. Gleitfähige Puder sollten als Grundlage Talkum enthalten. Die Haftfähigkeit von Pudern auf der Haut ist vor allem eine Frage der Teilchengröße der eingesetzten Rohstoffe. Die Haftfähigkeit steigt exponentiell mit sinkender Teilchengröße. Für haftende Puder sind deshalb Grundlagen wie gefälltes Magnesiumcarbonat, feinteiliges Magnesiumoxid und Zinkoxid, gefälltes Zinkstearat, Titandioxid, weißer und roter Ton und zur Verbesserung der Streufähigkeit und Haftung des Pulvers hoch disperses Siliciumdioxid geeignete Hilfsstoffe.

PhEur beschreibt Pulver zur kutanen Anwendung, Pulveres ad usum dermicum, als Zubereitungen, die aus festen, losen, trockenen, mehr oder weniger feinen Teilchen bestehen. Die Pulver enthalten einen Wirkstoff oder mehrere Wirkstoffe mit Hilfsstoffen oder ohne Hilfsstoffe und, falls erforderlich, zugelassene Farbmittel. Sie liegen als Pulver in Einzeldosenbehältnissen oder in Mehrdosenbehältnissen vor und sind frei von tastbaren Teilchen. Technologisch bedeutet das, dass die Teilchengröße im Bereich ≤50-100 µm liegen sollte. Puder, die zur Anwendung auf großen, offenen Wunden oder auf schwer geschädigter Haut bestimmt sind, müssen steril sein.

USP/NF enthält eine Monographie "Absorbable Dusting Powder", die einen Maisstärkepuder als Gleitmittel für chirurgische Handschuhe beschreibt. Die Zubereitung darf nicht mehr als 2 % Magnesiumoxid enthalten. Daneben findet sich lediglich in <1151> „Pharmaceutical Dosage Forms" der Hinweis, dass die Teilchengröße von Pudern ≤150 µm betragen soll.

Literatur

List PH (1985): Arzneiformenlehre, Wiss Verlagsges mbH, Stuttgart, 4. Aufl., 67-69. Rote Liste (2012): Arzneimittelverzeichnis für Deutschland, Rote Liste Service GmbH, Frankfurt, www.rote-liste.de.

Calciumsulfat → Füll- und Bindemittel

Hochdisperses Siliciumdioxid → Anorganische Gelbildner

Lactose → Füll- und Bindemittel

Magnesiumcarbonat → Füll- und Bindemittel

Stärke → Bindemittel

Talkum

Arzneibücher

PhEur: Talkum; USP/NF: Talc; JP/JPE: Talc; INCI: Talc. CAS 14807-96-6, EINECS 238-877 -9, E 553b.

Synonyma/Definitionen

Talcum, Seifenstein, Soapstone, ein ausgewähltes, pulverisiertes, natürliches, wasserhaltiges Magnesiumsilicat. Es besitzt eine monokline Kristallstruktur. Die Substanz kann unterschiedliche Mengen an Mineralien enthalten, unter denen Chlorite (wasserhaltige Aluminium- und Magnesiumsilicate), Magnesit (Magnesiumcarbonat), Calcit (Calciumcarbonat) und Dolomit (Calcium- und Magnesiumcarbo-

nat) vorherrschen. T. für pharmazeutische Zwecke muss frei von Asbest sein. Chemische Reinheit 93-98 % für hochwertige Talkum-Typen. In 85 verschiedenen Talkum-Typen aus 15 Ländern wurden mittels Röntgendiffraktometrie Reinheiten zwischen 47 und 93 % festgestellt (Soriano et al. 1996). Die chemische Zusammensetzung der reinen Substanz ist $Mg_3Si_4O_{10}(OH)_2$, M_r 379,3. T. ist wie Hectorit ein Dreischichtsilicat.
Die Abbildung zeigt in der Mitte das Dreischichtsilicat mit der Octaederschicht und dem Zentralatom Magnesium, flankiert von zwei SiO_4-Tetraederschichten. Nach oben und unten schließt sich jeweils die nächste Dreischichtsilicat-Ebene an. Die einzelnen Schichten sind leicht gegeneinander verschiebbar, was die hohe Gleitfähigkeit von T. bedingt.

Eigenschaften

Leichtes, weißes bis fast weißes, homogenes, fettig anzufühlendes, nicht scheuerndes, nicht hygroskopisches, geruchloses Pulver. *Löslichkeit:* **ul:** Wasser, Ethanol 96 % und andere organische Lösungsmittel, verdünnte Säuren und Alkali. Dichte 2,7-2,9 g/cm³, Schüttdichte ca. 0,35-0,50 g/cm³ (typabhängig,), Stampfdichte 0,71-1,00 g/cm³ (typabhängig), spezifische Oberfläche nach BET 3,5-10,0 m²/g (typabhängig, Phadke et al. 1994 und Lin und Peck 1994). Brechungsindex 1,54-1,59, Mohs-Härte 1,0; Glühverlust ≤7 %. Die technologische Charakterisierung von T. erfolgt über die Teilchengröße, die spezifische Oberfläche, die Schütt- und Stampfdichte, die alle von der Teilchengröße abhängig sind. Eine 20%ige wässrige Dispersion zeigt einen pH-Wert von 7-10. Die Oberflächenazidität von festem Talkum ist mit einem Wert von $pH_{equivalent}$ 6,08 im Vergleich zu anderen Schmiermitteln für Tabletten am weitesten in den Neutralbereich verschoben (Scheef et al. 1998).

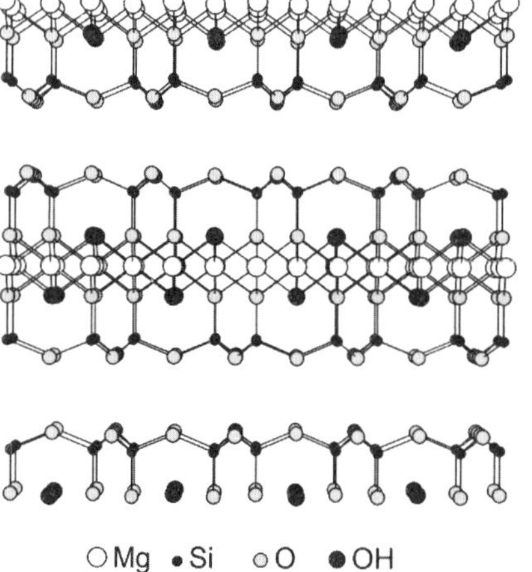

Stabilität

T. ist stabil und kann bei 160 °C für ≥1 h hitzesterilisiert werden.

Inkompatibilitäten

Inaktivierung von quartären Ammoniumverbindungen. Weitere Unverträglichkeiten können aus der Oberflächenazidität von T. resultieren (siehe Eigenschaften).

Anwendung

T. ist Bestandteil von **Pudern**, meistens in Kombination mit weißem Ton und/oder Stärke. Als alleiniger Träger für Puder wird es mit einem Anteil von 90-99 % verwendet. Seine Wirkung beruht auf der Blattstruktur der Silicate. Die einzelnen Schichten sind in einem lockeren Verbund übereinander gelagert und können durch geringe Scherkräfte gegeneinander verschoben werden. Dadurch kommt die Gleitfähigkeit von T. zu Stande. T. besitzt eine hohe Streu-, Gleit- und Haftfähigkeit, was den Einsatz in Pudern begünstigt. Zusätzlich weist es eine hohe Ölaufnahmefähigkeit auf. Dagegen fehlt die Fähigkeit, Feuchtigkeit zu binden, weshalb es für feuchtigkeitsaufnehmende Puder mit Stärke, Zinkoxid oder weißem Ton gemischt wird (Müller 1976). In Tablettiermischungen wird T. als **Schmier- und Formtrennmittel** in Konzentrationen von 3-5 % eingesetzt. Die Wirkung hängt stark von der Teilchengröße des Produktes ab (Lin und Peck 1994). Mit Mikrotalkum-Typen kann ein ausreichender Schmiereffekt bereits mit 1 % Zusatz erreicht werden. Im Unterschied zu Magnesiumstearat ist Talkum auch als Formtrennmittel für Tabletten- und Kapselformulierungen einsetzbar. Da die reine Schmierwirkung hinter der von Magnesiumstearat jedoch etwas zurückbleibt, sind spezielle Zubereitungen für den Einsatz als Schmiermittel vorgeschlagen worden. Drei Beispiele und ihre Zusammensetzung zeigt Tab. 1:

Tab. 1: *Talkumzubereitungen für den Einsatz als Tablettenschmiermittel*

Zubereitung	Zusammensetzung
Talcum cetylatum	Cetylakohol (10 %), aufgezogen aus etherischer Lösung auf Talkum (90 %)
Talcum siliconisatum	10 % Silkonölemulsion plus 90 % Talkum (Verreibung)
Talcum stearatum	10 % Magnesiumstearat plus 90 % Talkum (Verreibung in der Kugelmühle)

T. ist ein wichtiger Bestandteil in Suspensionen für das **Filmcoating** und die **Zuckerdragierung** (AK 5-15 %). Die plättchenförmige Struktur bewirkt beim Filmcoating von Tabletten oder Pellets mit retardierenden Überzügen eine Steigerung des **Retardeffektes**, indem sich die Plättchen dachziegelartig übereinander legen und dadurch die Diffusionswege des Wirkstoffs durch den Filmüberzug verlängert werden, wie am Beispiel von Bisacodyl-Pellets gezeigt wurde (Maul und Schmidt 1995).

Toxizität

T. wird nach peroraler Aufnahme in den Körper nicht resorbiert. In offene Wunden eingestreut, bildet es Granulome. T. darf nicht inhaliert werden. Trotz dieser Einschränkungen gilt es als nicht toxisch und nicht reizend. Einen Überblick über die biologischen Effekte von T. gibt Wehner (1994).

Literatur

Lin K und Peck GE (1994): Characterization of talc samples from different sources, Drug Dev Ind Pharm **20**(19), 2993-3003. Maul KA und Schmidt PC (1995): Influence of different shaped pigments on bisacodyl release from Eudragit L 30 D, Int J Pharm **118**, 103-112. Müller BW (1976): Talcum, in List PH und Hörhammer L (Hrsg), Hagers Handbuch der pharmazeutischen Praxis, 4. Aufl., Bd 7b, Hilfsstoffe, Springer-Verlag, Berlin, Heidelberg, NewYork, 283-289. Phadke DS et al (1994): Evaluation of batch-to-batch and manufacturer-to-manufacturer variability in the physical properties of talc and stearic acid, Drug Dev Ind Pharm **20**(5), 859-871. Scheef CA et al (1998): Surface acidity of solid pharmaceutical excipients III. Excipients for solid dosage forms, Eur J Pharm Biopharm **46**, 209-213. Soriano M et al (1996): Mineralogy of pharmaceutical formulations: talcum powder from Europe and America, Ars Pharmac **37**(2), 293-300, CAS 127:23866. Wehner AP (1994): Biological effects of cosmetic talc, Food Chem Toxicol **32**(12), 1173-1184.

Handelsprodukte

Produkt/ *Hersteller*	Charakteristika	Anwendung
Supra H USP/*Brenntag*		
Supra H	TG: 99 % < 75 µm, mittl. TG 12 µm, SD 0,3 g/cm^3	Tabletten-schmiermittel, kosmetische Verwendung in Lotionen, Cremes
Luzenac/*Imerys*		
Pharma, 00	Standardmahlung, mittl. TG 10 µm	Fließregulierungsmittel, Schmiermittel
Pharma M	mikronisiert, mittl. TG 4,7 µm	Filmcoating
Pharma UM	ultramikronisiert, mittl. TG 1,1 µm	Schmiermittel für Tabletten
Talc/*IMI Fabi*		
1656 USP/EP/E55 3b	TG: 99% < 44 µm,	Tabletten-schmiermittel
Microtalc/*Mondo Minerals*		
Pharma 8	mittl.TG 2,2 µm, Obergrenze 5,5 µm, sterilisiert	Puder
Pharma 30	mittl.TG 8 µm, Obergrenze 26 µm, SD 0,45 g/cm^3, Stampfdichte 0,65 g/cm^3	Tabletten-schmiermittel
Pharma 50	mittl. TG 12 µm, Obergrenze 50 µm, Ölabsorption 28 %, spezifische Oberfläche 5 m^2/g	
Nano ACE/*Nippon Talc*		
D-1000	mittl. TG 1,0 µm, spez. Oberfläche 20 m^2/g, SD 0,1 g/cm^3	Puder
D-800	mittl. TG 0,8 µm spez. Oberfläche 21 m^2/g, SD 0,09 g/cm^3	Tabletten-schmiermittel
D-600	mittl. TG 0,6 µm, spez. Oberfläche 24 m^2/g, SD 0,08 g/cm^3	
Mikro ACE/*Nippon Talc*		
P-3	mittl. TG 5,0 µm, spez. Oberfläche 8 m^2/g, SD 0,15 g/cm^3	Tabletten-schmiermittel
P-4	mittl. TG 4,5 µm, spez. Oberfläche 9 m^2/g, SD 0,14 g/cm^3	
K-1	mittl. TG 8,0 µm, spez. Oberfläche 7 m^2/g, SD 0,25 g/cm^3	
MS-P	mittl. TG 15 µm, spez. Oberfläche 4 m^2/g, SD 0,35 g/cm^3	
MS-K	mittl. TG 16 µm, spez. Oberfläche 4 m^2/g, SD 0,4 g/cm^3	

Titandioxid → Farbstoffe

Weißer Ton → Suspensionsstabilisatoren

13. Salbengrundstoffe

Salben sind nach PhEur eine Untergruppe der halbfesten Zubereitungen zur kutanen Anwendung, zu denen noch Cremes, Gele, Pasten, Umschlagpasten, wirkstoffhaltige Pflaster und kutane Pflaster gehören. Da aber eine Überschrift "Grundstoffe für halbfeste Zubereitungen zu kutanen Anwendung" sprachlich unmöglich und sachlich unverständlich ist, wird die althergebrachte Bezeichnung Salbengrundstoffe beibehalten, zumal diese Stoffe auch in Cremes und Pasten, teilweise sogar in Pflastern verwendet werden. Gele werden im Kapitel Gelbildner behandelt.

Die **Systematik** von halbfesten Zubereitungen kann nach unterschiedlichen Kriterien erfolgen.

- Nach dem auf der Haut erzielten Effekt: okklusiv, fettend, rasch oder weniger rasch in die Haut eindringend, feuchthaltend oder austrocknend.
- Nach der Art des physikalischen Zustands des Wirkstoffes in der Salbe: Lösungssalben, Emulsions- und Suspensionssalben.
- Nach dem Schema der PhEur, das auf der Struktur, der Zusammensetzung und dem hydrophilen bzw. lipophilen Charakter der Zubereitungen beruht.

PhEur unterscheidet:

Salben als einphasige Grundlagen, in denen feste oder flüssige Substanzen dispergiert sein können, mit den Untergruppen hydrophobe Salben, Wasser aufnehmende Salben und hydrophile Salben.

Cremes als mehrphasige Systeme, bestehend aus einer lipophilen und einer hydrophilen Phase mit den Untergruppen lipophile Cremes und hydrophile Cremes.

Gele als gelierte Flüssigkeiten mit den Untergruppen lipophile und hydrophile Gele (siehe Kapitel Gelbildner).

Pasten als Zubereitungen mit hohen Anteilen von fein dispergierten Pulvern.

Umschlagpasten als hydrophile, Wärme speichernde Grundlagen, in denen feste oder flüssige Wirkstoffe dispergiert sind.

Die **Einteilung der Salbengrundstoffe** folgt in diesem Kapitel der chemischen Zusammensetzung. Die Zuordnung ist nicht immer einfach, da es Grundstoffe gibt, die nach ihrer chemischen Struktur und/oder ihrer Anwendung auch anderen Gruppen zugeordnet sein können. Dies ist besonders auffällig bei den Estern, die mehrheitlich dem Gebiet der synthetischen Öle und im Falle des hydrierten Rizinusöls den Schmiermitteln zugeordnet wurden. Bei den Fettalkoholen könnte auch eine Einordnung bei W/O-Emulgatoren erfolgen. Macrogole sind bei den Suppositorienmassen zu finden.

13.1. Ester

Cetylpalmitat

Arzneibücher

PhEur: Cetylpalmitat; USP/NF: Cetyl Palmitate; JP/JPE: Cetyl Palmitate; INCI: Cetyl Palmitate. CAS 540-10-3, EINECS 208-736-6.

Synonyma/Definitionen

Cetylis palmitas, Cetylum palmitatum, Cetaceum artificiale, Cetylester-Wachs, künstlicher Walrat, ein Gemisch aus C_{14}-C_{18}-Estern der Laurin-(Dodecan-), Myristin-(Tetradecan-), Palmitin-(Hexadecan-) und Stearinsäure-(Octadecan-)säure. Tab .1 zeigt die drei Typen der (PhEur).

Tab. 1: ***Cetylpalmitat-Typen der PhEur***

Bezeichnung	Gehalt	Schmelz-temperatur
Cetylpalmitat 15	10,0 – 20,0 %	ca. 45 °C
Cetylpalmitat 65	60,0 – 70,0 %	ca. 45 °C
Cetylpalmitat 95	≥ 90,0 %	ca. 52 °C

$C_{32}H_{64}O_2$, M_r (theoretisch) 480.83.

$$H_3C-\!\left(CH_2\right)_{15}\!-O-\overset{\overset{\displaystyle O}{\|}}{C}-\!\left(CH_2\right)_{14}\!-CH_3$$

Eigenschaften

Wachsartige Plättchen, Flocken oder Pulver, weiß bis fast weiß, geruchslos oder von leichtem charakteristischem Geruch, fettigem, mildem Geschmack. *Löslichkeit:* **ll:** Dichlormethan (1 T. in 3 T.), Chloroform (1 in 2,5), siedendes wasserfreies Ethanol (1 in 2,5/78 °C), Ether, fette Öle und etherische Öle, Hexan (1 in 8); **wl:** Ethylacetat (1 in 80), Mineralöl (1 in 70); **sl:** Aceton (1 in 500), Petrolether; **ul:** Wasser, kaltes wasserfreies Ethanol 95 % (1 in 170). Das höherschmelzende Cetylpalmitat 95 ist schlechter löslich. Dichte 0,989 (20 °C), 0,820-0,840 g/cm^3 (50 °C), Viskosität 6,7-7,4 mPa·s (100 °C), Brechungsindex 1,440, Dielektrizitätskonstante 6-18, Wassergehalt (%): ≤0,3 (PhEur). IZ ≤2, OHZ ≤20,0, SZ ≤4, VZ 105-120 (PhEur). C. zeigt keine Polymorphie, kommt aber in zwei kristallinen Formen, einer monoklinen, die bei der Kristallisation aus polaren und unpolaren Lösungsmitteln anfällt, und einer orthorhombischen Form vor (Aleby et al. 1971).

Stabilität

C. ist bei Raumtemperatur stabil, der niedrige Schmelzpunkt ist bei Lagerung zu beachten.

Inkompatibilitäten

Unverträglich mit starken Säuren und Basen, Gefahr der Hydrolyse im alkalischen Bereich.

Anwendung

C. ist Konsistenzgeber für Salben, Cremes (AK 7-20 %), wobei es als Ersatz für natürlichen Walrat eingesetzt wird, ferner für Lippenstifte sowie als Träger in der Herstellung von SLN. Wirkstoffbeladene SLN können sowohl in der Pharmazie als auch in der Kosmetik eingesetzt werden (Mehnert et al 1997). Sie sind durch Autoklavierung bzw. γ-Strahlen sterilisierbar (Schwarz und Mehnert 1999). Die anwendungstechnischen Eigenschaften von C. können von Hersteller zu Hersteller variieren; das Schmelzverhalten gibt einen ersten Anhaltspunkt für die Vergleichbarkeit von Produkten.

Toxizität

C. ist nicht toxisch, nicht sensibilisierend oder fotosensibilisierend und zeigt nur schwache Hautreizung. Es wird in Konzentrationen von bis zu 7 % in mehr als 200 kosmetischen Formulierungen eingesetzt und gilt in diesem Bereich als sicher (Nair 1997).

Literatur

Aleby S et al (1971): Infrared spectra and polymorphism of long chain esters. IV. Esters from tetradecanol, hexadecanol, octadecanol, eicosanol, docosanol, and dodecanoic, tetradecanoic, hexadecanoic, octadecanoic, and eicosanoic acid, Lipids **6**(6), 421-425. Mehnert W et al (1997): Solid lipid nanoparticles (SLN). A novel carrier system for cosmetics and pharmaceutics. 2nd communication. Drug incorporation, drug liberation, sterilization, Pharm Ind **59** (6), 511-514. Nair B (1997): Final report on the safety assessment of cetyl esters, Int J Toxicol **16**(Suppl. 1), 123-130. Schwarz C und Mehnert W (1999): Solid lipid nanoparticles (SLN) for controlled drug delivery II. Drug incorporation and physicochemical characterization, J Microencapsul **16** (2), 205-213.

Handelsprodukte

Produkt/ *Hersteller*	Eigenschaften	Anwendung
Cetylpalmitat/*BASF*		
Kollicream CP 15 (früher CUTINA CP PH)	grobe Pellets (15 % Cetylpalmitat), Smp 43-57 °C, SD 0,4 g/cm^3, Dichte 0,817-0,820 g/cm^3	Emulsionsstabilisator
Crodamol CP/*Croda Personal Care*/Croda Health Care		
Crodamol CP	Block, Smp 54 °C, HLB 9	Emulsionsstabilisator

Produkt/ *Hersteller*	Eigenschaften	Anwendung
Cetylpalmitat/*Fine Organics*		
Cetylpalmitat	Smp: 50-60 °C	Konsistenzgeber für Salben, Cremes, Lotionen
Cetylpalmitat/*Merck Millipore*		
Cetylpalmitat 15 Emprove Essential PhEur, NF	Smp 43-57 °C, SD 0,4 g/cm^3	Emulsionsstabilisator
Cetylpalmitat/*Mosselmann*		
Cetylpalmitat		Verdickungsmittel
Cetylpalmitat/*Stearinerie Dubois*		
DUB PC 15	Typ 95, Smp 50 °C	Konsitenzgeber für Salben, Cremes, Filmcoating, Emulsionsstabilisator
Erwarit/*Erhard Wagner*		
HN	Smp 46-51 °C	Kosmetik
NF-V75	Smp: 43-47 °C	Konsitenzgeber für Salben, Cremes,
Pionier/*H&R Gruppe*		
CP	Pastillen,	Konsitenzgeber für Salben, Cremes

Decyloleat → Öle

Hydriertes Rizinusöl → Schmiermittel

Isopropylmyristat → Öle

Isopropylpalmitat → Öle

Oleyloleat → Öle

13.2. Fettalkohole

Cetylalkohol → Emulgatoren

Cetylstearylalkohol → Emulgatoren

Oleylalkohol → Emulgatoren

Stearylalkohol

Arzneibücher

PhEur: Stearylalkohol; USP/NF: Stearyl Acohol; JP/JPE: Stearyl Alcohol; INCI: Stearyl Alcohol. CAS 112-92 5, EINECS 204-0 17-6.

Synonyma/Definitionen

Alcohol stearylicus, Octadecylalcohol, 1-Octadecanol, Stearinalkohol, ein Gemisch fester Alkohole, hauptsächlich Octadecan-1-ol, tierischen oder pflanzlichen Ursprungs. Gehalt: mindestens 95 % (PhEur), $C_{18}H_{38}O$, M_r 270,5.

$$H_3C-(CH_2)_{16}-CH_2-OH$$

Eigenschaften

Schuppen, Körner oder Masse, weiß bis fast weiß, geruchlos oder von leichtem charakteristischem Geruch, fadem Geschmack und fettig anzufühlen. *Löslichkeit:* **l:** Aceton, Benzol, Chloroform, Ethanol 95 %, Ether, Hexan und pflanzliche Öle; **ul:** Wasser. Dichte 0,81-0,90 g/cm³, Viskosität 9,82 mPa·s (64 °C), Brechungsindex 1,4388 (60 °C), Flammpunkt 191 °C, EP 55-57 °C, Smp 57-60 °C (PhEur), Sdp 210 °C (15 hPa). IZ ≤2, OHZ 197-217, SZ ≤1, VZ ≤2 (PhEur). S. zeigt Polymorphie. Die Reinsubstanz liegt in der α-Modifikation vor, die bei 58-59 °C schmilzt. Beim Abkühlen der Schmelze kristallisiert zunächst die α-Modifikation bei ca. 58 °C aus, die sich dann bei ca. 50 °C in die γ^4-Modifikation umwandelt. Handelsprodukte, die neben S. vor allem Cetylalkohol enthalten, schmelzen bei etwas tieferen Temperaturen und zeigen bereits beim Aufheizen die beschriebene Phasenumwandlung (Junginger et al. 1979).

Stabilität

S. ist stabil gegen Säure und Alkali.

Inkompatibilitäten

Unverträglich mit starken Säuren und Basen. Wegen des niedrigen Schmelzpunkts und der Festphasenumwandlung unterhalb des Schmelzpunktes kann es zur Bildung eines Eutektikums mit Wirkstoffen kommen (s. Cetylakohol).

Anwendung

S. ist in Konzentrationen von 5-10 % Konsistenzgeber und stabilitätserhöhender Zusatz in Salben und Cremes (de Vringer et al. 1986), wobei es auch als Ersatz für natürlichen Walrat eingesetzt wird, ferner für Lippenstifte sowie als Träger in der Herstellung von SLN. Wirkstoffbeladene SLN können sowohl in der Pharmazie als auch in der Kosmetik eingesetzt werden (Mehnert et al 1997). Sie sind durch Autoklavierung bzw. γ-Strahlen sterilisierbar (Schwarz und Mehnert 1999). S. kann auch als lipophiler Matrixbildner oder Überzugsmittel in der Retardierung von Wirkstoffen eingesetzt werden. Gut wasserlösliche Wirkstoffe wie Verapamil·HCl können auf dem Wege der Sprüherstarrung mit S. als Träger in retardierte Mikropartikel überführt werden (Passerini et al. 2003).

Toxizität

S. wird als nicht toxisch und nicht sensibilisierend eingestuft, obwohl in einigen Fällen über eine schwache Hautreizung und Urticaria berichtet wird. In der Kosmetik gilt S. in den dort verwendeten Konzentrationen als sicher (Cosmetic, Toiletry and Fragrance Assoc. 1985).

Literatur

Cosmetic, Toiletry and Fragrance Assoc. (1985): Final report on the safety assessment of stearyl alcohol, oleyl alcohol, and octyldodecanol, J Am College Toxicol **4**(5), 1-29. De Vringer T et al (1986): A study of the gel structure in a nonionic O/W cream by differential scanning calorimetry, Colloid Polym Sci **264**, 691-700. Junginger H et al (1979): Polymorphie bei Salben – 1. Mitt: Polymorphes Verhalten der Hydrophilen Salbe DAB 7, Pharm Ind **41**, 380-385. Mehnert W et al (1997): Solid lipid nanoparticles (SLN). A novel carrier system for cosmetics and pharmaceutics. 2nd communication. Drug incorporation, drug liberation, sterilization, Pharm Ind **59** (6), 511-514. Passerini N et al (2003): Controlled release of verapamil hydrochloride from waxy microparticles prepared by spray congealing, J Control Rel **88**(2), 263-275. Schwarz C und Mehnert W (1999): Solid lipid nanoparticles (SLN) for controlled drug delivery II. Drug incorporation and physicochemical characterization, J Microencapsul **16** (2), 205-213.

Handelsprodukte

Produkt/ *Hersteller*	Eigenschaften	Anwendung
Kolliwax/*BASF*		
Kolliwax SA (früher SPEZIOL C 18 PHARMA)	freifließende Mikroperlen, Smp 57-60 °C	Viskositätseinstellung in pharm. Emulsionen
Stearylalkohol/*Croda*		
Crodacol S95	Pastillen, Smp 57-60 °C	Retard-Tabletten, Viskositätseinstellung in Emulsionen, Deosticks
Ecorol/*Ecogreen*		
Ecorol 18/98/Ecorol 18/98 P	Block bzw. Pastillen	Viskositätseinstellung in pharm. Emulsionen
Stearyl Alcohol/*Kao Chemicals*		
Stearyl Alcohol	Granulat	Verdickungsmittel für Pharma, Kosmetik
Stearyl Alcohol/*P & G Chemicals*		
Stearyl Alcohol	Smp 57 °C	Kosmetik

13.3. Fette und Wachse

Carnaubawachs

Arzneibücher

PhEur: Carnaubawachs; USP/NF: Carnauba Wax; JP/JPE: Carnauba Wax; INCI: Copernicia Cerifera (Carnauba) Wax. CAS 8015-86-9, EINECS 232-399-4, E 903.

Synonyma/Definitionen

Brazil Wax, Caranda Wachs, Cera carnauba, das aus den Blättern von *Copernicia cerifera* Mart. gewonnene, gereinigte Wachs. C. besteht hauptsächlich aus langkettigen, geradzahligen, gesättigten, primären Alkoholen der Kettenlängen C_{24} bis C_{34} verestert mit Monocarbonsäuren C_{16}-C_{32} mit einer mittleren Kettenlänge von C_{26}. Daneben kommen Paraffine der Kettenlängen C_{22} bis C_{34}, mit einem Maximum bei C_{29} bis C_{31}, sowie Diester von Hydroxysäuren vor (Wolfmeier et al. 2012).

Eigenschaften

Pulver, Flocken oder harte Masse, hellgelb bis gelb, zuweilen auch bräunlich-grün, nahezu geschmacklos mit einem angenehmen, charakteristischen Geruch; geschmolzenes C. riecht coumarinähnlich. C. ist eines der härtesten und mit einem Smp von 80-88 °C (PhEur) auch eines der am höchsten schmelzenden Wachse. *Löslichkeit:* **ll:** Benzol, warmes Chloroform, heißes Ethanol, geschmolzene Vaseline, warmer Schwefelkohlenstoff; **l:** Chloroform (RT); **sl:** Ethanol 95%; **ul:** Wasser. In geschmolzenem Zustand ist C. mit vielen organischen Lösungsmitteln mischbar. Dichte 0,995 g/cm^3. Brechungsindex 1,450-1,453 (60 °C), Tropfpunkt 83-84 °C, Smp 80-88 °C. SZ ≤2-7, VZ 78-95 (beide PhEuR), EZ 75-85, IZ 7-14, EP 79-80 °C (Wolfmeier et al. 2012).

Stabilität

C. ist stabil.

Inkompatibilitäten

Keine bekannt.

Anwendung

C. wird wegen seiner hohen mechanischen Festigkeit und seines hohen Schmelzpunktes zur Herstellung von Mikro- und Nanopartikeln (SLN) verwendet. Mit Ketoprofen als Modell-Wirkstoff erfolgt die Wirkstofffreigabe der SLN aus C. langsamer als aus Bienenwachs (Kheradmandnia et al. 2010). Weitere leicht wasserlösliche Wirkstoffe, die erfolgreich in Mikropartikel oder SLN eingearbeitet wurden, sind Chlorpheniraminmaleat, Diclofenac-Na, Diltiazem·HCl, Kaliumcitrat, Metoclopramid·HCl, Metronidazol, Phenformin·HCl und Salbutamolsulfat. C. wird als Glanzwachs in der Herstellung von Überzügen für Zuckerdragees und Filmtabletten verwendet. In der Kosmetik wird C. zur Herstellung von Lidschatten-Präparaten, Lippenstiften, Make-up-Präparaten, Haarfarben u. a. eingesetzt.

Toxizität

C. gilt als toxikologisch unbedenklich. In der Kosmetik wird C. in zahlreichen Präparaten in Konzentrationen von 0,1-50 % eingesetzt. C. ist nicht mutagen, zeigt keine Haut- und Augenreizung. In subchronischen Studien wurden keine negativen Effekte beobachtet (Anonymus 1984).

Literatur

Anonymus (1984): Final report on the safety assessment of candelilla wax, carnauba wax, Japan wax, and beeswax, J Am College Toxicol **3**(3), 1-41. Kheradmandnia S et al (2010): Preparation and characterization of ketoprofen-loaded solid lipid nanoparticles made from beeswax and carnauba wax, Nanomedicine **6**(6), 753-759. Wolfmeier U et al (2012): Waxes, Wiley-VCH Verlag, Weinheim, DOI: 10.1002/14356007.a28_103, 111-172.

Handelsprodukte

Produkt/ *Hersteller*	Eigenschaften	Anwendung
Carnaubawax/*Henry Lamotte Oils GmbH*		
C.	Smp: 80-86 °C	Poliermittel für Dragees, Konsistenzerhöhung bei Salben, Weichmacher bei Pflastern
Carnaubawax/*Kahl*		
C.	Schuppen, Smp 82-86 °C	s. u.
C. (niedriger Peroxyd-gehalt)	Pellets, Smp 82-86 °C	s. u.
Carnaubawax/*Koster Keunen*		
C. Typ1	harte, brüchige Schuppen	Poliermittel für Dragees und Filmtabletten, Mikroverkapselung
Typ1, Pulver	feines Pulver	
NF Granulat	granuliert	
NF Typ 1	harte, brüchige Schuppen	
Carnaubawax/*Strahl Pitsch*		
SP-63NF	Schuppen, Smp: 80-86 °C	Stabilisator und Konsistenzerhöhung bei Salben, Poliermittel für Dragees und Filmtabletten
SP-63P NF SP-63XP NF	Pulver, TG: < 250 µm (98 %/99 %), < 125 µm (75 %/98 %), < 75 µm (50 %/65 % < 45 µm (20 %/40 %)	
EWACERA/*Erhard Wagner*		
Ewacera 34	Schuppen, Smp 80-88 °C	s. o.

Gebleichtes Wachs und Gelbes Wachs

Arzneibücher

PhEur: Gebleichtes Wachs und Gelbes Wachs; USP/NF: White Wax und Yellow Wax; JP/JPE: White Beeswax und Yellow Beeswax, INCI: Beeswax. CAS 8012-89-3, EINECS 232-383-7, E 901.

Synonyma/Definitionen

Gebleichtes Bienenwachs, gelbes Bienenwachs, Cera alba, Cera flava. Gelbes W. ist das durch Ausschmelzen der entleerten Waben der Honigbiene (*Apis mellifera* L.) mit heißem Wasser gewonnene und von fremden Bestandteilen befreite Wachs; gebleichtes W. wird durch Bleichen von gelbem W. gewonnen. W. besteht aus langkettigen, geradzahligen, gesättigten, primären Alkoholen der Kettenlängen C_{24} bis C_{36} verestert mit Palmitin-, Hydroxypalmitin-, α,β-Dehydropalmitinsäure und Cerotinsäure (C_{26}-Säure). Daneben kommen freie Fettsäuren (ca. 14 %), Kohlenwasserstoffe (ca. 12 %) sowie Sterinester (ca. 1 %) und freie Fettalkohole (ca. 1 %) vor. Das Estergemisch wird auch als Myricin bezeichnet, Hauptkomponente mit ca. 33 % Anteil ist Palmitinsäuremyricylester (List und Hörhammer 1977 und Wolfmeier et al. 2012).

Eigenschaften

Gebleichtes W.: weiße bis gelblich weiße Stücke oder Platten, in dünner Schicht durchscheinend, mit feinkörnigem, mattem aber nicht kristallinem Bruch, Geruch schwächer als bei gelbem W. Gelbes W.: gelbe bis hellbraune Stücke oder Platten, charakteristischer Geruch, ansonsten wie gebleichtes W. *Löslichkeit:* **ll:** Benzol, warmes Chloroform, etherische Öle, fette Öle, geschmolzene Vaseline, warmer Schwefelkohlenstoff; **l:** Chloroform Ether; **sl:** Ethanol 95 %; **ul:** Wasser. Dichte 0,95-0,96 g/cm^3. Tropfpunkt 61-66 °C, Flammpunkt 245-258 °C. UZ 70-80, SZ ≤ 17-22, VZ 87-102 (alle PhEur), IZ 8-11, PZ ≤8, verseifbare Anteile 52-55.

Stabilität

Beim Erhitzen auf Temperaturen ≥ 150 °C treten zusätzliche Veresterungen ein, die zu einer Erhöhung des Schmelzpunktes führen.

Inkompatibilitäten

Unverträglich mit Oxidationsmitteln.

Anwendung

In Salben und Cremes wird W. in Konzentrationen von 5-20 % als konsistenzerhöhendes Agens eingesetzt. W. wird zur Einstellung der Gelfestigkeit lipophiler Gele in Konzentrationen von 3-10 % verwendet. Ölige Füllmassen für Weichgelatinekapseln werden mit W., oft in Kombination mit Lecithin, auf die gewünschte Konsistenz und Pumpfähigkeit eingestellt. W. wird als Glanzwachs in der Herstellung von Überzügen für Zuckerdragees und Filmtabletten verwendet.

Toxizität

W. gilt als toxikologisch unbedenklich.

Literatur

List PH und Hörhammer L (1977): Wachse, in Hagers Handbuch der Pharmazeutischen Praxis, 4. Neuausgabe, Bd. 7b, Springer-Verlag, Berlin, Heidelberg, New York, 498-504. Wolfmeier U et al (2012): Waxes, Wiley-VCH Verlag, Weinheim, DOI: 10.1002/14356007.a28_103, 111-172.

Handelsprodukte

Produkt/ *Hersteller*	**Eigenschaften**	**Anwendung**
Bienenwachs/*Croda Personal Care & Healthcare (ehemals Seatons)*		
Seatons B. weiss	feste Pellets	Bindemittel für med. Pflaster, Konsistenzgeber in Salben und Gelen, Poliermittel für Dragees
Super refinded B.	weiße Flocken, Smp: 60-67 °C	
Bienenwachs/*Kahl*		
B. weiss	Smp 61-66°C, Pellets	Salben, lipophile Gele, Poliermittel für Dragees
B. gelb		
Bienenwachs/*Koster Keunen*		
White EP/EP+USP/E P+JP	Smp 61-65°C	Salben, lipophile Gele, Poliermittel für Dragees
Yellow		
Bienenwachs/*Strohmeyer & Arpe*		
Beeswax White NF	Smp 62-65 °C, Platten oder Pellets	s.o.
Beeswax Yellow NF		
Ewacera/*Erhard Wagner*		
Ewacera 12	Smp 61-66 °C	Konsistenzgeber in Salben und Gelen
Ewacera 14		
Bienenwachs/*New Zealand Beeswax*		
Refined White Beeswax	zylindrische Pellets, Smp: 61-65 °C	s.o.
Refined Yellow Beeswax		

13.4. Kohlenwasserstoffe

Hartparaffin

Arzneibücher

PhEur: Hartparaffin, Hartparaffin mit Zusatzstoffen; USP/NF: Paraffin und Synthetic Paraffin; JP/JPE: Paraffin; INCI: Paraffin. CAS 8002-74-2, EINECS 232-315-6, E 905 (Mikrokristallines Wachs).

Synonyma/Definitionen

Hartwachs, Paraffinum durum, Paraffinum solidum, Paraffinwachs, ein gereinigtes Gemisch fester, gesättigter Kohlenwasserstoffe, das in der Regel aus Erdöl gewonnen wird. Ein geeignetes Antioxidans kann zugesetzt sein (PhEur). H. besteht hauptsächlich aus n-Alkanen mit Kettenlängen von C_{18}-C_{45}, daneben verzweigten iso-Alkanen und kleinen Mengen monocyclischer Alkane. Je nach Herkunft des H. macht die Summe der iso- und Cycloalkane 0-40 % aus. Von diesen Paraffinwachsen sind die "Intermediärwachse" zu unterscheiden, die eine breitere Verteilung der n-Alkane von C_{22}-C_{60} und einen Gesamtgehalt an iso- und Cycloalkanen von 30-60 % aufweisen (Wolfmeier et al. 2012). H. wird aus den höher siedenden Fraktionen des Erdöls, dem sogenannten Paraffingatsch, gewonnen. Bei den in der Pharmazie und Kosmetik eingesetzten Produkten handelt es sich um vollständig raffinierte H., die entölt, entfärbt und raffiniert werden. Sie zeichnen sich durch ihre weiße Farbe, ihre Farbstabilität, ihre Lichtbeständigkeit sowie Farb- und Geruchlosigkeit aus. USP/NF beschreibt daneben ein synthetisches Paraffin, das nach der Fischer-Tropsch-Synthese aus Kohlenmonoxid und Wasserstoff katalytisch hergestellt wird. Nach Reinigung über Aktivkohle kann das Produkt in verschiedene Fraktionen getrennt werden. Es darf bis zu 0,005 % eines Antioxidans enthalten.

Eigenschaften

Farblose oder weiße bis fast weiße, durchscheinende, geruch- und geschmacklose, sprödbrüchige Masse. In geschmolzenem Zustand zeigt die Substanz bei Tageslicht keine Fluoreszenz. *Löslichkeit:* **l:** Aceton, ätherische Öle, Benzol, Chloroform, Dichlormethan, Ether, fette Öle, Petrolether, Schwefelkohlenstoff; **ul:** Ethanol 96 %, Wasser. In der Schmelze ist H. mit vielen Fetten und Wachsen mischbar. Dichte 0,84-0,89 (0,89-0,92) g/cm^3 (20 °C), Smp 50-61 °C (PhEur), Flammpunkt 200-250 °C, Brechungsindex 1,4330 (100 °C), Dielektrizitätskonstante 2,0-2,25. Handelsprodukte werden zusätzlich anhand ihres Erstarrungspunktes, das Ölgehalts und der Nadelpenetration charakterisiert. Die Abstufung erfolgt normalerweise anhand des Erstarrungspunktes in 2 °C-Schritten im Temperaturbereich 50 bis ca. 60 °C. Steigender Ölgehalt, d.h. steigender Gehalt an flüssigen Anteilen im Produkt bewirkt dabei eine Senkung des Erstarrungspunktes und eine Erhöhung der Nadelpenetration.

Stabilität

H. zählt aufgrund seiner chemischen Indifferenz zu den stabilsten Substanzen, die in der Pharmazie verwendet werden.

Inkompatibilitäten

Keine bekannt.

Anwendung

H. wird in Salben und Cremes zur Erhöhung der Steifigkeit und zur Erhöhung des Schmelzpunktes eingesetzt. H. kann auch als retardierendes Agens in der Herstellung von lipophilen, peroralen Retard-Arzneiformen sowohl als Matrixbildner als auch in Überzügen eingesetzt werden. Am Beispiel von indometacinhaltigen Matrix-Mikropellets mit Cetylstearylalkohol, Stearinsäure bzw. H. wird gezeigt, dass Letzteres im Vergleich zu den beiden anderen lipophilen Matrix-Bildnern eine stärkere Retardierung bewirkt (Swamy et al. 2008). Die Umhüllung von Harnstoff-Partikeln gelingt in einem lösungsmittelfreien Prozess mit einer Kombination aus H. und Stärkepartikeln, die in der Schmelze auf die Harnstoff-Partikel aufgebracht wird. Die Steuerung der Freisetzung kann sowohl durch den Stärkeanteil in der Hülle als auch durch die Schichtdicke auf den Harnstoff-Partikeln erfolgen (Ito et al. 2003).

Toxizität

H. gilt bei dermaler und peroraler Anwendung als toxikologisch unbedenklich.

Literatur

Ito R et al (2003): Controlled release with coating layer of permeable particles, J Controlled Rel **92**(3), 361-368. Swamy KML et al (2008): Matrix embedded microspherules containing indomethacin as controlled drug delivery systems, Current Drug Deliv **5**(4), 248-255. Wolfmeier U et al (2012): Waxes, in Ullmann's Encyclopedia of Industrial Chemistry, Wiley-VCH Verlag, Weinheim, DOI: 10.1002/14356007.a28_103, 111-172.

Handelsprodukte

Produkt/ *Hersteller*	Eigenschaften	Anwendung
Tudamelt/*H&R-Gruppe*		
48/50 50/52 52/54 /54/56 54/56 58/60 60/62 62/64 64/66	vollraffiniertes Paraffin mit verschiedenen Smp.	Cremes, Lotionen überwiegend im Kosmetik-Bereich
Kerawax/*Kerax*		
2245 (40/44)/2203 (45/48)/482 (52/54)/407 (54/57)/422 (56/60)/1303	Smp (in °C): 42/47/53/55/56/ 72	s. u.
Paraffinwax/*Ross*		
140/145 130/135 118/125 125/130 150/155	vollraffiniertes Paraffin mit verschiedenen Smp (°F)[1], Stücke	Cremes, Lotionen überwiegend im Kosmetik-Bereich
128/130 140/145 150/160	s.o., Produkte werden als Prills angeboten	s. o.
Sasolwax/*Sasol*		
5203/5403/5 603/5803/51 05/6403/	Smp. (in °C): 52-54/54-56/ 56-58/58-60/ 52-54/62-66/	Cremes, Lotionen überwiegend im Kosmetik-Bereich
Paraffinwax/*Strahl & Pitsch*		
206/192/227 B/173//434/6 74/1275	vollraffiniertes Paraffin mit verschiedenen Smp, Stücke und Pastillen	Cremes, Lotionen überwiegend im Kosmetik-Bereich
Paraffinwachs/*Erhard Wagner*		
Ewacera 57	Smp. 55-59 °C, Dichte 0,77 g/cm^3	s.o.

[1] °F = Smp-Angabe in Fahrenheit-Graden.

Paraffin, flüssig

Arzneibücher

PhEur: Dickflüssiges Paraffin und Dünnflüssiges Paraffin; USP/NF: Mineral Oil und Light Mineral Oil; JP/JPE: Liquid Paraffin und Light Liquid Paraffin; INCI: Mineral Oil. CAS 8012-95-1, EINECS 232-384-2 und CAS 8042-47-8, EINECS 232-455-5, E 905.

Synonyma/Definitionen

Dickflüssiges Paraffinöl und Dünnflüssiges Paraffinöl, Paraffinum liquidum und Paraffinum perliquidum, medizinisches Weißöl, gereinigte Gemische flüssiger, gesättigter Kohlenwasserstoffe aus Erdöl. Sie bestehen praktisch nur aus verzweigten Alkanen und Cycloalkanen (sogenannten Naphthenen). Ungesättigte und aromatische Kohlenwasserstoffe, insbesondere polycyclische Aromaten werden bei der Aufarbeitung entfernt.

Eigenschaften

Farblose, klare, ölige, im Tageslicht nicht fluoreszierende Flüssigkeit, nahezu geruchlos und praktisch geschmacklos. *Löslichkeit:* **l:** Aceton, Benzol, Chloroform, Dichlormethan, Ether, Petrolether und Tetrachlorkohlenstoff, mischbar mit Kohlenwasserstoffen, fetten und ätherischen Ölen, nicht mischbar mit Rizinusöl; **ul:** Ethanol 96 %, Glycerol und Wasser. Dichten: 0,827-0,890 g/cm^3 (20 °C, dickflüssiges P.) und 0,830-0,870 g/cm^3 (20 °C, dünnflüssiges P.), Viskosität 110-230 mPa·s (20 °C, dickflüssiges P.) und 25-80 mPa·s (20 °C, dünnflüssiges P.), (alle Angaben PhEur). Bei Handelsprodukten sind die vorstehenden Angaben häufig enger spezifiziert. Die folgenden Angaben gelten jeweils für dickflüssiges/dünnflüssiges P.: Brechungsindex 1,473-1,479/1,462-1,472 (20 °C), Tropfpunkt <-9/<-12 °C, Flammpunkt >200/> 180 °C (Pionier 2071/2076). Oberflächenspannung ca. 35 mN/m.

Stabilität

P. zählt aufgrund seiner chemischen Indifferenz zu den stabilsten Substanzen, die in der Pharmazie verwendet werden. Durch starkes Erhitzen kann sich P. verfärben und einen brenzligen Geruch annehmen. UV-Licht führt zu einer leichten Verfärbung. Die bei tiefen Temperaturen eintretende Kältetrübung verschwindet beim Erwärmen.

Inkompatibilitäten

Keine bekannt.

Anwendung

Sowohl dünnflüssiges als auch dickflüssiges P. werden in topischen Formulierungen wie Emulsionen (AK 1-30 %), Salben (AK 1-95 %) und Lotionen (AK 1-20 %) zur Verbesserung der Geschmeidigkeit und Spreitung der Zubereitungen eingesetzt (Rhodes 1974). Eine Besonderheit stellt dabei das von der Haut nicht abwaschbare hydrophobe Basisgel (Plastibase) des DAC (Polyethylen-Oleogel, DAC 2010) dar, das aus 95 Teilen dickflüssigem P. und 5 Teilen Hochdruck-Polyethylen (M_w 21.000) hergestellt wird. Dabei wird das P. auf eine Temperatur von ca. 130 °C erhitzt, das Polyethylen darin gelöst und die Mischung unter Rühren rasch abgekühlt, wobei sich ein Gel bildet, das über einen weiten Temperaturbereich von -15 bis + 60 °C in seiner Konsistenz nahezu konstant ist (Davis und Khanderia 1981). P. ist Lösungsmittel für hydrophobe Arzneistoffe und wird selten als Schmiermittel in der Herstellung von Kapseln und Tabletten sowie als Trennmittel in der Herstellung von Suppositorien auf der Basis von Kakaobutter eingesetzt. P. wurde früher als Laxans in Form von Emulsionen peroral angewandt, was heute als überholt gilt.

Toxizität

P. gilt bei dermaler Anwendung als toxikologisch unbedenklich. In wenigen Fällen werden allergische Reaktionen berichtet. Die Inhalation ist zu vermeiden, da P. eine Fett-Pneumonie auslösen kann.

Literatur

DAC – Deutscher Arzneimittel-Codex (2010): Hydrophobes Basisgel, B-022. Davis SS und Khanderia MS (1981): Rheological characterization of Plastibase and the effect of formulation variables on the consistency of these vehicles. Part 3: oscillatory testing, Int: J Pharm Technol Prod Manuf **2**(Apr), 13-18. Rhodes RK (1974): Highly refined petroleum products in skin lotions, Cosmet Perfum **89**, 53-56.

Handelsprodukte

Produkt/ *Hersteller*	**Eigenschaften**	**Anwendung**
Divyol/*Ghandar Oil*		
Light liquid	Visk. 25-80 mPa·s, Dichte 0,820 - 0,880 g/cm^3	Salben, Cremes, Gleitmittel für med. Instrumente, Lotionen
Heavy liquid	Visk. 110-220 mPa·s, Dichte 0,827-0,890 g/cm^3	
Pionier/*Hansen& Rosenthal*		
Pionier 4281	Visk. 2,9 mPa · s	Salben, Cremes, Gleitmittel für med. Instrumente, Lotionen
Pionier7028P	Visk. 6,7 mPa · s	
P. 2076P/N	Visk. 18,6 mPa · s	
Pionier 2079P	Visk. 17,1 mPa · s	
P. 6301P/N	Visk. 25,6 mPa · s	
Pionier7860	Visk. 34,4 mPa · s	
P. 2071P/N	Visk. 62,4 mPa · s	
Pionier2070	Visk. 82,3 mPa · s	
Pionier1155	Visk. 148,6 mPa · s	
Paraffin dünnflüssig/*Merck Millipore*		
Paraffin dünnflüssig	Visk. 30-40mPa · s, Dichte 0,85 g/cm^3, Sdp 300-450 °C, EP ≈ 15 °C	s. o.
Paraffin/*Mosselman*		
P. liquidum	Ph.Eur	
P. perliquidum	Ph.Eur., USP	
Ewanol/*Erhard Wagner*		
Ewanol 204 (PhEur)	Visk. ≤ 230 mPa · s, Dichte ≈ 0,87 g/cm^3	Salben, Cremes, Gleitmittel für med. Instrumente, Lotionen
Ewanol 170 pb	Visk. 25-80 mPa · s, Dichte ≈ 0,84 g/cm^3	

Squalan

Arzneibücher

PhEur: Squalan; USP/NF: Squalane; JP/JPE: Synthetic Squalane; INCI: Squalane. CAS 111-01-3, EINECS 203-825-6.

Synonyma/Definitionen

Dodecahydrosqualen, 2,6,10,15,19,23-Hexamethyltetracosan, Perhydrosqualen, Roban, Spinancan, Squalanum. Die Substanz kann pflanzlicher (unverseifbarer Anteil von Olivenöl) oder tierischer (Haifischleberöl) Herkunft sein (PhEur). Die Herstellung aus den unverseifbaren Anteilen von Olivenöl erfolgt durch Extraktion und anschließende Hydrierung. $C_{30}H_{62}$, M_r 422,8.

$$(CH_3)_2CH-(CH_2)_3-CH(CH_3)-(CH_2)_3-CH(CH_3)-(CH_2)_4-CH(CH_3)-(CH_2)_3-CH(CH_3)-(CH_2)_3-CH(CH_3)_2$$

Eigenschaften

Klare, farblose, geruch- und geschmacklose, ölige Flüssigkeit. *Löslichkeit:* **ll:** Aceton, Benzol, Cyclohexan, Ether, Petrolether, Kohlenwasserstoffe, mischbar mit den meisten Fetten und Ölen einschließlich Mineralöl; **ul:** Ethanol 96 %, Eisessig, Wasser. Dichte 0,815 g/cm^3, Brechungsindex 1,452-1,458, Smp -38 °C, Sdp 350 °C, Verdampfungsenthalpie 70,5 kJ/mol, Flammpunkt 218 °C, Viskosität 34-36 mPa·s (20 °C), Brechungsindex 1,450-1,454 (20 °C). IZ ≤4, SZ ≤0,2, VZ ≤3 (PhEur).

Stabilität

Als gesättigter, verzweigter Kohlenwasserstoff ist S. stabil.

Inkompatibilitäten

Keine.

Anwendung

S. ist Ölkomponente in Salben und Cremes in Konzentrationen von ca. 2-30 %. S. ist mit Hautlipiden mischbar, erniedrigt den Smp der inkorporierten Wirkstoffe und spreitet auf der Haut. S. verhindert die Wasserabgabe der Haut und führt damit zu einer erhöhten Permeabilität. S. wird auch als Bestandteil von Öl-in-Wasser-Emulsionen für Vaccinen vorgeschlagen (Allison 1999). In der Kosmetik wird S. in Konzentrationen von 2-36 % in folgenden Bereichen eingesetzt: Lippenstifte, Handcremes, Tages- und Nachtcremes, Gesichtspuder und Lidschatten (Rosenthal 2002). In kosmetischen Zubereitungen wird S. teilweise durch das synthetische Diethylhexylcyclohexan (Cetiol S) ersetzt.

Toxizität

S. wird als nicht toxisch, nicht reizend, hypoallergen und nicht sensibilisierend eingestuft. In der Kosmetik gilt S. in den dort verwendeten Konzentrationen als sicher (CTFA 1982).

Literatur

Allison AC (1999): Squalene and squalane emulsions as adjuvants, Methods (Orlando, Florida) **19**(1), 87-93. CTFA (1982): Final report on the safety assessment of squalane and squalene, J Am College Toxicol **1**(2), 37-56. Rosenthal M (2002): Squalane: the natural moisturizer, in Schlossmann ML, Chemistry and manufacture of cosmetics (3rd Ed) **3**(Bk. 2), 869-875.

Handelsprodukte

Produkt/ *Hersteller*	**Eigenschaften**	**Anwendung**
Squalan/*Henry Lamotte Oils GmbH*		
Squalan		Kosmetik, Pharma in Salben
Squalan/*Sophim*		
Sophiderm (tierisch)	Dichte 0,807-0,810 g/cm^3	Cremes, Lotionen
Phytosqualan (pflanzlich)	Dichte 0,810-0,820 g/cm^3	
Squalan/*Vevy*		
Phytosqual (pflanzlich)		Kosmetik, Öle, Cremes, Lotionen

Gelbes Vaselin

Arzneibücher

PhEur: Gelbes Vaselin; USP/NF: Petrolatum; JP/JPE: Yellow Petrolatum; INCI: Petrolatum. CAS 8009-03-8, EINECS 232-373-2.

Synonyma/Definitionen

Vaselinum flavum, ein gereinigtes Gemisch halbfester Kohlenwasserstoffe aus Erdöl. Die Substanz kann ein geeignetes Antioxidans enthalten (PhEur). Zur Struktur siehe Weißes Vaselin, wobei der Anteil ungesättigter Verbindungen mit 6,5-12,8 % etwas höher liegt (Sucker 1973).

Eigenschaften

Gelbe, durchscheinende, geruch- und geschmacklose Masse von zäher, salbenartiger Konsistenz, die in geschmolzenem Zustand im Tageslicht schwach bläulich fluoresziert. *Löslichkeit:* **l:** Benzol, Chloroform, Ether, Hexan, viele Fette und Öle; **ul:** Aceton, Ethanol 96 %, Glycerol und Wasser. In der Schmelze ist G. mit vielen Fetten und Wachsen mischbar. Konsistenz 100-300 (Penetrometer/PhEur). Dichte 0,84-0,89 g/cm^3 (20 °C), Smp 50-61 °C (PhEur). Weitere Angaben siehe Weißes Vaselin.

Stabilität

Siehe Weißes Vaselin.

Inkompatibilitäten

Keine bekannt.

Anwendung

Siehe Weißes Vaselin. Gelbes Vaselin darf zur Herstellung von Augensalben nicht verwendet werden.

Toxizität

Siehe Weißes Vaselin.

Literatur

Sucker H (1973): Vaselinen, Gebrauchseigenschaften und Gütebeurteilung, Pharm u Z **2**, 87-94.

Handelsprodukte

Produkt/ *Hersteller*	Eigenschaften	Anwendung
Pionier/*Hansen & Rosenthal*		
17146	EP 52 °C, Tropfpunkt 55 °C, Visk. 5-7 mm^2/s [1] (100 °C)	s. o.
5370	EP 52 °C, Tropfpunkt 59 C, Visk. 6-8 mm^2/s [1] (100 °C)	
5353	EP 51 °C, Tropfpunkt 59 °C, Visk.6-8 mm^2/s [1] (100 °C)	
Merkur 620	EP 48-56 °C, Visk. 5,0-9,0 mm^2/s [1] (100°C)	Pharma: (Augen-) Salben, Cremes, Lotionen, Kosmetik: Make-up, Haarpflege, Handpflege
Merkur 670	EP 50-55 °C, Visk. 7,5-10,0 mm^2/sek [1] (100 °C)	
Merkur 1411	EP 48-56 °C, Visk. 5,0-9,0 mm^2/sek [1] (100 °C)	
Merkur 690	EP 50-56 °C, Visk. 5,0-10,0 mm^2/sek [1] (100 °C)	
Ewalin/*Erhard Wagner*		
Ewalin 1750	EP 48-56 °C, Tropfpunkt 40-62 °C	Salben, Veterinärsalben (Melkfett), Konsistenzgeber in Salben

1)Kinematische Viskosität

Weißes Vaselin

Arzneibücher

PhEur: Weißes Vaselin; USP/NF: White Petrolatum; JP/JPE: White Petrolatum; INCI: Petrolatum. CAS 8009-03-8, EINECS 232 373 2.

Synonyma/Definitionen

Vaselinum album, Petroleum Jelly, Paraffin Jelly, ein gereinigtes, fast vollständig bis vollständig entfärbtes Gemisch halbfester Kohlenwasserstoffe aus Erdöl. Die Substanz kann ein geeignetes Antioxidans enthalten (PhEur). Die Untersuchung zur Struktur von 28 verschiedenen Vaselinesorten ergab folgende Ergebnisse (Kassebaum 1978): W. besteht zu 5-20 % aus n-Paraffinen der Kettenlängen C_{16} bis C_{55} mit einem Maximum bei C_{30}-C_{35}, methylverzweigten Paraffinen vom Squalan-Typ (11-22 %, M_r 420-575), stark verzweigten festen Paraffinen (18-45 %, M_r 400-700), stark verzweigten flüssigen Paraffinen (22-54 %, M_r 300-500), die auch cyclische Strukturen enthalten und ungesättigten Verbindungen (0,3-12,8 %). Die ungesättigte Fraktion besteht überwiegend aus Olefinen mit mittleren Molekülmassen zwischen 400 und 800 und einer Doppelbindung je 3,5 bis 10 C-Atomen (Kassebaum und Sucker 1976). Etwa 20-50 % der in W. enthaltenen Paraffine liegen kristallin oder mikrokristallin vor. Sie bilden ein dreidimensionales kristallines Gerüst, in welches die flüssigen Kohlenwasserstoffe als kohärente Phase eingelagert sind. Es werden keine polycyclischen Kohlenwasserstoffe, insbesondere kein 3,4-Benzo-A-pyren gefunden.

Eigenschaften

Weiße bis grünlich-weiße, durchscheinende, geruch- und geschmacklose Masse von zäher, salbenartiger Konsistenz, die in geschmolzenem Zustand im Tageslicht schwach bläulich fluoresziert. *Löslichkeit:* **l:** Benzol, Chloroform, Ether, Hexan, viele Fette und Öle; **ul:** Aceton, Ethanol 96 %, Glycerol und Wasser. In der Schmelze ist W. mit vielen Fetten und Wachsen mischbar. Konsistenz 60-300 (Penetrometer/PhEur). Dichte 0,820-0,865 g/cm^3, Brechungsindex 1,460-1,474, Tropfpunkt 35-70 °C, Erstarrungspunkt 46-50 °C. Vaseline zeigt häufig Thixotropie. Die Ölzahl, welche die Blutungsneigung repräsentiert, beträgt in ungeschertem Zustand zwischen 4 und 34 %, in geschertem zwischen 10 und 64 %. Das Viskositätsverhalten und die Blutungsneigung des W. bestimmen maßgeblich seine anwendungstechnischen Eigenschaften.

Stabilität

W. ist aufgrund seiner chemischen Indifferenz stabil. Ein zu hoher Anteil flüssiger Bestandteile kann zum sog. „Bluten" der W. führen. W. ist hitzesterilisierbar.

Inkompatibilitäten

Keine bekannt.

Anwendung

W. ist seit 1871 als Salbengrundlage in Gebrauch und damit nicht nur die älteste, sondern nach wie vor die häufigste **Basis für Salben und Cremes**. Für die Beurteilung der Gebrauchseigenschaften von Vaseline sind ihre Zügigkeit, das Ölhaltevermögen und die Emulgierbarkeit von Bedeutung. Die **Zügigkeit** steigt bei hohem Anteil ungesättigter Kohlenwasserstoffe. Das **Ölhaltevermögen**, das eine

Aussage über die Blutungsneigung der Vaseline zulässt, beträgt bei guten Vaselinen nach Scherung ca. 10-15 %. Vaselinen mit einem hohen, flüssigen Paraffinanteil liegen bei 15-19 %. Ebenso erhöht die nachträgliche Zugabe von flüssigem Paraffin die Blutungsneigung (Kassebaum 1978). Für **Augensalben** wird die Konsistenz durch Hinzufügen von flüssigem Paraffin angepasst. Die Bestimmung der Viskosität und der Ölzahl von 3 Augenvaselinen ergab keine Korrelation zur chemischen Zusammensetzung. Dagegen zeigte sich ein hoher Einfluss der Temperatur und der relativen Feuchte auf die Blutungsneigung der Vaseline (De Muynck et al. 1993). Aus der hydrophoben W.-Grundlage mit hohem Okklusiveffekt wird normalerweise eine geringere Freisetzungsrate der inkorporierten Wirkstoffe erwartet. Am Beispiel von Zubereitungen mit 6 japanischen Vaselinesorten und den inkorporierten Wirkstoffen Fluoresceinisothiocyanat und Tetracyclin·HCl wird gezeigt, dass eine gut spreitende Vaseline zu einer erhöhten Wirkstofffreisetzung führt (Ogita et al. 2010).

Toxizität

W. gilt bei dermaler Anwendung als toxikologisch unbedenklich. Obwohl in Einzelfällen bei Anwendung von W. immer wieder Fälle von Kontaktdermatitis berichtet werden, ist die Substanz nicht allergen oder sensibilisierend. Dies belegt eine Untersuchung, bei der 79.365 Patienten systematisch getestet wurden und nur 0,03 % eine leichte und 0,003 % der Probanden eine mittlere Reaktion zeigten (Schnuch et al. 2006).

Literatur

De Muynck C et al (1993): Chemical and physicochemical characterization of petrolatums used in eye ointment formulations, J Pharm Pharmacol **45**, 500-503. Kassebaum H und Sucker H (1976): Characterization of unsaturated hydrocarbons of petrolatum and detection of the absence of carcinogenic compounds, 9. Fette, Seifen, Anstrichm **78**(5), 207-210. Kassebaum H (1978): Vaselin – Strukturen und Gebrauchseigenschaften unterschiedlicher Vaselinqualitäten, Parfüm Kosmet **59**, 291-295. Ogita Y et al (2010): Comparison of physical properties and drug releasing characteristics of white petrolatum, Pharmazie **65**, 801-804. Schnuch A et al (2006): White petrolatum (PhEur) is virtually non-sensitizing. Analysis of IVDK data on 80000 patients, Contact Dermatitis **54**(6), 338-343.

Handelsprodukte

Produkt/ *Hersteller*	**Eigenschaften**	**Anwendung**
Vaseline weiss/*Aiglon*		
A 72	Tropfpunkt 63 °C, Visk. 5-9 mm^2/s[1)] (100 °C)	Salben, Cremes, deren Wirkstoff auf der Haut verbleiben soll
Vaseline weiss/*Hansen & Rosenthal*		
Pionier 8693	EP 53 °C, Visk. 5-7 mm^2/s[1)]	Salben, Cremes, deren Wirkstoff auf der Haut verbleiben soll
Pionier 17004	EP 53 °C, Visk. 6-8 mm^2/s[1)]	
Pionier 5741	EP 54 °C, Visk. 8-10 mm^2/s[1)]	Salben, Cremes, deren Wirkstoff auf der Haut verbleiben soll
Pionier 7646	EP 53 °C, Visk. 4-6 mm^2/s[1)]	
Pionier 3476	EP 52 °C, Visk. 6-8 mm^2/s[1)]	
Pionier 5464	EP 52 °C, Visk. 6-8 mm^2/s[1)]	
Pionier 1761	EP 54 °C, Visk. 5-7 mm^2/s[1)]	
1730	EP, Viskosität 3-7 mm^2/s	Augenvaseline
Permulgin/*Koster Keunen*		
3500	EP 48-54 °C	Salben, Cremes
Vaseline weiss/*Sasol*		
Vara-Typen	Smp 38-70 °C, Visk. 6-12 mm^2/s[1)] (100 °C)	Salben, Cremes
Merkur-Typen		
Vaseline weiss/*Sonneborn*		
Microwax MA	EP 56-62 °C, Smp 61-68 °C, Kon 35-45 PU	Kosmetik, medizinische Salben, Hautschutz, Zahnklebstoff
Snowwhite Special	EP 49-56 °C, Smp 58-66 °C, Kon 160-180 PU	
Snowwhite A4	EP 47-53 °C, Smp 53-59 °C, Kon 160-180 PU	
Snowwhite EC	EP 49-56 °C, Smp 58-66 °C, Kon 160-180 PU	
Snowwhite MD	EP 48-54 °C, Smp 55-61 °C, Kon 160-180 PU	
Snowwhite N	Ep 47-53 °C, Smp 54-60 °C, Kon 160-180 PU	
Snowwhite P1	EP 48-54 °C, Smp 58-64 °C, Kon 180-200 PU	
Snowwhite T5	EP 50-56 °C, Smp 60-66 °C Kon 160-180 PU	
Snowwhite UP	EP 50-56 °C, Smp 60-67 °C, Kon 160-180 PU	
Snowwhite XH	EP 51-56 °C, Smp 61-66 °C, Kon 140-160 PU	

Produkt/ *Hersteller*	Eigenschaften	Anwendung
Vaseline weiss/*Sonneborn*		
White Fonoline H	EP 45-51 °C, Smp 50-56 °C, Kon 210-245 PU	
White Protopet 1SH	EP 47-53 °C, Smp 58-64 °C, Kon 180-210 PU	
Vaseline/*Erhard Wagner*		
Weiss PhEur	EP 50-56 °C, Tropfpunkt 35-70 °C, kin. Visk. 5-9 mm^2/s[1)] (100°C)	Salben, Cremes
Ewalin 1751	EP 50-56 °C, Tropfpunkt 35-70 °C	
Ewalin 1702	EP 46-52 °C	Augenvaseline

[1)]Kinematische Viskosität

13.5. Wasserlösliche Grundlagen

Macrogole → Suppositoriengrundlagen

13.6. Sonstige

Cyclomethicone

Arzneibücher

USP/NF: Cyclomethicone; INCI: Cyclomethicone. CAS 69430-24-6.

Synonyma/Definitionen

Cyclopolydimethylsiloxane, ein vollständig methyliertes, cyclisches Dimethylpolysiloxan mit 4, 5 oder 6 Dimethylsiloxan-Einheiten (USP/NF und INCI). Strukturbeispiele für n=4 (tetramer)und n=5 (pentamer), die am häufigsten vorkommen.

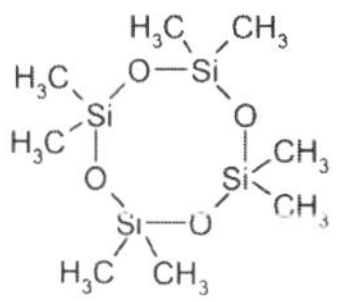

tetramer

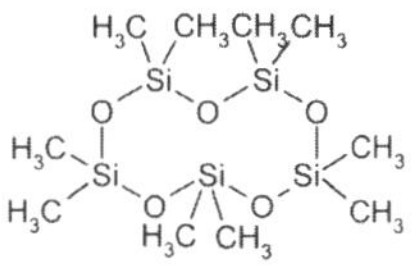

pentamer

Die USP/NF-Monographie erfasst sowohl die Einzelsubstanzen mit n=4 bis n=6 als auch deren Mischung. INCI beschreibt neben der Mischung mit n=4-6 (alte Definition n=3-7) auch die entsprechenden Einzelsubstanzen, die in Tab. 1 zusammengefasst sind.

Tab. 1: *Einzelmonographien Cyclomethicone nach INCI und CAS*

Bezeichnung	n	CAS-NR.	EINECS-Nr.
Cyclotrisiloxan, Hexamethylcyclotrisiloxan	3	541-05-9	208-765-4
Cyclotetrasiloxan, Octamethylcyclotetrasiloxan	4	556-67-2	209-136-7
Cyclopentasiloxan, Decamethylcyclopentasiloxan	5	541-02-6	208-764-9
Cyclohexasiloxan, Dodecamethylcyclohexasiloxan	6	540-97-6	208-762-8
Cycloheptasiloxan, Tetradecamethylcycloheptasiloxan	7	107-50-6	203-496-9

Eigenschaften

Farblose, klare, ölige, geruchlose Flüssigkeiten von niedriger Viskosität. *Löslichkeit:* **l:** Ethanol 95 %, Isopropylmyristat, Isopropylpalmitat, Paraffinöl, Vaseline; **ul:** Glycerol, Propylenglycol und Wasser (n=4: 0,02 mg/l, n=6: 5,1 µg/l, bei 23 °C). Weitere Eigenschaften siehe Tab. 2 (Johnson et al. 2011).

Tab. 2: *Eigenschaften von Cyclotetrasiloxan (n=4), Cyclopentasiloxan (n=5) und Cyclohexasiloxan (n=6).*

Eigenschaft	n = 4	n = 5	n = 6
M_r	296,6	370,8	444,9
Dichte (g/cm^3, 20 °C)	0,955	0,956	0,967
Brechungsindex	1,397	1,398	1,402
Oberflächenspannung (mN/m)	17,8	18,0	–
Dampfdruck (hPa, 25 °C)	1,33	1,33	–
Verdampfungsenthalpie (kJ/Mol)	39,4	42,8	46,3
Sdp (°C)	175	210	245
Flammpunkt (°C)	63	95,6	124
log $K_{O/W}$[1)]	6,49	8,03	9,06
Viskosität (mPa · s, 25 °C)	2,5	4,0	6,6

[1)]Verteilungskoefficient Octanol/Wasser

Stabilität

C. ist chemisch stabil.

Inkompatibilitäten

Keine bekannt.

Anwendung

C. wird pharmazeutisch in äußerlich anzuwendenden Zubereitungen wie Salben, Cremes und Gelen eingesetzt. Als Wirkstoff ist es in Mitteln zur Behandlung von Narben sowie zur Entfernung von Kopfläusen im Handel (Rote Liste 2012). Mit C. als Hilfsstoff können Emulsionen hergestellt werden, die ein Wirkstoffreservoir für lipophile Arzneistoffe bilden und eine verzögerte Wirkstofffreisetzung bewirken (Suitthimeathegorn et al. 2005). Auch zur Herstellung von Mikroemulsionen wird C. erfolgreich eingesetzt (Payne et al 2008). C. ist in der Kosmetik heute das am weitesten verbreitete Silikon. Dabei wird vor allem seine hohe Flüchtigkeit (niedrige Verdampfungsenthalpie, niedrige Viskosität, niedrige Oberflächenspannung und hoher Dampfdruck) ausgenutzt. Beim Aufbringen auf die Haut entsteht durch Verdunstung ein trockenes Hautgefühl, ohne dass die Haut austrocknet. Haupteinsatzgebiete sind Haar- und Hautpflegeprodukte sowie die Verwendung als Lösungsmittel in flüssigen Kosmetik-Produkten, daneben Deodorant-Stifte und Shampoos. Dabei stehen Cyclotetrasiloxan und Cyclopentasiloxan im Vordergrund. Die Anwendungskonzentrationen reichen von weniger als 1 % bis zu 80 % in der Formulierung.

Toxizität

C. wird von der Haut praktisch nicht resorbiert, zeigt keine Reizungen, allergischen Reaktionen oder systemische Effekte. Die CIR-Expertenkommission hat C. als sicher bewertet (Johnson et al. 2011).

Literatur

Johnson W Jr et al (2011): Safety assessment of cyclomethicone, cyclotetrasiloxane, cyclopentasiloxane, cyclohexasiloxane, and cycloheptasiloxane, Int J Toxicol **30**(6 Suppl), 149S-227S. Payne J et al (2008): Microemulsions as sprayable delivery systems, SOFW Journal **134**(9), 65-66, 68. Rote Liste (2012): Arzneimittelverzeichnis für Deutschland, Rote Liste Service GmbH, Frankfurt, www.rote-liste.de. Suitthimeathegorn O et al (2005): Novel anhydrous emulsions: Formulation as controlled release vehicles, Int J Pharm **298**(2), 367-371.

Handelsprodukte

Produkt[1]**/ *Hersteller***	**Eigenschaften**
Cyclomethicone/*Dow Chemical*	
XIAMETER PMX-0244 CYCLOTETRA-SILOXANE	kin. Visk. 2,4 mm^2/s (25 °C), Oberflächenspannung 17,8 (25 °C) mN/m, Gehalt > 96 %
XIAMETER PMX-0245 CYCLOPENTA-SILOXANE	kin. Visk. 4 mm^2/s (25 °C), Oberflächenspannung 18 mN/m (25 °C), Sdp 205 °C
XIAMETER PMX-0246 CYCLOHEXA-SILOXANE	kin. Visk. 6,8 mm^2/s, Oberflächenspannung 18.8 mN/m, Brechungsindex 1,402
XIAMETER PMX-344 Blend	86 % Cyclotetrasiloxan, 14 % Cyclopentasiloxan, kin. Visk. 2,5 mm^2/s (25 °C), Oberflächenspannung 19 mN/m (25 °C), Sdp 177 °C
XIAMETER PMX-0345 CYCLOSIL-OXANE BLEND	kin. Visk. 6 mm^2/s (25 °C), Cyclotetrasiloxan < 1 %, Cyclopentasiloxan 60-70 %, Cyclohexasiloxan 30-40 %, Oberflächenspannung 20,8 mN/m (25 °C)
Cyclomethicone/*DowDupont*	
DOW CORNING ST CYCLOMETHICONE 5-NF	kin. Visk. 4 mm^2/s (25°C), Oberflächenspannung 18 mN/m, Sdp > 35 °C
Cyclomethicone/*Guangzhou Chuangyue Chem*	
Cyclomethicone	Cyclopentasiloxan/ Cyclohexasiloxan > 97 %
Cyclomethicone/*Wacker*	
Belsil CM 1000	Cyclopentasiloxan 18 %, plus hochmolekulares Dimethiconol[2], dyn. Viskosität 6000 mPa · s
Belsil CM 3092	Cyclopentasiloxan 15 %, plus hochmolekulares Dimethiconol[2], dyn. Viskosität 7500 mPa·s
Belsil CM 740	Cyclopentasiloxan, plus hochmolekulares Dimethiconol[2], dyn. Viskosität 1500 mPa · s

[1]Anwendung aller Produkte: Kosmetik, Hautpflegemittel, topische Arzneizubereitungen, [2]Polydimethylsiloxan mit endständigen Hydroxylgruppen an Stelle der Methylgruppen

Wollwachs → Emulgatoren

Wollwachsalkohole → Emulgatoren

14. Säuren und Salze

Es wurden nur solche **Säuren** aufgenommen, die neben der reinen Säurefunktion mindestens eine weitere Eigenschaft besitzen, die für die Formulierung von Arzneimitteln von Bedeutung ist. Neben der reinen Säurefunktion gibt es die Gruppe der Säuren, die **Bestandteile von Pufferlösungen** sind. Dazu gehören die Borsäure, Citronensäure, Essigsäure und Phosphorsäure. Säuren mit einer **zusätzlichen technologischen Funktion** sind wasserfreie Citronensäure (Säurespender für Brausetabletten und Geschmackskorrigens), Milchsäure (Hautkonditionierung), Phosphorsäure (synergistische Komponente für Antioxidantien) und Weinsäure (Säurespender für Brausetabletten, Steuerung des pH-Wertes in Pelletrezepturen für eine Wirkstofffreisetzung in unteren Darmabschnitten und Geschmackskorrigens). Zu den Säuren mit einer zusätzlichen **antimikrobiellen Wirkung** zählen Borsäure (langsam einsetzende Wirkung gegen Hefen), Essigsäure (optimale Wirkung bei pH 3) und Milchsäure (keimreduzierende Wirkung um bis zu fünf Zehnerpotenzen bei pH 3-4). Ferner gibt es Säuren, die als **wasserlösliche Schmiermittel** in Tablettenrezepturen eingesetzt werden können. Dazu zählen Adipin- und Fumarsäure, die aus diesem Grunde im Kapitel Schmiermittel behandelt werden.

Bei den **Salzen** wurden diejenigen aufgenommen, die **Bestandteile von Pufferlösungen** sind: Natriumacetat-Dihydrat, Natriumcitrat, Natriumdihydrogenphosphat, Natriummonohydrogenphosphat und Natriumtetraborat. Salze mit zusätzlichen **technologischen Funktionen** sind Natriumcarbonat (Wasseraufnahme in Brausetabletten unter Bildung des Monohydrat), Natriumchlorid (Isotonisierung und osmotische Substanz in hyperosmotischen Zubereitungen sowie Füllstoff in Hartgelatinekapseln), Natriumcitrat (Erhöhung der Löslichkeit schwer löslicher Arzneistoffe durch hydrotrope Eigenschaften) und Natriumhydrogencarbonat (wichtigste Basenkomponente in Brausetabletten).

Während Natriumchlorid und Natriumhydrogencarbonat kein Kristallwasser enthalten, bilden die anderen Salze Kristalle mit unterschiedlichem Kristallwassergehalt aus. Dies kann wie beim Natriummonohydrogenphosphat zu einem komplexen Lösungsverhalten führen, bei dem ausgehend vom Decahydrat durch Umwandlung während des Lösevorgangs nacheinander das Hepta- und das Dihydrat sowie die wasserfreie Form gebildet werden (Schrödter et al. 2012). Ähnliche Vorgänge werden – wenn auch in abgeschwächter Form – bei Natriumcarbonat, Natriumcitrat, Natriumdihydrogenphosphat, tertiärem Natriumphosphat und Natriumtetraborat beobachtet.

Literatur

Schrödter K et al (2012): Phosphoric acid and Phosphates, in Ullmanns Encyclopedia of Industrial Chemistry, Wiley-VCH, Weinheim, DOI: 10.1002/-14356007.a19_465.pub3, Vol **26**, 679-724.

14.1. Säuren

Adipinsäure → Schmiermittel

Borsäure

Arzneibücher

PhEur: Borsäure; USP/NF: Boric Acid; JP/JPE: Boric Acid; INCI: Boric Acid. CAS 10043-35-3, EINECS 233-139-2, E 284.

Synonyma/Definitionen

Acidum boricum, Orthoborsäure. H_3BO_3, M_r 61,8.

Eigenschaften

Weißes bis fast weißes, kristallines, geruchloses Pulver, farblose, glänzende, sich fettig anfühlende Schuppen oder weiße bis fast weiße Kristalle. *Löslichkeit:* **ll:** n-Butanol (42,8 % m/m), Ethanol (94,4 % *m/m* bei 25 °C), Ethylenglykol (18,5 % *m/m*), Glycerol 85 % (21.1 % m/m), Methanol (20,68 % *m/m*), n-Propanol (59,4 % *m/m*); **l:** Wasser (4,7 % *m/m* bei 20 °C, 10,3 % *m/m* bei 50 °C, 27,5 % *m/m* bei 100 °C). Die Wasserlöslichkeit steigt in Gegenwart von Salzen wie Kaliumchlorid, Kaliumnitrat, Kaliumsulfat und Natriumsulfat, während sie durch Lithiumchlorid, Natriumchlorid und Calciumchlorid verringert wird; **sl:** Aceton, Methylethylketon, Ethylacetat, Essigsäure (Smith 2000). Dichte 1,462 g/cm^3. Smp 171-172 °C (beim Erhitzen auf 181 °C geht B. in Metaborsäure über, bei noch höheren Temperaturen entstehen Tetraborsäure und Bortrioxid), pK_s 9,24, pH der 3,3%igen wässrigen Lösung 3,8-4,8, pH-Wert der 0,1 N-Lösung 5,1, E-Wert 0,5.

Stabilität

B. ist als anorganische Verbindung stabil. Abbaureaktionen sind nicht bekannt. B. ist schwach hygroskopisch.

Inkompatibilitäten

Unverträglich mit Alkalicarbonaten und Hydroxiden sowie Tannin; Sterilisationsempfehlung: Autoklavierung bei 120 °C/20 min (Dolder und Skinner 1990).

Anwendung

B. wird zur Einstellung des pH-Wertes für Augentropfen oft als Pufferlösung in Kombination mit Natriumtetraborat verwendet. Der Borsäure/Natriumtetraborat-Puffer deckt einen pH-Bereich von 7,61-9,09 ab (Dolder und Skinner 1990). Borsäure ist bei langsamem Wirkungseintritt wirksam gegen Hefen, in Form des Boratpuffers auch gegen *Pseudomonas aeruginosa* und einige andere grampositive Bakterien; die minimalen Hemmkonzentrationen liegen bei 500-2000 µg/ml. Zur Konservierung von Kosmetika wird B. in Konzentrationen bis 3 % eingesetzt, in Mundpflegemitteln bis 0,5 %. In der EU ist B. als Zusatz für Babykosmetika und Babypuder verboten (Kramer und Reichwagen 2008).

Toxizität

Bor ist ein Zellgift, das vor allem Leber, Nieren und Gehirn angreift. Es führt zur Azidose durch Kaliumverminderung. Seit 1981 wurden mehr als 170 schwere Borintoxikationen berichtet, von denen 91 tödlich verliefen. Diese Angaben beziehen sich jedoch auf die therapeutische Anwendung von Borsäure. Borsäure wird rasch aus dem Intestinaltrakt, über Schleimhäute und Wunden und sogar durch die intakte Haut resorbiert. Blutspiegelwerte ≥8,8 mg/100 ml können toxisch sein (Kramer und Reichwagen 2008). Trotz dieser negativen Befunde ist Borsäure nach wie vor zur Pufferung von Augentropfen unverzichtbar, da der schwach alkalische Bereich abgedeckt werden kann (Rote Liste 2012). B. zeigt im Tierversuch leichte Haut- und Augenreizung, jedoch keine Sensibilisierung. B. ist nicht mutagen, positive Befunde liegen jedoch zur Teratogenität und Reproduktionstoxizität vor (Merck 2011). LD_{50} 0,04 g/kg (Maus, i. v.); LD_{50} 3,45 g/kg (Maus, oral); LD_{50} 5,14 g/kg, bzw. LD_{50} 2,66 g/kg (Ratte, oral, Merck 2011); LD_{50} 1-4 g/kg (Hund, oral) (Kramer und Reichwagen 2008).

Literatur

Dolder R und Skinner FS (1990): Ophthalmika, Wiss Verlagsges mbH, Stuttgart, 4. Aufl, 152 und 391. Kramer A und Reichwagen S (2008): Borsäure, in Kramer A und Assadian O (Hrsg), Wallhäußers Praxis der Sterilisation, Desinfektion, Antiseptik und Konservierung, Georg Thieme Verlag Stuttgart und New York, ISBN 978-3-13-141121-1, 689. Merck (2011). Sicherheitsdatenblatt Borsäure, Version **6** v. 24.10.2011. Rote Liste (2012): Arzneimittelverzeichnis für Deutschland, Rote Liste Service GmbH, Frankfurt, www.rote-liste.de. Smith RA (2000): Boric Oxide, Boric Acid, and Borates, in Ullmanns Encyclopedia of Industrial Chemistry, Published Online: 15 JUN 2000, DOI: 10.1002/14356007.a04_263.

Handelsprodukte

Produkt/ *Hersteller*	Charakteristika	Liefer- formen
Borsäure/*American Elements*		
Borsäure	Reinheiten von 99 -99,999 % verfügbar	weißes, kristallines Pulver
Borsäure/*Anmol Chemicals*		
Borsäure USP NF/BP	Borsäure USP NF/BP	weißes, kristallines Pulver
Borsäure/*Cofermin*		
Borsäure		Pulver
Borsäure/*Merck Millipore*		
Suprapur	hochreine Form, Gehalt 99,999 %, Smp 185 °C, Dichte 1,489 g/cm^3 (23 °C)	Pulver
Emsure	für analytische Zwecke, Smp 185 °C, Dichte 1,51 g/cm^3, SD 0,4-0,6 g/cm^3	Pulver
Borsäure/*Mubychem*		
Borsäure USP NF/BP	Gehalt 99 - 100,5 %	weißes, kristallines Pulver
Borsäure/*Rio Tinto Borates*		
Optibor	Gehalt > 99,9 %, Smp 171 °C, Dichte, 1,49 g/cm^3, TG: Granulat ≥ 98 % < 1000µm, Pulver ≥ 97 % < 250 µm	Granulat, Pulver
Borsäure/*Roth*		
Roti Metic	hochreine Form, Gehalt 99,999 %, SD 0,4-0,6 g/cm^3	Pulver
Borsäure	PhEur/USP	Pulver
Boric acid/*Sigma Aldrich*		
	für analytische Zwecke, Gehalt 99,5 %	Pulver

Citronensäure

Arzneibücher

PhEur: Citronensäure; USP/NF: Anhydrous Citric Acid; JP/JPE: Anhydrous Citric Acid; INCI: Citric Acid (Anhydrous und Monohydrate). CAS 77-92-9, EINECS 201-069-1, E 330.

Synonyma/Definitionen

Acidum citricum anhydricum, 2-Hydroxypropan-1,2,3-tricarbonsäure. Die W. kristallisiert bei Temperaturen von >36,6 °C aus; unterhalb dieser Temperatur fällt das Monohydrat an. $C_6H_8O_7$, M_r 192,1.

```
   H2C—COOH
      |
HO—C—COOH
      |
   H2C—COOH
```

Eigenschaften

Weißes bis fast weißes, kristallines Pulver, farblose, monokline Kristalle oder Körner, geruchlos, von stark saurem Geschmack. *Löslichkeit:* **sll:** Wasser (162 g/100 ml, 25 °C); ll: Ethanol (59,1 g/100 ml), **ssl:** Amylacetat (4,2 g/100 ml), Ether (0,75 g/100 ml) (Verhoff 2011). Dichte 1,665 g/cm^3, Wassergehalt (%): ≤1,0. Smp 153 °C, Flammpunkt 155 °C, Brechungsindex 1,44, Glasübergangstemperaturen bei 11/-25/-53 °C, pK_{s1} 3,14, pK_{s2} 4,77, pK_{s3} 6,39 (25 °C); pH der 1%igen wässrigen Lösung 2,1.

Stabilität

W. ist hygroskopisch. Ab rF ≥75 % wandelt sie sich in das Monohydrat um.

Inkompatibilitäten

Siehe Citronensäure Monohydrat.

Anwendung

W. wird hauptsächlich als Säurespender für Brausetabletten verwendet (Schmidt und Christin 1990). In dieser Funktion ist sie dem Citronensäure-Monohydrat vorzuziehen, da sie während der Lagerung kein Kristallwasser abgeben kann. Die anderen Einsatzgebiete entsprechen dem Citronensäure-Monohydrat.

Toxizität

Siehe Citronensäure-Monohydrat.

Literatur

Schmidt PC und Christin I (1990): Brausetabletten – eine fast vergessene Arzneiform, Pharmazie **45**, 89-100. Verhoff FH (2011): Citric Acid, in Ullmann's Encyclopedia of Industrial Chemistry, Published Online: 15 OCT 2011, DOI: 10.1002/14356007.a07_103.pub2.

Handelsprodukte

Produkt/ *Hersteller*	Charakteristika	Liefer- formen
Citric acid anhydrous/*ADM*		
wasserfrei	USP/FCC, PhEur, TG Granulat: > 1180 µm ≤ 2 %, < 300 µm < 10 %, feines Granulat: > 600 µm, < 3 %, < 150 µm, < 5 %, Pulver > 250 µm < 2 %, < 75 µm > 50 %	Granulat, feines Granulat, Pulver

Produkt/ *Hersteller*	Charakteristika	Liefer-formen
Citric acid anhydrous/*Cargill*		
wasserfrei	USP/FCC, PhEur, TG Granulat: > 1180 µm < 1 %, < 300µm < 10 %, feines Granulat: > 600 µm, < 1 %, < 150 µm < 5 %, Pulver: > 250 µm < 5 %, < 75 µm > 25 %	Granulat, Pulver, feines Granulat
Citric acid anhydrous/*Daffodil Pharma*		
wasserfrei	USP/BP, Nahrungsmittel-Qualität	Pulver
Citronensäure/*Jungbunzlauer*		
wasserfrei	PhEur/USP/FCC, grobe, mittelgrobe und feine Granulate	Granulate
Citronensäure/*Kirsch*		
wasserfrei	PhEur/USP/FCC	
Citronensäure wasserfrei/*Merck Millipore*		
Omnipur	für molekularbiologische Zwecke	feines Pulver
Emprove	PhEur/USP, Endotoxingehalt < 0,5 IU/mg, TG: < 250 µm > 95 %, < 125 µm > 75 %	Pulver

Citronensäure-Monohydrat

Arzneibücher

PhEur: Citronensäure-Monohydrat; USP/NF: Citric Acid Monohydrate; JP/JPE: Citric Acid Hydrate; INCI: Citric Acid (Anhydrous und Monohydrate). CAS 5949-29-1, EINECS 201-069-1, E 330.

Synonyma/Definitionen

Acidum citricum monohydricum, 2-Hydroxypropan-1,2,3-tricarbonsäure. C. kristallisiert bei Temperaturen von <36,6 °C aus; oberhalb dieser Temperatur fällt die wasserfreie Citronensäure an. $C_6H_8O_7 \cdot H_2O$, M_r 210,0. Struktur siehe Wasserfreie Citronensäure.

Eigenschaften

Weißes bis fast weißes, kristallines Pulver, farblose, rhombische Kristalle oder Körner, die an der Luft verwittern; geruchlos, von stark saurem Geschmack. *Löslichkeit:* **sll:** Wasser (1 g in 0,6 ml); **ll:** Amylalkohol (15,4 g/100 ml), Ethanol (1 g in 1,5 ml); **l:** Amylacetat (6 g/100 ml), Ethylacetat (5,3 g/100 ml); **wl:** Ether 2,17 g/100 ml) (Verhoff 2011). Dichte 1,542 g/cm^3, Wassergehalt (%): 7,5-9,0. Smp ≈100 °C (Erweichung ab 75 °C), pK_{s1} 3,14, pK_{s2} 4,77, pK_{s3} 6,39 (25 °C), pH der 1%igen wässrigen Lösung 2,1, Lösungswärme -16,3 kJ/Mol, Viskosität 6,5 mPa·s (50%ige wässrige Lösung).

Stabilität

C. gibt ab 30-40 °C sein Kristallwasser ab und zerfließt an feuchter Luft. Die Substanz ist weniger hygroskopisch als wasserfreie Citronensäure.

Inkompatibilitäten

Unverträglich mit Kaliumtartrat, Alkali- und Erdalkalicarbonaten sowie Bicarbonaten, Acetaten und Sulfiden. Weiterhin unverträglich mit Oxidationsmitteln, Reduktionsmitteln, Nitraten und Basen. Die Kristallisationsneigung von Saccharose aus Sirupen in Gegenwart von C. ist erhöht.

Anwendung

C. wird hauptsächlich zur Einstellung des pH-Wertes für flüssige und halbfeste Arzneiformen verwendet. In magensaftresistenten Arzneiformen und solchen, die in unteren Darmabschnitten den Wirkstoff freisetzen, wird ein Zusatz von C. zur Steuerung des pH-Wertes empfohlen (Nykaenen et al. 2004). C. ist ein wesentlicher Bestandteil der Aromatisierung von Arzneimitteln, insbesondere mit Fruchtaromen, da sie bei pH-Werten von ≤5 durch die Säuerung das Aroma sich voll entfalten lässt.

Toxizität

Citronensäure ist in Lebensmitteln enthalten und ist Lebensmittelzusatzstoff. Im Körper wird sie im Citronensäurezyklus verstoffwechselt. LD_{50} 0,04 g/kg (Maus, i. v.); LD_{50} 0,9 g/kg (Maus, i. p.); LD_{50} 5,04 g/kg (Maus, oral); LD_{50} 2,7 g/kg (Maus s. c.).

Literatur

Nykaenen et al (2004): Citric acid as a pH-regulating additive in granules and the tablet matrix in enteric-coated formulations for colon-specific drug delivery, Pharmazie **59**(4), 268-273. Verhoff FH (2011): Citric Acid, in Ullmann's Encyclopedia of Industrial Chemistry, Published Online: 15 OCT 2011, DOI: 10.1002/-14356007.a07_103.pub2.

Handelsprodukte

Produkt/ *Hersteller*	Charakteristika	Liefer-formen
Citric acid monohydrate/*Daffodil Pharma*		
Monohydrate	USP/BP, Nahrungsmittel-Qualität	Pulver
Citronensäure Monohydrat/*Jungbunzlauer*		
Monohydrat	USP/FCC/PhEur	grobes, mittleres und feines Granulat
Citronensäure/*Merck Millipore*		
Emprove	PhEur/USP/JP, SD 0,8-1,0 g/cm^3, Smp 135-152 °C	kristallin
Citric acid monohydrate/*Sigma Aldrich*		
Emsure	PhEur, SD 0,8-1,0 g/cm^3, Smp 135-152 °C	kristallin

Essigsäure 99 %

Arzneibücher

PhEur: Essigsäure 99 %; USP/NF: Acetic Acid (Gehalt 34-37 %), Glacial Acetic Acid (99,5-100,5 %); JP/JPE: Acetic Acid (30-32 %), Glacial Acetic Acid (≥99 %); INCI Acetic Acid. CAS 64-19-7, EINECS 200-580-7, E 260.

Synonyma/Definitionen

Acidum aceticum glaciale, Ethansäure, Methancarbonsäure, Weinessig, $C_2H_4O_2$, M_r 60,05. H_3C-COOH.

Eigenschaften

Klare, farblose, flüchtige Flüssigkeit oder kristalline Masse mit stechendem Geruch. *Löslichkeit:* **mischbar** mit Chloroform, Dichlormethan, Ethanol, Ether, Glycerol, ätherischen Ölen und Wasser. Dichte 1,045 g/cm^3. Smp 17 °C, Sdp 116-118 °C, pK_s 4,76, Flammpunkt 39 °C, Brechungsindex 1,3718, pH der 0,1 N-Lösung 2,9.

Stabilität

E. ist stabil.

Inkompatibilitäten

Unverträglich mit Alkali.

Anwendung

E. wird zur Einstellung des pH-Wertes von Lösungen oft als Pufferlösung in Kombination mit Natriumacetat verwendet. Der Essigsäure/Natriumacetat-Puffer deckt einen pH-Bereich von 4,01-6,66 ab (Dolder und Skinner 1990). Die antimikrobielle Wirkung von E. beruht auf der Absenkung des pH-Wertes und hat ein Optimum bei pH 3, wo sie 10-100 mal stärker ist als bei anderen Säuren. Hitze verstärkt die Wirkung gegen Bakterien in stärkerem Maße als gegen Hefen und Schimmelpilze. Bei 100 °C werden auch Sporen von Keimen abgetötet. E. wird vor allem in der Haltbarmachung von Lebensmitteln eingesetzt und ist für Kosmetika nicht zugelassen (Kramer et al. 2008).

Toxizität

In konzentrierter Form ruft E. Verätzungen an der Haut und am Auge hervor. E. ist nicht sensibilisierend, mutagen oder reproduktionstoxisch. Der MAK-Wert liegt bei 25 mg/m^3. LD_{50} 3,1 g/kg (Ratte, oral); LD_{50} 1,1 g/kg (Ratte, dermal); LD_{50} 11,4 mg/kg (Ratte, inhalativ).

Literatur

Dolder R und Skinner FS (1990): Ophthalmika, Wiss Verlagsges mbH, Stuttgart, 4. Aufl, 390- 391. Kramer A et al (2008): Essigsäure, in Kramer A und Assadian O (Hrsg), Wallhäußers Praxis der Sterilisation, Desinfektion, Antiseptik und Konservierung, Georg Thieme Verlag Stuttgart und New York, ISBN 978-3-13-141121-1, 693-694.

Handelsprodukte

Hersteller	Produkt/Eigenschaften
Applichem	Acetic acid 100 %, für analytische Zwecke
BP	Acetic Acid, Gehalt ≥ 99,85 %
Caelo	Essigsäure 99 %
Merck Millipore	Essigsäure 96 %, Emprove-Qualität
Roth	Essigsäure 100 %, PhEur, Rotipuran für analytische Zwecke
Sigma Aldrich	Geh. 99,5 %, natural, kosher, halal
Stockmeier	Essigsäure 99,8 %

Fumarsäure → Schmiermittel

Milchsäure

Arzneibücher

PhEur: Milchsäure und *(S)*-Milchsäure; USP/-NF: Lactic Acid; JP/JPE: Lactic Acid und L-Lactic Acid; INCI Lactic Acid. CAS- und EINECS-Nummern siehe Tab. 1.

Tab. 1: *CAS- und EINECS-Nummern der verschiedenen Milchsäuren*

Bezeichnung	CAS-NR.	EINECS-Nr.
(*S*)-Milchsäure L-Milchsäure	79-33-4	201-196-2
(*RS*)-Milchsäure D,L-Milchsäure	50-21-5 und 598-82-3	209-954-4
(*R*)-Milchsäure D-Milchsäure	10326-41-7	233-713-2

Hinweis: PhEur und JP führen die racemische D,L-Milchsäure und L-Milchsäure, USP/NF nur die racemische Form, INCI fasst unter dem Namen Lactic Acid alle Formen zusammen.

Synonyma/Definitionen

Acidum lacticum und Acidum *(S)*-lacticum, 2-Hydroxypropansäure, α-Hydroxypropionsäure, ein Gemisch von *(S)*-2-Hydroxypropansäure, ihren Kondensationsprodukten, wie Lactoylmilchsäure und Polymilchsäuren, und Wasser. Das Gleichgewicht zwischen 2-Hydroxypropansäure und ihren Kondensationsprodukten hängt von der Konzentration und der Temperatur ab. Gehalt 88,0-92,0 % $C_3H_6O_3$ des Racemats bei Milchsäure bzw. 88,0-92,0 % $C_3H_6O_3$, davon mindestens 95 % *(S)*-Enantiomer bei *(S)*-Milchsäure. M_r 90,08.

OH
CH$_3$–CH–COOH D,L-Milchsäure

COOH
H$_3$C–C–H
OH L-Milchsäure

HOOC
H–C–CH$_3$
OH D-Milchsäure

Eigenschaften

Klare, farblose bis schwach gelbe, sirupartige, hygroskopische, geruchlose, nicht flüchtige Flüssigkeit. *Löslichkeit:* **mischbar** mit Ethanol, Ether, Glycerol und Wasser. Dichte 1,22 g/cm^3. Smp 18 °C, Sdp 227,6 °C/119-122 °C (12-15 Torr), spezifische Drehung -2,6° (8%ige wässrige Lösung für die D-Form), +2,6° (2,5%ige wässrige Lösung für die L-Form), spezifische Wärme 2,11 J/g, Viskosität 28,5 mPa·s (85%ige wässrige Lösung bei 25 °C). Eine 2,5%ige wässrige Lösung ist isoosmotisch, PK_s 4,14 (22,5 °C), Flammpunkt 109,9 °C, Brechungsindex 1,4392.

Stabilität

M. ist hygroskopisch und bildet in Gegenwart von Wasser leicht Polymilchsäure.

Inkompatibilitäten

Unverträglich mit Oxidationsmitteln, Jodiden und Albumin; heftige Reaktion mit Fluorwasserstoffsäure und Salpetersäure.

Anwendung

M. wird als Säuerungsmittel und zur Einstellung des pH-Wertes von Lösungen verwendet. In Kosmetika hat M. auf der Haut einen konditionierenden und erweichenden Effekt. Die antimikrobielle Wirkung von M. beruht auf der Absenkung des pH-Wertes und hat ein Optimum bei pH 3-4. Eine Keimreduktion von mehr als fünf Zehnerpotenzen wird bei folgenden Keimen erreicht (in Klammern Konzentration/Einwirkungszeit): *S. aureus* (0,3 %/3d; 1,5 %/1 h); *E. coli und P. aeruginosa* (0,3 %/24 h; 0,6 %/1 h; 2,5 %/10 min); unwirksam bei *C. albicans und A. niger* in Konzentrationen bis 5 %. Die MHK gegen grampositive und gramnegative Bakterien liegt im Bereich 1 bis 2 mg/ml (Kramer et al. 2008). Bei Lebensmitteln gehört Milchsäure zu den ältesten Konservierungsmitteln, eine Konzentration von >0,5 % ist im Allgemeinen ausreichend.

Toxizität

In konzentrierter Form ist M. stark haut- und augenreizend, in Konzentrationen bis 0,5 % gut hautverträglich. M. ist nicht allergisierend, nicht mutagen und wird rasch im Magen-Darm-Trakt im Kohlenhydratstoffwechsel abgebaut. Durch die Haut wird M. kaum resorbiert, besser über Schleimhäute und offene Wunden. LD_{50} 3,73 g/kg (Ratte, oral); LD_{50} 4,88 g/kg (Maus, oral); LD_{50} 4,5 mg/kg (Maus, s. c.).

Literatur

Kramer A et al (2008): Milchsäure, in Kramer A und Assadian O (Hrsg), Wallhäußers Praxis der Sterilisation, Desinfektion, Antiseptik und Konservierung, Georg Thieme Verlag Stuttgart und New York, ISBN 978-3-13-141121-1, 695.

Handelsprodukte

Hersteller	Produkt/Lieferform
Applichem	L-Lactic acid 88-92 %, reinst, Pharma-Qualität
Kirsch Pharma	Milchsäure 90%, USP/PhEur, für Parenteralia
Lee Biosolutions	L-Lactic acid, > 99%, PhEur, USP
Merck Millipore	S-Milchsäure 90 %, Emprove-Qualität

Hersteller	Produkt/Lieferform
Musashino	L-Lactic acid 90 %, Lactic acid 90 %
Purac	Purac PF, L-Milchsäure
Rita	Ritalac LA, USP
Roth	DL-Milchsäure 90 %, PhEur
Sigma Aldrich	Lactic acid, PhEur, USP, Lactic acid 85 %, natural, kosher, halal
VWR	DL-Milchsäure 90 % , PhEur

Phosphorsäure

Arzneibücher

PhEur: Phosphorsäure 85 % und Phosphorsäure 10 %; USP/NF: Phosphoric Acid (85,0-88,0 %), Diluted Phosphoric Acid (9,5-10,5 %); JP/JPE: Phosphoric Acid; INCI: Phosphoric Acid. CAS 7664-38-2, EINECS 231-633-2, E 338.

Synonyma/Definitionen

Acidum phosphoricum concentratum und Acidum phosphoricum dilutum, H_3PO_4, M_r 98,0.

Eigenschaften

Klare, farblose, sirupartige, stark hygroskopische, geruchlose, ätzende Flüssigkeit. *Löslichkeit:* **mischbar** mit Ethanol und Wasser unter Wärmeentwicklung. Dichte 1,687 g/cm^3 (P. 85 %), wasserfreie P. 1,88 g/cm^3). Smp 42,5 °C (wasserfreie P.), >28 °C (P. 85 %, nur nach Erstarren des Hemihydrats bei niedriger Temperatur), Sdp 117,9 °C, spezifische Wärme 2,11 J/g, Viskosität 28,5 mPa·s (85%ige wässrige Lösung bei 25 °C). Eine 1%ige wässrige Lösung hat einen pH-Wert von 1,6, PK_{s1} 2,16, PK_{s2} 7,21, PK_{s3} 12,33, Brechungsindex 1,34203 (Schrödter et al. 2012).

Stabilität

P. ist stabil. Das bei tiefen Temperaturen gebildete Hemihydrat, das aus einer farblosen Masse oder farblosen Kristallen besteht, schmilzt bei 28 °C.

Inkompatibilitäten

Unverträglich mit Alkali; heftige Reaktion mit Nitromethan.

Anwendung

P. wird als Säuerungsmittel und zur Einstellung des pH-Wertes von Lösungen sowie zur Herstellung von Pufferlösungen verwendet. In Lebensmitteln wird P. als Säuerungsmittel und als synergistische Komponente für Antioxidantien (AK 0,001-0,005 %) eingesetzt.

Toxizität

In konzentrierter Form ist P. stark reizend und korrosiv, in verdünnter Lösung gilt sie als gut verträglich. LD_{50} 1,53 g/kg (Ratte, oral).

Literatur

Schrödter K et al (2012): Phosphoric acid and Phosphates, in Ullmanns Encyclopedia of Industrial Chemistry, Wiley-VCH, Weinheim, DOI: 10.1002/14-356007.a19_465.pub3, Vol **26**, 679-724.

Handelsprodukte

Hersteller	Produkt/Eigenschaften
Anmol Chemicals	Phosphorsäure BP grade, Analytical grade, Nahrungsmittelqualität
Avantor	MultiPur, Phosphorsäure 85 % USP/NF, EP, JP
Budenheim	Phosphorsäure zum Nahrungsmitteleinsatz
Cofermin	Phosphorsäure
Febex	Phosphoric acid Superbex Pharma
Merck Millipore	Ortho-Phosphorsäure 85 %, Emsure, analytisches Reagens, kinematische Viskosität 30,5 mm^2/s (20 °C)
Prayon	Prayphos Codex, Phophorsäure 85 %
Ricca Chemical Company	Phosphoric Acid, 10 % (w/v) Aqueous Solution NF/USP Phosphoric Acid 15 % (w/v) Aqueous Solution NF/USP
Roth	Phosphorsäure 85 %, PhEur
Sigma Aldrich	Phosphoric acid 85 %

Weinsäure

Arzneibücher

PhEur: Weinsäure; USP/NF: Tartaric Acid; JP/JPE: Tartaric Acid, INCI: Tartaric Acid. CAS- und EINECS-Nummern siehe Tab. 1.

Tab. 1: *CAS- und EINECS-Nummern der Weinsäuren*

Bezeichnung	CAS-NR.	EINECS-Nr.
L-(+)-Weinsäure[1)]	87-69-4	201-766-0
DL-Weinsäure	133-37-9	205-105-7
D-(-)-Weinsäure	147-71-7	205-695-6

[1)] Weinsäure der Arzneibücher

Synonyma/Definitionen

Acidum tartaricum, 2,3-Dihydroxybernsteinsäure, L-(+)-Weinsäure, (2*R*,3*R*)-Weinsäure, (2*R*,3*R*)-2,3-Dihydroxybutandisäure. $C_4H_6O_6$, M_r 150,1.

COOH
H—|—OH
HO—|—H
COOH L-(+)-Weinsäure

COOH
HO—|—H
H—|—OH
COOH D-(-)-Weinsäure

COOH
H—|—OH
H—|—OH
COOH *meso*

Eigenschaften

Weißes bis fast weißes, kristallines Pulver, farblose, monokline Kristalle, geruchlos, von stark saurem Geschmack. *Löslichkeit:* **sll:** Wasser (1 g in 0,75 ml bei 20 °C, 1 in 0,5 bei 100 °C); **ll:** Ethanol 95 % (1 in 2,5); Methanol (1 in 1,7) **l:** Glycerol, 1-Propanol (1 in 10,5); **sl:** Ether (1 in 250); **ul:** Chloroform. Dichte 1,76 g/cm^3, Trocknungsverlust (%): ≤ 0,2. Smp 167-170 °C, pK_{s1} 2,98, pK_{s2} 4,34 (25 °C), pH der 1,5%igen wässrigen Lösung 2,2, spezifische Wärme 1,20 J/g, spezifische Drehung +12,0-12,8°.

Stabilität

W. ist stabiler als Citronensäure und fast nicht hygroskopisch.

Inkompatibilitäten

Unverträglich mit Silber, Carbonaten und Bicarbonaten.

Anwendung

W. wird im Bereich der Lebensmittel und der Pharmazie als Säuerungsmittel eingesetzt. Früher war sie der wichtigste Säurespender für Brausetabletten (Schmidt und Christin 1990). Sie ist jedoch aus Kostengründen weitgehend von wasserfreier Citronensäure abgelöst worden. Heute wird W. zur pH-Wert-Einstellung und Pufferung sowie in Kombination mit Aromen zur Geschmacksverbesserung von Arzneimitteln verwendet (Rote Liste 2012). In magensaftresistenten Arzneiformen und solchen, die in unteren Darmabschnitten den Wirkstoff freisetzen, wird ein Zusatz von W. zur Steuerung des pH-Wertes empfohlen (Purushothaman und Vijaya Ratna 2010).

Toxizität

W. ist in Lebensmitteln enthalten und ist Lebensmittelzusatzstoff. Der ADI-Wert beträgt 30 mg/kg·d. LD_{50} 0,49 g/kg (Maus, i. v.).

Literatur

Purushothaman M und Vijaya Ratna J (2010): Formulation optimization and release kinetics of metronidazole matrix, compression and spray coated tablets: Effect of organic acid on colon targeted drug delivery system, Int J Res Pharm Sci **1**(4), 551-562. Rote Liste (2012): Rote Liste Service GmbH, Frankfurt, www.rote-liste.de. Schmidt PC und Christin I (1990): Brausetabletten – eine fast vergessene Arzneiform, Pharmazie **45**, 89-100.

Handelsprodukte

Produkt/ *Hersteller*	**Charakteristika**	**Lieferformen**
Tartaric acid/*Anhui Suntran*		
L-Form	Smp 200-206 °C, USP/FCC	farblose Kristalle, weißes Pulver
DL-Form	Nahrungsmitteleinsatz	Pulver
Tartaric acid/*Anmol Chemicals*		
L-Form	BP/USP NF/FCC	farblose Kristalle, weißes Pulver
Tartaric acid/*Caviro*		
L-Form	Smp 168-170 °C, verschiedene Granulat und Pulverformen verfügbar	Pulver, Granulat
Weinsäure/*Merck Millipore*		
DL-Form	Smp 198-204 °C, zur Synthese	Pulver
L-Form Emprove	PhEur/JP/NF, Smp 168-170 °C, SD 1,0 g/cm^3	kristallines Pulver
L-Form Emsure	s. o. zur Analyse	kristallines Pulver
Weinsäure/*Roth*		
DL-Form, wasserfrei		kristallines Pulver
D-Form	für Biochemie, Smp 166-169 °C, Dichte 1,8 g/cm^3	kristallines Pulver
L-Form	Ph.Eur. Smp 166-169 °C, Dichte 1,76 g/cm^3	kristallines Pulver
Tartaric acid/*Shijiazhuang*		
DL-Form	FCC	Kristalle, Pulver
L-Form	Smp 200-206 °C, Nahrungsmitteleinsatz	Pulver
Tartaric acid/*Tátaros Gonzalo Castelló*		
L-Form	Smp 168-170 °C, Gehalt ≥ 99,8 % USP/Bp/FCC	farblose Kristalle, weißes Pulver
Tartaric acid/*Sigma Aldrich*		
L-Form	zur Synthese	
D-Form	Smp. 172-174 °C	Pulver
DL-Form	Smp. 210-212 °C	Pulver

14.2. Salze

Natriumacetat-Trihydrat

Arzneibücher

PhEur: Natriumacetat-Trihydrat; USP/NF: Sodium Acetate (Trihydrat und Wasserfrei); JP/JPE: Sodium Acetate Hydrate (Trihydrat); INCI: Sodium Acetate. CAS- und EINECS-Nummern siehe Tab. 1, E 262.

Tab. 1: *CAS- und EINECS-Nummern von Natriumacetat*

Bezeichnung	CAS-NR.	EINECS-Nr.
Natriumacetat-Trihydrat	6131-90-4	612-115-9 (EC)
Natriumacetat, wasserfrei	127-09-3	204-823-8

Synonyma/Definitionen

Natrii acetas trihydricus, Natrium aceticum, essigsaures Natrium. M_r 82,0 (wasserfrei), M_r 136,1 (Trihydrat). $C_2H_3NaO_2 \cdot 2H_2O$, CH_3COONa.

Eigenschaften

Farblose, transparente Kristalle oder kristallines, hygroskopisches Pulver mit leichtem Geruch nach Essigsäure und salzig-bitterem Geschmack. *Löslichkeit:* **sll:** Wasser (1 g in 0,8 ml); **l:** Ethanol 95 % (1 in 20). Dichte 1,45 g/cm^3. Trocknungsverlust (%): 39,0-40,5 (Trihydrat), Smp 57-58 °C (Trihydrat), 324 °C (wasserfreies N.); pH der 5%igen wässrigen Lösung 7,5-9,0.

Stabilität

N. ist chemisch stabil. Lösungen können bei 120 °C/20 min autoklaviert werden.

Inkompatibilitäten

Unverträglich mit Fluor und Kaliumnitrat.

Anwendung

N. ist Bestandteil von Pufferlösungen. Ein Essigsäure/Natriumacetat-Puffer deckt den pH-Bereich von 4,01-6,66 ab (Dolder und Skinner 1990). Diese Puffer werden bei Injektionen, Augentropfen, topischen, nasalen und oralen Formulierungen sowie in Ohrentropfen eingesetzt.

Toxizität

N. gilt generell als nicht toxisch und nicht reizend. LD_{50} 3,53 g/kg (Ratte, oral), LD_{50} 4,0 g/kg (Maus, oral), LD_{50} 0,38 g/kg (Maus, i. v.), LD_{50} 8,0 g/kg (Maus, s. c.).

Literatur

Dolder R und Skinner FS (1990): Ophthalmika, Wiss Verlagsges mbH, Stuttgart, 4. Aufl, 390.

Handelsprodukte

Hersteller	Produkt/Charakteristika
Alfa Aesar	Natriumacetat-Trihydrat 99 %, Smp 62-64 °C
Anmol Chemicals	Sodium acetate trihydrate BP/USP, 99,0-101 %
Merck Millipore	Emprove Essential Natriumacetat-Trihydrat reinst, Ph Eur, BP, JP, USP, FCC, E262, SD 0,9 g/cm^3, Dichte 1,42 g/cm^3 Emprove Expert Ph Eur, USP, BP, JP Natriumacetat-Trihydrat SD 0,9 g/cm^3, Dichte 1,42 g/cm^3 Emsure zur Analyse, Natriumacetat-Trihydrat; SD 0,9 g/cm^3, Dichte 1,42 g/cm^3
Mubychem	Sodium acetate trihydrate USP/BP grade, 99,0-101 %
Niacet	Sodium acetate trihydrate, Pharma-Qualität
Roth	Sodium acetate anhydrous, Smp 324 °C, für Analyse und Molekularbiologie, Sodium acetate trihydrate 99 %, USP/PhEur, Cellpure 99,5 % für Zellkulturen
Sigma Aldrich	Sodium acetate anhydrous, für Molekularbiologie, Sodium acetate trihydrate < 99 %, als Puffersubstanz Sodium acetate trihydrate 99,0-101,0 %, USP, für Pharmaindustrie

Natriumcarbonat

Arzneibücher

PhEur: Natriumcarbonat, wasserfrei, Natriumcarbonat-Monohydrat und Natriumcarbonat-Decahydrat; USP/NF: Sodium Carbonate; JP/JPE: Dried Sodium Carbonate, Sodium Carbonate Hydrate (Decahydrat), INCI: Sodium Carbonate. CAS- und EINECS-Nummern siehe Tab. 1, E 500.

Tab. 1: *CAS- und EINECS-Nummern der Natriumcarbonate*

Bezeichnung	CAS-NR.	EINECS-Nr.
Na_2CO_3 [1) 2) 3)]	497-19-8 7542-12-3	207-838-8 231-420-4
$Na_2CO_3 \cdot H_2O$ [1) 2)]	5968-11-6	–
$Na_2CO_3 \cdot 10H_2O$ [1) 3)]	6132-02-1	612-116-4 (EC)

[1)] PhEur; [2)] USP/NF; [3)] JP/JPE

Synonyma/Definitionen

Natrii carbonas anhydricus, Natrii carbonas monohydricus, Natrii carbonas decahydricus, Natrium carbonicum, kohlensaures Natrium, Soda. M_r siehe Tab. 3.

Eigenschaften

Weißes bis fast weißes, leicht körniges, kristallines, geruchloses, hygroskopisches Pulver oder farblose Kristalle (Monohydrat) bzw. farblose, durchsichtige, verwitternde Kristalle (Decahydrat) von alkalischem Geschmack. *Löslichkeit:* **ll:** Wasser (Einzelheiten siehe Tab. 2); **l:** Glycerol; **ul:** Ethanol (Thieme 2000). N. löst sich in Wasser unter starker Erwärmung (Hydratbildung). Das Lösungsverhalten von N. ist wegen der zahlreichen Phasenübergänge zwischen den einzelnen Hydraten komplex. Unterhalb von 32,0 °C kristallisiert aus wässriger Lösung das Decahydrat aus. Oberhalb davon geht das Decahydrat in ein Heptahydrat, $Na_2CO_3 \cdot 7H_2O$, über, oberhalb von 35,37 °C ist das Monohydrat und oberhalb von 105 °C die wasserfreie Form dominierend; das entsprechende Phasendiagramm ist bei Thieme (2000) beschrieben. Die Übergangspunkte zwischen den einzelnen Phasen sind durch die in Tab. 2 dargestellte Zusammensetzung charakterisiert.

Tab. 2: *Phasenübergangspunkte von Natriumcarbonaten (Thieme 2000)*

Phasenübergangspunkt	Temp. (°C)	Löslichkeit[1]
Eis + $Na_2CO_3 \cdot 10H_2O$	-2,1	5,93
$Na_2CO_3 \cdot 10H_2O$ + $Na_2CO_3 \cdot 7H_2O$	32,0	31,26
$Na_2CO_3 \cdot 10H_2O$ + $Na_2CO_3 \cdot H_2O$ (metastabil)	32,96	33,35
$Na_2CO_3 \cdot 7H_2O$ + $Na_2CO_3 \cdot H_2O$	35,37	33,21
$Na_2CO_3 \cdot H_2O$ + Na_2CO_3	105 ± 5	31,15

[1]Löslichkeit von N. in g/100 g Lösung

Hinweis: Die Löslichkeit weist bei ca. 33-35 °C in Folge der Hydratumwandlungen ein Maximum auf. Weitere Eigenschaften siehe Tab. 3.

Tab. 3: *Physik. Eigenschaften von Natriumcarbonat und seinen Hydraten (Thieme 2000)*

Eigenschaften	N. anh. [1]	N.-Mono[2]	N.-Hepta[3]	N.-Deca[4]
M_r	105,99	124,0	232,10	286,14
Dichte (g/cm³)	2,533	2,25	1,51	1,469
Smp (°C)	851	105	35,37	32,0
Spez. Wärmekapaz. (J/g·K)	1,043	1,265	1,864	1,877
Hydratationswärme (J/g)	–	133,14	646,02	858,3
Kristallform	monoklin	rhombisch	rhomb. bipyr.[5]	mono-pseud[6]
n_α[7] n_β n_γ	1,410/ 1,537/ 1,544	1,420/ 1,506/ 1,524	– – –	1,405/ 1,425/ 1,404
Lösungswärme (J/g)	-222	-79,6	197	243

[1]Anhydrid; [2]Monohydrat; [3]Heptahydrat; [4]Decahydrat; [5]rhombisch-bipyramidal; [6]monklin-pseudohexagonal; [7]Brechungsindices.

N. nimmt bei 96 % rF innerhalb von 30 Minuten 1,5 % Wasser auf, pH-Wert der 1%igen wässrigen Lösung 11,2.

Stabilität

N. ist bei Raumtemperatur ausreichend stabil. Es nimmt Wasser auf unter Bildung des Monohydrats, was bei der Formulierung von Brausetabletten ausgenutzt wird, um freies Wasser in der Brausetablette zu binden und so eine vorzeitige Brausereaktion zu verhindern. In Gegenwart von Feuchtigkeit und Kohlendioxid aus der Atmosphäre bildet N. Natriumbicarbonat. Oberhalb von 400 °C setzt es Kohlendioxid frei.

Inkompatibilitäten

Unverträglich mit Fluor, Lithium, Aluminium, Phosphorpentoxid und Schwefelsäure.

Anwendung

N. wird zur pH-Wert-Einstellung in Augentropfen, Injektionspräparaten, peroralen und rektalen Formulierungen eingesetzt. In Brausetabletten werden bis zu 10 %, bezogen auf die Menge des in der Rezeptur vorhandenen Natriumbicarbonats als wasseraufnehmendes Agens verwendet. Der Einsatz als Antacidum gilt heute als obsolet.

Toxizität

N. ist aufgrund seiner alkalischen Reaktion haut- und schleimhautirritierend. Verletzungen am Auge sollen mit Wasser oder Kochsalzlösung gespült werden. Die perorale Aufnahme von >15 g N. führt zum Tode. LD_{50} 0,12 g/kg (Maus, i. p.), LD_{50} 2,21 g/kg (Maus, s. c.), LD_{50} 4,09 g/kg (Ratte, oral).

Literatur

Thieme C (2000): Sodium Carbonates, in Ullmanns Encyclopedia of Industrial Chemistry, Wiley-VCH, Weinheim, DOI: 10.1002/14356007.a24_299.

Handelsprodukte

Produkt/ *Hersteller*	Charakteristika	Lieferformen
Natriumcarbonat wasserfrei		
Applichem	reinst, Pharma-Qualität USP-NF/PhEur/BP	weißes Pulver
Merck Millipore	Emsure ISO, wasserfrei zurAnalyse	Pulver
	Emprove Essential, wasserfrei, PhEur/NF/BP/JP	
	Emprove Expert, wasserfrei, Produkt mit geringem mikrobiologischen/ Endotoxin Level, PhEur/NF/BP/JP	
Solvay	wasserfrei, reinst, Pharma	Pulver
Natriumcarbonat Monohydrat		
Merck Millipore	Emprove, Pharma, PhEur/BP/NF/E500	Pulver
VWR	Smp. 107 °C	weißes, kristallines Pulver
Natriumcarbonat Decahydrat		
Applichem	reinst, SD 0,5-0,6 g/cm^3	kristallines Pulver
Merck Millipore	Emprove Essential, Pharma, PhEur/BP, SD 0,7-0,9 g/cm^3	Pulver

Natriumchlorid

Arzneibücher

PhEur: Natriumchlorid; USP/NF: Sodium Chloride; JP/JPE: Sodium Chloride; INCI: Sodium Chloride. CAS 7647-14-5, EINECS 231-598-3.

Synonyma/Definitionen

Natrii chloridum, Natrium chloratum, Kochsalz. NaCl, M_r 58,44.

Eigenschaften

Weißes bis fast weißes, geruchloses, kristallines Pulver oder farblose, kubische Kristalle oder weiße bis fast weiße Perlen von salzigem Geschmack. N. ist kristallwasserfrei. *Löslichkeit:* **ll:** Wasser (35,76 g/100 g (0 °C), 35,92 (20 °C), 37,16 (80 °C), 39,12 (100 °C)); **l:** Glycerol (1 g in 10 ml); **sl:** Methanol (1,31 g/100 g bei 25 °C), Ethanol (0,065 g/100 g bei 25 °C). Dichte 2,1615 g/cm^3 (25 °C), 1,18040 g/cm^3 (24%ige wässrige Lösung), Schüttdichte ca. 0,9-0,95 g/cm^3 (korngrößenabhängig), Stampfdichte ca. 1,05-1,10 g/cm^3 (korngrößenabhängig). Trocknungsverlust (%): ≤0,5, Smp 801 °C, Sdp 1465 °C, Härte nach Mohs 2-2,5, Dielektrizitätskonstante 5,9, Brechungsindex 1,5443, Wärmeleitfähigkeit 0,072 W/cm·K (17 °C), spezifische Wärmekapazität 850 J/kg·Mol (alle Angaben Westphal et al. 2010); pH der gesättigten wässrigen Lösung 6,7-7,3, isoosmotische Konzentration 0,9 % entsprechend einer Gefrierpunktserniedrigung von -0,52 °C (Dolder und Skinner 1990).

Stabilität

N. ist chemisch stabil. Lösungen können bei 120 °C/20 min bzw. 134 °C/5 min autoklaviert werden. Lösungen von N. sind korrosiv.

Inkompatibilitäten

Unverträglich mit Blei-, Silber- und Quecksilbersalzen (Fällungen). Die Löslichkeit von Methyl-4-hydroxybenzoat wird in Gegenwart von N. verringert. Die Viskosität von Carbomer-, Hydroxyethylcellulose- und Hydroxypropylcellulosegelen wird erniedrigt.

Anwendung

N. ist der wichtigste Hilfsstoff zur Einstellung der Isotonie von Lösungen sowohl im Bereich der Injektionen als auch bei Augenarzneien. Am Auge werden Lösungen von N. von 0,7-1,4 % reizlos vertragen. Festes N. wird zuweilen als Füllstoff für Hartgelatinekapseln und in der Direktkomprimierung als Füll- und Bindemittel eingesetzt.

Toxizität

N. ist ein essenzieller Nährstoff für den Erhalt aller Körperfunktionen beim Menschen. Es wird nach Aufnahme in den Körper über die Nieren ausgeschieden. Nach WHO/FAO soll die tägliche Zufuhr weniger als 5 g betragen, obwohl der Durchschnittsverbrauch mit 5-12 g pro Tag darüber liegt. LD_{50} 3,0 g/kg (Ratte, oral), LD_{50} 4,0 g/kg (Maus, oral), LD_{50} 6,6 g/kg (Maus, i. p.), LD_{50} 0,65 g/kg (Maus, i. v.), LD_{50} 3,0 g/kg (Maus, s. c.).

Literatur

Dolder R und Skinner FS (1990): Ophthalmika, Wiss Verlagsges mbH, Stuttgart, 4. Aufl, 241. Westphal G et al (2010): Sodium chloride, in Ullmanns Encyclopedia of Industrial Chemistry, Wiley-VCH, Weinheim, DOI: 10.1002/14356007.a24_317.pub4.

Handelsprodukte

Hersteller	Produkt/Lieferform
Asalco	Natriumchlorid, pharmazeutisch
Dansk Salt A/S & Akzo Nobel Salt A/S	Sanal P/für die Herstellung von Parenteralia, für die Hämodialyse
	Sanal SQ/für Herstellung von Parenteralia, für die Hämodialyse und für chemisch-/technische Anwendungen
Dominion Salt	NZ Pharmaceutical Sodium Chloride/für Parenteraliaherstellung, für die Hämodialyse, USP, BP, PhEur, JP Qualität
Esco	APISAL , pyrogenfrei, Parenteralia, Dialyselösungen, HD-NaCl, Natriumchlorid in Pharmakopöequalität, z. B. für die Hämodialyse
Jiangsu Province Qinfen Pharmaceutical	Pharmaceutical adjuvant Sodium chloride/für die Parenteraliaherstellung
Kirsch Pharma	Sodium chloride USP/PhEur, Injektionsqualität
Merck Millipore	Emprove Essential, Emprove Expert, Emprove API, Emprove exp/Ph Eur, JP, BP, USP Qualität
Carl Roth	Sodium chloride Gehalt > 99,8 %
S3 Chemicals	Natriumchlorid Gehalt > 99,9 % PhEur, JP, USP Qualität
Swiss Saltworks	Sodium Chloride USP, PhEur/ für Parenteraliaherstellung, für die Hämodialyse
Sigma Aldrich	Sodium chloride, USP, Bio Ultra für Molekularbiologie, BPC-Qualität pyrogenfrei
	Sodium Chloride ≥ 99,7% PhEur Qualität

Natriumcitrat

Arzneibücher

PhEur: Natriumcitrat (Dihydrat); USP/NF: Sodium Citrate (Dihydrat und Wasserfrei); JP/JPE: Sodium Citrate Hydrate (Dihydrat); INCI: Sodium Citrate. CAS- und EINECS-Nummern siehe Tab. 1, E 331.

Tab. 1: *CAS- und EINECS-Nummern von Natriumcitraten*

Bezeichnung	CAS-NR.	EINECS-Nr.
Natriumcitrat-Dihydrat	6132-04-3	612-118-5 (EC)
Natriumcitrat, wasserfrei	68-04-2	200-675-3

Synonyma/Definitionen

Natrii citras, Natrium citricum, citronensaures Natrium, neutrales Natriumcitrat, tertiäres Natriumcitrat, Trinatrium(2-hydroxypropan-1,2,3-tricarboxylat)-Dihydrat. M_r 258,07 (wasserfrei), M_r 294,1 (Dihydrat). $C_6H_5Na_3O_7 \cdot 2H_2O$.

$$\begin{array}{l} \quad H_2C-COO^-\,Na^+ \\ HO-C-COO^-\,Na^+ \quad \cdot\, 2\,H_2O \\ \quad H_2C-COO^-\,Na^+ \end{array}$$

Eigenschaften

Weißes bis fast weißes, kristallines Pulver oder weiße bis fast weiße, gekörnte, monokline Kristalle, leicht zerfließend bei höherer Luftfeuchte, geruchlos von salzig-kühlendem Geschmack. *Löslichkeit:* **ll:** Wasser (1 g in 1,5 ml bei 20 °C, 1 in 0,6 bei 100 °C); **ul:** Ethanol und andere organische Lösungsmittel. Dichte 1,19 g/cm^3, Schüttdichte 1,10-1,15 g/cm^3 (korngrößenabhängig), Stampfdichte 0,96-1,02 g/cm^3 (korngrößenabhängig). Wassergehalt (%): 11,0-13,0 (Dihydrat), ≤1,0 (wasserfrei). Smp 157 °C, Schmelzenthalpie 372,71 J/g (bestimmt mittels DSC, Van Dooren und Müller 1982); pH der 5%igen wässrigen Lösung 7,5-8,5, isoosmotische Konzentration 3,02 % (m/v).

Stabilität

N. ist chemisch stabil. Lösungen können bei 120 °C/20 min autoklaviert werden.

Inkompatibilitäten

Unverträglich mit Oxidationsmitteln sowie mit Ionen des Calciums und höherer Metalle der Erdalkaligruppe (Fällung).

Anwendung

N. wird zur Einstellung des pH-Wertes von Lösungen und zur Pufferung verwendet (AK 0,2-4,0 %). Ein Citronensäure/Natriumcitrat-Puffer deckt einen pH-Bereich von 2,5-6,5 ab (Fischer 2000). Wasserfreies N. wird in Brausetabletten verwendet. N. zählt zu den hydrotropen Substanzen, die eine Lösungsverbesserung schwer löslicher Arzneistoffe wie Aceclofenac bewirken (Maheshwari und Indurkhya 2010).

Toxizität

N. gilt generell als nicht toxisch und nicht reizend, lediglich am Auge und nach dem Einatmen wird eine leichte Reizwirkung beobachtet. N. ist nicht sensibilisierend. Nach Einnahme größerer Mengen können Verätzungen der Speiseröhre und des Magens, blutiges Erbrechen und Störungen des Elektrolythaushaltes auftreten. LD_{50} >8 g/kg (Ratte, oral).

Literatur

Fischer H (2000): Citratpuffer in Clobetasolpropionat-Creme, Pharm Ztg **12/2000** www.pharmazeutische – zeitung.de/index.php?id=pharm9_12_2000(zuletzt aufgerufen am 17.02.2020). Maheshwari RK und Indurkhya A (2010): Formulation and evaluation of aceclofenac injection made by mixed hydrotropic solubilization technique, Iran J Pharm Res **9**(3), 233-242. Van Dooren AA und Müller BW (1982): Effects of heating rate and particle size on temperatures and specific enthalpies in quantitative differential scanning calorimetry, Thermochim Acta **54**, 115-129.

Handelsprodukte

Hersteller	Produkt/Charakteristika
Cargill Food	Trisodium citrate dihydrate, USP/FCC, granular: SD 0,96 g/cm^3, TG < 3 % > 1,180 mm, < 3 % < 180 µm, fine granular: SD 0,96 g/cm^3, TG < 1 % > 600 µm, < 10 % < 150 µm
KIC	Sodium citrate USP, kosher
Merck Millipore	Sodium Citrate Dihydrate, Molecular Biology Grade, Omni-Pur® Sodium Citrate Dihydrate, EMPROVE Trisodium Citrate Dihydrate, crystals, ACS, BP, Ph Eur, USP
Mubychem	Sodium Citrate Ph Eur, Pulver, Granulat, USP
Tate&Lyle	Sodium citrate

Natriumdihydrogenphosphat

Arzneibücher

PhEur: Natriumdihydrogenphosphat-Dihydrat; USP/NF: Monobasic Sodium Phosphate; INCI: Sodium Phosphate. CAS-Nummern und Mol-Gewichte siehe Tab. 1, E 339 (für alle Natriumorthophosphate).

Tab. 1: *CAS-Nummern und Mol-Gewichte der Natriummonohydrogenphosphate (Schrödter et al 2012)*

Bezeichnung	CAS-NR.	M_r
$NaH_2PO_4{\cdot}2H_2O$ 1) 2)	13472-35-0	156,01
$NaH_2PO_4{\cdot}H_2O$ 1)	10049-21-5	137,99
NaH_2PO_4 1)	7558-80-7	119,98

1)USP/NF; 2)PhEur

Synonyma/Definitionen

Natrii dihydrogenophosphas dihydricus, Mononatriumdihydrogenphosphat, Mononatriumorthophosphat, primäres Natriumphosphat, saures phosphorsaures Natrium, Natriumbiphosphat, Natrium biphosphoricum und Natrii phosphas monobasicus.

Eigenschaften

Weißes bis fast weißes, Pulver (wasserfreie Form) bzw. farblose bis weiße, teilweise durchscheinende, geruchlose Kristalle (Hydrate). *Löslichkeit:* **sll:** Wasser (1 g in 1ml); **ul:** Ethanol. *Hinweis zur Löslichkeit:* Beim Lösen der Hydrate erfolgt ausgehend vom Dihydrat eine Umwandlung über das Monohydrat in die wasserfreie Form, die bei höheren Temperaturen die größte Löslichkeit aufweist (Schrödter et al 2012). Dichte s. Tab. 2. Trocknungsverlust (%): ≤2,0 (wasserfrei, USP/NF), 21,5-24,0 (Dihydrat, PhEur), pK_s 2,15 (25 °C), pH der 1%igen wässrigen Lösung 4,5. Weitere Eigenschaften siehe Tab. 2.

Tab. 2: *Dichte, Schmelzpunkte und Kristallsysteme der Natriumdihydrogenphosphate*

Bezeichnung	D (g/cm^3)	Smp (°C)	Kristallform
$NaH_2PO_4{\cdot}2H_2O$ 1) 2)	1,91	60 4)	orthorhomb.
$NaH_2PO_4{\cdot}H_2O$ 1)	2,04	100 4)	orthorhomb.
NaH_2PO_4 1)	2,36	200 3)	–

1)USP/NF; 2)PhEur; 3)unter Zersetzung, 4)unter Kristallwasserabgabe (Schrödter et al. 2012).

Stabilität

N. ist chemisch stabil. Umwandlungen erfolgen lediglich bei den Hydraten durch Kristallwasserabgabe (siehe auch Löslichkeit). Die kristallwasserfreie Substanz zersetzt sich oberhalb von 205 °C unter Bildung von Natriumhydrogenpyrophosphat, $Na_2H_2P_2O_7$, das sich bei 250 °C in Natriummetaphosphat, $NaPO_3$ umwandelt. Lösungen können autoklaviert werden.

Inkompatibilitäten

Unverträglich mit Alkali und Carbonaten. N. darf nicht zusammen mit Aluminium-, Calcium- oder Magnesiumssalzen gegeben werden, da durch die Bildung unlöslicher Phosphate eine Resorption aus dem Gastrointestinaltrakt verhindert wird. Ebenso sind bei parenteraler Anwendung Ausfällungen möglich.

Anwendung/Toxizität

Siehe Natriummonohydrogenphosphat.

Literatur

Schrödter et al 2012: siehe Natriummonohydrogenphosphat.

Handelsprodukte

Hersteller	Produkt/Charakteristika
Natriumdihydrogenphosphat-Dihydrat	
Fagron	weißes Pulver oder farblose Kristalle, PhEur
Merck Millipore	Emprove Essential, PhEur/USP/JPE, Dichte 1,951 g/cm^3 (20 °C), SD 1,0 g/cm^3 Emprove Expert PhEur/USP/JPE, Dichte 2,1 g/cm^3 (20 °C), SD 1,0 g/cm^3
Roth	PhEur/USP
VWR	siehe Merck Millipore
Natriumdihydrogenphosphat-Monohydrat	
Applichem	USP/BP/PhEur Gehalt > 99 %
Merck Millipore	Emsure, Dichte 2,04 g/cm^3 (20°C), SD 0,88 g/cm^3, für analytische Zwecke, Emprove Essential Dichte 2,04 g/cm^3 (20°C), USP/BP für pharmazeutische Zwecke Emprove Expert, 2,04 g/cm^3, für pharmazeutische Zwecke
Roth	USP/BP
VWR	siehe Merck Millipore

Natriumhydrogencarbonat

Arzneibücher

PhEur: Natriumhydrogencarbonat; USP/NF: Sodium Bicarbonate; JP/JPE: Sodium Bicarbonate, INCI: Sodium Bicarbonate. CAS 144-55-8, EINECS 205-633-8.

Synonyma/Definitionen

Natrii hydrogencarbonas, Natrium bicarbonicum , Natrium hydrogencarbonicum, Natrium hydrocarbonicum, primäres Natriumhydrogencarbonat, Natrium bicarbonat, doppelt kohlensaures Natron, Speisesoda. $NaHCO_3$, M_r 84,01.

Eigenschaften

Weißes bis fast weißes, kristallines, geruchloses Pulver oder monokline Kristalle mit einem salzartigen, schwach alkalischen Geschmack. *Löslichkeit:* **l:** Wasser (9,6 g/100 g bei 20 °C, 11,1 g/100 g bei 30 °C, 14,5 g/100 g bei 50 °C, 23,6 g/100 g bei 100 °C). Die Wasserlöslichkeit ist niedriger in Gegenwart von Natriumcarbonat; **ul:** Ethanol, Ether (Thieme 2000). Dichte 2,22 g/cm^3, Schüttdichte 0,869 g/cm^3 (typabhängig), Stampfdichte 1,369 g/cm^3 (typabhängig). Smp 270 °C (Zersetzung), Trocknungsverlust (%): ≤0,25 (USP/NF). Trockenes Erhitzen von N. führt zur Abgabe von Kohlendioxid, siehe Tab. 2.

Tab. 2: *Kohlendioxidabgabe von N. bei trockenem Erhitzen (Thieme 2000)*

Temperatur (°C)	30	70	110
CO_2-Partial Druck (kPa)	0,825	16,01	166,6

N. nimmt bis 80 % rF <1 % Wasser auf, darüber erfolgt starke Wasseraufnahme und Umsetzung zu Natriumcarbonat und Kohlendioxid. Spezifische Wärmekapazität 87,7 (kJ/Mol·K/25 °C), Lösungsenthalpie 18 kJ/Mol, Brechungsindex 1,380-1,586, Dielektrizitätskonstante 4,39 (25 °C), Gefrierpunktserniedrigung 0,381 °C (1 % in Wasser) (Thieme 2000), pH-Wert der 5%igen Lösung 8,6, E-Wert: 0,65, isoosmotische Konzentration: 1,39 % (Dolder und Skinner 1990).

Stabilität

N. ist bei Raumtemperatur ausreichend stabil. Bei Temperaturen von 250-300 °C wird N. vollständig in Natriumcarbonat umgewandelt. Wässrige Lösungen zersetzen sich bei Raumtemperatur langsam zu Kohlendioxid und Natriumcarbonat. Lösungen mit bis zu 5 % N. können in dicht verschlossenen Gefäßen autoklaviert werden (120 °C/20 min), wobei eine lange Abkühlungszeit zur Erniedrigung des Kohlendioxid-Partialdruckes beim Abkühlen abgewartet werden muss. Bei höher konzentrierten Lösungen wird die Sterilfiltration unter Kohlendioxid-Begasung empfohlen. Zur Vermeidung von Ausfällungen mit Calciumsalzen wird die Verwendung von calciumarmen Gläsern oder der Zusatz von Ethylendiamintetraessigsäure empfohlen (Dolder und Skinner 1990).

Inkompatibilitäten

Unverträglich mit Säuren, sauren Salzen, einigen Alkaloidsalzen sowie Erdalkali- und Schwermetallionen.

Anwendung

N. ist die wichtigste Kohlendioxidquelle für die Formulierung von Brausetabletten, da es 52 % seines Eigengewichtes als Kohlendioxid freisetzt. Daneben dient es zur Einstellung des pH-Wertes alkalischer Lösungen und zur Pufferung. Die Verwendung als Antacidum gilt heute als weitgehend obsolet.

Toxizität

N. ist in Lebensmitteln enthalten oder wird zu ihrer Herstellung eingesetzt (Backpulver). Im

Körper wird es zu Na^+-Ionen und Bicarbonat-Anionen metabolisiert. Die Na^+-Ionen werden über die Niere ausgeschieden, Bicarbonat wird zu Kohlendioxid abgebaut und über die Lunge ausgeatmet. LD_{50} 3,36 g/kg (Maus, oral), LD_{50} 4,22 g/kg (Ratte, oral).

Literatur

Dolder R und Skinner FS (1990): Ophthalmika, Wiss Verlagsges mbH, Stuttgart, 4. Aufl, 152. Thieme C (2000): Sodium Carbonates, in Ullmanns Encyclopedia of Industrial Chemistry, Wiley-VCH, Weinheim, DOI: 10.1002/14356007.a24_299.

Handelsprodukte

Hersteller	Produkt/Charakteristika
CFK GmbH (K+S Gruppe)	NatriumbicarbonatP Lebensmittel-qualität , TG: ≤ 15 % > 180 µm ≥ 30 % > 45 µm
Ciech Group	Natriumhydrogencarbonat Pharma Qualität, SD 0,95-1,20 g/cm^3
Harke	Natriumbicarbonat, pharmazeutisch STAB
Merck Millipore	Natriumhydrogencarbonat EMPROVE Essential/Expert PhEur/BP/USP/JP, SD 1,0 g/cm^3, Sonder-Qualität für biopharmazeutische Produktion
	Emsure, für analytische Zwecke, s. o.
Roth	Natriumbicarbonat, Gehalt ≥ 99 %, PhEur, Natriumbicarbonat reinst
	Cellpure, Gehalt ≥ 99,5 %, Endotoxingehalt ≤ 6 IU/g, Einsatz in Zellkulturen
Seqens Mineral Specialties	Natriumbicarbonat, Pharma-Qualität, Dichte 2,16 g/cm^3 (25 °C)
S3-Chemicals	Gehalt 99 %, Lebensmittelqualität

Natriummonohydrogenphosphat

Arzneibücher

PhEur: Natriummonohydrogenphosphat, Natriummonohydrogenphosphat-Dihydrat und Natriummonohydrogenphosphat-Dodecahydrat; USP/NF: Dibasic Sodium Phosphate; JP/JPE: Dibasic Sodium Phosphate Hydrate (Dodecahydrate); INCI: Sodium Phosphate. CAS-Nummern und Mol-Gewichte siehe Tab. 1, E 339 (für alle Natriumphosphate).

Tab. 1: *CAS-Nummern und Mol-Gewichte der Natriummonohydrogenphosphate (Schrödter et al. 2012)*

Bezeichnung	CAS-NR.	M_r
$Na_2HPO_4 \cdot 12H_2O$ [1) 2) 3)]	10039-32-4	358,14
$Na_2HPO_4 \cdot 7H_2O$ [1)]	7782-85-6	268,07
$Na_2HPO_4 \cdot 2H_2O$ [1) 2)]	10028-24-7	177,99
$Na_2HPO_4 \cdot H_2O$ [1)]	118830-14-1	159,94
Na_2HPO_4 [1) 2)]	10140-65-5	141,96

[1)]USP/NF; [2)]PhEur; [3)]JP/JPE

Synonyma/Definitionen

Dinatrii phosphas anhydricus, Dinatrii phosphas dihydricus, Dinatrii phosphas dodecahydricus, dibasisches Natriumphosphat, sekundäres Natriumphosphat, Dinatriumorthophosphat, Dinatriumhydrogenphosphat, phosphorsaures Natrium, Natrium monohydrogenphosphoricum.

Eigenschaften

Weißes bis fast weißes, hygroskopisches Pulver (wasserfreie Form) bzw. farblose, teilweise durchscheinende, verwitternde, geruchlose Kristalle (Hydrate). *Löslichkeit:* **l:** Wasser; **ul:** Ethanol. *Hinweis zur Löslichkeit:* von den sekundären Phosphaten lösen sich nur die Alkalisalze in Wasser, andere Salze dagegen nur in Säuren. Beim Lösen der Hydrate erfolgt ausgehend vom Dodecahydrat eine Umwandlung über das Heptahydrat und Dihydrat in die wasserfreie Form, die bei höheren Temperaturen die größte Löslichkeit aufweist (Schrödter et al. 2012). Dichte ca. 1,915 g/cm^3, Trocknungsverlust (%): ≤1,0 (wasserfrei), 19,5-21,0 (Dihydrat), 57,0-61,0 (Dodecahydrat), pK_s 2,15, pH der 5%igen wässrigen Lösung 4,1-4,5. Weitere Eigenschaften siehe Tab. 2.

Tab. 2: *Dichte, Schmelzpunkte und Kristallsysteme der Natriummonohydrogenphosphate (Schrödter et al. 2012)*

Bezeichnung	D[1)]	Smp[2)]	Kristallf.
$Na_2HPO_4 \cdot 12H_2O$	1,52	48	monoklin
$Na_2HPO_4 \cdot 7H_2O$	1.68	48	monoklin
$Na_2HPO_4 \cdot 2H_2O$	2,07	95	orthorhomb.
$Na_2HPO_4 \cdot H_2O$	–	–	–
Na_2HPO_4	1,10	–	monoklin

[1)]Dichte in g/cm^3, [2)]Smp in °C

Stabilität

N. ist chemisch stabil. Umwandlungen erfolgen lediglich bei den Hydraten durch Kristallwasserabgabe, die beim Dodecahydrat bei ca. 40 °C beginnt und bei ca. 100 °C abgeschlossen ist. Die kristallwasserfreie Substanz bildet bei weiterer Temperaturerhöhung Natriumhydrogenpyrophosphat, $Na_2H_2P_2O_7$. Lösungen können autoklaviert werden.

Inkompatibilitäten

Unverträglich mit Alkaloiden, Bleiacetat, Calciumgluconat, Chloralhydrat, Ciprofloxacin, Pyramidon und Resorcin.

Anwendung

N. wird im Bereich der Lebensmittel, der Kosmetik und der Pharmazie als Säuerungsmittel, zur pH-Korrektur und zur Pufferung eingesetzt. Ein Phosphatpuffer, bestehend aus Natriumdihydrogenphosphat-Dihydrat und Dinatriumhydrogenphosphat deckt den pH-Bereich 5,4-8,0 ab (Dolder und Skinner 1990).

Toxizität

N. ist in Lebensmitteln enthalten und ist Lebensmittelzusatzstoff. Nach peroraler Aufnahme wird Phosphat zu etwa einem Drittel resorbiert und über den Urin ausgeschieden, der Rest bleibt in den Fäzes. Phosphate sind milde Laxativa. Nach intravenöser Anwendung größerer Mengen kann es zur Hyperphosphatämie, die eine Hypocalcämie hervorrufen kann, kommen. LD_{50} 0,25 g/kg (Ratte, i. m.), LD_{50} 8,29 g/kg (Ratte, oral).

Literatur

Dolder R und Skinner FS (1990): Ophthalmika, Wiss Verlagsges mbH, Stuttgart, 4. Aufl, 391. Schrödter K et al (2012): Phosphoric acid and Phosphates, in Ullmanns Encyclopedia of Industrial Chemistry, Wiley-VCH, Weinheim, Vol **26**, 679-724.

Handelsprodukte

Produkt/ *Hersteller*	Charakteristika	Lieferformen
Natriumhydrogenphosphat · $12H_2O$		
Fagron	PhEur	farblose, durchsichtige Kristalle
Merck Millipore	Emprove Essential/Expert, PhEur/BP/JP/USP Gehalt > 98,5 % SD 0,8-0,9 g/cm^3; Emsure zur Analyse	farblose Kristalle
Roth	Gehalt 98 %, Smp 35 °C, PhEur/USP	farblose Kristalle
Natriumhydrogenphosphat · $7H_2O$		
Kirsch Pharma	Babynahrungsmittel	Pulver
Merck Millipore	Emprove Essential/ Expert, DAC/USP, SD 0,8 g/cm^3	fest, weiß
Roth	für analytische Zwecke	Pulver
Natriumhydrogenphosphat · 2 H_2O		
Applichem	für Molekularbiologie	fest, weiß
Merck Millipore	Emprove, PhEur/USP, SD 0,85-1,00 g/cm^3	fest, weißlich
Roth	Gehalt > 98 %, PhEur	fest, weiß

Natriumtetraborat

Arzneibücher

PhEur: Natriumtetraborat (Decahydrat); USP/NF: Sodium Borate (Decahydrat und Wasserfrei); JP/JPE: Sodium Borate (Decahydrat); INCI: Sodium Borate. CAS- und EINECS-Nummern siehe Tab. 1, E 285.

Tab. 1: *CAS- und EINECS-Nummern von Natriumtetraborat*

Bezeichnung	CAS-NR.	EINECS-Nr.
Natriumtetra-borat-Decahydrat	1303-96-4	603-411-9 und 615-285-2 (EC)
Natriumtetra-borat, wasserfrei	1330-43-4	215-540-4

Synonyma/Definitionen

Borax, Natrium tetraboricum, Natrium tetraboracicum, Natrium boricum, Natrii tetraboras, Natriumtetraborat-Decahydrat, Medizinalborax. M_r 201,22 (wasserfrei), M_r 381,37 (Decahydrat). Struktur: $Na_2O{\cdot}2B_2O_3{\cdot}10H_2O$ oder $Na_2B_4O_7{\cdot}10H_2O$.

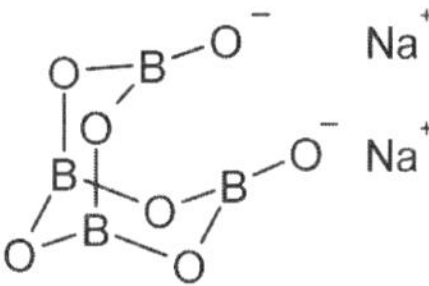

Eigenschaften

Weißes bis fast weißes, kristallines Pulver, farblose, monokline Kristalle oder kristalline Masse, verwitternd, geruchlos von schwach laugenartigem Geschmack. *Löslichkeit (Decahydrat):* **ll:** Ethylenglycol (41,6 % *m/m*/25 °C), Glycerol 98,5 % (19,9 % *m/m*); **l:** Diethylenglycol (18,6 % *m/m*/25 °C), Methanol (19,9 % *m/m*/25 °C), Wasser (2,5 % *m/m* bei 20 °C, 5,9 % *m/m* bei 40 °C, 16,0 % *m/m* bei 60 °C), ; **ssl:** Aceton, Ethylacetat. Dichte 1,73 g/cm^3. N.-Decahydrat verliert unter normalen Lagerungsbedingungen langsam 3 Mol Kristallwasser unter Bildung des Heptahydrats. Beim Erwärmen im geschlossenen Behälter (Reaktionsbedingungen bei der DSC im geschlossenen Schmelztiegel) schmilzt N. bei ca. 60 °C im eigenen Kristallwasser. Bei weiterem Erwärmen auf 100 °C verliert es 5 Mol und anschließend bis 160 °C weitere 3 Mol Kristallwasser. Die verbleibenden zwei Mol Kristallwasser werden bei weiterem Erhitzen auf 400 °C abgegeben. Wasserfreies N. schmilzt bei 742 °C. Spezifische Wärme 1,611 kJ/kg·K (Smith 2000); pH der 4%igen wässrigen Lösung 9,0-9,6; isoosmotische Konzentration 2,6 % (m/v) (Dolder und Skinner 1990).

Stabilität

Abgesehen von den Umwandlungen bei der Abgabe von Kristallwasser ist N. chemisch stabil. Lösungen können bei 120 °C/20 min autoklaviert werden.

Inkompatibilitäten

Unverträglich mit Alkaloiden, Quecksilberchlorid, Zinksulfat und anderen Metallsalzen, Säuren, Wasserstoffperoxid und Gelatine A (Dolder und Skinner 1990).

Anwendung

N. wird, ähnlich wie Borsäure, zur Einstellung des pH-Wertes von Lösungen und zur Pufferung verwendet. Der Borsäure/Natriumtetraborat-Puffer deckt einen pH-Bereich von 7,61-9,09 ab (Dolder und Skinner 1990). Daneben wird N. in dermalen Zubereitungen sowohl in der Pharmazie als auch in der Kosmetik zur pH-Justierung eingesetzt. Für kosmetische Pflegemittel für Kinder unter drei Jahren ist N. nicht zugelassen. Zur antimikrobiellen Wirksamkeit siehe Borsäure. In der Lebensmittelindustrie ist N. nur zur Konservierung von Kaviar zugelassen.

Toxizität

Die letale Dosis von N. beträgt 20 g für Erwachsene und 5 g für Kinder. Toxische Effekte sind Erbrechen, Durchfall, Erytheme und Nierenschäden sowie Beeinträchtigung des zentralen Nervensystems. LD_{50} 2,66 g/kg (Ratte, oral), LD_{50} 2,0 g/kg (Maus, oral), LD_{50} 1,32 g/kg (Maus, i. v.), LD_{50} 2, 71 g/kg (Maus, i. p.).

Literatur

Dolder R und Skinner FS (1990): Ophthalmika, Wiss Verlagsges mbH, Stuttgart, 4. Aufl, 247 und 391. Smith RA (2000): Boric Oxide, Boric Acid, and Borates, in Ullmanns Encyclopedia of Industrial Chemistry, Published Online: 15 JUN 2000, DOI: 10.1002/14356007-.a04_263 .

Handelsprodukte

Hersteller	**Produkt/Charakteristika**
Natriumtetraborat Decahydrat	
Merck Millipore	Emprove Essential, Dichte 1,72 g/cm^3, SD 0,75 g/cm^3
Rio Tinto Borates	Borax Decahydrat, Gehalt > 99,4 %, Dichte 1,49 g/cm^3, TG: Granulat ≥ 98 % < 1000µm, Pulver ≥ 97,5 % < 315 µm
Roth	farblose Kristalle, Smp. 75 °C
Sigma Aldrich	BioXtra, Gehalt > 99,5 %
Natriumtetraborat wasserfrei	
Applichem	Gehalt > 99 %
Merck Millipore	Suprapur, Gehalt > 99,9 %, Smp. 742 °C, SD 0,7 g/cm^3, Dichte 2,37 g/cm^3 (20 °C)
NeoLab	Geh. > 99 %
Roth	di-Natriumtetraborat, wasserfrei, für analytische Zwecke

15. Schmiermittel

Schmiermittel setzen die interpartikuläre Reibung einer Tablettiermischung sowie die Haft- und Gleitreibung zwischen dem Tablettiergut und der Matrizenwand der Tablettenpresse herab. Zusätzlich verringern sie die Haftung der Tablette an der Oberfläche des Unterstempels im Moment des Abstreifens. Die Wirkung eines Schmiermittels auf die Haft- und Gleitreibung kann durch die Messung der Ausstoßkraft quantifiziert werden. Die Haftung an der Stempeloberfläche wird entweder indirekt durch die Messung der Abstreifkraft am Unterstempel oder direkt durch die Messung der Haftkraft am Oberstempel erfasst (Waimer et al. 1999). Zur Theorie und zum Einsatz von Schmiermitteln in Tabletten siehe Li und Wu (2014)

Ein gutes Schmiermittel muss folgende **Anforderungen** erfüllen: Herabsetzung der Haft- und Gleitreibung in niedriger Konzentration, möglichst geringe Beeinflussung anderer Tablettenparameter wie Bruchfestigkeit, Zerfall und Wirkstofffreisetzung sowie die Bildung interaktiver Mischungen mit den Rezepturbestandteilen, um eine gleichmäßige Verteilung des Schmiermittels in der Mischung zu gewährleisten. Die Wirkung eines Schmiermittels ist umso besser, je kleiner die Teilchengröße (große Oberfläche) ist. Die Teilchenform spielt ebenfalls eine Rolle: Plättchen werden vor anderen Formen bevorzugt.

In der Tablettierung dominieren nach wie vor die **Metallseifen der Erdalkaligruppe** wie Calciumbehenat, Calciumstearat und Magnesiumstearat, wobei Letzteres weitaus am häufigsten eingesetzt wird. **Fettsäuren** haben im Vergleich zu **Fettalkoholen** gleicher Kettenlänge eine bessere Schmierwirkung, das Optimum der Schmierwirkung liegt bei den C_{18}-Verbindungen Stearinsäure und Stearylalkohol. Kürzere oder längere Ketten ergeben eine schlechtere Schmierwirkung. Kohlenwasserstoffe wirken ebenfalls schlechter, wobei hier das Optimum der Schmierwirkung bei C_{28} liegt (Wang et al. 2010).

Bei den **Fettsäureestern** zeichnet sich insbesondere Natriumstearylfumarat durch eine Schmierwirkung aus, die derjenigen des Magnesiumstearats gleichwertig ist. Aufgrund seines relativ hohen Preises wird es jedoch nicht so häufig eingesetzt.

In **der Häufigkeit des Einsatzes bei festen Arzneizubereitungen** dominiert Magnesiumstearat (>500 Nennungen, Rote Liste 2018), gefolgt von Natriumstearylfumarat (48 Nennungen), hydriertes Rizinusöl (40 Nennungen) und Glyceroldibehenat (12 Nennungen). Größere Bedeutung hat hydriertes Rizinusöl erlangt, welches nach Magnesiumstearat das zweithäufigste Schmiermittel in der Tablettierung ist (Rote Liste 2012). Stearinsäure wird dort eingesetzt, wo Unverträglichkeiten mit Magnesiumstearat bestehen. **Talkum** ist zwar eines der ältesten Schmier- und Formtrennmittel, seine Schmierwirkung steht jedoch hinter der des Magnesiumstearats zurück. Es sollte in jedem Fall als Mikro-Talkum eingesetzt werden.

Die Alkyl-Sulfate wie Natrium- und Magnesiumdodecylsulfat gehören zu den wasserlöslichen Schmiermitteln, haben aber aufgrund ihrer reduzierten Schmierwirkung und des unangenehmen Geschmacks keine große Bedeutung erlangt. **Wasserlösliche Schmiermittel** sind insbesondere für Brausetabletten wichtig, da die wasserunlöslichen nach dem Auflösen der Tablette einen Schmiermittelfilm auf der Oberfläche der Lösung bilden. Natriumbenzoat wird wegen seines seifigen Geschmacks nicht geschätzt. So bleiben als wasserlösliche Schmiermittel nur Macrogole, bestimmte Poloxamere sowie Fumar- und Adipinsäure übrig, wobei Letztere wegen ihrer schlechten Wasserlöslichkeit selten verwendet wird und Fumarsäure mit Macrogolen kombiniert werden sollte (siehe Monographie Fumarsäure).

Wird das Schmiermittel der Rezeptur vor dem Verpressen zur Tablette beigemischt, so spricht man von interner Schmierung; wird es dagegen durch Versprühen des feinen Pulvers oder einer Lösung in einem leicht flüchtigen Lösungsmittel direkt auf die Presswerkzeuge der Tablettenpresse aufgebracht, so wird dieser Vorgang als externe Schmierung bezeichnet. Die externe Schmierung wird zuweilen bei Brausetabletten eingesetzt. Bei diätetischen Tabletten ist sie wegen der mengenmäßigen Begrenzung eines Magnesiumstearat-Zusatzes auf maximal 2 % häufiger anzutreffen.

Literatur

Li J und Wu Y (2014): Lubricants in Phamaceutical Dosage Forms, Lubricants **2**(1), 21-43,, doi:103390/lubricants2010021. Waimer F et al (1999): A novel method for the detection of sticking of tablets, Pharm Dev Technol **4**(3), 359-367. Wang J et al (2010): Lubrication in tablet formulations, Eur J Pharm Biopharm **75**, 1-15. Rote Liste (2018): Arzneimittelverzeichnis für Deutschland, Rote Liste Service GmbH, Frankfurt, www.rote-liste.de.

15.1. Wasserunlösliche Schmiermittel

Hydriertes Baumwollsamenöl → Öle

Calciumstearat

Arzneibücher

PhEur: Calciumstearat; USP/NF: Calcium Stearate; JP/JPE: Calcium Stearate; INCI: Calcium Stearate. CAS 1592-23-0, EINECS 216-472-8.

Synonyma/Definitionen

Calcii stearas, Calcium stearatum, Calciumdistearat, Calciumoctadecanoat, ein Gemisch von Calciumsalzen verschiedener Fettsäuren, hauptsächlich Stearin- und Palmitinsäure mit einem geringen Anteil anderer Fettsäuren. Die Fettsäurefraktion besteht zu ≥40 % aus Stearinsäure; die Summe der Anteile Stearin- und Palmitinsäure beträgt ≥90 %, Calcium-Gehalt 6,4-7,4 %. $C_{36}H_{70}CaO_4$, M_r 607,03.

Eigenschaften

Weißes, sehr feines, kristallines Pulver von schwachem Geruch nach Stearinsäure und schwachem charakteristischem Geschmack. *Löslichkeit:* **l:** heißes Pyridin; **sl:** chlorierte Kohlenwasserstoffe, heißes Ethanol, heiße fette Öle und Mineralöl; **ul:** Aceton, Chloroform, Ethanol, Ether und Wasser. Dichte 1,064-1,096 g/cm³, Schüttdichte ca. 0,2-0,4 g/cm³, Stampfdichte ca. 0,2-0,45 g/cm³ (beide typabhängig). Spezifische Oberfläche 4,5-8,0 m²/g, Trocknungsverlust (Ph Eur): ≤ 6 (% m/m). Smp 120-160 °C (typabhängig). Teilchengrößen im Bereich 1,5-50 µm. C. zeigt ausgeprägte Polymorphie. Normales C. besteht aus orthorhombischen Kristallen der wasserfreien β-Phase. Daneben existieren unterhalb einer Temperatur von 104 °C ein α-Monohydrat und eine γ-Phase. Beim Erwärmen unterliegen diese Phasen zahlreichen Umwandlungen, z. B. verliert das α-Monohydrat beim Erhitzen das Kristallwasser und bildet eine Mischung aus α, β und γ-Phase (Garnier et al. 1988).

Stabilität

C. ist als Substanz stabil. Beim Erwärmen können Phasenumwandlungen eintreten (s. o.).

Inkompatibilitäten

C. ist unverträglich mit Eisensalzen, Aminophenazon, Amin-Salzen, ASS, Sulfonamiden und Isonicotinsäurehydrazid.

Anwendung

C. wird als Schmiermittel für Tabletten- und Kapselformulierungen in Konzentrationen von 0,5-1 (2) % eingesetzt. Wegen seines besseren Geschmacks wird es in Lutsch-Tabletten, Buccal- und Sublingual-Tabletten dem Magnesiumstearat vorgezogen. Der Mechanismus der Schmierwirkung entspricht der des Magnesiumstearats. Bei der Untersuchung verschiedener Chargen von C. von unterschiedlichen Herstellern wird festgestellt, dass in der Schmiermittelwirkung zwischen den einzelnen Chargen kaum Unterschiede bestehen, größere Unterschiede jedoch zwischen den Produkten verschiedener Hersteller (Phadke und Sack 1996). C. ist bei Temperaturen zwischen 100 und 130 °C in der Schmelzextrusion verarbeitbar. So können retardierte Pellets mit 20-40 % Paracetamol und C. als alleinigem Träger durch Schmelzextrusion hergestellt werden. Weichmacherzusätze wie Glycerolmonostearat oder Tributylcitrat in Mengen von 5-10 % senken die Verarbeitungstemperatur, wobei Letzteres wegen seiner sehr guten Mischbarkeit mit C. wirksamer ist (Roblegg et al. 2011). Die Verwendung von C. als Emulgator für W/O-Emulsionen gilt heute als obsolet.

Toxizität

C. ist bei peroraler Aufnahme in den Körper nicht toxisch und nicht reizend.

Literatur

Garnier PG et al (1988): Polymorphism of crystalline phases of calcium stearate, J Mat Sci **23**, 3225-3231. Phadke DS und Sack MJ (1996): Evaluation of batch-to-batch and manufacturer-to-manufacturer variability in the physical and lubricant properties of calcium stearate, Pharm Technol **20**(3), 126, 128, 130, 132, 134, 136, 138, 140. Roblegg E et al (2011): Development of sustained-release lipophilic calcium stearate pellets via hot melt extrusion, Eur J Pharm Biopharm **79**, 635-645.

Handelsprodukte

Produkt/ *Hersteller*	Charakteristika	Lieferformen
Calciumstearat/*Baerlocher*		
Ceasit, verschiedene Typen	Erhältlich als Pulver (SW), Granulat (AV), freifließendes Material (AIB)	Kunststoffindustrie, Anticakingzusatz
Calciumstearat/*Faci*		
Calciumstearat PhEur (pflanzlich)	TG: > 70 µm ≤ 2 %	Tablettenschmiermittel, Schmelzextrusion
Calciumstearat/*Fengchen Group*		
Calciumstearat USP und NF/BP grade		Schmiermittel
Calciumstearat/*Microlex*		
Microlex CS-141	veg., BET-Oberfläche 5-9 m^2/g, TG (D50) 5-9 µm	Tablettenschmiermittel
Microlex SA-142	s.o., kosher und halal	
Calciumstearat/*Peter Greven*		
LIGA Calciumstearat CPR-2-V/CPR-2-K (gefällt)	pflanzlich, SD 0,15 g/cm^3, Smp 140-150 °C, TG: 5-9 µm, BET-Oberfläche 5-9 m^2/g	Tablettenschmiermittel, Träger in der Schmelzextrusion
LIGA Calciumstearat CPR-2-K-MB, RSPO Mass balance	RSPO Mass balance, Spezifikationen s. o.	
LIGA Calciumstearat CPR-5(gefällt)	pflanzlich, SD 0,12 g/cm^3, Smp 140-150 °C	
Calciumstearat/*Merck Millipore/Sigma Aldrich*		
Parteck LUB CST Emprove Essential	Smp 147-149 °C, SD 0,25 g/cm^3, TG: 4 µm, BET-Oberfläche 4-8 m^2/g	Schmiermittel
Calciumstearat/*Dr. Paul Lohmann*		
Calciumstearat PhEur		Schmiermittel
Calciumstearat/*SysKem*		
Calciumstearat	Smp 150-160 °C, Dichte 1,03 g/cm^3	Tablettenschmiermittel

Glyceroldibehenat

Arzneibücher

PhEur: Glyceroldibehenat; USP/NF: Glyceryl Behenate und Glyceryl Dibehenate; INCI: Glyceryl Dibehenate. CAS- und EINECS-Nummern siehe Tab. 1, E 471.

Tab. 1*: CAS- und EINECS-Nummern von G.*

Bezeichnung	CAS	EINECS
Glycerol(mono)-behenat	30233-64-8	250-0 97-0
Glyceroldibehenat	94201-62-4	303-650-6
Glyceroltribehenat	18641-57-1	242-471-7

Synonyma/Definitionen

Glyceroli dibehenas, 2,3-Dihydroxypropyl-docosanoat, Docosansäure-2,3-dihydroxypropylester, ein Gemisch von Diacylglycerolen, hauptsächlich Dibehenylglycerol, mit unterschiedlichen Mengen von Mono-, Di- und Triacylglycerolen, durch Veresterung von Glycerol mit Behensäure hergestellt. Gehalt: Monoacylglycerole 15,0-23,0 %, Diacylglycerole 40,0-60,0 %, Triacylglycerole 21,0-35,0 %.

$$\begin{array}{l} H_2C-O-\overset{\overset{O}{\|}}{C}-(CH_2)_{20}-CH_3 \\ \;\;|\\ HC-OH \\ \;\;| \\ H_2C-O-\underset{\underset{O}{\|}}{C}-(CH_2)_{20}-CH_3 \end{array}$$

Eigenschaften

Harte, wachsartige Masse oder weißes bis gelblich-weißes Pulver oder weiße bis fast weiße, fettig anzufühlende Schuppen oder Pellets. G. besitzt einen schwachen, charakteristischen Geruch und ist von fettigem, neutralem Geschmack. *Löslichkeit:* **l:** warmes Chloroform, Dichlormethan und viele organische Lösungsmittel; **sl:** heißes Ethanol (96 %); **ul:** kaltes Ethanol (95 %), Hexan, Mineralöl und Wasser. Dichte 0,91-0,94 g/cm^3, HLB-Wert 2, Wassergehalt (%): ≤1 (PhEur). IZ ≤3, PZ ≤4, SZ ≤4, VZ 145-165. Fettsäuren: Behensäure ≥83 %, Arachinsäure ≤10 %, Stearinsäure ≤5 %, Palmitinsäure ≤3 %, Erucasäure ≤3 %, Lignocerinsäure ≤3 % (PhEur). Tropfpunkt 69,0-74,0 °C, Smp 86,7-87,6 °C (Reinsubstanz), ca. 70-72 °C (Compritol 888). Bei Compritol 888 wird ein leichter Schmelzpunktanstieg verbunden mit einer geringen Zunahme der Kristallinität nach der Lagerung über 2 Wochen bei 40 °C beobachtet (Hamdani et al. 2003). Bei der Herstellung von budesonid-haltigen Solid-Lipid-Nanopartikeln (SLN) wird für G. bei 48 °C eine Phasenumwandlung und ein Smp von 72 °C angegeben (Mezzena et al. 2009). Insgesamt sind für G. die Modifikationen sub-α, α, βund β' beschrieben (Brubach et al. 2007).

Stabilität

G. ist, abgesehen von möglichen polymorphen Umwandlungen während der Lagerung, die typisch für alle Fette sind, als Substanz stabil.

Inkompatibilitäten

Keine.

Anwendung

G. wird als **Schmiermittel** für Tabletten- und Kapsel-Formulierungen verwendet (AK 1-3 %). Die Grundlagen dazu werden von Shah et al. (1986), die Art der Einarbeitung durch Mischen bzw. Überziehen der zu tablettierenden Partikel durch einen Schmelzvorgang wird von Jannin et al. (2003) beschrieben. Zur **Retardierung peroraler Zubereitungen** wie lipophile Matrixtabletten oder lipophile Überzüge auf Tabletten, Pellets oder Granulaten wird G. in Konzentrationen von ≥10 % verwendet. Die Geometrie von lipophilen Matrixtabletten mit dem Wirkstoff Metronidazol hat einen Einfluss auf die Freisetzungsrate, die in allen Fällen nach dem Fickschen Diffusionsgesetz erfolgt (Gokce et al. 2009). Granulate können in der Wirbelschicht mit G. in einem Schmelzprozess überzogen werden (Knezevic et al. 2009). G. ist Trägersubstanz in der Herstellung von **Solid-Lipid-Nanopartikeln (SLN)** (Bunjes 2010, Jores et al. 2004). G. wird für **ölige Gel-Zubereitungen** (AK 1-15 %) und **Emulsionen** (AK 1-5 %) als viskositätserhöhender Zusatz verwendet.

Toxizität

G. ist bei peroraler Aufnahme in den Körper nicht toxisch und nicht reizend. Für die Verwendung in der Kosmetik ist G. zugelassen. In Tierversuchen zeigt die Anwendung von G. enthaltenden SLN keine negativen Effekte (Weyhers et al. 2006), in vivo-Studien am Menschen stehen noch aus. LD_{50} 5 g/kg (Maus, oral).

Literatur

Brubach JB et al (2007): Structural and thermal characterization of glyceryl behenate by X-ray diffraction coupled to differential calorimetry and infrared spectroscopy. Int J Pharm **336**(2), 248–256. Bunjes H (2010): Lipid nanoparticles for the delivery of poorly water-soluble drugs, J Pharm Pharmacol **62**(11), 1637-1645. Gokce EH et al (2009): The effect of geometric shape on the release properties of metronidazole from lipid matrix tablets, J Biomed Nanotech **5**(4), 421-427. Hamdani J et al (2003): Physical and thermal characterisation of Precirol and Compritol as lipophilic glycerides used for the preparation of controlled-release matrix pellets, Int J Pharm **260**, 47–57. Jannin V et al (2003): Comparative study of the lubricant performance of Compritol 888 ATO either used by blending or by hot melt coating, Int J Pharm **262**(1-2), 39-45. Jores K et al (2004): Investigations on the structure of solid lipid nanoparticles (SLN) and oil-loaded solid lipid nanoparticles by photon correlation spectroscopy, field-flow fractionation and transmission electron microscopy, J Control Rel **95**(2), 217-227. Knezevic Z et al (2009): Application of hot-melt coating process for designing a lipid based controlled release drug delivery system for highly aqueous soluble drugs, Chem Pharm Bull **57**(5), 464-471. Mezzena M et al (2009): Solid lipid budesonide microparticles for controlled release inhalation therapy, AAPS Journal **11**(4), DOI: 10.1208/s12248-009-9148-6. Shah NH et al (1986): Evaluation of two tablet lubricants – Sodium stearyl fumarate and glyceryl behenate. Measurement of physical parameters (compaction, ejection and residual forces) in the tableting process and the effect on the dissolution rate, Drug Dev Ind Pharm **12**, 1329-1346. Weyhers et al (2006): Solid lipid nanoparticles (SLN) - effects of lipid composition on in vitro degradation and in vivo toxicity, Pharmazie **61**(6), 539-544.

Handelsprodukte

Produkt/ *Hersteller*	**Eigenschaften**	**Anwendung**
Glycerylbehenate/ *China Shanghai Sunwise Chemical Co. Ltd*		
Glyceryl-behenate	Dichte 0,942 g/cm^3	s. Compritol 888 ATO
Compritol/*Gattefosse*		
Compritol 888 ATO	TG: < 50 µm ≥ 85 %, Smp 70 °C	Tabletten-schmiermittel, Retardformulierungen (AK 5-25 %)
Compritol 888 Pellets	halbfeste Pellets, Smp 74 °C	Verdickungsmittel in topischen Präparaten, Schmelzeinbettung, Schmelzextrusion

Glyceroldistearat → Emulgatoren

Glycerolmonostearat → Emulgatoren

Magnesiumstearat

Arzneibücher

PhEur: Magnesiumstearat; USP/NF: Magnesium Stearate; JP/JPE: Magnesium Stearate; INCI: Magnesium Stearate. CAS 557-04-0, EINECS 209-150-3.

Synonyma/Definitionen

Magnesii stearas, Magnesiumdistearat, Magnesiumoctadecanoat, eine Verbindung aus Magnesium und einem Gemisch fester organischer Säuren, hauptsächlich Stearin- und Palmitinsäure pflanzlichen oder tierischen Ursprungs. Die Fettsäurefraktion besteht aus ≥40 % Stearinsäure; die Summe der Anteile Stearin- und Palmitinsäure beträgt ≥90 %, $C_{36}H_{70}MgO_4$, M_r 591,24.

Eigenschaften

Weißes, sehr feines, leichtes, kristallines oder amorphes, gefälltes oder vermahlenes Pulver von schwachem Geruch nach Stearinsäure und charakteristischem, leicht seifigem Geschmack. M. kommt als Nadeln oder Plättchen vor. Setzt man stöchiometrische Mengen Ammoniumstearat und Magnesiumchlorid um, so entstehen bei pH 6 Plättchen und bei pH 9 Nadeln. *Löslichkeit:* **sl:** warmes Ethanol (95 %), warmes Benzol; **ul:** Ethanol, Ether und Wasser. Dichte 1,092 g/cm^3, Schüttdichte 0,159 g/cm^3, Stampfdichte 0,286 g/cm^3. Trocknungsverlust (PhEur): ≤6 (% m/m). M. kommt als wasserfreie Form, als Monohydrat, als Dihydrat und als Trihydrat vor. Die wasserfreie Form ist amorph und gibt ihr adsorptiv gebundenes Wasser bei Temperaturen von 50-55 °C und 75-85 °C ab (Steffens und Koglin 1992). Das Dihydrat schmilzt zwischen 117 und 125 °C. Kommerzielle Produkte enthalten Mischungen aus Mono- und Dihydrat bzw. aus allen 3 Hydraten und schmelzen im Bereich 115-150 °C. Durch DSC-Untersuchungen an 23 Handelsprodukten ist eine Klassifizierung in 6 M.-Typen möglich, die charakteristische DSC-Kurven aufweisen, wobei 14 der 23 Proben einen dem M.-Dihydrat entsprechenden Wassergehalt von 5,0-5,5 % aufweisen und ihr Kristallwasser bei 104 bzw. 127 °C abgeben (Wada und Matsubara 1992). Sie entsprechen damit dem früher beschriebenen reinen M.-Dihydrat (Ertel und Carstensen 1988), das für eine gute Schmierung der Tablettenmasse wichtig ist.

Stabilität

S. ist als Substanz stabil.

Inkompatibilitäten

M. ist unverträglich mit Acetylsalicylsäure, einigen Vitaminen, Enalaprilmaleat, Diclofenac, Glibenclamid, Diltiazem HCl und vielen Alkaloiden; ferner mit starken Säuren, Alkali und Eisensalzen.

Anwendung

M. ist das am weitesten verbreitete Schmiermittel für Tabletten- und Kapselformulierungen und wird üblicherweise in Konzentrationen von 0,5-2 (5) % eingesetzt. Der Mechanismus der Schmierwirkung des Magnesiumstearats kann durch drei Charakteristika erklärt werden. **1.** M. setzt die Reibung zwischen den Teilchen der Pressmasse sowie zwischen der Masse und der Matrizenwand der Tablettenpresse herab (Fukuda und Fukumori 1980). **2.** die Substanz weist eine kleine Teilchengröße (üblicherweise 2-15 µm) und eine hohe Oberfläche (4-6 m^2/g) auf. Der Smp sollte im Bereich 115-150 °C (125-127 °C) liegen und der Wassergehalt sollte 4,8-5,2 % betragen (Wang et al. 2010). **3.** M. hat filmbildende Eigenschaften. Die hydrophilen Kopfgruppen haften an den Partikeln und an der Oberfläche der Presswerkzeuge, während die lipophilen Fettsäurereste die interpartikuläre Reibung und die Wandreibung herabsetzen (Wang et al. 2010). Dies kann durch einen einfachen Versuch gezeigt werden (Bolhuis und Lerk 1975): werden grobe NaCl-Kristalle mit M. 24 h lang gemischt und anschließend in Wasser gegeben, so löst sich das NaCl auf und es bleiben fast durchsichtige, feine M.-Hüllen zurück. Wasserfreies M. hat praktisch keine Schmierwirkung. Das Dihydrat hat eine höhere Schmierwirkung als das Monohydrat, was jedoch in der Praxis keine große Bedeutung hat, da die meisten M. Mischungen aus Mono- und Dihydrat oder Produkte mit einem hohen Dihydratanteil sind, was sich im Wassergehalt von ca. 5 % ausdrückt. Außer der positiv zu bewertenden Schmierwirkung von M. hat die Substanz in der Tablettierung folgende negativen Aspekte: Reduktion der Tablettenhärte (Bolhuis et al. 1987), Verlängerung der Auflösezeit durch Hydrophobierung der Wirkstoffpartikel mit einem M.-Film und Gefahr der Herabsetzung der Bioverfügbarkeit.

Toxizität

M. ist bei peroraler und inhalativer Aufnahme in den Körper nicht toxisch und nicht reizend. Nach Einnahme größerer Mengen kann ein laxativer Effekt beobachtet werden. LD_{50} <2 mg/l Luft (Ratte, inhalativ); LD_{50} <10 g/kg (Ratte, oral).

Literatur

Bolhuis GK und Lerk CF (1975): Film formation by magnesium stearate during mixing and its effect on tableting, Pharm Weekbl **110**(16), 317-325. Bolhuis GK et al (1987): The effect of magnesium stearate admixing in different types of laboratory and industrial mixers on tablet crushing strength, Drug Dev Ind Pharm **13**(9-11), 1547-1567. Ertel KD und Carstensen JT (1988): An examination of the physical properties of pure magnesium stearate, Int J Pharm **42**, 171-180. Fukuda T und Fukumori Y (1980): Internal friction of compressed pharmaceutical powders observed in terms of the die wall pressure, Chem Pharm Bull **28**(2), 393-400. Steffens KJ und Koglin J (1992): The magnesium stearate problem, Conference Proceedings 3rd Int Conf Pharm Ingred, Nov 17-18, Wiesbaden, ISBN 90-73220-05-X, 118-125. Wada Y und Matsubara T (1992): Pseudo-polymorphism and crystalline transition of magnesium stearate, Thermochim Acta **196**, 63-84. Wang J et al (2010): Lubrication in tablet formulations, Eur J Pharm Biopharm **75**, 1-15.

Handelsprodukte

Produkt/ *Hersteller*	**Eigenschaften**	**Anwendung**
Magnesiumstearat/*Faci*		
Mg-stearat PhEur	TG >70 µm ≤1 %, SD 0,14-0,2 g/cm³	Tabletten-schmier-mittel
Mg-stearat PhEur (veg.)		
Ligamed/*Peter Greven*		
MF-2-V/ MF-2-K	gefälltes Mg-stearat (veg.), Smp. 145-155 °C, SD 0,25 g/cm³	Tabletten-schmier-mittel
MF-3-V/ MF-3-K	s. o., SD 0,150 g/cm³	
MF-2-V BI	s. o. Stampfdichte 0,27-0,37 g/cm³	
MF-2-V-Premium	s. o., Stampfdichte 0,27-0,37 g/cm³, TG 7-11 µm, BET-Oberfläche 6-10 m²/g	
MF-2-V-E470	s.o.	
MF-2-V-MB	RSPO Mass balance, Spezifikationen s.o.	
MF-3-K-MB	RSPO Mass balance, Spezifikationen s.o.	
Parteck/*Merck Millipore/Sigma Aldrich*		
LUB MST Emprove Essential	Veg., TG 5 µm, BET-Oberfläche 5-12 m²/g, SD 0,25 g/cm³	Tabletten-schmier-mittel
Magnesiumstearat/*Microlex*		
Microlex MS-101	BET-Oberfläche 6-10 m²/g, TG (D50): 7-11 µm	Tabletten-schmier-mittel, Kapselfor-mulierungen
Microlex MS-102	BET-Oberfläche 8-12 m²/g, TG (D50): 5-9 µm	Pflanzliche Zuberei-tungen
Microlex MS-103	BET-Oberfläche 6-8 m²/g, TG (D50): 7-11 µm	Spezielle Formu-lierungen
Microlex MS-104	Zusätzlich Prüfungen: Fettsäureprofil, Partikelgrößencharakterisierung, Mikrobiologie	Inhalanda und andere komplexe Formu-lierungen
Microlex MS-105	Kosher, halal	s.o.
TABLUBE/*Nitika*		
TABLUBE	Veg., SD 0,15 g/cm³, zusätzlich mikronisierte Qualität	Tabletten-schmier-mittel
Magnesiumstearat/*Stearinerie Dubois*		
DUB SMG Pharma	Smp 53 °C,	Tabletten-schmier-mittel
Magnesiumstearat/*SysKem*		
Mg-stearat Pharma (veg.)	Smp 140 °C, SD 0,2 g/cm³	Tabletten-schmier-mittel

Natriumstearylfumarat

Arzneibücher

PhEur: Natriumstearylfumarat; USP/NF: Sodium Stearyl Fumarate, JP/JPE: Sodium Stearyl Fumarate. CAS 4070-80-8, EINECS 223-781-1.

Synonyma/Definitionen

Fumarsäureoctadecylester Natriumsalz, Natrii stearylis fumaras, Natriummonostearylfumarat, das Mono Natriumsalz des Fumarsäure-Monostearylesters, wobei der Alkoholanteil hauptsächlich aus Cetyl- und Stearylalkohol besteht. $C_{22}H_{39}NaO_4$, M_r 390,5.

$$H_3C-(CH_2)_{17}-O-C(=O)-CH=CH-COO^- Na^+$$

Eigenschaften

Weißes bis fast weißes, feines, geruchloses und schwach seifig schmeckendes Pulver, das sich zu flachen, runden Teilchen zusammenballt. *Löslichkeit:* **sl:** Methanol; **ssl:** Wasser (ein Teil in 20.000 Teilen bei 25 °C, 1 in 10 bei 80 °C und 1 in 5 bei 90 °C); **ul:** Aceton, Chloroform, Ethanol und Ether. Dichte 1,11-1,14 g/cm³, Schüttdichte 0,2-0,35 g/cm³, Stampfdichte

0,3-0,5 g/cm³. Wassergehalt (% m/m): ≤5 (PhEur). Smp 224-245 °C, andere Angabe 180-200 °C (Zersetzung).

Stabilität

N. ist als Substanz 3 Jahre stabil.

Inkompatibilitäten

N. ist unverträglich mit Chlorhexidinacetat.

Anwendung

N. wird als Schmiermittel für Tabletten, Brausetabletten und Kapseln in Konzentrationen von (0,25)0,5-2 % eingesetzt. Die Substanz ist hinsichtlich ihrer Schmierwirkung ebenso wirksam wie Magnesiumstearat, wobei die Wirkung als Antiklebemittel etwas geringer ausgeprägt ist. Die Wirkung hängt stark von der Teilchengröße und damit von der spezifischen Oberfläche ab; je größer die Oberfläche desto besser die Schmierwirkung. Eine verlängerte Mischzeit verbessert die Wirkung, wobei der negative Effekt auf die Zerfallszeit der Tabletten weniger ausgeprägt ist als bei Magnesiumstearat (Hölzer und Sjögren 1979). In Brausetabletten mit Emdex (sprühgetrocknete Maltose-Dextrose) als Füllstoff sind 0,25 % N. für die Schmierung ausreichend (Saleh et al. 1984). In einer vergleichenden Studie mit Magnesiumstearat und Glycerolbehenat ist N. bei 3 % Zusatz in Salicylsäuretabletten und Lactosetabletten den beiden anderen Schmiermitteln hinsichtlich der Schmierwirkung, der Tablettenfestigkeit, der Rest- und Ausstoßkräfte und der Wirkstoffauflösung deutlich überlegen (Shah et al. 1986). Bei der Extrusion einer Mischung aus 30 % mikrokristalliner Cellulose und 70 % Acetaminophen erweist sich N. als Schmiermittel nicht geeignet (Mesiha und Vallés 1993).

Toxizität

N. ist bei peroraler Aufnahme in den Körper nicht toxisch und nicht reizend. Studien zum Metabolismus an Ratten und Hunden zeigen, dass 80 % resorbiert und ca. 35 % rasch zu Stearylalcohol und Fumarsäure metabolisiert werden. Nicht resorbiertes N. wird unverändert mit den Faeces ausgeschieden (Figdor und Pinson 1970).

Literatur

Figdor SK und Pinson R (1970): The absorption and metabolism of orally administered tritium labeled sodium stearyl fumarate in the rat and dog, J Agric Food Chem **18**, 872-877. Hölzer AW und Sjögren J (1979): Evaluation of sodium stearyl fumarate as a tablet lubricant, Int J Pharm **2**, 145-153. Mesiha MS und Vallés J (1993). A screening study of lubricants in wet powder masses for extrusion spheronization, Drug Dev Ind Pharm **19**(8), 943-959. Saleh SI et al (1984): Evaluation of some water soluble lubricants for direct compression, Labo-Pharma – Probl Tech **345**, 588-591. Shah NH et al (1986): Evaluation of two tablet lubricants – Sodium stearyl fumarate and glyceryl behenate. Measurement of physical parameters (compaction, ejection and residual forces) in the tableting process and the effect on the dissolution rate, Drug Dev Ind Pharm **12**, 1329-1346. Wang J et al (2010): Lubrication in tablet formulations, Eur J Pharm Biopharm **75**, 1-15.

Handelsprodukte

Produkt/ *Hersteller*	**Eigenschaften**	**Anwendung**
ALUBRA/*DuPont Nutrition & Bioscience*		
Alubra	Smp 220-240 °C, SD 0,3-0,5 g/cm^3, Stampfdichte 0,4-0,6 g/cm^3	Tabletten-schmiermittel, auch für ODT-Formulierungen, Brausetabletten
PRUV/*JRS*		
PRUV	BET-Oberfläche 1,6 m^2/g, Smp 225-245 °C, SD 0,2-0,35 g/cm^3 TG(D50): 13,6 µm	Tabletten-schmiermittel, auch für ODT-Formulierungen, Brausetabletten
PRUV Coarse Grade (CG)	BET-Oberfläche 0,6 m^2/g, TG(D50): 20,4 µm	
Natriumstearylfumarat/*Minakem*		
Natriumstearylfumarat	GMP Qualität	Tabletten-schmiermittel
Lubri Sanaq/*Pharmatrans Sanaq*		
LubriSanaq		Tabletten-schmiermittel, auch für ODT-Formulierungen, Brausetabletten
Lubripharm SSF/*SPI Pharma*		
Lubripharm SSF	SD 0,2-0,35 g/cm^3, Stampfdichte 0,3-0,5 g/cm^3	Tabletten-schmiermittel, auch für ODT-Formulierungen, Brausetabletten
Natriumstearylfumarat/*TNJ Chemicals*		
Natriumstearylfumarat		

Ölsäure

Arzneibücher

PhEur: Ölsäure; USP/NF: Oleic Acid; JP/JPE: Oleic Acid; INCI: Oleic Acid. CAS 112-80-1, EINECS 204-007-1.

Synonyma/Definitionen

Acidum oleicum, Acidum oleinicum venale, cis-Δ9-Octadecensäure, Oleinsäure, (Z)-Octadec-9-ensäure, enthält unterschiedliche Mengen gesättigte und ungesättigte Fettsäuren. Ein geeignetes Antioxidans kann zugesetzt sein. Gehalt 65,0-88,0 % $C_{18}H_{34}O_2$ (PhEur). M_r 282,5.

$$CH_3-(CH_2)_7-CH=CH-(CH_2)_7-C(=O)-OH$$

Eigenschaften

Klare, gelbliche bis bräunliche, ölige Flüssigkeit mit charakteristischem talgartigem Geruch und Geschmack. *Löslichkeit:* **ll:** Benzol, Chloroform, Ethanol 95 %, Ether, Hexan, fette und etherische Öle, Methylenchlorid, Tetrachlorkohlenstoff; **ul:** Wasser. Dichte 0,895-0,904 g/cm^3. Brechungsindex 1,45-1,46 (20 °C). IZ 89-105, SZ 195-204, PZ ≤10. Smp ca. 13 °C, Siedepunkt ca. 360 °C, Verdampfungsenthalpie 66,5 kJ/mol, Flammpunkt 270 °C.

Stabilität

Ö. nimmt an der Luft Sauerstoff auf und unterliegt dabei einer oxidativen Zersetzung, die sich durch Verfärbung und verstärkten Geruch bemerkbar macht. Bei Temperaturen von 80-100 °C tritt langsame Zersetzung ein.

Inkompatibilitäten

Unverträglich mit Aluminium, Calcium, Schwermetallen, Jodlösung, Perchlorsäure und Oxidationsmitteln. Ö. bildet mit Alkali Seifen.

Anwendung

Dermale Zubereitungen: Ö. ist Bestandteil von O/W-Emulgatoren wie Kaliumoleat und Triethanolaminoleat. Ö. beschleunigt die Penetration von Wirkstoffen durch die Haut in dermalen und transdermalen Systemen aufgrund ihrer die Haut erweichenden und Feuchtigkeit bindenden Eigenschaften. Ö. ist der am meisten verwendete Penetrationsbeschleuniger für Wirkstoffe wie Aciclovir, Didanusin, β-Estradiol, Isosorbid, Ketoprofen, Nimodipin, Ondansedron, Tenoxicam, Zalcitabin und Zivudin (Mittal et al. 2009). **Schmiermittel:** Ö. wird als Schmiermittel in Aerosol-Formulierungen eingesetzt, wobei es sowohl eine Schmierung der Wirkstoffe in Suspensionsformulierungen als auch der Ventile bewirkt (Saso et al. 2004). **Kapselformulierungen:** Ö. wird als Träger für Testosteron und andere lipophile Wirkstoffe in Weichgelatinekapseln zur Erhöhung der Bioverfügbarkeit vorgeschlagen (Neisingh et al. 1986).

Toxizität

Ö. ist nicht toxisch aber leicht reizend und sollte deshalb nicht in Augenpräparaten eingesetzt werden. Ö. wird in der Kosmetik und in Nahrungsmitteln verwendet. LD_{50} 0,23 g/kg (Maus, i. v.), LD_{50} 2,4 mg/kg (Ratte, i. v.), LD_{50} >2000 mg/kg (Ratte, oral).

Literatur

Mittal A et al (2009): Status of fatty acids as skin penetration enhancers-a review, Current Drug Deliv **6**(3), 274-279. Neisingh SE et al (1986): A dissolution method for hard and soft gelatin capsules containing testosterone undecanoate in oleic acid, Drug Dev Ind Pharm **12**(5), 651-663. Saso Y et al (2004): Formulation design and pharmaceutical evaluation of an HFA 227-based furosemide metered dose inhaler, STP Pharma Sci **14**(2), 135-140.

Handelsprodukte

Produkt/ *Hersteller*	**Eigenschaften**	**Anwendung**
Ölsäure/*Croda*		
Super Refined Oleic Acid NF	Dichte 0,889-0,895 g/cm^3 (25 °C)	Emulgator für orale Zubereitungen, Verbesserung der Bioverfügbarkeit schwer löslicher Wirkstoffe in Tabletten, Träger für Weichgelatinekapseln
Ölsäure/*Emery Chemicals*		
Emersol 213 NF	IZ 88-95, SZ 199-204	s.o.
Emersol 221 NF	IZ 88-95, SZ 199-204	
Emersol 233 LL	niedriger Linolsäure Gehalt, IZ 85-90, SZ 200-204	
Edenor OL 72MY	veg., kosher, halal, IZ 88-100, SZ 195-205	
Ölsäure/*Sigma Aldrich*		
Ölsäure	IZ 85-105, SZ 190-205, Dichte 0,889-0,895 g/cm^3 (20 °C)	s.o.

Produkt/ *Hersteller*	Eigenschaften	Anwendung
Ölsäure/*Welch Holme Clark*		
WHC OLEIC ACID 401 LT	Viskosität 25 mPas (25 °C)	s.o.
WHC OLEIC ACID 501 LL	Dichte 0,9 g/cm^3 (25 °C) Viskosität 25 mPas (25 °C)	

Hydriertes Rizinusöl

Arzneibücher

PhEur: Hydriertes Rizinusöl; USP/NF: Hydrogenated Castor Oil; INCI: Hydrogenated Castor Oil. CAS 8001-78-3, EINECS 232-292-2.

Synonyma/Definitionen

Gehärtetes Rizinusöl, Ricini oleum hydrogenatum, Oleum ricini hydrogenatum, das durch Hydrieren von nativem Rizinusöl erhaltene Öl. Die Substanz besteht hauptsächlich aus dem Triglycerid der 12-Hydroxystearinsäure (12-Hydroxyoctadecansäure). Fettsäurezusammensetzung: 12-Hydroxystearinsäure 78-91 %, Stearinsäure 7-14 %, alle anderen Fettsäuren ≤5 %.

$$H_2C-O-C(=O)-(CH_2)_{10}-CH(OH)-(CH_2)_5-CH_3$$
$$HC-O-C(=O)-(CH_2)_{10}-CH(OH)-(CH_2)_5-CH_3$$
$$H_2C-O-C(=O)-(CH_2)_{10}-CH(OH)-(CH_2)_5-CH_3$$

Triglycerid der 12-Hydroxystearinsäure.

Eigenschaften

Weißes bis fast weißes bis blassgelbes, geschmackloses Pulver mit schwachem, charakteristischem Geruch oder fast weiße bis blassgelbe Masse oder Flocken. *Löslichkeit:* **sl:** Dichlormethan, Chloroform (in der Wärme bis 15 % löslich); **ssl:** wasserfreies Ethanol; **ul:** Wasser, Petrolether. Dichte 0,98-1,04 g/cm^3, Flammpunkt 316 °C, Wassergehalt ≤ 0,1 %. IZ ≤5, SZ ≤4, OHZ 145-165 (PhEur), VZ 176-182 (USP/NF). Haupt-Fettsäuren: 12-Hydroxystearinsäure 78,0-91,0 %, Stearinsäure 7,0-14,0 %, Palmitinsäure ≤2 %, 5-Oxostearinsäure ≤5 %, andere Säuren ≤1,0 % (PhEur), Smp 83-88 °C.

Stabilität

H. ist als Substanz stabil bis 150 °C, unverträglich mit starken Oxidationsmitteln.

Inkompatibilitäten

Keine.

Anwendung

H. wird als **Schmiermittel** für Tabletten- und Kapsel-Formulierungen verwendet (AK 0,1 -2,0 %) (Staniforth 1987). H. ist **lipophiler Matrixbildner** für Retard-Tabletten mit Wirkstoffen wie Alfuzosin·HCl, Aminophyllin, Lithiumcarbonat, Niacin, Sulfanilamid, Theophyllin und Tolmetin-Na. Eine Kombination aus H. und Poly(milchsäure-co-glycolsäure) (PLGA) erhöht signifikant die Beladungskapazität von Nanokapseln mit Insulin (Wang et al. 2009). H. wird in der Kosmetik als viskositätserhöhender Zusatz für ölige Systeme und zur Konditionierung der Haut eingesetzt (Anonymus 2007).

Toxizität

H. ist bei peroraler Aufnahme weder toxisch noch reizend. LD_{50} >10 g/kg (Ratte, oral).

Literatur

Anonymus (2007): Final Report on the Safety Assessment of Ricinus Communis (Castor) Seed Oil, Hydrogenated Castor Oil, Glyceryl Ricinoleate, Glyceryl Ricinoleate SE, Ricinoleic Acid, Potassium Ricinoleate, Sodium Ricinoleate, Zinc Ricinoleate, Cetyl Ricinoleate, Ethyl Ricinoleate, Glycol Ricinoleate, Isopropyl Ricinoleate, Methyl Ricinoleate, and Octyldodecyl Ricinoleate, Int J Toxicol **26**(Suppl 3), 31-77. Staniforth N (1987): Use of hydrogenated vegetable oil as a tablet lubricant, Drug Dev Ind Pharm **13**(7), 1141-1158. Wang S et al (2009): Effects of poly(lactic-co-glycolic acid) as a co-emulsifier on the preparation and hypoglycaemic activity of insulin-loaded solid lipid nanoparticles, IET Nanobiotechnology **3**(4), 103-108.

Handelsprodukte

Produkt/ *Hersteller*	Eigenschaften	Anwendung
Hydrogenated Castor Oil/*Ambuja Solvex*		
USP/PhEur grade		Schmiermittel für Tabletten- und Kapselformulierungen
Kolliwax/*BASF*		
Kolliwax HCO (früher Cutina HR)	feines Pulver, Smp 85-88 °C, TG (D50): 26,1µm, SD 0,38 g/cm^3, Stampfdichte 0,52 g/cm^3	Tablettenschmiermittel, Retardierungsmittel, Weichmacher in festen Dispersionen, Konsistenzgeber/viskositätserhöhender Zusatz

Produkt/ *Hersteller*	**Eigenschaften**	**Anwendung**
		für topische Anwendungen
Castorwax/*Vertellus*		
MP-80	weiße Schuppen, Brechungsindex 1,462, Smp 80 °C	Retardierungsmittel für Tabletten
NF	Smp 87 °C, s.o.	
MP-70	Smp 75 °C, Dichte 0,892 g/cm^3	Kosmetikeinsatz
Hydriertes Rizinusöl/*Mosselman*		
Rizinusöl, hydriert	pflanzlich	
Castorwax/*Kahl*		
Castorwax Beads	Schuppen, Smp 83-89 °C	s.o.

Hydriertes Sojaöl → Öle

Saccharosefettsäureester → Emulgatoren

Stearinsäure

Arzneibücher

PhEur: Stearinsäure; USP/NF: Stearic Acid; JP/JPE: Stearic Acid; INCI: Stearic Acid. CAS 57-11-4, EINECS 200-313-4.

Synonyma/Definitionen

Acidum stearicum, Acidum stearinicum, Acidum stearicum et palmiticum, ein Gemisch von Fettsäuren, das hauptsächlich Stearinsäure (Octadecansäure) und Palmitinsäure (Hexadecansäure) enthält und aus Fetten oder fetten Ölen pflanzlicher oder tierischer Herkunft gewonnen wird (PhEur). Die drei Typen zeigt Tab. 1:

Tab. 1: *Stearinsäure-Typen der PhEur*

Typ	**Gehalt**	
	Stearinsäure	**Summe Stearins. + Palmitins.**
Stearinsäure 50	40,0-60,0 %	≥ 90 %
Stearinsäure 70	60,0-80,0 %	≥ 90 %
Stearinsäure 95	≥ 90 %	≥ 96 %

$C_{18}H_{36}O_2$; M_r 284,5 (Stearinsäure); $C_{16}H_{32}O_2$; M_r 256,4 (Palmitinsäure).

$$H_3C-(CH_2)_{16}-C(=O)-OH$$

Eigenschaften

Weiße bis fast weiße, wachsartige, flockige Kristalle, weiße bis fast weiße, harte Masse oder weißes bis gelblich weißes, nicht hygroskopisches Pulver von schwachem Geruch und talgartigem Geschmack. *Löslichkeit:* **ll:** Benzol, Chloroform, Ether, Tetrachlorkohlenstoff; **l:** Ethanol (95 %), Hexan, Petrolether, Propylenglykol; **ul:** Wasser. Dichte 0,94-0.96 g/cm^3, Schüttdichte ca. 0,53-0,54 g/cm^3, Stampfdichte ca. 0,57-0,58 g/cm^3. Spezifische Oberfläche ca. 0,5-0,6 g/cm^2, Brechungsindex 1,43 (80 °C), Verteilungskoeffizient Öl/Wasser 8:2. IZ ≤ 4 (S. 50 und S. 70), IZ ≤ 1,5 (S. 95), SZ 194-212, VZ 200-220. EP 53-59 °C (S. 50), 57-64 °C (S. 70), 64-69 °C (S. 95); Smp 69-71 °C, abhängig vom Lösungsmittel bei der Kristallisation, Siedepunkt ca. 360 °C, Verdampfungsenthalpie 63,8 kJ/mol, Flammpunkt 162 °C, pKa 4,78 (freie Säure). S. kommt in 4 polymorphen Formen vor: A (trikline Form), B und C (beide monokline Form) und E (orthorhombische Form) (Sato und Boistelle 1984). Die Formen A, B und E können nur aus Lösung kristallisiert werden, während Form C aus Lösung und aus der Schmelze hergestellt werden kann (Kaneko et al. 1994).

Stabilität

S. ist als Substanz stabil.

Inkompatibilitäten

Unverträglich mit Metallhydroxiden, Basen, Reduktions- und Oxidationsmitteln.

Anwendung

Schmiermittel: S. wird als Schmiermittel in Tabletten- und Kapselformulierungen eingesetzt (AK 1-3 %), wobei es im Vergleich zu Magnesiumstearat eine geringere Schmierwirkung, aber auch eine geringere Adhäsionstendenz an den Stempelwerkzeugen aufweist. Mit niedrig schmelzenden Wirkstoffen wie Ibuprofen kann es beim Verpressen zur Bildung von eutektischen Gemischen kommen (Roberts et al. 2004), was zu einer unerwünschten Schmelzpunktsdepression führen kann. **Magensaftresistente Tabletten:** in magensaftresistenten Tabletten kann der Zusatz von Stearinsäure durch Salzbildung im Duodenum bzw. Dünndarm eine bessere Wirkstofffreisetzung bewirken (Zhang et al. 2000). **Dermale Zubereitungen:** S. kann als Emulgator, Solubilisator und Stabilisator eingesetzt werden (AK 1-20 %). Durch Teil-Neutralisation mit Alkali oder Triethanolamin können mit wässrigen Lösungen Cremes hergestellt werden (sog. Vanishing creams). **Schmelzextrusion:** S. kann als schmelzendes Bindemittel zur Extrusion von z. B. Acetaminophen und Theophyllin eingesetzt werden. Die Freisetzung der Wirkstoffe kann durch eine Kombination von S. mit Macrogol gesteuert werden (Quintavalle et al. 2007).

Toxizität

S. ist nicht toxisch, nicht reizend und wird in der Kosmetik und in Nahrungsmitteln verwendet (Opdyke 1979). LD_{50} 23 mg/kg (Maus, i. v.), LD_{50} 21,5 mg/kg (Ratte, i. v.).

Literatur

Kaneko F et al (1994): Infrared spectroscopic and chemical study on the crystallization process of the B and E forms of stearic acid: roles of dislocations in single crystals, J Phys Chem **98**(14), 3801-3808. Opdyke DLJ (1979): Monographs on fragrance raw materials. Stearic acid, Food and Cosm Toxicol **17**(4), 383-388. Quintavalle U et al (2007): Theoretical and experimental characterization of stearic acid-based sustained release devices obtained by hot melt co-extrusion, J Drug Deliv Sci Technol **17**(6), 415-420. Roberts M et al (2004): Effect of lubricant type and concentration on the punch tip adherence of model ibuprofen formulations, J Pharm Pharmacol **56**(3), 299-305. Sato K und Boistelle R (1984): Stability and occurrence of polymorphic modifications of stearic acid in polar and nonpolar solutions, J Crystal Growth **66**(2), 441-450. Zhang Q et al (2000): Studies on the cyclosporine A loaded stearic acid nanoparticles, Int J Pharm **200**, 153-159.

Handelsprodukte

Produkt/ *Hersteller*	**Eigenschaften**	**Anwendung**
Stearinsäure/*Emery Oleochemicals*		
Emersol 132 NF Flake/Emersol 153 NF	EP 54 °C, SD 0,849 g/cm^3	Tabletten-schmiermittel, dermale Formulierungen, Nahrungsmittel-einsatz
Emersol 7036, Vegetable Stearic Acid FG, Kosher, NF	s.o.	
Edenor ST 05L MY	pflanzlich, kosher	Weichmacher, Emulgator in der Kosmetik
Stearinsäure/*Merck Millipore*		
Parteck Lub STA Emprove Essential PhEur/BP/JP/N /F	pflanzlich, Smp 68-70 °C	Tabletten-schmiermittel

Produkt/ *Hersteller*	**Eigenschaften**	**Anwendung**
Stearinsäure/*Spectrum Chemicals*		
Stearic Acid, Type 50, Powder, NF	EP 53-59 °C, GMP Qualität	Emulgator, Solubilisator, Tabletten- und Kapselschmier-mittel
Stearinsäure/*Stearinerie Dubois*		
Stellipress 1200 Poudre/ Stellipress Mikro	Stearinsäure 50 PhEur/USP, Verhältnis Stearinsäure zu Palmitinsäure 50/50/mikroni-siertes Pulver	Tabletten-schmiermittel, Verdickungsmittel und Emulgator für topische An-wendungen
Stellipress 30/70 Micro	Stearinsäure 70 PhEur/USP/JP, mikronisiertes Pulver, Smp 57-62 °C, Verhältnis Stearinsäure zu Palmitinsäure 70/50	Tabletten-schmiermittel
Stellipress Micro 95	Stearinsäure 95 PhEur, Smp 64-69 °C , Verhältnis Stearinsäure zu Palmitinsäure 95/5	Tabletten-schmiermittel, für Geschmacks-maskierung

Talkum → Pudergrundlagen

Triglyceride

Arzneibücher

INCI: siehe Tab. 1:

Tab. 1: *INCI-Bezeichnungen der wichtigsten Triglyceride*

INCI	CAS	EINECS
Trimyristin	555-45-3	209-0 99-7
Tripalmitin	555-44-2	209-0 98-1
Tristearin	555-43-1	209-0 97-6

Synonyma/Definitionen

Glycerolester geradzahliger, unverzweigter, gesättigter C_{14}-, C_{16}- und C_{18}-Fettsäuren pflanzlicher Herkunft. Die mikrokristallinen T. enthalten die stabile β-Modifikation. Die Fettsäurenzusammensetzung beträgt ca. 90 % der namensgebenden Fettsäure und 10 % Fettsäuren der Kettenlängen C_{16}-C_{22}.

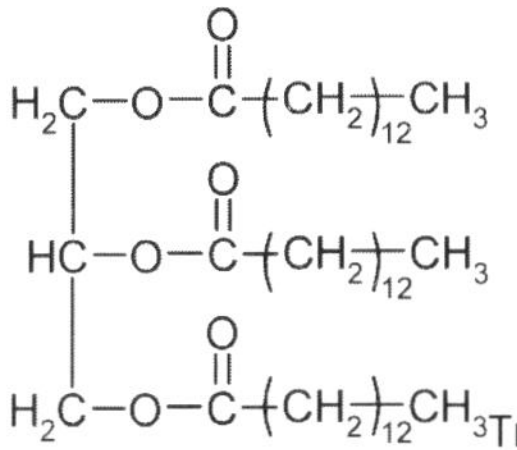

$H_2C-O-C(=O)-(CH_2)_{12}-CH_3$
$HC-O-C(=O)-(CH_2)_{12}-CH_3$
$H_2C-O-C(=O)-(CH_2)_{12}-CH_3$ Trimyristin

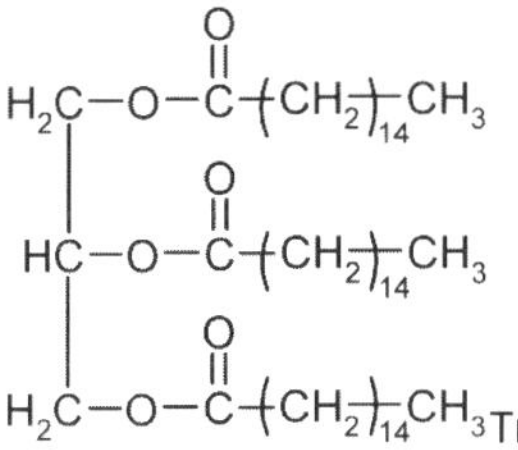

$H_2C-O-C(=O)-(CH_2)_{14}-CH_3$
$HC-O-C(=O)-(CH_2)_{14}-CH_3$
$H_2C-O-C(=O)-(CH_2)_{14}-CH_3$ Tripalmitin

$H_2C-O-C(=O)-(CH_2)_{16}-CH_3$
$HC-O-C(=O)-(CH_2)_{16}-CH_3$
$H_2C-O-C(=O)-(CH_2)_{16}-CH_3$ Tristearin

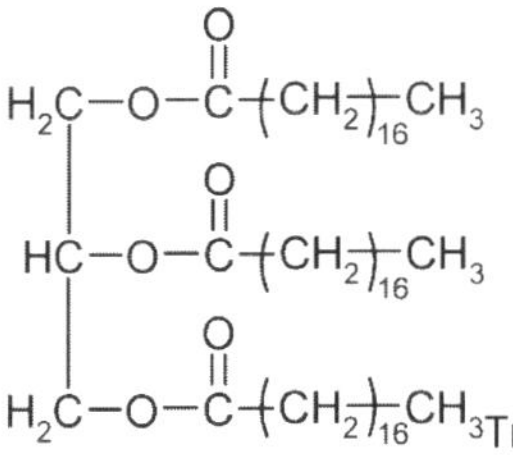

Eigenschaften

Feine, weiße mikrokristalline bis gelblichweiße, sich fettig anfühlende Pulver. T. besitzen einen schwachen, charakteristischen Geruch und einen fettigen, neutralen Geschmack. *Löslichkeit:* **sl:** Ethanol, Ether und n-Hexan; **ul:** Wasser. Dichte 0,95 g/cm³. SZ ≤3, OHZ ≤10, IZ ≤1, VZ 229-238/205-215/186-192 Smp 55-58/61-65/70-73 °C (C_{14}-/C_{16}-/C_{18}-Fettsäuren). T. zeigen Polymorphie. Für das am häufigsten verwendete Tristearin sind eine instabile α-Phase (Smp 54 °C/Schmelzenthalpie 144,8 J/g), eine β'-Phase (Smp 64 °C/Schmelzenthalpie 154,2 J/g) und eine stabile β-Phase (Smp 72,6 °C/Schmelzenthalpie 221,6 J/g) beschrieben (Matovic et al. 2005).

Stabilität

T. liegen in der stabilen β-Form vor und sind somit als Substanz stabil. In Solid-Lipid-Nanopartikeln (SLN) erweist sich Tristearin in der mikrokristallinen Form bei zweijähriger Lagerung als stabil (Radomska-Soukharev 2007).

Inkompatibilitäten

Keine.

Anwendung

T. werden als **Schmiermittel** für Tabletten- und Kapsel-Formulierungen verwendet (AK 1-3 %). Aufgrund ihres neutralen Geschmacks sind sie auch für Tabletten, die in der Mundhöhle zerfallen, geeignet. Zur **Retardierung peroraler Zubereitungen** wie lipophile Matrixtabletten oder lipophile Überzüge auf Tabletten, Pellets oder Granulaten werden T. in Konzentrationen von ≥10 % verwendet. T sind Träger bei der Herstellung von **Solid-Lipid-Nanopartikeln (SLN)** (Radomska-Soukharev 2007, Bunjes et al. 2002 und Bunjes 2010). Dabei wird das geschmolzene Triglycerid gegebenenfalls zusammen mit Stabilisatoren in der Wasserphase dispergiert, unter hohem Druck emulgiert und die SLN anschließend kristallisiert. Die Umwandlung der instabilen α-Form in die stabile β-Form ist von der Art und Menge des Stabilisators abhängig.

Toxizität

T. sind bei peroraler Aufnahme in den Körper nicht toxisch und nicht reizend.

Literatur

Bunjes H et al (2002): Effects of surfactants on the crystallization and polymorphism of lipid nanoparticles, Progr Colloid Polym Sci **121**, 7-10. Bunjes H (2010): Lipid nanoparticles for the delivery of poorly water-soluble drugs, J Pharm Pharmacol **62**(11), 1637-1645. Matovic M et al (2005): Thermal properties of tristearin by adiabatic and differential scanning calorimetry, J Chem Engin Data **50**(5), 1624-1630.

Radomska-Soukharev A (2007): Stability of lipid excipients in solid lipid nanoparticles, Adv Drug Deliv Rev **59**(6), 411-418.

Handelsprodukte

Produkt/ *Hersteller*	Eigen-schaften	Anwendung
Glyceroltrifettsäureester/*Alfa Aesar*		
Glyceroltri-palmitate 98 %	Pulver, Smp 60-64 °C	Tablettenschmiermittel, Kristallisationsbeschleuniger für Zäpfchen und Ovula, Konsistenzgeber in Salben , Cremes und Lotionen
Trimyristin 95 %	Smp 56-57 °C	
Dynasan/*IOI Oleo*		
114/118	Pulver, Smp 55-58 °C/ 70-73 °C	s. o.
116	Schuppen, Smp 61-65 °C	
Glyceroltrifettsäureester/*Sigma Aldrich*		
Glycerintri-stearate ≥ 99%		s. o.
Glycerintri-palmitate ≥ 99%		
Glycerintri-myristate		

15.2. Wasserlösliche Schmiermittel

Adipinsäure

Arzneibücher

PhEur: Adipinsäure; USP/NF: Adipic Acid; JP/JPE: Adipic Acid; INCI: Adipic Acid. CAS 124-04-9, EINECS 204-673-3, E 355.

Synonyma/Definitionen

Acidum adipicum, 1,4-Butandicarbonsäure. $C_6H_{10}O_4$, M_r 146,14.

$HOOC-(CH_2)_4-COOH$

Eigenschaften

Weißes bis fast weißes, geruchloses und schwach sauer schmeckendes, nicht hygroskopisches Pulver. *Löslichkeit:* **sll:** siedendes Wasser (1 T. In 0,6 T.) **ll:** Ethanol 96 %, Methanol; **l:** Aceton, Ethylacetat; **wl:** Wasser (1 in 70/20 °C); **sl:** Cyclohexan; **ul:** Petrolether. Dichte 1,360 g/cm^3. Trocknungsverlust ≤0,2 %. Smp 152 °C, Siedepunkt 337,5 °C, Dissoziationskonstanten pK_{a1} 4,42, pK_{a2} 5,41 (25 °C), Flammpunkt 196 °C, Lösungswärme 33,2 kJ/mol.

Stabilität

A. ist als Substanz stabil.

Inkompatibilitäten

Unverträglich mit starken Oxidationsmitteln, starken Basen und Reduktionsmitteln.

Anwendung

A. wird als wasserlösliches Schmiermittel für Brausetabletten in Konzentrationen von ca. 5-8 % empfohlen (Röscheisen und Schmidt 1995). Die Substanz ist hinsichtlich ihrer Schmierwirkung weniger wirksam als Magnesiumstearat aber etwa vergleichbar mit Fumarsäure. A. wird weiterhin als Säuerungsmittel, zur pH-Kontrolle und als Puffersubstanz, auch in Nahrungsmitteln, eingesetzt. Bei magensaftresistenten und Retardpräparaten wird A. als Porenbildner zur Steuerung der Wirkstofffreisetzung insbesondere in Kombination mit Schellack verwendet (Pearnchob et al. 2004).

Toxizität

A. ist bei i. p.-Aufnahme in den Körper toxisch. Die Substanz ist augenreizend. LD_{50} 0,28 g/kg (Maus, i. p.), LD_{50} 0,28 g/kg (Ratte, i. p.), LD_{50} 0,8 g/kg (Maus, i. v.), LD_{50} >11 g/kg (Ratte, oral), LD_{50} 1,9 g/kg (Maus, oral).

Literatur

Pearnchob N et al (2004): Improvement of the disintegration of shellac-coated soft gelatin capsules in simulated intestinal fluid, J. Control Rel **94**(2-3), 313-321. Röscheisen G und Schmidt PC (1995): The combination of factorial design and simplex method in the optimization of lubricants for effervescent tablets, Eur J Pharm Biopharm **41**(5), 302-308.

Handelsprodukte

Produkt/ *Hersteller*	Eigenschaften	Anwendung
Adipinsäure/*Anmol Chemicals*		
Adipic acid USP, NF, BP, PhEur, FCC	Smp 151-154 °C	Tabletten schmiermittel, controlled-release formulations, Nahrungsmittel-zusatz
Adipinsäure/*Lanxess*		
Adipinsäure	≥ 99,8 %, SD 0,7 g/cm^3	Pharmazeutische Industrie/ Biotechnologie

Produkt/ *Hersteller*	Eigenschaften	Anwendung
Adipinsäure/*Merck Millipore*		
PhEur/USP/NF/FCC	Smp 151-154 °C, Dichte 1,360 g/cm³ (25 °C), SD 0,7 g/cm³	Tablettenschmiermittel, Säuerungsmittel für Nahrungsmittel
Adipinsäure/*Syskem*		
PhEur	Pulver, Smp 151,5-154,0 °C	Tablettenschmiermittel

Fumarsäure

Arzneibücher

USP/NF: Fumaric Acid; INCI: Fumaric Acid. CAS 110-17-8, EINECS 203-743-0, E 297.

Synonyma/Definitionen

Allomaleinsäure, trans-Ethendicarbonsäure. $C_4H_4O_4$, M_r 116,07.

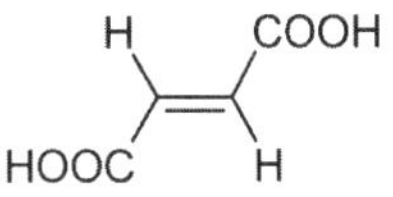

Eigenschaften

Weißes bis fast weißes, geruchloses und schwach sauer schmeckendes, nicht hygroskopisches, feines Pulver, Kristalle oder Granulat. *Löslichkeit:* **l:** Ethanol (1 T. in 28 T.), Ethanol 95 % (1 in 17); **wl:** Aceton (1 in 58), Propylenglykol (1 in 33); **sl:** Wasser (1 in 200/20 °C; 1 in 94/40 °C, 1 in 42/60 °C), Ether (1 in 139/25 °C); **ssl:** Benzol, Chloroform, Olivenöl, Tetrachlorkohlenstoff. Dichte 1,635 g/cm³, Schüttdichte 0,7-0,8 g/cm³ (typabhängig), Stampfdichte 0,9-1,0 g/cm³ (typabhängig). Wassergehalt (%): ≤0,5 (USP/NF). Smp 287 °C (Zersetzung, bei Temperaturen ≥ 230 °C Bildung von Maleinsäureanhydrid), F. sublimiert bei 200 °C. Die Dissoziationskonstanten pK_{a1} 3,03, pK_{a2} 4,54 liegen im Bereich der Citronensäure, aufgrund der schlechteren Wasserlöslichkeit der Fumarsäure ist diese jedoch als Säurespender in Brausetabletten schlechter geeignet.

Stabilität

F. ist als Substanz stabil. Beim Erhitzen unter Luftabschluss wird bei Temperaturen von 150-170 °C DL-Maleinsäure gebildet.

Inkompatibilitäten

Keine bekannt, abgesehen von normalen Reaktionen einer Säure.

Anwendung

F. wird als wasserlösliches Schmiermittel für Brausetabletten in Konzentrationen von 4-8 % eingesetzt (Röscheisen und Schmidt 1995). Die Substanz ist hinsichtlich ihrer Schmierwirkung weniger wirksam als Magnesiumstearat. F. wird weiterhin als Säuerungsmittel und Geschmackskorrigens verwendet.

Toxizität

F. ist bei peroraler Aufnahme in den Körper nicht toxisch und nicht reizend. LD_{50} 0,1 g/kg (Maus, i. p.), LD_{50} 9,3 g/kg (Ratte, oral).

Literatur

Röscheisen G und Schmidt PC (1995): The combination of factorial design and simplex method in the optimization of lubricants for effervescent tablets, Eur J Pharm Biopharm **41**(5), 302-308.

Handelsprodukte

Produkt/ *Hersteller*	Eigenschaften	Anwendung
Fumarsäure/*AICMA*		
NF/FCC	TG: < 180 µm ≥ 100 %, < 150 µm ≥ 95 %	Tablettenschmiermittel
NF/FCC/GRANULAR FF	TG: > 600 µm ≤ 2,5 %, > 106 µm ≥ 60 %	überwiegend Nahrungsmitteleinsatz
Fumarsäure/*Applichem*		
Reinst/Biochemica	Smp 298 °C, Dichte 1,63 g/cm³	Wirkstoff zur Behandlung von Psoriasis
Fumarsäure/*Merck Millipore*		
NF	Smp 287 °C, Dichte 1,64 g/cm³	Tablettenschmiermittel
Fumarsäure/*Sigma Aldrich*		
USP/NF	Smp 298-300 °C, GMP grade	für Herstellung unter GMP geeignet

Macrogole → Suppositoriengrundlagen

Natriumbenzoat

Arzneibücher

PhEur: Natriumbenzoat; USP/NF: Sodium Benzoate; JP/JPE: Sodium Benzoate; INCI Sodium

Benzoate. CAS 532-32-1, EINECS 208-534-8, E 211.

Synonyma/Definitionen

Natrii benzoas, das Natriumsalz der Benzoesäure. $C_7H_5NaO_2$ (M_r 144,11).

C_6H_5–C(=O)–O^- Na^+

Eigenschaften

Kristallines oder granuliertes, geruchloses oder schwach nach Benzoin riechendes Pulver oder Blättchen, weiß bis fast weiß, schwach hygroskopisch. N besitzt einen unangenehmen, metallischen Geschmack. *Löslichkeit:* **ll:** Wasser (1 g in 1,8 g bei 20 °C, 1 in 1,4 bei 100 °C); **wl:** Ethanol 90 % (1 in 50), Ethanol 95 % (1 in 75); **ul:** organische Lösungsmittel. Dichte 1,497-1,527 g/cm³. Die wässrige, gesättigte Lösung weist einen pH-Wert von 8,0 auf. Trocknungsverlust ≤2 % (m/m, PhEur).

Stabilität

N. ist als Substanz und in wässriger Lösung stabil. Die Lösungen sind autoklavierbar.

Inkompatibilitäten

Unverträglich mit quartären Ammoniumverbindungen, Gelatine, Eisensalzen und Salzen des Calciums sowie von Schwermetallen einschließlich Silber, Blei und Quecksilber. Die konservierende Wirkung von N. kann in Gegenwart von Bentonit und nichtionischen Tensiden reduziert werden.

Anwendung

N. wird als **Konservierungsmittel** gegen Pilze und Bakterien in Konzentrationen von 0,02-0,5 % für die perorale Anwendung sowie 0,5%ig für Parenteralia und 0,1-0,5%ig in Kosmetika angewendet. Nur die freie Benzoesäure ist antimikrobiell wirksam, was die Anwendung auf den pH-Bereich <6 einschränkt. Bei diesem pH-Wert liegen nur noch 1,5 % der Gesamtmenge als freie Benzoesäure vor (Chipley 1993). Als **wasserlösliches Schmiermittel** wird N. für Brausetabletten in Konzentrationen von ca. 4-8 % empfohlen. Seine Schmierwirkung ist zwar besser als die von Adipin- bzw. Fumarsäure, seine Verwendbarkeit ist jedoch wegen des schlechten Geschmacks eingeschränkt (Röscheisen und Schmidt 1995).

Toxizität

N. ist auf der Haut besser verträglich als die freie Säure, bei deren Anwendung in Konzentrationen von >0,1 % leichte Reizungen auftreten. Subchronische und chronische Toxizitätsversuche ergaben keine Abweichung von der Norm. N. ist nicht mutagen (Kramer et al. 2008). LD_{50} 1,7 g/kg (Ratte, oral), LD_{50} 2,37 g/kg (Maus, oral).

Literatur

Chipley JR (1993): Sodium benzoate and benzoic acid, Food Sci Technol (New York), **57**(Antimicrobials in Foods (2nd Ed.), 11-48. Kramer A et al (2008): Organische Carbonsäuren, in Kramer und Assadian (Hrsg), Wallhäußers Praxis der Sterilisation, Desinfektion, Antiseptik und Konservierung, Thieme-Verlag, 700-702. Röscheisen G und Schmidt PC (1995), The combination of factorial design and simplex method in the optimization of lubricants for effervescent tablets, Eur J Pharm Biopharm **41**(5), 302-308.

Handelsprodukte

Produkt/ *Hersteller*	**Eigenschaften**	**Anwendung**
Natriumbenzoat/*Hafen Mühlen Werke*		
Pharma/Food		Konservierungsmittel
Natriumbenzoat/*Harke*		
Pharma/Food		Konservierungsmittel
Natriumbenzoat/*Dr. Paul Lohmann*		
PhEur, BP, NF		Schmiermittel
Natriumbenzoat/*Merck Millipore*		
Emprove Essential PhEur BP, NF, FCC	Smp 410-430 °C, SD 0,35 g/cm³, Dichte 1,44 g/cm³	Konservierungsmittel, Tablettenschmiermittel
Natriumbenzoat/*Sigma Aldrich*		
Benzotron PhEur BP, FCC	Smp >300°C, Dichte 1,44 g/cm³	Konservierungsmittel, Tablettenschmiermittel

Natriumdodecylsulfat

→ Emulgatoren

Poloxamere → Emulgatoren

16. Suppositoriengrundlagen

Der Anteil von Suppositorien an allen verschiedenen Darreichungsformen liegt bei unter 2 % und beschränkt sich hauptsächlich auf die Behandlung von Schmerzen, Fieber, Unruhezuständen sowie Erkrankungen des rheumatischen Formenkreises und Hämorrhoiden. Kinder und Säuglinge werden öfter mit Zäpfchen behandelt als Erwachsene. Die älteste Grundmasse zur Herstellung von Suppositorien ist **Kakaobutter**, die heute nur noch selten verwendet wird. In Deutschland basieren die Zäpfchen-Präparate der Firma Weleda auf diesem Grundstoff. Kakaobutter hat den Nachteil einer komplexen Polymorphie, die den automatisierten Herstellprozess erschwert. Sie zeigt keine Volumenkontraktion, was die Entnahme aus einer konventionellen Zäpfchenform erschwert und neigt zu polymorphen Umwandlungen während der Lagerung. Kakaobutter ist weicher als Hartfett und damit angenehmer in der Anwendung.

Die dominierende Suppositorien-Grundmasse ist heute **Hartfett**, das in unterschiedlichsten Zusammensetzungen im Handel ist. Es zeigt eine bessere Stabilität als Naturfett, Schmelzpunkt und Erstarrungspunkt liegen enger beieinander und es weist eine deutliche Volumenkontraktion auf, so dass auf Formentrennmittel verzichtet werden kann. Hartfett-Typen mit höherer Hydroxylzahl können Wasser aufnehmen, so dass die Einarbeitung wässriger Arzneistofflösungen in Suppositorien möglich wird. Trotz dieser Typenvielfalt kann es notwendig werden, weitere Hilfsstoffe hinzuzusetzen. Dafür stehen die nachfolgend genannten Gruppen zur Verfügung (List 1971).

Viskositätserhöhende Stoffe: hochdisperses Siliciumdioxid, hochdisperses, hydrophobes Siliciumdioxid, Aluminiumstearat, Bentonit und Glycerolmonostearat, die alle in Fetten Gele bilden und in geringer Konzentration die Viskosität erhöhen, wodurch die Sedimentationsgeschwindigkeit suspendierter Teilchen verringert wird (AK ca. 1 %).

Schmelzpunkterhöhende Stoffe: Cetylalkohol, Cetylpalmitat, Stearylalkohol, weißes und gelbes Wachs. Diese Stoffe werden eingesetzt, wenn der Arzneistoff eine starke Schmelzpunkterniedrigung bewirkt, die durch die Auswahl der Zäpfchenmasse nicht ausgeglichen werden kann.

Schmelzpunkterniedrigende Stoffe: Rizinusöl, mittelkettige Triglyceride. Diese Stoffe werden benötigt, wenn durch einen hohen Wirkstoffanteil der Schmelzpunkt der Suppositorien extrem erhöht wird.

Emulgatoren und Netzmittel: Wollwachs, Lecithin, Sorbitanester, Polysorbate. Für Emulsionszäpfchen, die eine W/O-Emulsion darstellen, kann der Zusatz eines Emulgators erforderlich werden.

Sonstige Hilfsstoffe: Träger für flüssige Extrakte (hochdisperses Siliciumdioxid, Magnesiumcarbonat leicht, Lactose), Antioxidantien und Farbstoffe.

Neben den wasserunlöslichen Suppositorienmassen Kakaobutter und Hartfett steht mit den **Macrogolen** eine wasserlösliche Zäpfchenmasse zur Verfügung. Macrogole weisen mit 7 % die höchste Volumenkontraktion aller Zäpfchenmassen auf. Ihr Schmelzpunkt liegt über der Körpertemperatur von 37 °C. Die Wirkstofffreisetzung erfolgt über eine Verflüssigung der Zäpfchenmasse durch Wasseraufnahme aus dem Rektalschleim, wobei sich eine flüssige Wasser/Macrogol-Phase bildet. Als Nachteil wird dabei ein verstärkter Defäkationsreiz beobachtet. Zu beachten sind ferner die zahlreichen Unverträglichkeiten der Macrogole. Eine neuere Übersicht über Suppositorien, ihre Formulierung, Herstellung und Qualitätskontrolle gibt Allen LV Jr (2007).

Literatur

Allen LV Jr. (2007): Suppositories 1st ed., Pharmaceutical Press, ISBN 978-0857110930. List PH (1971): Suppositorien, in List PH und Hörhammer L, Hagers Handbuch der Pharmazeutischen Praxis, 4. Aufl, Bd 7A, Arzneiformen und Hilfsstoffe, Teil A: Arzneiformen, Springer-Verlag, Berlin, Heidelberg, New York, 644-665.

16.1. Wasserunlösliche Suppositoriengrundlagen

Hartfett

Arzneibücher

PhEur: Hartfett und Hartfett mit Zusatzstoffen; USP/NF: Hard Fat; JP/JPE: Hard Fat. Wegen der Heterogenität der in dieser Monographie zusammengefassten Verbindungen wird auf die Angabe von INCI-Bezeichnungen sowie CAS- und EINECS- Nummern verzichtet.

Synonyma/Definitionen

Adeps solidus, Adeps neutralis, ein Gemisch von Mono-, Di- und Triglyceriden, das durch Veresterung von Fettsäuren natürlichen Ursprungs mit Glycerol oder durch Umesterung von Fetten natürlichen Ursprungs erhalten wird. Die verschiedenen Typen von Hartfett unterscheiden sich durch Schmelztemperatur, Hydroxylzahl (OHZ) und Verseifungszahl (VZ) (PhEur). Die in den Glyceriden vorkommenden Fettsäuren gehören entweder der Gruppe der C_{12}-C_{18}-Fettsäuren oder den C_8-C_{18}-Fettsäuren an. Die möglichen Strukturen werden am Beispiel der Glycerolester der Stearinsäure dargestellt.

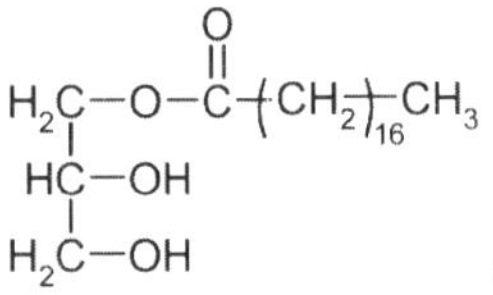

$H_2C-O-C(=O)-(CH_2)_{16}-CH_3$
$HC-OH$
H_2C-OH

Glycerolmonostearat

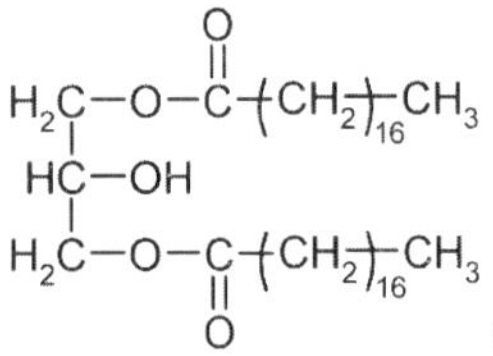

$H_2C-O-C(=O)-(CH_2)_{16}-CH_3$
$HC-OH$
$H_2C-O-C(=O)-(CH_2)_{16}-CH_3$

Glyceroldistearat

$H_2C-O-C(=O)-(CH_2)_{16}-CH_3$
$HC-O-C(=O)-(CH_2)_{16}-CH_3$
$H_2C-O-C(=O)-(CH_2)_{16}-CH_3$

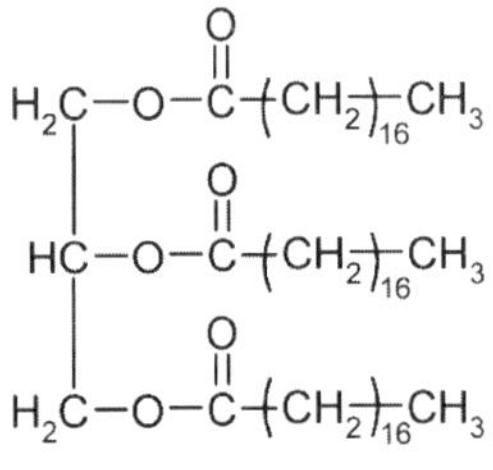

Glyceroltristearat

Aus den Variationsmöglichkeiten der Fettsäuren einerseits und den Anteilen an Mono-, Di- und Triglyceriden andererseits sowie den unterschiedlichen Herstellungsarten (Veresterung bzw. Umesterung) ergeben sich zahlreiche Unterschiede bei Hartfett-Massen, was Austauschbarkeit einer Suppositorien-Grundlage in Fertigprodukten erschwert.

Eigenschaften

Weiße bis fast weiße, spröde, wachsartige, geruchlose Masse, Pellets oder Pulver von fettigem, neutralem Geschmack. Beim Erwärmen auf 50 °C schmilzt die Substanz zu einer farblosen bis schwach gelblichen Flüssigkeit. *Löslichkeit:* **sll:** Chloroform, Ether, Tetrachlorkohlenstoff, Toluol und Xylol. **sl:** wasserfreies Ethanol und warmes Ethanol; **ul:** Wasser. Dichte 0,950-0,980 g/cm^3 (typabhängig), Wassergehalt (%): ≤0,2-0,5 (typabhängig). OHZ ≤50, mit einer Abweichung von höchstens 5 % vom Nominalwert, IZ ≤3, PZ ≤3, SZ ≤0,5, VZ 210-260, mit einer Abweichung von höchstens 5 % vom Nominalwert (PhEur). Smp 30-45 °C, mit einer Abweichung von höchstens 2 °C vom Nominalwert (PhEur). H. zeigt Polymorphie. Nach dem Ausgießen und Erstarren der Zäpfchen entsteht zunächst die orthorhombische β'-Phase. Beim Ausgießen bei Temperaturen ≤10 °C wird die flüssigkristalline α-Phase gebildet, die rasch in die β'-Phase übergeht. Die β'-Phase wandelt sich bei Raumtemperatur im Verlaufe von einigen Monaten (Nachhärtung unter Schmelzpunktanstieg) in die stabile, trikline β-Phase um (Thoma und Serno 1983). Die beim Erstarren von H. auftretende Volumenkontraktion ist größer als bei Kakaobutter jedoch kleiner als bei Macrogolen.

Stabilität

H. ist, abgesehen von möglichen polymorphen Umwandlungen während der Lagerung, die typisch für alle Fette sind, als Substanz stabil. Das so genannte "Ausblühen" von Zäpfchen, d. h. die Ausbildung von hochschmelzenden Einzelkristallen an der Oberfläche ist ein rein optisches Problem und kann durch die geschickte Auswahl der Grundmasse vermieden werden.

Inkompatibilitäten

Spezifische Unverträglichkeiten mit H. sind selten. Probleme können auftreten durch vermehrtes "Ausblühen" sowie unerwünschte polymorphe Umwandlungen und das damit verbundene Nachhärten.

Anwendung

H. wird hauptsächlich als Trägermaterial für Suppositorien verwendet (Müller 1986 und Yarnykh et al. 2011). Die Auswahl einer geeigneten Zäpfchenmasse wird sowohl durch die Eigenschaften und die Menge des Wirkstoffs als auch durch die Suppositorienmasse selbst bestimmt. Für Suspensionszäpfchen werden Massen mit einem hohen Triglyceridgehalt verwendet, wobei die Wirkstoffmenge für die Wahl des Schmelzbereichs der Masse entscheidend ist. Emulsionszäpfchen erfordern Massen mit einem erhöhten Mono- und Diglyceridgehalt und gegebenenfalls den Zusatz von Emulgatoren, um wasserlösliche Wirkstoffe einarbeiten zu können. Für Lösungszäpfchen werden zumeist hoch schmelzende Massen benötigt, um der Schmelzpunktdepression durch den Wirkstoff entgegenzuwirken. Weitere Parameter für die Auswahl einer Zäpfchenmasse sind der Verteilungskoeffizient und der Löslichkeitsparameter des Wirkstoffs. Zusätze wie hochdisperses Siliciumdioxid zur Suspensionsstabilisierung, Emulgatoren zur Einarbeitung von hydrophilen Stoffen, Aluminiumstearat, Bentonit oder Magnesiumstearat zur Gerüstbildung in der Hartfettmasse oder auch weichmachende Zusätze wie Myristylalcohol, Polysorbat 80 oder Propylenglykol machen die Entwicklung von Suppositorien zu einem komplexen Aufgabengebiet, was auch die spätere Austauschbarkeit von Zäpfchenmassen erschwert.

Toxizität

H. ist nicht toxisch und nicht reizend. Für Massen mit hohem Hydroxylgruppengehalt wird bei Ratten eine leichte Reizung der Rektalschleimhaut beschrieben (De Muynck et al. 1991).

Literatur

De Muynck C et al (1991): Rectal mucosa damage in rabbits after subchronical application of suppository bases, Pharm Res **8**, 945-950. Müller BW (Hrsg) (1986): Suppositorien, Pharmakologie, Biopharmazie und Galenik rectal und vaginal anzuwendender Arzneiformen, Wiss. Verlagsges. mbH, Stuttgart 1986. Thoma K und Serno P (1983): Thermoanalytical detection of the polymorphism of hard fat suppository bases. Part 8. Pharmaceutical problems in suppositories, Pharm Ind **45**(10), 990-994. Yarnykh TG et al (2011): Drug synthesis methods and manufacturing technology. Studying an assortment of suppository bases (Review), Pharm Chem J **44**(10), 551-556.

Handelsprodukte

Produkt/ *Hersteller*	**Charakteristika**	**Lieferformen**
Novata/*BASF/Cognis*		
B PH	Smp 33,5-35,5 °C, C_{12}-C_{18}-Fettsäuren, OHZ 20-30, geeignet für alle Herstellungstechniken	Pellets
BC PH	Smp 33-34,5 °C, s.o.	
BCF PH	Smp 35-37 °C, s.o.	
Estaram/*Croda*		
W 35	Hartfett mit hohem Mono- und Diglyceridgehalt, hohe OHZ (40-50), geeignet für alle Herstellungstechniken, Smp 33,5-35,5 °C	Pastillen
H 15	Hartfett mit niedrigem Mono- und Diglyceridgehalt, niedrige OHZ (5-15), Smp 35-39 °C	Pastillen
299	Hartfett mit niedriger OHZ (≤ 2) für hydrolyseempfindliche Wirkstoffe Smp 33,5-35,5 °C	
Supoweiss S 2	semisynthetisches Glycerid, OHZ 15-25, Smp 34,0-36,0 °C	Schuppen
Suppocire/*Gattefosse*		
A	C_{10}-C_{18}-Fettsäuren, Smp 34-38 °C,	Pellets
AGP	C_{10}-C_{18}-Fettsäuren, PhEur/NF/JP, Grundlage enthält Emulgatoren Glycerolmonostearat (C_{18}) und PEG-75 (MW 3500) stearat (C_{18}) Smp 34,5-37,5 °C	Pellets
AM	C_{10}-C_{18}-Fettsäuren Smp 34-36 °C	Pellets
AML	halbsynthetisch, Lecithinzusatz, Smp 34-38 °C	Pellets
AP	Smp 33-35 °C, Grundlage enthält PEGylierte Mono-, Di- und Triglyceride	Pellets
AS2	Standardsubstanz mit modifiziertem Monoglyceridgehalt, für hydrophile Wirkstoffe die eine schnelle Freisetzung erfordern, Smp 34-38 °C	Pellets
BM	C_{10}-C_{18}-Fettsäuren mit Smp 35,0-39,0 °C	Pellets
BS2X	enthält Polysorbat 65 Smp 35-39 °C	Pellets
CM	Smp 35,6-39,6 °C, speziell geeignet für lipophile Wirkstoffe,	Pellets
CS2X	enthält Polysorbat 65 Smp 38-40 °C	Pellets
D	Smp 42,0-46,0 °C, speziell geeignet für lipophile Wirkstoffe	Pellets

Produkt/ *Hersteller*	**Charakteristika**	**Liefer-formen**
DM	C_8-C_{18}-Fettsäuren, Smp 42,0-45,0 °C, Großproduktion ohne Schockkühlung	Pellets
NA15	33,5-35,5 °C, Massen für Großproduktion mit Schockkühlung	Pellets
NAI 25 A	Spezialmasse für Analgetika und Antipyretika Smp 33-35 °C	Pellets
NAS 50	C_{10}-C_{18}-Fettsäuren, Smp 33,5-35,5°C, modifizierter Glyceridgehalt	Pellets
NB	halbsynthetisch, Smp 35-39 °C	Pellets
Witepsol/*Sasol*		
Witepsol H-Grades	Suppositorienmasse, Basis: hydrierte Cocoglyceride mit niedriger OHZ (3-15)	Pellets
Witepsol W-Grades	s.o. mit erhöhter OHZ (20-50), geeignet für Schockkühlung	
Witepsol S-Grades	Suppositorienmassen mit Zusätzen	
Witepsol E-Grades	Smp 38,0-44,0 °C, 2 Produkte	
Massa Estarinum 299/B/C	Witepsol-Typen unter anderer Bezeichnung	

Kakaobutter

Arzneibücher

DAB: Kakaobutter; USP: Cacao Butter; INCI: Theobroma Cacao (Cocoa) Seed Butter. CAS 8002-31-1.

Synonyma/Definitionen

Adeps cacao, Adeps neutralis, Butyrum Cacao, Cacao oleum, Kakaofett, Oleum cacao, Theobroma oil, das durch Abpressen gewonnene, filtrierte oder zentrifugierte Fett aus Kakaokernen oder Kakaomasse von Samen von *Theobroma cacao* L. (DAB). K. enthält hauptsächlich gemischte Triglyceride mit 30-38 % Ölsäure, 24-32 % Palmitinsäure, 31 bis 38 % Stearinsäure und 1,4-4,2 % Linolsäure.

Eigenschaften

Blaßgelbliche, feste, bei Raumtemperatur spröde Tafeln oder Stücke, die auch geraspelt oder pulverisiert vorliegen können; im ultravioletten Licht keine oder nur schwache Fluoreszenz (DAB). K. hat einen angenehmen, kakaoartigen Geruch und milden Geschmack. K. darf nicht ranzig riechen. *Löslichkeit:* **sll:** Chloroform, Ether, Petrolether; **l:** heißes Ethanol **wl:** Ethanol (95 %); **ul:** Wasser. Dichte 0,970-0,998 g/cm^3 (typabhängig), Brechungsindex 1,456-1,459 (40 °C). IZ ≤33-42, PZ ≤3, SZ ≤3, VZ 192-198. K. zeigt 4 polymorphe Modifikationen: die instabile γ-Form (Smp 18 °C), die metastabile α-Form (Smp 22 °C), die β'-Form (Smp 28 °C) und die stabile β-Form (Smp 34,5 °C). Wird Kakaobutter auf Temperaturen über 40 °C erhitzt und rasch abgekühlt, so entsteht die instabile γ-Form, die in die metastabile α-Form übergeht, welche sich dann über β' in die stabile β-Form umwandelt. K. zeigt nahezu keine Volumenkontraktion, weshalb die Zäpfchenformen vor dem Ausgießen mit Seifenspiritus benetzt werden müssen.

Stabilität

K. unterliegt aufgrund des hohen Gehalts an Ölsäure der β-Oxidation der Fette. In der Lebensmittelindustrie werden Kakaobutter und Kakaobutter-Substitute u. a. mit Butylhydroxyanisol, Butylhydroxytoluol, Ascorbylpalmitat und α-Tocopherol stabilisiert. Am besten schneidet dabei eine Kombination aus α-Tocopherol und Lecithin ab (Pongracz 1982). Die komplexen polymorphen Verhältnisse und die fehlende Volumenkontraktion haben dazu geführt, dass K. heute nur noch in wenigen Präparaten anzutreffen ist.

Inkompatibilitäten

Unverträglichkeiten mit K. sind selten und spielen heute keine Rolle mehr.

Anwendung

K. wird als Trägermaterial für Suppositorien verwendet (Müller 1986 und Yarnykh et al. 2011). Die Herstellung sollte nach dem so genannten "Creme-Schmelzverfahren" erfolgen. Dabei wird die Kakaobutter auf Temperaturen von knapp 35 °C erhitzt und mit Kristallen der β-Modifikation angeimpft. Dadurch wird erreicht, dass die Zäpfchen direkt in der stabilen β-Modifikation anfallen. Für diesen Herstellungsprozess ist eine exakte Temperaturführung wichtig. K.-Zäpfchen sind weicher als Zäpfchen aus Hartfett und angenehmer in der Applikation.

Toxizität

K. gilt als Lebensmittel und ist nicht toxisch und nicht reizend.

Literatur

Müller BW (Hrsg) (1986): Suppositorien, Pharmakologie, Biopharmazie und Galenik rectal und vaginal anzuwendender Arzneiformen, Wiss. Verlagsges. mbH, Stuttgart 1986. Pongracz G (1982): Stabilisierung von Kakobutterersatzfetten, Fette Seifen Anstrichm **84**, 269-272. Yarnykh TG et al (2011): Drug synthesis methods and manufacturing technology. Studying an assortment of suppository bases (Review), Pharm Chem J **44**(10), 551-556.

Handelsprodukte

Produkt/ *Hersteller*	**Eigenschaften**	**Anwendung**
Kakaobutter/*Jarchem*		
Jarplex CB30-CG-Cocoa Butter		kosmetische Anwendung
Kakaobutter/*Henry Lamotte Oils*		
Kakaobutter		Suppositorienherstellung, Kosmetik
Kakaobutter/*Erhard Wagner*		
DAB 7	Smp 31-35 °C, Brechungsindex 1,456-1,459 (40 °C)	Suppositorien-masse, Schuppen

16.2. Wasserlösliche Suppositoriengrundlagen

Macrogole

Arzneibücher

PhEur: Macrogole; USP/NF: Polyethylene Glycol (Anzahl der EO-Einheiten n 4-180) und Polyethylene oxide (n 2000 200.000) sowie Polyethylene Glycol 3350 für Polyethylene Glycol Ointment; JP/JPE: Macrogol; INCI: PEG-n (n 4-180.000). CAS 25322-68-3.

Synonyma/Definitionen

Carbowachse, Carbowax, Macrogola, Polyaethylenglycola, Polyäthylenglykole, Polyethylenglycole (PEG), Polyethylenoxid (PEO), Polyoxyethylene, Polyoxyethylenglycole, Polyglycole, Gemische von Polymeren mit der allgemeinen Formel H-(OCH_2-CH_2)$_n$-OH, wobei *n* die mittlere Anzahl an Oxyethylen-Gruppen angibt. Der Macrogol-Typ wird (in den Arzneibüchern) durch eine Zahl definiert, die die mittlere relative Molekülmasse angibt. Ein geeigneter Stabilisator kann zugesetzt sein (PhEur). USP/NF führt unter Polyethylene Glycol Polymere mit den Molgewichten 200-8000, JP/JPE führt ausgewählte Typen der Molgewichte 400-20.000. M. mit n<10 liegen in der sog. Zick-Zack-Form, solche mit n>10 in der Mäanderform vor.

Zick - Zack - Struktur (n < 10)

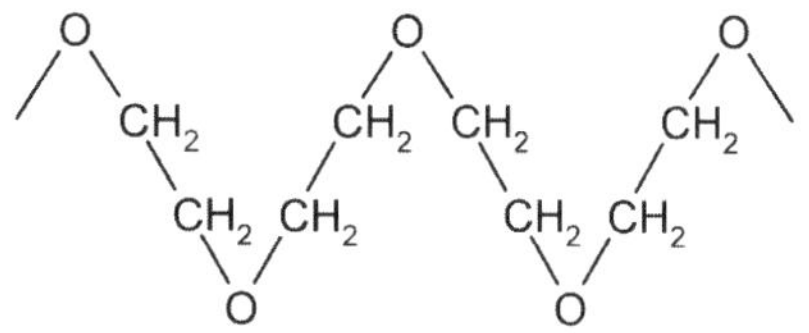

Mäander - Struktur (n < 10)

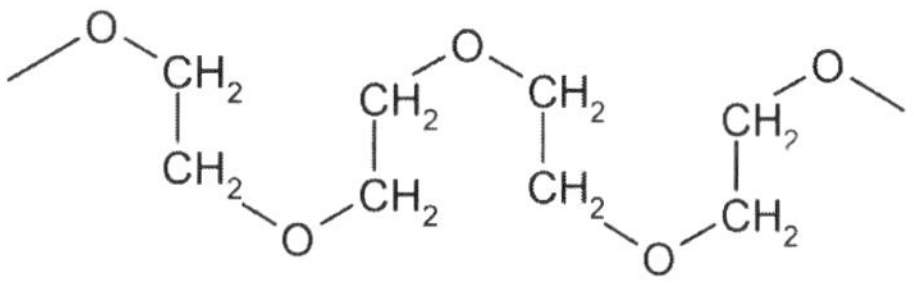

Eigenschaften

Flüssige M. haben einen schwachen, charakteristischen Geruch und einen bitteren, leicht brennenden Geschmack, feste M. haben einen schwachen, süßlichen Geruch und einen schwach-bitteren Geschmack. Tab. 1 gibt Aussehen und Löslichkeiten der in PhEur enthaltenen M. an.

Tab. 1: *Aussehen und Löslichkeit von M.*

M.-Typ	**Aussehen**	**Löslichkeit**
300/400/600	Klare, viskose, farblose bis fast farblose, hygroskopische Flüssigkeit	mischbar mit Wasser; **sll:** Aceton, Dichlormethan, Ethanol 96 %
1000	Weiße bis fast weiße, hygroskopische, feste Substanz von wachs- oder paraffinartigem Aussehen	**sll:** Wasser; **ll:** Dichlormethan, Ethanol 96 %
1500	Weiße bis fast weiße, feste Substanz von wachs- oder paraffinartigem Aussehen	**sll:** Wasser, Dichlormethan; **ll:**, Ethanol 96 %
3000/3350	Pulver, Schuppen oder sprüherstarrte Kugeln	**sll:** Wasser; **ll:** Dichlormethan; **ssl:** Ethanol 96 %
4000/6000/8000	Schuppen oder sprüherstarrte Kugeln	**sll:** Wasser; **ll:** Dichlormethan; **ul:** Ethanol 96 %
20.000/35.000	Schuppen	**sll:** Wasser; **l:** Dichlormethan; **ul:** Ethanol

Alle M. sind in Fetten, fetten Ölen und Mineralölen unlöslich.

Tab. 2: *Weitere Eigenschaften von M.*

M.-Typ	EP (°C)	η[1] (mPa · s)	OHZ[2]
300	-16 - +12	80-105	340-294
400	-3 - +8	105-130	264-300
600	15-25	15-20	178-197
1000	35-40	22-30	107-118
1500	42-48	34-50	70-80
3000	50-56	75-100	34-42
3350	53-57	83-120	30-38
4000	53-59	110-170	25-32
6000	55-61	200-270	16-22
8000	55-62	260-510	12-16
20.000	≥57	2700-2500	–
35.000	≥57	11.000-14.000	–

[1]η = dynamische Viskosität
[2]Werte basieren auf unterschiedlichen Einwaagen

Dichte 1,11-1,14 g/cm³ (25 °C/flüssige M.), 1,15-1,21 g/cm³ (25 °C/feste M.). Wassergehalt (%): ≤2 (PhEur). Brechungsindex 1,459 (M. 200) ansteigend bis 1,467 (M. 600). Oberflächenspannung 44 mN/m für flüssige M. und 55 mN/m für 10%ige Lösungen fester M.; M. sind hygroskopisch, für M. 4000 werden bei 50 % rF für Produkte verschiedener Hersteller Wasseraufnahmen zwischen 1 und 5 % und bei 80 % rF zwischen 5 und 20 % gemessen. Smp 37-40 °C (M. 1.000) ansteigend bis 60-63 °C (M. 8000/20.000). M. zeigt Polymorphie. So werden für M. 6.000 drei polymorphe Formen mit den Schmelzpunkten 57,9 °C (zweifach gefaltete Form), 61,4 °C (einfach gefaltete Form) und 63,35 °C (ungefaltete Form) beschrieben. Die Verhältnisse werden dadurch verkompliziert, dass sowohl Zerkleinerungsvorgänge als auch die Abkühlungsrate aus einer Schmelze einen signifikanten Einfluss auf die Verteilung der 3 Modifikationen haben. Je niedriger die Abkühlungsrate bei der Kristallisation ist, desto höher ist der Anteil an der ungefalteten Form. Die Kristallisation aus organischer Lösung liefert hauptsächlich die einfach gefaltete Form (Verheyen et al. 2001). Flüssige M. mit Molgewichten von 200-400 bilden mit 70%iger Sorbitol-Lösung bei starkem Rühren wachsartige, wasserlösliche Massen mit Smp 35-40 °C (Robinson et al. 1964).

Stabilität

M. sind in Substanz und in Lösung stabil. M. Lösungen können autoklaviert werden.

Inkompatibilitäten

Mischungen von M. mit Phenol, Gerbsäure und Salicylsäure führen zur Verflüssigung. M. reduzieren die Wirkung von Penicillin und Bacitracin. Unverträglichkeiten bestehen weiterhin mit Acetylsalicylsäure, Acriflavin·HCl, Aminopyrin, Amoxicillin-Trihydrat, Benzbromaron, Cresol, Dithranol, Famotidin, Ibuproxam, Isosuprin, Kaliumiodid, Phenobarbital-Natrium, Phenylephrin·HCl, Phenylbutazon, Procain·HCl, Quecksilber-Ionen, Resorcinol, Silber-Ionen, Sulfonamiden, Tetracyclin·HCl und Wismut-Ionen (Übersicht bei Voigt et al. 1982).

Anwendung

M. mit M_r bis zu 6000 sind hydrophile **Suppositorienmassen**. Zur Kontrolle der mechanischen Festigkeit und des Auflösungsverhaltens der Suppositorien werden meistens Mischungen zweier verschiedener M. eingesetzt. So sind Zusammensetzungen aus 1 T. M. mit M_r 1.000 und 1 T. M. mit M_r 6.000 plus 10-15 % Wasser, oder solche aus 70 % M. 5.000 und 30 % M. 600 üblich (Müller 1986). M.-Zäpfchenmassen schrumpfen beim Erstarren um 7 %, was der höchste Wert aller bekannten Suppositorienmassen ist. Der Schmelzpunkt solcher Zäpfchenmassen liegt üblicherweise über der Körpertemperatur, so dass der Auflösungsvorgang aufgrund der Hygroskopizität von M. auf der Bildung einer Lösung des Rektalschleims im sich verflüssigenden M. beruht. In Verbindung mit der guten Löslichkeit vieler Arzneistoffe in M. kann dies zu einer Verzögerung der Bioverfügbarkeit führen. Für Diazepam wurde jedoch durch den Zusatz von 5 % Span 80 zur Zäpfchenmasse eine Verbesserung der Bioverfügbarkeit gefunden (Regdon et al. 1994). M. mit M_r 6.000-20.000 kann bei Temperaturen von etwa 50 C° für die **Extrusion** verwendet werden. In der Schmelzextrusion werden Polyethylenoxide mit M_r 1.000.000-7.000.000 (USP/NF) bei Temperaturen oberhalb ihres Smp. eingesetzt. Der Vorteil dieser Bindemittel liegt in dem breiten Temperaturband, in dem eine Extrusion möglich ist (Coppens et al. 2006). Niedermolekulare M. werden beim **Überziehen von Tabletten** in Konzentrationen von 5-30 % bezogen auf die Menge des eingesetzten Polymers (z. B. Ethylcellulose) als Weichmacher verwendet. Sie erhöhen die Permeabilität des Filmes und können zur Steuerung der Wirkstofffreisetzung eingesetzt werden (Lippold und Förster 1982). M. mit M_r 4000-6000 werden in Form feiner Pulver zur **Schmelzgranulation** bei Tabletten und Brausetabletten eingesetzt (Yanze et al. 2000). Bei der Herstellung von **Tabletten** kann M. mit M_r 4.000-20.000 als Bindemittel in der Lösungs- und Schmelz-Granulation, als wasserlösliches Schmiermittel (AK 5 bis 10 %), insbesondere für Brausetabletten, und als hydrophiles Poliermittel in Filmcoating-Prozessen eingesetzt werden. **M.-Salben** sind hydrophile, wasserfreie aber wasserlösliche, hygroskopische Salbengrundlagen. Die Zusammensetzungen der in Arzneibüchern aufgenommenen Salben sind in Tab. 3 aufgeführt.

Tab. 3: *Zusammensetzung von M.-Salben der wichtigsten Arzneibücher*

Arzneibuch	M.-Typen (Mengenverhältnis)
NRF	M. 300/M. 1500 (1:1)
USP/NF	M. 400/M. 3350 (6:4)
JP/JPE	M. 400/M. 4000 (1:1)

Die Geschmeidigkeit der Salben kann durch Variation des Verhältnisses zwischen flüssigem und festem M. angepasst werden. M.-Salben müssen wegen ihrer hohen Hygroskopizität nicht konserviert werden, da sie der Bakterienwand das Wasser entziehen. Zu beachten sind die Unverträglichkeiten des M. In **Parenteralia** können M. ab einem Molgewicht von 300 in einer Menge bis zu 30 % in der Formulierung eingesetzt werden, ohne dass ein hämolytischer Effekt zu befürchten ist. Zur Erhöhung der Bioverfügbarkeit werden M. (M_r 4000-20.000) bei schwerlöslichen Substanzen zur **Herstellung fester Lösungen/fester Dispersion** nach der Schmelzmethode verwendet. Beispiele sind u. a. mit den Wirkstoffen Diazepam, Furosemid, Glibenclamid, Gliclazid, Ibuprofen und Silymarin beschrieben. Das Verhältnis Arzneistoff/Polymer liegt dabei im Bereich 1:1-1:10.

Toxizität

M. gelten als nicht toxisch und nicht reizend, obgleich insbesondere für niedermolekulare M. bei topischer Anwendung Hautreizungen beschrieben wurden. M. sollen nicht auf verletzter Haut angewendet werden. In kosmetischen Zubereitungen gelten M. mit M_r 200-10.000 in den üblicherweise eingesetzten Konzentrationen als sicher (Fruijtier-Poelloth 2005).

Literatur

Coppens KA et al (2006): Hypromellose, ethylcellulose, and polyethylene oxide use in hot melt extrusion, Pharm. Tech. **30**(1), 62, 64 66, 68, 70. Fruijtier-Poelloth C (2005): Safety assessment on polyethylene glycols (PEGs) and their derivatives as used in cosmetic products, Toxicology **214**(1-2), 1-38. Lippold BC und Förster H (1982): Entwicklung, Herstellung und in-vitro-Testung von peroralen Depotarzneiformen mit konstanter Wirkstoffliberation am Beispiel des Theophyllins, Pharm Ind **44**, 735-740. Müller BW (1986), Suppositorien, Wissens. Verl-Ges. Stuttgart, 101-103. Regdon G et al (1994), Formulation of diazepam containing rectal suppositories and experiences of their biopharmaceutical study, Pharmazie **49**(5), 346-349. Robinson J et al (1964): Interaction of low-molecular-weight polyethylene glycols with sorbitol solution, J Pharm Sci **53**(10), 1245-1247. Verheyen S et al (2001): Melting behavior of pure polyethylene glycol 6000 and polyethylene glycol 6000 in solid dispersions containing diazepam or temazepam: a DSC study, Thermochim Acta **380**, 153-164. Voigt R et al (1982): Characterization of incompatibilities between drugs and polyethylene glycols as well as ethoxylated emulsifiers, Pharmazie **37**, 22-25. Yanze FM et al (2000): A process to produce effervescent tablets by melt granulation in a fluidized bed dryer, Drug Dev Ind Pharm **26**(11), 1167-1176.

Handelsprodukte

Produkt/*Hersteller*	Eigenschaften
Polyethylenglycole/*Asahi Denka*	
ADEKA PEG-series	
Kollisolv PEG/*BASF*	
Kollisolv PEG 300/400 (früher Lutrol E)	flüssig
Superrefined PEG/*Croda Healthcare*	
Super Refined PEG NF 300/400/600	flüssig
Renex /400/1500//4000/6000	flüssig, Schuppen
Carbowax Sentry PEGs/*Dow Pharma Solutions*	
300/400/600/1000/1450/3350/ 4000/6000/8000	Pharmaqualität, flüssig, Paste, Schuppen, Pulver
Emprove Essential Polyethylenglycole/*Merck Millipore*	
300/400/600/1500/6000	Pharmaqualität PhEur/JP, flüssig, Paste, Schuppen
Macrogols/*Sanyo Chemical*	
200/300/400/600/1000/1500/ 2000/4000 N,S,E/6000 S,P/ 20000, P	flüssig, Paste, Schuppen, Pulver
Lipoxol/*Sasol*	
300 MED. 400 MED, 600 MED, 1000 MED, 1500 MED, 3350 MED, 4000 MED, 6000 MED	Pharmaqualität, flüssig, Paste, Schuppen, Pulver

17. Suspensionsstabilisatoren

Suspensionen sind disperse Systeme „fest in flüssig". Die suspendierten Teilchen haben in der Regel einen Durchmesser von 1 bis ≥50(100) µm. Davon zu unterscheiden sind die Nano-Suspensionen mit Teilchengrößen deutlich unter 1 µm. Der Wirkstoff soll im Lösungsmittel unlöslich, zumindest aber sehr schwer löslich sein. Eine zu hohe Löslichkeit des Arzneistoffs im Dispersionsmittel birgt die Gefahr der Ostwald-Reifung, d. h. die großen Teilchen wachsen auf Kosten der kleinen, die sich schneller auflösen. Die kontinuierliche, äußere, flüssige Phase kann Wasser oder eine andere, zumeist mit Wasser mischbare, hydrophile Flüssigkeit für lipophile Wirkstoffe (**wässrige Suspensionen**) oder eine ölige Flüssigkeit (**ölige Suspensionen**) für hydrophile Arzneistoffe sein. Der Feststoffanteil einer Suspension liegt je nach Anwendungszweck zwischen 0,5 und 50 %.

Eine Suspension ist immer ein instabiles System, das zur Sedimentation neigt. Man unterscheidet eine **aufsteigende Sedimentation**, bei der das Sediment am Boden des Gefäßes beginnend sich langsam nach oben entwickelt, von einer **absteigenden Sedimentation**, bei der sich zunächst im oberen Teil des Sedimentationsgefäßes eine klare Schicht bildet, die sich unter Verdichtung des Sediments nach unten hin ausweitet. Dabei ist die Bildung eines zementierenden, nicht mehr aufschüttelbaren Sediments unbedingt zu vermeiden. Die Sedimentation erfolgt nur dann nach dem Stokes'schen Gesetz für die Fallgeschwindigkeit eines Teilchens in einer Flüssigkeit, wenn es sich um eine unbehinderte Sedimentation handelt. Dies ist nur bei sehr verdünnten Suspensionen (Feststoffanteile ca. ≤2 %) der Fall. Behindern sich die Teilchen während des Sedimentationsvorganges gegenseitig, so handelt es sich um eine behinderte Sedimentation, die im Allgemeinen langsamer verläuft als die unbehinderte Sedimentation.

Die Grundlagen und die Prinzipien der **Formulierung von pharmazeutischen Suspensionen** sind schon früh ausführlich beschrieben worden (Nash 1965 und Nash 1966). Neuere Übersichten wiederholen mehr oder weniger den Wissensstand, bieten jedoch Erweiterungen im Bereich der Analytik von Suspensionen und der Formulierung von Nanosuspensionen (Kulshreshtha et al. 2010).

Die **Stabilisierungsmöglichkeiten** einer Suspension können rein **mechanisch**, ausgehend vom Stokes'schen Gesetz, betrachtet werden.

$$v = 2r^2(\rho_1 - \rho_2)g/9\eta$$

v = Sinkgeschwindigkeit der Teilchen
r = Radius der Teilchen (Arzneistoff)
ρ_1 = Dichte der Teilchen (Arzneistoff)
ρ_2 = Dichte der Flüssigkeit (Suspensionsmittel)
g = Erdbeschleunigung
η = Viskosität der Flüssigkeit (Suspensionsmittel.

Für die Minimierung der Sinkgeschwindigkeit ist demzufolge die Zerkleinerung der Teilchen der wichtigste Parameter, da er im Quadrat eingeht. Die Dichtedifferenz kann durch die Wahl des Suspensionsmittels nur in relativ engen Grenzen beeinflusst werden, da die Dichte des Arzneistoffes vorgegeben ist (ca. 1,5 g/cm³ für viele organische Arzneistoffe) und ein hydrophiles Suspensionsmittel eine Dichte im Bereich von 1,0 (Wasser) bis ca. 1,3 g/cm³ (Zuckersirup) aufweist. Ist die Dichte des Feststoffes kleiner als die Dichte der Flüssigkeit, so erfolgt Flotation. Schließlich kann durch die Erhöhung der Viskosität der Flüssigkeit die Sinkgeschwindigkeit erniedrigt werden. Die meisten der in diesem Kapitel behandelten Suspensionsstabilisatoren dienen der Erhöhung der Viskosität der äußeren Phase der Suspension, wobei diejenigen, die ladungstragende Gruppen besitzen, wie Arabisches Gummi, Carrageenan, Carmellose Natrium und andere anionenaktive Verbindungen, auch zur Stabilisierung der elektrischen Doppelschicht beitragen können.

Die obige Betrachtungsweise berücksichtigt nicht die **Ladung der Teilchen**. Viele organische Arzneistoffe tragen eine negative Oberflächenladung, deren Höhe durch das **Zetapotential** ausgedrückt wird. Die gleich geladenen Teilchen stoßen sich ab, sie sind „deflokkuliert", oder „peptisiert". Die Sedimentbildung führt zu einem zementierenden Sediment, das nicht oder nur schwer redispergierbar ist. Das Zetapotential kann durch Zugabe einer kationischen Elektrolytlösung erniedrigt werden, wobei im Bereich um den Potentialwert null die sog. "Flokkulation" eintritt, d. h., die Teilchen lagern sich zu groben lockeren Verbänden zusammen, die gemeinsam sedimentieren. Solche Sedimente sind leicht redispergierbar. Bestimmte Polymere und/oder Tenside haben den gleichen Effekt wie kationische Elektrolytlösungen. Eine weitere Zugabe des Flokkulationsmittels führt zur Umkehrung der Ladung, die Teilchen werden positiv geladen und stoßen einander ab. Auch in diesem Fall führt die Sedimentbildung zu einem zementierenden Sediment. Wichtig ist also die richtige Konzentration des Flokkulationsmittels, um in den Zetapotentialbereich nahe null zu gelangen.

Die Maßnahmen zur mechanischen und zur elektrischen Stabilisierung von Suspensionen können einzeln oder auch in Kombination angewendet werden. Daraus ergibt sich ein Schema für die Formulierungsentwicklung von Suspensionen (Higuchi et al. 1985):

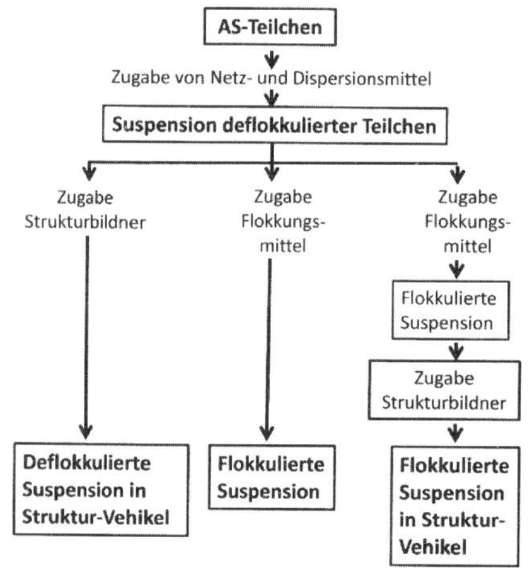

Formulierungsschema für Suspensionen

Deflokkulierte Suspensionen in einem strukturierten Vehikel enthalten viskositätserhöhende Suspensionsstabilisatoren und müssen so formuliert sein, dass über den gesamten Lagerungs- und Verbrauchszeitraum kein zementierendes Sediment entstehen kann. Flokkulierte Suspensionen dürfen sedimentieren, müssen aber leicht aufschüttelbar sein. Dieses Prinzip wird vor allem bei Kristallsuspensionen zur intramuskulären Injektion angewandt. Die Kombination beider Verfahren führt zur Bildung von flokkulierten Suspensionen in einem strukturierten Vehikel, bei denen das Zetapotential nahe Null liegt und die Viskosität der äußeren Phase erhöht ist. Eine solche Formulierung kommt zum Beispiel für perorale Säfte in Frage, die in der Pädiatrie eine große Rolle spielen.

Eine Sonderform stellen die **Trockensäfte** dar (Ryder 1979 sowie Bhandare PS und YadaV AV (2017)), die für instabile Wirkstoffe als Transportform gewählt werden. Der Wirkstoff wird dabei zusammen mit allen Hilfsstoffen oder einem Teil davon, die später eine über den Verbrauchszeitraum stabile Suspension ergeben sollen, granuliert bzw. gemischt. Direkt vor der Einnahme wird dieser Mischung die Suspensionsflüssigkeit, in der Regel Wasser, hinzugefügt, kräftig geschüttelt und anschließend die Suspension eingenommen. Die trockene Zubereitung muss also alle Hilfsstoffe inklusive der die Viskosität beeinflussenden Substanzen enthalten. An Letztere ist die Forderung zu stellen, dass sie beim Verdünnen mit Wasser keine Klumpenbildung verursachen und die geforderte Viskosität innerhalb kurzer Zeit aufbauen. Als Hilfsstoff der Wahl hat sich hier Xanthan Gummi etabliert.

Suspensionen liegen auch in vielen Treibgasaerosolen zur Behandlung des Asthmas vor, das gleiche gilt für eine Reihe von Augentropfen. Weiterhin sind Suspensionen als Salben, Suppositorien und Füllmassen für Weichgelatinekapseln üblich, auch wenn der Suspensionscharakter in der Bezeichnung des Arzneimittels nicht erscheint.

Literatur

Bhandare PS und Yadav AV (2017): A Review on "Dry Syrups for Pediatrics", Int. J. Curr. Pharm. Res. **9** (1), 27-31. Higuchi WI et al (1985): Suspensions, in Gennaro AR et al (eds), Remington's Pharmaceutical Sciences 17th ed, Mack Publishing Company, Easton, Pennsylvania, USA, 313-317. Kulshreshtha AK et al (eds) (2010): Pharmaceutical suspensions, Springer, ISBN 9781441910868, 177-230 und 285-318. Nash RA (1965): The pharmaceutical suspension. Part 1; Drug Cosmet Ind **97**(6), 843-846, 939,942. Nash RA (1966): The pharmaceutical suspension. Part 2; Drug Cosmet Ind **98**(1), 39-43, 128-133. Ryder J (1979): The formulation of dry syrup preparations, Int J Pharm Technol Prod Manuf **1**(1), 14-25.

17.1. Anorganische Suspensionsstabilisatoren

Aluminiumhydroxid

Arzneibücher

PhEur: Wasserhaltiges Aluminiumhydroxid zur Adsorption und Wasserhaltiges Aluminiumoxid, Algedrat; USP/NF: Aluminum Hydroxide Gel und Dried Aluminum Hydroxide Gel; JP/JPE: Aluminum Hydroxide, Dried Aluminum Hydroxide Gel und Dried Aluminum Hydroxide Gel Fine Granules; INCI: Aluminum Hydroxide. CAS 21645-51-2 und 1344-28-1, EINECS 215-691-6

Synonyma/Definitionen

Wasserhaltiges Aluminiumhydroxid zur Adsorption, Aluminii hydroxidum hydricum ad adsorptionem (PhEur), ist ein endotoxinfreies Adjuvans zur Herstellung von Vaccinen. Wasserhaltiges Aluminiumoxid, Algedrat, Aluminii oxidum hydricum (PhEur), ist ein wasserhaltiges Aluminiumoxid, das sowohl als Antacidum als auch als Hilfsstoff für andere Zwecke als Vaccinen verwendet wird. Es entspricht weitgehend den Monographien der USP/NF und JP/JPE und kann aus der Herstellung wechselnde Anteile Aluminumcarbonat bzw. Aluminiumsulfat oder Aluminiumphosphat enthalten. Diese Produkte werden über den Gehalt an Al_2O_3 charakterisiert. $Al(OH_3)$, M_r 77,99.

Eigenschaften

Die folgenden Angaben beziehen sich ausschließlich auf Wasserhaltiges Aluminiumhydroxid zur Adsorption (PhEur). Weißes bis fast weißes, durchscheinendes, viskoses, kolloidales Gel. *Löslichkeit:* **l:** Alkalihydroxid-Lösungen oder Mineralsäuren, pH 5,5-8,5 (25%ige Lösung in Salzsäure).

Stabilität

Stabil für mindestens 2 Jahre bei Lagerung bei 4-30 °C. A. darf nicht eingefroren werden.

Inkompatibilitäten

Wechselwirkungen mit Phosphaten, Carbonaten, Sulfaten und Boraten, die den isoelektrischen Punkt von A. verschieben.

Anwendung

Hilfsstoff für parenterale Zubereitungen, insbesondere Vaccinen. A. aktiviert die Antikörper-Antwort von IgG und IgE (Shirodkar et al. 1990).

Toxizität

A. ist für den Gebrauch in parenteralen Vaccinen geeignet und nicht toxisch. In Kontakt mit der Haut kann es leichte Reizungen, Trockenheit und Dermatitis erzeugen. Kontakt mit den Augen kann zur Rötung, Konjunktivitis und leichter Reizung führen. Perorale Einnahme und Inhalation sollten vermieden werden.

Literatur

Shirodkar S et al (1990): Aluminum compounds used as adjuvants in vaccines, Pharm Res 7, 1282-1288.

Handelsprodukte

Handelsprodukte für Vaccinen:

Produkt/ *Hersteller*	**Eigenschaften**	**Anwendung**
Aluminiumhydroxid/*Chemtrade*		
Rehydragel LV	Visk. < 1000 mPa · s, pH 5,8-6,8	Herstellung von Vaccinen, sterile Qualität
Rehydragel HPA	thixotropes Produkt, pH 5,5-6,5	
Rehydragel HS	Visk. < 1300 mPa · s, pH 6,0-8,0	
Rehydragel CG	Produkt mit gelartiger Konsistenz, pH 7,0-8,0	
Aluminum Hydroxide/*SPI Pharma*		
Aluminum Hydroxide Wet Gel VAC 15	pumpbare Suspension, 1,4-1,6 % Al_2O_3, Endotoxine < 5 IE/mg Al Visk. ≤ 500 mPa · s	Herstellung von Vaccinen, sterile Qualität lieferbar
Aluminum Hydroxide Wet Gel VAC 20	pumpbare Suspension, 1,9-2,1 % Al_2O_3, Endotoxine < 5 IE/mg Al Visk. ≤ 1000 mPa · s	
Aluminum Hydroxide Wet Gel VAC 20 HA	pumpbare Suspension, 1,9-2,1 % Al_2O_3, Endotoxine < 5 IE /mg Al Visk. ≤ 1000-2000 mPa · s	
Aluminum Hydroxide Wet Gel VAC 30	pumpbare Suspension, 2,9-3,1 % Al_2O_3, Endotoxine < 5 IE/mg Al Visk. ≤ 1500 mPa · s	

Handelsprodukte für perorale Hilfsstoffe und Antacida:

Produkt/ *Hersteller*	**Eigenschaften**	**Anwendung**
Alugel/Elementis Pharma (ehemals *BK Giulini*)		
Alugel A 211	Stampfdichte 0,25-0,35 g/cm^3 TG: d_{50} 10-20 µm	Antacida
Alugel A 215	Stampfdichte 0,28-0,38 g/cm^3, TG: d_{50} 10-20 µm	Füllstoff für Tabletten, Granulate und Pulver für Antacida
Alugel A 225	niedrige SD, Stampfdichte 0,17-0,20g/cm^3, TG: d_{50} 4-12 µm	Resuspensions-mittel, Füllstoff für weiche Tabletten
Alugel A 611	Viskosität (Brookfield) 3000-7000 mPas (LV, 3/12)	flüssige Antacida Zubereitungen
Alugel A 621	Viskosität (Brookfield) 30-130 mPas (LV, 2/60) bei 6,1 % $Al(OH)_3$	
Alugel A 651	Viskosität (Brookfield) ≥ 6000 mPas (LV, 3/12), ≥ 150 mPas (LV 2/12) bei 6,1 % $Al(OH)_3$	
Alugel A 661	Viskosität (Brookfield) 500-2500 mPas (LV, 2/12) bei 6,1 % $Al(OH)_3$	
Alugel A 671	frei fließendes, pumpbares Gel, auch mit niedrigem Natriumgehalt verfügbar, Viskosität (Brookfield) ≤ 5000 mPas (LV, 3/12)	
Alugel A 681	Hochkonzentriertes Gel, Viskosität (Brookfield) ≤ 5000 mPas (LV, 3/12)	
Dried Aluminium Hydroxide/*Nitika*		
Neutra Regular		Füllstoff für Tabletten, Granulate und Pulver für Antacida
Aluminum hydroxide/*SPI Pharma*		
Powder 0200	Stampfdichte 0,16-0,25g/cm^3, feines Pulver USP/PhEur	Füllstoff für Tabletten, Granulate und Pulver für Antacida
Powder 0325	Stampfdichte 0,30-0,40g/cm^3, dichteres Pulver USP/PhEur	
Al Hyd Gel Visco 9	viskoses Gel, Visk. > 1500 mPa · s	Herstellung von Antacida-suspensionen
Al Hyd Gel Visco 6	viskoses Gel, pumpbar, Visk. 1500-3000 mPa · s	
Al Hyd Gel Hyper 10	pumpbares Gel	
Al Hyd Gel Hyper 12	pumpbares Gel, < 600 mPa · s	
Al Hyd Gel LV 13	pumpbares Gel, < 700 mPa · s	

Aluminiumphosphat Gel

Arzneibücher

PhEur: Aluminiumphosphat Gel und Wasserhaltiges Aluminiumphosphat; USP/NF: Aluminum Phosphate Gel. CAS 7784-30-7.

Synonyma/Definitionen

Aluminii phosphatis liquamen, Aluminum hydroxyphosphate, ein Gel mit 19,0-21,0 % $AlPO_4$ (PhEur). $Al(OH)_x(PO_4)_y$.

Eigenschaften

Weißes bis fast weißes, durchscheinendes, viskoses, kolloidales Gel. *Löslichkeit:* **l:** verdünnte Mineralsäuren; **ul:** Wasser, Dichlormethan, Ethanol 96 %. pH-Wert 6,0-8,0 (2%ige Lösung in verdünnter Salzsäure). Isoelektrischer Punkt pH 4,6-5,6 (abhängig vom Verhältnis Al: P).

Stabilität

Stabil für mindestens 2 Jahre bei Lagerung bei 4-30 °C. A. darf nicht eingefroren werden.

Inkompatibilitäten

Siehe Aluminiumhydroxid.

Anwendung

Hilfsstoff für parenterale Zubereitungen, insbesondere Vaccinen. A. aktiviert die Antikörper-Antwort von IgG und IgE (Shirodkar et al. 1990).

Toxizität

Siehe Aluminiumhydroxid.

Literatur

Shirodkar S et al (1990): Aluminum compounds used as adjuvants in vaccines, Pharm Res **7**, 1282-1288.

Handelsprodukte

Hersteller für Adjuvant-Produkte:

Produkt/ *Hersteller*	Eigenschaften	Anwendung
Aluminiumphosphat Gel Adjuvant/*Croda Healthcare (ehemals Brenntag Biosector)*		
Adjuphos 2 %	sterile Gelsuspension, pH 5,0-7,0, pyrogenfrei, $AlPO_4$ (bestimmt als Phosphat) 1,80-2,40 %	Adjuvans für Vaccinen

Hersteller für perorale Gel-Produkte:

Produkt/ *Hersteller*	Eigenschaften	Anwendung
Aluminium Phosphate Gel/*Elementis Pharma (ehemals BK Giulini)*		
B 210	weiße, amor-pheSuspension, $AlPO_4$-Gehalt 19,0-25,0 %, Visk. (Brookfield) ≤ 1000 mPa · s (LV2/60),	Verwendung als Antacidum
Aluminium Phosphat Gel/*SPI Pharma*		
Aluminium-Phosphat Gel	pumpfähig, Gehalt 19-21% $AlPO_4$	Verwendung als Antacidum

Hersteller für perorale Pulver-Produkte:

Produkt/ *Hersteller*	Eigenschaften	Anwendung
Aluminiumphosphat Pulver, PhEur/ *Elementis Pharma (ehemals BK Giulini)*		
Aluminium-Phosphat Pulver B 111	Stampfdichte 0,4-0,6 g/cm^3, TG 20-35 µm, Gehalt ≥80 % $AlPO_4$	Tabletten und Pulver als Antacida

Attapulgit

Arzneibücher

USP/NF: Attapulgite, activated und Attapulgite, colloidal. CAS 12174-11-7, EINECS 302-243-0.

Synonyma/Definitionen

Attapulgit, Attaclay, Fullererde, Palygorskit, benannt nach dem Fundort Attapulgus, USA, ein hydratisiertes Magnesiumsilicat, das reich an Aluminium ist. Natürlich vorkommendes A. enthält 70-80 % A., 10-15 % Montmorillonit, 4-8 % Quarz und 1-5 % Calcit. Durch Aufreinigung kann der Gehalt an A. auf 80-90 % gesteigert werden (Haden und Schwint 1967). Aktiviertes A. ist ein A., dessen Absorptionskapazität für Wasser durch Erhitzen gesteigert wurde. Für A. werden verschiedene Summenformeln angegeben, unter anderem $(Mg\ Al)_2[OH]Si_4O_{10}]\cdot 2H_2O + 2H_2O$. A. besitzt eine Kettenstruktur mit folgender Elementarzelle:

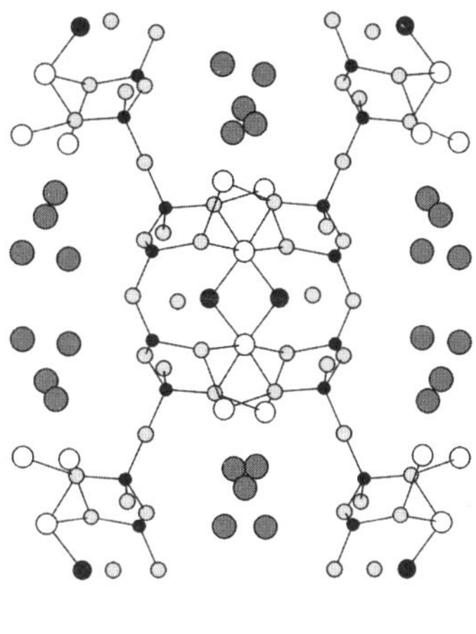

○Al •Si ○O ●OH ● H_2O

Eigenschaften

Cremefarbenes, leichtes, hygroskopisches Pulver, bestehend aus nadelförmigen Kristalliten. *Löslichkeit:* **ul:** Wasser und organische Lösungsmittel. Dichte 2,2-2,4 g/cm^3, Stampfdichte (typabhängig) ca. 0,3-0,6 g/cm^3. A. gibt sein Absorptionswasser unterhalb von 200 °C ab. Kristallwasser wird bis 600 °C abgegeben, oberhalb von 700 °C wird A. in Enstatit umgewandelt. Teilchengrößen <2 µm (Pulver) bzw. 2-5 µm (Aggregate) (Viseras und Lopez-Galindo 2000). Spezifische Oberfläche (typabhängig) 125-210 m^2/g . Trocknungsverlust ≤ 17 %, pH 9,5 (5%ige wässrige Suspension). Durch Hitzeaktivierung wird kolloidales A. porös, das Porenvolumen beträgt dann 0,6 ml/g und der Porendurchmesser 20 nm, was zu einer deutlichen Erhöhung der Absorptionsfähigkeit von A. beiträgt. A. kann bis zu 200 % seines Eigengewichtes an Wasser aufnehmen. A. baut in Wasser und organischen Lösungsmitteln sehr schnell eine hohe Viskosität (bis 40.000 mPa·s) auf. Das Fließverhalten ist thixotrop. Metalloxide des Bariums, Calciums oder Magnesiums führen zu einer synergistischen Erhöhung der Viskosität, gleiches gilt für Ethylenglykol und Diethylenglykol. Salze führen zu einer geringfügigen Erniedrigung der Viskosität von A.

Stabilität

A. ist stabil, wässrige Zubereitungen sollten konserviert werden.

Inkompatibilitäten

Unverträglich mit Dexamethason und Hydrocortison (Beschleunigung der oxidativen Zersetzung). Die Bioverfügbarkeit von Loperamid und Riboflavin wird herabgesetzt, Gleiches gilt für die Wirksamkeit von kationischen Konservierungsmitteln wie Benzalkoniumchlorid.

Anwendung

Gelbildner, vorzugsweise für wässrige Systeme (AK 2-5(10) %), ölige Systeme erfordern höhere Konzentrationen (AK 6-15 %). Eine Gelbildung erfolgt auch mit Methylalkohol, i-Propanol, Ketonen, Ethern und Estern sowie fetten Ölen. Suspensionsstabilisator (AK 0,5-3,0 %).

Toxizität

A. ist nicht toxisch und nicht reizend. Es wird nach peroraler Einnahme nicht resorbiert. In Antacida und Antidiarrhoica wird es als Add-on-Wirkstoff therapeutisch verwendet.

Literatur

Haden WL Jr und Schwint IA (1967): Attapulgite, its properties and applications, Ind Eng Chem **59**, 58-69.
Visearas C und Lopez-Galindo A (2000): Characteristics of pharmaceutical grade phyllosilicate powders, Pharm Dev Technol **5**, 47-52.

Handelsprodukte

Produkt/ ***Hersteller***	**Eigenschaften**	**Anwendung**
Pharmasorb/*BASF*		
Pharmasorb regular	SD 0,288 g/cm³, Stampfdichte 0.33 g/cm³, TG: 9 µm, Böschungswinkel 37,2-45,2°	Wirkstoff für Magen-Darm-Anwendung, Bindemittel für Pellets und Tabletten
Pharmasorb colloidal	SD 0,4 g/cm³, TG: 9 µm, pH 8,8	

Bentonit → Gelbildner

Weißer Ton

Arzneibücher

PhEur: Weißer Ton; USP/NF: Kaolin; JP/JPE: Kaolin; INCI: Kaolin. CAS 1332-58-7, EINECS 310-127-6, E 559.

Synonyma/Definitionen

Bolus alba, hydratisiertes Aluminiumsilicat, Kaolinit, Kaolinum ponderosum, ein Zweischichtsilicat unterschiedlicher Zusammensetzung mit der allgemeinen Summenformel $Al_2Si_2O_5(OH)_4$. W. enthält einen geringen Anteil an Fremdmetallionen. Die Struktur entspricht dem Kaolinit.

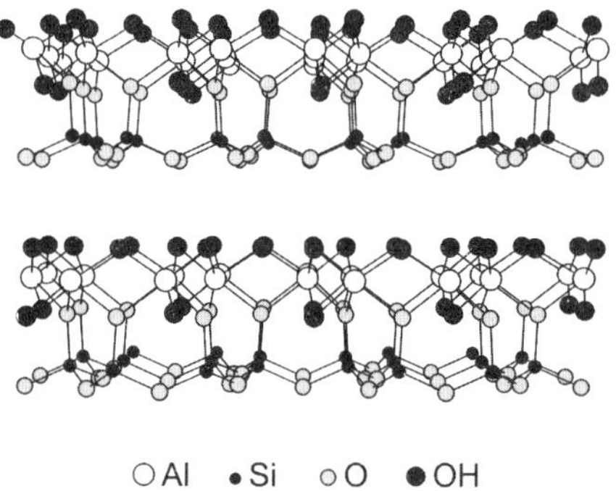

○Al •Si ○O ●OH

Eigenschaften

Weißes bis schwach grau weißes, feines, fettig anzufühlendes, geruchloses Pulver von charakteristischem erdigem Geschmack. Der Weißheitsgrad des Pulvers beträgt 75-91 % des Wertes für Magnesiumoxid. Teilchengröße ca. 0,6-0,8 µm, Partikelform: kleine hexagonale Plättchen, leicht dispergierbar in Wasser. *Löslichkeit:* **ul:** Wasser und organische Lösungsmittel, Säuren und Alkali. Dichte 2,58-2,62 g/cm³, Brechungsindex 1,56-1,57, Mohs-Härte 1,5-2, Smp 1850 °C (alle Daten aus Murray 2006). Wassergehalt ≤1 %. W. nimmt im Bereich 15-65 % rF ≤1 % Wasser auf; die Wasseraufnahme steigt oberhalb von 75 % rF leicht an. Eine 20%ige wässrige Dispersion zeigt einen pH-Wert von 4,0-7,5, die Viskosität einer 70%igen Aufschlämmung beträgt 300 mPa·s. Das Fließverhalten ist je nach Konzentration plastisch bis thixotrop.

Stabilität

W. ist stabil und kann bei 160° für 1 h hitzesterilisiert werden; wässrige Zubereitungen sollten konserviert werden.

Inkompatibilitäten

Durch die hohe Oberfläche von W. können Wirkstoffe wie Amoxicillin, Ampicillin, Cimetidin, Clindamycin, Digoxin, Lincomycin, Phenytoin, Tetracyclin und Warfarin adsorbiert werden. Ebenso kann die Wirksamkeit von Konservierungsstoffen herabgesetzt werden.

Anwendung

W. ist Bestandteil von Pudern, meistens in Kombination mit Talcum und/oder Stärke sowie Stabilisator in Suspensionen und Schüttelmixturen (Plaizier-Vercammen und Janssens 1984). Die sedimentationsverzögernde Wirkung von W. kann durch einen Zusatz von 0,25-0,5 % Sorbitanoleat (Span 80) verbessert werden.

Toxizität

W. ist nicht toxisch und nicht reizend und als Lebensmittelzusatzstoff zugelassen. Es wird nach peroraler Einnahme nicht resorbiert.

Literatur

Murray HH (2006): Clays, in Ullmann's Encyclopedia of Industrial Chemistry, published online: 15 Dec 2006, DOI: 10.1002/14356007.a07_109.pub2. Plaizier-Vercammen JA und Janssens E (1984): A universal method to obtain stable and easily redispersible suspensions, Labo Pharma Probl Tech **32**, 583-587.

Handelsprodukte

Produkt/ *Hersteller*	**Eigenschaften**	**Anwendung**
Kaolin/*Imerys Kaolin* Goonvean		
BP Grade Heavy Kaolin C	TG > 53 µm < 0,025 %, sterile Qualität nach Gammabestrahlung lieferbar	Puder, Suspendiermittel, Wundumschläge
BP Grade Light Kaolin	TG > 53 µm < 0,025 %, sterile Qualität nach Gammabestrahlung lieferbar	
Weißer Ton/*Merck Millipore*		
Kaolin Emprove Essential	SD 0,47 g/cm^3	zur innerlichen Anwendung

17.2. Organische Suspensionsstabilisatoren

Albuminlösung vom Menschen

Arzneibücher

PhEur: Albuminlösung vom Menschen; USP/NF: Albumin Human; INCI: Albumen (aus Hühnerei). CAS 9048-49-1 (vom Menschen) CAS 9006-50-2 (Hühnerei), EINECS 310-127-6.

Synonyma/Definitionen

Albumini humani solutio, Human Serumalbumin, eine wässrige Lösung von Proteinen, die aus Plasma gewonnen werden, das den Anforderungen der Monographie Plasma vom Menschen (Humanplasma) zur Fraktionierung entspricht. A. ist eine Polypeptidkette mit 585 Aminosäuren und enthält 7 Disulfidbrücken.

Eigenschaften

Klare, schwach viskose, fast farblose, gelbe, bernsteinfarbene oder grüne Flüssigkeit (PhEur). *Löslichkeit:* **II:** Wasser und verdünnte Salzlösungen. Eine 4-5%ige Lösung ist isoosmotisch, pH 6,7-7,3 (1%ige Lösung in 0,9 % Natriumchlorid.

Stabilität

Eine 40 % A. enthaltende wässrige Lösung bei pH 7,4 ist bei Lagerung bei 2-25 °C für eine begrenzte Zeit stabil. Generell unterliegen A.-Lösungen in Abhängigkeit vom pH-Wert, der Salzkonzentration, der Temperatur, der Anwesenheit von Enzymen und organischen Lösungsmitteln einem chemischen Abbau.

Inkompatibilitäten

Siehe Stabilität.

Anwendung

Hilfsstoff für parenterale Zubereitungen, die Proteine und/oder Enzyme enthalten. Träger für Mikrokapseln und zur Stabilisierung von Proteinformulierungen in Konzentrationen von 1-5 %. Cryoprotector in der Gefriertrocknung für parenterale Systeme (Chaubal 2005). Therapeutisch zur Behandlung von hohen Albuminverlusten und als Plasma-Expander.

Toxizität

Albumin ist ein körpereigener Stoff, der 60 % des gesamten Plasmaproteins ausmacht. Seine Verwendung als Hilfsstoff in Arzneimitteln gilt als nicht toxisch und nicht reizend, seltene Nebenwirkungen sind Übelkeit, Erbrechen, erhöhter Speichelfluss und in einigen Fällen Hautreaktionen. A.-Infusionen dürfen nicht bei Patienten mit schwerer Anämie oder Herzstörungen angewendet werden. LD_{50} >12,5 g/kg (Affe, i. v.), LD_{50} >12,5 g/kg (Ratte, i. v.).

Literatur

Chaubal MV (2005): Human serum albumin as a pharmaceutical excipient, Drug Deliv Technol **5**, 22-23.

Handelsprodukte

Produkt/ *Hersteller*	Eigenschaften	Anwendung
Humanalbumin/*Baxter*		
FLEXBUMIN 25%, USP	25%ige Lösung	Proteinformulierungen, Mikrokapseln
Humanalbumin/*Merck Millipore*		
Calbiochem	Pulver	Proteinformulierungen, Mikrokapseln

Arabisches Gummi

Arzneibücher

PhEur: Arabisches Gummi und Sprühgetrocknetes Arabisches Gummi; USP/NF: Acacia; JP/JPE: Acacia; INCI: Acacia Senegal Gum. CAS 9001-01-5, EINECS 232-519-5, E 414.

Synonyma/Definitionen

Acaciae gummi, Acaciae gummi dispersione desiccatum, Gomme de Sénégal, Gum arabic, Gummi arabicum, Sudan-Gummi, eine an der Luft erhärtete gummiartige Ausscheidung aus *Acacia senegal* (L.) Willd. und anderen afrikanischen Acacia-Arten. A. ist ein komplexes Polysaccharid, bestehend aus den sauren Erdalkali-und Alkalisalzen der sog. Arabinsäure (Polyarabinsäure), die für den anionischen Charakter von A. verantwortlich ist. Das Polysaccharid besteht aus einer D-Galactose-Hauptkette (39-48 %), L-Arabinose (22-28 %), L-Rhamnose (12-16 %) und D-Glucuronsäure (16-18 %), die zusammen mit weiteren Galactosemolekülen die Seitenketten bilden. M_r 250.000-580.000 (Glicksman und Sand 1973), M_r 240.000-790.000 (Williams und Phillips 2001).

Eigenschaften

A.-Droge: Farblose bis blass gelbe oder gelblich-braune durchscheinende, spröde, geruchlose, fad schmeckende Stücke, Plätzchen oder Flocken mit glänzendem Bruch, die sich in warmem Wasser langsam zu einer klaren, zähen, klebrigen und schwach sauer reagierenden Flüssigkeit auflösen. *Sprühgetrocknetes A.:* gelblich weißes bis gelbliches, hygroskopisches Pulver, das sich vollständig innerhalb von etwa 20 min in der zweifachen Menge Wasser auflöst (PhEur). *Löslichkeit:* **l:** Wasser-Ethanol-Gemische mit bis zu 60 % Ethanol, Glycerol (1T. in 20 T.), Propylenglykol (1 in 20); **ul:** Ethanol 95 %, Öle und viele organische Lösungsmittel. Dichte 1,35-1,49 g/cm^3. A. nimmt bei 25 % rF 8 %, und bei 65 % rF 13 % Wasser auf, ab 70 % rF werden erhebliche Mengen Wasser aufgenommen, pH-Wert der Lösung: 4,0-5,0 (5%ige wässrige Lösung), spezifische Drehung -30 bis -34°. SZ 2,5. Trocknungsverlust ≤15 % (A.-Droge) bzw. ≤10 % (A.-sprühgetrocknet). A. erniedrigt die Oberflächenspannung des Wassers nur geringfügig. Eine 4%ige Lösung zeigt eine Oberflächenspannung von 63 mN/m. Die Viskosität wässriger Lösungen hängt von der Herkunft, den Herstell- und Lagerbedingungen, dem pH-Wert und der Konzentration von zugefügten Salzen ab. Im Gegensatz zu anderen natürlich vorkommenden Schleimdrogen, die in Konzentrationen von 1-5 % hochviskose Lösungen bilden, ist die Viskosität von A.-Lösungen niedrig. Eine 10%ige A.-Lösung hat eine Viskosität von 16,5 mPa·s, eine 40%ige Lösung eine von 936,25 und eine 50%ige eine von 4162,5 mPa·s. Lösungen bis zu einer Konzentration von 40 % zeigen Newtonsches, solche von mehr als 40 % pseudoplastisches Fließverhalten. Die Viskosität der Lösungen ist im pH-Bereich 5-10 stabil bei einem leichten Maximum im Bereich 6-7 und fällt mit steigender Temperatur und Elektrolytzusätzen.

Stabilität

A. ist als Substanz stabil. Wässrige Lösungen unterliegen einem bakteriellen und enzymatisch Abbau und sollen bei ihrer Herstellung kurz aufgekocht werden. Als Konservierungsmittel werden 0,1 % Benzoesäure, 0,1 % Natriumbenzoat oder eine Mischung aus 0,17 % Methylparaben und 0,03 % Propylparaben empfohlen.

Inkompatibilitäten

A. ist als anionisches Polymer mit kationischen Polymeren unverträglich, was in der Mikroverkapselung als positiver Effekt ausgenutzt wird. Salze reduzieren die Viskosität von A.-Lösungen, trivalente Salze führen zur Koagulation. Unverträglichkeiten sind u. a. mit Amidopyrin, Apomorphin, Cresol, Eisensalzen, Morphin, Physostigmin, Tannin, Thymol und Vanillin beschrieben.

Anwendung

A. wird zur Stabilisierung von Suspensionen (AK 5 bis 10 %), als Emulgator (AK 10-20 %), als Bindemittel in der Granulation (AK 1-5 % (10-20 %)), in der Zuckerdragierung als Suspensionsstabilisator (AK 5- 10 %), als bioadhäsive Verbindung sowie zur Herstellung von peroralen hydrophilen Matrix-Retard-Arzneiformen verwendet. Häufigstes Einsatzgebiet ist die Mikroverkapselung durch Coazervation (siehe dazu auch Gelatine) oder Sprühtrocknung. *Mikroverkapselung:* A. wird als negativ geladenes Polymer vor allem in der komplexen Coazervation zusammen mit der positiv geladenen Gelatine vom Typ A eingesetzt (Arshady 1990). Bei der Mikroverkapselung durch Sprühtrocknung wird A. häufig mit Maltodextrin kombiniert (Lolodi 2011). Beide Verfahren finden hauptsächlich in der Lebensmittelindustrie zur Verkapselung von Extrakten, Fruchtsäften, etherischen Ölen etc., aber auch bei Pharmazeutika Verwendung.

Toxizität

A. ist in akuten und subchronischen Studien nicht toxisch, weder genotoxisch noch carcinogen und zeigt nur geringe Neigung zur Hautreizung. Es ist zugelassen in Lebensmitteln, Kosmetika und pharmazeutischen Zubereitungen. In einer Übersicht werden dennoch ergänzende Daten zur Toxizität von A. gefordert (Johnson 2005).

Literatur

Arshady R (1990): Microspheres and microcapsules, a survey of manufacturing techniques. Part II: Coacervation, Polym Eng Sci **30**(15), 905-914. Glicksman M und Sand RE, in Whistler RL (ed) (1973): Industrial gums, 2nd ed., 197-263, Academic Press, New York and London. Johnson W (2005): Final report on the safety assessment of acacia catechu gum etc., Int J Toxicol **24**, 75-118. Lolodi O (2011): Microencapsulation of colistin sodium methanesulfonate in gum arabic and maltodextrin by spray drying, Trends Appl Sci Res **6**(8), 877-889. Williams PA und Phillips GO (2001): Gum arabic – production, safety and physiological effects, physicochemical characterization , functional properties and food application, Food Sci Technol **113**, 675-693.

Handelsprodukte

Produkt/ *Hersteller*	Eigenschaften	Anwendung
Gummi arabicum/*Nexira* *(ehemals CNI Colloïdes Naturels International)*		
Eficacia M	Viskosität 80-150 mPa · s	Emulsions-stabilisator, Gelbildner
Eficacia XE	Viskosität 100-200 mPa · s	
Gummi arabicum/*KIC Chemicals*		
Gum Arabic Powder, Regular		Emulsions-stabilisator, Gelbildner
Gum Arabic, Premium Spray-Dried	TG: < 250 µm ≥ 99 %, < 106 µm ≥ 80 %	
Gummi Arabicum/*Merck Millipore*		
Gummi arabisch Emprove Essential PhEur, BP	sprühgetrocknet, SD 0,6 g/cm^3	Emulsionsstabilisator, Gelbildner, Tablettenbindemittel
Gummi Arabicum/*Willy Benecke*		
Gummi Arabicum	Verfügbar als sprühgetrocknetes Pulver, gemahlenes Pulver, Granulat, Rohware, Lösung	Emulsions-stabilisator, Tablettenbindemittel

Carbomere → Gelbildner

Carmellose Natrium → Bindemittel

Carrageen

Arzneibücher

PhEur: Carrageen; USP/NF: Carrageenan, JP/JPE: Carrageenan; INCI: Chondrus Crispus (Carrageenan) und Chondrus Crispus (Carrageenan) Extract. CAS 9000-07-1 (Carrageenan), 9062-07-1 (ι-Carrageenan), 11114-20-8 (κ-Carrageenan), 9064-57-7 (λ-Carrageenan), EINECS 232-524-2, E 407.

Synonyma/Definitionen

Carrageenanum, Irisch Moos Extrakt. Carrageenane bestehen aus Polysacchariden verschiedener Rhodophyceen-Arten. Die Gewinnung erfolgt über eine Heißwasserextraktion der Algen und anschließende Fällung. Die

Hauptbestandteile sind Kalium-, Natrium-, Calcium- oder Magnesiumsalze der Sulfatester von linearen Copolymeren von D-Galactose und 3,6-Anhydro-D-Galactose. Die Hauptcopolymeren werden als κ-, ι- und λ-Carrageen bezeichnet. κ-Carrageen ist ein stark quellendes Polymer, das 25 % Sulfatester und ca. 34 % 3,6-Anhydrogalactose enthält. ι-Carrageen ist ein quellendes Polymer mit 32 % Sulfatestern und 30 % 3,6-Anhydrogalactose während λ-Carrageen nicht quillt und 35 % Sulfatester und 3,6-Anhydrogalactose enthält. Die drei Typen können durch IR-Spektroskopie unterschieden werden. M_r 100.000-800.000.

κ-Carrageen:

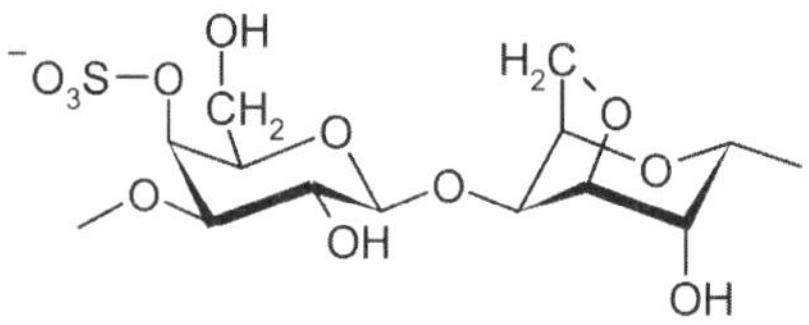

D-galactose-4-sulfat 3,6-anhydro-D-galactose

ι-Carrageen:

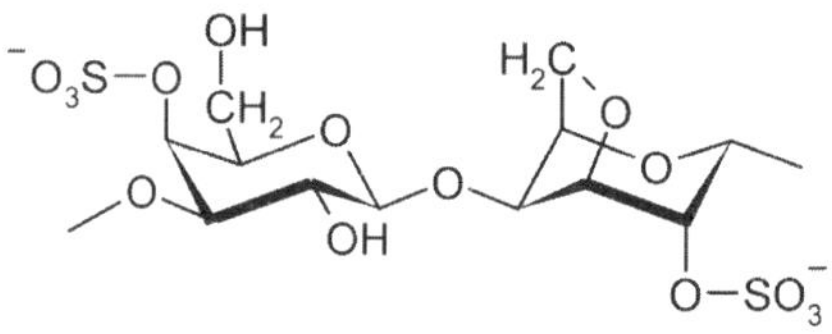

D-galactose-4-sulfat 3,6-anhydro-D-galactose-2-sulfat

λ-Carrageen:

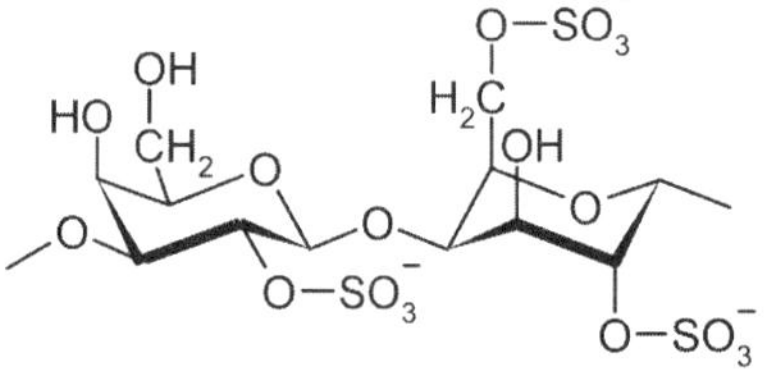

D-galactose-2-sulfat D-galactose-2,6-disulfat

Eigenschaften

Gelbliches, bräunliches oder weißes bis fast weißes, geruch- und geschmackloses Pulver. *Löslichkeit:* die Löslichkeit von C. nimmt in folgender Reihenfolge ab: λ-Carrageenan >ι-Carrageenan >κ-Carrageenan; Natriumsalze sind besser löslich als die des Kaliums. **ll:** heißes Wasser, unter Bildung einer viskosen oder kolloidalen Lösung; **l:** kaltes Wasser (teilweise), wassermischbare Alkohole und Ketone in Konzentrationen bis zu 40 %; **sl:** Formamid, DMSO; **ul:** organische Lösungsmittel. C. bildet in Wasser hochviskose Lösungen; so zeigt eine 5%ige Lösung eine Viskosität von 51.400 mPa·s, während Gummi arabicum in dieser Konzentration lediglich eine Viskosität von 7,25 mPa·s aufweist; die Bildung thixotroper Gele erfolgt bereits in Konzentrationen zwischen 0,3 und 1 %. Salze reduzieren die Viskosität und die Tendenz zur Gelbildung, die in der Reihenfolge κ-Carrageenan > ι-Carrageenan > λ-Carrageen abnimmt. λ-Carrageenan bildet keine Gele (Towle 1973).

Stabilität

C. ist als Substanz stabil. Wässrige Lösungen und Gele, welche im neutralen und schwachbasischen Bereich (pH 9) am stabilsten sind, unterliegen einem bakteriellen Abbau und sollen konserviert werden. Als Konservierungsmittel werden eine Mischung aus 0,17 % Methylparaben und 0,03 % Propylparaben oder 0,1 % Natriumbenzoat empfohlen.

Inkompatibilitäten

C. ist als anionisches Polymer mit kationischen Verbindungen und positive Ladungen tragenden Polymeren unverträglich.

Anwendung

C. wird als Verdickungsmittel, Gelbildner, Pseudo-Emulgator, Stabilisator, Dispergiermittel und als Matrixbildner in Tabletten und Pellets eingesetzt. **Gele:** κ-Carrageenan, das die stärkste Tendenz zur Gelbildung aufweist, bildet bereits in Konzentrationen von ca. 0,3 % in Gegenwart von Kalium-Ionen thermoreversible Gele. Natrium- und Lithium-Ionen führen aufgrund ihrer größeren Hydrathülle nicht zur Gelbildung. Die Gele sind thixotrop und verflüssigen sich bei Scherbeanspruchung (schütteln). Je nach AK (0,3-1,0 %) entstehen mehr oder weniger harte, zum Teil brüchige Gele (Coviello et al. 2007). **Suspensionen:** zur Stabilisierung von Suspensionen wird hauptsächlich ι-Carrageenan (AK ca. 0,4 %) eingesetzt. C. wird außerdem als Ersatz für mikrokristalline Cellulose in der Extrusion vorgeschlagen (Otero-Espinar et al. 2010).

Toxizität

C. wird nach peroraler Einnahme im Magen-Darm-Trakt nicht abgebaut und nicht resorbiert. Es ist nicht carcinogen oder gentoxisch. In höheren Dosen kann es einen laxativen Effekt haben. Es werden Reaktionen mit dem Immunsystem diskutiert (Cohen und Ito 2002).

Literatur

Cohen SM und Ito N (2002): A critical review of the toxicological effects of carrageenan and processed eucheuma seaweed on the gastrointestinal tract, Crit Rev Toxicol **32**(5), 413-444. Coviello T et al (2007): Polysaccharide hydrogels for modified release formulations, J Contr Rel **119**(1), 5-24. Otero-Espinar FJ et al (2010): Non-MCC materials as extrusion-spheronization aids in pellets production, J Drug Deliv Sci Technol **20**(4), 303-318. Towle, GA, in Whistler RL (ed) (1973): Carrageenan, Industrial gums, 2nd ed., 83-114, Academic Press, New York and London.

Handelsprodukte

Produkt/ *Hersteller*	**Eigenschaften Visk./Gel-Typ/AK**	**Anwendung**
Carrageenan/*DuPont Nutrition & Biosciences (FMC Produkte)*		
Gelcarin GP 379 NF iota	Hoch, thixotrop/ elastisch/ 0,3-1,0 %	Cremes, Suspensionen, Cryoprotector
Gelcarin GP 812 NF kappa	niedrig/brüchig/ 0,3-1,0 %	
Gelcarin GP 911 NF kappa	niedrig/brüchig/ 0,25-2,0 %	Verkapselung, Freisetzungs-systeme
Viscarin GP 109/209 NF lambda	mittel bzw. hoch/keine Gel-bildung/0,1-1,0 %	Cremes, Lotionen, Suspensionen
Carrageenan/Cargill		
Satiagel U iota		Filmbildner, Gelbildner
Satiagum U kappa		Filmcoating, Depotformen, Verdickungsmittel
Caarageenan/*Ceamsa*		
Caarageenan	Kappa, iota und lamda Typen, PhEur und USP Qualität	Verkapselung
Carrageenan/*CP Kelco*		
Genuvisco	Kappa, iota und lambda-Typen	Kosmetik-anwendung
Genutine		Gelbildner Pharma

Guargalactomannan

Arzneibücher

PhEur: Guargalactomannan; USP/NF: Guar Gum; JP/JPE: Guar Gum; INCI: Cyamopsis Tetragonoloba (Guar) Gum. CAS 9000-30-0 (Guar Gum), EINECS 232-536-8 (Guar Gum). CAS 11078-30-1 (Galactomannan), EINECS 234-299-6 (Galactomannan), E 412 (Guarkernmehl).

Synonyma/Definitionen

Guaran, Guar galactomannanum, Guar Gummi, Guarmehl, Jaguar Gum. G. wird aus den Samen von *Cyamopsis tetragonolobus* (L.) durch Zermahlen des Endosperms und anschließende Teilhydrolyse gewonnen (PhEur). G. besteht aus einer linearen Hauptkette von β-(1-4)-glykosidisch gebundenen D-Mannose-Molekülen, an die einzelne Galactose-Moleküle α-1,6-glykosidisch gebunden sind. Das Mengenverhältnis von D-Galactose:D-Mannose beträgt 1:1,4 bis 1:2. M_w 10.000.000-38.000.000 und M_n 343.000-7.000.000 (Gebert und Friend 1998). Struktur siehe unten.

Eigenschaften

Gelblich-weißes bis fast weißes, geruchloses oder fast geruchloses, schleimig-fad schmeckendes Pulver *Löslichkeit:* **ul:** organische Lösungsmittel**; Verhalten in Wasser:** in kaltem und heißem Wasser erfolgt nach Dispergierung sofortige Quellung unter Ausbildung eines hochviskosen, thixotropen Sols. Der optimale pH-Wert für die Hydratisierung liegt bei pH 7,5-9,0. Dichte 1,492 g/cm³, pH-Wert der 1%igen wässrigen Lösung 5,0-7,0. G. zeigt von allen Hydrokolloiden in wässriger Lösung die höchste Viskosität: eine 5%ige Lösung hat eine Viskosität von 510.000 mPa·s, während arabisches Gummi in gleicher Konzentration eine von 7,25 mPa·s aufweist; eine 1%ige Lösung zeigt eine starke Abhängigkeit der Viskosität von der Scherrate, 0,3%ige Lösungen dagegen weisen eine konstante Viskosität von ca. 100

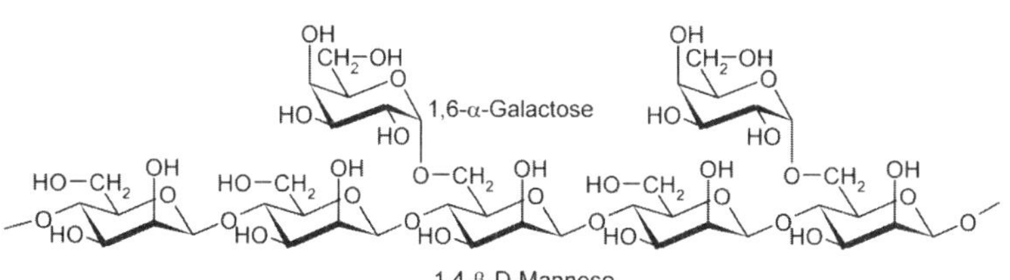

mPa·s auf. Die Endviskosität von G.-Solen ist nach 2 Stunden erreicht (Goldstein et al. 1973).

Stabilität

G. ist als Substanz stabil. Wässrige Lösungen und Gele sind aufgrund des neutralen Charakters des Polymers im pH-Bereich 1-10,5 stabil; ihre Viskosität wird durch Salze, Säuren und Basen nicht beeinflusst. Hohe Konzentrationen polyvalenter Salze behindern die Hydratation und führen zur Gelbildung. Konservierungsmittel: Mischung aus 0,17 % Methylparaben und 0,03 % Propylparaben oder 0,1 % Natriumbenzoat sowie Benzoesäure und Sorbinsäure.

Inkompatibilitäten

G. ist mit starken Säuren und Alkalien, Tannin, polyvalenten Salzen sowie Zusätzen von Aceton und Ethanol (95 %) in wässrigen Zubereitungen unverträglich. Die Resorption von Penicillin V-Kalium ist reduziert.

Anwendung

G. wird in festen Arzneiformen als Bindemittel für Granulate (AK ≤10 %), als Stabilisator und Verdickungsmittel (AK ≤2,5 %) in Emulsionen, Lotionen und Cremes und als retardierendes Agens in hydrophilen Matrix-Retard-Arzneiformen eingesetzt. Für den Einsatz als Zerfallhilfsmittel in Tabletten (AK ≤ 10 %) sind höhermolekulare G.-Typen geeignet. Für Matrix-Retard-Tabletten sind alle G. in höherer Konzentration anwendbar, wobei der Typ die Festigkeit des im Magen-Darm-Trakt gebildeten Hydrogels bestimmt (Nürnberg und Bleimüller 1981). G. wird als Hilfsstoff für das Colon-Targeting von Wirkstoffen wie Dexamethason, Indometacin und 5-Aminosalicylsäure vorgeschlagen (Prabaharan 2011)

Toxizität

G. wird nach peroraler Einnahme im Magen-Darm-Trakt nicht abgebaut und nicht resorbiert. Es ist nicht carcinogen oder gentoxisch. In höheren Dosen kann es einen laxativen Effekt haben. Es werden jedoch Reaktionen mit dem Immunsystem diskutiert (Cohen und Ito 2002).

Literatur

Cohen SM und Ito N (2002): A critical review of the toxicological effects of carrageenan and processed eucheuma seaweed on the gastrointestinal tract, Crit Rev Toxicol **32**(5), 413-444. Gebert MS und Friend DR (1998): Purified guar galactomannan as an improved pharmaceutical excipient, Pharm Dev Technol **3**(3), 315-323. Goldstein MG et al, in Whistler RL (ed) (1973): Guar gum, Industrial gums, 2nd ed., 303-321, Academic Press, New York and London. Nürnberg E und Bleimüller G (1981): Einsatzmöglichkeiten von Galactomannan-Produkten für die Tablettierung, 2. Mitt.: Galactomannan als Tabletensprengmittel, Pharm Ind **43**, 570-571. Prabaharan M (2011): Prospective of guar gum and its derivatives as controlled drug delivery systems, Int J Biol Macromol **49**, 117-124.

Handelsprodukte

Produkt/ *Hersteller*	Eigenschaften	Anwendung
Viscogum/*Cargill*		
Viscogum		Verdickungsmittel, Nahrungsmittel
Guargum/*Guar Gum*		
Guargum Powder – 100 Mesh/200 Mesh	100 Mesh TG < 149 µm ≥ 80 % 200 Mesh TG: < 74 µm ≥ 90 % Visk. 100 Mesh: 3000-6000 mPa · s 200 Mesh: 2000-9000 mPa · s	Verdickungsmittel für Pharmazeutika und Nahrungsmittel
Guarkernmehl/*Roeper*		
Guarkernmehl		Verdickungsmittel

Methylcellulose → Bindemittel

Tragant → Gelbildner

Xanthan Gummi

Arzneibücher

PhEur: Xanthangummi; USP/NF: Xanthan Gum; JP/JPE: Xanthan Gum; INCI: Xanthan Gum. CAS 11138-66-2, EINECS 234-394-2, E 415 (Xanthan).

Synonyma/Definitionen

X. ist ein hochmolekulares, anionisches Polysaccharid, das durch Fermentation von Kohlenhydraten mit *Xanthomonas campestris* gewonnen wird. X. besteht aus einer Hauptkette von β(1-4)-glykosidisch verknüpften D-Glucose-Einheiten. Jede zweite Glucose-Einheit ist mit einer Disaccharid-Seitenkette verknüpft, die aus einer Glucuronsäure-Einheit zwischen 2 Mannose-Einheiten besteht. Die meisten der endständigen Einheiten enthalten eine Pyruvatstruktur. Die mit der Hauptkette verknüpfte Mannose-Einheit kann an C-6 acetyliert sein. M_r ca. 1.000.000 (2.000.000). Gehalt: ≥1,5 % Pyruvatgruppen.

Eigenschaften

Weißes bis gelblich-weißes, leicht fließendes geruchloses und schleimig schmeckendes Pulver. *Löslichkeit:* **ll:** kaltes und warmes Wasser unter rascher Ausbildung einer hochviskosen Lösung; **l:** 5%ige Schwefelsäure, Essigsäure, 10%ige Salzsäure und 25%ige Phosphorsäure und 5%ige Natronlauge; **ul:** Ethanol, Ether und andere organische Lösungsmittel, wobei X.-Lösungen 40-45%ige Zusätze von wassermischbaren Lösungsmitteln ohne Präzipitation vertragen. Dichte 1,60 g/cm³ (25 °C), Brechungsindex 1,333, Smp 270 °C (Zersetzung), Trocknungsverlust ≤15 %, pH-Wert der 1%igen wässrigen Lösung 6,0-8,0, ihre Viskosität 1200-1600 mPa·s (1%ige Lösung). X. zeigt pseudoplastisches Fließverhalten, eine 0,75 %ige Lösung hat einen Fließpunkt, ihre Viskosität nimmt mit steigender Schergeschwindigkeit rasch ab. Die Viskosität von X.-Lösungen ist im Bereich von 10-70 °C unabhängig von der Temperatur und ist im pH-Bereich 6-9 konstant (McNeely und Kang 1973). X. kann mit den meisten synthetischen und natürlichen viskositätserhöhenden Substanzen kombiniert werden. X. zeigt in Kombination mit Guargalactomannan eine überproportionale Viskositätserhöhung und Gelbildung.

Stabilität

C. ist als Substanz stabil. Wässrige Lösungen sind im pH-Bereich 1-11 stabil, ihre Viskosität wird durch Salze nicht beeinflusst, lediglich einige Calciumsalze (bei pH-Werten ≥10) und trivalente Ionen führen zur Präzipitation. Konservierungsmittel: Mischung aus 0,17 % Methylparaben und 0,03 % Propylparaben oder 0,1 % Natriumbenzoat. X.-Lösungen sind bei 121 °C/15-30 min autoklavierbar.

Inkompatibilitäten

Unverträglich mit kationischen Tensiden, Polymeren und Konservierungsmitteln. Anionische und amphotere Tenside in Konzentrationen >15 % fällen X. aus Lösungen. Unverträglich mit Oxidationsmitteln, Carboxymethylcellulose-Natrium, Amitryptilin, Tamoxifen und Verapamil.

Anwendung

X ist Stabilisator für Emulsionen, Suspensionen und viskositätserhöhender Zusatz in wässrigen Systemen. Wegen seiner hohen Lösungsgeschwindigkeit in kaltem und warmem Wasser

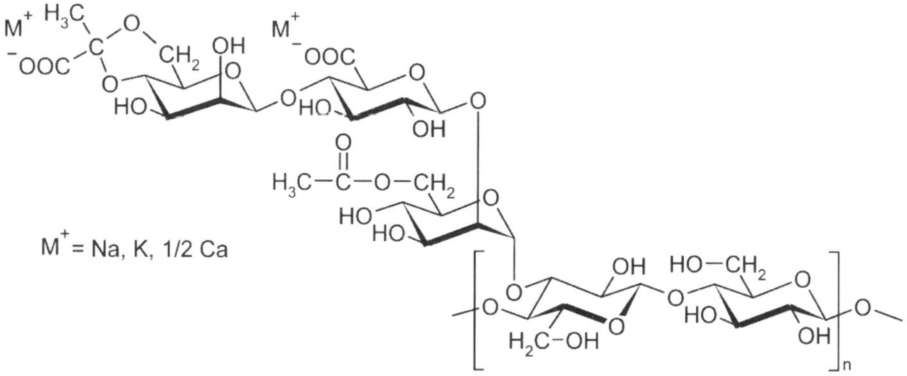

M^+ = Na, K, 1/2 Ca

verbunden mit seiner hohen Viskosität in niedriger Konzentration ist es das Mittel der Wahl als viskositätserhöhender Zusatz in Trockensäften (Gabrieels und Plaizier-Vercammen 2004). X kann als Quellstoff für hydrophile Matrix-Retard-Tabletten eingesetzt werden. Eine Kombination mit Ethylcellulose im Verhältnis 1:1,5 und einem Gewichtsanteil von 50 % in der Formulierung ergibt eine optimale Bioverfügbarkeit für Metoprolol-Tartrat-Retard-Tabletten (Quinten et al. 2011).

Toxizität

X. ist nicht toxisch, nicht hautreizend, carcinogen oder gentoxisch. Der ADI-Wert beträgt 10 mg/kg Körpergewicht. In Langzeitstudien mit Ratten bei einer Dosierung von 1000 mg/kg/Tag werden keine unerwünschten Effekte beobachtet. LD_{50} >20 g/kg (Hund, oral), LD_{50} >45 g/kg (Ratte, oral), LD_{50} >1 g/kg (Maus, oral), LD_{50} > 50 mg/kg (Maus, i. p.) und LD_{50} > 100-200 mg/kg (Maus, i. v.).

Literatur

Gabrieels M und Plaizier-Vercammen J (2004): Experimental designed optimization and stability evaluation of dry suspensions with artemisinin derivatives for pediatric use, Int J Pharm **283**(1-2), 19-34. McNeely WH und Kang KS, in Whistler RL (ed) (1973): Xanthan and some other biosynthetic gums, Industrial gums, 2nd ed., 473-497, Academic Press, New York and London. Quinten T et al (2011): Sustained-release and swelling characteristics of xanthan gum/ethyl cellulose-based injection moulded matrix tablets: in vitro and in vivo evaluation, J Pharm Sci **100**(7), 2858-2870.

Handelsprodukte

Produkt/ *Hersteller*	**Eigenschaften**	**Anwendung**
Xanthan/*ADM*		
NOVAXAN 200 MESH FG		Verdickungs- und Stabilisierungsmittel
NOVAXAN Dispersible food grade		
Xanthan/*DuPont Nutrition & Biosciences*		
Grinsted Xanthan 80	Visk. (1 % in 1 % KCl) 1200-1600 mPa·s, TG: < 180 µm > 95%, < 250 µm 100 %	Verdickungs- und Stabilisierungsmittel
Xanthan/*CP Kelco*		
XANTURAL 180/75/11K	Visk. 1200-1600 mPa · s (1 %), TG: 180 µm (Typ 180), 75 µm (Typ 75), 1400 µm (Typ11K)	Suspensionen, Retardformulierungen, Trockensäfte
Xanthan/*Lucid Colloids*		
Xanoluc pharma	Visk, 1300-1700 mPa · s (1%ige Lösung), 2 TG-Einstellungen: 180 µm und 75 µm	orale Suspensionen, Retardformulierungen
Xanthan Gum/*Jungbunzlauer*		
Xanthan Gum		Verdickungs- und Stabilisierungsmittel
Xanthan/*Vanderbilt*		
Vanzan NF	Visk. (1 % in 1 % KCl) 1400 – 1600 mPa · s, TG: < 250 µm 100 %, < 180 µm > 95 %	Verdickungsmittel, Suspensionsstabilisator
Vanzan NF C	Visk. (1 % in 1 % KCl) 1300 – 1700 mPa · s, TG: s. Vanzan NF	klare Lösungen
Vanzan NF F	TG: < 180 µm 100 %, < 75 µm > 92 %	Tabletten, Trockenpulver, rekonstituierbare Pulver

18. Süßungsmittel

Süßungsmittel dienen primär der Geschmacksverbesserung durch das Einbringen von Süße in eine Arzneiform. Daneben können Sie je nach Art und Menge andere Funktionen übernehmen, die auch zur Hauptfunktion werden können. So weist z. B. Lactose-Monohydrat mit einem Süßungsgrad von 0,2 (bezogen auf Saccharose = 1) eine so geringe Süßkraft auf, dass sie als Süßungsmittel nicht eingesetzt wird, sondern als Füll- und Bindemittel in der Tablettierung verwendet wird. Trehalose hat zwar mit dem Wert 0,45 einen akzeptablen Süßungsgrad, wird jedoch aufgrund ihrer sonstigen Eigenschaften vornehmlich als Kryoprotektor in parenteralen Formulierungen von Proteinen und als Stabilisator in der Gefriertrocknung eingesetzt.

Die Unterteilung der Süßungsmittel erfolgt in die natürlich vorkommenden Zucker, die teils natürlichen und teils synthetischen Zuckeraustauschstoffe, die jedoch heute synthetisch hergestellt werden, und die Süßstoffe, die neben den älteren synthetischen Produkten auch neuere natürlichen Ursprungs beinhalten.

Die **Zucker** umfassen die Monosaccharide Fructose und Glucose sowie die Disaccharide Lactose, Saccharose und Trehalose. Nach dem Süßungsgrad geordnet ergibt sich folgende Reihenfolge (in Klammern der Süßungsgrad): Fructose (1,2) > Saccharose (1,0) > Glucose (0,75) > Trehalose (0,45)> wasserfreie Lactose (0,4) > Lactose-Monohydrat (0,2). Mit Ausnahme von Trehalose gibt es von allen Zuckern Sonderformen, die als Füll- und Bindemittel in der Direkttablettierung eingesetzt werden können. Dabei stehen bei Fructose, Glucose und Saccharose vor allem Lutsch- und Kautabletten im Vordergrund. Fructose ist außerdem Bestandteil von Säften, Glucose wird in der parenteralen Ernährung verwendet und Trehalose ist Bestandteil von Pulvern zur parenteralen Anwendung.

Zu den **Zuckeraustauschstoffen** gehören der C_4-Alkohol Erythritol, das 5-wertige Xylitol sowie die C_6-Alkohole Mannitol und Sorbitol. Isomalt, Lactitol-Monohydrat und Maltitol sind Disaccharid-Polyole auf der Basis von Mannitol bzw. Sorbitol. Zuckeralkohole werden als Süßungsmittel für Diabetiker zur Einsparung von Saccharose eingesetzt. Allerdings darf nach der neuen Diätverordnung, die am 9. Oktober 2010 in Kraft trat und deren Übergangsfrist am 9. Oktober 2012 ausgelaufen ist, nicht mehr auf eine besondere Eignung dieser Stoffe für die Ernährung von Diabetikern hingewiesen werden.

Glucose und Xylitol dienen als Lösungen zur Energiezufuhr in der parenteralen Ernährung. Geordnet nach dem Süßungsgrad ergibt sich die Reihenfolge Xylitol (1,0) > Maltitol (0,7-0,9) > Erythritol (0,6-0,7) = Mannitol (0,6-0,7) > Isomalt (0,5-0,6) = Sorbitol (0,5-0,6), Lactitol-Monohydrat (0,4-0,5). Von Isomalt, Maltitol, Mannitol, Sorbitol und Xylitol sind direkttablettierbare Qualitäten erhältlich.

Süßstoffe sind synthetische, partialsynthetische oder natürlich vorkommende Stoffe, deren Süßkraft um den Faktor 40-2500 über derjenigen von Saccharose liegt. In der Europäischen Union sind die in Tab. 1 dargestellten Süßstoffe zugelassen.

Tab. 1: *In der EU zugelassene Süßstoffe (www.suessstoff-verband.de 2018)*

Name	E-Nr.	Süßkr.[1)]	ADI-Wert[2)]
Acesulfam-Kalium	E 950	200	0-9
Advantam	E 969	20.000 bis 37.000	5
Aspartam	E 951	200	0-40
Acesulfam-Aspartam-Salz	E 962	350	o. B.[3)]
Cyclamat	E 952	30-50	7-11
Neohesperidin DC[4)]	E 959	600-1800	0-5
Neotam	961	7.000 bis 13.000	2
Saccharin	E 954	400-550	0-5
Steviosid	E 960	300	4
Sucralose	E 955	600	15
Thaumatin	E 957	2.000 bis 3.000	o. B.[3)]

[1)]Saccharose = 1; [2)]ADI-Wert in mg/kg Körpergewicht; [3)]ohne Beschränkung, [4)]Neohesperidin Dihydrochalkon.

In der PhEur sind bis auf das Acesulfam-Aspartam-Salz, Advantam, Neotam, Steviosid und Thaumatin alle in der Tabelle aufgeführten Süßstoffe enthalten. USP/NF führt neu Neotam, JPE hat Purified Stevia Extract und Thaumatin neu aufgenommen. Der Vorteil aller Süßstoffe ist, dass sie praktisch kalorienfrei sind; nur Thaumatin und Aspartam weisen einen Brennwert von 4 kcal/g auf, alle anderen werden mit null angegeben. Die Neuentwicklungen der letzten Jahre stammen alle aus dem Bereich der Lebensmittel, die Pharmazie wird hier von der Lebensmittelindustrie „getrieben". Eine evidenzbasierte Bewertung von Süßstoffen liegt bisher nicht vor (Shankar P et al 2013).

Literatur

www.suessstoff-verband. info/suesstoff-wissen/suessstoffe-ueberblick (zuletzt aufgerufen am 17.02.2020. Shankar P et al (2013): Non-nutrive sweeteners: Review and update, Nutrion **29** (11-12), 1293-1299.

18.1. Zucker

Fructose, kristallin

Arzneibücher

PhEur: Fructose; USP/NF: Fructose; JP/JPE: Fructose und High Fructose Syrup (≥90 % Fructose); INCI: Fructose. CAS 57-48-7 (D-Form), EINECS 200-33-3.

Synonyma/Definitionen

D-Fructose, Fructosum, Fruchtzucker, Lävulose, Lävulosum. F. ist eine Ketohexose und kommt im Pflanzenreich in freier Form in Honig, Äpfeln und Pflaumen vor. $C_6H_{12}O_6$, M_r 180,16.

Eigenschaften

Weißes, farb- und geruchloses, hygroskopisches Pulver oder farblose, prismatische oder nadelförmige Kristalle von süßem Geschmack (Süßungsgrad 1,2 bezogen auf Saccharose = 1). *Löslichkeit:* **ll:** Wasser (1 g in 0,3 ml); **l:** Aceton, Ethanol 95 % (1 in 15); Glycerol, Methanol (1 in 14); **wl:** Benzol; Chloroform; Ether. Dichte 1,52 g/cm^3, Schütt- und Stampfdichte sind produktabhängig. F. nimmt ab 60 % rF größere Mengen Wasser auf und verflüssigt sich. Lösungswärme: 50,2 kJ/g. Smp 102-105 °C, pH-Wert der wässrigen Lösung (10%ig): 5-6, isoosmotische Konzentration (% m/m): 5,05, Wassergehalt (% m/m): ≤0,5 (Ph Eur), spezifische Drehung: -135,5 bis -92,5° (2 g/100 g Wasser, abhängig vom Grad der Mutarotation, d. h. der Pyranose/Furanose-Umwandlung (siehe Formelschema). Dynamische Viskosität 309,2 mPa·s (60%ige wässrige Lösung). Glasübergangstemperatur 89,6-92,6 °C.

Stabilität

Wässrige Lösungen von F. sind im pH-Bereich 3,3-5 stabil. Konzentrierte Lösungen zeigen Zersetzung, die zu vornehmlich braun gefärbten Verbindungen führt. Ein Hauptzersetzungsprodukt ist 5-Hydroxy-methylfurfural, das mit Aminosäuren intensiv braun gefärbte Produkte ergibt (Diemair und Jury 1965). Sterilisation der Lösungen durch Autoklavierung.

Inkompatibilitäten

Unverträglich mit starken Säuren und Alkali unter Bildung von braun gefärbten Zersetzungsprodukten. F. kann mit Aminen, Aminosäuren, Peptiden und Proteinen auch in fester Phase reagieren (z. B. Braunfärbung bei Tabletten).

Anwendung

Süßungsmittel, Aromaverstärker und Füllstoff für Tabletten, Säfte und Lösungen. F. hat leberschützende Eigenschaften und wird in der parenteralen Ernährung als Infusion in Konzentrationen bis zu 60 % verwendet. Direkt tablettierbare F. ergibt in Kombination mit

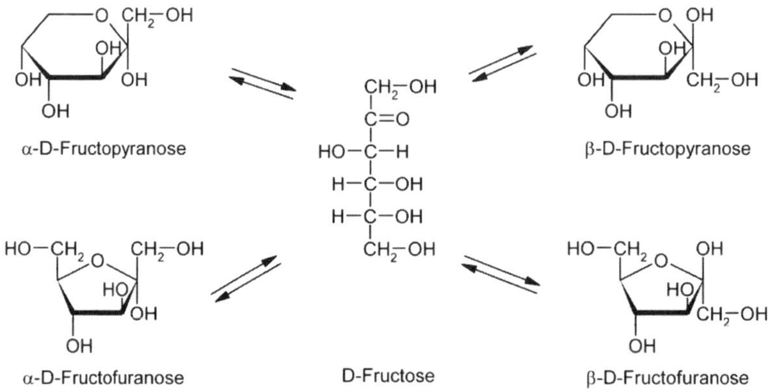

α-D-Fructopyranose

β-D-Fructopyranose

D-Fructose

α-D-Fructofuranose

β-D-Fructofuranose

mikrokristalliner Cellulose optimale Tabletten (Muzikova und Liskova 2009). Für in der Mundhöhle zerfallende Tabletten (orally disintegrating tablets/ODS) wird eine Kombination aus F., Stärke und siliciumdioxidhaltiger mikrokristalliner Cellulose empfohlen (Morales et al. 2010). Wegen seiner guten Wasserlöslichkeit ist F. Bestandteil peroraler osmotischer Systeme (Tuntikulwattana 2010).

Toxizität

F. gilt als nicht toxisch und wird nach peroraler Gabe im Vergleich zu Glucose langsamer resorbiert, in der Leber aber rascher metabolisiert. Der Hauptmetabolit ist F.-1-phosphat, das über Dihydroxyaceton in Glycerinaldehyd umgewandelt wird.

Literatur

Diemair W und Jury E (1965): Über das 5-Hydroxymethylfurfurol und seine Rolle bei der nichtenzymatischen Bräunungsreaktion, Z Lebensm Unters Forsch A **127**, 249-262. Morales, JO et al (2010): Orally disintegrating tablets using starch and fructose, Pharm Technol **34**(11), 92,94-99. Muzikova J und Liskova S (2009): A study of the properties of compacts from directly compressible fructose, Ceska Slov Farm **58**(1), 14-20. Tuntikulwattana S (2010): Development and optimization of micro/nanoporous osmotic pump tablets, AAPS PharmSciTec, **11**(2), 924-935.

Handelspräparate

Produkt/ *Hersteller*	**Eigenschaften**	**Anwendung**
Fructofin/*DuPont Nutrition & Bioscience*		
Fructofin C		Geschmacks- und Lösungsverstärker
Fructofin CFP	Endotoxinfrei, FCC, USP/NF	Parenterale Ernährung
Fructofin CM	Feines Pulver, charakterisiert durch feine Partikelgröße	Nahrungsmitteleinsatz
Fructose/*Merck Millipore*		
Fructose	Schüttdichte 0,7-0,8 g/cm^3	Geschmacks- und Lösungsverstärker
Advantose/*SPI Pharma*		
Advantose FS 95	Mischung aus 95 % Fructose und 5 % Stärke, Schüttdichte 0,55-0,75 g/cm^3, Böschungswinkel 12°, Feuchte 1-2 %	Direkttablettierung
Fructopure/*Tate & Lyle*		
Fructopure 500	TG: mittel	Geschmacks- und Lösungsverstärker
Fructopure 700	TG: grob	

Produkt/ *Hersteller*	**Eigenschaften**	**Anwendung**
Fructose/*Shijiazhuang Huaxu Pharmaceutical*		
Fructose	GMP, kosher, halal	Süßungsmittel
Fructose/*Yancheng Suhai Pharmaceutical*		
Fructose		Füllstoff für Tabletten, Sirupe

Glucose, wasserfrei

Arzneibücher

PhEur: Glucose; USP/NF: Dextrose (wasserfrei und Monohydrat); JP/JPE: Glucose; INCI: Glucose, INN Dextrose. CAS 50-99-7, EINECS 200-075-1.

Synonyma/Definitionen

Anhydrous Dextrose, Wasserfreie D-Glucose, α-D-Glucopyranose, wasserfrei, (+)-d-Glucopyranose, wasserfrei. $C_6H_{12}O_6$, M_r 180,2. Strukturformel s. Glucose-Monohydrat.

Eigenschaften

Weißes, geruchloses, kristallines Pulver oder Kristalle von süßem, kühlendem Geschmack, bedingt durch die negative Lösungswärme (Süßungsgrad 0,75 bezogen auf Saccharose = 1). *Löslichkeit:* **ll:** Wasser (62 bis 30,2 bis 51,2 g/100 ml bei 25 °C nach Umwandlung in das Monohydrat und nachfolgende Gleichgewichtseinstellung mit der β-Form); **wl:** Ethanol, Ether, Methanol. Dichte 1,54 g/cm^3, Schütt- und Stampfdichte sind produktabhängig. G. nimmt ab 75 % rF größere Mengen Wasser auf und verflüssigt sich ab 80 % rF. Lösungswärme: -59,4 J/g (25 °C), pH-Wert der wässrigen Lösung (10%ig): 5,9. Smp 146 °C, isoosmotische Konzentration (% m/V): 5,05, Wassergehalt (% m/m): ≤1,0 (Ph Eur), spezifische Drehung: +112,2 bis +52,7 ° nach Gleichgewichtseinstellung mit der β-Form, entspr. 36,2 % α-D-G. und 63,8 % β-D-G. Brechungsindex 1,3479 (10%ige wässrige Lösung/20 °C).

Stabilität

Siehe Glucose-Monohydrat.

Inkompatibilitäten

Siehe Glucose-Monohydrat.

Anwendung

Wasserfreie G. bietet bei Brausetabletten gegenüber G.-Monohydrat Vorteile, da keine Gefahr der Abspaltung von Kristallwasser besteht und von der Tablette aufgenommenes

Wasser zunächst für die Umwandlung der wasserfreien G. in das Monohydrat zur Verfügung steht, wodurch die Brausereaktion in der Tablette verhindert wird (Almela et al. 1996). Weitere Anwendungen siehe G.-Monohydrat.

Toxizität

Siehe Glucose-Monohydrat.

Literatur

Almela J et al (1996): Effervescent tablets of ascorbic acid. I. Physical study of the possible components to be used, Drug Dev Ind Pharm **22**(5), 407-416.

Handelspräparate

Produkt/ *Hersteller*	Eigen-schaften	Anwendung
Glucose, wasserfrei/*Roquette*		
Dextrose anhydrous C crystalline	TG: > 1000 µm ≤ 5% > 250 µm ≤ 70% > 40 µm ≥ 90%	Füllstoff für feste Formen, Süßungsmittel
Dextrose anhydrous PF – pyrogen free	pyrogenfrei	Injektionszwecke
Dextrose anhydrous CG – coarse crystalline grade	TG: > 1000 µm ≤ 5% > 250 µm ≤ 70% > 40 µm ≥ 97%	Füllstoff für feste Formen, Süßungsmittel
Dextrose anhydrous CF – fine crystalline grade	TG: > 500 µm ≤ 0,1% > 315 µm ≤ 2%	
Glucose, wasserfrei/*Fengchen Group*		
Glucose anhydrous	Oral grade/ Injection grade	Nahrungsmittel, parenterale Anwendung
Glucose wasserfrei/*Tereos*		
Meritose	sprühge-trocknetes Produkt	Füllstoff
Glucose wasserfrei/*TNJ Chemicals*		
Dextrose anhydrous		Süßungsmittel

Glucose-Monohydrat

Arzneibücher

PhEur: Glucose-Monohydrat; USP/NF: Dextrose (Anhydrous und Monohydrate); INCI: Glucose, INN Dextrose. CAS 5996-10-1 und 14431-43-7, EINECS 218-914-5.

Synonyma/Definitionen

Dextrose-Monohydrat, D-Glucose, D-Glucose-Monohydrat, α-D-Glucopyranose, (+)-d-Glucopyranose monohydrate, Blutzucker, Saccharum amylaceum, Saccharum uveum, Stärkezucker. $C_6H_{12}O_6$ H_2O, M_r 198,2.

Eigenschaften

Weißes, geruchloses Pulver oder kleine, durchscheinende Kristalle von süßem, kühlendem Geschmack (negative Lösungswärme), Süßungsgrad 0,75 bezogen auf Saccharose = 1. ***Löslichkeit:*** **ll:** Wasser (30,2-51,2 g/100ml bei 25 °C nach Gleichgewichtseinstellung mit der β-Form); **l:** Aceton, Ethanol (1,67 g/100ml bei 20 °C), Glycerol; **wl:** Methanol; **ssl:** Aceton; **ul:** Ether, Chloroform. Dichte 1,56 g/cm³, Schütt- und Stampfdichte sind produktabhängig. G. nimmt ab 75 % rF größere Mengen Wasser auf und verflüssigt sich ab 80 % rF. Lösungswärme: -105,4 J/g (25 °C), pH-Wert der wässrigen Lösung (10 %ig): 5,9. Smp 83 °C, isoosmotische Konzentration (% m/V): 5,51, Wassergehalt (% m/m): 7,0-9,5 (Ph Eur), spezifische Drehung: +52,7 nach Gleichgewichtseinstellung, entsprechend 36,2 % α-D-G. und 63,8 % β-D-G. Brechungsindex 1,3479 (10%ige wässrige Lösung/20 °C) (Schenk 2006).

α-D-Glucopyranose ⇌ D-Glucose ⇌ β-D-Glucopyranose

Stabilität

G. in Substanz ist stabil. Wässrige Lösungen sollten bei pH 4 autoklaviert werden, um Verfärbungen zu vermeiden. Ein Hauptzersetzungsprodukt ist 5-Hydroxymethylfurfural, das zur Polymerisation neigt. Daneben können Milchsäure und Ameisensäure sowie Dihydroxyaceton und Methylglyoxal gebildet werden.

Inkompatibilitäten

Mögliche Unverträglichkeiten bestehen mit Aminen, Amiden, Aminosäuren und Peptiden sowie Proteinen. In Tabletten können Maillard-Reaktionen zur Braunfärbung führen.

Anwendung

Füll- und Bindemittel in der Tablettierung und in der Granulation, insbesondere für Lutsch- und Kautabletten. Direkt tablettierbare G.-Typen sind als Spezialprodukte im Handel (Bolhuis und Armstrong 2006). Füllstoff für Kapselformulierungen und Süßungsmittel für flüssige und feste Zubereitungen. Für die parenterale Applikation sind pyrogenfreie Typen verfügbar.

Toxizität

G. ist ein Nahrungsmittel und hat keine toxikologischen Risiken. G. wird aus dem Gastrointestinaltrakt rasch resorbiert und zu Kohlendioxid und Wasser metabolisiert.

Literatur

Bolhuis GK und Armstrong NA (2006): Excipients for direct compression – an update, Pharm Dev Technol **11**, 111-124. Schenk FW (2006): Glucose and glucose-containing syrups, in Ullmann's Encyclopedia of Industrial Chemistry, Wiley-VCH Verlag, DOI: 10.1002-/14356007.a12_457.pub2, Erscheinungsdatum 15. Dezember 2006.

Handelspräparate

Produkt/ *Hersteller*	**Eigenschaften**	**Anwendung**
Glucose Monohydrat/*Cargill*		
C Pharm Dex		Füllstoff für feste Formen
C Pharm Dex 02010	pyrogenfrei	parenterale Anwendung
Glucose Monohydrat/*Fengchen Group*		
Glucose Monohydrate	Oral grade/ Injection grade	Nahrungsmittel, parenterale Anwendung
Glucose Monohydrat/*Roquette*		
Lycadex PF	pyrogenfrei	parenterale Anwendung
Glucose Monohydrat/*Tate & Lyle*		
Merisweet		überwiegend Nahrungsmittel
Glucose Monohydrat/*Tereos*		
Meritose 200 Pharma	TG : 200 µm (mittlerer Durchmesser)	Direkttablettierung, Feucht- und Trockengranulierung, Füllmittel für feste Formen, enterale Ernährung
Meridex		Hämodialyse
Meridex PF	pyrogenfrei	parenterale Anwendung
Glucose Monohydrat/*TNJ Chemicals*		
Dextrose Monohydrate Pharma grade		Nahrungsmittel, Pharma

Glucose-Sirup

Arzneibücher

PhEur: Glucose-Sirup; USP/NF: Liquid Glucose; JP/JPE: Starch Syrup und Fructose Glucose Syrup (53,0-58,0 % Fructose und 37,0-42,0 % Glucose) sowie Glucose Fructose Syrup (48,0-55,0 % Glucose und 42,0-48,0 % Fructose); INCI: Hydrolyzed Corn Starch. CAS: 8029-43-4, EINECS 232-436-4.

Synonyma/Definitionen

Corn Starch Hydrolysate, Corn Sugar Syrup, Corn Syrup, Glucosum liquidum, Kapillärsirup, Stärkehydrolysatlösung. Die wässrige Lösung einer Mischung aus Glucose, Di- und Oligosacchariden sowie Polysacchariden, hergestellt durch säure-, enzymkatalysierte, oder enzym/enzymkatalysierte Hydrolyse von Stärke, vornehmlich Maisstärke, und nachfolgende Reinigungsschritte wie Filtration, Entfärbung mit Kohle, Ionenaustausch und Einengen der Lösung. Trockensubstanzgehalt nach PhEur ≥70 %. $(C_6H_{10}O_5)_n \cdot H_2O$, mit n = 1 – 7, M_r 180-≥1300.

Eigenschaften

Klare, farblose bis bräunliche, geruchlose, sirupartige Flüssigkeit von süßlichem Geschmack. **Löslichkeit:** mischbar mit Wasser, teilweise mischbar mit Ethanol 90%. Dichte 1,43 g/cm^3 bei 20 °C. Brechungsindex ≥1,490, dynamische Viskosität 13,0-14,3 mPa·s bei 20 °C, pH-Wert 4.0-6.0. Wassergehalt ≤30 %. Verschiedene G.-S.-Typen werden durch den DE-Wert (Dextrose-Äquivalent = prozentualer Gehalt an reduzierenden Zuckern in der Trockensubstanz, berechnet als Glucose) charakterisiert. Der DE-Wert ist immer ≥20. Man unterscheidet 4 verschiedene Typen: niedrig verzuckert (DE-Wert 20-38, Typ I), normal verzuckert (DE-Wert 38-58, Typ II), hoch verzuckert (DE-Wert 58-73, Typ III), extra hoch verzuckert (DE-Wert >73, Typ IV), die Süßkraft nimmt mit steigender Verzuckerung von 0,3-0,7 (Saccharose = 1) zu. Genauere Angaben sind durch die Ermittlung der Saccharidverteilung möglich (Schenk 2006 sowie Blanchard und Katz 2006).

Stabilität

Gefahr der Verfärbung bei Lagerung bei erhöhter Temperatur.

Inkompatibilitäten

Unverträglich mit starken Oxidationsmitteln.

Anwendung

Vehikel für perorale Säfte (AK 20-60%), als Feuchthaltemittel und Filmbildner in der Zuckerdragee-Herstellung und beim Filmcoating (AK 10-20 %), Feuchthaltemittel in Cremes und Hydrogelgrundlagen (10-20 %), Trägermaterial für Aromen in der Sprühtrocknung (10-30 %), Bindemittel in der Tablettierung (5-10 %), Verdickung von Emulsionen und Suspensionen (10-20 %).
Empfehlungen zum Einsatz von G. mit niedrigem bzw. hohem DE-Wert gibt List (List 1977).

Toxizität

G. ist als Lebensmittel eingestuft. Bei Anwendung in oralen pharmazeutischen Formulierungen gilt es deshalb als nicht toxisch. LD_{50} 9g/kg (Maus, i. v.).

Literatur

Blanchard PH und Katz FR (2006): Starch hydrolysates, Food Sci Technol **160**, 119-145. Publisher: CRC Press, Boca Raton, FL, United States. List PH (1977): Stärke, in List PH, Hörhammer L, Hagers Handbuch der Pharmazeutischen Praxis, 4. Neuausgabe, **Bd 7**, Teil B, 409-416. Schenk FW (2006): Glucose and glucose-containing syrups, in Ullmann's Encyclopedia of Industrial Chemistry , Wiley-VCH Verlag, Weinheim, DOI: 10.1002/14356007.a12_457.pub2, Erscheinungsdatum 15. Dezember 2006.

Handelsprodukte

Produkt/ *Hersteller*	**Eigenschaften**	**Anwendung**
Glucosesirup/*Cargill*		
C*Pharm Sweet		feste Formen, Coating, med. Kaugummis
Glucosesirup/*Roquette*		
Roquette Glucose-sirupe	Produkte mit niedrigen und hohen DE-Werten (DE < 44 bzw. > 44)	feste Formen, Coating, med. Kaugummis
Glucosesirup/*Tereos*		
Mylose	Produkte mit DE-Werten von 20-42	Sprüh-trocknungs-grundlage

Lactose-Monohydrat → Füll- und Bindemittel

Wasserfreie Lactose → Füll- und Bindemittel

Saccharose

Arzneibücher

PhEur: Saccharose (Engl. Sucrose); USP/NF: Sucrose; JP/JPE: Sucrose, INCI: Sucrose. CAS 57-50-1, EINECS 200-334-9.

Synonyma/Definitionen

β-d-Fructofuranosyl-α-d-glucopyranosid, Rohrzucker, Rübenzucker, Saccharum, Saccharosum, Zucker. S. ist ein Disaccharid bestehend aus Fructose und Glucose, $C_{12}H_{22}O_{11}$, M_r 342,31.

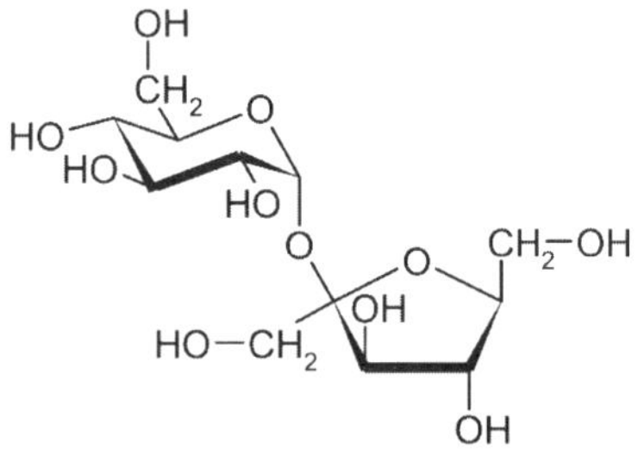

Eigenschaften

Weißes, kristallines, geruchloses Pulver oder trockene, farblose bis weiße, glänzende Kristalle (monokline Prismen) von süßem Geschmack. *Löslichkeit:* **ll:** Wasser (Angaben in g pro 1 g Wasser): 1,97 bei 20 °C, 2,59 bei 50 °C, 2,89 bei 60 °C, 3,25 bei 70 °C, 3,69 bei 80 °C, 4,20 bei 90 °C und 4,87 bei 100 °C; **sl:** Ethanol (1 g in 400 ml), Ethanol 95 % (1 in 170), i-Propanol (1 in 400); **ul:** Chloroform, Ether, Petrolether. Dichte 1,588 g/cm^3, Schütt- und

Stampfdichte sind produktabhängig. S. ist schwach hygroskopisch, nimmt ab 85 % rF Wasser auf und verflüssigt sich bei Feuchten ≥90 % rF, Lösungswärme: -16,1 J/g, pH-Wert der wässrigen Lösung (10%ig): 6,0-7,0, Isoosmotische Konzentration (% m/v): 9,25, Wassergehalt (% m/m): ≤1,0 (Ph Eur), Spezifische Drehung: +66,3 bis +67,0° (26 g/100 ml Wasser), Smp 160-186 °C unter Zersetzung, Brechungsindex: 1,34783 (wässrige Lösung 10 %, w/v, 25 °C). Zuckersirup nach DAB (64 Teile S. und 36 T. Wasser) hat eine Dichte von 1,302-1,326 g/cm^3, die Viskosität dieser Lösung beträgt 145-150 mPa·s (20 °C). Weitere Daten zu Lösungen von S. siehe Schiweck et al. 2007.

Stabilität

S. ist als Substanz und in wässriger Lösung stabil. Sterilisation durch Autoklavierung. Bei längerem Aufkochen von Lösungen findet teilweise Invertierung statt. Verdünnte Lösungen sind anfällig gegen mikrobiellen Befall.

Inkompatibilitäten

Spuren von Schwermetallen in S. können zu Unverträglichkeiten mit Wirkstoffen führen. In Gegenwart von Säuren findet eine teilweise Invertierung statt.

Anwendung

S. wird in kristalliner Form als Träger und Süßungsmittel für feste Darreichungsformen, insbesondere bei Lutsch- und Kautabletten eingesetzt. In Pulverform wird es als Trockenbindemittel verwendet (AK 2-20 %). Für die Direkttablettierung sind spezielle Zubereitungen im Handel (Bolhuis und Chowhan 1996). Bei der Gefriertrocknung von Proteinen wird S. als Träger zur Stabilisierung der Proteinstruktur eingesetzt (Tang und Pikal 2005; Townsend und DeLuca 1988). Zuckersirup ist der wichtigste Träger für perorale Lösungen und Suspensionen. In der Zuckerdragierung wird Zuckersirup als Bindemittel in Konzentrationen von 50-65 % verwendet.

Toxizität

S. ist ein Lebensmittel und somit nicht toxisch. Die Substanz wird im Darm in Glucose und Fructose gespalten, die dann resorbiert werden. Deshalb müssen Patienten mit Diabetes mellitus überwacht werden. S. ist stärker kariesfördernd als andere Kohlenhydrate. LD_{50} 14 g/kg (Maus, i. p.), LD_{50} 29,7 g/kg (Ratte, oral).

Literatur

Bolhuis GK und Chowhan ZK (1996): Materials for direct compression, in Alderborn G und Nyström C, Pharmaceutical powder compaction, Marcel Dekker Inc., New York, Basel und Hong Kong, S. 419-500. Schiweck H et al (2007): Sugar, in Ullmann's Encyclopedia of Industrial Chemistry, DOI: 10.1002-/14356007.a25_345.pub2, Wiley-VCH Verlag, Weinheim, Online-Publikation v. 15. Apr. 2007. Tang X und Pikal MJ (2005): Measurement of the kinetics of protein unfolding in viscous systems and implications for protein stability in freeze-drying, Pharm Res **22**(7), 1176-1185. Townsend MW und DeLuca PP (1988): Use of lyoprotectants in the freeze-drying of a model protein, ribonuclease A, J. Parent Sci Technol **42**(6), 190-199.

Handelspräparate

Produkt/ *Hersteller*	Eigenschaften	Anwendung
Saccharose/*MB Sugars & Pharmaceuticals*		
Sucrose	BP/USP/PhEur/JP	flüssige und feste Zubereitungen
Saccharose/*Merck Millipore*		
Saccharose Emprove Essential	PhEur/BP/JP/NF	Geschmackskorrigenz, Binde-und Füllmittel für feste Formen
Saccharose/*Südzucker*		
Kristall- und Puderzucker	verschiedene TG	flüssige und feste Zubereitungen
Saccharose/*Domino Specialties (ASR Group, ehemals Produkt von Tate&Lyle)*		
Dipac	Wassergeh. 0,25-0,75 %, TG auf Sieb 425 µm < 3 %, durch Sieb 75 µm < 8 %, enthält 2,25-3,75 % Maltodextrin als Bindemittel	Kautabletten, Direkttablettierung
Saccharose/*Tereos*		
Compressuc	verschiedene TG, sprühgetrocknete und granulierte S.	Pharma und Lebensmittel

Trehalose

Arzneibücher

PhEur: Trehalose-Dihydrat; USP/NF: Trehalose; JP/JPE: Trehalose Hydrate; INCI: Trehalose. CAS 99-20-7, EINECS 202-739-6 (wasserfrei), CAS 6138-23-4, EINECS 202-739-6

(Dihydrat). Im Handel ist hauptsächlich das Dihydrat.

Synonyma/Definitionen

D-(+)-Trehalose, D-Trehalose, Ergot sugar, Mycose, Natural trehalose, α-D-Glucopyranosyl-α-D-glucopyranoside, ein Disaccharid, aus 2 Mol Glucose, das z. B. in Pilzen und Hefen vorkommt. $C_{12}H_{22}O_{11}$, M_r 342.30 (wasserfrei), $C_{12}H_{22}O_{11} \cdot 2\ H_2O$, M_r 378.33 (Dihydrat).

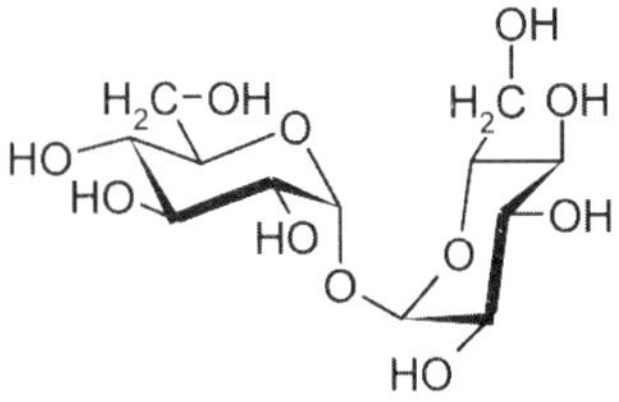

Eigenschaften

Dihydrat: weißes, körniges, geruchloses Pulver von süßlichem Geschmack (Süßungsgrad 0,45 bezogen auf Saccharose = 1); *Löslichkeit:* **l:** Wasser (50 mg/cm^3), heißes Ethanol, **ul:** Ether. Dichte 1,53 g/cm^3, Schütt- und Stampfdichte sind produktabhängig. T. nimmt bis 92 % rF kein Wasser auf, danach Verflüssigung. Schmelzwärme: 57,8 kJ/mol. Smp 97 °C (Dihydrat), Smp 214-216 °C (wasserfrei). Unterschiedliche Literaturangaben für beide Smp beruhen vermutlich auf Unterschieden in der Reinheit und/oder Polymorphie sowie amorphen Anteilen, Glasübergangstemperatur 120 °C (wasserfrei). Die Kristallstruktur der wasserfreien Form von T. wird von Nagase et al. (2008) beschrieben. T. erfährt beim Vermahlen eine Teilamorphisierung (Willart et al. 2008), pH-Wert der wässrigen Lösung (30 %ig): 4,5-6,5, isoosmotische Konzentration (% m/v): 11,6 (Dihydrat), Wassergehalt (% m/m): ≤9,5 (Dihydrat, PhEur), spezifische Drehung: 178,3° (7 g/100g Wasser/20 °C). Dynamische Viskosität 5,7 mPa·s (40%ige wässrige Lösung/20 °C). Polymorphie siehe unter Stabilität. Weitere Daten s. Richards et al. 2002.

Stabilität

T.-Dihydrat geht ab 66 °C in die wasserfreie Form über (Ballirano und Sadun 2009). Es entstehen zwei polymorphe Formen, amorphe Anteile und eine flüssigkristalline Phase (Dupray et al. 2009). Der Übergang in die wasserfreie Form ist teilchengrößenabhängig (Lynne und York 1998).

Inkompatibilitäten

T. ist mit starken Oxidationsmitteln unverträglich.

Anwendung

T. wird hauptsächlich als Kryoprotektor für parenterale Formulierungen von Proteinen und als Stabilisator bei Gefriertrocknungsprozessen, insbesondere bei Liposomen eingesetzt. In der Kosmetik wird T. als Feuchthaltemittel empfohlen. Die in-vitro-Verfügbarkeit von sprühgetrockneten Beclometason-Dipropionat/γ-Cyclodextrin-Komplexen als Pulverinhalate kann durch den Zusatz von T. zur Formulierung verbessert werden (Cabral-Marques und Almeida 2009). T. verbessert die Stabilität von mit Oligonucleotiden beladenen Gelatine-Nanopartikeln (Zillies et al. 2008). Bei der Gefriertrocknung von mit Ibuprofen beladenen Solid/Lipid-Nanopartikeln konnte der Zusatz von 15 % T. die Aggregation der Nanopartikel verhindern (Zhang et al. 2008). In der Direkttablettierung von Acetylsalicylsäure stabilisiert T. den Wirkstoff (Landin et al. 2005).

Toxizität

LD_{50} >5 g/kg (Hund, Ratte und Maus, oral). T. ist untoxisch und wird im Verdauungstrakt durch das Enzym Trehalase zu Glucose abgebaut. Kleine Mengen werden auch von den wenigen Personen, die ein Trehalase-Defizit haben, gut vertragen, größere Mengen können Verdauungsstörungen hervorrufen. Als nicht reduzierender Zucker ist T. nicht kariogen. T. ist seit 1995 in Japan als Lebensmittelzusatzstoff zugelassen und hat seit 2000 den GRAS-Status in USA (Richards et al. 2002). In der EU ist T. für kosmetische Produkte zugelassen.

Literatur

Ballirano P und Sadun C (2009): Thermal behavior of trehalose dihydrate (Th) and β-anhydrous trehalose (T.beta.) by in-situ laboratory parallel-beam X-ray powder diffraction, Struct Chem **20**(5), 815-823. Cabral-Marques H und Almeida R (2009): Optimisation of spray-drying process variables for dry powder inhalation (DPI) formulations of corticosteroid/cyclodextrin inclusion complexes, Eur J Pharm Biopharm **73**(1), 121-129. Dupray V et al (2009): Concomitant dehydration mechanisms in single crystals of α, α-trehalose, Carbohydr Res **344**(18), 2539-2546. Landin M et al (2005): A comparison of trehalose dihydrate and mannitol as stabilizing agents for dicalcium phosphate dihydrate based tablets, Drug Dev Ind Pharm

31(3), 249-256. Lynne ST und York P (1998): Characterization of the phase transition of trehalose dihydrate on heating and subsequent dehydration, J Pharm Sci **87**, 347-355. Nagase H et al (2008): Crystal structure of an anhydrous form of trehalose: Structure of water channels of trehalose polymorphism, J Phys Chem B **112**(30), 9105-9111. Richards AB et al (2002): Trehalose: a review of properties, history of use and human tolerance, and results of multiple safety studies, Food Chem Toxicol **40**(7), 871-898. Willart JF et al (2008): Direct crystal to glass transformations of trehalose induced by milling, dehydration and annealing, AIP Confer Proc **982**(Complex Systems), 108-113. Zhang L et al (2008): The effects of cryoprotectants on the freeze-drying of ibuprofen-loaded solid lipid microparticles (SLM), Eur J Pharm Biopharm **69**(2), 750-759. Zillies, JC et al (2008): Formulation development of freeze-dried oligonucleotide-loaded gelatin nanoparticles, Eur J Pharm Biopharm **70**(2), 514-521.

Handelspräparate

Produkt/ *Hersteller*	**Eigenschaften**	**Anwendung**
Trehalose/*Hayashibari*		
Treha 100PH		Hauptanwendung als Kryoprotektivum für Proteine
Trehalose SG	endotoxinfrei	als Kryoprotektivum für Proteine
Trehalose/*Spectrum Chemicals*		
Trehalose Dihydrate	cGMP Qualität, pH (10 %ige, wässrige Lösung) 4,5	

18.2. Zuckeraustauschstoffe

Erythritol

Arzneibücher

PhEur: Erythritol; USP/NF: Erythritol; JP/JPE: Erythritol; INCI: Erythritol. CAS 149-32-6, EINECS 205-737-3, E 968.

Synonyma/Definitionen

Butan-1,2,3,4-tetrol, 1,2,3,4-Butantetrol, Erythrit, Erythritolum, (2R, 3S,)-Butan-1,2,3,4-tetrol (*meso*-Erythritol). M_r 122,12.

H_2C-OH
HC—OH
HC—OH
H_2C-OH

Eigenschaften

Weißes, kristallines, geruchloses Pulver, Kristalle oder Körner von angenehm süßem, kühlendem Geschmack (Süßungsgrad 0,6-0,7 bezogen auf Saccharose = 1). *Löslichkeit*: **ll:** Wasser (37 g in 100 g bei 25 °C, 50 g in 100 g bei 40 °C); **sl:** Ethanol; **ul:** Ether, lipophile organische Lösungsmittel, Öle und Fette. Dichte 1,45 g/cm³. E. ist nicht hygroskopisch und absorbiert bei 95 % rF nur 1 % Wasser, pH-Wert der wässrigen Lösung 5-7 (5 %ig bei 25 °C), Leitfähigkeit ≤20 µS/cm (20%ige Lösung in kohlendioxidfreiem Wasser), Viskosität 3 mPa·s (30%ige wässrige Lösung bei 60 °C). Lösungswärme -184 kJ/kg, Smp 122 °C, Glasübergangstemperatur -42 °C, Polymorphie bisher nicht nachgewiesen (Lawson 2007).

Stabilität

Substanz und in Lösung stabil bei pH 2-10.

Inkompatibilitäten

Unverträglich mit starken Basen und Säuren.

Anwendung

Füllmittel für Tabletten und Tablettenüberzüge, Träger für Pulverinhalate, Kaugummi und zuckerfreie Lutschtabletten, Süßungsmittel für zuckerfreie Sirupe.

Toxizität

Untoxisch, nicht allergen, nicht reizend, nicht kariogen. T. wird unverändert im Urin ausgeschieden. E. ist nicht carcinogen, gen- oder reproduktionstoxisch. Die Einnahme größerer Mengen kann leichte Diarrhoe verursachen (Eastwood JA 2000). LD_{50} 8-9 g/kg (Maus, i. p.), LD_{50} 6,6 g/kg (Ratte, i. v.), LD_{50} >13 g/kg (Ratte, oral).

Literatur

Eastwood JA (2000): Erythtritol, WHO Food Additive Series **44**, 15-70. Lawson P, Erythritol, in Wilson R (ed) (2007): Sweeteners, Blackwell publishing, Oxford, 153-166.

Handelsprodukte

Produkt/ *Hersteller*	**Eigenschaften**	**Anwendung**
Erythritol/*Cargill*		
Zerose		Lutschtabletten, Kaugummi, Füllstoff in Tabletten und Kapseln
Erythritol/*Jungbunzlauer*		
ERYLITE		s. Zerose, Süßungsmittel in der klinischen Ernährung

Isomalt

Arzneibücher

PhEur: Isomalt (wasserfrei und Monohydrat); USP/NF: Isomalt (wasserfrei und Monohydrat); JP/JPE: Isomalt Hydrate; INCI: Isomalt. CAS 64519-82-0, E 593.

Synonyma/Definitionen

Hydrierte Isomaltulose, Hydrierte Palatinose, Isomaltum, eine Mischung aus hydrierten Mono- und Disacchariden mit den diastereomeren Hauptkomponenten 6-O-α-D-Glucopyranosyl-D-sorbitol (1,6-GPS, CAS 534-73-6, $C_{12}H_{24}O_{11}$) und 1-O-α-D-Glucopyranosyl-D-mannitol (1,1-GPM, CAS 20942-99-8, $C_{12}H_{24}O_{11}$). M_r 344,3 (wasserfrei), M_r 362,3 (Monohydrat).

α-Glucopyranosido-1,6-mannitol

α-Glucopyranosido-1,6-sorbitol

Eigenschaften

Weißes oder fast weißes, kristallines, nicht hygroskopisches Pulver, Granulat oder kristalline Substanz mit geringem, charakteristischem Geruch und süßem Geschmack (Süßungsgrad 0,5 bis 0,6 bezogen auf Saccharose = 1). *Löslichkeit:* **ll:** Wasser (20 g in 100 g bei 20 °C, 50 in 100 bei 50 °C, 80 in 100 bei 100 °C); **ul:** Ethanol. Dichte 1,52 g/cm^3 (1,6-GPS), 1,47 g/cm^3 (1,1-GPM), Schütt- und Stampfdichte sind produktabhängig. I. ist nicht hygroskopisch, bei 90 % rF nimmt die Substanz nur 6-10 % Wasser auf. Lösungswärme: +14,6 kJ/mol, Wassergehalt (Ph Eur): ≤7,0 (% m/m), davon bis zu 5 % gebunden als Kristallwasser. Spezifische Drehung: +89,8-92,2°, 91,2° für reines 1,1-GPM und 92,4° für reines 1,6-GPS. Porosität: ca. 85 %, mittlerer Porendurchmesser des kristallinen I. ca. 6,9 µm (Zielasko 1997). Smp (in Klammern die zugehörigen Glasübergangstemperaturen): 145-150 °C (63 °C) für eine äquimolare Mischung aus 1,1-GPM und 1,6-GPS, 166-168 °C (59 °C) für reines 1,6-GPS und 168-171 °C (68 °C) für reines 1,1-GPM.

Stabilität

I. ist thermisch und chemisch stabil und zeigt keine Bräunungsreaktionen.

Inkompatibilitäten

Bisher sind keine Inkompatibilitäten bekannt.

Anwendung

I. wird in Tabletten (Direktverpressung und Granulation), Kapseln, Tablettenüberzügen, Granulaten, Suspensionen und Brausetabletten sowie in der Extrusion eingesetzt (Ndindayino et al. 1999, 2002a und 2002b). In Lutsch- und Kautabletten, Kaugummis und Bonbons wird es wegen fehlender Kariesaktivität verwendet.

Toxizität

I. gilt als nicht toxisch, nicht allergen und nicht reizend. Eine Zusammenfassung der toxikologischen Studien findet sich im FAO/WHO-Report (FAO/WHO 1987).

Literatur

FAO/WHO expert committee on food additives (1987): Toxicological evaluation of certain food additives and contaminants. WHO Tech Rep Ser No **20**. Ndindayino F et al (1999): Characterization and evaluation of isomalt performance in direct compression, Int J Pharm **189**, 113-124. Ndindayino F et al (2002a): Direct compression and moulding properties of co-extruded isomalt/drug mixtures, Int J Pharm **235**, 195-168. Ndindayino F et al (2002b): Direct compression properties of melt-extruded isomalt, Int J Pharm **235**, 149-157. Zielasko B (1997): Ermittlung physikalisch-chemischer Daten von Isomalt und seinen Komponenten, Dissertation, Technische Universität Carolo-Wilhelmina, Braunschweig, 1-131.

Handelsprodukte

Produkt/ *Hersteller*	Eigenschaften	Anwendung
Isomalt/*BENEO*		
galenIQ 720	GPS/GPM 1:1, agglomeriert SD: 0,410 g/cm^3, TG: 5 µm ≤ 10 %, 220 µm ≤ 50 %, 360 µm ≤ 90 %	Direktverspressung, Pulvermischungen

Produkt/ *Hersteller*	Eigenschaften	Anwendung
Isomalt/*BENEO*		
galenIQ 721	GPS/GPM 3 : 1, agglomeriert SD: 0,400 g/cm^3, TG: 90 µm ≤ 10 %, 210 µm ≤ 50 %, 360 µm ≤ 90 %	
galenIQ 800	GPS/GPM 1 : 1, gemahlen SD: 0,500 g/cm^3, TG: 5 µm ≤ 10 %, 15 µm ≤ 50 %, 45 µm ≤ 90 %	Feucht-granulierung, Agglomeration
galenIQ 801	GPS/GPM 3 : 1 gemahlen SD: 0,500 g/cm^3, TG: 5 µm ≤ 10 %, 15 µm ≤ 50 %, 45 µm ≤ 90 %	High-shear Granulierung, Wirbekschich-tagglomeration
galenIQ 900	GPS/GPM 1 : 1 gesiebt SD: 0,850 g/cm^3, TG: 660 µm ≤ 10 %, 1510 µm ≤ 50 %, 2560 µm ≤ 90 %	heißgekochte Lutschtabletten
galenIQ 960	SD 0,820 g/cm^3, TG: < 270 µm ≤ 10 %, < 400 µm ≤ 50 %, < 530 µm ≤ 90 %	Tabletten, Kapseln, Granulate, Schmelz-extrusion
galenIQ 981	SD 0,780 g/cm^3, TG: < 260 µm ≤ 10 %, < 520 µm ≤ 50 %, < 800 µm ≤ 90 %	Zuckerdragierung im Dragierkessel
Isomalt/*Cargill Excipients*		
C*Pharm IsoMaltidex		Tabletten, Kapseln, Füllmittel, med. Kaugummi

Lactitol-Monohydrat

Arzneibücher

PhEur: Lactitol-Monohydrat; USP/NF: Lactitol; INCI: Lactitol. CAS 81025-04-9 (L.-Monohydrat), CAS 585-86-4 (L. wasserfrei), EINECS 209-566-5, E 966.

Synonyma/Definitionen

Lactil, Lactitolum monohydricum, Lactobiosit, Lactosit, 4-O-(β-d-Galactopyranosyl)-d-glucitol monohydrat, ein Disaccharid-Polyol, das durch kontrollierte Hydrierung von Lactose hergestellt wird. $C_{12}H_{24}O_{11} \cdot H_2O$, M_r 344,3 (wasserfrei), M_r 362,3 (Monohydrat).

HO, CH_2OH, O, HO, HO, O, H_2O, H_2C-OH, $HC-OH$, CH, $HC-OH$, $HC-OH$, H_2C-OH

Eigenschaften

Weißes oder fast weißes, kristallines, nicht hygroskopisches Pulver, Granulat oder kristalline, geruchlose Substanz mit süßem Geschmack (Süßungsgrad 0,4 bis 0,5 bezogen auf Saccharose = 1). *Löslichkeit:* **ll:** Wasser (150 g in 100 ml bei 25 °C); **sl:** Ethanol; **ul:** Methylenchlorid. Dichte 1,54 g/cm^3, Schütt- und Stampfdichte sind produktabhängig. Lösungswärme: -54 J/g, Wassergehalt (% m/m): 4,5-5,5 (PhEur, Monohydrat), ≤0,5 % (wasserfrei). Eine 7%ige Lösung ist isoosmotisch. Spezifische Drehung: +13.5 bis +15.5 (wasserfreie Substanz). Brechungsindex 1,3485 (10%ige wässrige Lösung). Smp: 121-123 °C (Monohydrat), 144-146 °C (wasserfrei). L. zeigt Polymorphie (Yajima et al. 1997). Neben zwei wasserfreien Formen A (Smp 124,1 °C) und B (Smp 151,5 °C) wurden das Monohydrat, ein Dihydrat (Smp. 78,3 °C), sowie eine amorphe Form nachgewiesen. Bei Raumtemperatur und rF ≤80 % ist das Monohydrat die stabilste Form von L. Beim Vermahlen wird das Monohydrat teilweise in die wasserfreie Form A überführt, die während der Lagerung unter Feuchtigkeitsaufnahme erneut in das Monohydrat umgewandelt wird.

Stabilität

L.-Monohydrat ist thermisch und chemisch stabil und zeigt keine Bräunungsreaktionen. In sauren Lösungen wird L. langsam in Sorbitol und Galactose gespalten.

Inkompatibilitäten

Bisher sind keine Inkompatibilitäten bekannt.

Anwendung

Träger für zuckerfreie Zubereitungen und Substitut für Saccharose in pharmazeutischen Formulierungen. Als Träger für Kapseln und Tabletten, in der Gefriertrocknung und für Pulverinhalate geeignet. Feuchthaltemittel in Dermatika. Ein zur Direkttablettierung geeignetes Produkt (Finlac DC) beschreiben Bolhuis et al. 2009.

Toxizität

L. ist ein nicht toxisches und nicht kariogenes Süßungsmittel, das in vielen pharmazeutischen Formulierungen eingesetzt wird. Die Einnahme größerer Mengen hat einen laxativen Effekt. Zu Einzelheiten der toxikologischen Bewertung siehe Mesters et al. 2001 und Szilagyi 2010.

Literatur

Bolhuis GK et al (2009): Polyols as filler-binders for disintegrating tablets prepared by direct compaction, Drug Dev Ind Pharm **35** (6), 671-677. Mesters PHJ et al (2001): Lactitol: a new reduced-calorie sweetener, Food Sci Technol (New York), **112**(Alternative Sweeteners), 297-315. Szilagyi A (2010): Functional disaccharides: lactulose, lactitol, and lactose, in Cho S et al. (eds), Handbook of Prebiotics and Probiotics Ingredients, 95-122, Publisher: CRC Press, Boca Raton, Fla. Yajima K et al. (1997): Transformation of lactitol crystals and dehydration with grinding, Chem Pharm Bull **45**(10), 1677-1682.

Handelsprodukte

Produkt/ *Hersteller*	**Eigenschaften**	**Anwendung**
Lactitol/*DuPont Nutrition & Biosciences*		
Crystalline Lactitol MC Lactitol AC	MC Monohydrate, AC anhydrous	Tabletten

Maltitol

Arzneibücher

PhEur: Maltitol; USP/NF: Maltitol; INCI: Maltitol. CAS 585-88-6, EINECS 209-567-0, E 965.

Synonyma/Definitionen

4-O-α-D-Glucopyranosyl-D-glucitol und 4-O-α-D-Glucopyranosyl-D-sorbitol, Glucosyl-α(1-4)-D-glucitol, d-Maltitol, Maltit. M. ist ein Disaccharid-Polyol, bestehend aus 1 Mol Glucose und 1 Mol Sorbitol, verknüpft über eine α-1,4-Bindung, das durch Hydrierung von Maltose erhalten wird, $C_{12}H_{24}O_{11}$, M_r 344,32.

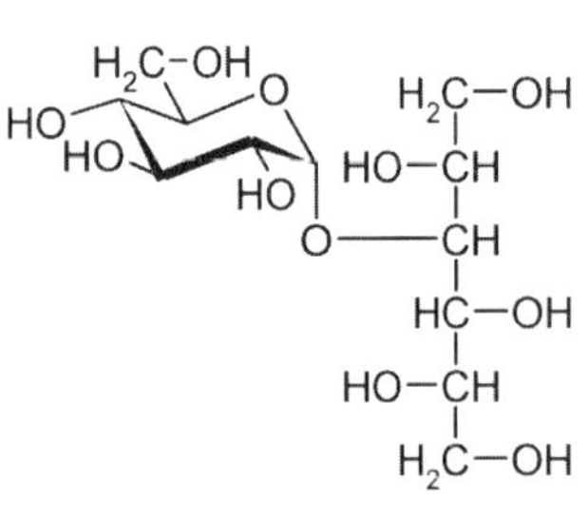

Eigenschaften

Weißes oder fast weißes, geruchloses, schwach hygroskopisches Pulver oder orthorhombische Kristalle (Ohno et al. 1982) von süßem, kühlendem Geschmack (Süßungsgrad 0,7 bis 0,9 bezogen auf Saccharose = 1). *Löslichkeit:* **ll:** Wasser (1 g in 0,67 ml bei 20 °C, 1 in 0,33 bei 60 °C, 1 in 0,18 bei 90 °C); **ul:** wasserfreies Ethanol. Dichte 1,6238 g/cm^3, Schüttdichte ca. 0.79 g/cm^3, Stampfdichte ca. 0,95 g/cm^3, beide Werte produktabhängig. M. nimmt ab ca. 80 % rF Wasser auf. Lösungswärme: -70 J/g, pH-Wert der wässrigen Lösung (10 %ig): ca. 5,0-7,0, isoosmotische Konzentration (% m/m): 10,3, Wassergehalt (Ph Eur): ≤1,0 (% m/m). Leitfähigkeit: ≤20 µS·cm^{-1} (20%ige Lösung in kohlendioxidfreiem Wasser/Ph Eur). Smp 148-151 °C, Glas Übergangstemperatur 48-50 °C, Zersetzung ab 200 °C.

Stabilität

M. ist als Substanz und in wässriger Lösung stabil. M. stabilisiert wässrige Lösungen der Wirkstoffe Entecavir, Lobucavir und Aciclovir, in Gegenwart von Saccharose erfolgt dagegen Zersetzung (Desai et al. 2007).

Inkompatibilitäten

Aufgrund der fehlenden Aldehydgruppe zeigt M. keine Maillard-Reaktion.

Anwendung

M. wird als nicht kariogener Zuckeraustauschstoff in Tabletten, vornehmlich Lutsch- und Kautabletten, sowie zur Granulation verwendet. Weichmacher in Gelatinekapseln sowie Sirupgrundlage in peroralen flüssigen Zubereitungen, Feuchthaltemittel in dermalen Formulierungen (Lawson 2007, Kato et al. 2001, Eberhardt 2001).

Toxizität

M. ist nicht toxisch, nicht allergen, nicht hautreizend und nicht kariogen. Ein laxativer Effekt wird nach peroraler Einnahme ab Einzeldosen von 25 g und Tagesdosen von 70 g beobachtet. Die WHO stuft M. als nicht toxisch ein (FAO/WHO 1997).

Literatur

Desai D et al (2007): Stability of low concentrations of guanine-based antivirals in sucrose or maltitol solutions, Int J Pharm **342**(1-2), 87-94. Eberhardt L (2001): Hydrogenated starch hydrolysates and maltitol syrups, Food Sci Technol **112**, 255-256. FAO/WHO (1997): Evaluation of certain food additives and contaminants . Forty-sixth report of the Joint FAO/WHO Expert Committee on Food Additives, World Health Organ Tech Rep Ser 1997, No **868**. Kato K et al (2001): Maltitol, a review, Food Sci Technol **112**, 283-295. Lawson P, in Wilson R (ed) (2007): Maltitol and maltitol syrup, Sweeteners (**3rd ed**), 199-217, Blackwell Publishing Ltd, Oxford UK. Ohno S et al (1982): X-ray crystal structure of maltitol (4-O-α-D-Glucopyranosyl-D-glucitol), Carbohydr. Res. **108**, 163-171.

Handelsprodukte

Produkt/ *Hersteller*	**Eigenschaften**	**Anwendung**
Maltitol/*Cargill*		
C*Pharm Maltidex CH	Pulver	Coating, Füllstoff in Tabletten, med. Kaugummi
SweetPearl Maltitol/*Roquette*		
SweetPearl Maltitol 90/200	mittl. TG 90/200 µm	Füllstoff in Tabletten, Sachets, Coating, med. Kaugummi
SweetPearl Maltitol P 300 DC	mittl. TG: 300 µm	Direkttablettierung von Brause- und Kautabletten
Maltilite P/*Tereos*		
M. P 200	mittl. TG ca. 100 µm SD 0,55-0,60 g/cm^3	Direkttablettierung und Granulation
M. P 300	TG ca. 300 µm	
M. P 700	TG ca. 700 µm	

Maltitol-Lösung

Arzneibücher

PhEur: Maltitol-Lösung; USP/NF: Maltitol Solution; INCI: Maltitol. CAS 585-88-6, EINECS 209-567-0; E 965.

Synonyma/Definitionen

Hydrierter Glucose-Sirup, Maltitol solution, Maltitol liquidum, Maltitol-Sirup. Wässrige Lösung von hydrierter, partiell hydrolysierter Stärke, hauptsächlich bestehend aus 4-O-α-d-Glucopyranosyl-d-glucitol (d-Maltitol) und d-Glucitol (d-Sorbitol) sowie hydrierten Oligo- und Polysacchariden (PhEur).

Eigenschaften

Klare, farb- und geruchlose, sirupartige Flüssigkeit von süßlichem Geschmack. Löslichkeit: **mischbar** mit Wasser, Ethanol <55 %, Glycerol, Propylenglykol; **ul** in organischen LM, Mineralöl, Pflanzenölen. Dichte 1,36 g/cm^3, Viskosität: 2000 (mPa·s/20 °C, für eine M.-Lösung mit 75 % Trockensubstanz [Lycasin 80/55/Roquette]). Wassergehalt 15-32 % (PhEur).

Stabilität

M. ist stabil im pH-Bereich 3-9. Unter Stressbedingungen (3 Monate Lagerung bei 50 °C) erfolgt Gelbfärbung bei pH 2, keine Verfärbung ab pH 3, leichte Gelbfärbung unter alkalischen Bedingungen, jedoch keine Hydrolyse im pH-Bereich 4-9.

Inkompatibilitäten

Bisher sind keine Inkompatibilitäten bekannt.

Anwendung

M. wird als Basis für Sirupe, perorale Suspensionen und Emulsionen eingesetzt, wobei es auch als Aromaverstärker wirkt. In dermalen Zubereitungen dient es als Feuchthaltemittel (AK 3-15 %), in Kapselpräparaten und Filmtabletten als Weichmacher (AK 5-20 %).

Toxizität

Siehe Maltitol.

Literatur

Siehe Maltitol.

Handelsprodukte

Produkt/ *Hersteller*	**Eigenschaften**	**Anwendung**
Maltitol-Lösung/*Cargill*		
C*Pharm, Maltidex L	Lösung	zuckerfreie Lösungen und Sirupe, Weichmacher in Weichgelatinekapseln, Feuchthaltemittel in Cremes und Emulsionen
C*Pharm, Maltidex M	Lösung, höherer Maltitol Gehalt	
Maltitol-Lösung/*Ecogreen*		
Maltitol 55/75	≥ 50 % TS, höhere Viskosität	für Lebensmittelzwecke
Maltitol 75/75	≥ 50 % TS, niedrigere Viskosität	
Maltitol 72/75	≥ 75 % TS, niedrigere Viskosität	
Maltitol-Lösung/*Roquette*		
Lycasin 75/75	TS 75 %, Gehalt Maltitol (ber. auf TS) 72-76 %, mittl. Viskosität 2400 mPa · s (20 °C)	Lutschtabletten, Pastillen
Lycasin 80/55	TS 75 %, Gehalt Maltitol (ber. auf TS) 50-55 %, mittl. Viskosität 3000 mPa · s	med. Kaugummi, Sirupe

Produkt/ *Hersteller*	Eigenschaften	Anwendung
Maltitol-Lösung/*Roquette*		
Lycasin 85/55	TS 85 %, Gehalt Maltitol (ber. auf TS) 50-55 %, mittl. Viskosität > 1 Mio mPa · s (20 °C)	med. Kaugummi
Lycasin HBC	TS 75 %, Gehalt Maltitol (ber. auf TS) 53-55%, mittl. Viskosität, 13000 mPa · s (20 °C)	Lutschtabletten, Pastillen
Maltitol-Lösung/*Tereos*		
Maltilite 5575 Pharma	TS 74-76 %, Viskosität 500 mPas (40°C)	Füllstoff, Weichmacher, Süßungsmittel, zur Geschmacks-maskierung
Maltilite 7575	TS 74-76%, Viskosität 400 mPas (40°C)	

Mannitol

Arzneibücher

PhEur: Mannitol; USP/NF: Mannitol; JP/JPE: D-Mannitol; INCI: Mannitol. CAS 69-65-8, EINECS 200-711-81, E 421.

Synonyma/Definitionen

Manna, Manna Sugar, Mannite, D-Mannitol, 1,2,3,4,5,6-Hexanehexol. M. ist ein 6-wertiger Zuckeralkohol, isomer mit Sorbitol, $C_6H_{14}O_6$ (M_r 182,17).

H_2C-OH
HO−CH
HO−CH
HC−OH
HC−OH
H_2C-OH

Eigenschaften

Weißes, kristallines, geruchloses, nicht hygroskopisches Pulver oder Granulat von süßem, kühlendem Geschmack (Süßungsgrad 0,6-0,7 bezogen auf Saccharose = 1). *Löslichkeit:* **ll:** Wasser (1 g in 5,5 ml); **l:** Glycerol (1 in 18); **wl:** Ethanol (1 in 83), i-Propanol (1 in 100); **ul:** Chloroform, Ether, Petrolether. Dichte 1,514 g/cm^3, Schütt- und Stampfdichte sind produktabhängig. Lösungswärme: -120,9 J/g, pH-Wert der wässrigen Lösung (10%ig): 4,5-7,0, isoosmotische Konzentration (% m/m): 5,48; Wassergehalt (Ph Eur): ≤0,5 (% m/m), spezifische Drehung: -0,4° (10 g/100g Wasser/20 °C), Brechungsindex 1,333 (20 °C), Leitfähigkeit: ≤20 µS·cm^{-1} (20%ige Lösung in kohlendioxidfreiem Wasser). M. zeigt ausgeprägte Polymorphie. Es existieren drei kristalline Formen: α, β und δ, ein Hemihydrat und eine amorphe Form (Liao et al. 2007). Die Smp der drei polymorphen Formen liegen mit 165-168 °C nahe beieinander, so dass zur Unterscheidung andere Verfahren (z. B. die Röntgenbeugung) angewendet werden müssen (Bauer et al 2000).

Stabilität

M. ist als Substanz und in wässriger Lösung stabil, bei Raumtemperatur auch gegen verdünnte Säuren, Basen und Sauerstoff; in Lösung autoklavierbar.

Inkompatibilitäten:

M. bildet Komplexe mit Fe-, Cu-, Al-, Mo-, Co-, Ni-, Pb-, Bi- und anderen Metallionen, insbesondere in alkalischer Lösung. In Konzentrationen >20 % kann es durch KCl oder NaCl ausgesalzen werden.

Anwendung

M. wird als Füll- und Bindemittel sowohl in der Granulation als auch in der Direkttablettierung, insbesondere für Lutsch- und Kautabletten, sowie für in der Mundhöhle zerfallende Tabletten eingesetzt (Bolhuis und Chowhan 1996; Chaudhary et al. 2010). Wegen seiner hohen Wasserlöslichkeit und guten Stabilität wird M. zur Herstellung von oralen therapeutischen Systemen (OROS) verwendet (Shivanand und Devmurari 2010). Weitere Einsatzgebiete: Träger in der Gefriertrocknung (Dixon et al 2009), parenterale Ernährung, Weichmacher in Weichgelatinekapseln und Träger für Pulverinhalate (Littringer et al. 2012).

Toxizität

M. ist ein in der Natur vorkommender Zuckeralkohol, der als Lebensmittel eingestuft wird. Einzeldosierungen von mehr als 10-20 g bzw. eine Tagesdosis von 30-50 g haben einen laxativen Effekt. M. wird, wie anderen Polyolen auch, ein positiver Effekt in der Kariesprophylaxe zugeschrieben (van Loveren 2004).

Literatur

Bauer H et al. (2000): Investigations on polymorphism of mannitol/sorbitol mixtures after spray-drying using differential scanning calorimetry, X-ray diffraction and near-infrared spectroscopy, Pharm Ind **62**(3), 231-235. Bolhuis GK und Chowhan ZK (1996): Materials for direct compression, in Alderborn G und Nyström C, Pharmaceutical powder compaction, Marcel Dekker Inc., New York, Basel und Hong Kong, 419-500. Chaudhary SA et al (2010): Excipients updates for orally disintegrating dosage forms, Int J Res Pharm Sci **1**(2), 103-107. Dixon D et al (2009): The impact of protein concentration on mannitol and sodium chloride crystallinity and polymorphism upon lyophilization, J Pharm Sci **98**(9), 3419-3429. Liao X et al (2007): Influence of processing conditions on the physical state of mannitol - implications in freeze drying, Pharm Res **24**, 370-376. Littringer EM et al (2012): Spray drying of mannitol as a drug carrier: The impact of process parameters on product properties, Drying Technol **30**(1), 114-124. Shivanand P und Devmurari V (2010): Formulation and evaluation of osmotic pumps: an overview, Pharm Lettre **2**(1), 189-195. Van Loveren C (2004): Sugar alcohols: what is the evidence for caries-preventive and caries-therapeutic effects? Caries Res **38**(3), 286-293.

Handelsprodukte

Produkt/ *Hersteller*	**Eigenschaften**	**Anwendung**
Mannitol/*Cargill*		
C*Pharm Mannidex		Füllstoff für Tabletten, Kapseln, Pulver, med. Kaugummi, Lyophilisate
C*Mannidex		med. Kaugummi, harte Bonbons
Mannitol/*Merck Millipore*		
Parteck M 100/200	SD 0,420 g/cm^3, TG 100 /200 µm	Direkttablettierung
Parteck Delta M	SD 0,400 0,500 g/cm^3	Feuchtgranulierung
Mannitol/*Roquette*		
Pearlitol C	3 Typen mit mittlerer TG: C160 (160 µm), C50 (50 µm), C25(25 µm)	Füllstoff für Tabletten und Kapseln, Träger für Gefriertrocknung, med. Kaugummi
Pearlitol 300/400/500 DC	mittl. TG 250 µm, 360 µm, 520µm mit hohen Dichten	Füllstoff für Direkttablettierung von Kau- und Brausetabletten, Füllstoff für Kapseln und Pulver
Pearlitol Flash	mittl. TG 200µm, Kombination von Mannitol und Stärke	Hilfsstoff für Direkttablettierung von Tabletten, die im Mund zerfallen
Pearlitol PF	pyrogenfrei	Injektionslösungen
Pearlitol 100SD/200SD	mittl. TG 100 µm/180 µm	Füllstoffe für die Direkttablettierung
Pearlitol SW-F 200	weizenfreies Produkt	
Mannitol/*SPI Pharma*		
Mannogem Pulver	TG 30-150 µm	Feuchtgranulierung, Suspensionen
Mannogem Granulat	TG 270-1190 µm	Direkttablettierung und Sachet-Pulver
Mannogem 2080	TG 300-590 µm	Direkttablettierung
Mannogem EZ Spray Dried	TG 75-150 µm	Direkttablettierung und Verreibungen
Mannogem XL	sprühgetrocknetes Produkt, Bindemittel für hohe Tablettenhärt mit schnellen Zerfall	Direkttabettierung
Mannitol/*Shijiazhuang Huaxu Pharmaceutical*		
Mannitol	verschiedene Produkte verfügbar: sprühgetrocknet, granuliert, DC Mannitol	Füllstoff für Tabletten, Hilfsstoff für Parenteralia

Sorbitol

Arzneibücher

PhEur: Sorbitol; USP/NF: Sorbitol; JP/JPE: D-Sorbitol; INCI: Sorbitol. CAS 50-70-4, EINECS 200-061-5, E 420.

Synonyma/Definitionen

D-Glucit, D-Glucitol, L-Gulit, L-Gulitol, D-Sorbit, D-Sorbol, Sorbit, Sorbitolum, 1,2,3,4,5,6-Hexanhexol. S. ist ein 6-wertiger Zuckeralkohol, isomer mit Mannitol, $C_6H_{14}O_6$, M_r 182,17.

H_2C-OH
$HC-OH$
$HO-CH$
$HC-OH$
$HC-OH$
H_2C-OH

Eigenschaften

Weißes, kristallines, geruchloses, hygroskopisches Pulver oder Granulat von süßem, kühlendem Geschmack (Süßungsgrad 0,5 bis 0,6 bezogen auf Saccharose = 1). *Löslichkeit:* **ll:** Wasser (265 g in 100 ml bei 25 °C); **l:** Verd. Essigsäure, Ethanol 95 %: (1 g in 25 ml), 62 %: (1 in 2,1), 41 %: (1 in 1,4) und 11 %: (1 in 1,14) (alle bei 25 °C), Glycerol, Methanol; **wl:** Butanol, Cyclohexanol, Isopropanol, Phenol; **ul:**

Aceton, Chloroform, Ether, Petrolether. Dichte 1,507 g/cm^3, Schütt- und Stampfdichte sind produktabhängig. S. ist hygroskopisch und verflüssigt sich bei Feuchten ≥70 % rF, Lösungswärme: -110,9 J/g, pH-Wert der wässrigen Lösung (10%ig): 4,5-7,0, isoosmotische Konzentration (% m/m): 5,48, Wassergehalt (% m/m): ≤1,5 (PhEur), Spezifische Drehung: -1,53 bis -2,0° (10 g/100 g Wasser/20 °C/589 nm), Komplexbildner wie Borax und Ammoniummolybdat erhöhen die spez. Drehung, Leitfähigkeit: ≤20 µS·cm^{-1} (20 %ige Lösung in kohlendioxidfreiem Wasser) (Schiweck et al. 2000). S. zeigt Polymorphie (Quincenet et al. 1988). Es existieren drei kristalline Formen: α (Smp 88 °C), β (Smp 94 °C) und γ (Smp 99 °C) sowie zwei teilamorphe, erstarrte Schmelzen (Smp 47 °C und 67 °C). Für wasserfreies S. werden Smp bis 110 °C angegeben.

Stabilität

S. ist als Substanz und in wässriger Lösung stabil gegen verdünnte Säuren, Basen und Sauerstoff, autoklavierbar bei pH 5,5, in 0,9 %iger NaCl-Lösung und in 1,5 %iger Na_2HPO_4-Lösung (pH 4,8). Bei Sterilisation bei pH 3 wird 2,5-Anhydrosorbitol gebildet (Toth et al. 1971).

Inkompatibilitäten

S. bildet Komplexe mit Fe-, Cu-, Al-, Mo- und Co-Ionen, insbesondere in stark saurer oder stark alkalischer Lösung. Mit Macrogol werden wachsartige Komplexe mit Smp 35-40 °C gebildet. S. katalysiert die Zersetzung von Penicillin in Lösung.

Anwendung

Kristallines S. wird hauptsächlich in der Direkttablettierung, zur Granulation und seltener als Bestandteil von Infusionen und Injektionen eingesetzt. Daneben kann es an Stelle von Sorbitol-Lösung (s. Sorbitol-Lösung) als Basis für Sirupe und Lutschtabletten, als Weichmacher für Kapseln, Feuchthaltemittel für Dermatika, als Süssungsmittel und in der Kosmetik und Lebensmittelindustrie (Le und Muldering 2001) eingesetzt werden. Füll- und Bindemittel in der Direkttablettierung in Konzentrationen von 25 bis 90 %. Sprühgetrocknete/instantisierte Produkte ergeben härtere Tabletten als aus der Schmelze kristallisierte S.-Produkte (Schmidt 1983, Schmidt und Vortisch 1987). Die Kristallstruktur des S. beeinflusst die Tablettenfestigkeit (DuRoss 1984). S. ist wie Isomalt und Mannitol gut direkt zu Tabletten verpressbar (Bolhuis et al. 2009). S. bildet stabile interaktive Mischungen mit den Vitaminen B_1, B_2, B_6 und anderen mikronisierten Arzneistoffen, die durch Luftstrahlsiebung nicht mehr abgetrennt werden können (Schmidt und Benke 1984). Antibiotika haften besser auf sprühgetrocknetem als auf kristallinem S. (Nikolakakis et al. 2002). Als 40 %ige Infusionslösung zur Hirndrucksenkung, gelegentlich als Hilfsstoff für kleinvolumige Parenteralia.

Toxizität

LD_{50} 23–25 g/kg (Ratte, oral), LD_{50} 17,8 g/kg (Maus, oral). S. ist nicht carcinogen, mutagen oder reproduktionstoxisch. Laxativer Effekt bei Einnahme von 10-20 g/Dosis und 60-80 g/Tag. S. ist zugelassen als Lebensmittelzusatzstoff.

Literatur

Bolhuis GK et al (2009): Polyols as filler-binders for disintegrating tablets prepared by direct compaction, Drug Dev Ind Pharm **35**(6), 671-677. DuRoss, JW (1984): Modification of the crystalline structure of sorbitol and its effects on tableting characteristics, Pharm Technol **8**(9), 42-53. Le AS und Mulderrig KB (2001): Sorbitol and mannitol, Food Sci Technol **112**, 317-334. Nikolakakis I et al (2002): Solid state 'adsorption' of fine antibiotic powders onto sorbitol: effects of particle size, state of sorbed water and surface free energy characteristics, Eur J Pharm Sci **17**(4-5), 229-238. Quincenet S et al (1988): Polymorphism of hydrated sorbitol, Thermochim Acta **125**, 125-140. Schiweck H et al (2000): Sugar Alcohols, in Ullmann's Encyclopedia of Industrial Chemistry, Copyright© 2002 by Wiley-VCH Verlag GmbH & Co. KGaA, DOI: 10.1002/14356007.a25_413. Schmidt PC und Benke K (1984): „Übersättigte" geordnete Mischungen auf der Basis von Sorbit, Pharm Ind **46**(2), 193-198. Schmidt PC (1983): Tableting characteristics of sorbitol, Pharm Technol **7**, 65-74. Schmidt PC und Vortisch W (1987): Einfluß der Herstellungsart von Füll- und Bindemitteln auf ihre Tablettierfähigkeit: Vergleich von acht marktüblichen Sorbit-Typen, Pharm Ind **49**, 495-503. Toth G et al (1971) : Stabilität von Sorbitol in wässriger Lösung, Pharmazie **26**(10), 613-614.

Handelsprodukte

Produkt/ *Hersteller*	Eigenschaften	Anwendung
Sorbitol/*Cargill*		
C*Pharm Sorbidex P	Komprimierbares Pulver	Füllstoff für Tabletten, Kapseln und Pulvern, Weichmacher für Gelatinekapseln, Süßungsmittel für Tabletten und Sachets, med. Kaugummis
C*Pharm Sorbidex X	Pulver	
C* Sorbidex	> 0,400 mm ≤ 2 %, > 0,200 mm ≥ 55 %, > 0,040 mm ≤ 2 %, SD 0,7 g/cm^3	Direkttablettierung, Füllstoff für Kapseln und Sachets
Sorbitol T/*Ecogreen*		
Sorbitol T	Standardqualität	Granulation, Direkttablettierung, Träger für Hartgelatinekapseln
Sorbitol TS	Standardqualität mit Saccharin	
Sorbitol TF	feines Granulat	
Sorbitol TFF	sehr feines Granulat	
Sorbitol TG	grobes Granulat	
Sorbitol TGG	sehr grobes Granulat	
Sorbitol/*Merck Millipore*		
Parteck SI 150	90 % innerhalb 53-500 µm	Granulation, Direkttablettierung, Träger für Hartgelatinekapseln
Parteck SI 200	35-70 % > 200 µm	
Parteck SI 400 LEX	D_{50} 400 µm	
Parteck SI 400	80 % innerhalb 212-850 µm	
Parteck SI 450	D_{50} 400 µm	
Sorbitol/*Roquette*		
Neosorb P 100 T	mittl. TG: 130 µm, krist.	Direkttablettierung, insbesondere Lutsch- Brause- und Kautabletten, Füllmittel für Sachets, Kaugummi, pyrogenfreie Qualitäten für parenterale Ernährung
Neosorb P 2060	mittl. TG: 400 µm krist.	
Neosorb P 60	mittl. TG: 230 µm krist.	
Neosorb P 60 W	mittl. TG: 260 µm krist.	
Neosorb XTAB 200 S	mittl. TG: 200 µm, sprühgetrocknet	
Neosorb XTAB 300 S	mittl. TG: 300 µm, sprühgetrocknet	
Neosorb XTAB 550 S	mittl. TG: 550 µm, sprühgetrocknet	
Merisorb SD (sprühgetrocknet)/*Tereos*		
M. SD 250	TG ca. 250 µm	Direkttablettierung
M. SD 500	TG ca. 300 µm	

Sorbitol-Lösungen

Arzneibücher

PhEur: Sorbitol-Lösung 70 % (kristallisierend), Sorbitol-Lösung (nicht kristallisierend) und Lösung von partiell dehydratisiertem Sorbitol; USP/NF: Sorbitol solution, Sorbitol solution noncrystallizing und Sorbitan solution; JP/JPE: D-Sorbitol Solution; INCI: Sorbitol. CAS 50-70-4; EINECS 200-061-5; E 420.

Synonyma/Definitionen

Sorbitol solution, Sorbitolum liquidum. Je nach Ausgangsmaterial und Herstellungsart finden sich unterschiedliche S.-Lösungen am Markt, die sich durch den Gehalt an D-Sorbitol unterscheiden; je höher der D-Sorbitolgehalt ist, umso größer ist die Kristallisationsneigung. Deshalb führen die Arzneibücher Typen unterschiedlicher Definition: ***Sorbitol-Lösung, kristallisierend, Sorbitolum liquidum cristallisabile:*** Wässrige Lösung einer hydrierten, partiell hydrolysierten Stärke, PhEur: Sorbitolum liquidum cristallisabile; USP/NF: Sorbitol Solution; JP/JPE: D-Sorbitol solution. Gehalt PhEur: 68-72 % (m/m) TS, davon 92.0-101.0 % (m/m) D-Sorbitol, bezogen auf TS. Gehalt USP: ≥64 % D-Sorbitol. ***Sorbitollösung, nicht kristallisierend, Sorbitolum liquidum non cristallisabile***: Wässrige Lösung einer hydrierten, partiell hydrolysierten Stärke. PhEur: Sorbitolum liquidum non cristallisable, USP/NF: Noncrystallizing Sorbitol Solution. Gehalt PhEur: 68,0-72,0 % (m/m) TS, davon 72-92 % (m/m) D-Sorbitol, bezogen auf TS. Gehalt (USP/NF): ≥45 % D-Sorbitol.***Lösung von partiell dehyhratisiertem Sorbitol***: Partiell entwässerte Sorbitollösung, hergestellt durch säurekatalysierte partielle interne Entwässerung von Sorbitollösung. PhEur: Sorbitolum liquidum partim deshydricum; USP/NF: Sorbitol Sorbitan Solution. Gehalt (PhEur): 68-85 % (m/m) TS, bestehend aus einer Mischung von D-Sorbitol (≥25 %) und 1,4-Sorbitan (≥15 %) mit Mannitol, hydrierten Oligo- und Disacchariden und Sorbitanen. Gehalt an 1,4-Sorbitan und D-Sorbitol innerhalb 95,0-105,0 % der Deklaration. Gehalt (USP/NF): D-Sorbitol ≥25 % und 1,4-Sorbitan ≥15 %. JP/JPE gibt unter D-Sorbitol Solution lediglich einen Gehalt von 97,0-103,0 des deklarierten Wertes von D-Sorbitol an.

H^+, $- H_2O$

1,4 - Sorbitan

$- H_2O$

Isosorbid

1,5 - Sorbitan

Eigenschaften

Klare, farb- und geruchlose, sirupartige Flüssigkeit von süßlichem Geschmack. *Löslichkeit*: **mischbar** mit Wasser, Ethanol 95 %, Glycerol, Propylenglykol; **ul** in organischen LM, Mineralöl, Pflanzenölen. *Dichte* d_4^{20} (g/cm³, Momberger 1977) abh. v. Gehalt (%): 1,038 (10 %); 1,077 (20 %); 1,124 (30 %); 1,153 (40 %); 1,198 (50 %); 1,249 (60 %); 1,299 (70 %); 1,391 (83 %). Viskosität (mPa·s/20 °C, Momberger 1977) abh. v. Gehalt (%): 1,429 (10 %); 2,061 (20 %); 3,655 (30 %); 5,323 (40 %); 11,09 (50 %); 35,73 (60 %); 185 (70 %); >1000 (83 %).

Stabilität

Siehe auch Sorbitol. S.-Lösungen erniedrigen die Stabilität von Ascorbinsäure, Vitamin B_{12} und p-Aminosalicylsäure-Natriumsalz, während die Stabilität von Aminosäurelösungen verbessert wird.

Inkompatibilitäten

Suspensionen von Sulfamerazin, Salicylamid und Butamben mit S.-Lösung als Sirupbasis flokkulieren konzentrationsabhängig in Gegenwart von Tween 80 und Tween 20 durch Dehydratisierung der Tenside (Zatz und Lue 1987). In flüssigen Zubereitungen sind Sennoside A und B mit Sorbitol unverträglich (Verloop et al. 2004).

Anwendung

S. wird als Sirupbasis für Sirupe, perorale Suspensionen und Emulsionen eingesetzt, wobei es auch als Aromaverstärker wirkt. In dermatischen Zubereitungen dient es als Feuchthaltemittel (AK 3-15 %), in Kapselpräparaten und Filmtabletten als Weichmacher (AK 5-20 %). Beim Einsatz als Weichmacher in Weichgelatinekapseln sollte darauf geachtet werden, dass die verwendete S.-Lösung einen niedrigen Gehalt an hydrierten Oligosacchariden aufweist, welche mit Gelatine unverträglich sind und zur Versprödung der Kapselhülle führen (Reich 1996). Flüssige Macrogole der Molgewichte 200, 300 und 400 bilden beim Einrühren von S.-Lösung wasserlösliche, wachsartige Massen vom Smp 35-40 °C, wobei intensives Rühren die Wachsbildung steigert (Robinson et al. 1964).

Toxizität

LD_{50} 23–25 g/kg (Ratte, oral), LD_{50} 17,8 g/kg (Maus, oral), siehe auch Sorbitol, kristallin.

Literatur

(Siehe auch Sorbitol, kristallin). Momberger H (1977): Zucker und Zuckeralkohole, in List HP und Hörhammer L, Hager 4. Ausg, Bd. **7B**, S. 568. Reich G (1996): Effect of sorbitol specification on structure and properties of soft gelatin capsules, Pharm Ind **58**(10), 941-946. Robinson J et al (1964): Interaction of low-molecular-weight polyethylene glycols with sorbitol solution, J Pharm Sci **53**(10), 1245-1247. Verloop Q et al (2004) : Compatibility of sennoside A and B with pharmaceutical excipients, Pharmazie **59**(9), 728-730. Zatz JL und Lue RY (1987): Flocculation of suspensions containing nonionic surfactants by sorbitol, J Pharm Sci **76**(2), 157-160.

Handelsprodukte

Produkt/ ***Hersteller***	**Eigenschaften**	**Anwendung**
Sorbitollösung/*Cargill*		
C*Pharm Sorbidex NC (noncrystallizing)	> 70.4 % (TS), D-Sorbitol > 76.5 %	Weichmacher in Weichgelatinekapseln, Sirupbasis, Kristallisationsverzögerer
C*Pharm Sorbidex C (crystallizing)	> 70.4 % (TS), > 98.3 % (TS) D-Sorbitol	Feuchthaltemittel für Salben und Cremes, Kristallisationsverzögerer, Süßungsmittel

Produkt/ ***Hersteller***	**Eigenschaften**	**Anwendung**
Sorbitollösung/*Ecogreen*		
Sorbitol LG	> 98,0 % TS, leicht kristallisierend	Salben und Cremes, Zahnpasten
Sorbitol LGK	> 80 % TS, geringe Kristallisationsneigung	
Sorbitol LGK-LC	> 72 % TS, geringe Kristallisationsneigung	
Sorbitollösung/*Merck Millipore*		
Karion F liquid	69,0-72,0 % (TS), Sorbitol > 50 %, nicht kristallisierend	Grundlage für Sirupe
Karion FP liquid	nicht kristallisierend, 69,0-72,0 % (TS), Sorbitol ≥ 50 %	Geschmackskorrigenz, Feuchthaltemittel für O/W-Cremes, Weichmacher
Karion liquid	> kristallisierend, 69,0-72,0 % (TS), Sorbitol ≥ 65 %	
Neosorb liquid/*Roquette*		
Neosorb 70/02 B/BG/SB*	70 % (TS), sehr starke Kristallisationstendenz, D-Sorbitol 98,5 % (in TS), SB Typ für alkalische Formulierungen	Süßungs- und Feuchthaltemittel für Sirupe, Suspensionen und Lösungen, Lutschtabletten und Pastillen. Feuchthaltemittel für dermale Zubereitungen
Neosorb 70/20 B	70 % (TS), starke Kristallisationstendenz, D-Sorbitol 93 % (in TS)	
Neosorb 70/70 B/SB*	70 % (TS), Kristallisationstendenz niedrig, D-Sorbitol 74 % (in TS), SB Typ für alkalische Formulierungen	
Neosorb 70/90 B	70 % (TS), Kristallisationstendenz niedrig, D-Sorbitol 65 % (in TS)	
Meritol/*Tereos*		
M. 125 Pharma	68,5-71,5 % (TS), kristallisierend, Sorbitgehalt > 92 % von TS	s. o.
M. 160 Pharma	68,5-71,5 % (TS), Sorbitgehalt > 72 % von TS nicht kristallisierend	s. o.
Sorbitol Lösung/*SPI Pharma*		
Sorbitol Special	Mischung von D-Sorbitol 40-55 %, Sorbitolanhydriden 15-30 % und Mannitol 1-10 %, 76 % (TS)	Feuchthaltemittel und Weichmacher für Weichgelatinekapseln

Xylitol

Arzneibücher

PhEur: Xylitol; USP/NF: Xylitol; JP/JPE: Xylitol, INCI: Xylitol. CAS 87-99-0, EINECS 201-788-0, E 967.

Synonyma/Definitionen

Meso-Xylitol, Xylit. X. ist ein 5-wertiger Zuckeralkohol, abgeleitet von Xylose, der bei der Holzverzuckerung anfällt. X. ist optisch inaktiv. $C_5H_{12}O_5$ M_r 152,1.

$$HO-CH_2-CH(OH)-CH(OH)-CH(OH)-CH_2-OH$$

Eigenschaften

Weißes oder fast weißes, kristallines, geruchloses, schwach hygroskopisches Pulver oder Granulat von süßem, kühlendem Geschmack (Süßungsgrad 1,0 bezogen auf Saccharose = 1). *Löslichkeit:* **ll:** Wasser (200 g in 100 ml bei 25 °C, 400 in 100 bei 50 °C, 570 in 100 bei 60 °C); **l:** Propylenglycol (1 g in 15 ml), Pyridin; **wl:** Ethanol (1 in 80), Methanol (1 in 67); **sl:** i-Propanol (1 in 500); **ssl:** Glycerol und Erdnussöl. Dichte 1,52 g/cm^3, Schütt- und Stampfdichte sind produktabhängig. X. ist schwach hygroskopisch und nimmt ab >80 % rF Wasser auf, Lösungswärme: -157,1 J/g, pH-Wert der wässrigen Lösung (50 %ig): 5,0-7,0 (JP), isoosmotische Konzentration (% m/v): 4,56, Wassergehalt (% m/m): ≤1,0 (PhEur), Leitfähigkeit: ≤20 $\mu S \cdot cm^{-1}$ (20 %ige Lösung in kohlendioxidfreiem Wasser). Smp 93,0 94,5 °C (kristallisiert aus Ethanol oder Methanol), metastabile Form mit Smp 61,0-61,5 °C, Glasübergangstemperatur -23 °C, Schmelzwärme ΔH_m 37,7 (kJ/mol), Schmelzenthalpie ΔS_m 102 (J/mol·K) (Carpentier et al. 2003).

Stabilität

X. ist als Substanz und in Wasser sowie in saurer Lösung stabil. Die Lösungen sind autoklavierbar. X. ist stabil gegen mikrobiellen Befall.

Inkompatibilitäten

X. ist mit starken Oxidationsmitteln unverträglich.

Anwendung

X. wird als nicht kariogener Zuckeraustauschstoff in peroralen festen und flüssigen Formulierungen, insbesondere Lutsch- und Kautabletten eingesetzt. X. hat die Kristallisation verzögernde Eigenschaften. In der parenteralen Ernährung dient es als Kohlenhydrat-Quelle, in der Granulation als geschmacksgebender Füllstoff. Für die Direkttablettierung sind spezielle Zubereitungen als Füll- und Bindemittel verfügbar (Bolhuis et al. 2009, Morris et al. 1996).

Toxizität

X. ist untoxisch, nicht allergen oder hautreizend und weder carcinogen, mutagen noch reproduktionstoxisch. Laxativer Effekt und Blähungen, begleitet von Bauchschmerzen, bei Einnahme von >50 g/Tag. X. wird überwiegend in der Leber abgebaut. X. ist für bestimmte Lebensmittel als Lebensmittelzusatzstoff zugelassen.

Literatur

Bolhuis GK et al (2009): Polyols as filler-binders for disintegrating tablets prepared by direct compaction, Drug Dev Ind Pharm **35**(6), 671-677. Carpentier L et al (2003), Crystallization and glass properties of pentitols xylitol, adonitol, arabitols, J Thermal. Anal. Calorim **73**, 577-586. Morris LE et al (1996): Characterization and performance of a new direct compression excipient for chewable tablets: xylitab, Drug Dev Ind Pharm **22**(9&10), 925-932.

Handelsprodukte

Produkt/ *Hersteller*	**Eigenschaften**	**Anwendung**
Xylitol/*DuPont Nutrition & Biosciences*		
Xivia	Pulver	med. Kaugummi
Xylitol/*Ecogreen*		
Xylitol T	sprühgetrocknetes Produkt	Direkttablettierung
Xylitol/*Rochem*		
Xylitol cryst.		med. Kaugummi
Xylitol DC	mittl. TG 90 bzw. 170 µm	
Xylisorb/*Roquette*		
Xylisorb 90/300/700	mittl. TG: 90, 300, 700 µm	med. Kaugummi, Brausetabletten, Coating, Füllstoff für Tabletten und Sachets

18.3. Süßstoffe

Acesulfam-Kalium

Arzneibücher

PhEur: Acesulfam-Kalium; USP/NF: Acesulfame potassium; INCI: Potassium Acesulfame. CAS 55589-62-3, EINECS 259-715-3, E 950.

Synonyma/Definitionen

6-Methyl-3,4-dihydro-1,2,3-oxathiazin-4H(3H)-one 2,2-dioxide potassium salt, Potassium 6-methyl-1,2,3-oxathiazin-4-olate 2,2-dioxide. $C_4H_4KNO_4S$, M_r 201,24.

Eigenschaften

Weißes oder fast weißes, kristallines, geruchloses Pulver oder farblose, monokline Nadeln von intensiv süßem, in hoher Konzentration leicht bitterem Geschmack (Süßungsgrad 180 bis 200 bezogen auf Saccharose = 1). Der süße Geschmack wird durch Temperatur, Ionen und pH-Änderungen nicht beeinflusst (Schiffmann et al. 2000). *Löslichkeit:* **ll:** Wasser (1 g in 3,7 ml bei 20 °C, 1 in 0,33 bei 100 °C); **l:** Ethanol 15 % (1 in 4,5), Ethanol 50 %, (1 in 10), Glycerol (1 in 33), Propylenglykol (1 in 22), Zuckersirup 62,5 % (> 1 in 10), Invert-Zuckersirup (1 in 6,5); **wl:** Butanol, Cyclohexanol, Isopropanol, Phenol; **sl:** Ethanol, 1 in 1000, Aceton und in Wasser/Glycerol-Mischungen. Dichte 1,83 g/cm^3. Trocknungsverlust ≤1 (% m/m, PhEur), Smp 250 °C unter Zersetzung.

Stabilität

A. ist als Substanz und in wässriger Lösung im pH-Bereich 3-8 stabil.

Inkompatibilitäten

Bisher sind keine Inkompatibilitäten bekannt.

Anwendung

Süßungsmittel für perorale Anwendungen, das zusätzlich als Aromaverstärker wirkt. Die AK liegt bei flüssigen Zubereitungen mit Fruchtgeschmack zwischen 100-200 mg/l, abhängig von der Geschmacksrichtung.

Toxizität

A. wird nicht metabolisiert und rasch unverändert im Urin ausgeschieden, gelangt allerdings in das Trinkwasser, da es in Kläranlagen nicht abgebaut wird. ADI-Werte: 15 mg/kg (WHO/FAO), bzw. 9 mg/kg (JEFCA). Diese Mengen entsprächen einer Zuckeraufnahme von mehr als 200 g pro Tag. LD_{50} 6,9-8,0 g/kg

(Ratte, oral), LD_{50} 2,2 g/kg (Ratte, i. p.), Details siehe Lipinsky et al. 2001. A. ist zugelassen als Lebensmittelzusatzstoff.

Literatur

Lipinski R et al (2001): Acesulfame K, Food Sci Technol **112**(Alternative Sweeteners), 13-30. Schiffman SS et al (2000): Effect of temperature, pH, and ions on sweet taste, Physiol Behavior **68**(4), 469-481.

Handelsprodukte

Produkt/ *Hersteller*	**Eigenschaften**	**Anwendung**
Acesulfam K/*BENEO*		
Acesulfam K		Pharma
AcesulfamK/*Celeas*		
Sunett A	< 1000 µm	Granulate, Tabletten, med. Kaugummi
Sunett B	< 600 µm	
Sunett C	< 355 µm	
Sunett D	< 100 µm	
Acesulfa K/*HYET Sweet*		
Acesulfam K	Acesulfam K	Acesulfam K

Aspartam

Arzneibücher

PhEur: Aspartam; USP/NF: Aspartame; JP/JPE: Aspartame, INCI: Aspartame. CAS 22839-47-0, EINECS 245-261-3; E 951.

Synonyma/Definitionen

Aspartamum, 3-amino-N-(α-methylcarbonylphenethyl)bernsteinsäure, (3S)-3-Amino-4-[[(2S)-1-methoxy-1-oxo-3-phenylpropan-2-yl]-amino]-4-oxobutanoic acid, methyl α-l-aspartyl-l-phenylalaninate. A. besteht aus den Aminosäuren L-Asparaginsäure und L-Phenylalanin. $C_{14}H_{18}N_2O_5$, M_r 294,3.

```
                          O
                          ‖
                 O        C—O—CH3
                 ‖        |
HOOC—CH2—CH—C—N—CH—CH2—(Phenyl)
          |       H
          NH2
```

Eigenschaften

Weißes oder fast weißes, kristallines, geruchloses, schwach hygroskopisches Pulver von intensiv süßem Geschmack (Süßungsgrad 200 bezogen auf Saccharose = 1), kein metallischer Nachgeschmack, von Zucker kaum zu unterscheiden. *Löslichkeit:* **wl:** Wasser: 1 % (w/v) bei pH 5,2, die Löslichkeit steigt mit der Temperatur (2 % bei 40 °C) und sinkendem pH-Wert (isoelektrischer Punkt pH 5,5); **sl:** Ethanol 95 %; **ul:** Fette und Öle, Hexan und Methylenchlorid. Spezifische Drehung: -2,3 ° in 0,1 N HCl. Dichte 1,347 g/cm^3. Schüttdichte (typabhängig): 0,25 g/cm^3, Stampfdichte (typabhängig) 0,6 g/cm^3. Bei 80 % relativer Feuchte und 59 °C nimmt A. ca. 8 % Wasser auf. Trocknungsverlust ≤4,5 (% m/m, Ph Eur), Smp 246-247 °C, Zersetzung bei 315 °C (Meyer 2007).

Stabilität

A. ist als Substanz stabil. Das Stabilitätsoptimum in wässriger Lösung liegt bei pH 4-5; Zersetzungsprodukte sind Asparaginsäure, Phenylalanin, Diketopiperazin, L-Aspartyl-L-Phenylalanin und L-Phenylalanyl-L-asparaginsäure (Langguth et al. 1991). Die Stabilisierung der Lösungen gelingt mit Cyclodextrinen, wobei β-Cyclodextrin am besten abschneidet (Prankerd et al. 1992).

Inkompatibilitäten

In Präformulierungsstudien mittels DSC war A. mit Dicalciumphosphat unverträglich (El-Shattawy et al. 1981).

Anwendung

Süßungsmittel für perorale Anwendungen, bei denen es auf einen möglichst zuckerähnlichen Geschmack ankommt.

Toxizität

A. wird im Körper in die Aminosäuren L-Asparaginsäure und L-Phenylalanin gespalten, weshalb es bei Menschen mit einer Phenylketonurie nicht angewendet werden soll. Der EU-Grenzwert beträgt 40 mg/kg Körpergewicht pro Tag. Die Europäische Lebensmittelbehörde hat 2002 A. für unbedenklich erklärt, jedoch soll eine Neubewertung erfolgen.

Literatur

El-Shattawy HH et al (1981): Aspartame-direct compression excipients: preformulation stability screening using differential scanning calorimetry, Drug Dev Ind Pharm **7**(5), 605-619. Langguth P et al (1991): Studies on the stability of aspartame (I): specific and reproducible HPLC assay for aspartame and its potential degradation products and applications to acid hydrolysis of aspartame, Pharmazie **46**(3), 188-192. Meyer H in Wilson R (ed) (2007): Aspartame, Sweeteners, Blackwell publishing, Oxford, 31-46. Prankerd RJ et al. (1992): Degradation of aspartame in acidic aqueous media and its stabilization by complexation with cyclodextrins or modified cyclodextrins, Int J Pharm **88**(1-3), 189-99.

Handelsprodukte

Produkt/ *Hersteller*	Eigenschaften	Anwendung
Aspartam/*Ajinomoto*		
AminoSweet Powder	nicht hitzestabil, TG < 1 % > 150 µm, SD 0,15-0,25 g/cm^3	Süßungsmittel für Lebensmittel und Pharma-produkte
AminoSweet Granulat	nicht hitzestabil, TG < 3,5 % auf Sieb 180 µm, 80-100 % auf 250 µm, < 3,0 % auf 850 µm, SD 0,5-0,7 g/cm^3	
AminoSweet Feines Granulat 150	nicht hitzestabil, TG < 1 % auf Sieb 300 µm, < 50 % durch 150 µm , < 10 % durch 75 µm, SD 0,45-0,65 g/cm^3	
AminoSweet Powder Pharma grade		Pulver, Tabletten, Kapseln, Lösungen
Aspartam/*BENEO*		
Pulver	nicht hitzestabil, TG < 1 % auf Sieb 150 µm	Süßungsmittel für Lebensmittel und Pharma-produkte
Feines Granulat	nicht hitzestabil, TG < 1 % auf 300 µm, < 50 % durch 150 µm, < 10 % durch 75 µm, SD 0,45-0,65 g/cm^3	
Aspartam/*HYET Sweet*		
Aspartam Pulver/ Granulat		Pharma

Natriumcyclamat

Arzneibücher

PhEur: Natriumcyclamat; INCI: Sodium Cyclamate. CAS 139-05-9, EINECS 205-348-9, E 952 (Cyclamat).

Synonyma/Definitionen

Assugrin, Cyclamat-Natrium, Cyclohexylsulfamat Natrium, Cyclohexylsulfaminsäure Natriumsalz, Natrii cyclamas, Natrium cyclohexanesulfamat, Natrium cyclohexylaminsulfonat, Natrium cyclohexylsulfamat, Natrium sucaryl, Sucaryl. $C_6H_{12}NNaO_3S$, M_r 201,22.

$-NH-SO_3^-\ Na^+$

Eigenschaften

Weißes oder fast weißes, geruchloses Pulver oder farblose Kristalle von intensiv süßem Geschmack (Süßungsgrad 35 bezogen auf Saccharose = 1 für wässrige Lösungen bis zu einer Konzentration von 0,17 %). Die Behauptung „ohne Nachgeschmack" ist zumindest fragwürdig. Der Geschmack hält länger an als der von Saccharose und wird ab einer Konzentration von ≥0,5 % bitter. *Löslichkeit:* **ll:** Wasser (1 g in 5 ml bei 20 °C, 1 in 2 bei 45 °C); **l:** Propylenglycol; **sl:** Ethanol 95% (1 in 250); **ul:** Aceton, Benzol, Chloroform, Ether; pH der wässrigen Lösung 5,5-7,5 (10 % *m/V*, PhEur). Trocknungsverlust ≤1 % (*m/m*, PhEur). Smp 260 °C unter Zersetzung (Llorente-Diaz 2007).

Stabilität

N. ist als Substanz und in wässriger Lösung über einen weiten pH-Bereich stabil gegenüber Hitze, Licht und Sauerstoff.

Inkompatibilitäten

Bisher sind keine Inkompatibilitäten bekannt.

Anwendung

Süßungsmittel für perorale Anwendungen, oft in Kombination mit Saccharin im Verhältnis 10:1. AK in Nahrungsergänzungsmitteln 400-1250 mg/kg Produkt.

Toxizität

N. wird aus dem Magen-Darm-Trakt teilweise resorbiert und unverändert über die Nieren ausgeschieden. Die nicht resorbierten Anteile werden mit den Faeces unverändert eliminiert (Llorente-Diaz 2007). Nach längeren Diskussionen über die Cancerogenität von N. ist heute die Substanz in vielen Ländern für die Verwendung in Pharmazeutika und Lebensmitteln zugelassen (94/35/EC). Die fehlende Cancerogenität von N. ist durch eine über 20 Jahre laufende Langzeitstudie an Rhesusaffen belegt (Takayama et al. 2000). In Europa beträgt der ADI-Wert 1,5 mg/kg Körpergewicht. LD_{50} 15,25 g/kg (Ratte, oral), LD_{50} 17 g/kg (Maus, oral), LD_{50} 1,15 g/kg (Ratte, i. p.), LD_{50} 4,8 g/kg (Maus, i.v.), LD_{50} 3,5 g/kg (Ratte, i. v.).

Literatur

94/35/EC(1994): European Parliament and Council Directive **94/35/EC** of 30 June1994. Llorente-Diaz A (2007): Cyclamates, in Wilson R, Sweeteners **3rd ed**, 51-57. Takayama S et al (2000): Long-term toxicity and carcinogenicity study of cyclamate in nonhuman primates, Toxicol Sci **53**(1), 33-39.

Handelsprodukte

Produkt/ *Hersteller*	Eigenschaften	Anwendung
Natriumcyclamat/*Productos Additivos*		
Sodium Cyclamate Anhydrous	PhEur Qualität	Pharma
Sodium Cyclamate Anhydrous Powder	PhEur Qualität	

Neohesperidin-Dihydrochalkon

Arzneibücher

PhEur: Neohesperidin-Dihydrochalkon; INCI: Neohesperidin-Dihydrochalcone. CAS 20702-77-6, EINECS 243-978-6; E 959.

Synonyma/Definitionen

Neohesperidin DHC, NHDC, 1-[4-[[2-O-(6-Deoxy-α-L-mannopyranosyl)-β-D-glucopyranosyl]oxy]-2,6-dihydroxyphenyl]-3-(3-hydroxy-4-methoxyphenyl)propan-1-one, $C_{28}H_{36}O_{15}$, M_r 294,3.

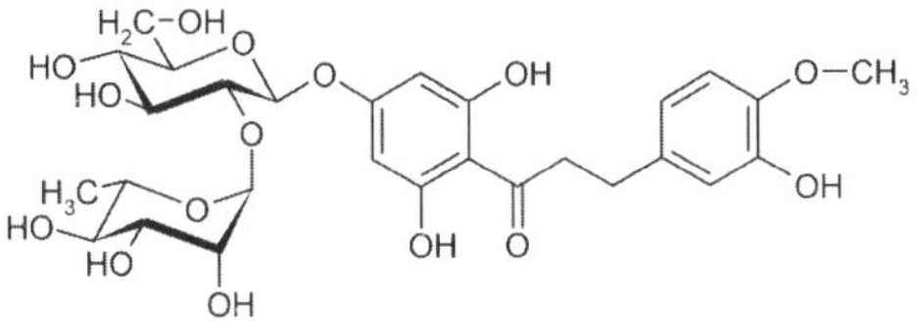

Eigenschaften

Weißes bis gelblich weißes, geruchloses Pulver oder Kristalle von intensiv süßem Geschmack mit einem mentholartigen Nachgeschmack (Süßungsgrad je nach Literaturangabe 600-1800 bezogen auf Saccharose = 1). *Löslichkeit:* **sll:** Dimethylsulfoxid; **l:** Ethanol 25 % (ca. 10 g/l), Ethanol 40 % (ca. 85 g/l), Ethanol 50 % (ca. 125 g/l), Ethanol 60 % (ca. 100 g/l), Ethanol 75 % (ca. 60 g/l), Ethanol 90 % (ca. 12 g/l) (Benavente-Garcia et al. 2001), Methanol; **ssl:** Wasser (1 g in 2000 g/22 °C, 1 in 1,54/80 °C), **ul:** Dichlormethan. Dichte 1,61 g/cm³, Wassergehalt ≤12 %. Bei 80 % relativer Feuchte nimmt N. ca. 15 % Wasser auf. Smp 156-158 °C, Sdp 927 °C, Verdampfungsenthalpie 141 kJ/mol, Flammpunkt 302 °C.

Stabilität

N. ist als Substanz stabil. Für wässrige Pufferlösungen von N. wird für den pH Bereich 3-4 eine Halbwertszeit von 20-25 Jahren bei einer Lagertemperatur von 20 °C berechnet. Die Substanz weist ein Stabilitäts-pH-Optimum im Bereich 3-4 auf; akzeptable Haltbarkeiten werden bis pH 6 angegeben (Canales et al. 1993).

Inkompatibilitäten

Keine.

Anwendung

Süßungsmittel für perorale Anwendungen, AK 1-5 ppm, höhere Konzentrationen z. B. in Kaugummi. Synergistische Effekte werden mit anderen Süßstoffen wie Natriumcyclamat und Saccharin-Natrium beobachtet. Diese Effekte beruhen auf der signifikanten Erhöhung der Löslichkeit von N. durch die Anwesenheit der anderen Süßstoffe um den Faktor ca. 200 für Saccharin-Natrium und ca. 50 für Natriumcyclamat bei Raumtemperatur (Benavente-Garcia et al. 2001).

Toxizität

N. ist in den in Lebensmitteln und Pharmazeutika angewandten Mengen nicht toxisch, teratogen oder carcinogen (Borrego und Montijano 2001). Der ADI-Wert beträgt 5 mg/kg Körpergewicht.

Literatur

Benavente-Garcia O et al (2001): Improved water solubility of neohesperidin dihydrochalcone in sweetener blends, J Agric Food Chem **49**(1), 189-191.

Borrego F und Montijano H (2001): Neohesperidin dihydrochalcone, in O'Brien Nabors L (ed), Alternative Sweeteners, 3rd ed, Marcel Dekker, New York, 87-104.

Canales I et al (1993): Neohesperidin dihydrochalcone stability in aqueous buffer solutions, J Food Sci **58**(3), 589-591, 643.

Handelsprodukte

Produkt/ *Hersteller*	Eigenschaften	Anwendung
Neohesperidin dihydrochalcone/*Chongging Trust Long*		
Neohesperidin dihydrochalcone	natürlichen Ursprungs (Zitrusfrucht)	Geschmacksmaskierung für bitter schmeckende Substanzen
Neohesperidin dihydrochalcone/*Extrasynthese*		
Neohesperidin dihydrochalcone	Gehalt >98 %, synthetischen Ursprungs	s. u.

Produkt/ *Hersteller*	Eigenschaften	Anwendung
Neohesperidin dihydrochalcone/ *Qindago Hosun Biological Technology*		
Neohesperidin dihydrochalcone	natürlichen Ursprungs	Süßstoff und Geschmacksverbesserer, Pharmaqualität
Neohesperidin dihydrochalcone/*Sigma Aldrich*		
Neohesperidin dihydrochalcone	Gehalt > 95 %, natürlichen Ursprungs (Zitrusfrucht)	für bestimmte Lebensmittel zugelassen, z. B. Softdrinks, Kaugummi

Saccharin

Arzneibücher

PhEur: Saccharin; USP/NF: Saccharin; JP/JPE Saccharin; INCI: Saccharin. CAS 81-07-2, EINECS 201-321-0, E 954.

Synonyma/Definitionen

1,2-Benzisothiazol-3(2H)-on-1,1-dioxid, 2,3-dihydro-3-oxobenzisosulfonazol, 1,2-Dihydro-2-ketobenzisosulfonazol, Benzosulfimide, o-Sulfobenzoesäureimid, Glucid, Gluside, Garantose, Saccharinol,. $C_7H_5NO_3S$, M_r 183,18.

Eigenschaften

Weißes oder fast weißes, kristallines, geruchloses Pulver oder farblose Kristalle von intensiv süßem Geschmack mit metallischem oder bitterem Nachgeschmack (Süßungsgrad 550 bezogen auf Saccharose = 1). *Löslichkeit:* **l:** Aceton (1 g in 12 ml); **wl:** Ethanol 95 % (1 in 31), Glycerol (1 in 50); **sl:** Wasser (1 in 290 bei 20 °C, 1 in 25 bei 100 °C), pH der wässrigen Lösung 2,0 (0,35 %ig w/v). Dichte 0,828 g/cm^3. Trocknungsverlust ≤1 (% m/m), Smp 229-230 °C unter Zersetzung.

Stabilität

S. ist als Substanz und in wässriger Lösung oberhalb von pH 2 stabil.

Inkompatibilitäten

S. ergibt mit großen Molekülen Fällungen.

Anwendung

Süßungsmittel für perorale Anwendungen, das auch zur Geschmacksmaskierung verwendet wird. Anwendungskonzentration in pharmazeutischen Formulierungen 0,02–0,05 % (w/w). Anwendung häufig in Kombination mit Natrium-Cyclamat im Verhältnis 1:10.

Toxizität

S. wird zu 99 % unverändert im Urin ausgeschieden. ADI-Wert: bis 2,5 mg/kg Körpergewicht. LD_{50} 14,2 g/kg (Ratte, oral), LD_{50} 17,5 g/kg (Maus, oral), LD_{50} 7,1 g/kg (Ratte, i. p.). Die carcinogene Wirkung von S. wird nur an der Ratte beobachtet. Dabei scheint das Natrium-Kation eine Rolle zu spielen, da das Kalium- und Calziumsalz keine carcinogene Wirkung entfalten (Ellwein und Cohen 1990).

Literatur

Ellwein LB und Cohen SM (1990): The health risks of saccharin revisited, Crit Rev Toxicol **20**(5), 311-326.

Handelsprodukte

Produkt/ *Hersteller*	Eigenschaften	Anwendung
Saccharin/*BENEO*		
Saccharin		Süßstoff und Vorstufe zu Natrium-, Kalium- und Calcium-S.
Saccharin/*Merck Millipore*		
Saccharin Emprove Essential		Geschmacksmaskierung

Saccharin-Calcium

Arzneibücher

USP/NF: Saccharin Calcium; INCI: Calcium Saccharin. CAS 6485-34-3 (wasserfrei), CAS 6381-91-5 (Hydrat mit 3½ Mol Kristallwasser), EINECS 229-349-9 (wasserfrei), E 954 (Saccharin).

Synonyma/Definitionen

Calcium Saccharin, Hemi-Calcium Saccharin, 1,2-Benzisothiazol-3(2H)-one-1,1-dioxide-calcium salt, hydrate (2:7); 1,2-Benzisothiazolin-3-one-1,1-dioxide calcium salt hydrate (2:7), $C_{14}H_8CaN_2O_6S_2$, Mr 404,44 (wasserfrei),

$C_{14}H_8CaN_2O_6S_2 \cdot 3½H_2O$, M_r 467.48 (3½ Mol Kristallwasser). Strukturformel s. Saccharin.

Eigenschaften

Weißes kristallines Pulver oder farblose Kristalle von intensiv süßem Geschmack mit metallischem oder bitterem Nachgeschmack. Süßungsgrad 300 bezogen auf Saccharose = 1). *Löslichkeit:* **ll:** Wasser; **wl:** Ethanol; Smp 226-230 °C.

Stabilität

S. ist als Substanz und in wässriger Lösung oberhalb von pH 2 stabil.

Inkompatibilitäten

S. ergibt mit großen Molekülen Fällungen.

Anwendung

Süßungsmittel für perorale Anwendungen, das auch zur Geschmacksmaskierung verwendet wird. Anwendungskonzentration in pharmazeutischen Formulierungen 0,04-0,25 % (w/w).

Toxizität

Siehe Saccharin.

Literatur

Siehe Saccharin.

Handelsprodukte

Produkt/ *Hersteller*	Eigenschaften	Anwendung
Saccharin-Calcium (wasserfrei)/*Parchem*		
SaccharinCa	Weißes, kristallines Pulver	Süßungsmittel in Arzneimitteln, Zahnpasten, Mundwässern und Kaugummi
Saccharin-Calcium Hydrate/*Parchem*		
SaccharinCa	Sprühgetrocknetes Pulver, Wassergeh. ≤ 15 %	Süßungsmittel in Pharmaprodukten, Zahnpasten

Saccharin-Natrium

Arzneibücher

PhEur: Saccharin-Natrium; USP/NF: Saccharin Sodium; JP/JPE Saccharin Sodium Hydrate, INCI: Sodium Saccharin. CAS 128-44-9 (wasserfrei), CAS 6155-57-3 (Dihydrat), EINECS 204-886-1 (wasserfrei), E 954 (Saccharin).

Synonyma/Definitionen

1,2-Benzisothiazol-3(2H)-one-1,1-dioxide Natriumsalz, 2-Natrium-1,2-benzisothiazol-3(2H)-on-1,1-dioxide. Lösliches Saccharin, Saccharinum solubile, o-Benzosulfimide Natriumssalz, lösliches Gluside, Dagutan, Kristallose, $C_7H_4NNaO_3S$, M_r 205,16 (wasserfrei), 241,19 (Dihydrat). Strukturformel s. Saccharin.

Eigenschaften

Weißes oder fast weißes, kristallines, geruchloses Pulver oder farblose Kristalle von intensiv süßem Geschmack mit metallischem oder bitterem Nachgeschmack, an der Luft ausblühend (Süßungsgrad 450 bezogen auf Saccharose = 1). *Löslichkeit:* **ll:** Wasser (1 g in 1,2 ml), Propylenglykol (1 in 3,5 bei 20 °C); **wl:** Ethanol 95 % (1 in 50 bei 20 °C); **ul:** i-Propanol; pH der wässrigen Lösung 6,6 (10%ig w/v). Wassergehalt ≤15 (% m/m). S. zersetzt sich beim Erhitzen.

Stabilität

S. ist als Substanz und in wässriger Lösung oberhalb von pH 2 stabil.

Inkompatibilitäten

S. ergibt mit großen Molekülen Fällungen.

Anwendung

Süßungsmittel für perorale Anwendungen, das auch zur Geschmacksmaskierung verwendet wird. Anwendungskonzentration in pharmazeutischen Formulierungen 0,04-0,25 % (w/w). Anwendung häufig in Kombination mit Natrium Cyclamat.

Toxizität

Siehe Saccharin.

Literatur

Siehe Saccharin.

Handelsprodukte

Produkt/ *Hersteller*	Eigenschaften	Anwendung
Saccharin-Natrium/*BENEO*		
SaccharinNa	TG-Klassen: 1000-850 µm, 850-425 µm, 425-180 µm, 180-100 µm	Süßungsmittel in Arzneimitteln, Zahnpasten, Mundwässern und Kaugummi

Produkt/ *Hersteller*	Eigenschaften	Anwendung
Saccharin-Natrium/*Merck Millipore*		
SaccharinNa Dihydrat	SD 0,6-0,8 g/cm^3	Süßungsmittel in Pharmaprodukten, Zahnpasten

Sucralose

Arzneibücher

PhEur: Sucralose; USP/NF: Sucralose; JP/JPE: Sucralose; INCI: Sucralose. CAS 56038-13-2, EINECS 259-952-2, E 955.

Synonyma/Definitionen

Trichlorsaccharose, 1,6-Dichloro-1,6-dideoxy-β-D-fructofuranosyl-4-chloro-4-deoxy-α-D-galactopyranoside, 1,4,6-Trichlorogalactosucrose, der erste Süßstoff, der aus Zucker durch Chlorierung von Saccharose hergestellt wurde. $C_{12}H_{19}Cl_3O_8$, M_r 394.64.

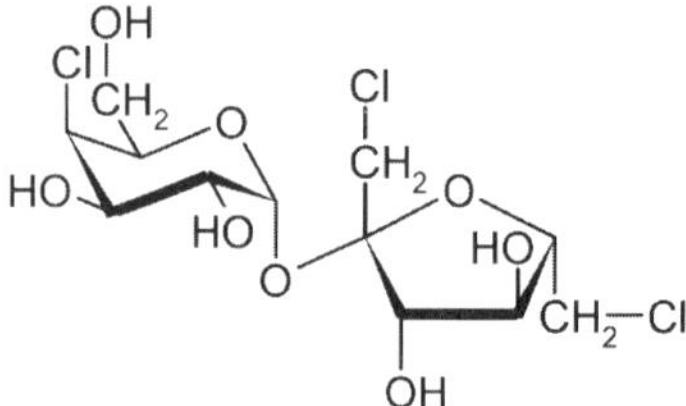

Eigenschaften

Weißes oder fast weißes, kristallines oder mikronisiertes, geruchloses Pulver von intensiv süßem, saccharoseähnlichem Geschmack (Süßungsgrad 600 bezogen auf Saccharose = 1). *Löslichkeit:* **ll:** Ethanol, Methanol und Wasser (25 g in 100 g bei 20 °C, 43 g in 100 g bei 50 °C); **sl:** Ethylacetat. Spezifische Drehung +84,0-+84,5 (1 % w/v wässrige Lösung), pH-Wert 5-6 (10 % w/v wässrige Lösung). Dichte 1,60 g/cm^3. Brechungsindex 1,33-1,37. Wassergehalt ≤ 2,0 % (m/m) (PhEur), Smp 125 °C (Quinlan 2007).

Stabilität

S. ist als Substanz stabil, Stabilitätsoptimum bei pH 5-6. In wässriger Lösung erfolgt unterhalb von pH-Wert 3 Hydrolyse. Das Stabilitätsoptimum in Lösung liegt bei pH 5- 6.

Inkompatibilitäten

Bisher sind keine Inkompatibilitäten bekannt.

Anwendung

Süßungsmittel für perorale Anwendungen, insbesondere für Hustensäfte und Grippemittel, Bestandteil von Dragiersirupen. S. wird als Süßstoff im Lebensmittelbereich in Konzentrationen von 0,03-0,24 % eingesetzt.

Toxizität

S. wird nach peroraler Einnahme zum größten Teil unverändert in den Faeces ausgeschieden. ADI-Wert: 15 mg/kg (FAO/WHO 1991). LD_{50} >10 g/kg (Ratte, oral), LD_{50} >16 g/kg (Maus, oral). S. wird zur Anwendung in Lebensmitteln positiv beurteilt (Grotz und Munro 2009).

Literatur

FAO/WHO (1991): Evaluation of certain food additives and contaminants, Thirty-seventh report of the joint FAO/WHO expert committee on food additives. World Health Organ Tech Rep Ser No **806**, 21-23.

Grotz V und, Munro IC (2009): An overview of the safety of sucralose, Reg Toxicol Pharmacol **55**(1), 1-5.

Quinlan M, Sucralose, in Wilson R (ed) (2007): Sweeteners, Blackwell Publishing, Oxford, 113-125.

Handelsprodukte

Produkt/ *Hersteller*	Eigenschaften	Anwendung
Sucralose/*BENEO*		
Sucralose		Süßungsmittel in Hustensäften, Erkältungsmitteln und Nahrungsmitteln
Sucralose/*HYET Sweet*		
Sucralose	PhEur Qualität	Pharma
Sucralose/*Merck Millipore*		
Sucralose Emprove Essential	Als Pulver oder Granulat verfügbar, PhEur, NF	Süßungsmittel, Geschmacksmaskierung
Sucralose/*Tate & Lyle*		
Splenda		s. o.
Sucralose/*Zibo Hailan Chem*		
Sucralose	TG: ≥ 95 % <149 µm	s. o.

19. Treibgase

Treibgase erzeugen den zum Ausbringen von Arzneistoffen aus einem Druckgasaerosolbehälter notwendigen Druck. Es wird zwischen Permanentgasen und verflüssigbaren Treibgasen unterschieden.

Permanentgase liegen in der Aerosol-Dose gasförmig vor und bilden ein Gaspolster über der Formulierung. Es können Lösungen, Suspensionen und Emulsionen eingesetzt werden. Die Teilchengrößenverteilung des entstehenden Sprays hängt ausschließlich von der Formulierung und der Gestaltung des Ventils ab. Die Teilchengrößen liegen im Bereich 250-1000 µm, weshalb diese Formulierungen nur als Oberflächen-Sprays verwendet werden können. Als Treibgase werden Kohlendioxid und (seltener) Stickstoff eingesetzt, Distickstoffoxid (Lachgas) hat in der Formulierung von Arzneimitteln keine Bedeutung mehr, ist aber bei Lebensmitteln, zum Beispiel bei Sprüh-Schlagsahne als Treibmittel üblich.

Verflüssigbare Treibgase sind bei Raumtemperatur unter Normaldruck gasförmig, bei Drücken von 2-6 bar jedoch flüssig und liegen in der Aerosoldose daher in flüssigem Zustand vor. Ist die Formulierung mit dem Treibgas mischbar, liegt ein **Zweiphasen-System**, bestehend aus der verflüssigten Treibgasphase plus Arznei- und Hilfsstoffen und der Gasphase vor. Ist die Formulierung mit dem Treibgas nicht mischbar, so liegt ein **Dreiphasen-System** vor: die Gasphase, die verflüssigte Treibmittelphase und die damit nicht mischbare Formulierungsphase. In solchen Systemen ist die Gasphase in der Aerosol-Dose immer oben. Ist die Dichte des Treibmittels kleiner als die Dichte der Formulierung, so folgt in der Mitte das verflüssigte Treibmittel und unten die Formulierung. Ein Beispiel wäre eine wässrige Arzneistoff-Lösung/Emulsion/Suspension kombiniert mit einem Treibmittel bestehend aus den Kohlenwasserstoffen Butan/Isobutan/Propan. Ist die Dichte des Treibmittels größer als die Dichte der Formulierung, so folgt auf die Gasphase zunächst die Formulierungsphase und darunter die verflüssigte Treibmittelphase. Eine solche Anordnung würde im Falle der Verwendung fluorierter Kohlenwasserstoffe (HFKW, HFA, HFC) vorliegen. In jedem Fall muss vor dem Ausbringen der Formulierung die Aerosoldose geschüttelt werden, damit die Arzneistoff-Phase möglichst gleichmäßig mit der verflüssigten Treibgas-Phase vermischt wird. Beim Ausbringen solcher Systeme tritt der so genannte "Aerosoliereffekt" auf. Das verflüssigte Treibmittel verdampft beim Austritt aus der Aerosoldose spontan und zerreißt die Flüssigkeitströpfchen der Formulierung, so dass Tröpfchengrößen im Bereich von ≤1-5 µm entstehen, die bis in die Alveolen der Lunge vordringen können.

Als verflüssigbare Treibmittel werden die Kohlenwasserstoffe **Butan, Isobutan und Propan**, zumeist in Mischung von mindestens zwei der drei Stoffe, eingesetzt. Von Vorteil ist zum einen ihr niedriger Preis, zum anderen die komplette Mischbarkeit untereinander, die eine Einstellung von Dampfdrücken zwischen 2,08 und 7,3 bar bei 20 °C ermöglicht. Nachteilig ist die Brennbarkeit und Explosivität sowie die sehr schlechte Löslichkeit von Wasser in der flüssigen Treibgasphase. Von den halogenierten Kohlenwasserstoffen sind aktuell nur noch **Norfluran** und **Apafluran** in Arzneimitteln in Deutschland zugelassen. Die Fluorchlorkohlenwasserstoffe (**FCKW**) sind in der USP/NF nicht mehr aufgeführt, sollen hier jedoch wegen ihrer jahrzehntelangen überragenden Bedeutung kurz erläutert werden. Für FCKW-Treibmittel gibt es seit 1930 eine eigene Nomenklatur (ISO 817) bestehend aus dem Buchstaben R (oder dem Markennamen) und 2-4 Ziffern. Das System ist wie folgt aufgebaut:

R CHF: C + 1 = Anzahl der C-Atome,
H - 1= Anzahl der H-Atome,
F = Anzahl der F-Atome

Freie Valenzen werden durch Chlor-Atome aufgefüllt.

Beispiel 1: R 114 (Frigen 114)

R 114: C-Atome: 1+1=2,
H-Atome: 1-1=0
F-Atome: 4,
Freie Valenzen: 2.

Ergebnis: Frigen 114

```
     F   F
     |   |
Cl—C—C—Cl
     |   |
     F   F
```

Beispiel 2: R 134a (Norfluran)
R 134a: C-Atome: 1+1=2,
H-Atome: 3-1=2,
F-Atome: 4,
Freie Valenzen: 0
Ergebnis: Frigen 134a

```
    F   H
    |   |
F — C — C — F
    |   |
    F   H
```

Der Index "a" bedeutet, dass die H-Atome asymmetrisch verteilt sind.

Das **Verbot von FCKW**: Auslöser dieses Verbots waren Laborversuche zur Stabilität von FCKW und deren Abbau in der Stratosphäre (Molina und Rowland 1974). Die Autoren konnten am Beispiel des Trichlorfluormethans (Frigen F11, $CFCl_3$) und des Dichlordifluormethans (Frigen F 12, CF_2Cl_2) nachweisen, dass diese Substanzen in die Stratosphäre gelangen und dort einer photolytischen Zersetzung unter Bildung von Chloratomen unterliegen:

$CFCl_3 = CFCl_2 + Cl$ und

$CF_2Cl_2 + CF_2Cl + Cl$.

Jede der beiden Reaktionen liefert also ein freies Chloratom und ein Radikal.

Die Chloratome reagieren mit Ozon:

$Cl + O_3 = ClO + O_2$ und weiter

$ClO + O = Cl + O_2$

(die Schreibweise der Formeln entspricht der Originalpublikation Molina und Rowland 1974).

Diese katalytische Kettenreaktion führt zur Zerstörung von Ozon. Die Publikation war Anlass zu zahlreichen Untersuchungen und wurde eine der meist zitierten Publikationen überhaupt. Sie hat schlussendlich dazu geführt, dass der Einsatz von FCKW im Jahre 1991 in Deutschland verboten wurde (Bundesgesetzblatt 16.5.1991). Da zu diesem Zeitpunkt wegen fehlender Toxizitätsdaten noch keine Ersatzstoffe als Treibmittel für Druckgasaerosole verfügbar waren, wurden zur Behandlung von Asthma jährlich zu erneuernde Ausnahmeregelungen geschaffen. Diese endeten endgültig zum 31. Dezember 2005, so dass ab 1. Januar 2006 die Bundesrepublik Deutschland FCKW-frei ist. Wegen der großen technischen Bedeutung der FCKW beim Einsatz in z. B. Kälteanlagen, Kühlschränken und Klimaanlagen war das Verbot sicherlich gerechtfertigt, ob es jedoch eines Verbots der Anwendung für Druckgas-Aerosole in der Pharmazie bedurft hätte, ist umstritten, da die dort eingesetzten Mengen verglichen mit den technischen Anwendungen minimal sind. Von den neuen Treibmitteln Apafluran und Norfluran hat ersteres noch keinen Eingang in die Arzneibücher gefunden, während Norfluran in die PhEur aufgenommen wurde. Die Diskussion um die FCKW hat andere Innovationen auf dem Gebiet der Inhalanda, wie die Entwicklung von Pulverinhalaten, beschleunigt, die heute breite Anwendung in der Behandlung von Erkrankungen der Atemwege gefunden haben. Zur Formulierung von Aerosolen zur pulmonalen Anwendung siehe Hickey AJ (2016).

Literatur

Hickey AJ in Wang B et al. (ed.) (2016): Pulmonary drug delivery: pharmaceutical chemistry and aerosol technology, Drug Del. (2nd. Ed.), Wiley, 186-206. ISO-Standard 817 (2005): Refrigerants - Designation System, www.iso.org (zuletzt aufgerufen am 17.02.2020). Bundesgesetzblatt (16.05.1991): Verordnung zum Verbot von bestimmten die Ozonschicht abbauenden Halogenkohlenwasserstoffen (FCKW-Halon-Verbots-Verordnung), Bundesgesetzblatt I Nr. **30**, 1090-1092. Molina MJ und Rowland FS (1974): Stratospheric sink for chlorofluoromethanes. Chlorine atom-catalyzed destruction of ozone, Nature **249**(5460), 810-812.

19.1. Permanentgase

Kohlendioxid

Arzneibücher

PhEur: Kohlendioxid; USP/NF: Carbon Dioxide; JP/JPE: Carbon Dioxide; INCI: Carbon Dioxide. CAS 124-38-9, EINECS 204-696-9, E 290.

Synonyma/Definitionen

Carbonei dioxidum, Carboneum dioxidum, Kohlenstoffdioxid, Kohlensäureanhydrid, CO_2, M_r 44,0.

Eigenschaften

Farbloses, nicht brennbares Gas von säuerlichem Geruch und Geschmack, das bei 20 °C und einem Druck von 55,4 bar zu einer farblosen, leicht beweglichen Flüssigkeit verdichtet werden kann. Beim Entspannen des flüssigen Kohlendioxids vergast ein Teil; es entsteht so viel Verdunstungskälte, dass das restliche Gas auf -80 °C abgekühlt wird und sich dabei verfestigt. Die durch Pressen verdichtete Substanz (Dichte 1,3-1,5 g/cm^3) kommt unter der Bezeichnung „Trockeneis" in den Handel. *Löslichkeit des Gases:* **sll:** Wasser (1 ml in 1 ml). Dichte des Gases 1,977 g/m^3 (bei 0 °C), Dichte der Flüssigkeit 0,766 g/cm^3. Smp -57 °C (bei 5,185 bar). K. sublimiert bei -78,5 °C ohne zu schmelzen. Kritische Temperatur 31,0 °C, kritischer Druck 73,83 bar, kritische Dichte 0,464 g/cm^3. Kohlendioxid kommt in unterschiedlichen Reinheitsstufen in den Handel. Nach PhEur werden ≥99,5 % (v/v) gefordert. Nach DIN 8559 werden reinere Qualitäten mit 99,7 %, 99,99 % und 99,995 % (alle Angaben *V/V*) definiert.

Stabilität

K. zählt zu den stabilsten Verbindungen. Es ist chemisch äußerst reaktionsträge.

Inkompatibilitäten

Zum Teil heftige Reaktion mit Metalloxiden wie Aluminium-, Magnesium-, Titan- und Zirkoniumoxid.

Anwendung

K. wird als Treibmittel für Sprayformulierungen zur topischen Anwendung (Oberflächensprays) sowie zur Inertbegasung von Injektionslösungen, Sirupen und Tropflösungen, seltener auch bei festen Zubereitungen eingesetzt. Das entstehende Tröpfchengrößenspektrum bei Sprays ist ausschließlich ein Resultat der Zusammensetzung der Formulierung und der Gestaltung der Sprühdüse. Es fehlt der "Aerosoliereffekt", d. h. das Zerreißen von Tröpfchen durch verdampfendes Treibmittel. Die Tröpfchengrößen liegen normalerweise im Bereich von 10-40 (100) µm und sind für die inhalative Therapie nicht geeignet. Die Vorteile des Treibmittels Kohlendioxid sind sein niedriger Preis und seine fehlende Toxizität. Nachteilig ist der Druckabfall, der bei Entnahmen aus der Druckgaspackung von Beginn an wirksam wird, da kein flüssiges Treibmittel vorhanden ist, das den Druck in der Spraydose durch das Verdampfen von Treibmittel aufrecht erhält. Gegenüber Stickstoff besitzt Kohlendioxid jedoch den Vorteil, dass es sich besser in Wasser löst und somit ein gewisser Druckausgleich bei Entnahme stattfindet, bevor bei einem Restgehalt von ca. 10 % der Formulierung in der Packung der Druck rapide abfällt. Kohlendioxid ist das am meisten eingesetzte Gas in der Extraktion mit überkritischen Gasen. Oberhalb von 31,0 °C und 73,83 bar geht es in den überkritischen Zustand über und hat dann lipophile Lösungseigenschaften, welche dem Dichlormethan ähnlich sind und im überkritischen Bereich durch die Wahl von Temperatur und/oder Druck in der Polarität den zu extrahierenden Wirkstoffen angepasst werden können. Die Extraktion mit überkritischem Kohlendioxid wird vor allem in der Lebensmittelindustrie zum Beispiel zur Extraktion von Hopfen und Entkoffeinierung von Kaffee eingesetzt. Pharmazeutisch wird das Verfahren zur Extraktion von Pflanzeninhaltsstoffen (Kaiser et al. 2001) und zur kontrollierten Partikel-Deposition mit dem Ziel der Verbesserung der Bioverfügbarkeit genutzt (Wischumerski et al. 2008). Der Einsatz von Kohlendioxid als Begasungsmedium in der Ampullenherstellung ist zahlenmäßig gering.

Toxizität

K. ist nicht toxisch. In der Atmosphäre kommt es zu 0,03 % vor. Tolerierbar sind bis 2,5 % (v/v); akute Gefahr besteht bei Konzentrationen ≥6 % in der Atemluft.

Literatur

Kaiser CS et al (2001): Pharmaceutical applications of supercritical carbon dioxide, Pharmazie **56**(12), 907-926. Wischumerski RS et al (2008): Direct drug loading into preformed porous solid dosage units by the controlled particle deposition (CPD), a new concept for improved dissolution using SCF-technology, J Pharm Sci **97**(10), 4416-4424.

Handelsprodukte

Hersteller	**Produkt/Lieferform**
Air Liquide-Carbagas	Phargalis 2, Zylinder, Gastank, Trockeneis Kohlenstoffdioxid, medizinisch
Allebrand	Kohlendioxid medizinisch, Flaschen
Linde	Laparox Med, Flaschen
Messer	Kohlendioxid medizinisch
Nippon Gases (ehemals Praxair)	Carbondioxide > 99 %
Riessner	ProMed lap, ProMed cryo-C, Flaschen
TIG Tyczka Industries	Kohlendioxid medizinisch, Flaschen

Stickstoff

Arzneibücher

PhEur: Stickstoff; USP/NF: Nitrogen und Nitrogen 97 %; JP/JPE: Nitrogen; INCI: Nitrogen. CAS 7727-37-9, EINECS 231-783-9, E 941.

Synonyma/Definitionen

Nitrogenium, N_2, M_r 28,01.

Eigenschaften

Farb-, geruchloses und geschmackloses, reaktionsträges, nicht brennbares Gas, das in Gasflaschen in komprimierter Form in den Handel kommt. *Löslichkeit des Gases:* **ll:** Chloroform, Ethanol 95 %, Ester und Öle; **ssl:** Wasser 0,019 g/kg (20 °C und 101,3 kPa Druck). Dichte des Gases 1,17 g/l (bei 20 °C/1013 hPa), Dichte der Flüssigkeit 0,807 g/cm³. Smp -209,86 °C, Sdp -195,8 °C. Kritische Temperatur -147,1 °C, kritischer Druck 33,83 bar, kritische Dichte 0,311 g/cm³. S. kommt in unterschiedlichen Reinheitsstufen in den Handel. Nach PhEur werden ≥99,5 % (v/v) gefordert. Nach DIN EN ISO 14175:N1 werden reinere Qualitäten mit 99,8 % (Stickstoff 2.8), 99,999 % (Stickstoff 5.0), 99,9995 % (Stickstoff 5.5) und 99,9999 % (Stickstoff 6.0, alle Angaben v/v) definiert.

Stabilität

S. zählt zu den stabilsten Verbindungen und ist chemisch äußerst reaktionsträge.

Inkompatibilitäten

Keine bekannt.

Anwendung

S. kann als Treibmittel für Sprayformulierungen zur topischen Anwendung (Oberflächensprays) eingesetzt werden. Der Unterschied zwischen S. und Kohlendioxid besteht darin, dass Letzteres wesentlich besser in Wasser löslich ist und somit teilweise ein Treibgasreservoir darstellt. Aus diesem Grund ist der Druckabfall in Aerosoldosen bei Einsatz von Kohlendioxid geringer als bei S.. Einzelheiten dazu siehe Kohlendioxid. Wesentlich größere Bedeutung hat S. als Schutzgas bei der Abfüllung von flüssigen Zubereitungen erlangt. Flüssiger Stickstoff wird als Kältemittel und zum Schockgefrieren zur Vorbereitung von Stoffen für die Gefriertrocknung eingesetzt. In der Kaltmahlung dient er zum Kühlen von z. B. Weitkammer-Stiftmühlen, die zum Zerkleinern von Gewürzen verwendet werden. Dabei werden die Verluste an ätherischen Ölen, die bei Normaltemperatur während der Mahlung ca. 15-43 % betragen, auf 3-10 % minimiert. Zusätzlich steigt die Mahlleistung der Mühle durch die Kühlung um das 2- bis 3-fache und die Brand- bzw. Explosionsgefahr wird vermieden (www.alpinehosokawa.com und Balasubramanian et al. (2012). S. wird in gasförmiger Form in der Lebensmittelindustrie zum Beispiel zur Haltbarmachung von Frischobst während der Lagerung eingesetzt.

Toxizität

S. ist nicht toxisch. In der Luft kommt es zu 78,1 % (v/v) vor.

Literatur

Balasubramanian S et al (2012): Cryogenics and its Application with Reference to Spice Grinding: A Review, Crit Rev Food Sci Nutr **52**(9), 781-794. www.hosokawa-alpine.com (zuletzt aufgerufen am 17.02.2020).

Handelsprodukte

Hersteller	**Produkt/Lieferform**
Air Liquide/ Carbagas	Phargalis 1, Phargalis 1, Geh. > 99,999 %, Flaschen
Linde Gas	HiQ 5.0, HiQ 6.0, Gehalt > 99,999 %, Flaschen Veriseq GAN Pharma Gehalt ≥ 99,999 %/Flaschen Versieq LIN Pharma, Gehalt ≥ 99,5 % /Tankwagen
MIT Gase	Secudur N, Gehalt ≥ 99,999 %/verdichtet, tiefgekühlt und flüssig, Flaschen Secudur C, Gehalt ≥ 99,995 %/Flaschen

19.2. Verflüssigbare Treibgase

Apafluran

Arzneibücher

INN: Apafluran; INCI: Hydrofluorocarbon 227ea. CAS 431-89-0, EINECS 207-079-2.

Synonyma/Definitionen

HFA 227ea, HFC 227ea, Heptafluorpropan, 2-Hydroperfluoropropan, Treibmittel 227, R-227, 1,1,1,2,3,3,3-Heptafluorpropan. C_3HF_7, M_r 170,0.

```
    F   H   F
    |   |   |
F — C — C — C — F
    |   |   |
    F   F   F
```

Eigenschaften

Bei Raumtemperatur farbloses, nicht brennbares Gas, das unter geringem Druck verflüssigt werden kann. In höherer Konzentration hat das Gas einen schwachen, etherähnlichen Geruch. *Löslichkeit des Gases in Flüssigkeiten:* **l:** Ethanol 95 %, Ether; **ssl:** Wasser (1 g in 1725 ml). *Löslichkeit von Gasen/Flüssigkeiten in A.:* Sauerstoff ca. 0,08 g/kg, Stickstoff ca. 0,55 g/kg, Silikonöl (hohe Viskosität) 0,149 g/kg, Silikonöl (niedrige Viskosität) 0,585 g/kg, Wasser 0,61 g/kg. Dichte des Gases 0,036 g/cm^3 (gesättigter Dampf, 20 °C), Dichte der Flüssigkeit 1,388 g/cm^3 (25 °C). Smp -131 °C, Erstarrungspunkt -131,2 °C, Sdp -16,3 °C, Zersetzungstemperatur 475 °C, kritische Temperatur 102,79 °C, kritischer Druck 29,52 bar, kritische Dichte 0,592 g/cm^3, kritisches Volumen 1,69 cm^3/g. Dampfdruck 3,9 bar (bei 20 °C), 4,55 bar (25 °C). Wärmekapazität 1,148 kJ/Mol·K bei 20 °C, Wärmeleitfähigkeit 59,45 mW/m·K (20 °C). Viskosität des verflüssigten Gases bei 25 °C 0,240 mPa·s (alle Werte Zephex-Brochure). Oberflächenspannung 6,9 mN/m, Dielektrizitätskonstante der flüssigen Phase 4,1, Brechungsindex 1,222 (berechnet), Löslichkeitsparameter nach Hildebrand 5,4 (berechnet), Octanol/Wasser-Verteilungskoeffizient 112,2, Dipolmoment der flüssigen Phase 0,93 Debye. Das ozonzerstörende Potential (ODP) von A. ist null, da die Substanz keine Chlor- bzw. Brom-Atome enthält. Das globale Erwärmungspotential (GWP) beträgt 2900 (Kohlendioxid = 1).

Stabilität

A. ist als Substanz stabil.

Inkompatibilitäten

Keine direkten Unverträglichkeiten. Von Nachteil ist die geringe Mischbarkeit mit Wasser und das veränderte Quellverhalten von Dichtungen bei Aerosolpackungen, das vor allem bei der Umstellung der früher verwendeten FCKW-Formulierungen auf A. problematisch ist.

Anwendung

A. wird als Treibmittel für Aerosolformulierungen zur inhalativen Anwendung (**M**etered **D**ose **I**nhalers = MDI) eingesetzt. Es handelt sich dabei um Suspensions-Systeme, in denen der Wirkstoff im Treibmittel gegebenenfalls unter Einsatz eines Netzmittels (z. B. Ölsäure) oder von Emulgatoren wie Poly(oxyethylen)-25-glyceroltrioleat oder Macrogolglycerolhydroxystearat suspendiert vorliegt. Der Wirkstoffanteil in der Formulierung liegt normalerweise deutlich unter 5 %. Ein Ethanolzusatz steigert bei Corticoiden die Löslichkeit in A. (Williams et al. 1999, siehe auch Norfluran). Neben Norfluran ist A. das zweite HFA-Treibmittel, das nach dem Verbot der FCKW eingesetzt wird. Die Häufigkeit bleibt jedoch mit nur vier Fertigarzneimitteln in der Roten Liste 2012 (Rote Liste 2012) deutlich hinter der für Norfluran zurück. A. kann mit Norfluran kombiniert werden, um ein gewünschtes Dampfdruckprofil zu realisieren.

Toxizität

Die Toxizität von A. ist in Tierversuchen extrem niedrig. A. kann leichte Haut- und Augenreizungen hervorrufen, jedoch keine Sensibilisierung. A. ist nicht gentoxisch, nicht mutagen und nicht carcinogen (Solkane-Brochure 03/007). Siehe auch Norfluran.

Literatur

Solkane-Brochure(03/007): Solkane 227 pharma and Solkane 134a pharma, HFA propellants for medical use, **35/442**/07.03/007/pdf, www.solpac.com.cn (zuletzt aufgerufen am 17.02.2020). Rote Liste (2012): Arzneimittelverzeichnis für Deutschland, Rote Liste Service GmbH, Frankfurt, www.rote-liste.de. Williams III RO et al (1999): Study of solubility of steroids in hydrofluoroalkane propellants, Drug Dev Ind Pharm **25**(12), 1227–1234. Zephex_Brochure: www.mexichemfluor.com /products/medical/zephex 227ea/zephex-brochure/ (zuletzt aufgerufen am 15.04.2020).

Handelsprodukte

Hersteller	Produkt/Lieferform
Linde Gas	R 227ea, Reinheit > 99,5 %, Stahlflaschen
Mexichem/Koura	Zephex 227 ea, medical
Solvay	Solkane 227 Pharma, Reinheit > 99,9 %, Flaschen

Kohlenwasserstoffe

Arzneibücher

USP/NF: Butane, Isobutane und Propane; INCI: Butane, Isobutane und Propane. CAS-, EINECS- und E-Nummern siehe Tab. 1.

Tab. 1: *Kohlenwasserstoffe*

Bezeichnung	CAS-NR.	EINECS-Nr.	E-Nr.
Butan	106-97-8	203-448-7	E 943a
Isobutan	75-28-5	200-857 2	E 943b
Propan	74-98-6	200-827-9	E 944

Synonyma/Definitionen

n-Butan, C_4H_{10}, M_r 58,12; i-Butan, 2-Methylpropan, C_4H_{10}, M_r 58,12; n-Propan, C_3H_8, M_r 44,1.

Eigenschaften

Unter Atmosphärendruck farblose, klare, brennbare Gase von schwach süßlich-etherischem Geruch, die in verflüssigter Form in den Handel kommen. *Löslichkeit der Gase:* **ll:** organische Lösungsmittel; **ul:** Wasser (n-Butan 88 mg/l, Isobutan 90 mg/l, Propan 75 mg/l). Weitere Eigenschaften siehe Tab. 2.

Tab. 2: *Eigenschaften von Butan, Isobutan und Propan (Römpp 1992)*

Eigenschaft	Butan	Isobutan	Propan
Relative Dichte des Gases (Luft=1)	2,046	2,08	1,5503
Dichte, gasf. (g/m^3)	2,595	2,595	1,969
Dichte, fl. (g/cm^3)	0,58	0,56	0,505
Smp (°C)	-138,3	-159	-189,7
Sdp (°C)	-0,5	-11,7	-42
Flammpunkt (°C)	-62	-83	-104,5
Zündtemperatur (°C)	405	420/460	470/510
Kritische Temperatur (°C)	152	135	96,8
Kritischer Druck (bar)	37,96	36,5	42
Kritische Dichte (g/cm^3)	0,272	0,2244	0,22
Untere Explosionsgrenze (% v/v)	1,5	1,8	2,12
Obere Explosionsgrenze (% v/v)	8,5	8,4	9,35
Dampfdruck (20 °C) (50 °C)	2,08 -	2,01/3,02 -	7,3 17,5
Verdampfungswärme (kJ/kg)	386	366,7	425

Stabilität

K. zählen zu den stabilen Verbindungen.

Inkompatibilitäten

Keine bekannt. Zu beachten sind Brennbarkeit und Explosivität.

Anwendung

K. werden als Treibmittel für Sprayformulierungen zur topischen Anwendung (Oberflächensprays) eingesetzt. Zur Einstellung des gewünschten Dampfdrucks werden zwei bis drei der genannten Stoffe miteinander kombiniert. Bevorzugte Einsatzgebiete sind Schaumsprays, Pudersprays und Kältesprays. Bei Letzteren wird die hohe Verdampfungskälte der K. ausgenutzt, um in Verbindung mit anderen leicht flüchtigen Bestandteilen einen Kühleffekt zu erzielen. Dabei ist zu beachten, dass z. B. verflüssigtes Propan auf der Haut bei konzentrierter Anwendung Erfrierungen hervorrufen kann. Schaum- und Pudersprays benötigen nur 6-15 % Treibmittel zur Ausbringung der Formulierung. Vor der Anwendung ist das Aerosolbehältnis kräftig zu schütteln, damit sich eine O/W-Emulsion mit dem Treibmittel als innerer Phase ausbilden kann. Bei der Ausbringung verdampft das Treibmittel aus der inneren Phase, so dass die Formulierung, bestehend aus Arzneistoff, Tensiden und der Grundlage (je nach Anwendungszweck Fette, Öle oder Wasser) einen leichten, lockeren Schaum bildet. Details zu Schäumen beschreibt Daniels (2009). In technischen und kosmetischen Produkten ist die Anwendung von K. bei Sprayformulierungen wesentlich häufiger als in der Pharmazie.

Toxizität

K. gelten bei der Anwendung in Aerosolen in den üblichen Konzentrationen als nicht toxisch und nicht reizend. Die Inhalation der Dämpfe ist zu vermeiden, da sie zur Verdrängung des

Luftsauerstoffs in der Lunge führt. Die Verbindungen sind nicht mutagen und haben ein sehr geringes haut- und schleimhautreizendes Potential (Anon 1982). Inhalationstoxizität 658 mg/m^3 (Ratte).

Literatur

Anon (1982): Final report of the safety assessment of isobutane, isopentane, n-butane, and propane, J Am College Toxicol **1**(4), 127-412. Daniels R (2009): Die richtige Galenik für kranke Haut, Pharm Ztg **154**, 18-20, 22, 24-25. Römpp – Chemielexikon (1992): Propan, Bd Pl-S, Thieme- Verlag, Stuttgart und New York, 3630.

Handelsprodukte

Hersteller	Produktname
Aeropres	Propane, Butane, Isobutane
Evonik Industries	Drivosol 78 Propan, DRIVOSOL 12 *n-Butan*, Drivosol 21 Isobutan
Messer	Propan, Butan

Norfluran

Arzneibücher

PhEur: Norfluran; INN: Norfluran; INCI: Hydrofluorocarbon 134a. CAS 811-97-2, EINECS 212-377-0.

Synonyma/Definitionen

HFA 134a, HFC 134a, Tetrafluorethan, 1,1,1,2-Tetrafluorethan, Frigen 134a. $C_2H_2F_4$, M_r 102,0.

```
    F   H
    |   |
F — C — C — F
    |   |
    F   H
```

Eigenschaften

Bei Raumtemperatur farbloses, nicht brennbares Gas, das unter geringem Druck verflüssigt werden kann. In höherer Konzentration hat das Gas einen etherähnlichen Geruch. *Löslichkeit des Gases in Flüssigkeiten:* **l:** Ethanol 95 %, Ether; **ssl:** Wasser 0,21 % (v/v, 1013 hPa/25 °C). *Löslichkeit von Gasen/Flüssigkeiten in N.:* Sauerstoff ca. 0,1 g/kg, Stickstoff ca. 0,15 g/kg, Silikonöl (hohe Viskosität) 0,317 g/kg, Silikonöl (niedrige Viskosität) 0,505 g/kg, Wasser 2,2 g/kg. Dichte des Gases 0,028 g/cm^3 (gesättigter Dampf, 20 °C), relative Dichte des Gases (bezogen auf Luft=1) 3,25 (1013 hPa/25 °C), Dichte der Flüssigkeit 1,226 g/cm^3. Smp -101 °C, Erstarrungspunkt - 108 °C, Tripelpunkt -103,3 °C, Sdp -26,6 °C, Zersetzungstemperatur 368 °C, kritische Temperatur 101,08 °C, kritischer Druck 40,6 bar, kritische Dichte 0,507 g/cm^3, kritisches Volumen 1,97 cm^3/g. Dampfdruck 3,5 bar (bei 5 °C), 4,9 bar (15 °C), 5,7 bar (20 °C), 6,65 bar (25 °C), 13,2 bar (50 °C). Wärmekapazität 0,087 kJ/Mol·K bei 25 °C (alle Werte DuPont 2004). Viskosität des verflüssigten Gases bei 20 °C 0,211 mPa·s, Oberflächenspannung der Flüssigkeit 8,69 mN/m, Dielektrizitätskonstante der flüssigen Phase 9,8, Brechungsindex 1,1746 (berechnet), Löslichkeitsparameter nach Hildebrand 6,8 (berechnet), n-Octanol/Wasser-Verteilungskoeffizient 11,5, Dipolmoment der flüssigen Phase 2,058 Debye. Das ozonzerstörende Potential (ODP) von N. ist null, da die Substanz keine Chlor- bzw. Brom-Atome enthält. Das globale Erwärmungspotential (GWP) beträgt 1300 (Kohlendioxid = 1), was dazu geführt hat, dass N. in Klimaanlagen z. B. für Automobile durch neuere Entwicklungen ersetzt werden soll. Für die Anwendung in Aerosol-Arzneimitteln ist dies ohne praktische Bedeutung.

Stabilität

N. ist als Substanz stabil.

Inkompatibilitäten

Keine direkten Unverträglichkeiten. Von Nachteil ist die geringe Mischbarkeit mit Wasser und das veränderte Quellverhalten von Dichtungen bei Aerosolpackungen, das vor allem bei der Umstellung der früher verwendeten FCKW-Formulierungen auf N. problematisch ist.

Anwendung

N. wird als Treibmittel für Aerosolformulierungen zur inhalativen Anwendung (**M**etered **D**ose **I**nhalers = MDI) eingesetzt. In den meisten Fällen handelt es sich dabei um Suspensions-Systeme, in denen der Wirkstoff im Treibmittel gegebenenfalls unter Einsatz eines Netzmittels (z. B. Ölsäure) suspendiert vorliegt. Der Wirkstoffanteil in der Formulierung liegt normalerweise deutlich unter 5 %. Corticoid-Zubereitungen können durch den Zusatz von Ethanol als Lösungen formuliert werden. Ein Ethanol-Zusatz von 7,89 % (v/v) führt zu einer dramatischen Steigerung der Löslichkeit in N., die mit der Löslichkeit des Corticoids in Ethanol korreliert. Die Basislöslichkeit der Corticoide in N. ist umso besser, je niedriger der Schmelzpunkt und je höher die Lipophilie des Corticoids ist (Williams et al. 1999). Seit dem endgültigen Verbot von FCKW in inhalativen Arzneimitteln im Jahre 2002 ist N. das Standard-Treibmittel für Druckgas-Aerosole und mit 23 Präparaten in der Roten Liste 2018 vertreten (Rote Liste 2018).

Toxizität

Die Toxizität von N. ist in Tierversuchen extrem niedrig. Eine Narkotisierung setzt erst bei Konzentrationen von ≥2,08 g/m³ ein. N. kann leichte Haut- und Augenreizungen hervorrufen, jedoch keine Sensibilisierung. N. ist nicht gentoxisch und nicht carcinogen (Anon 2006). In der Atmosphäre wird N. in Fluoressigsäure, Ameisensäure und Kohlendioxid gespalten. Die Substanz steht wegen ihres relativ hohen globalen Erwärmungspotentials unter Beobachtung im Rahmen des ECETOC Joint Assessment of Commodity Chemicals Program (JACC).

Literatur

Anon (2006): 1,1,1,2-tetrafluoroethane (HFC-134a) (CAS No.) (Second edition), JACC 50, i-v, 1-74, see also CAN145:2241. DuPont (2004): Thermodynamic properties of HFC-134a, Technical Information T-134a, **10/04**, DuPont de Nemours and Company, https://cdm.unfccc.int, oder www2.dupont.com. Rote Liste (2018): Arzneimittelverzeichnis für Deutschland, Rote Liste Service GmbH, Frankfurt, www.roteliste.de. Williams III RO et al (1999): Study of solubility of steroids in hydrofluoroalkane propellants, Drug Dev Ind Pharm **25**(12), 1227–1234 (1999).

Handelsprodukte

Hersteller	Produkt/Lieferform
Aeropres	134a, Flaschen bis 500 l-Volumen
Linde Gas	R 134 a, Reinheit >99,5 %
Mexichem/ Koura	Zephex 134 a, Edelstahlflaschen
Solvay	Solkane 134 a, Reinheit >99,9 %

20. Weichmacher

Weichmacher sind Substanzen, die mit Polymerketten in Wechselwirkung treten und deren Flexibilität und Elastizität steigern. Die Wirkung kommt durch eine Absenkung der Mindestfilmbildetemperatur (MFT), welche mit einer Absenkung der Glasübergangstemperatur (T_g) einhergeht, und eine dadurch erhöhte Beweglichkeit der Polymerketten zu Stande. Ist mit keinem dieser beiden Verfahren eine Wirkung des Weichmachers auf das Polymer nachzuweisen, so ist der Weichmacher für dieses Polymer unbrauchbar. Ein Weichmacher ist umso besser wirksam, je größer die Wechselwirkungen mit dem Polymer sind. Damit sind die Löslichkeit, häufig ausgedrückt durch den Löslichkeitsparameter nach Hildebrand (siehe Einleitung zu Kapitel Lösungen), und der Octanol/Wasser-Verteilungskoeffizient wichtige Parameter für die Auswahl eines Weichmachers (Ozaki et al. 2010). Der ideale Weichmacher hat einen Löslichkeitsparameter, der dem des Polymers möglichst ähnlich ist und einen hohen Verteilungskoeffizienten zu Gunsten desselben aufweist.

Man unterscheidet **lipophile und hydrophile Weichmacher**. Zu Ersteren gehören die Citrate, Phthalate und Sebacate, zu Letzteren Glycerol, Macrogole, Poloxamere, Propylenglycol, Sorbitol und Triacetin. Lipophile Weichmacher werden in Filmüberzügen immer dann eingesetzt, wenn es darauf ankommt, ein Auswaschen desselben aus dem Film zu vermeiden. Dies ist beispielsweise bei magensaftresistenten und retardierten peroralen Arzneiformen sowie bei Verpackungsmaterialien erwünscht (Bodmeier und Paeratakul 1997).

Chemisch verwandte Verbindungen wie Eudragit L und Eudragit S können durchaus **unterschiedliche Wechselwirkungen** mit denselben Weichmachern eingehen. So ist die Reihenfolge der Absenkung der T_g für Eudragit L: Triethylcitrat > Acetyltriethylcitrat > Polyethylenglycol 6000 > Propylenglycol > Triacetin > Dibutylphthalat. Für Eudragit S wird folgende Reihenfolge angegeben: Polyethylenglycol 6000 > Propylenglycol > Triethylcitrat > Triacetin > Acetyltriethylcitrat > Dibutylphthalat (Fadda et al. 2010).

Während der **Lagerung** können durch Weichmacherverluste die mechanischen Eigenschaften des Films verändert werden. So wurde für Ethylcellulose beobachtet, dass bei Lagerung bei unterschiedlichen Feuchten in Abhängigkeit vom verwendeten Weichmacher die Filme sowohl mechanisch flexibler als auch brüchiger werden können. Für Acrylat-Filme wurde eine solche Abhängigkeit nicht beobachtet (Heng et al. 2003).

Auf die Wirksamkeit eines Weichmachers hat auch die **Anwendungsform** des Polymers und die Art der **Einarbeitung** des Weichmachers einen Einfluss. Am einfachsten ist die Situation bei Polymerlösungen. Hier kann – Löslichkeit des Weichmachers im Lösungsmittel vorausgesetzt – eine komplette Durchdringung von Weichmacher und Polymer auf molekularer Ebene erfolgen. Bei Polymer-Dispersionen, die das Polymer normalerweise als Nanopartikel im Teilchengrößenbereich 100-200 nm enthalten, muss dem Weichmacher Gelegenheit gegeben werden, in die Nanopartikel zu diffundieren, was eine gewisse Zeitspanne erfordert. Schwieriger wird es, wenn mikronisierte Pulver, die normalerweise Teilchen von 1-20 µm enthalten, in einer wässrigen Suspension mit Weichmacher versetzt werden sollen. Hier sind Rührzeiten von bis zu 12 h erforderlich, um dem Weichmacher Gelegenheit zu geben, in die Polymer-Partikel einzudringen. Zur Theorie, Auswahl und Einsatz von Weichmachern siehe Somwanshi et al. (2016).

Literatur

Bodmeier R und Paeratakul O (1997): Plasticizer uptake by aqueous colloidal polymer dispersions used for the coating of solid dosage forms, Int J Pharm **152**, 17-26. Fadda HM et al (2010): The use of dynamic mechanical analysis (DMA) to evaluate plasticization of acrylic polymer films under simulated gastrointestinal conditions, Eur J Pharm Biopharm **76**(3), 493-497. Heng PWS et al (2003): Influence of storage conditions and type of plasticizers on ethylcellulose and acrylate films formed from aqueous dispersions, J Pharm Pharmaceut Sci **6**(3), 334-344. Ozaki A et al (2010): Correlation between partition coefficients polymer/food simulant, KPF, and octanol/water, log P OW - a new approach in support of migration modeling and compliance testing, Deutsch Lebensm Rdsch **106**(4), 203-208. Somwanshi SB et al. (2016): Pharmceutically used plasticizers: a review, Eur J Biomed and Pharm Sci **3** (2), 277-285, .

20.1. Citrate

Tributylacetylcitrat

Arzneibücher

PhEur: Tributylacetylcitrat; USP/NF: Acetyltributyl Citrate; INCI: Acetyl Tributyl Citrate. CAS 77-90-7, EINECS 201-0 67-0.

Synonyma/Definitionen

Triethylis acetylcitras, Acetyltributylcitrat, ATBC, TABC, Tributyl[2(acetoxy)propan-1,2,3-tricarboxylat]. $C_{20}H_{34}O_8$, M_r 402,5.

```
                    O
                    ||
             H2C—C—O—C4H9
      O       |     O
      ||      |     ||
H3C—C—O—C—C—O—C4H9
              |     O
              |     ||
             H2C—C—O—C4H9
```

Eigenschaften

Farblose, leicht ölige, klare, schwach viskose Flüssigkeit mit einem schwachen, süßlichen, an Pflanzen erinnernden Geruch. *Löslichkeit:* **sll:** Aceton, Dimethylsulfoxid, Ethanol, Heptan, Toluol und pflanzliche Öle; **ul:** Wasser (0,72 g/100ml, andere Angaben: 2 mg/100 ml, 25 °C und <0,1 g/100 ml, 20 °C). Dichte 1,045-1,055 g/cm^3 (25 °C), Brechungsindex 1,4410-1,4425, Wassergehalt (%): ≤0,25 (alle Angaben USP/NF). Smp -80 °C, Tropfpunkt -59 °C, Sdp 418 °C, Flammpunkt 175 °C, Viskosität 33 mPa·s (25 °C), Verdampfungsenthalpie 67,2 kJ/Mol, Dampfdruck $5{,}2 \cdot 10^{-2}$ Torr.

Stabilität

T. ist bis 38 °C stabil.

Inkompatibilitäten

Unverträglich mit Oxidationsmitteln und starkem Alkali.

Anwendung

T. wird in Filmüberzügen auf Tabletten, Kapseln, Pellets, Granulaten und Kristallen als Weichmacher in Konzentrationen von 10-20 % bezogen auf das Gewicht des Filmbildners eingesetzt. T. kann mit Filmbildnern für magensaftlösliche, magensaftresistente und retardierte Tabletten verarbeitet werden. Das Produkt führt z. B. bei Filmen aus Poly(meth)acrylaten zu einer Senkung der Mindestfilmbildetemperatur (MFT) in den Bereich von 22-40 °C (10 % Zusatz) bzw. 10-33 °C (20 % Zusatz) (Bauer et al. 1988). T. zählt mit einer Wasserlöslichkeit von <0,1 g/100 ml zu den unlöslichen Weichmachern. Es wird während der Freisetzung des Wirkstoffs aus der Arzneiform praktisch nicht aus dem Film herausgewaschen. Für Ethylcellulosefilme (Feststoffgehalt 15 % und Weichmacheranteil 20 % bezogen auf das Polymer) beträgt die ausgewaschene Menge für T. ca. 0,44 % und ist damit vergleichbar mit dem Wert für Dibutylphthalat von 0,37 % (Siepmann et al. 2008). In der Kosmetik wird T. in Nagellacken und Nagelpoliermitteln mit 0,8-7 % eingesetzt, in der Zahnheilkunde als Weichmacher für Dental-Massen.

Toxizität

T. wird nach peroraler Gabe zu ca. 67 % rasch resorbiert und zu 99 % metabolisiert und ausgeschieden. Das Blutspiegelmaximum tritt nach 2-4 h auf, die Elimination erfolgt biphasisch mit Halbwertszeiten von 3,4 (β_1) und 39 h (β_2). Die intermediär auftretenden Metaboliten umfassen Acetylcitrat, Monobutylcitrat, Acetylmonobutylcitrat, Dibutylcitrat und Acetyldibutylcitrat. T. ist in akuten, subchronischen und chronischen Toxizitätsuntersuchungen als nicht toxisch eingestuft worden (Johnson 2002). Es ist leicht augenreizend, die Reizung klingt innerhalb von 48 h wieder ab. Hautreizungen und Sensibilisierung werden nicht beobachtet. LD_{50} 31,5 g/kg (Ratte, oral), LD_{50} 4,0 g/kg (Maus, i. p.), LD_{50} >50 ml/kg (Katze, oral).

Literatur

Bauer KH et al (1988): Überzogene Arzneiformen, Wiss. Verlagsges mbH, Stuttgart, 104. Johnson W (2002): Final report on the safety assessment of acetyl triethyl citrate, acetyl tributyl citrate, acetyl trihexyl citrate, and acetyl trioctyl citrate, Int J Toxicol **21** Suppl 2, 1-17. Ozaki A et al (2010): Correlation between partition coefficients polymer/food simulant, KPF, and octanol/water, log P OW - a new approach in support of migration modeling and compliance testing, Deutsch Lebensm Rdsch **106**(4), 203-208. Siepmann J et al (2008): Process and formulation factors affecting drug release from pellets coated with ethylcellulose pseudolatex aquacoat, Drugs and the Pharmaceutical Sciences **176**(Aqueous Polymeric Coatings for Pharmaceutical Dosage Forms 3rd ed), 203-235.

Handelsprodukte

Hersteller	Firmenbezeichnung/ Charakteristika
Lemon Flex Company (alter Name: Jiangsu Lemon Chemical & Technology)	LMFLEX LM40, Acetyltributylcitrate, Estergehalt > 99 %
Jungbunzlauer	Citrofol B II, USP/NF
Vertellus	Citroflex A4, Estergehalt > 99 %
Westco Chemicals	Acetyltributylcitrate

Tributylcitrat

Arzneibücher

USP/NF: Tributyl Citrate; INCI: Tributyl Citrate. CAS 77-94-1, EINECS 201-071-2.

Synonyma/Definitionen

Citronensäuretributylester, TBC, Tributyl(2-hydroxypropan-1,2,3-tricarboxylat). $C_{18}H_{32}O_7$, M_r 360,5.

$$\begin{array}{l} H_2C-C(=O)-O-C_4H_9 \\ HO-C-C(=O)-O-C_4H_9 \\ H_2C-C(=O)-O-C_4H_9 \end{array}$$

Eigenschaften

Farblose, klare bis leicht gelbliche, viskose, ölige, nahezu geruchlose Flüssigkeit. *Löslichkeit:* **sll:** Aceton, Chloroform, Ethanol, Ether, **ul:** Wasser. Dichte 1,037-1,045 g/cm^3 (Citroflex 4), Brechungsindex 1,443-1,445. Wassergehalt (%): ≤ 0,20. Smp -20 °C, Sdp 390 °C, Flammpunkt 185 °C, Viskosität 32 mPa·s (25 °C), Verdampfungsenthalpie 73,9 kJ/Mol.

Stabilität

T. ist aufgrund seiner längeren Seitenkette etwas stabiler als Triethylcitrat, lediglich in Gegenwart starker Säuren und Basen tritt Hydrolyse ein.

Inkompatibilitäten

Unverträglich mit Oxidationsmitteln.

Anwendung

T. wird in Filmüberzügen auf Tabletten, Kapseln, Pellets, Granulaten und Kristallen als Weichmacher in Konzentrationen von 10-35 % bezogen auf das Gewicht des Filmbildners eingesetzt. T. ist mit allen gängigen Filmbildnern verträglich und führt z. B. bei Filmen aus Poly(meth)acrylaten zu einer Senkung der Mindestfilmbildetemperatur (MFT) in den Bereich von 17-39 °C (10 % Zusatz) bzw. 4-29 °C (20 % Zusatz) (Bauer et al. 1988). T. weist eine Wasserlöslichkeit von <0,1 g/100 ml (25 °C) auf. Es zählt damit zu den lipophilen Weichmachern. Für Ethylcellulosefilme (Feststoffgehalt 15 % und Weichmacheranteil 20 % bezogen auf das Polymer) beträgt die ausgewaschene Menge für T. 0,81 %, für Dibutylphthalat 0,37 % unter identischen Bedingungen (Siepmann et al. 2008). Ein unbeabsichtigtes Auswaschen dieses Weichmachers und damit eine Beeinflussung der Wirkstoffauflösung ist infolge des hydrophoben Charakters nicht zu erwarten. T. wird in der Kosmetik in Seifen, Cremes und Lotionen sowie in Parfüms in Konzentrationen von 0,5-3 % eingesetzt.

Toxizität

T. ist nicht toxisch und nicht reizend. LD_{50} >30 ml/kg (Ratte, oral), LD_{50} 2,9 g/kg (Maus, i. p.).

Literatur

Bauer KH et al (1988): Überzogene Arzneiformen, Wiss. Verlagsges mbH, Stuttgart, 104. Siepmann J et al (2008): Process and formulation factors affecting drug release from pellets coated with ethylcellulose pseudolatex aquacoat, Drugs and the Pharmaceutical Sciences **176**(Aqueous Polymeric Coatings for Pharmaceutical Dosage Forms 3rd ed), 203-235.

Handelsprodukte

Hersteller	Firmenbezeichnung/ Charakteristika
Jungbunzlauer	Citrofol B I, USP/NF
Sigma Aldrich	Tributylcitrat
Vertellus	Citroflex 4 USP/NF

Triethylcitrat

Arzneibücher

PhEur: Triethylcitrat; USP/NF: Triethyl Citrate; JP/JPE: Triethyl Citrate; INCI: Triethyl Citrate. CAS 77-93-0, EINECS 201-070-7, E 1505.

Synonyma/Definitionen

Triethylis citras, TEC, Triethyl(2-hydroxypropan-1,2,3-tricarboxylat). $C_{12}H_{20}O_7$, M_r 276,3.

```
         O
         ‖
H2C — C — O — C2H5
  |      O
  |      ‖
HO — C — C — O — C2H5
  |      O
  |      ‖
H2C — C — O — C2H5
```

Eigenschaften

Farblose bis fast farblose, klare, viskose, hygroskopische Flüssigkeit mit einem charakteristischen, angenehmen, esterartigen Geruch. *Löslichkeit:* **sll:** Benzol, Chloroform, Ethanol, Ether, i-Propanol; **l:** Wasser (6,5 g/100 ml); **sl:** Erdnussöl (1 g in 125 ml) und andere fette Öle. Dichte 1,1369 g/cm^3, Brechungsindex 1,440-1,446. Wassergehalt (%): ≤0,25. Smp -55 °C, Tropfpunkt -45 °C, Sdp 294 °C, Flammpunkt 155 °C, Viskosität 35,2 mPa·s (25 °C), Verdampfungsenthalpie 61,9 kJ/Mol, Dampfdruck 1,316·10^{-4} hPa, Verteilungskoeffizient Octanol/Wasser 7,95 (Gunning et al. 2000), Löslichkeitsparameter nach Hildebrand: ca. 20-22.

Stabilität

T. ist stabil, lediglich in Gegenwart starker Säuren und Basen tritt Hydrolyse ein.

Inkompatibilitäten

Unverträglich mit Oxidationsmitteln.

Anwendung

T. wird in Filmüberzügen auf Tabletten, Kapseln, Pellets, Granulaten und Kristallen als Weichmacher in Konzentrationen von 10-20 (30) % bezogen auf das Gewicht des Filmbildners eingesetzt. T. ist mit allen gängigen Filmbildnern verträglich und führt z. B. bei Filmen aus Poly(meth)acrylaten zu einer Senkung der Mindestfilmbildetemperatur (MFT) in den Bereich von 11-20 °C (10 % Zusatz) bzw. 5 bis <0 °C (20 % Zusatz) (Bauer et al. 1988). T. steht mit einer Wasserlöslichkeit von 6,5 g/100 ml zwischen den wasserunlöslichen Phthalaten und den wasserlöslichen Weichmachern wie Glycerol, Macrogol und Propylenglycol. Es unterliegt damit einem Auswascheffekt, der zur Beeinflussung der Freisetzungsrate von Wirkstoffen führen kann. Für Ethylcellulosefilme (Feststoffgehalt 15 % und Weichmacheranteil 20 % bezogen auf das Polymer) beträgt die ausgewaschene Menge für T. ca. 50 %, für Dibutylphthalat dagegen nur 0,37 % unter identischen Bedingungen (Siepmann et al. 2008). T. gehört heute zu den am meisten eingesetzten Weichmachern bei peroralen überzogenen Arzneiformen. T. wird in der Kosmetik in Seifen, Cremes und Lotionen sowie in Parfüms in Konzentrationen von 0,5-3 % eingesetzt.

Toxizität

T. ist nicht toxisch und nicht reizend. Im Körper wird es in Citronensäure und Ethanol gespalten und verstoffwechselt. Übersicht zur Toxikologie siehe Opdyke (1979) und die Monographie Tributylacetylcitrat (Johnson 2002). T. besitzt GRAS-Status. LD_{50} 5,9 g/kg (Ratte, oral), LD_{50} 4,0 g/kg (Ratte, i. p.), LD_{50} 6,6 g/kg (Ratte, s. c.).

Literatur

Bauer KH et al (1988): Überzogene Arzneiformen, Wiss. Verlagsges mbH, Stuttgart, 104. Gunning YM et al (2000): Phase behavior and component partitioning in low water content amorphous carbohydrates and their potential impact on encapsulation of flavors, J Agric Food Chem **48**(2), 395-399. Johnson W (2002): Final report on the safety assessment of acetyl triethyl citrate, acetyl tributyl citrate, acetyl trihexyl citrate, and acetyl trioctyl citrate, Int J Toxicol **21** Suppl 2, 1-17. Opdyke DLJ (1979): Monographs on fragrance raw materials. Triethyl citrate, Food and Cosmet Toxicol **17**(4), 389-390. Siepmann J et al (2008): Process and formulation factors affecting drug release from pellets coated with ethylcellulose pseudolatex aquacoat, Drugs and the Pharmaceutical Sciences **176**(Aqueous Polymeric Coatings for Pharmaceutical Dosage Forms 3rd ed), 203-235.

Handelsprodukte

Hersteller	Firmenbezeichnung/ Charakteristika
BASF(ehemals Cognis)	Hydagen CAT, nur für Kosmetik
Jungbunzlauer	Citrofol A I, USP/NF, PhEur
Merck Millipore	Triethylcitrat Emprove Essential, PhEur/JP/NF
Vertellus	Citroflex 2, Estergehalt >99 %

20.2. Phthalate und Sebacate

Dibutylphthalat

Arzneibücher

PhEur: Dibutylphthalat; USP/NF: Dibutyl Phthalate; JP/JPE: Dibutyl Phthalate; INCI: Dibutyl Phthalate. CAS 84-74-2, EINECS 201-557-4, E 1505.

Synonyma/Definitionen

Dibutylis phthalas, Butylphthalat, DBP, Phthalsäure dibutylester, Dibutyl(benzol-1,2-dicarboxylat). $C_{16}H_{22}O_4$, M_r 278,3.

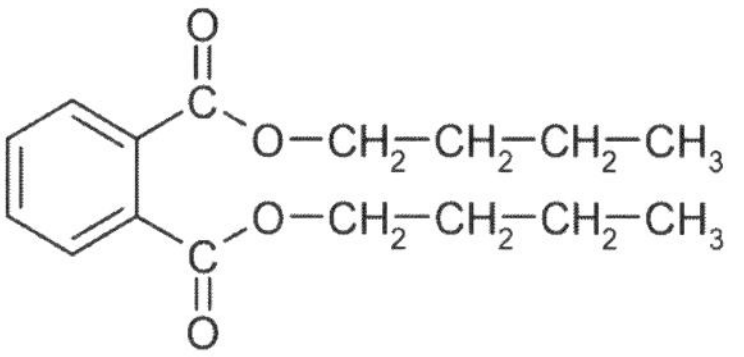

Eigenschaften

Farblose bis schwach gelbe, klare, schwach viskose, ölige, geruchlose Flüssigkeit. *Löslichkeit:* **sll:** Aceton, Benzol, Dichlormethan, Ethanol, Ether; **ul:** Wasser (0,04 g/100 ml). Dichte 1,040-1,048 g/cm^3, Brechungsindex 1,491-1,495. Wassergehalt (%): ≤0,2. Smp -35 °C, Sdp 340 °C, Flammpunkt 157 °C, Viskosität 20 mPa·s, Verdampfungsenthalpie 59 kJ/Mol, Verteilungskoeffizient Octanol/Wasser 31.600, Löslichkeitsparameter nach Hildebrand: ca. 19,3-20,2. Festes D. weist einen Glasübergang bei -94 bis -96 °C auf.

Stabilität

D. ist stabil, lediglich in Gegenwart starker Säuren und Basen tritt Hydrolyse ein.

Inkompatibilitäten

Unverträglich mit Chlor.

Anwendung

D. wird in Filmüberzügen auf Tabletten, Kapseln, Pellets, Granulaten und Kristallen als Weichmacher in Konzentrationen von 10-20 % bezogen auf das Gewicht des Filmbildners eingesetzt. D. ist vor allem für Polymethyl(meth)acrylate, Celluloseester und Celluloseether, letztere in organischer Lösung, geeignet. Es führt bei Filmen aus Poly(meth)-acrylaten zu einer Senkung der Mindestfilmbildetemperatur (MFT) in den Bereich von 20-41 °C (10 % Zusatz) bzw. 10-35 °C (20 % Zusatz). D. ist der Weichmacher mit der geringsten Wasserlöslichkeit (0,04 g/100 ml). Es zeigt mit 0,37 % auch den niedrigsten Auswascheffekt bei Freisetzungsuntersuchungen. Der Auswascheffekt des Weichmachers kann an mit Eudragit L 30D magensaftresistent überzogenen Bisacodyl-Pellets gezeigt werden. Mit 24 % D. als Weichmacher (entsprechend einer Auftragsmenge von 3,6 mg/cm²) wird eine Magensaftresistenz von >6 Stunden erreicht, während mit Triethylcitrat lediglich eine Dauer der Magensaftresistenz von 2-2,5 Stunden möglich ist (Schmidt und Niemann 1992). Die Wasserlöslichkeit eines Weichmachers beeinflusst also die spätere Wirkstofffreisetzung durch die Schaffung von Fehlstellen im Film. D. darf zur Zeit in allen Spielzeugen, Babyartikeln sowie in Kosmetika einschließlich der Nagellacke, in denen es früher in breitem Umfang eingesetzt wurde, nur noch bis zu 0,1 % (m/m) enthalten sein (Europäische Richtlinie 2005/84/CE).

Toxizität

Prinzipiell gilt D. als nicht toxisch und nicht reizend. Durch die im Jahre 1998 in den USA aufgekommene Diskussion über Phthalate in Kinderspielzeug ist D. jedoch unter Beschuss geraten und wird deshalb als Weichmacher in pharmazeutischen Zubereitungen mehr und mehr gemieden, obwohl es aufgrund seiner Wasserunlöslichkeit und seines Löslichkeitparameters gut geeignet ist. Daran ändern vorläufig auch neuere Arbeiten, die nach Auswertung einer Vielzahl wissenschaftlicher Daten das Produkt wieder positiver beurteilen, nichts (Kamrin 2009). LD_{50} 8,0-23.0 g/kg (Ratte, oral), LD_{50} 3,05 ml/kg (Ratte, i. p.), LD_{50} >13 g/kg (Maus, oral), LD_{50} 0,72 g/kg (Maus, i. v.).

Literatur

Cosmet Toiletry Fragr Assoc (1985): Final report on the safety assessment of dibutyl phthalate, dimethyl phthalate, and diethyl phthalate [in cosmetic products], J Am College Toxicol **4**(3), 267-303. Europäische Richtlinie **2005/84/EG** (14.Dez. 2005), 46. Kamrin MA (2009): Phthalate risks, phthalate regulation, and public health: a review, J Toxicol Environm Health, Part B: Critical Reviews **12**(2), 157-174. Schmidt PC und Niemann F (1992): The MiniWid-Coater: II. Comparison of acid resistance of enteric coated bisacodyl pellets coated with different polymers, Drug Dev Ind Pharm **18**(18), 1969-1979.

Handelsprodukte

Hersteller	Firmenbezeichnung/ Charakteristika
Acros	Dibutyl phthalate
Merck Millipore	Dibutyl phthalate
Science Lab	Dibutyl phthalate
Sigma Aldrich	Dibutyl phthalate Selectophore

Dibutylsebacat

Arzneibücher

USP/NF: Dibutyl Sebacate; INCI: Dibutyl Sebacate. CAS 109-43-3, EINECS 203-672-5. Hinweis: JP/JPE führt ein Diethyl Sebacate.

Synonyma/Definitionen

DBS, Dibutyldecandioat, Sebacinsäure dibutylester, 1,8-Decandicarboxylat di-n-butylester. Gehalt ≥92 %. $C_{18}H_{34}O_4$, M_r 314,47.

$$H_3C-(CH_2)_3-O-\overset{O}{\overset{\|}{C}}-(CH_2)_8-\overset{O}{\overset{\|}{C}}-O-(CH_2)_3-CH_3$$

Eigenschaften

Farblose bis schwach gelbliche, klare, viskose, ölige Flüssigkeit mit einem fruchtigen Geruch. *Löslichkeit:* **sll:** Aceton, Benzol, Chloroform, Ethanol 95 %, Ether, Hexan, i-Propanol, Paraffinöl, Toluol; **ul:** Wasser (0,003 g/100 ml). Dichte 0,935-0,939 g/cm^3, Brechungsindex 1,429-1,441. SZ ≤0,1, VZ 352-360 (alle Werte USP/NF). Smp -10 °C, Sdp 344-345 °C, Flammpunkt 178 °C, Löslichkeitsparameter nach Hildebrand 8,68 cal/cm^3 (Feldmann et al. 2001).

Stabilität

D. ist stabil, lediglich in Gegenwart starker Säuren und Basen tritt Hydrolyse ein.

Inkompatibilitäten

Unverträglich mit Oxidationsmitteln.

Anwendung

D. wird in Filmüberzügen auf Tabletten, Kapseln, Pellets, Granulaten und Kristallen als Weichmacher in Konzentrationen von 10-30 % bezogen auf das Gewicht des Filmbildners eingesetzt. Es wird häufig mit Cellulose-Derivaten wie Ethylcellulose verwendet. Dabei wird die Mindestfilmbildetemperatur auf Werte zwischen 20 und 50 °C gesenkt (Lippold et al. 1999). D. zählt mit einer Wasserlöslichkeit von 0,003 g/100 ml zusammen mit Dibutylphthalat zu den am schlechtesten wasserlöslichen Weichmachern und unterliegt damit einem geringen Auswascheffekt. Für Ethylcellulosefilme (Feststoffgehalt 15 % und Weichmacheranteil 20 % bezogen auf das Polymer) beträgt die ausgewaschene Menge für D. ca. 11 % (Siepmann et al. 2008). D. wird bevorzugt zusammen mit Ethylcellulose und/oder Hypromellose und Hyprolose zur Retardierung von Wirkstoffpellets eingesetzt (Rote Liste 2012). In der Kosmetik wird D. als Lösungsmittel, Weichmacher und zur Hautkonditionierung verwendet.

Toxizität

D. gilt als nicht toxisch und nicht reizend. Nach peroraler Aufnahme in den Körper wird es wie ein Fett metabolisiert. Direkter Augenkontakt sollte vermieden werden. In Lebensmitteln ist es als Aroma z. B. für Eiscreme und Erfrischungsgetränke zugelassen (FAO/WHO-Report 2002). LD_{50} 16 g/kg (Ratte, oral).

Literatur

FAO/WHO-Report (2002): Joint FAO/WHO Expert Committee on food additives, Fifty-ninth meeting (Food additives and contaminants), Geneva, 4-13 June. Feldmann D et al (2001): Blends of vinylic copolymer with plasticized lignin: thermal and mechanical properties, J Appl Polym Sci **81**(4), 861-874. Lippold BC et al (1999): Drug release from diffusion pellets coated with aqueous ethyl cellulose dispersion aquacoat ECD-30 and 20 % dibutyl sebacate as plasticizer: partition mechanism and pore diffusion, Eur J Pharm Biopharm **47**, 27-32. Rote Liste (2012): Arzneimittelverzeichnis für Deutschland, Rote Liste Service GmbH, Frankfurt, www.rote-liste.de. Siepmann J et al (2008): Process and formulation factors affecting drug release from pellets coated with ethylcellulose pseudolatex aquacoat, Drugs and the Pharmaceutical Sciences **176**(Aqueous Polymeric Coatings for Pharmaceutical Dosage Forms 3rd ed), 203-235.

Handelsprodukte

Hersteller	Firmenbezeichnung/ Charakteristika
Merck Millipore	Dibutylsebacate NF, Smp -11 °C
Polytrans	Dibutylsebacate, Estergehalt > 99 %
Santa Cruz Biotechnology	Dibutyl Sebacate
Sigma Aldrich	Dibutylsebacate Selectophore, Estergehalt > 97 %, Sdp 178-179 °C (3 mm Hg)
Vertellus	Dibutyl Sebacate NF, Estergehalt > 92 %

Diethylphthalat

Arzneibücher

PhEur: Diethylphthalat; USP/NF: Diethyl Phthalate; JP/JPE: Diethyl Phthalate; INCI: Diethyl Phthalate. CAS 84-66-2, EINECS 201-550-6.

Synonyma/Definitionen

Diethylis phthalas, DEP, Diethyl(benzol-1,2-dicarboxylat). $C_{12}H_{14}O_4$, M_r 222,2.

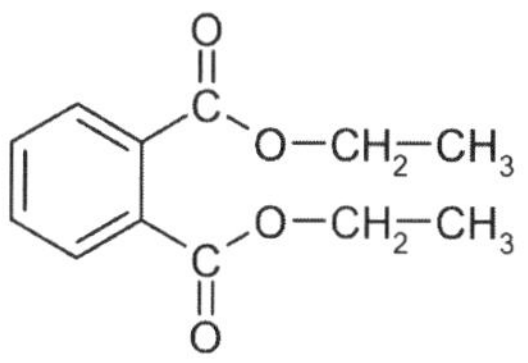

Eigenschaften

Farblose bis sehr schwach gelbliche, klare, viskose, bitter schmeckende Flüssigkeit von schwach etherischem Geruch. *Löslichkeit:* **sll:** Ethanol 96 %, Ether und andere organische Lösungsmittel; **ul:** Wasser (0,1 g/100 ml). Dichte 1,110-1,112 g/cm^3, Brechungsindex 1,500-1,505 (beide Werte USP/NF). Wassergehalt (%): ≤0,2. Smp -40 °C, Sdp 295 °C, Flammpunkt 160 °C, Viskosität 12-14 mPa·s, Verdampfungsenthalpie 53,4 kJ/Mol, Verteilungskoeffizient Octanol/Wasser 912 (Garst 1985). Löslichkeitsparameter nach Hildebrand: ca. 20,6. D. weist als Feststoff eine Glasübergangstemperatur von -90 bis -95 °C auf.

Stabilität

D. ist stabil, lediglich in Gegenwart starker Säuren und Basen tritt Hydrolyse ein.

Inkompatibilitäten

Unverträglich mit Oxidationsmitteln.

Anwendung

D. wird in Filmüberzügen auf Tabletten, Kapseln, Pellets, Granulaten und Kristallen als Weichmacher in Konzentrationen von 10-20 % bezogen auf das Gewicht des Filmbildners eingesetzt. D. ist mit allen gängigen Filmbildnern verträglich und führt z. B. bei Filmen aus Poly(meth)acrylaten zu einer Senkung der Mindestfilmbildetemperatur (MFT) in den Bereich von 6-22 °C (10 % Zusatz) bzw. <0 bis 5 °C (20 % Zusatz) (Bauer et al. 1988). D. zählt mit einer Wasserlöslichkeit von <0,1 g/100 ml zu den wasserunlöslichen Phthalaten und unterliegt damit kaum einem Auswascheffekt. Für Ethylcellulosefilme (Feststoffgehalt 15 % und Weichmacheranteil 20 % bezogen auf das Polymer) beträgt die ausgewaschene Menge für D. ca. 2,46 %, für Dibutylphthalat 0,37 % unter identischen Bedingungen (Siepmann et al. 2008). D. wird in der Kosmetik als Lösungsmittel und als Bestandteil von Parfümölen eingesetzt und unterliegt nicht den Beschränkungen für Spielzeuge, Babyartikel und Kosmetika wie Dibutylphthalat (siehe dort).

Toxizität

D . ist nicht toxisch und nicht reizend. Zur allgemeinen Situation der Phthalate siehe Dibutylphthalat. LD_{50} 8,6 g/kg (Ratte, oral), LD_{50} 5,1 g/kg (Ratte, i. p.), LD_{50} 6,2 g/kg (Maus, oral), LD_{50} 2,7 g/kg (Maus, i. p.).

Literatur

Bauer KH et al (1988): Überzogene Arzneiformen, Wiss. Verlagsges mbH, Stuttgart, 104. Garst JE (1985): Accurate, wide-range, automated, high-performance liquid chromatographic method for the estimation of octanol/water partition coefficients. II: Equilibrium in partition coefficient measurements, additivity of substituent constants, and correlation of biological data, J Pharm Sci **73**(11), 1623-1629. Siepmann J et al (2008): Process and formulation factors affecting drug release from pellets coated with ethylcellulose pseudolatex aquacoat, Drugs and the Pharmaceutical Sciences **176**(Aqueous Polymeric Coatings for Pharmaceutical Dosage Forms (3rd ed), 203-235.

Handelsprodukte

Hersteller	Firmenbezeichnung/ Charakteristika
Hangzhou Nature	Diethylphthalate Super Grade, Gehalt > 99,5 %
Harke	Diethylphthalat
Indo-Nippon Chem.	Diethylphthalate, Gehalt > 99,5 %
Parchem	Diethylphthalate, Gehalt > 99,5 %
Sigma Aldrich	Diethylphthalate, Gehalt > 99,5 %

Diethylsebacat

Arzneibücher

USP/NF: Diethyl Sebacate; JP/JPE: Diethyl Sebacate; INCI: Diethyl Sebacate. CAS 110-40-7, EINECS 203-764-5

Synonyma/Definitionen

Sebacinsäurediethylester, DES, Sebacinsäure-1,10-diethylester. Gehalt (USP/NF): 98,0-100,5 %. $C_{12}H_{26}O_4$, M_r 258,35.

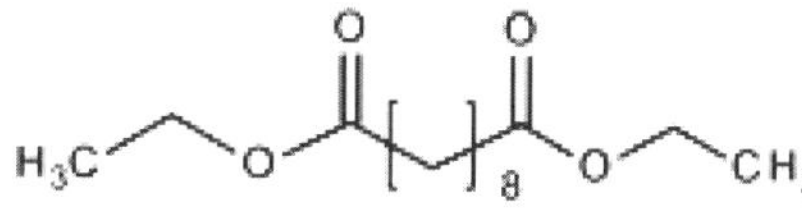

Eigenschaften

Farblose, klare, ölige, geruchlose oder schwach fruchtig riechende Flüssigkeit. *Löslichkeit:* **sll:** Ethanol 95 %, Ether und andere organische LM; **wl:** Wasser (1 T. in 700 T. kalt, 1 T. in 50 T. heiss). Dichte 0,958-0,968 g/cm^3, Brechungsindex 1,43-1,437. SZ ≤0,5, IZ ≤0,5 (alle Werte USP/NF). Smp 1-2 °C, Sdp 312 °C, Viskosität 6,1 mPas, Flammpunkt >230 °C, Verteilungskoeffizient 3,82, Verdampfungswärme 61,46 kJ/mol.

Stabilität

D. ist stabil, lediglich in Gegenwart starker Säuren und Basen tritt Hydrolyse ein.

Inkompatibilitäten

Unverträglich mit Oxidationsmitteln.

Anwendung

D. wird ähnlich wie Dibutylphthalat in Filmüberzügen auf Tabletten, Kapseln, Pellets, Granulaten und Kristallen als Weichmacher in Konzentrationen von 10-30 % bezogen auf das Gewicht des Filmbildners eingesetzt. Es wird häufig mit Cellulose-Derivaten wie Ethylcellulose sowie Chitosan verwendet. Die Wasserlöslichkeit von D. ist gering und stark temperaturabhängig, weshalb es zusammen mit Dibutylphthalat zu den am schlechtesten wasserlöslichen Weichmachern zählt. Es unterliegt einem geringen Auswascheffekt. Einzelheiten zu den thermischen und mechanischen Eigenschaften von mit D. hergestellten Filmen siehe Wen et al. (2006). D. erhöht die Penetration von Formoterol Fumarat (Ikuhiro et al. 2006), Lidocaine (Rakan et al. 2005) und Indomethacin (Kenji et al. 1988) durch die Haut. In der Kosmetik wird D. als Lösungsmittel, Weichmacher und zur Hautkonditionierung verwendet.

Toxizität

D. wird seit Anfang der 1930er Jahre in Kosmetika und Parfümen verwendet und gilt als nicht toxisch und nicht reizend. Nach peroraler Aufnahme in den Körper wird es wie ein Fett metabolisiert. Direkter Augenkontakt sollte vermieden werden. LD_{50} 14,47 g/kg (Ratte, oral) bzw.7,28 g/kg (Meerschweinchen, oral) (Opdyke DLJ 1975).

Literatur

Ikuhiro K et al. (2006): Effects of solvents on skin permeation of formoterol fumarate, Biol. & Pharm. Bull. **29** (1), 146-149. Kenji et al. (1988): Effect of Several Penetration Enhancers on the Percutaneous Absorption of Indomethacin in Hairless Rats, Chem. Pharm. Bull. **36** (4), 1519-1528. Opdyke DLJ (1975): Monographs on fragrance raw materials: Diethyl Sebacate, Food and Cosmet. Toxicol. **16** (1), 705-706. Rakan M et al. (2005): Skin permeation of lidocaine from crystal suspended oily formulations, Drug Dev. Ind. Pharm. **31** (8), 729-738. Wen H et al (2006): Study on volume ratio and plasticizer screening of free coating membranes composed of ethyl cellulose and chitosan, J. Appl. Polym. Sci., **100** (3), 1932-1939.

Handelsprodukte

Hersteller	**Firmenbezeichnung/ Charakteristika**
Sigma Aldrich	Diethyl Sebacate 98 %
Parchem	Diethyl Sebacate 98-100 %

20.3. Sonstige Weichmacher

Glycerol → Lösemittel

Macrogole → Suppositorienmassen

Poloxamere → Emulgatoren

Propylenglycol → Lösemittel

Sorbitol-Lösung → Süßungsmittel

Triacetin

Arzneibücher

PhEur: Triacetin; USP/NF: Triacetin; JP/JPE: Triacetin; INCI: Triacetin. CAS 102-76-1, EINECS 203-051-9, E 1518.

Synonyma/Definitionen

Triacetinum, TA, Glyceroltriacetat, Triacetylglycerol, (Propan-1,2,3-triyl)triacetat. $C_9H_{14}O_6$, M_r 218,2.

$$
\begin{array}{l}
H_2C-O-\overset{\displaystyle O}{\overset{\|}{C}}-CH_3 \\
\ \ | \\
HC-O-\overset{\displaystyle O}{\overset{\|}{C}}-CH_3 \\
\ \ | \\
H_2C-O-\overset{\displaystyle O}{\overset{\|}{C}}-CH_3
\end{array}
$$

Eigenschaften

Farblose, klare, ölige, schwach viskose Flüssigkeit mit einem leicht fettigen Geruch und Geschmack. *Löslichkeit:* **sll:** Aceton, Benzol, Chloroform, Ethanol, Ether, Schwefelkohlenstoff und Toluol; **l:** Wasser (7,0 g/100 ml); **sl:** fette Öle. Dichte 1,16-1,17 g/cm^3, Brechungsindex 1,429-1,432. Wassergehalt (%): ≤0,20. Smp -78 °C, Gefrierpunkt 3,2 °C (Unterkühlung der Schmelze bis -70 °C möglich), Sdp 258-260 °C, Flammpunkt 153 °C, Viskosität 17,4 mPa·s (25 °C), Verdampfungsenthalpie 49,6 kJ/Mol, Verteilungskoeffizient Octanol/Wasser 1,78 (Gunning et al. 2000) und 2,3 (Ozaki et al. 2010), Löslichkeitsparameter nach Hildebrand: ca. 22 (Bauer et al. 1988).

Stabilität

T. ist stabil, lediglich in Gegenwart starker Säuren und Basen tritt Hydrolyse ein.

Inkompatibilitäten

Unverträglich mit Oxidationsmitteln.

Anwendung

T. wird in Filmüberzügen auf Tabletten, Kapseln, Pellets, Granulaten und Kristallen als Weichmacher in Konzentrationen von 10-35 % bezogen auf das Gewicht des Filmbildners eingesetzt. T. ist mit allen gängigen Filmbildnern verträglich und führt z. B. bei Filmen aus Poly(meth)acrylaten zu einer Senkung der Mindestfilmbildetemperatur (MFT) in den Bereich von <0-22 °C (10 % Zusatz) bzw. <0 °C (20 % Zusatz) (Bauer et al. 1988). T. steht mit einer Wasserlöslichkeit von 7,0 g/100 ml zwischen den wasserunlöslichen Phthalaten und den wasserlöslichen Weichmachern. Es unterliegt damit einem Auswascheffekt. Für Ethylcellulosefilme (Feststoffgehalt 15 % und Weichmacheranteil 20 % bezogen auf das Polymer) beträgt die ausgewaschene Menge für T. ca. 64 %, für Dibutylphthalat dagegen nur 0,37 % unter identischen Bedingungen (Siepmann et al. 2008). T. gehört heute zu den gängigen Weichmachern bei peroralen überzogenen Arzneiformen. T. wird in der Kosmetik als antimikrobielle Substanz, Weichmacher und Lösungsmittel in Konzentrationen von 0,8-4 % eingesetzt. Es ist Trägeröl für Aromen und Parfümöle und besitzt GRAS-Status.

Toxizität

T. ist weder toxisch noch reizend. Beim Menschen führt die Substanz zu einer leichten Augenreizung. T. ist nicht mutagen. Im Körper wird es in Glycerol und Ethanol gespalten und verstoffwechselt. Zur Toxikologie s. Fiume (2003). LD_{50} 5,9 g/kg (Ratte, oral), LD_{50} 4,0 g/kg (Ratte, i. p.), LD_{50} 6,6 g/kg (Ratte, s. c.).

Literatur

Bauer KH et al (1988): Überzogene Arzneiformen, Wiss. Verlagsges mbH, Stuttgart, 104 und 246. Fiume MZ (2003): Final report on the safety assessment of triacetin, Int J Toxicol **22**(Suppl 2), 1-10. Gunning YM et al (2000): Phase behavior and component partitioning in low water content amorphous carbohydrates and their potential impact on encapsulation of flavors, J Agric Food Chem **48**(2), 395-399. Ozaki A et al (2010): Correlation between partition coefficients polymer/food simulant, KPF, and octanol/water, log P OW - a new approach in support of migration modeling and compliance testing, Deutsch Lebensm Rdsch **106**(4), 203-208. Siepmann J et al (2008): Process and formulation factors affecting drug release from pellets coated with ethylcellulose pseudolatex aquacoat, Drugs and the Pharmaceutical Sciences **176**(Aqueous Polymeric Coatings for Pharmaceutical Dosage Forms 3rd ed), 203-235.

Handelsprodukte

Hersteller	**Firmenbezeichnung/ Charakteristika**
BASF	Kollisolv GTA (früher Speziol GTA)
KLK Emmerich (ehem. von Emery Oleochemicals)	Edenor GTA, Emery 2469 Triacetin USP
Lanxess	Triacetin, Viskosität 23 mPa · s bei 20 °C
Merck Millipore	Triacetin Emprove Essential
Polynt	GTA-Glycerol Triacetat
Tennants Fine Chemicals	Triacetin, Pharma grade

21. Zerfallhilfsmittel

Zerfallhilfsmittel sind Stoffe, die den raschen Zerfall einer Tablette fördern sollen. Der Mechanismus des Zerfalls kann folgendermaßen beschrieben werden: beim Zerfall nimmt die Tablette im Zerfallsmedium kapillar Wasser auf. Das eindringende Wasser gelangt zu den zwischen den Granulatkörnern – bzw. den Füll- und Bindemitteln im Falle der Direkttablettierung – in der Tablettenmatrix eingelagerten Partikeln des Zerfallhilfsmittels, die spontan unter Quellung Wasser aufnehmen, ohne sich dabei zu lösen. Dabei entsteht der sog. Quellungsdruck, der die treibende Kraft des Tablettenzerfalls darstellt (List und Muazzam 1979a und 1979b). Die Höhe des Quellungsdrucks hängt zum einen vom Material des Zerfallhilfsmittels, zum anderen aber auch von seiner Teilchengröße ab. Die Teilchen müssen groß genug sein, um den Zwischenraum zwischen den Granulatkörnern bzw. den Füll- und Bindemitteln vollständig auszufüllen, um auf diese Weise einen hohen Quellungsdruck zu erzeugen. Mikronisierte Zerfallhilfsmittel sind im allgemeinen nicht zerfallsfördernd.

Natürliche Zerfallhilfsmittel sind in der Natur vorkommende Stoffe, die für diesen Einsatz zumeist mechanisch (z. B. Zerkleinerung), thermisch (z. B. vorverkleisterte Stärke) oder auch chemisch (z. B. Säurebehandlung im Falle der mikrokristallinen Cellulose) aufbereitet werden. Bei Stoffen, die zur Ausbildung einer Lösung, eines Sols oder eines Gels neigen (z. B. Guargalactomannan) sollten hochmolekulare Typen eingesetzt werden. Die Ausbildung einer Gelschicht um den trockenen Tablettenkern herum führt zu einer Verzögerung des Zerfalls und ist bei peroralen Retard-Tabletten ein für die Verzögerung der Arzneistofffreigabe erwünschter Effekt, der bei schnell zerfallenden Tabletten unbedingt vermieden werden muss. Die AK natürlicher Zerfallhilfsmittel liegen je nach Typ im Bereich (1)5-15 %.

Halbsynthetische Zerfallhilfsmittel bestehen aus Derivaten von Stärken oder Cellulosen. Sie werden auch als „Superdisintegrants" bezeichnet, da sie bereits in Konzentrationen von 1-5(10) % einen raschen Tablettenzerfall bewirken. Zu den „Superdisintegrants" gehört auch das vollsynthetische Crospovidon. Der Übergang zu Bindemitteln (z. B Carmellose-Natrium) ist fließend und hängt vor allem vom Substitutionsgrad der Verbindung ab. Im allgemeinen weisen Zerfallhilfsmittel einen geringeren Substitutionsgrad als Bindemittel auf.

Synthetische Zerfallhilfsmittel sind von untergeordneter Bedeutung. Neben dem in diesem Kapitel besprochenen Crospovidon werden in der Literatur noch Ionenaustauscher genannt, deren Anwendung jedoch begrenzt ist.

Die **Prüfung des Zerfalls** erfolgt nach Arzneibuch je nach Tablettendurchmesser in einer Apparatur mit sechs Röhrchen und einem inneren Röhrchendurchmesser von 21,85 ± 1,15 mm, oder für größere Tabletten bestückt mit drei Röhrchen und einem Innendurchmesser von 33,0 ± 0,5 mm. Als Prüfflüssigkeiten werden je nach Verwendungszweck der Tabletten entweder Wasser (nicht überzogene Tabletten), 0,1 N Salzsäure (Vorprüfung magensaftresistenter Tabletten) bzw. Phosphatpuffer pH 6,8 (magensaftresistente Tabletten) verwendet. Für Tabletten mit veränderter Wirkstofffreisetzung muss eine Methode gewählt werden, welche die erforderliche Freisetzung des Wirkstoffs oder der Wirkstoffe nachzuweisen geeignet ist.

Zur Theorie des Tablettenzerfalls, zur Systematik der Zerfallhilsmittel und zu den verschiedenen Stoffklassen siehe Desai et al. (2016). Eine Übersicht über in der Mundhöhle zerfallende Tabletten geben Pahwa und Gupta (2011).

Literatur

Desai PM et al. (2016): Review of disintegrants and the disintegration phenomena, J. Pharm. Sci **105** (9), 2545-2555. List PH und Muazzam UA (1979a): Swelling - the force that disintegrates, Drugs Made in Germany **22**(4), 161-162 und 167-170. List PH und Muazzam UA (1979b): Swelling - a driving force in tablet disintegration, Pharm Ind **41**(5), 459-464. Pahwa R und Gupta N (2011): Superdisintegrants in the development of orally disintegrating tablets: a review, Int J Pharm Sci and Res **2** (11), 2767-2780.

21.1. Natürliche Zerfall-hilfsmittel

Alginsäure

Arzneibücher

PhEur: Alginsäure; USP/NF: Alginic Acid; JP/JPE: Alginic Acid INCI: Alginic Acid. CAS 9005-32-7, EINECS 232-680-1, E 400.

Synonyma/Definitionen

Acidum alginicum, ein Gemisch von Polyuronsäuren mit unterschiedlichen Anteilen von D-Mannuronsäure und L-Guluronsäure. Sie liegen als lineare Block-Copolymere vor, die sowohl aus β-1,4-D-Mannuronsäure-Einheiten, α-1,4-L-Mannuronsäure-Einheiten oder auch aus alternierenden Mannuronsäure- und Guluronsäure-Einheiten bestehen (Dornish und Rauh 2006). M_r 120.000-200.000 (500.000). Strukturformel siehe unten.

Eigenschaften

Weißes bis blass-braunes, geruch- und geschmackloses, kristallines oder amorphes Pulver. *Löslichkeit:* **Verhalten in Wasser:** A. quillt in Wasser und nimmt das 200-300-fache seines Eigengewichtes an Wasser auf; **l:** Alkalihydroxide unter Bildung einer viskosen, kolloidalen Lösung; **ul:** Ethanol 95 % und andere organische Lösungsmittel. Dichte 1,601 g/cm³, Trocknungsverlust ≤15 % (PhEur), pH-Wert 1,5-3,5 % (3%ige wässrige Dispersion). Zur Messung der Viskosität wird eine Suspension der getrockneten Substanz mit 20 g/l hergestellt und so lange mit Natriumhydroxid Lösung (0,1 Mol/l) versetzt, bis eine Lösung entsteht, von der die Viskosität gemessen wird. Eine 2%ige Lösung hat eine Viskosität von ca. 2000 mPa·s. Der Zusatz von Calciumionen zu einer A.-Lösung führt zur Ausfällung unter Filmbildung.

Stabilität

A.-Lösungen hydrolysieren bei höheren Temperaturen durch Depolymerisation unter Abnahme der Viskosität; sie müssen mit Benzoesäure, Kaliumbenzoat, Natriumbenzoat, Sorbinsäure oder PHB-Estern konserviert werden. Lösungen von A. sind autoklavierbar.

Inkompatibilitäten

Unverträglich mit starken Oxidationsmitteln, Bildung unlöslicher Salze mit Calcium- und anderen Erdalkalimetallionen sowie Metallionen der 3. und höherer Hauptgruppen.

Anwendung

A. wird in Tabletten und Kapseln sowohl als Binde- als auch Sprengmittel in Konzentrationen von 1-5 (10)% eingesetzt (Shotton und Leonhard 1976); es ist für Nahrungsergän-

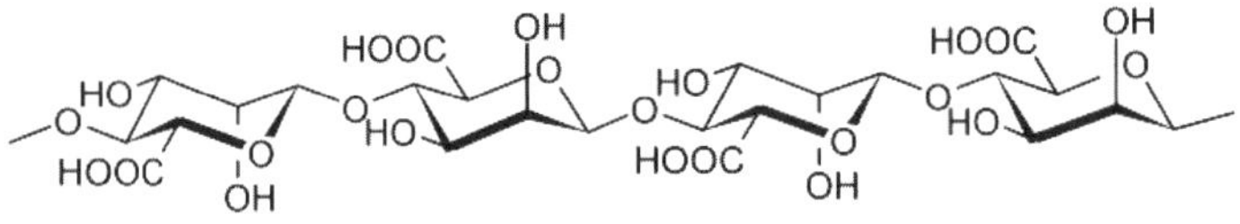

MM-Block Mannuronsäure Block

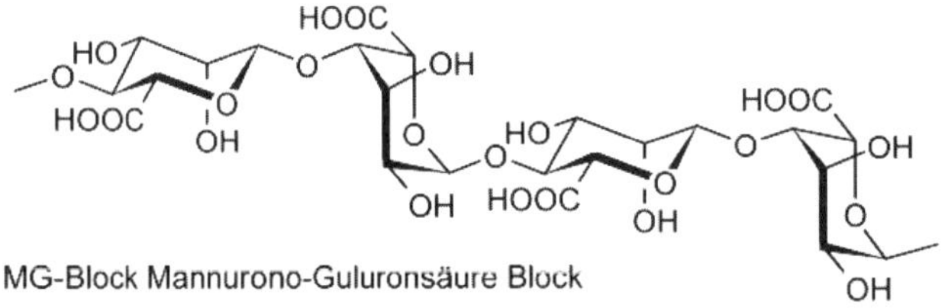

MG-Block Mannurono-Guluronsäure Block

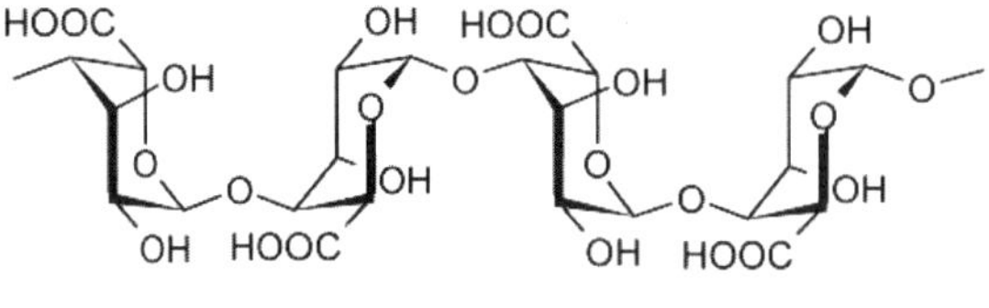

GG-Block Guluronsäure Block

zungsmittel in Tablettenform zugelassen, jedoch nicht so effektiv wie die sog. „Supersprengmittel“. Die freie Alginsäure ist effektiver als ihre korrespondierenden Na- bzw. Ca-Salze (Khan und Rhodes 1972). Im Vergleich zu Crospovidon und Carboxymethylstärke-Natrium wird bei Lagerung eine Abnahme der Sprengkraft beobachtet (Marshall et al. 1991).

Toxizität

A. ist nicht toxisch, nicht sensibilisierend und nicht reizend. Sie ist als Lebensmittelzusatzstoff zugelassen.

Literatur

Dornish M und Rauh F, Alginate, in Guelcher SA und Hollinger JO (2006): An introduction to biomaterials, CRC/Taylor and Francis, Boca Raton, 261-272. Khan KA und Rhodes CT (1972): Effectiveness of some tablet disintegrants in an insoluble direct compression base, Pharm Acta Helv **47**(2-3), 153-159. Marshall PV et al (1991): Methods for the assessment of the stability of tablet disintegrants, J Pharm Sci **80**(9), 899-903. Shotton E und Leonhard GS (1976): effect of intragranular and extragranular disintegrating agents on particle size of disintegrated tablets, J Pharm Sci **65**, 1170-1174.

Handelsprodukte

Produkt/ *Hersteller*	**Anwendung**
Alginsäure/*DuPont Nutrition & Biosciences*	
PROTACID F120NM	Antirefluxmittel
Alginsäure/*JRS Pharma*	
Vivapharm Alginic acid	Tablettenzerfallshilfsmittel
Alginsäure/*Kimika*	
KIMICA ACID SEB	Antacidum, Tablettenzerfallhilfsmittel
KIMICA ACID SN	Antacidum, Tablettenzerfallhilfsmittel

Bentonit → Gelbildner

Mikrokristalline Cellulose → Füll- und Bindemittel

Cellulosepulver → Füll- und Bindemittel

Guargalactomannan → Gelbildner

Stärke → Bindemittel

21.2. Halbsynthetische Zerfallhilfsmittel

Carboxymethylstärke-Natrium

Arzneibücher

PhEur: Carboxymethylstärke-Natrium (Typen A, B, C); USP/NF: Sodium Starch Glycolate (Typen A, B); JP/JPE: Sodium Starch Glycolate (ohne Typangabe); INCI: Sodium Carboxymethyl Starch. CAS 9063-38-1.

Synonyma/Definitionen

Carboxymethylamylum natricum, Natriumcarboxymethylstärke, das Natriumsalz einer partiell O-carboxymethylierten Kartoffelstärke (Typen A und B) bzw. Natriumsalz einer durch physikalische Dehydratation vernetzten, partiell O-carboxymethylierten Stärke (Typ C, nicht zwingend Kartoffelstärke). Unterschiede siehe folgende Tab. 1:

Tab. 1: *Unterschiede bei C.-Typen der PhEur*

Parameter	**Typ**		
	A	**B**	**C**
Na (%)	2,8-4,2	2,0-3,4	2,8-5,0
NaCl (%)	7	7	1
pH (3,3 % Disp.)	5,5-7,5	3,0-5,5	5,5-7,5
Verhalten in Wasser	Suspension	Suspension	Gel

Eigenschaften

Feines, weißes bis fast weißes, fließfähiges, sehr hygroskopisches, geschmack- und geruchloses (zuweilen leichter Geruch nach Essigsäure) Pulver, Teilchengrößen ca. 30-100 µm, einige Teilchen auch 10-35 µm. *Löslichkeit:* **Verhalten in Wasser:** alle C.-Typen quellen in Wasser stark auf (Wasseraufnahme bis zu 300-fach), wobei die Typen A und B eine durchscheinende, sedimentierende Suspension ergeben, während Typ C aufgrund seines extremen Quellungsvermögens ein durchscheinendes, gelartiges Produkt ergibt. **l:** Ethanol 95 % (20,8 mg/cm^3/Primojel); **ul:** Chloroform, Dichlormethan, Ethanol, Ether, n-Hexan und andere lipophile, organische Lösungsmittel. Dichte 1,49-1,56 g/cm^3 (typabhängig), Schüttdichte 0,67-0,81 g/cm^3 (typabhängig), Stampfdichte 0,83-0,95 g/cm^3, Trocknungsverlust ≤10 % (Typen A und B), ≤7 % (Typ C). C. nimmt bei 50 % rF 10 % und bei 90

% rF 40 % Wasser auf. Viskosität der 4%igen Dispersion 200 mPa·s (Dewoolkar et al. 1999).

Stabilität

C. ist bei trockener Lagerung als Substanz mindestens 3 Jahre stabil.

Inkompatibilitäten

Unverträglich mit Ascorbinsäure.

Anwendung

Als Zerfallhilfsmittel für Tabletten, die sowohl mittels Granulation als auch durch Direkttablettierung hergestellt werden, in Konzentrationen von (0,5)2-8 %. Der Einsatz kann sowohl intra- als auch intergranulär oder kombiniert erfolgen. Die C.-Partikel sind plastisch-elastisch verformbar; Teilchen mit höherem Wassergehalt ergeben härtere Tabletten, wobei Magnesiumstearat-Zusätze (≥0,5 %) die Festigkeit verringern (Young et al. 2007). In Hartgelatinekapseln kann C. neben der Verbesserung des Zerfalls auch eine Erhöhung der Bioverfügbarkeit bewirken (Swamy et al. 2008). C. vom Typ C wird aufgrund ihrer hohen Quellfähigkeit als Diätetikum zur Gewichtsreduktion eingesetzt.

Toxizität

C. ist physiologisch inert, wird nicht resorbiert und ist untoxisch, nicht allergen und nicht reizend.

Literatur

Dewoolkar AV et al (1999): Sodium starch glycolate: a contemporary review, Int J Pharm Excip **1**, 4-9. Swamy PV et al (2008): Effect of dispersants on the dissolution of amoxycillin trihydrate from capsule formulations, Pharma Rev **6**(35), 135-138. Young PM et al(2007): The effect of moisture on the compressibility and compactibility of sodium starch glycolates, Pharm Dev Tech **12**, 217-222.

Handelsprodukte

Produkt/ *Hersteller*	**Eigenschaften**	**Anwendung**
Explosol/*Blanver/Roquette*		
Explosol	TG: < 74 µm ≥ 90 %	Zerfallsbeschleuniger für Granulate und Tabletten
Primojel/*DFE*		
Primojel	Typ A, TG: < 63 µm ≥ 95 %	Zerfallsbeschleuniger
Vivistar/Explotab/*JRS*		
Vivastar P	Typ A, EtOH-basiert, SD 0,75 g/cm^3, Stampfdichte 0,75 g/cm^3	Sprengmittel für Tabletten- und Kapselformulierungen

Produkt/ *Hersteller*	**Eigenschaften**	**Anwendung**
Vivistar/Explotab/*JRS*		
Explotab	Typ B, MeOH-basiert	
Vivastar PSF	Typ A, MeOH-basiert, Spezieller Typ mit niedrigem MeOH Gehalt	für alkohol-/feuchtigkeitsempfindliche Güter
Explotab CLV	Typ A, EtOH-basiert, höhere Quervernetzung	Feuchtgranulierung
Explotab PCF	Typ A, EtOH-basiert, NaCl Gehalt ≤ 0,7 %	für Wirkstoffe, die einen niedrigen Salzgehalt erfordern
Explotab Low pH	Typ B, pH 3,0-5,0	
Vivastar P 1000 SF, Vivastar P 3500 Vivastar P 5000	Typ C, Typen mit niedriger/mittlerer/hoher Viskosität, entsprechen Typ C Monographie d. PhEur bzw. Typ A des JP/NF	
Ultramyl/*Parmentier*		
ULTRAMYL	Typ A	Tablettensprengmittel
Glycolys/*Roquette*		
GLYCOLYS	SD 0,75 g/cm^3, Stampfdichte 0,945 g/cm^3, Visk. ≤ 200 mPa · s (4 % wässr. Dispersion)	Zerfallsbeschleuniger für Tabletten und Granulate
GLYCOLYS Low pH grade	s. o.	für Formulierungen stark saurer Wirkstoffe
GLYCOLYS LV	Typ A s. o.	Zerfallsbeschleuniger für Granulatformulierungen

Carmellose-Calcium

Arzneibücher

PhEur: Carmellose-Calcium; USP/NF: Carboxymethylcellulose Calcium; JP/JPE: Carmellose-Calcium; INCI: Calcium Carboxymethyl Cellulose. CAS 9050-04-8.

Synonyma/Definitionen

Carboxymethylcellulose-Calciumsalz, Carmellosum calcicum, Cellulose Carboxymethylether-Calciumsalz, CMC-Calcium, Calcium-Carboxymethylcellulose, Calcium Cellulose Glykolat, Poly(O-carboxymethyl)cellulose-Calciumsalz, das Calciumsalz einer teilweise O-carboxymethylierten Cellulose. Struktur siehe Carmellose-Natrium. Polymerisationsgrad 300±100, Substitutionsgrad 0,6±0,1.

Eigenschaften

Weißes, bis gelblich-weißes, geruch- und geschmackloses, nach dem Trocknen hygroskopisches Pulver oder Granulat. *Löslichkeit:* **Verhalten in Wasser:** C. quillt in kaltem Wasser unter Bildung einer Suspension; **l:** NaOH (teilweise); **ul:** Aceton, Chloroform, Ethanol (96 %), Ether, 0,1 N HCl, Toluol und andere lipophile organische Lösungsmittel. pH-Wert der 1%igen wässrigen Suspension: 4,5-6,0. Trocknungsverlust (PhEur): ≤10 %.

Stabilität

C. ist bei trockener Lagerung als Substanz stabil, siehe auch Carmellose-Natrium.

Inkompatibilitäten

Siehe Carmellose-Natrium.

Anwendung

Als Zerfallhilfsmittel für Tabletten, die sowohl mittels Granulation als auch durch Direkttablettierung hergestellt werden in Konzentrationen bis 15 % (Keny et al. 2010). Daneben Verwendung als Suspensionsstabilisator und viskositätserhöhender Zusatz.

Toxizität

C. ist physiologisch inert, wird nicht resorbiert und mit den Faeces ausgeschieden. C. ist untoxisch, nicht allergen und nicht reizend.

Literatur

Keny RV et al (2010): Formulation and evaluation of rizatriptan benzoate mouth disintegrating tablets, Indian J Pharm Sci **72**(1), 79-85.

Handelsprodukte

Produkt/ *Hersteller*	**Eigenschaften**	**Anwendung**
Carmellose-Calcium/*Anmol Chemicals*		
Carmellose Calcium	BP grade	Zerfalls-beschleuniger
Carmellose-Calcium/*Cellulose Chem Pharma*		
Calcium Carboxymethyl Cellulose	TG: < 180 µm ≥ 95 %, SD 0,51 g/cm³	Zerfalls-beschleuniger
Carmellose-Calcium/*Gotoku/Lehmann & Voss*		
ECG 505	TG: < 74 µm ≥ 95 %	Zerfalls-beschleuniger
Carmellose-Calcium/*Patel Chem Specialties*		
Carmellose-Calcium	BP/JP/PhEur/USP-NF grade	s.o.

Carmellose-Natrium → Bindemittel

Croscarmellose-Natrium

Arzneibücher

PhEur: Croscarmellose-Natrium; USP/NF: Croscarmellose Sodium; JP/JPE: Croscarmellose Sodium; INCI: Croscarmellose (ohne Angabe von Gegenionen). CAS 74811-65-7, EINECS 232-674-9.

Synonyma/Definitionen

Carmellosum natricum conexum, quervernetzte Carboxymethylcellulose-Natrium, eine durch während der Herstellung von Carmellose-Natrium frei werdende geringe Menge Glycolsäure quer vernetzte Carboxymethylcellulose. Teilchengröße (d_{50}) ca. 35-60 µm; Struktur siehe Carmellose-Natrium. Substitutionsgrad 0,67-0,76.

Eigenschaften

Weißes bis grau-weißes, geruch- und geschmackloses Pulver. *Löslichkeit:* **Verhalten in Wasser:** C. quillt in kaltem Wasser unter Aufnahme seines 4-8-fachen Volumens auf; **ul:** Aceton, Chloroform, Ethanol (96 %), Ether, Toluol und andere lipophile organische Lösungsmittel. Dichte 1,543 g/cm³, Schüttdichte 0,35-0,5 g/cm³, Stampfdichte 0,63-0,82 g/cm³, Trocknungsverlust 1,5-5,5 % (Grenzwert ≤10 %/PhEur) (alle Angaben von Zhao und Augsburger 2006). pH-Wert der 1%igen wässrigen Suspension: 5,0-7,0 (PhEur).

Stabilität

C. ist bei trockener Lagerung als Substanz stabil, siehe auch Carmellose-Natrium.

Inkompatibilitäten

Sorbitol und andere stark hygroskopische Substanzen können die Sprengkraft von C. enthaltenden Tabletten beeinträchtigen.

Anwendung

Als Zerfallhilfsmittel für Tabletten, die sowohl mittels Granulation als auch durch Direkttablettierung hergestellt werden, in Konzentrationen von 1-3(5) %, wobei Unterschiede in den Pulvereigenschaften der Sprengmittel nicht notwendigerweise auch zu Unterschieden in den Zerfallszeiten daraus hergestellter Tabletten führen müssen (Zhao und Augsburger 2006); für Hartgelatinekapseln werden 10-25

% empfohlen (Dahl TC et al. 1991). In Kombination mit Hydroxypropylmethylcellulose wird C. für das Colontargeting in hydrophilen Matrix-Retard-Tabletten eingesetzt. Ein Zusatz von 2,4 % C. sichert eine Freisetzung von 85 % des Wirkstoffs Montelukast über 12 h (Verma et al. 2011). Mit ca. 5-8 % C. werden etwas höhere Mengen für den Zerfall von Tabletten in der Mundhöhle (orally disintegrating tablets/ODTs) benötigt (Vaja et al. 2010).

Toxizität

C. ist physiologisch inert, wird nicht resorbiert und mit den Faeces ausgeschieden. C. ist untoxisch, nicht allergen und nicht reizend.

Literatur

Dahl TC et al (1991): The influence of disintegrant level and capsule size on dissolution of hard gelatin capsules stored in high humidity conditions, Drug Dev Ind Pharm **17**(7), 1001-1016. Vaja DN et al (2010): Design, development and characterization of orally disintegrating tablet of prochlorperazine maleate, J Chem Pharm Res **2**(5), 307-312. Verma S et al (2011): Development and evaluation of montelukast sodium colon targeted matrix tablets based on pulsatile approach for nocturnal asthma, Int J Pharm Sci Rev Res **8**(1), 129-137. Zhao N und Augsburger LL (2006): The influence of brand-to-brand variability on superdisintegrant performance. A case study with croscarmellose sodium, Pharm Dev Technol **11**, 179-185.

Handelsprodukte

Produkt/ *Hersteller*	**Eigenschaften**	**Anwendung**
Kiccolate/*Asahi Kasei/Ceolus/Seppic*		
Kiccolate, ND-2HS, ND-200	TG > 75 µm ≤ 5 %, SD 0,45 g/cm^3, Stampfdichte 0,65/0,67 g/cm^3	Zerfallhilfsmittel, ND für lösliche Wirkstoffe, ND-2HS für unlösliche Wirkstoffe
Solutab/*Blanver/Roquette*		
Solutab A Solutab A-IP	mittl. TG 60 µm, > 75 µm ≤ 10 %	Zerfallhilfsmittel für Granulate und Tabletten
Solutab EDP	mittl. TG 45 µm, > 75 µm ≤ 2 %	
Primellose/*DFE*		
Primellose	TG < 45 µm 65-85 %, < 75 µm ≥ 90 %, < 125 µm ≥ 98 %	Zerfallhilfsmittel für Granulate und Tabletten
Ac-Di-Sol/*DuPont Nutrition & Biosciences (ehemals FMC)*		
Ac-Di-Sol® SDW-802	aus Holzcellulose, SD 0,4 g/cm^3	Zerfallhilfsmittel für Granulate und Tabletten
Ac-Di-Sol SD-711	aus Baumwoll-Linters, SD 0,52 g/cm^3	
Vivasol/*JRS Pharma*		
Vivasol	MeOH ≤ 1 %	Zerfallhilfsmittel für Granulate und Tabletten
Vivasol GF	GMO-frei, EtOH ≤ 0,5 %	
Vivasol GF LM	GMO-frei, Wassergehalt < 6 %, EtOH ≤ 0,01 %	Nahrungsmitteleinsatz
Vivasol SF	Methanolgehalt < 0,3 %	Zerfallhilfsmittel für feuchtigkeits- und alkoholempfindliche Wirkstoffe

Niedrig Substituiertes Carmellose-Natrium

Arzneibücher

PhEur: Niedrig Substituiertes Carmellose-Natrium; USP/NF: Low-Substituted Carboxymethylcellulose Sodium. CAS 9004-32-4, E 466.

Synonyma/Definitionen

Carmellosum natricum substitutum humile, eine niedrig substituierte Natrium Carboxymethylcellulose, Natrium Salz einer teilweise O-carboxymethylierten Cellulose mit 2,0-4,5 % Natrium (PhEur). Durchschnittlicher Substitutionsgrad (DS) 0,20-0,40 (typabhängig). M_r 80.000-600.000. Strukturformel siehe Carmellose-Natrium.

Eigenschaften

Weißes bis fast weißes, geruch- und geschmackloses Pulver oder kurze Fasern. *Löslichkeit:* **Verhalten in Wasser:** C. ist in kaltem und warmem Wasser quellbar; **ul:** Aceton, wasserfreies Ethanol und Toluol. Trocknungsverlust (PhEur): ≤ 10 %. Durchschnittliche Teilchengröße 25-40 µm (typabhängig/Gissinger und Stamm 1980); pH-Wert der Lösung: 6,0-8,5 (Überstand einer 1%igen wässrigen Dispersion, PhEur).

Stabilität

N. ist bei trockener Lagerung als Substanz stabil.

Inkompatibilitäten

Siehe Carmellose-Natrium.

Anwendung

Zerfallhilfsmittel für Tabletten (AK 2-3 %). Für 40 mg enthaltende Furosemid-Tabletten wird bei 3 % N. als Zerfallhilfsmittel in in-vivo-Versuchen am Menschen eine Bioverfügbarkeit von 89,6 % gefunden, während Tabletten gleicher Zusammensetzung mit 10 % Stärke als Sprengmittel nur eine Bioverfügbarkeit von 54,7 % aufweisen (Mishra et al. 1995).

Toxizität

Siehe Carmellose-Natrium.

Literatur

Gissinger D und Stamm A (1980): A comparative evaluation of the properties of some tablet disintegrants, Drug Dev Ind Pharm **6**(5), 511-536. Mishra DN et al (1995): Effect of Nymcel ZSB-16 on the bioavailability of directly compressed furosemide tablets, Indian Drugs **32**(12), 592-593.

Handelsprodukte

Produkt/ *Hersteller*	**Eigenschaften**	**Anwendung**
Mylcel/*Maple Biotech*		
Mylcel-10	Sedimentvolumen 17-35 ml, SD 0,4 g/cm^3, Visk. ≥ 2000 mPa · s (1 % in 10 % NaOH), Substitutionsgrad 0,17-0,23	Sprengmittel, Lösungs-verbesserung
Mylcel-16	Visk. 150-400 mPa · s (1 % in 10 % NaOH), Substitutionsgrad 0,28-0,36	Sprengmittel, Lösungs-verbesserung

Niedrig Substituierte Hydroxypropylcellulose

Arzneibücher

PhEur: Niedrig substituierte Hydroxypropylcellulose; USP/NF: Low-Substituted Hydroxypropyl Cellulose, JP/JPE: Low Substituted Hydroxypropylcellulose; INCI: Hydroxypropylcellulose. CAS 9004-64-2.

Synonyma/Definitionen

Cellulose-2-hydroxypropylether, 2-Hydroxypropylcellulose, Hydroxypropylcellulose Ether, O-(2-Hydroxypropyl)cellulose, partiell hydroxypropylierte Cellulose mit einem Gehalt von 5-16 % Hydroxypropylgruppen. Struktur siehe Hydroxypropylcellulose.

Eigenschaften

Weiße bis gelblich-weiße, in körniger Form frei fließende, geruch- und geschmacklose, nach Trocknung hygroskopische Pulver oder Granulate. *Löslichkeit:* **Verhalten in Wasser:** quillt in Wasser; **l:** in 10 %iger NaOH; **ul:** Ethanol (95 %) und Ether. Dichte: 1,3 g/cm^3, Schüttdichte (typabhängig): ca. 0,28-0,48 g/cm^3, Stampfdichte (typabhängig): 0,56-0,69 g/cm^3. N. ist hygroskopisch und nimmt bei 33 % rF ca. 8 % und bei 95 % rF ca. 38 % Wasser auf; pH-Wert der Lösung: 5,0-7,5 (1%ige, wässrige Dispersion, USP). Trocknungsverlust (% m/m): ≤5 % (PhEur). Zersetzung ab 290 °C.

Stabilität

N. ist als Substanz stabil.

Inkompatibilitäten

Alkalische Substanzen behindern den Tablettenzerfall durch Lösung von N.

Anwendung

N. wird hauptsächlich als Zerfallhilfsmittel in Tabletten, Pellets, Granulaten und Filmtabletten eingesetzt (Kleinebudde 1993, Kawashima et al. 1993).

Toxizität

P. ist untoxisch und wird aus dem Magen-Darm-Trakt nicht resorbiert. Es zeigt keine Hautreizung oder Sensibilisierung. LD_{50} >15 g/kg (Ratte, oral).

Literatur

Kleinebudde P (1993): Application of low substituted hydroxypropylcellulose (L-HPC) in the production of pellets using extrusion/spheronization, Int J Pharm **96**, 119-128. Kawashima Y et al (1993): Low-substituted hydroxypropylcellulose as a sustained-drug release matrix base or disintegrant depending on its particle size and loading in formulation, Pharm Res **10**(3), 351-355.

Handelsprodukte

Produkt/ *Hersteller*	**Eigenschaften**	**Anwendung**
L-HPC, NBD-HPC/*Shin-Etsu/Harke/Seppic*		
LH-11	TG: 55 µm, SD 0,33 g/cm^3, Stampfdichte 0,56 g/cm^3, Böschungswinkel 49°	Direkttablettierung, Tablettensprengmittel
LH-21	TG: 45 µm, SD 0,38 g/cm^3, Stampfdichte 0,63 g/cm^3, Böschungswinkel 45°	Feuchtgranulierung, Tablettensprengmittel
LH-22	TG: 45 µm, SD 0,36 g/cm^3, Stampfdichte 0,56 g/cm^3, Böschungswinkel 48°	Tablettensprengmittel

Produkt/ *Hersteller*	Eigenschaften	Anwendung
LH-B1	TG: 55 µm, SD 0,48 g/cm^3, Stampfdichte 0,69 g/cm^3, Böschungswinkel 40°	Wirbelschichtgranulation, Direktverpressung, Tablettensprengmittel
LH-31	TG: 20 µm, Unterschied im HPC Gehalt	Pellet Extrusion
LH-32		
NBD-022	TG: 45 µm, sehr schnell quellend, andere Partikelform für verbesserte Bindungskapazität	Tablettensprengmittel, Direkttablettierung
NBD-021	TG: 45 µm andere Partikelform für verbesserte Bindungskapazität	Direkttablettierung, Feuchtgranulierung
NBD-020	TG: 45 µm, hohe Bindungsstärke, andere Partikelform für verbesserte Bindungskapazität	Feuchtgranulierung

Vorverkleisterte Stärke
→ Bindemittel

21.3. Synthetische Zerfallhilfsmittel

Crospovidon

Arzneibücher

PhEur: Crospovidon; USP/NF: Crospovidone; JP/JPE: Crospovidone; INCI: PVP. CAS 9003-39-8, E 1202.

Synonyma/Definitionen

Crospovidonum, Crospolyvidon, unlösliches PVP, quervernetztes PVP, Polyvinylpolypyrrolidon, PVPP, ein physikalisch vernetztes Homopolymer von 1-Ethenylpyrrolidin-2-on in Form eines Popcornpolymers. Eine Bestimmung des Molekulargewichts konnte bisher wegen der Unlöslichkeit des Produktes nicht vorgenommen werden; es wird davon ausgegangen, dass das M_r >1.000.000 ist.

Eigenschaften

Weißes bis gelblich-weißes, geruch- und geschmackloses, hygroskopisches Pulver. *Löslichkeit:* **Verhalten in Wasser:** C. quillt schnell in Wasser und nimmt das 3-7-fache seines Eigengewichtes an Wasser auf. Dabei wird ein Quellungdruck von 25-170 kPa (typabhängig) aufgebaut. *Löslichkeit:* **ul:** Wasser und organische Lösungsmittel. Dichte 1,22 g/cm³, Schüttdichte 0,1-0,4 g/cm³ (typabhängig), Stampfdichte 0,18-0,50 g/cm³ (typabhängig). Trocknungsverlust ≤5 % (PhEur), spezifische Oberfläche <1-6 m^2/g (typabhängig), pH-Wert 5,0-8,0 % (1%ige wässrige Dispersion). C. nimmt bei 50 % rF 15 % und bei 80 % rF 35 % Wasser auf (alle Daten aus Bühler 2008).

Stabilität

C. ist bei Raumtemperatur mindestens 3 Jahre stabil.

Inkompatibilitäten

Wie Povidon kann auch C. mit Wirkstoffen Komplexe bilden. Die Komplexbildungskonstanten, gemessen in 0,1 N HCl, liegen im Bereich 0,2-6,2 (l·mol^{-1}), die einzige, sehr hohe Konstante weist Tannin auf (>1000).

Anwendung

C. wird als Zerfallhilfsmittel in Tabletten in Konzentrationen von 1-8 % eingesetzt. Die Einarbeitung kann sowohl intra- als auch intergranulär erfolgen. Eine direkt verpressbare Mischung aus Calciumhydrogenphosphat und Lactose im Verhältnis 3:1 ergibt mit 1 % C. eine Zerfallszeit von ca. 2,5 min und bei Zusatz von 2 % eine solche von wenigen Sekunden. Hochdosierte Wirkstoffe erfordern höhere Zusätze (z. B. Griseofulvin). Der Zusatz von C. verbessert auch die Auflösungsgeschwindigkeit von Wirkstoffen, wie am Beispiel von Acetaminophen, ASS, p-Aminobenzoesäure und Prednison gezeigt werden kann. Gleiches gilt für die Komplexbildung (Indometacin), die Herstellung von Verreibungen mit C. (Medroxyprogesteronacetat) und die Herstellung von Co-Evaporaten (Furosemid). Eng damit verbunden ist eine Erhöhung der in-vivo-Bioverfügbarkeit, wie am Beispiel von Megestrolacetat gezeigt werden kann (alle Beispiele zitiert bei Bühler 2008). C. kann auch als Suspendiermittel in Trockensäften eingesetzt werden (AK ca. 6 %). C. dient als Stabilisierungsmittel in der Wein- und Bierbereitung zur Reduzierung von Anthocyanogenen.

Toxizität

Für C. liegen eine Reihe toxikologischer Studien vor, die das Produkt als nicht toxisch, nicht sensibilisierend und nicht reizend einstufen. Es ist als technischer Hilfsstoff für Lebensmittel (Klärung) zugelassen.

Literatur

Bühler V (2008): Kollidon, 9th revised edition, BASF, Ludwigshafen, 143-202.

Handelsprodukte

Produkt/ *Hersteller*	Eigenschaften	Anwendung
Polyplasdone/*Ashland ISP*		
Polyplasdone Ultra	TG: 100-130 µm	Tabletten-sprengmittel, Lösungs-verbesserung
Polyplasdone Ultra-10	TG: 25-40 µm	
Polyplasdone XL	TG: 110-140 µm, BET-Oberfläche 0,6-0,8 m²/g, SD 0,3 g/cm³, Stampfdichte 0,4 g/cm³, Böschungswinkel 35°	Tabletten-sprengmittel, Lösungs-verbesserung, Verwendung in Pellets
Polyplasdone XL 10	TG: 25-40 µm, BET-Oberfläche 1,2-1,4 m²/g, SD 0,3 g/cm³, Stampfdichte 0,5 g/cm³, Böschungswinkel 30°	Tabletten-sprengmittel, auch für OD-Tabletten, Verbesserung der Lösungs-geschwindigkeit
Kollidon CL/*BASF*		
Kollidon CL	TG: > 50 µm ≤ 80 %, > 100 µm ≤ 60 %, SD 0,3-0,4 g/cm³, Stampfdichte 0,4-0,5 g/cm³, BET-Oberläche < 1 m²/g, Quellungsdruck ca. 170 kPa	Tabletten-zerfallsbe-schleuniger, Lösungs-verbesserer durch Bildung „fester Lösun-gen“ auf und in der Popcorn-struktur
Kollidon CL-F,	TG: > 50 µm ≤ 60 %, > 100 µm ≤ 20 %, SD 0,18-0,28 g/cm³, Stampfdichte 0,25-0,35 g/cm³, BET-Oberfläche 1,5 m²/g, Quellungsdruck ca. 30 kPa	
Kollidon CL-SF	TG: > 50µm ≤ 30%, > 100 ≤ 10 %, SD 0,10-0,16 g/cm³, Stampfdichte 0,18-0,25 g/cm³, BET-Oberfläche 3 m²/g, Quellungsdruck ca. 25 kpa	Tabletten-sprengmittel für OD-Tabletten
Kollidon CL-M	TG: < 15 µm ≥ 90 %, SD 0,15-0,25 g/cm³, Stampfdichte 0,25-0,35 g/cm³, BET-Oberfläche > 6 m²/g, Quellungsdruck ca. 70 kPa	Suspensions-stabilisator für orale Zubereitungen
PolyKoVidone/*Boai NKY*		
PolyKoVidone XL	TG: 50-300 µm ≥ 80 %	Tabletten-sprengmittel, Lösungs-verbesserung
PolyKoVidone XL-10	TG: 10-50 µm ≥ 80 %	
VIVAPHARM/*JRS Pharma*		
VIVAPHARM PVPP XL	TG: 125 µm	Tabletten-sprengmittel, Direkt-tablettierung, Granulierung
VIVAPHARM XL-10	TG: 30 µm	

Hersteller- und Lieferantenverzeichnis

Kurzname	www-Adresse
3V Sigma	www.3vsigma.com
A	
ACG Materials	www.acgmaterials.com
AAKO	www.aako.nl
Abalone Impex	www.abaloneimpex.com
Abitec	www.abiteccorp.com
Accent Microcel	www.accentmicrocell.co.in
Aceto	www.aceto.com
Acros	www.acros.com
ADHUNIK	www.bhabutylatedhydroxy-anisoletoluenebht.com
Aditya Birla Chemicals	www. adityabirlachemicals.com
ADM	www.adm.com
Aeropres	www.aeropres.com
Agrana	www.agrana.de, www.agrana.com
Agrofert	www.agrofertinc.com
AICMA	www.aicma.com
Aiglon	www.aiglon.eu
Air Liquide	www.airliquide.de
Ajinomoto	www.ajinomoto.com
Alberdingk Boley	www.alberdingk-boley.de
Alex Industries	www.alexindustries.co.in
Alfa Aesar	www.alfa-chemcat.com/de
Alfa Chemicals	www.alfa-chemicals.co.uk
Alpha Chemika	www.alphachemika-scientific.com
Alpha Chemicals	www.alphachemicals.in
Algner Oskar	www.algner.de
Allebrand Industriegase	www.allgas.de

Kurzname	www-Adresse
Ambuja Solvex	www.ambujasolvex.com
American Colloid	www.colloid.com
American Elements	www. americanelements.com
American Lecithin	www.americanlecithin.com
Anhui Suntran	www.suntran.cn
Anmol Chemicals	www.anmol.org
Apichem	www.apichem.net
Applichem	www.applichem.com
Asahi Denka	www.adeka.co.jp
Asahi Kasei	www.ceolus.com
Asha Cellulose	www.ashacel.com
Asalco	www.asalco.de
Ashland Aqulon/Ashland ISP	www.ashland.com
Athenstaedt	www.athenstaedt.de
Ava Chemicals	www.avachemicals.net
Avanti Polar Lipids	www.avantilipids.com
Avantor	www.avantorinc.com www.puritanproducts.com
B	
Badrivishal Chemicals	www.badrivishal.com
Baerlocher GmbH	www.baerlocher.com
Bajaj Healthcare	www.bajajhealth.com
Basic Pharma Life	www.basicpharma.in
Basildon Chemicals	www.kcc-basildon.com

Kurzname	www-Adresse
BASF	www. pharmaceutical.basf.com
Baxter Deutschland	www.baxter.de
Beneo	www.beneo.coms
Biesterfeld	www.biesterfeld.com
Bimal Pharma	www.bimalpha.com
Biochem Bernburg	www.biochem-bernburg.de
Biosynth	www.biosynth.com
Blanver	www.blanver.com.br
Blau Chemie	www.*blau-chemie.de*
BOAI NKY	www.phone.boai-nky.com
BOC Sciences	www.bocsci.com
BP	www.bp.com
Brenntag	www.brenntag.com
Budenheim	www.budenheim.com
Büfa GmbH	www.buefa.de
B&K: Natural Preservative	www.bkherb.com
B+T Comp.	www.btcompany.com
BTSA	www.btsa-es.com
Bundes-monopol-verwaltung	www.bfb-bund.de
Burmester Trade	www.burmester-pharma.de

C

Kurzname	www-Adresse
Cabot	www.cabotcorp.com
Caelo	www.caelo.de
Cameo Health Care	www.cameohealthcare.co m
Carbagas	www.industrie.carbagas.ch
Carbogen Amcis	www.carbogen-amcis.com
Carbone Scientific	www.carbonesci.com
Carbosynth	www.carbosynth.com
Carlo Erba	www. carloerbareagents.com
Cargill Excipients	www.cargill.com/products
Caviro Distillerie S.R.L.	www.chemopharma.com
Cathay Industries	www.cathayindustries.com
Ceamsa	www.ceamsa.com
Celanese	www.celanese.com
Cellulose Pharmachem	www. cellulosepharmache.com
Cellulose Solutions	www.celsol.co.in
Ceolus	www.ceolus.com
Cerin	www.cerin-gmbh.de
CFK GmbH (K+S Gruppe)	www.cfk-gmbh.com
CFM Tropitzsch	www.cfmot.de
Chemos	www.chemos-group.com
Chemie Enterprises LLP	www.chemienterprises.in
Chemsil	www.chemsil.com
Chemtrade	www. chemtradelogistics.com
China Shanghai Sunwise Chemical	www.sunwisechem.com
Chitocean	www.chitocean.com
Chongging Trust Long	www. neohesperidin-dc.com
Chromadex Inc	www.chromadex.com
Ciech Group	www.ciechgroup.com
C.J. Gelatine Products	www. cjgelatineproducts.com
Clariant	www.clariant.com
C. Jivanlal & Co.	www.cjivanlal.com
CNI	www.cniworld.com
Cofermin	www.cofermin.de

Kurzname	www-Adresse
Colorcon	www.colorcon.com
Connock	www.connock.co.uk
Corel Pharma Chem	www. corelpharmachem.com
Cospha	www.cospha.ro
CSC	
Crest Cellulose	www.crestcellulose.com
Croda Healthcare	www.crodahealthcare.com
Croda Homecare	www.crodahomecare.com
Croda Personal Care	www. crodapersonalcare.com
Croda Oleochemicals	www. crodaoleochemicals.com
Crystal Quinone	www.crystalquinone.com
Cyclolab	www.cyclolab.hu
Cytec Solvay Group	www.cytec.com

D

Kurzname	www-Adresse
Daffodil Pharma	www.daffodilpharma.com
Daiichi Seiyaku	www.dks-web.jp
Danisco	www. dupontnutritionandhealth. com
Dansk Salt A/S	www.sanalsalt.com
Deutsche Lanolin	www.lanolin.de
Dpiti Cellulose	www.dipticellulose.com
Dishman	www.dishmangroup.com
DMV Fonterra/ DFE Pharma	www.dfepharma.com
Dominion Salt Limited	www.dominionsalt.co.nz
Domino Specialty Ingredients	www. dominospecial-tyingredients.com
Dow	www.dow.com
Dow Corning	www.dowcorning.de
Dow Pharma Solutions	www. dow.com/en-us/pharma
Dow Wolff	www. dow.com/dowwolff/en
DSM	www.dsm.com/de
Dudley Chemicals	www.dudley-chem.com
DuPont Nutrition & Biosciences	www. dupontnutrition-andhealth.com www.pharma.dupont.com
Dulcette	www.dulcettetech.com
Dupont	www2.dupont.com

E

Kurzname	www-Adresse
Eastman	www.eastman.com
Ecochem	www.ecochem.cn
Ecogreen Oleochemicals	www.dhw-ecogreenoleo.de
EGC Reliant	www.egcreliant.com
Elementis Pharma GmbH	www. elementispharma.com
Elkay Silicones	www.elkaysilicones.com
Emerald Kalama	www.emeraldkalama.com
Emery Oleochemicals	www.emeryoleo.com
Erbslöh	www.erbsloeh.com
Everest Starch	www.everestarch.com
Evonik Resource Efficiency GmbH	www.corporate.evonik.de, pharma.evonik.com, www.coating-additives.com
Evonik Nutri-tion & Care	www.personal-care.evonik.com
Evonik Indus-tries/Evonik Röhm	www.eudragit.evonik.com, pharma.evonik.com
Evonik Oxeno	www.treibgase.evonik.de

Kurzname	www-Adresse
Extrasynthese	www.extrasynthese.com
F	
FACI	www.faci.it
Fagron	www.fagron.de
Febex	www.febex.ch
Fengchen Group	www.fengchengroup.com
Ferdinand Kreutzer Sabamühle	www.sabamuehle.de
Fine Organics	www.fineorganics.com
Finoric LLC	www.finoric.com
Fisher Scientific	www.de.fishersci.com
FloZein Products	www.zeinproducts.com
FMC	www.fmc.com/
Fraken Biochem	www.fraken.cn
Fresenius AG	www.fresenius.de
Fuji Chem./ Ceolus	www.ceolus.com
G	
Galaxy	www.galaxytaiwan.com.tw
Gattefossé	www.gattefosse.com, www.gattefosse.com/en/ gattefosse-germany
Gelita	www.gelita.com
Ghandar	www.gandharoil.com
GHLH Chemicals	www.gmdu.net
Gifu Shellac	www.gifushellac.co.jp
Glencore Magdeburg GmbH	www. glencore-magdeburg.de
Global Seven	www.global-seven.com
G.M. Chemie	www.gmchemie.com

Kurzname	www-Adresse
Gongyi Yuqing	www.yuqing.cc
Goonevean	www.goonvean.com
Gotoku	www.gotoku.co.jp
Greven Peter	www.peter-greven.de/
Grillo	www.grillo.de
Guangzhou Chuangyuee Chem	www.chuangyeechem.en.al ibaba.com
Guangzhou Yiming Chemicals	www.guangzhou-yiming.en.ywsp.com
Guar Gum	www.guargum.biz
Gujarat Organics	www.gujaratorganics.com
Gulshan Polyols	www.gulshanindia.com
H	
Haike Group	www.haikechemical.com
Hafen Mühlen	www.hafenmuehle.de
Hangzhou Da-yang	www. chinadayangchem.com
Hangzhou Nature Organic Chemicals	www.hzorganicchem.com
Hangzhou Starshine	www.starshine.com
Hansen & Rosenthal	www. hur.com/de
Harke	www.harke.com
Hastan	www.pharmarawmaterial manufacturers.com
Hayashibara	www.hayashibara-intl.com
Hebei Qiulin Chem.	www.hbqlc.en.ecplaza.net
Hebei Shengxue	www.dcpharma.net
HEC Group	www.hecgroup.com
Hedinger	www.hedinger.de
Hemadri Chemicals	www. hemadrichemicals.com

Kurzname	www-Adresse
Henan Baoshun	www.baoshunchem.com
Henan Kingway Chemical co.	www.hnkingway.com
Henan Premtec	www.premtec.com.cn
Hemi Chemical Industries & Heni Drugs Pvt. Ltd.	www.henichem.net
Heppe Medical	www. gmp-chitosan.com/de
Hubei Greenhome	www.greenhomechem.com
HUBER Chemicals India	www.huberindia.com
Hunan Dajie Technology	www.hunandajie.sell.every china.com
Huntsman	www.huntsman.com
HYET Sweet	www.hyetsweet.com
I	
ICL Advanced Additives	www.icl-group.com
Imerys	www.imerys-performance-additives.com; www.imerys-kaolin.com/
IMI Fabi	www.imifabi.com
Imperial Oel Import	www.imperialoel.com
India Phosphate	www.indiaphosphate.com
Indo-Nippon Chemicals	www.indo-nippon.com
Ineos Phenol	www.ineos.com
Ineos Solvents	www.ineos-solvents.de
Innophos	www.innophos.com
IOI Group	www.ioioleo.com, www.imperial-oel-import.de, www.ioioleo.de

Kurzname	www-Adresse
J	
Jarchem	www.jarchem.com
Jay Dinesh Chemicals	www. jaydineshchemicals.com
CSC Jäcklechemie	www.csc-jaekle.de
Jeen Chemicals	www.jeen.com
Jian Huaxin	www. jian-huaxin.en.ywsp.com
Jiangsu Province Qinfen Pharmaceutical	www.qinfenpharm.com
Jinan Dowin Chemicals	www.dowinchem.com
Jiangsu Titanium White	www.jianghutio2.com
Jiangsu Shangyong New Material	www.hemcellulose.com
Jiaozuo Zhongwei Special Products Pharmaceutical	www.zw-pvp.com
Jost Chemical	www.jostchemical.com
JRS	www.jrspharma.com
Jungbunzlauer	www.jungbunzlauer.com
Juncà Gelatines	www.gelatinesjunca.com
K	
Kahl	www.kahlwax.com
Kao	www.kao.com www.chemical.kao.com
Karl-Josef Kost Alkohole	www.kost-alkohole.de
CP Kelco	www. cpkelco.com/products.html
KIC Chemicals	www.kicgroup.com
Kemcolor	www. kemcolor.com.tr
Kerax	www.kerax.com

Kurzname	www-Adresse
Kelong Chemical	www.kelongchemical.com
Kimika	www.kimica.jp
Kiomed Pharma	www.kiomedpharma.com
Kirsch Pharma	www.kirschpharma.com
KLK Emmerich	www.klkoleo.com
Kohlhase Uwe	www.heidjerkaten.com
Kokyu Alcohol	www.hai-global.com
Kolb	www.kolb.ch
Koster Keunen	www.kosterkeunen.eu
Koura	www.kouraglobal.com
Kronos	www.kronostio2.com
Kumar Organic Products	www.kumarorganic.net
Kunal Calcium	www.calcium.co.in, www.kunalcalcium.com

L

Kurzname	www-Adresse
Lactel	www.absorbables.com
Lamotte Henry	www.lamotte.de
Lanxess	www.lanxess.de
Lapi Gelatine	www.lapigelatine.com
Laxachem Organics	www.laxachem.com
Lee Biosolutions	www.leebio.com
Lehmann & Voss	www.lehvoss.de
Lemon Flex Company (alter Name: Jiangsu Lemon Chem)	www.lemonchem.com
Lincoln Fine Ingredients (Maroon Group)	www. maroongroupcare.com
Linde Gas	www.lindegas.de www.linde-healthcare.de
Lipo Chemicals	www.lipochemicals.com
Lipoid	www.lipoid.com
Loba Chemie	www.lobachemie.com
Lohmann Dr.P	www.lohmann-chemikalien.de
Lonza	www.lonza.com
LSW Raw Materials	www.ls-rawmaterials.com
Lubrizol	www.lubrizol.com
Lucid Colloids	www.lucidcolloids.com
Lyondell	www.lyondellbasell.com

M

Kurzname	www-Adresse
Magnesia	www.magnesia.de
Maple Biotech	www.maplebiotech.co.in
Marshall Marine Products	www.marshallmarine.in
Matrix Fine Sciences	www. matrixfinesciences.com
MB Sugars & Pharma-ceuticals	www.mbsugars.com
Medex UK	www.medexuk.co.uk
Meggle	www.meggle.de, www.meggle-pharma.de
Merck Millipore	www.merckmillipore.de
Messer	www.messer.de
Mexichem	www.mexichemfluor.com
Microlex	www.microlex-co.com
Midori Kagaku	www.midorikagaku. lookchem.com
Milton Chemicals	www.miltonchemicals.com
Minakem	www.minakem.com
MIT Gase Westfalen	www.westfalen-ag.de

Kurzname	www-Adresse
Mitsubishi Kagaku	www.mfc.co.jp
Miwon	www.miwonchemicals.com
MMP Inc.	www.mmpinc.com
Moellhausen	www.moellhausen.com
Mondo Minerals	www.mondominerals.com
Mosselman	www.mosselman.eu
Mubychem	www.mubychem.com
Mudra Pharmachem	www. mudrapharmachem.com
Musashino Chemical Laboratory	www.musashino.com

N

Kurzname	www-Adresse
Nanjing Datang	www.chemdatang.en. ecplaza.net/antioxidant
Navyug Pharmachem	www. navyugpharmachem.com
Natural Sourcing	www.praannaturals.com
NB Enterpreneurs	www.nb-cellulose.com
Neelikon	www.neelikon.com
Neolab	www.neolab.de
New Alliance Dye Chem Pvt	www.newalliance.co.in
New Zealand Beeswax Limited	www.beeswax.co.nz
Nexira	
Niacet	www.niacet.com
Nihon Emulsion	www.nihon-emulsion.co.jp
Nikita	www.nitikachemical.com
Nikko Chemicals	www.nikkol.co.jp
Nikunj Chemicals	www.nikunjchem.net

Kurzname	www-Adresse
Nile Chemicals	www.nilechemicals.com
Nilkanth Organics	www.nilkanthorganics.com
Ningbo Hi Tech	www.hi-biotech.com
Nippon Fine Chemicals	www.nipponseika.co.jp
Nippon Gases	www.nippongases.com
Nippon Gohsei	www.nippon-gohsei.com
Nippon Soda	www.nippon-soda.co.jp
Nippon Talc	www.nippon-talc.co.jp
Nisshinoillio	www.nisshin-oillio.com
Nitika	www.nitikachemical.com
NK Chemicals	www.nkchemicals.com
NK Ingredients	www.nkingredients.com
NOF	www.nof.co.jp
Noida Chemicals	www.rasayan.com
NovaPex	www.novapex.fr
Novecare	www.rhodia.com/en/about _us /businesses/novecare
Novo Nordisk Pharmatech A/S	www.novonordiskpharmate ch.com
N.S. Chemicals	www.nschemicals.in
NuSil	www.nusil.com

O

Kurzname	www-Adresse
Omya	www.omya.com
Oxyvit	www.oxyvit.com

P

Kurzname	www-Adresse
Paninkret	www.paninkret.de
Paramesu Biotech	www.paramesu.com
Parchem	www.parchem.com
Parmentier	www.parmentier.de
Particle Dynamics	www. particledynamics.com

Kurzname	www-Adresse
Patel Chem Specialties	www.pcspl.net
Dr. Paul Lohmann GmbH	www. lohmann-chemikalien.de
PCAS	www.pcas.com
P&G Chemicals	www.pgchemicals.com
Pharmatrans Sanaq	www. pharmatrans-sanaq.com
Phospholipid	www.lipoid.com
Phoenix	www.phoenix-chem.com
Pilot Chemical Company	www.pilotchemical.com
PJ Chemicals	www.pjchemicals.com
Polynt	www.polynt.com
Polytrans SA	www.polytrans.be
Prasol Chemicals	www.prasolchem.com
Prayosha Healh Care	www. prayoshahealthcare.co.in
Predes	www. worldofchemicals.com
Primex	www.primex.is
Proquimac	www.proquimac.com
Precheza	www.precheza.cz/en/
Predes	www.predescanada.com
Productos Additivos	www. productosaditivos.com
Protameen	www.protameen.com
Purac	www.corbion.com/
Q	
Qindago Hosun Biological Technology	www.hosunbio.com
Qingdao Xiang-sheng Chem. Science	www.xiangshengchemical. en.made-in-china.com

Kurzname	www-Adresse
R	
Ralington Pharma	www.ralingtonpharma.com
Raymon Patel Gelatine	www.raymongelatine.com
Repsol	www.repsol.com/
Rexler	www.rexler.com
RICCA Chemical Company	www.riccachemical.com
Riessner Gase	www.riessner.de
RITA	www.ritacorp.com
RioCare India	www.riocareindia.com
Rio Tinto Borates	www.borax.com
Rochem	www.rochemintl.com/ sweeteners-2/
Roeper	www.roeper.de
Ross	www.frankbross.com
Roth	www.carl-roth.de
Roquette	www.roquette.com/ products-applications
Rousselot	www.rousselot.com
S	
S3 Chemicals	www.shop.es-drei.de
Sakamoto	www.sy-kogyo.co.jp
Salicylates and Chemicals	www. preservativesindia.com
Santa Cruz Biotech	www.scbt.com
Sanyo Chemical	www.sanyo-chemical.co.jp
Sasol	www.sasol.com
SBF Pharma	www.sbfpharma.com
Shadong Jiejing Group	www.jiejing-alginate.com
Schärer & Schläpfer AG	www.schaerer-surfactants.com
Science Lab	www.sciencelab.com

Kurzname	www-Adresse
Seagarden ASA	www.seagarden.no
SE Tylose	www.setylose.de www.se-pfmd.com
Seatons	www.seatons-uk.co.uk
Sensient	www.sensient-fce.com
Seppic	www.seppic.com
Seqens Mineral Specialties	www.seqens.com
Serumwerk Bernburg	www.serumwerk.com
SE Tylose	www.setylose.de
Shanghai Dezhao Chem.	www.dezhaochem.com
Shaangxi Kingstone	www.king-stone.co
Shandong Reipu	www.reiputrade.com
Sharon Laboratories	www.sharon-labs.com
Sheffield Foremost	www. sheffieldbioscience.com
Shell Chemicals	www.shell.com
Shijiazhuang Foresight	www.sinoforesight.com/
Shijiazhuang Huaxu Phar-maceutical	www.d-mannitol.com
SHIN-ETSU	www.shinetsu.co.jp www.se-pfmd.com
Shreeji Pharma	www.shreejipharma.com
SiF Fine Chemicals	www.sifchem.com
SiSiB Silicone Fluids	www.sisib.com
Sidley Chem	www.celluloseether.com
Sigma Aldrich	www.sigmaaldrich.com
Silverline Chemicals	www. silverlinechemicals.com
Siso Research Laboratories	www.srlchem.com
Solvay	www.solvaychemicals.com

Kurzname	www-Adresse
Solvay Novecare	www.solvay.de
Sonneborn	www.sonneborn.com
Sophim	www.sophim.com
Sonic Biochem	www.sonicbiochem.co.in
Southern Clay	www.rockwoodspecialties. com
Souzhou Vosun	www.vosunchem.com
Spec Chem China	www.specchemind.com
Specialty Minerals	www.mineralstech.com
Spectrum	www. spectrumchemical.com
Spiga Nord	www.spiganord.com
SPI Pharma	www.spipharma.com
Staub & Co. - Silbermann	www.stockmeier.com/de/st aub-co-silbermann/
Stearinerie Dubois	www.stearinerie-dubois.com
Stella Lanolines	www.lanolin-stella.com
Stepan	www.stepan.com
Stockmeier	www.stockmeier.com/de
Strahl& Pitsch	www.spwax.com
Strohmeyer & Arpe	www.strohmeyer.com
Stroever	*www.*stroever.de
Sumitomo	www.sumitomo-chem.co.jp
Sunflower Technology	www.cpvp.com.cn
Surya Life Science	www. suryalifesciencesltd.com
Swiss Saltworks	www.salz.ch
Syskem	www.syskem.de

T

Kurzname	www-Adresse
Tátaros Gonzalo Castelló	www.tartaric.com

Kurzname	www-Adresse
Tate & Lyle	www.tateandlyle.com
Tatva Chitan Pharma	www.tatvachintan.in
TBHQ	www.tbhq.org
TCI Europe	www.tcichemicals.com/de/eu/
TCI Japan	www.tcichemicals.com
Tennants Fine Chemicals	www.tennantsfinechemicals.co.uk
Tereos Starch & Sweeteners	www.tereos.com www.tereos-starchsweeteners.com
TNN	www.tnn.cn.com
TNJ Chemicals	www.tnjchem.com
Tocopharm	www.tocopharm.com
Tolaram	www.tolaram.com
Tromm	www.wax-tromm.de
Tyczka Industries	www.tig.de

U

Kurzname	www-Adresse
Ultrachem	www.ultrachem.com
Unilab India	www.unilabchem.com
United Guardian	www.u-g.com
USG	www.usg.com

V

Kurzname	www-Adresse
Vanderbilt	www.vanderbiltminerals.com
Venator	www.venatorcorp.com
Venus Ethoxyethers	www.venus-goa.com
Vertellus	www.vertellus.com
Vevy	www.vevy.com
Vignesh Life Sciences	www.vigneshpharma.com
Visco Starch	www.viscostarch.com
Vishnu Shellac Factory	www.vishnushellac.co.in
Viva Corp	www.sodiumstearate.com
Vosun	www.vosunchem.com
VVA	www.thevvagroup.com
VWR Chem	de.vwr.com

W

Kurzname	www-Adresse
Wacker	www.wacker.com
Erhard Wagner	www.wagnerlanolin.de
Wall-Chemie	www.wall-chemie.de
Welch, Holme & Clark	www.whc-oils.com DaniscD
Wellman Advanced Materials LLC	www.wellmanam.com
Wellona Pharma	www.wellonapharmaceuticals.com
Westco Chemicals	www.westcochemicals.com
Willy Benecke	www.willy-benecke.com
Wittig Umweltchemie	www.wittig-umweltchemie.de
Wujiang Bache Pharmaceutical Excipient Factory	www.wjbcyyfl.cn
Wuhan Fortuna Chemicals	www. Fortunachem.com

X-Z

Kurzname	www-Adresse
Yancheng Suhai Pharmaceutical	www.suhai.cc
Yipin	www.yipincolorant.com
Zhejiang Kehong Chemical	www.chinahpmc.cn

Kurzname	**www-Adresse**
Zhengzhou Qiongjin Science	www. yustronger.en.alibaba.com
Zhongbao Chemicals	www. zhongbaochemical.com
Zhonglan Industry	www.zhonglanindustry.com
Zibo Heilan Chem	www.hailanchem.cn
Zibo Qianhui	www.sdzbqh.com

Stichwortverzeichnis

A

Abbauende Granulation 21
Absorbable Dusting Powde 231
Abstreifkraft 267
Acacia 298
Acaciae gummi 298
Accel-Typen 143
Acconon CC-6 78
Acconon MC 78
Ac-Di-Sol 354
Acesulfam-Aspartam-Salz 305
Acesulfame potassium 324
Acesulfam-Kalium 305, 324
Acetic Acid 253
Acetonchloroform 170
Acetyl Cellulose, Cellulosi acetas 121
Acetylbutyrylcellulose 122
Acetyltributyl Citrate 340
Acetyltributylcitrat 340
Acetyltributylcitrate 341
Acidi methacrylici et ethylis acrylatis polymerisatum 114
Acidi methacrylici et methylis methacrylatis polymerisatum 115, 116
Acidum *(S)*-lacticum 254
Acidum aceticum glaciale 253
Acidum adipicum 280
Acidum alginicum 350
Acidum ascorbicum 3
Acidum benzoicum 168
Acidum boricum 250
Acidum citricum anhydricum 251
Acidum citricum monohydricum 252
Acidum edeticum 5
Acidum oleicum 275
Acidum oleinicum venale 275
Acidum phosphoricum concentratum 255
Acidum phosphoricum dilutum 255
Acidum sorbicum 178
Acidum sorbinicum 178
Acidum stearicum 277
Acidum stearinicum 277
Acidum tartaricum 255
Acidum thymicum 187
Acritamer 158
Acrycoat RL Typen 120
Acrycoat RS-Typen 121
Acrycoat-Typen 109, 116
Acrylates / Ammonium Methacrylate Copolymer 119, 120
Acrylates Copolymer 114, 115, 116, 117, 126
Acrylates/Dimethylaminoethyl Methacrylate Copolymer 108
Acryleze 115
Adeka NOL 70
ADEKA PEG 289
Adeps cacao 286
Adeps lanae 64
Adeps lanae anhydricus 64
Adeps lanae hydrogenatus 63
Adeps neutralis 284
Adeps solidus 284
Adipic acid 280
Adipinsäure 250, 280
Adjuphos 295
Advantam 305
Advantose FS 95 307
Aerobasidium pullulans 24
Aeroperl 156
Aerosil 156
Aerosil R-Typen 157
Aerosole, Tröpfchengröße 331
Aerosoliereffekt 331
Aethylium p-oxybenzoicum 172
AGENASORB 27
Agglomeration 21
Al Hyd Gel_Typen 294
Alanin 22
Albumini humani solutio 297
Albuminlösung 297
Alcohol 203
Alcohol benzylicus 169
Alcohol cetylicus 45
Alcohol cetylicus et stearylicus emulsificans 47
Alcohol isopropylicus 206
Alcohol oleicus 48
Alcohol stearylicus 49, 237
Alcohol trichlorisobutylicus 170
Alcoholes adipis lanae 67
Alcoholum benzylicum 169
Alcolec 92
Aldosperse MS 79
Alfadex 199
Alfadexum 199
Alfonic1412 73
Algedrat 293
Alginic acid 350
Alginsäure 350
Alginsäure-Natriumssalz 163
Alkyltrimethylammoniumbromid 191
Allomaleinsäure 281
alpha-Cyclodextrin 199
Alubra 274
Alugel-Typen 294
Aluminii hydroxidum hydricum 293
Aluminii oxidum hydricum 293
Aluminii phosphatis liquamen 294

Aluminium- Phosphat Pulver 295
Aluminium Phosphate Gel 295
Aluminiumhydroxid, wasserhaltiges 293
Aluminiumoxid, wasserhaltiges 293
Aluminiumphosphat Gel 294
Aluminum hydroxide gel 293
Aluminum Hydroxide Wet Gel 293
Aluminum hydroxyphosphate 294
Aluminum Phosphate Gel 294
Amino Methacrylate Copolymer 108
Aminoalkyl Methacrylate Copolymer 119, 120
Aminoalkyl Methacrylate Copolymer E 108
AminoSweet 326
Ammonio Methacrylate Copolymer 119, 120
Ammonio Methacrylate Copolymer-Dispersion 119, 120
Ammonio methacrylatis copolymerum A 119
Ammonio methacrylatis copolymerum B 120
Ammoniummethacrylat-Copolymer (Typ A) 37, 119
Ammoniummethacrylat-Copolymer *(Typ B)* 37, 120
Amphotenside 87
Amphotere Emulgatoren 39, 87
Amylopektin 25
Amylose 25
Amylum 25
Amylum pregelificatum 27
Anatas 96
Anhydrit 141
Anhydrous Citric Acid 251
Anhydrous Dextrose 307
Anhydrous Dibasic Calcium Phosphate 139
Anhydrous Lactose 146
Anhydrous Lanolin 66
Anionaktive Emulgatoren 39, 40
Anionic emulsifying wax 47
Anorganische Füll- und Bindemittel 138
Anorganische Gelbildner 153, 154
Anorganische Suspensionsstabilisatoren 293
Antioxidantien 1
Antioxidantien, ölige Systeme 7
Antioxidantien, wässrige Systeme 2
Antischaummittel 17
Apafluran 331, 335
APISAL 260
Aqoat-Typen 112
Aqua 209
Aquacoat CPD 111
Aquacoat ECD 126
Aquagold 135
Aqualon CMC 30
Aqualon Ethylcellulose 126
Aqupec 158
Arabisches Gummi 22, 298
Arachidis oleum hydrogenatum 213
Arachidis oleum raffinatum 214
Arachis hypogaea L. 213
Arbocel-Typen 145
Arlatone T/TV 83
Ascorbic Acid 2
Ascorbic Acid 97% Granulation 3
Ascorbic Acid DC90 Starch 3
Ascorbic acid DC-97 3
Ascorbinsäure 2
Ascorbinsäurepalmitat 11
Ascorbyl Palmitate 11
Ascorbyl-6-Palmitat 11
Ascorbylis palmitas 11
Ashacel-Typen 126
Asparagin 22
Aspartam 305, 325
Aspartamum 325
Assugrin 326
Astragalus Gummifer Gum 165
A-TAB 140
ATBC 340
Attaclay 295
Attapulgit 295
Attapulgite 295
Attapulgite, activated 295
Attapulgite, colloidal 295
Aufbauende Granulation 21
Auflösungsgeschwindigkeit 137
Ausstoßkraft 267
Autoxidation 1
Avicel CE 144
Avicel CE 15 150
Avicel PH 144

B

Bacteriostatic Water for Injection 209
Bakteriostase 167
Bakterizidie 167
Barcroft 294
Barquat 190
Basis LP 20H 93
Basisches Butylmethacrylat-Copolymer 108
Baumwollsamenöl 212
Baumwollsamenöl, hydriertes 212
Beeswax White 240
Beeswax Yellow 240
Beeswax, refined 240
Bekaphos 142
Belsil 248
Benecel 34
Benecel-Typen 105
Bentonit 154, 296, 351
Bentonite 154
Bentonite magma 154
Bentonitum 154
Benzalkonii chloridum 188
Benzalkonium chloratum 188
Benzalkonium Chloride 188

Benzalkoniumchlorid 44, 188
Benzethonii chloridum 191
Benzethonium Chloride 190
Benzethoniumchlorid 44, 190
Benzoesäure 168, 169
Benzoesäurebenzylester 222
Benzoic Acid 168
Benzolcarbonsäure 168
Benzolethanol 182
Benzosulfimide 328
Benzotron 282
Benzyl Alcohol 169
Benzyl Benzoate 222
Benzylalcohol 170
Benzylalkohol 169
Benzylbenzoat 222
Benzyl-C_{12-16}-alkyl-dimethylammoniumchlorid 188
Benzylcarbinol 182
Benzylis benzoas 222
Benzylium benzoicum 222
beta-Cyclodextrin 199
Betadex 199
Betadex Sulfobutyl Ether Sodium 201
Betadexum 199
Betaine 87
BHA 7
BHT 8
Bier 17
Biguanide 188
Bikohärente Systeme 153
Bindemittel 21
Biomethicone 962 19
Bio-Soft EC-Typen 73
Bioverfügbarkeit 137
BioXtra 265
Black Coninor 99
Blanose CMC 30
Bolus alba 296
Borax 264
Boric Acid 250
Borsäure 250
Brassica campestris L. 217
Brassica napus L. 217
Brausetabletten 17
Brazil Wax 238
Brij 72, 73
Brillantblau 96
Brookit 96
Butan 331, 336
Butane 336
Butyl Parahydroxybenzoate 170
Butyl-4-hydroxybenzoat 170
Butylated Hydroxyanisole 7
Butylated Hydroxytoluene 8
Butylhydroxyanisol 7
Butylhydroxyanisolum 7
Butylhydroxytoluenum 9
Butylhydroxytoluol 8
Butylis parahydroxybenzoas 170
Butylium paraoxybenzoicum 170
Butylium p-oxybenzoicum 170
Butylmethacrylat-Copolymer, basisches 108
Butylparaben 170
Butylphthalat 343
Butyrum Cacao 286
Byco M 23

C

C Pharm Dex 309
C*Pharm Dry 31, 32
C*Pharm IsoMaltidex 315
C*Pharm Maltidex CH 317
C*Pharm Mannidex 319
C*Pharm Sorbidex 322
C*Pharm Sorbidex-Typen 321
C*Pharm Sweet 310
C*PharmGel 27, 28
CAB 122
CAB-O-SIL 156
Cacao oleum 286
Cacao Seed Butter 286
Calbiochem 298
Calcii carbonas 138
Calcii hydrogenphosphas anhydricus 139
Calcii hydrogenphosphas dihydricus 140
Calcii stearas 269
Calcii sulfas dihydricus 141
Calcium Ascorbate 2
Calcium Carbonate 138
Calcium Cellulose Glykolat 352
Calcium Hydrogenorthophosphat 139
Calcium Hydrogenorthophosphat-Dihydrat 140
Calcium Monohydrogenphosphat 139
Calcium Monohydrogenphosphat-Dihydrat 140
Calcium orthophosphat 142
Calcium Saccharin 328
Calcium stearate 269
Calcium stearatum 269
Calciumascorbat 2
Calciumcarbonat 138
Calciumcarbonat, leicht 138
Calciumcarbonat, schwer 138
Calciumcarbonate, precipitated 138
Calcium-Carboxymethylcellulose 352
Calciumdistearat 269
Calciumhydrogenphosphat, wasserfrei 139
Calciumhydrogenphosphat-Dihydrat 140
Calciumphosphat, sekundäres 139
Calciumphosphat-Dihydrat, sekundäres 140
Calciumstearat 40, 269
Calciumsulfat 141

Calciumsulfat-Dihydrat 141
Calciumsulfate, anhydrous 141
Calciumsulfate, Dihydrate 141
Calciumsulftat 231
CalEssence Calciumcarbonat-Typen 139
Calipharm D 141
Calipharm T 142
Camlin 8
Canola Oil 217
Capmul GMO-50 52
Capmul MCM 52
Capmul MCM C8 51
Capmul PG-12 56
Capmul PG-2L 56
Caprylic/Capric Triglyceride 227
Caprylocapryl Polyoxyglycerides 77
Capsulac 149
Caranda Wachs 238
Carbagas 334
Carbogele 153
Carbolsäure 180
Carbomer 158
Carbomer Copolymer 157
Carbomer Homopolymer 157
Carbomer Interpolymer 157
Carbomere 157, 299
Carbon dioxide 333
Carbonei dioxidum 333
Carboneum dioxidum 333
Carbopol-Polymere 157
Carbowachse 287
Carbowax 287
Carbowax Sentry PEG 289
Carboxybenzol 168
Carboxymethylamylum natricum 351
Carboxymethylcellulose Calcium 352
Carboxymethylcellulose Sodium 28
Carboxymethylcellulose-Calciumsalz 352
Carboxymethylcellulose-Natrium, quervenetzt 353
Carboxymethylcellulose-Natriumsalz 28
Carboxymethylstärke-Natrium 351
Carmellose Natrium 299
Carmellose-Calcium 352
Carmellose-Natrium 28, 30, 159, 353
Carmellose-Natrium FM-Typen 30
Carmellose-Natrium P-Typen 30
Carmellose-Natrium, niedrig substituiert 354
Carmellose-Sodium 28
Carmellosum calcicum 352
Carmellosum natricum 28
Carmellosum natricum conexum 353
Carmellosum natricum substitutum humile 354
Carnauba Wax 238
Carnaubawachs 238
Carnaubawax 239
Carrageen 299
Carrageenan 299
Carrageenanum 299
Casein 87
Cassava-Stärke 31
Castor Oil 217
Castorwax 277
Castorwax MP 277
Cathaypure 99
Cavamax W 6 201
Cavamax W 7 201
Cavamax W 8 201
Cavasol W 7 HP 202
Cavasol W 7 M 202
Cavitron 202
Ceasit-Typen 270
Cekol-Typen **30**
Cellaburate 122
Cellacefate 109
Cellacephate 109
Cellactose 150
Cellpure 263
CelluCrest PH 144
Celluflow TA-25 122
Cellulose acetat hydrogen phthalat 109
Cellulose acetat monophthalat 109
Cellulose Acetate 121
Cellulose acetate butanoate 122
Cellulose Acetate Butyrate 122
Cellulose Carboxymethylether-Calciumsalz 352
Cellulose Carboxymethylether-Natriumsalz 28
Cellulose Gum 28
Cellulose Hydroxyethyl Ether 159
Cellulose, mikrokristalline 143
Cellulose-2-hydroxypropylether 102, 160, 355
Celluloseacetat 37, 121
Celluloseacetatbutyrat 37, 122
Celluloseacetatphthalat 109
Celluloseglykolether 159
Cellulosemethylether 33
Cellulosemethylpropylether 104
Cellulosepulver 145, 351
Cellulosi acetas butyras 122
Cellulosi acetas phthalas 109
Cellulosi pulvis 145
Cellulosum, microcristallinum 143
Celphere 143
Celsol-Typen 30
Ceolus 143
Cera carnauba 238
Cera emulsificans 47
Cera Lanae 64
Cetaceum artificiale 236
Cetanol 45
Cetanolum 45
Cetearyl Acohol 46
Cetearyl Alcohol (and) Sodium Cetearyl Sulfate 47

Cetiol 230
Cetiol HE 79
Cetiol V 224
Cetomacrogol 70
Cetostearolum emulsificans 47
Cetostearyl Alcohol 46
Cetrimid 44, 191
Cetrimidum 191
Cetrimonium Bromide 191
Cetyl Acohol 45
Cetyl Palmitate 236
Cetylalkohol 45, 237
Cetylan 47
Cetylanum 47
Cetylester-Wachs 236
Cetylis palmitas 236
Cetylpalmitat 236
Cetylpyridinii chloridum 193
Cetylpyridinium Chloride 193
Cetylpyridiniumchlorid 193
Cetylstearylalkohol 46, 237
Cetylstearylalkohol, emulgierender 47
Cetyltrimethylammoniumbromid 191
Cetylum palmitatum 236
Ceylpyridiniumchlrid 44
Chemburst 20
Chinolingelb 95, 96
Chitoclear 125
Chitopharm 125
Chitosan 37, 123
Chitosan hydrochloridum 123
Chitosanhydrochlorid 123
Chlorbutanol 170
Chlorbutol 170
Chlorcresol 179
Chlorhexidindiacetat 194
Chlorhexidindigluconat 194
Chlorhexidindihydrochlorid 196
Chlorhexidine Acetate 194
Chlorhexidine Diacetate 194
Chlorhexidine Digluconate 194
Chlorhexidine Dihydrochloride 196
Chlorhexidine Gluconate Solution 194
Chlorhexidine Hydrochloride 196
Chlorhexidini diacetas 194
Chlorhexidini digluconatis 194
Chlorhexidini dihydrochloricum 196
Chlorobutanol 170, 172
Chlorocresol 179
Chlorocresolum 179
Chlorophyll 96
Cholesterin 62
Cholesterinum 62
Cholesterol 62, 63
Cholesterolum 62
Cithrol GMO 90 52
Cithrol GMS 54
Cithrol MS 75
Cithrol PG 32 IS 55
Citrate 340
Citric Acid 251, 252
Citric Acid Hydrate 252
Citric Acid Monohydrate 252
Citroflex 2 342
Citroflex 4 341
Citroflex A4 341
Citrofol A I 342
Citrofol B I 341
Citrofol B II 341
Citronensäure 251
Citronensäure, wasserfreie 251
Citronensäure-Monohydrat 252
Citronensaures Natrium 260
CMC-Calcium 352
CMC-Natrium 28
Coatsome 92
Coatsome MC 94
Cocamidopropylbetain 87
Cochenillerot A 96
Cocoa Seed Butter 286
Cocoamphoacetat 87
Cocoamphodiacetat 87
Colla animalis 22
Colloidal Silicon Dioxide 155
CombiLac 150
Compactrol 142
Compressuc 311
Compritol 888 271
Copolymerum macrogolo et alcoholi poly(vinylico) 107
Copolymerum methacrylatis butylati basicum 108
Copolyvidon 34
Copovidon 34, 102
Copovidone 34
Co-Processed Materials 137, 150
Corn Starch 25
Corn Starch Hydrolysate 309
Corn Sugar Syrup 309
Corn Syrup 309
CoSept B 170
CoSept E 172
Cosept M 175
CoSept P 177
Cosmacol HE 79
Cosmethicone SF-906 19
Cotton Oil 212
Cottonseed Oil 212
Covitol 16
CPC 193
Cremes 235
Cremophor A 25 73
Cremophor EL 82
Cremophor PS 85

Cremophor RH 40 80
Crill 62
Crillet 86
Crodacol C95 45
Crodacol S95 50, 238
Crodacol_Typen 47
Crodamol EO 225
Crodamol IPM 226
Crodamol IPP 227
Crodamol OO 230
Crodamol PC 56
Crodasol HS 77
Crodesta F 160 59
Crodex A 48
Croscarmellose Sodium 353
Croscarmellose-Natrium 353
Crospolyvidon 356
Crospovidon 356
Crospovidone 356
Crospovidonum 356
CTAB 191
CUTINA CP PH 236
Cutina GMS V PH 54
Cutina HR 276
Cyclamat 305
Cyclamat-Natrium 326
Cyclisches Dimethylpolysiloxan 247
α-Cyclodextrin 201
Cyclodextrin-Derivate 201
Cyclodextrine 198, 199
Cyclohexylsulfamat Natrium 326
Cyclohexylsulfaminsäure Natriumsalz 326
Cyclomaltoheptaose 199
Cyclomaltohexaose 199
Cyclomaltooctaose 199
Cyclomethicone 17, 223, 247
Cyclopolydimethylsiloxane 247

D
D-(-)-Weinsäure 255
D,L-Lactid 127
D,L-Lactid-co-glycolid copolymer 130
DAC-Konservierungsschema 167
DBP 343
DBS 344
DCP 139
Decyl oleate 223
Decylis oleas 223
Decylium oleinicum 223
Decyloleat 223, 237
Deflokkulation 291
Dehymuls SML 61
DEP 344
Dermol OLO 230
DES 345
Destab 90 SE 150
Destab Calciumcarbonat-Typen 138
Destab Magnesium Carbonate 150
Destillation 209
Dextrin 31
Dextrine, gelbbraune 31
Dextrinum 31
Dextrose 308
D-Gelatin 22
D-Glucose-Monohydrat 308
Dibasic Calcium Phosphate Dihydrate 140
Dibasic Sodium Phosphate 263
Dibasisches Calciumphosphat 139
Dibasisches Calciumphosphat-Dihydrat 140
Dibutyl phthalate 343
Dibutyl Phthalate 342
Dibutyl Sebacate 344
Dibutyldecandioat 344
Dibutylis phthalas 343
Dibutylphthalat 342
Dibutylsebacate 344
DI-CAFOS A 140
Di-Cafos D 141
Dicalcium Phosphat 139
Dicalcium Phosphate 139
Dicalcium Phosphate Dihydrate 140
Dickflüssiges Paraffin 242
Diethyl Phthalate 344
Diethyl Sebacate 344
Diethylhexyl Sodium Sulfosuccinate 40
Diethylis phthalas 344
Diethylphthalat 344
Diethylphthalate 345
Diethylsebacat 345
1,2-Dihydroxypropan 175
Dilution potential 137
Dimethicone 17
Dimethsil Fluids 18
2,6-Dimethyl-β-Cyclodextrin 201
Dimethylcarbinol 206
Dimethylpolysiloxan 17
Dimethylpolysiloxan, cyclisches 247
Dimethylsilicon 17
Dimeticon 17
Dimeticonum 17
Dinatrii edetas 5
Dinatriumedetat 5
Dinatrium-EDTA 5
Dioctyl-Natriumsulfosuccinat 40
Dioctylsulfosuccinat-Natrium 40
Dipac 311
DiPac 150
Direkttablettierhilfsmittel 137
Disodium Edetate 5
Disodium EDTA 5
Disodiumethylene Diaminetetraacetate 5

Disperse Systeme 17
Distickstoffoxid 331
DI-TAB 141
Divyol 243
DL-Weinsäure 255
D-Mannitol 318
D-Mannuronsäure 350
Docusate Sodium 40
Docusat-Natrium 40
Docusatum natricum 40
Dodecahydrosqualen 243
Dodecyl Gallate 10
Dodecyl Natriumsulfat 42
Dodecylgallat 10
Dodecylis gallas 10
Doppelt kohlensaures Natron 262
Dow Corning 360 Medical Fluid 19
Dow Corning 344 248
DOW CORNING Q7-9120 SILICONE FLUID 19
DOW CORNING Q7-9180 18
DOW CORNING ST 248
Dreiphasen-Aerosol 331
Dreischichtsilkat 154
Drewmulse GMC 810 52
Drewmulse GMO 52
Dried Aluminium Hydroxide 294
Dried Sodium Carbonate 257
Drivosol 337
DUB MCT 229
DUB PC 15 237
DUB SMG 273
DUB-OE 225
Dünnflüssiges Paraffin 242
Duralac H 146
Dynasan-Typen 280

E
Eastman CAP 110
Eastman Cellulose Acetate Butyrate 123
ECG 505 353
Ecocerol 206
Ecorol 16/98 45
Ecorol 18 238
Ecorol-Typen 50
Edenor GTA 347
Edenor OL 275
Edenor ST 05L MY 278
Edetic acid 4
Edetinsäure 4
EDTA 4
Eficacia 299
Egg PC 92
Egg Phospholipids 89
Ei-Lecithin 89
Ei-Phospholipide 89
Eisenoxide 95, 97
Eisenoxidgelb 98
Eisenoxidrot 98
Eisenoxidschwarz 98
Elektrostatische Kräfte 21
Emalex 73, 75
Emalex PG-ML 57
Emal-Typen 44
Emanon HE 79
Emcocel 144
Emcompress 141
Emcompress anhydrous 140
Emdex 150
EMDEX 32
Emersol 132 278
Emersol-Typen 275
Emery 2469 347
Emery 917 206
Emsure 253
Emulgatoren 39
Emulgatoren, amphotere 87
Emulgen-Typen 73
Emulgierender Cetylstearylalkohol Typ A 47
Emulgierender Cetylstearylalkohol Typ B 47
Emulsifying Wax 47
Emulsionen 17
Emulsogen HCO 80
Emulsogen LP 73
Entöltes Lecithin 88
Entölung 88
Entschäumer 17
EO/PO-Blockpolymerisate 68
Epikuron 93
ERBApharm 45
Erbsenstärke 25
Erdnussöl, gehärtetes 213
Erdnussöl, raffiniertes 214
Ergot sugar 312
Erwarit 237
ERYLITE 313
Erythritol 145
Essigsäure 253
Essigsaures Natrium 257
Estaram 285
Ester von Fettsäuren 73
Estol 1517 227
Estol 3660 225
Estol1511 226
Ethanol 172, 202
Ethansäure 253
Ether von Fettalkoholen 70
Ethocel-Typen 126
Ethosperse 73
Ethyl Cellulose Coated Ascorbic Acid 97% 3
Ethyl Hydroxy Cellulose 159
Ethyl oleate 224

Ethyl Parahydroxybenzoate 172
Ethyl-4-hydroxybenzoat 172
Ethylacrylate and Methyl Methacrylate Copolymer Dispersion 126
Ethylalkohol 203
Ethylcellulose 37, 125
Ethylcellulosum 125
Ethylendiamintetraessigsäure 4
Ethylendiamintetraessigsäure-Dinatriumsalz 5
Ethylene Glycol and Vinyl Alcohol Graft Copolymer 106
Ethylis oleas 224
Ethylis parahydroxybenzoas 172
Ethylium oleinicum 224
Ethylium paraoxybenzoicum 172
Ethyloleat 224
Ethylparaben 172
Etocas 35 82
EU-Direktive, Farbstoffe 95
Eudragit E 109
EUDRAGIT L 116
EUDRAGIT L 100-55 115
EUDRAGIT L 30D-55 115
Eudragit NE 127
EUDRAGIT NM 127
EUDRAGIT RL 120
Eudragit RS 121
Eudragit S 117
Eumulgin B 73
Eutanol V 49
Ewacera 12 240
Ewacera 14 240
Ewacera 34 239
Ewacerin 67
Ewalan HY 64
EWALAN-Typen 66
Ewalin 1750 245
Ewalin 1751 247
Ewanol 243
Ewanol SJ-HY 220
Expansorb 129
Explosol 352
Explotab-Typen 352
Extrakte 17
Eyrthrosin 96

F

Farblacke 95
Farbstoffe 95
Farbstoffe, EU-Direktive 95
FCKW-Nomenklatur 331
FCKW-Verbot 332
Ferroxide 99
Ferroxide 510 P 98
Feststoffbrückenbindungen 21
Fettalkohole 37, 45, 237
Fettalkoholpolyglykolether 70
Fette und Wachse 37, 238
Fettsäureester 267
Fettsäurepolyglykolester 73
Feuchtgranularion 21
Filix 110 20
Filler/binders 137
Filmbildner 101
Filmbildner zur modifizierten Wirkstofffreigabe 101
Filmbildner, magensaftresistente 101, 109
Filmbildner, säurelösliche 101
Filmbildner, wasserlösliche 101
Finoric LLC 8
Fischgelatine 24
Flax seed oil 215
FLEXBUMIN 298
Flokkulation 292
Flowlac 149
Fluorchlorkohlenwasserstoffe 331
Fluorierte Kohlenwasserstoffe 331
F-Melt 150
Foremost 149
Foremost Lactose 149
Frigen 134a 337
Fruchtzucker 306
Fructofin C 307
Fructopure 307
Fructose 145, 306
Fructosum 306
Füll- und Bindemittel 137, 150
Füll- und Bindemittel, anorganische 138
Füll- und Bindemittel, organische 143
Fullererde 295
Fully Hydrolized Polyvinyl Alcohol 164
Fumaric acid 281
Fumarsäure 253, 281
Fumarsäureoctadecylester Natriumsalz 273
Furfural 2

G

Galaxy-Typen 43
galenIQ-Typen 314
Galenol 73
Gallensäuredodecylester 10
Gallensäureoctylester 10
Gallerten 153
Gamma Cyclodextrin 199, 201
Garantose 328
Gebleichte Gelatine 22
Gebleichter Schellack 134
Gebleichter, wachsfreier Schellack 134
Gebleichtes Wachs 239
Gehärtetes Erdnussöl 213
Gehärtetes Rizinusöl 276
Gelatin 22

Gelatina 22
Gelatina alba 22
Gelatine 22, 87
Gelatine-Rousselot 24
Gelbbraune Dextrine 31
Gelbes Vaselin 244
Gelbes Wachs 239
Gelbildner 153
Gelbildner, anorganische 153, 154
Gelbildner, halbsynthetische 153
Gelbildner, natürliche 153
Gelbildner, organische 153, 157
Gelbildner, synthetische 153
Gelborange S 96
Gelcarin 301
Gele 235
Gelfestigkeit 153
Gelita Pharma 23
GELITA RXL 24
Gelucire 79
Gelucire 50/13 79
Gelwhite 155
Genapol PF 70
Genapol-Typen 73
Genuvisco 301
Gereinigtes Wasser 208
Geropon-SDS 41
Gesamt-Löslichkeitsparameter 197
Geschmacksverbesserung 305
Gips 141
Gips, wasserfreier 141
Glacial Acetic Acid 253
Glasübergangstemperatur 339
Gleitreibung 267
Glucid 328
Glucidex Typen 32
Glucose 307
Glucose 307
Glucose, wasserfrei 307
Glucose-Monohydrat 145, 308
Glucose-Sirup 309
Glucosum liquidum 309
Gluside 328
Glutamin 22
Glutin 22
Glycerin 204
Glycerintri-myristate 280
Glycerintripalmitate 280
Glycerintri-stearate 280
Glycerol 204, 346
Glycerol-1-Mono stearat 52
Glycerolderivate 77
Glyceroldibehenat 50, 270
Glyceroldistearat 50, 271
Glycerolfettsäureester 50
Glyceroli dibehenas 270
Glycerolmonocaprylat 50
Glycerolmonocaprylocaprat 50
Glycerolmonolinoleat 50
Glycerolmonooleat 50
Glycerolmonostearat 50, 52, 271
Glycerolstearat 52
Glyceroltriacetat 347
Glyceroltripalmitate 280
Glycerolum 204
Glycerox 767HC 78
Glycerox HE 79
Glyceryl behenate 50
Glyceryl Behenate 270
Glyceryl Dibehenate 50, 270
Glyceryl Distearate 50
Glyceryl Monocaprylocaproate 50
Glyceryl Monolinoleate 50
Glyceryl Monomyristate 50
Glyceryl Monooleate 50
Glyceryl Monostearate 50, 52
Glyceryl Monostearate, self emulsifying 50
Glyceryl Stearate 52
Glyceryl Tristearate 50
Glycin 22
Glycine max (L.) 219, 220
Glycine soja 90
GLYCOLYS 352
Glycomul-Typen 62
Gohsenol 165
Goonvean 297
Gossypii oleum 212
Gossypii oleum hydrogenatum 212
Gossypium hirsutum 212
Granulac 149
Granulation, abbauende 21
Granulation, aufbauende 21
Grinsted MCT 229
Grinsted SMS 62
Grinsted Xanthan 80 304
Guar Gum 301
Guar Gummi 301
Guaran 301
Guargalactomannan 301, 351
Guarkernmehl 302
Guarmehl 301
Gum arabic 298
Gummi arabicum 298
Gummi Tragacantha 165

H

Haftfähigkeit 231
Haftreibung 267
Halbfeste Zubereitungen 235
Halbsynthetische Polymere 21, 28
Halbsynthetische Zerfallhilfsmittel 349, 351

Halogenierte Kohlenwasserstoffe 331
Hansen-Löslichkeitsparameter 197
Hard Fat 284
Hartfett 283, 284
Hartparaffin 240
Hartwachs 240
HDK, hydrophobe Typen 157
HDK-Hochdisperse Kieselsäure 156
HE-β-CD 201
HEC 159, 160
Hedisan 86
Helianthi annui oleum raffinatum 221
Hemi-Calcium Saccharin 328
Heptafluorpropan 335
1-Hexadecanol 45
Hexadecylalcohol 45
1-Hexadecylpyridiniumchlorid 193
Hexotide GC-7 79
HFA 331
HFA 134a 337
HFA 227ea 335
HFC 331
HFC 134a 337
HFC 227ea 335
HFKW 331
Hildebrand-Löslichkeitsparameter 197, 339
HiQ 5.0 334
HLB 68
Hochdisperse Kieselsäure 155
Hochdisperses Siliciumdioxid 155, 231
Hochdisperses, hydrophobes Siliciumdioxid 156
Hochgereinigtes Wasser 208
Hostacerin CS 73
HP-β-CD 201
HP50 113
HP-55 113
HP-BETA-CD 202
HPC 103, 162
HPMC-AS 111
HPMCP 112
HuberCal 138
Human Serumalbumin 297
Hydagen CAT 342
Hydratisiertes Aluminiumsilicat 296
Hydrierte Öle 211
Hydrierte Palatinose 314
Hydriertes Baumwollsamenöl 212, 269
Hydriertes Erdnussöl 213
Hydriertes Lecithin 88
Hydriertes Riziniusöl 37
Hydriertes Rizinusöl 218, 237, 276
Hydriertes Sojaöl 219, 277
Hydriertes Wollfett 63
Hydriertes Wollwachs 63
Hydro Egg PC 92
Hydro Soy PC 93
Hydrofluorocarbon 134a 337
Hydrofluorocarbon 227ea 335
Hydrogele 153
Hydrogenated Castor Oil 79, 276
Hydrogenated Cottonseed Oil 212
Hydrogenated Lanolin 63
Hydrogenated Peanut Oil 213
Hydrogenated Soybean Oil 219
Hydrokote C 213
Hydrolyzed Corn Starch 309
2-Hydroperfluoropropan 335
Hydrophile Lösemittel 197, 199
Hydrophile Weichmacher 339
Hydrophobe Lösemittel 197
4-Hydroxybenzoesäurebutylester 170
4-Hydroxybenzoesäureethylester 172
4-Hydroxybenzoesäuremethylester 173
4-Hydroxybenzoesäurepropylester 177
Hydroxybenzol 180
β-Hydroxyethylbenzol 182
2-Hydroxyethyl-β-Cyclodextrin 201
Hydroxyethyl Cellulose 159
Hydroxyethyl-β-cyclodextrin 202
Hydroxyethylcellulose 31, 102, 159
Hydroxyethylcellulosum 159
Hydroxyprolin 22
2-Hydroxypropanol 175, 207
2-Hydroxypropansäure 254
α-Hydroxypropionsäure 254
2-Hydroxypropylcellulose 102, 160, 355
Hydroxypropyl Cellulose 102, 160
Hydroxypropyl Cyclodextrin 201
Hydroxypropyl Methylcellulose 104
Hydroxypropylbetadex 201, 202
Hydroxypropylbetadexum 201
Hydroxypropylcellulose 31, 102, 160
Hydroxypropylcellulose Ether 102
Hydroxypropylcellulose, niedrig substituierte 355
Hydroxypropylmethylcellulose 104
Hydroxypropylmethylcellulose acetat succinat 111
Hydroxypropylmethylcellulose Acetate Succinate 111
Hydroxypropylmethylcellulose phthalat 112
Hyprolose 102, 160
Hypromellose 31, 104, 163
Hypromellose Acetate Succinate 111
Hypromellose Phthalate 112
Hypromellosephthalat 112
Hypromellosi phthalas 112

I

i-Butan 336
Imwitor 308 51
Imwitor 412 57
Imwitor 491 54
Imwitor 742 229

Imwitor 948 52
Imwitor 988 52
Imwitor PG3 DIS 55
Indigocarmin 95, 96
Inhalac 148
Ionenaustausch 209
IPM PH Cognis 226
IPP 227
Irisch Moos Extrakt 299
Isobutan 331, 336
Isobutane 336
Isoelektrischer Punkt 87
Isomalt 146, 314
Isomalt Hydrate 314
Isomalt, Monohydrat 314
Isomalt, wasserfrei 314
Isomaltum 314
iso-Propanol 206
Isopropanol 206, 207
Isopropyl Alcohol 206
Isopropyl Myristate 225
Isopropyl Palmitate 227
Isopropylis myristas 225
Isopropylis Palmitas 227
Isopropylmyristat 225, 237
Isopropylpalmitat 227, 237
Isopropylum myristicum 225
Isopropylum palmiticum 227

J

Jaguar Gum 301
Jarplex CB30-CG-Cocoa 287

K

Kakaobutter 283, 286
Kakaofett 286
Kalii sorbas 173
Kalium metabisulfis 6
Kalium pyrosulfit 6
Kalium pyrosulfurosum 6
Kaliumdisulfat 6
Kaliummetabisulfit 6, 172
Kaliumsorbat 172
Kalk 138
kalt quellbare Stärke 27
Kaolin 296
Kaolin Emprove Essential 297
Kaolinit 296
Kaolinum ponderosum 296
Kapillarkräfte 21
Kapillärsirup 309
Karion-Typen 323
Kartenhausstruktur 153
Kartoffelstärke 25
Kationaktive Emulgatoren 39, 44
Kelcoloid 164
Kerawax 242
Kiccolate 354
Kieselsäure, hochdisperse 155
KIMICA ACID 351
Kleptose 201
KLEPTOSE HP 202
Klucel 103, 162
Kochsalz 259
Kohlendioxid 331, 333
Kohlensäureanhydrid 333
Kohlensaures Natrium 258
Kohlenstoffdioxid 333
Kohlenwasserstoffe 240, 331, 336
Kohlenwasserstoffe, fluorierte 331
Kohlenwasserstoffe, halogenierte 331
Kollicoat IR 108
Kollicoat MAE 115
Kollicoat SR 30 D 134
Kollicream CP 236
Kollicream DO 224
Kollicream IPM 226
Kollicream OA 49
Kollidon CL-Typen 357
Kollidon VA 64 35
Kollidon-Typen 36
Kolliphor CS 73
Kolliphor CS A 48
Kolliphor CS B 48
Kolliphor CSS 42
Kolliphor EL 82
Kolliphor ELP 82
Kolliphor HS 15 77
Kolliphor P 70
Kolliphor PS 85
Kolliphor RH 40 80
Kolliphor SLS 43
Kollisolv GTA 347
Kollisolv MCT 229
Kollisolv PEG 289
Kollisolv PG 177, 208
Kolliwax CA 45
Kolliwax CSA-Typen 46
Kolliwax GMS 54
Kolliwax HCO 276
Kolliwax SA 50, 238
Kolloidales Siliciumdioxid 155
Kolloidales, hydrophobes Siliciumdioxid 156
Kompressionsverhalten 137
Konservierungsbelastungstest 167
Konservierungsmittel 167
Kosteran 62
Kotilen 86
KoVidone VA 64 35
KoVidone-Typen 37

Kräfte, elektrostatische 21
Kreide 138
Kristallsuspensionen 292
Kugelschaum 17
Künstlicher Walrat 236
Kutane Pflaster 235

L

L-(+)-Weinsäure 255
Labrafac PG 56
Labrafac WL 229
Labrafil M 79
Labrasol 78
Lacca 134
Lachgas 331
Lactel 132
Lactel Poly(D,L-Lactide) 129
Lactel Poly(L-Lactide) 129
Lactic Acid 253
Lactitol 315
Lactitol-Monohydrat 146, 315
Lactobiose 147
Lactochem 148
Lactohale 148
Lactopress anhydr 146
Lactopress spray dried 148
α-Lactose 146
Lactose Monohydrate 147
Lactose, wasserfrei 146
Lactose-Monohydrat 147, 310
Lactosum anhydricum 146
Lactosum monohydricum 147
Lameform TGI 55
Lanae alcoholes 67
Lanette N PH 48
Lanette O 46
Lanis 66
Lanis HYD 64
Lanis-Typen 67
LANOLAN 66
Lanolin 64
Lanolin alcohol 67
Lanolin Alcohols 67
Lanolin, anhydrous 66
Lanolin, hydrogenated 63
Lanolin, modified 64
Lanolin, refined 64
Lanowax EP 67
Lauroglycol 57
Lauroglycol 90 56
Lauromacrogol 70
Lauromacrogol 400 70
Lauroyl Polyoxyglycerides 77
Laurylgallat 10
Lävulose 306
Lecithin 87, 89
Lecithin, entöltes 88
Lecithin, hydriertes 88
Lecithinum ex ovo 89
Lecithinum ex soja 89
Leim 22
Leinöl, natives 215
Leitfähigkeit 209
L-Guluronsäure 350
L-HPC-Typen 355
LIGA Calciumstearat-Typen 270
Liga Glycerin 206
Ligamed 273
Light Anhydrous Silicic Acid 155
Light Kaolin 297
Light Liquid Paraffin 242
Light Mineral Oil 242
Lini oleum virginale 215
Linoleoyl Polyoxyglycerides 77
Linseed Oil 215
Linum usitatissimum L. 215
Lipocol HCO 80
Lipogele 153
Lipoid E 80/80S 92
Lipopeg S 75
Lipophile Weichmacher 339
Liposorb 86
Liposorb-Typen 62
Lipoxol 289
Liquid Glucose 309
Liquid Paraffin 242
L-Lactic Acid 253
L-Lactid-D,L-lactid copolymer 127
Lonzest-Typen 62
Lösemittel 197
Lösemittel, hydrophile 197, 199
Lösemittel, hydrophobe 197
Lösemittel, synthetische, hydrophobe 210
Löslichkeitsparameter 197
Lösungsgranulate 21
Lösungsvermittler 68
Low-Substituted Carboxymethylcellulose Sodium 354
Low-Substituted Hydroxypropyl Cellulose 355
L-Polylactid 127
Lubripharm SSF 274
LubriSanaq 274
Lubritab 213
Ludiflash 150
Ludipress 150
Lutrol E 289
Lutrol F-Typen 70
Luzenac 233
Lycadex PF 309
Lycasin-Typen 317
Lycatab C 28
Lycatab DSH 28, 32

Lycatab PGS 28
Lyogele 153
Lyso-Phosphatidylcholine 89

M

Macrogol-15-hydroxystearat 75
Macrogol-20-glycerolmonostearat 77
Macrogol-40-sorbitolheptaoleat 82
Macrogol-40-sorbitoli heptaoleas 82
Macrogol-6-glycerolcaprylocaprat 77
Macrogola 287
Macrogolcetylstearylether 70
Macrogole 35, 247, 281, 287, 346
Macrogolglycerolcaprylocaprate 77
Macrogolglycerolcocoate 77
Macrogolglycerolfettsäureester 77
Macrogolglycerolhydroxystearat 77, 79
Macrogolglyceroli hydroxystearas 79
Macrogolglyceroli ricinoleas 81
Macrogolglycerollaurate 77
Macrogolglycerollinoleate 77
Macrogolglycerololeate 77
Macrogolglycerolricinoleat 77, 81
Macrogolglycerolstearate 77
Macrogoli oleas 74
Macrogoli stearas 74
Macrogoli-15-hydroxy stearas 75
Macrogololeat 73
Macrogololeylether 70
Macrogol-Poly(vinylalkohol)-Pfropfcopolymer 106
Macrogolpolyglycolester 74
Macrogolstearat 73
Macrogolstearylether 70
Magensaftresistente Filmbildner 101, 109
MagGran MC 150
Magnesii stearas 272
Magnesium stearate 271
Magnesiumcarbonat 231
MAGNESIUMCARBONAT DC 150
Magnesiumdistearat 272
Magnesiumoctadecanoat 272
Magnesiumstearat 41, 271
Maisine 52
MAISITA 27
Maisstärke 25
Maize Starch 25
Maldex-Typen 33
Maltilite P-typen 317
Maltilite-Lösung 318
Maltit 316
Maltitol 149, 316
Maltitol-Lösung 317
Maltodextrin 31, 149
Maltodextrinum 32
Manna 318
Mannite 318
Mannitol 150, 318
Mannogem-Typen 319
Manucol 164
MANUGEL 164
Mapico Yellow 1075 A 98
Maranox 13
Mayidis amylum 25
Me-β-CD 201
Medilan 66
Medium-Chain Fatty Acid Triglycerides 227
Medium-Chain Triglycerides 227
Medizinalborax 264
Medizinisches Weißöl 242
Mercurothiolatum 186
Meridex 309
Merisorb SD 321
Merisweet 309
Meritena 27
Meritol 323
Meritose 308, 309
Merkur 245, 246
Merpoxen 86
Merpoxen RO 350 82
Meso-Xylitol 323
Metallseifen 267
Methacrylic Acid and Ethyl Acrylate Copolymer 113
Methacrylic Acid and Methyl Methacrylate Copolymer 115, 116
Methacrylic Acid Copolymer 114, 115, 116
Methacrylsäure-Ethacrylat-Copolymer 113
Methacrylsäure-Methacrylat-Copolymer (11) 115
Methacrylsäure-Methacrylat-Copolymer (12) 116
Methancarbonsäure 253
Methocel 34
Methocel E 106
Methocel K 106
Methyl Cyclodextrin 201, 202
Methyl Parahydroxybenzoate 173
Methyl-4-hydroxybenzoat 173
Methyl-beta-Cyclodextrin 202
Methylcellulose 33, 108, 163, 303
Methylcellulosum 33
Methylhydroxypropylcellulose acetat succinat 111
Methylhydroxypropylcellulose phthalat 112
Methylis parahydroxybenzoas 173
Methylium para-oxybenzoicum 173
Methylparaben 173
Methylsiliconöl 17
Metolose 34
Metolose-Typen 106
Micolin S 530 44
Microcel MC 143
MicroceLac 151
Microcrystalline Cellulose 143
Microlex MS-Typen 273

Microlex-Typen 270
Microtalc 233
Microwax MA 246
Miglyol 810 52
Miglyol 812 52
Miglyol 840 56
Mikrokristalline Cellulose 143, 351
Mikrokristallines Wachs 240
Milchpulver 87
Milchsäure 253
Milchzucker 146, 147
Mindestfilmbildetemperatur 339
Mineral Oil 242
Mittelkettige Triglyceride 227
Modified Lanolin 64
Monobasic Sodium Phosphate 261
Monododecyl Natriumsulfat 42
Mononatriumdihydrogenphosphat 261
Mononatriumorthophosphat 261
Monopropylenglycol 208
Monosteol 57
Montane-Typen 62
Montanox 86
Montmorillonit 154
Multipurpose Excipients 137
Mycose 312
Mylcel 355
Mylose 310
Myristinsäureisopropylester 225
Myritol 318 229
Myrj 75

N

NaLS 42
Nano Talc 233
Nano-Suspensionen 291
Native Öle 211
Natives Leinöl 215
Natives Olivenöl 216
Natives Rizinusöl 217
Natrii acetas trihydricus 257
Natrii alginas 163
Natrii benzoas 282
Natrii caprylas 41
Natrii carbonas anhydricus 258
Natrii carbonas decahydricus 258
Natrii carbonas monohydricus 258
Natrii cetylo- et stearylosulfas 42
Natrii chloridum 259
Natrii citras 260
Natrii cyclamas 326
Natrii dihydrogenophosphas dihydricus 261
Natrii disulfis 6
Natrii docusas 40
Natrii hydrogencarbonas 262
Natrii laurilsulfas 42
Natrii metabisulfis 6
Natrii phosphas monobasicus 261
Natrii stearylis fumaras 273
Natrium aceticum 257
Natrium bicarbonat 262
Natrium bicarbonicum 262
Natrium biphosphoricum 261
Natrium boricum 264
Natrium carbonicum 258
Natrium Cellulose Glykolat 28
Natrium chloratum 259
Natrium citricum 260
Natrium cyclohexanesulfamat 326
Natrium cyclohexylsulfamat 326
Natrium edetatum 5
Natrium Ethylmercurithiosalicylat 186
Natrium hydrogencarbonicum 262
Natrium laurylsulfuricum 42
Natrium tetraboracicum 264
Natrium tetraboricum 264
Natriumalginat 24, 163
Natriumascorbat 2
Natriumbenzoat 175, 281
Natriumbiphosphat 261
Natriumcaprylat 41
Natriumcarbonat, wasserfrei 257
Natriumcarbonat, wasserfreies 257
Natriumcarbonat-Decahydrat 257
Natriumcarbonat-Monohydrat 257
Natrium-Carboxymethylcellulose 28
Natrium-carboxymethylstärke 351
Natriumcetylstearylsulfat 42
Natriumchlorid 259
Natriumcitrat 260
Natriumcitrat, neutrales 260
Natrium-CMC 28
Natriumcyclamat 326
Natriumdihydrogenphosphat 261
Natriumdodecylsulfat 42, 282
Natriumedetat 5
Natriumhydrogencarbonat 262
Natriummetabisulfit 6, 175
Natriummetadisulfit 6
Natriummonohydrogenphosphat 263
Natriummonohydrogenphosphat 263
Natriummonohydrogenphosphat, wasserfreies 263
Natriummonohydrogenphosphat-Dihydrat 263
Natriummonohydrogenphosphat-Dodecahydrat 263
Natriummonstearylfumarat 273
Natriumoctanoat 41
Natriumphosphat, primäres 261
Natriumstearylfumarat 273
Natriumsulfit 6, 175
Natriumtetraborat 264
Natriumtetraborat, wasserfrei 264

Natriumtetraborat-Decahydrat 264
Natron, doppelt kohlensaures 262
Natrosol 160
Natural trehalose 312
Natürliche Öle 211, 212
Natürliche Polymere 21
Natürliche Zerfallhilfsmittel 349, 350
NBD-HPC-Typen 355
n-Butan 336
Nebenvalenzkräfte 153
Neobee M-20 56
Neohesperidin 305
Neohesperidin-Dihydrochalcone 327
Neohesperidin-dihydrochalkon 327
Neosorb 70-Typen 323
Neosorb-Typen 321
Neotam 305
Nernst'sches Potential 1
Netzmittel 68
Neutra Regular 294
NFDC Black Iron Oxide 99
NFDC Red Iron Oxide 99
NFDC Yellow Iron Oxide 98
Nichtionogene Emulgatoren 39, 44
Nichtionogene Emulgatoren mit Ethylenoxid 68
Nichtionogene Emulgatoren ohne Ethylenoxid 44
Niedrig Substituierte Hydroxypropylcellulose 355
Niedrig Substituiertes Carmellose-Natrium 354
Nikkol BM 73
Nipabutyl 170
Nitrogen 334
Nitrogenium 334
Nobac 190
n-Octanol 17
Norfluran 331, 337
Novata 285
Novatol 15
NOVAXAN 304
Novol-Typen 49
n-Propan 336
Nussöl 214

O

O-(2-Hydroxypropyl)cellulose 355
O/W-Emulgatoren 68
Ocenol 48
1-Octadecanol 49
Octadecanol 237
Octadecenylalcohol 48
Octadecylalcohol 49, 237
Octanol/Wasser-Verteilungskoeffizient 339
Octylgallat 10
Octylis gallas 10
Öle 211
Öle, hydrierte 211
Öle, native 211
Öle, natürliche 211
Öle, raffinierte 211
Öle, synthetische 211, 222
Oleic Acid 274
Oleinsäure 275
Oleogele 153
Oleum cacao 286
Oleum helianthi 221
Oleum lini 215
Oleum olivarum 216
Oleum rapae raffinatum 217
Oleum ricini 218
Oleum ricini hydrogenatum 276
Oleum Sesami 218
Oleyl Alcohol 48
Oleyl oleate 229
Oleyl Polyoxyglycerides 77
Oleylalkohol 48, 237
Oleylis oleas 229
Oleyloleat 229, 237
Ölige Suspensionen 291
Olivae oleum raffinatum 216
Olivae oleum virginale 216
Olive Oil 216
Olivenöl 216
Olivenöl, natives 216
Olivenöl, raffiniertes 216
Ölsäure 274
Ölsäuredecylester 223
Ölsäureethylester 224
Ölsäureoleylester 229
Omnipur 252
OMYA-CAL 138
Opadry EC 126
Opadry Enteric 119
Optibor 251
Organische Füll- und Bindemittel 143
Organische Gelbildner 153, 157
Organische Suspensionsstabilisatoren 297
Organoquecksilberverbindungen 179
Orthoborsäure 250
Oryza sativa 25
Oryzae amylum 25
Oxybenzol 180
Oxycellulose 159
Ozonabbau 332

P

Palatinose, hydriert 314
Palmitinsäureisopropylester 227
Palmitoylascorbinsäure 11
Palmsurf IPM 226
Palmsurf IPP 227
Palygorskit 295

Paraffin 240
Paraffin Jelly 245
Paraffin, dickflüssiges 242
Paraffin, dünnflüssiges 242
Paraffin, flüssig 230
Paraffin, synthetic 240
Paraffinöl 242
Paraffinum durum 240
Paraffinum liquidum 242
Paraffinum perliquidum 242
Paraffinum solidum 240
Paraffinwachs 240
Paraffinwax 242
Parteck LUB CST 270
Parteck LUB MST 273
Parteck Lub STA 278
Parteck ODT 151
Parteck SI-Typen 321
Parteck-Typen 319
Partially Hydrolyzed Polyvinyl Alcohol 164
Pasten 21, 235
Patentblau V 96
p-Chlor-m-cresol 179
PDLLA 127
PDLLA/PLGA 130
Peanut Oil 214
Pearlitol-Typen 319
Peceol 52
PEG-35 Castor Oil 81
PEG-40-Sorbitan Peroleate 82
PEG-n 287
PEG-n Glyceryl Fatty Acid Esters 77
PEGylierte Phospholipide, synthetische 94
Pelemol P 810 56
Peptisation 291
Perhydrosqualen 243
Permanentgase 331, 333
Permulgin 3500 246
Persischer Tragant 165
Petrolatum 244
Petroleum Jelly 245
Pflaster, kutane 235
Pflaster, wirkstoffhaltige 235
Phargalis 1 334
Phargalis 2 334
Pharmacel 144
Pharmacoat 106
Pharmasorb 296
Pharmatose 148
Phenethanol 182
Phenol 180, 181
Phenolderivate 179
Phenolum 180
Phenoxetol 181
Phenoxyethanol 181
Phenoxyethanolum 181
Phenyl Mercuric Borate 183
Phenylalkohol 180
Phenylcarbinol 169
Phenylethanol 182
Phenylethyl Alcohol 182
Phenylhydrargyri acetas 185
Phenylhydrargyrum aceticum 185
Phenylhydrargyrum boricum 183
Phenylmercuriacetat 185
Phenylmercuric Acetate 185
Phenylmethanol 169
Phenylmethylbenzoat 222
Phenylquecksilber(II)acetat 185
Phosphatidylcholin 87
Phosphatidylcholin, synthetisches 94
Phosphatidylcholine, vollsynthetische 88
Phosphatidylethanolamine 88
Phosphatidyl-Glycerol 89
Phosphatidylserine 89
Phospholipide 87
Phospholipide, PEGylierte, synthetische 94
Phospholipon 93
Phosphoric Acid 255
Phosphorsäure 255
Phthalate 342
Phthalavin 118
Phthalsäure dibutylester 343
Phytosqual 244
Phytosqualan 244
Pigmente 95
Pionier 242, 245, 246
Pionier CP 237
Pionier IPM 226
Pionier IPP 227
Pionier-Paraffin 243
Pisi amylum 25
Plasdone S 630 35
Plasdone-Typen 36
Plastischer Verformung 137
Plättchenstruktur 153
PLLA 127
PLLA/PLGA 130
Plurol Diisostearique CG 55
POE-POP-Biockpolymerisate 68
Polargel 155
Poloxamer 68
Poloxamera 68
Poloxamere 68, 282, 346
Poly(alcohol vinylicus) 164
Poly(butylmethacylat-co-(2-dimethylamino-ethyl) methacrylat-co-methylmethacrylat 108
Poly(D,L-lactid) 127
Poly(D,L-lactid-co-glycolid) 130
Poly(D,L-milchsäure) 127
Poly(D,L-milchsäure-co-glycolsäure) 130
Poly(L-lactid-co-D,L-lactid) 127

Poly(L-lactid-co-glycolid) 130
Poly(L-milchsäure) 127
Poly(L-milchsäure-co-D,L-milchsäure) 127
Poly(L-milchsäure-co-glycolsäure) 130
Poly(methacrylsäure-ethylacrylat)11 114
Poly(Methylacrylat-co-Methylmethacrylat-co-Methacrylsäure) 117
Poly(milchsäure-co-glycolsäure) 130
Poly(vinylacetat) 37, 133
Poly(vinylacetat)-Dispersion 30 % 37
Poly(vinylacohol) 108
Poly(vinylalcohol) 164
Poly(vinylalkohol) 35
Poly(vinylis acetas) 133
Polyacrylat-Dispersion 30 % 126
Polyacrylatis dispersio 30 per centum 126
Polyacrylsäure 157
Polyaethylenglycola 287
Polyäthylenglykole 287
Polydimethylsiloxan 17, 19
Polyederschaum 17
Polyethylene Glycol 287
Polyethylene Glycol 3350 287
Polyethylene Glycol Monolaurate 73
Polyethylene Glycol Monooleate 73
Polyethylene Glycol Monostearate 73
Polyethylene Glycol Ointment 287
Polyethylene Glycol Stearylether 70
Polyethylene oxide 287
Polyethylenglycol(15)-12-Hydroxystearat 75
Polyethylenglycol-35-Rizinusöl 81
Polyethylenglycol-Fettsäureester 74
Polyethylenglycol-Sorbitanfettsäureester 83
Polyethylenglycol-trihydroxystearat 79
Polyethylenoxid 287
Polyglycerol-Derivate 54
Polyglyceryl-3-Diisostearate 54
Polyglycole 287
PolyKoVidone 357
Polylactic Acid 127
Polylactid 127
Poly-L-lactid 127
Polymere für verzögerte Wirkstofffreisetzung 37
Polymere mit verzögerter Wirkstofffreisetzung 21
Polymere, halbsynthetische 21, 28
Polymere, natürliche 21
Polymere, synthetische 21
Polymilchsäure 127
Polyoxyethylen-35-Rizinusöl 81
Polyoxyethylene 287
Polyoxyethylene Alkyl Ether 70
Polyoxyethylene Behenyl Ether 70
Polyoxyethylene castor oil 81
Polyoxyethylene Cetyl Ether 70
Polyoxyethylene Oleylether 70
Polyoxyethylene(40)sorbitan peroleat 82
Polyoxyethylen-Fettsäureester 74
Polyoxyethylen-Polyoxypropylen-Blockpolymerisate 68
Polyoxyethylen-Sorbitanfettsäureester 83
Polyoxyethylen-trihydroxystearat 79
Polyoxyl 10 Oleylether 70
Polyoxyl 20 Cetostearylether 70
Polyoxyl 40 Hydrogenated Castor Oil 79
Polyoxyl 40 Stearate 73
Polyoxyl Laurylether 70
Polyoxyl Oleate 73
Polyoxyl Stearylether 70
Polyoxyl-15-Hydroxy Stearate 75
Polyoxyl-35-Castor Oil 81
Polypeptid 22
Polyplasdone-Typen 357
Polyquid 115
Polysorbate 83
Polysorbatum 83
Polyvidonum 35
Polyvinol 164
Polyvinyl Acetat Phthalat 118
Polyvinyl acetate 133
Polyvinyl acetate phthalate 118
Polyvinyl Alcohol 164
Polyvinyl Alcohol Polyethylene Glycol Graft Copolymer 106
Polyvinylalkohol Emprove 165
Polyvinylpolypyrrolidon 356
Polyviol 164
Potassium Acesulfame 324
Potassium sorbate 172
Potato Starch 25
Povidon 35, 108, 165
Povidone 35
Povidone K-Typen 37
Povidonum 35
Precipitated Calciumcarbonate 138
Pregelatinized Starch; 27
Prejel PA5 PH 28
Pretiox AV01 97
Pricerine 206
Primellose 354
Primojel 352
Prismalac 148
Prisorine 3700 55
Prolin 22
Propan 331, 336
Propane 336
2-Propanol 175, 206
1,2,3-Propantriol 204
Propyl Gallate 12
Propyl Parahydroxybenzoate 177
Propyl-4-hydroxybenzoat 177
Propylen Glycol Dicaprylate 55
Propylen Glycol Dilaurate 55
Propylen Glycol Monocaprylate 55

Propylen Glycol Monolaurate 55
Propylen Glycol Monostearate 55
Propylene glycol 175, 207
1,2-Propylenglycol 175, 207
Propylenglycol 175, 177, 207, 346
Propylenglycoldicaprylocaprat 55
Propylenglycoldilaurat 55
Propylenglycolfettsäureester 55
Propylenglycolmonolaurat 55
Propylenglycolmonopalmitostearat 55
Propylenglycolum 175, 207
Propylgallat 12
Propylis gallas 12
Propylis parahydroxybenzoas 177
Propylium paraoxybenzoicum 177
Propylium p-oxyben 177
Propylparaben 177
Prosolv 151
Protachem-Typen 62
Protacid 164
PROTACID F 351
Protalan anhydrous 66
Protanal 164
Protasorb 86
Proteine 87
PRUV 274
Pudergrundlagen 231
Pullulan 24
Pullularia pullulans 24
Pulveres ad usum dermicum 231
Pulverinhalate 332
Purac PF 255
Purasorb 129
Purasorb PDL 130
Purasorb PDLG 132
Purasorb PLDL-typen 130
Purasorb PLG 133
Pure Steam 209
Purified Bentonite 154
Purified Shellac 134
Purified Water 209
PVA 164
PVAP 118
PVP, quervernetzt 356
PVP/VA-Copolymer 34
PVPP 356

Q
Quali C 3
Quartäte Ammoniumverbindungen 188
Quellton 154
Quellungsdruck 349
quervernetzte Carboxymethylcellulose-Natrium 353

R
R 134 a 338
R-227 335
Raffinierte Öle 211
Raffiniertes Erdnussöl 214
Raffiniertes Olivenöl 216
Raffiniertes Rapsöl 217
Raffiniertes Rizinusöl 217
Raffiniertes Rüböl 217
Raffiniertes Sesamöl 218
Raffiniertes Sojaöl 220
Raffiniertes Sonnenblumenöl 221
Rapae oleum raffinatum 217
Red Coninor 99
Reddi Flo 149
Refined Lanolin 64
Rehydragel 293
Reisstärke 25
Renex 289
Resina lacca 134
Resomer 129
Resomer LG 133
Resomer LR-Typen 130
Resomer RG-Typen 132
Resomer-Spezialprodukte 133
Respitose 148
RetaLac 151
Rheollose-Typen 30
Rhodapon-Typen 44
Rhodaquat M 192
Riboflavin 96
Rice Starch 25
Ricini oleum hydrogenatum 276
Ricini oleum raffinatum 218
Ricini oleum virginale 218
Ricinus communis L. 218
Rita CA 46
Ritalac LA 255
Rizinusöl 217
Rizinusöl, gehärtetes 276
Rizinusöl, hydriertes 218
Rizinusöl, natives 217
Rizinusöl, raffiniertes 217
Roban 243
Rofanol 49
Rofetan DO 224
Rofetan GTCC 229
Rofetan OLO 230
Rofetan PGCC 56
Rofetan-Typen 62
Rohrzucker 310
Roquette Glucosesirupe 310
Roti Metic 251
Rübenzucker 310
Rüböl, raffiniertes 217
Rutil 96

Ryoto P 58

S

Saboderm HE 79
Saccharin 305, 328
Saccharin Sodium 329
Saccharin-Calcium 328
Saccharin-Natrium 329
Saccharinol 328
Saccharose 150, 310
Saccharosefettsäureester 57, 277
Saccharosemonopalmitat 57
Saccharosestearat 57
Saccharosum 310
Saccharum 310
Saccharum amylaceum 308
Saccharum lactis 147
Saccharum uveum 308
Sachelac 149
Salbengrundstoffe 235
Salben-Systematik 235
Salze 249
Sanal-Typen 260
Sancel-Typen 145
Sasolwax 242
Satiagel U iota 301
Satiagum U kappa 301
Satulan 64
Säurelösliche Filmbildner 101, 108
Säuren 249
Schäume 17
Schellack 37, 134
Schellack , gebleichter, wachsfreier Schellack 134
Schellack, gebleicht 134
Schellack, wachsfreier 134
Schellack, wachshaltiger 134
Schercemol OLO 230
Schercemol PGML 57
Schlagsahne 17
Schleime 21
Schmiermittel 267
Schmiermittel, wasserlösliche 267, 280
Schmiermittel, wasserunlösliche 267
Schmiermitteltoleranz 137
Seatons B 240
Sebacate 342
Sebacinsäure dibutylester 344
Sebacinsäurediethylester 345
Sedimentation, absteigende 291
Sedimentation, aufsteigende 291
Seed Butter, Cacao 286
Seifenstein 231
Sekundäres Calciumphosphat 139
Sekundäres Calciumphosphat-Dihydrat 140
SEPISTAB ST200 28
Sesame Oil 218
Sesami oleum raffinatum 218
Sesamöl, raffinietes 218
Sheffield Anhydrous 146
Sheffield Monohydrate 149
Shellac 134
Shellac, purified 134
Shellac, white 134
Silfar 20
Silica 155
Silica colloidalis anhydrica 155
Silica hydrophobica colloidalis 156
Silicium dioxidatum dispersum 155
Siliciumdioxid, hochdisperses, hydrophobes 156
Silikonöle 17
Simethicone 19, 20
Simethicone Q7-2243 LVA 20
Simeticon 19, 20
Simeticonum 19
Simul 73 20
Simulsol 79
Simulsol 4000 81
Simulsol M 75
SiSiB MF2010 19
Sisterna PS 750 C 58
Sisterna SP 59
SNOW WHITE 142
Snowwhite 246
Soapstone 231
SOCAL E2 138
Soda 258
Sodium Alginate 163
Sodium Ascorbate 2
Sodium Bicarbonate 262
Sodium Borate 264
Sodium Caprylate 41
Sodium Carbonate Hydrate 257
Sodium Carboxymethyl Starch 351
Sodium Cetostearyl Sulfate 42
Sodium Chloride 259
Sodium Citrate 260
Sodium Citrate Hydrate 260
Sodium Cyclamate Anhydrous 327
Sodium Cyclamate. 326
Sodium dodecyl sulfate 42
Sodium Laurilsulfate 42
Sodium Lauryl Sulfate 42
Sodium Phosphate 261, 263
Sodium Saccharin 329
Sodium Starch Glycolate 351
Sodium Stearyl Fumarate 273
Sodium sulfobutylether-beta-cyclodextrin 202
Softigen 767 78
Soiae oleum hydrogenatum 219
Soiae oleum raffinatum 220
Soja-Lecithin 89

Sojaöl 220
Sojaöl, hydriertes 219
Sojaöl, raffiniertes 220
Solani amylum 25
Solani Amylum 27
Solanum Tuberosum 25
Solkane 134 a 338
Solkane 227 Pharma 336
Solutab 354
Solutol HS 15 77
Sonnenblumenöl, raffiniertes 221
Sonnenblumensamenöl 221
Sonstige Bindemittel für verzögerte Wirkstofffreisetzung 37
Sonstige nichtionogene Emulgatoren 62
Sophiderm 244
Sorbic Acid 177
Sorbinsäure 177
Sorbitan Laurate 59
Sorbitan Monolaurate 59
Sorbitan Monooleate 59
Sorbitan Monopalmitate 59
Sorbitan Monostearate 59
Sorbitan Oleate 59
Sorbitan Palmitate 59
Sorbitan Sesquioleate 59
Sorbitan solution 321
Sorbitan Solution 321
Sorbitan Stearate 59
Sorbitan Trioleate 59
Sorbitan-/Sorbitolderivate 82
Sorbitanderivate 59
Sorbitanfettsäureester 59
Sorbitanmonolaurat 59
Sorbitanmonooleat 59
Sorbitanmonopalmitat 59
Sorbitanmonostearat 59
Sorbitansesquioleat 59
Sorbitantrioleat 59
Sorbitol 150
Sorbitol solution 321
Sorbitol solution noncrystallizing 321
Sorbitol-Lösung 346
Sorbitollösung, partiell entwässert 321
Sorbitol-Lösungen 321
Sorbitolum liquidum 321
Sorbitolum liquidum cristallisabile 321
Sorbitolum liquidum non cristallisabile 321
Sorbitolum liquidum partim deshydricum 321
Sorbolac 149
Soybean Oil 220
Span 61, 62
Span-Typen 62
Speisesoda 262
Speziol C 16 PH 45
SPEZIOL C 18 PHARMA 50
SPEZIOL C18 Pharma 238
Speziol GTA 347
Speziol-Typen 46
SpheroLac 149
Spinancan 243
Spiritus 203
Splenda 330
Sprays 331
Sprays, Teilchengröße 331
Sprödbruch 137
Squalan 243
Squalane 243
Squalanum 243
Standard-Oxidationspotential 1
StarCap 1500 28
Starch 1500 28
Starch 1500 LM 28
Starch Syrup 309
Starch, pregelatinized; 27
STAR-DRI-Typen 32
Stärke 25, 150, 165, 231, 351
Stärke, kalt quellbare 27
Stärke, komprimierabr 27
Stärke, vorverkleisterte 27
Stärkegummi 31
Stärkehydrolysatlösung 309
Stärkemehl 25
Stärkezucker 308
STÄRKINA 27
StarLac 151
Stearic Acid 277
Stearinalkohol 49, 237
Stearinsäure 277
Stearoyl Polyoxyglycerides 77
Stearyl Alcohol 49, 237
Stearylalkohol 49, 237
Stellipress-Typen 278
Stellux-Typen 66
Stepanol-Typen 44
Sterile Purified Water 209
Sterile Water for Inhalation 209
Sterile Water for Injection 209
Sterile Water for Irrigation 209
Sterotex 213
Sterotex HM 220
Steviosid 305
Stickstoff 331, 334
Stokes'sches Gesetz 291
Sucaryl 326
Sucralose 305, 330
Sucrose 310
Sucrose Palmitate 57
Sucrose Stearate 57
Sudan-Gummi 298
Sulfobutyl Betadex 202
Sunett-Typen 325

Sunflower Oil 221
Sunvidone VA 35
Super Refined Etocas 35 82
Super Refined PEG 289
Super Tab 148
Superdisintegrants 349
SuperStarch® 200 28
Supertab 148
SuperTab 146, 151
Supoweiss 285
Suppocire-Typen 285
Suppositoriengrundlagen 283
Suppositoriengrundlagen, wasserlösliche 287
Suppositoriengrundlagen, wasserunlösliche 284
Supra H 233
Suprapur 251
Surelease 126
Sureteric 119
Surfhope 58
Surfhope C 1616 58
Suspensionen 17, 291
Suspensionen, ölige 291
Suspensionen, wässrige 291
Suspensionsstabilisatoren 291
Suspensionsstabilisatoren, anorganische 293
Suspensionsstabilisatoren, organische 297
Süßstoffe 305, 324
Süßungsgrad 305
Süßungsmittel 305
SweetPearl Maltitol 317
Sympatens 82
Sympatens BS 75
Sympatens SPO 83
Sympatens TRH 80
Synärese 153
Synperonic PE-Typen 70
SyntheChol 63
Synthetic Paraffin 240
Synthetische Öle 211, 222
Synthetische Zerfallhilfsmittel 349, 356
Synthetische, PEGylierte Phospholipide 94
Synthetisches Phosphatidylcholin 94

T

TA 347
TABC 340
Tablettose 149
TABLUBE 273
Tagat S 79
Talc 231
Talkum 231, 279
Tapioka-Starch 25
Tapiokastärke 25
Tartaric Acid 255
Tartrazin 95
TCP-DC 143
TEC 341
Tego Alkanol 47
Tego Alkanol 16 45
Tego SML 62
Tegoacid S 75
Tegosoft GC 79
Teilchengröße von Pudern 231
Tenside 39
Tenside, ampholytische 87
tert-Butyl-4-methoxyphenol 8, 10
Tetrafluorethan 337
Texapon K 12 43
Thaumatin 305
Theobroma Cacao 286
Theobroma oil 286
Thiomersal 186
Thiomersalum 186
Thixotropie 153
Thymiankampfer 187
Thymiansäure 187
Thymol 187
Thymolum 187
Titandioxid 95, 96, 234
Titanii dioxidum 96
Titanium dioxidatum 96
Titanium Dioxide 96
Titanium Oxide 96
Titanweiß 96
Tocopherol 13
Tonerde 154
Topcithin 93
Tragacanth 165
Tragant 28, 165, 303
Treha 313
Trehalose 311
Trehalose Dihydrate 313
Trehalose SG 313
Trehalose-Dihydrat 311
Treibgase 331
Treibgase, verflüssigbare 331, 335
Treibmittel 227 335
Triacetin 347
Triacetinum 347
Triacetylglycerol 347
Tribasic Calcium Phosphate 142
Tributyl Citrate 341
Tributylacetylcitrat 340
Tributylcitrat 341
Tricafos S 142
Tricalcii phosphas 142
Tricalcium diorthophosphat 142
Tricalcium Phosphate 142
Tricalciumphosphat 142
Trichlorisobutylalkohol 170
Triethyl Citrate 341

Triethylcitrat 341
Triethylis acetylcitras 340
Triethylis citras 341
Triglycerida saturata media 228
Triglyceride 279
Triglyceroldiisostearat 54
Trihydroxybenzoesäuredodecylester 10
Trimyristin 279, 280
Trinkwasser 209
Tripalmitin 279
Tristearin 279
Tri-TAB 143
Tritici amylum 25
Triticum vulgare 25
Trockengranulation 21
Trockensäfte 292
Tudamelt 242
Tween 85, 86
Tylose H 160

U

ULTRAMYL 352
Umkehrosmose 209
Umschlagpasten 235
unlösliches PVP 356

V

van der Waals-Kräfte 21, 153
Vanzan 304
Vara 246
Vaselin, gelbes 244
Vaselin, weißes 245
Vaselinum album 245
Vaselinum flavum 244
Veegum 155
Verflüssigbare Treibgase 331, 335
Verformung, plastische 137
Verpressbarkeit 137
Versene 5
Vinylalcohol Polymer 164
Viscarin GP 301
Viscogum 302
Vitamin C 2
Vitamin E 15
Vivapharm 351
Vivapharm PVP K30 37
VIVAPHARM-Typen 106, 357
Vivapur-Typen 144, 145
Vivasol-Typen 354
Vivastar-Typen 352
Vollsynthetische Phosphatidylcholine 88
Vorverkleisterte Stärke 356
VP/VA Copolymer 34
VS-PSP 28
Vulkanox 9
Vykamol 37 61

W

W/O-Emulgatoren 68
Wachs, gebleichtes 239
Wachs, gelbes 239
Wachs, mikrokristallines 240
Wachsfreier Schellack 134
Wachshaltiger Schellack 134
Walocel-Typen 30
Walrat, künstlicher 236
Waschaktive Substanzen 68
Wasser 208
Wasser für Hämodialyselösungen 208
Wasser für Injektionszwecke 208
Wasser zur Herstellung von Extrakten 208
Wasser, gereinigtes 208
Wasser, hochgereinigtes 208
Wasserfreie Glucose 145
Wasserfreie Lactose 146, 310
Wasserfreies Calciumhydrogenphosphat 139
Wasserhaltiges Aluminiumhydroxid 293
Wasserhaltiges Aluminiumoxid 293
Wasserlösliche Filmbildner 101, 102
Wasserlösliche Salbengrundlagen 247
Wasserlösliche Schmiermittel 267, 280
Wasserlösliche Suppositoriengrundlagen 287
Wasserstoffbrückenbindungen 153
Wasserunlösliche Schmiermittel 269
Wasserunlösliche Suppositoriengrundlagen 284
Wässrige Suspensionen 291
Water for Hemodialysis 208
Water for Injection 209
Weichmacher 339
Weichmacher, Einarbeitung 339
Weichmacher, hydrophile 339
Weichmacher, lipophile 339
Weichmacher, sonstige 346
Weichmacherverluste 339
Weinessig 253
Weingeist 203
Weissdextrine 31
Weißer Ton 234, 296
Weißes Vaselin 245
Weißöl, medizinisches 242
Weizenstärke 25
WHC OLEIC ACID 276
Wheat Starch 25
White Beeswax 239
White Fonoline 247
White Shellac 134
White Wax 239
Wilkinit 154
Wirkstoffaufnahmefähigkeit 137

Wirkstoffhaltige Pflaster 235
Witepsol-Typen 286
Wollfett 64
Wollfett, hydriertes 63
Wollwachs 64, 248
Wollwachs, hydriertes 63
Wollwachsalkohole 67, 248

X
Xanoluc 304
Xanthan Gum 303
Xanthan Gummi 303
XANTURAL 304
Xerogel 153
XIAMETER PMX 248
Xivia 324
Xylit 323
Xylitol 150, 323

Y
Yellow Beeswax 239
Yellow Coninor 98
Yellow Petrolatum 244
Yellow Wax 239

Z
Zahnpasta 17
Zea Mays 25
Zein 37, 136
Zephex 134 a 338
Zerfall, Prüfung 349
Zerfallhilfsmittel 349
Zerfallhilfsmittel, halbsynthetische 349, 351
Zerfallhilfsmittel, natürliche 349
Zerfallhilfsmittel, synthetische 349, 356
Zerfallszeit 137
Zerose 313
Zetapotential 291
Zubereitungen, halbfeste 235
Zucker 305, 306, 310
Zuckeraustauschstoffe 305
Zuckercouleur 96
Zweiphasen-Aerosol 331
α-D-Glucopyranose 307